HERTOFT
KLINISCHE SEXOLOGIE

KLINISCHE SEXOLOGIE

VON
PREBEN HERTOFT

UNTER MITARBEIT VON
J. BUTTENSCHØN, J. EBBEHØJ, S. JOHNSEN
UND H. HESSELDAHL

DEUTSCHE ÜBERSETZUNG:
ERNST HANSEN
WISSENSCHAFTLICHE BEARBEITUNG
DER DEUTSCHEN AUSGABE:
FRIEDEMANN PFÄFFLIN

DEUTSCHER
ÄRZTE-VERLAG
KÖLN 1989

Preben Hertoft, Dr. med., Chefarzt
Sexologische Klinik, Psychiatrische Abteilung, Rigshospitalet, Kopenhagen
Dozent für Klinische Sexologie
Universität Kopenhagen, DK 2100 Kopenhagen

Jørgen Buttenschøn
Leiter der Langåskole, Spezialklinik für
geistig behinderte Kinder und Jugendliche
DK 8000 Aarhus

Jørgen Ebbehøj, Chefarzt
Abteilung für Plastische Chirurgie
Kobenhavns Kommunehospital, DK 2650 Hvidovre

Hans Hesseldahl, Dr. med., Chefarzt
Gynäkologisch-geburtshilfliche Abteilung
Krankenhaus Svendborg, DK 5700 Svendborg

Svend G. Johnsen, Dr. med. (†), ehem. Chefarzt
Hormonabteilung, Statens Seruminstitut, DK 2100 Kopenhagen

Deutsche Übersetzung:
Dr. med. Ernst Hansen
Haderslevvej 89, DK 6200 Apenrade

Wissenschaftliche Bearbeitung der deutschen Ausgabe:
Dr. med. Friedemann Pfäfflin
Abteilung für Sexualforschung, Universitäts-Krankenhaus Eppendorf
Martinistr. 52, D-2000 Hamburg 20

Abbildungsnachweis:
Reiner Diart: Umschlag
Rolf Konow: Abbildungen 3-6, 3-7, 4-3 bis 4-9, 4-11 bis 4-17, 4-19
Rigshospitalet, Kopenhagen, Fotoabteilung: Abbildungen 1-3, 2-2, 4-18, 5-1, 5-6 bis 5-9, 6-1 bis 6-8, 7-1, 7-2
Jørgen Ebbehøj: Abbildungen 5-12 bis 5-22

ISBN 3-7691-0164-2

Mit 69 Abbildungen und 11 Tabellen

Die Dosierungsangaben sind Empfehlungen.
Sie müssen dem einzelnen Patienten und seinem Zustand angepaßt werden.
Die angegebenen Dosierungen wurden sorgfältig überprüft.
Da wir jedoch für die Richtigkeit dieser Angaben keine Gewähr übernehmen können,
bitten wir Sie dringend,
insbesondere bei seltener verordneten Arzneimitteln,
die Dosierungsempfehlungen des Herstellers zu beachten.

Titel der dänischen Originalausgabe:
Klinisk sexologi, 3. udgave 1987

Gesamtherstellung:
Deutscher Ärzte-Verlag GmbH, Köln

Inhaltsverzeichnis

Geleitwort zur deutschen Ausgabe

Sexuelles Erleben in seinen vielfältigen Aspekten ist in der ärztlichen Praxis ein allgegenwärtiges Thema. Wer als Hausarzt, als Facharzt, als Krankenhausarzt, aber auch als Psychologe, Seelsorger, Pädagoge oder Berater ein offenes Ohr für die Sorgen und Nöte seiner Gesprächspartner und Patienten hat, wird täglich mit sexuellen Problemen konfrontiert. Nicht immer werden diese Nöte direkt formuliert, oft verbergen sie sich hinter anderen Klagen, und nicht selten versuchen die Ratsuchenden, erst auf Umwegen auszuloten, ob sie mit ihren Sorgen überhaupt ernstgenommen oder ob sie mit Floskeln abgespeist werden, bevor sie die intimen Probleme im sexuellen Bereich zur Sprache bringen. Sensibel registrieren sie, ob ihr Gesprächspartner etwas „von der Sache" versteht, sich vorstellen kann, wo der Schuh drückt, und weiß, wie Abhilfe geschaffen werden kann.

Viele Ärzte und Berater überhören solche Nachfragen aus dem einfachen Grund, weil in ihrer Ausbildung das Thema Sexualität nicht vorkam und sie sich überfordert fühlen, von „der Sache" auch nicht mehr verstehen als jeder Laie, der nur auf seine eigenen Erfahrungen zurückgreifen kann. Damit können sie ihrer Aufgabe nicht mehr gerecht werden, und oft hat dies zur Folge, daß sie beim Patienten am Kern des Problems vorbeibehandeln und damit zur Chronifizierung seiner Leiden beitragen, unter Umständen auch teure und schädliche Ersatzbehandlungen in die Wege leiten.

Heute kann das Argument, die eigene sexualmedizinische und sexualwissenschaftliche Ausbildung sei unzureichend gewesen, als Entschuldigung für solche Mißstände nicht mehr herhalten. Was in zahlreichen Einzeluntersuchungen an sexologischem Wissen erarbeitet worden ist, wird in der von Preben Hertoft herausgegebenen „Klinischen Sexologie" in übersichtlicher Form dargestellt und ist jedem greifbar.

Das Buch ist einzigartig, was die Fülle der verarbeiteten Informationen, die Breite der behandelten Themen, die Gründlichkeit und gleichzeitig die Verständlichkeit in der Form der Darstellung betrifft. Entsprechend dem interdisziplinären Charakter der Sexologie finden Forschungsergebnisse aus den verschiedenen Einzeldisziplinen der Medizin, aus der Anatomie, Andrologie, Chirurgie, Embryologie, Endokrinologie, Gynäkologie, Humangenetik, Physiologie, Neurologie, Urologie usw., gleichermaßen Berücksichtigung wie solche aus der Psychologie, Soziologie, Kulturanthropologie und Geschichtswissenschaft. Ich kenne kein Werk der Sexologie, das in vergleichbarer Weise Wissen zusammenträgt und für die klinische und beratende Praxis zugänglich macht.

Von besonderem Vorteil ist, daß nicht nur die gesamte angloamerikanische, sondern auch die skandinavische Fachliteratur eingearbeitet ist, zumal in den skandinavischen Ländern sexualmedizinische Forschung eine lange Tradition hat, die im deutschen Sprachraum bisher viel zuwenig Berücksichtigung fand, weil sie kaum zugänglich war. In vielen Spezialfragen (s. z. B. das Kapitel über Sexualität und Behinderung) sind der dortige Erkenntnisstand und die beratende Praxis der hiesigen Praxis weit voraus.

Das Buch zeichnet sich darüber hinaus dadurch aus, daß es die Ängste auf seiten der Berater ebenso wie auf seiten der Patienten und Ratsuchenden respektiert und aufgreift und von diesem Ausgangspunkt nach der jeweils im Einzelfall besonderen Konfliktlösung sucht. In zahlreichen Fallbeispielen wird illustriert, wie die Fülle des Wissens flexibel umgesetzt werden kann und muß. So unentbehrlich Information, Wissen und technisches Instrumentarium sind, so stehen sie doch im Dienste der Begegnung mit Menschen, die leiden und Linderung für dieses Leiden suchen.

Es ist ein großes Verdienst des Deutschen Ärzte-Verlags, die deutschsprachige Ausgabe dieses in Skandinavien führenden Lehrbuchs ermöglicht zu haben. Es ist zu wünschen, daß sich dieses hervorragende Lehrbuch, Handbuch und Nachschlagewerk, das für die deutschsprachige Ausgabe eigens überarbeitet und auf den neuesten Stand gebracht worden ist, in der Bundesrepublik ebenso durchsetzen wird wie bereits in Dänemark, Schweden, Norwegen und Italien.

März 1988 Friedemann Pfäfflin

Vorwort

Mit wachsender Erfahrungsgrundlage und zunehmender Spezialisierung wird es immer schwieriger, Lehrbücher zu verfassen, zumal wenn sie von einem einzelnen oder einer kleinen Gruppe von Verfassern geschrieben werden sollen. Dies gilt ganz allgemein, aber in besonders hohem Maße für ein fachübergreifendes Thema, das man als klinische Sexologie bezeichnen kann. Das Problem wird auch nicht dadurch gelöst, daß eine Reihe von Subspezialisten jeder seinen Teil des Buches schreibt. Dadurch entsteht selten eine Einheit, vielleicht aber ein faszinierendes Mosaik.

Lehrbücher lassen sich als den kürzesten Weg verstehen, Wissen zu erwerben, wo der Leser aus Zeitmangel keine Möglichkeit hat, sich dieses Wissen durch eigenes Quellenstudium oder persönliche Erfahrung anzueignen. So übernimmt es der Verfasser eines Lehrbuchs, Inhalte und Sichtweisen aus vielen, zum Teil schwer zugänglichen Quellen zu sammeln und zu einem einigermaßen übersichtlichen und hoffentlich alles Wichtige umfassenden Ganzen zu vereinigen. Was dazu gehört und was nicht, beruht auf einer persönlichen Auswahl und ist bestimmt vom Wissen und Können, von den Erfahrungen und der Persönlichkeit des Verfassers.

Daher wird ein solches Buch mehr oder weniger subjektiv sein; und genau das ist dieses Buch auch, schon allein deswegen, weil es ein Thema behandelt, zu dem wir alle ein sehr persönliches Verhältnis haben. Diese unausweichliche Subjektivität wird von dem einen als Vorteil, dem anderen als Nachteil empfunden. Das Wichtigste ist, daß sowohl Verfasser wie Leser sich dieser Subjektivität bewußt sind.

Der Verfasser eines Lehrbuchs muß immer wieder Dinge beschreiben, über die er keine Kenntnis aus erster Hand besitzt oder bei denen seine Erfahrung begrenzt ist. Er wird dadurch autoritativer (aber hoffentlich nicht autoritärer) erscheinen, als ihm selbst lieb ist. Aber zu viele Einschränkungen und Vorbehalte, zu viele Versuche, zu dokumentieren, und zu viele Einzelheiten würden das Buch unübersichtlich machen und den Leser unnötig belasten.

Viele haben sich sicher nicht klargemacht, was klinische Sexologie eigentlich bedeutet. Aber mehr und mehr Menschen sehen ein, daß ihre Ausbildung über die menschliche Sexualität mangelhaft war und daß sie deshalb mehr Wissen auf diesem Gebiet brauchen. Menschen haben wohl immer sexuelle Probleme gehabt. Einige dieser Probleme können und müssen sie selbst lösen, bei anderen ist es nötig, daß sie Hilfe bekommen, es fragt sich nur, von wem.

Bis vor wenigen Jahren war von Ärzten, Psychologen und Sozialarbeitern nicht viel Hilfe zu erwarten, ja es ist nicht lange her, daß Ärzte es direkt ablehnten, sich mit solchen Problemen zu befassen (s. Kap. 9). Das lag teilweise daran, daß sie – mit wenigen Ausnahmen – die Einstellungen und Vorurteile der zeitgenössischen Gesellschaft auf sexuellem Gebiet teilten. Es lag aber auch an einem gewissen therapeutischen Nihilismus, der nicht unbegründet war. Wir müssen anerkennen, daß wir einer Reihe klinisch-sexologischer Probleme immer noch machtlos gegenüberstehen. Aber in vielen Situationen können wir inzwischen, oft mit begrenzten Mitteln, kleinere oder größere Hilfe anbieten. Dieser Tatbestand, verbunden mit einer geänderten Einstellung zur Sexualität, ist der Grund für das wachsende Interesse für klinische Sexologie, wie man es in einigen Ländern beobachten kann.

Auf welches Ziel hin sollen wir denn unsere Patienten beraten? Es gilt für klinische Sexologie wie für viele andere Gebiete, bei denen man in das menschliche Leben eingreift, daß es nicht das Ziel sein kann, den Patienten zu bestimmten Einstellungen und Verhaltensmustern zu überreden. Ein klinischer Sexologe ist kein Evangelist, der eine bestimmte Glaubensrichtung vertritt und andere bekämpft. Sein Ziel ist weder, andere zu „erlösen", ihnen den „richtigen Weg" zu zeigen, noch sie „glücklich" zu machen. Er ist auch nicht der verlängerte Arm der Gesellschaft, der etwa mithelfen soll, an bestimmten Normen festzuhalten und andere zu bekämpfen. Er muß für die Menschen, die ihn zur Beratung aufsuchen, eine Hilfe sein und sie begleiten, soweit sie es wünschen und soweit der Therapeut selbst es verantworten kann.

Er kann sich jedoch nicht damit begnügen, sich um die individuellen Probleme einzelner zu kümmern. Vielmehr muß er sich sehr bald dafür interessieren, welche Bedeutung das Problem für andere (Partner, Familie usw.) hat, unter welchen Voraussetzungen und Bedingungen es entstanden ist beziehungsweise fortdauert; damit richtet sich sein Interesse zwangsläufig auch auf die betreffenden Normen und Einstellungen der Gesellschaft.

Früher wurde der Sexologe als eine Art Ketzer angesehen. Er begab sich in ein von Tabus geprägtes Gebiet, das viele mit Stillschweigen zu übergehen suchten. Die Machthaber in der Gesellschaft (politische wie religiöse) wußten: Wenn man Macht über das Sexualleben des Menschen hat, so hat man auch in anderer Weise Macht über ihn. Durch sein einfaches Dasein wurde der Sexologe so zu einer potentiellen Gefahr für die bestehende Gesellschaftsordnung, und folglich mußte er von der bestehenden Gesellschaft, den Wächtern der „geltenden Moral", bekämpft werden. Hierfür gibt es viele Beispiele in der Geschichte. Einer der ersten Übergriffe Hitlers war eine Razzia gegen das Institut für Sexualwissenschaft von MAGNUS HIRSCHFELD sowie eine öffentliche Verbrennung der Bibliothek und der wissenschaftlichen Sammlungen des Instituts. Hier ist auch der Widerstand zu nennen, den WILHELM REICH erfuhr, sowohl in den dreißiger Jahren als auch später: Er führte dazu, daß seine Schriften noch am Ende der fünfziger Jahre in den USA öffentlich verbrannt wurden. Und später, in der McCarthy-Ära, versiegten die ökonomischen Quellen, die für die Weiterführung von ALFRED KINSEYS Arbeit nötig waren. Wenn diese Tendenzen im Westen Europas (zur Zeit?) weniger hervortreten, liegt das vielleicht daran, daß mehr und mehr Menschen entdecken, daß Sexologie für sie unentbehrlich ist.

Größere sexologische Einsicht ist u. a. eine Voraussetzung für die Geburtenbeschränkung, welche selbst „Konservative" für nötig halten. Auch bei der Beurteilung der HIV- bzw. AIDS-Epidemie (s. Kap. 7) sind sexologische Einsichten unabdingbar.

Früher waren Sexualität und Reproduktion miteinander verkettet als das „Natürlichste", heute repräsentiert diese Verkettung hingegen eine Gefahr, dadurch entsteht mehr Platz für sexuelle Verhaltensweisen, die man früher als „unnatürlich" ansah. Man kann auch die sexuelle „Liberalität", die heute viele westliche Gesellschaften prägt, als eine Art Ablenkungsmanöver auffassen. Die Interessengegensätze zwischen den vielen und den wenigen findet man heute auf ganz anderen Gebieten als im sexuellen Bereich. Statt die Sexualität zu unterdrükken, kann sie dazu benutzt werden, die Aufmerksamkeit von Gebieten mit viel größeren Interessengegensätzen abzulenken. Hier liegt sicher keine absichtliche Strategie vor, was aber nicht ausschließt, daß dieser Zusammenhang tatsächlich besteht: Es ist jedenfalls in unserem Teil der Welt nicht mehr ketzerisch, sich mit Sexologie zu befassen. Wie so oft in der Vergangenheit, sieht man: Was gestern als eine Bedrohung der bestehenden gesellschaftlichen Ordnung aufgefaßt wurde, wird heute zu einer bahnbrechenden Tätigkeit und – wer weiß – vielleicht morgen zu etwas Reaktionärem.

Es herrscht kein Zweifel darüber, daß gewisse Formen der Sexualtherapie – so wie viele andere Therapieformen auch – reaktionäre Möglichkeiten enthalten. Solche gesellschaftlichen Aspekte werden in diesem Buch nur in geringerem Umfang ausdrücklich behandelt, liegen aber implizit in vielem, womit es sich beschäftigt. In wesentlichen Teilen muß man das Buch als Ausgangspunkt für einen Dialog auffassen. Der Gewinn der Lektüre hängt deshalb nicht nur davon ab, was das Buch bietet, sondern auch, welche Überlegungen es beim Leser hervorruft und was dieser selbst etwa dazu beitragen möchte.

Dieses Buch enthält überwiegend Fakten von direkter klinischer Relevanz. Nach jedem Kapitel ist angeführt, welche Literatur bei der Ausarbeitung des Kapitels benutzt wurde. Im Text wird auf diese Literatur verwiesen; aber diese Regel wurde nicht sklavisch befolgt, um eine wenig ergiebige Aufzählung von Namen zu vermeiden. Es geht aus den Literaturverzeichnissen zu den einzelnen Kapiteln hervor, wo der Text davon bestimmt wird.

Die einzelnen Kapitel können jedes für sich gelesen werden, aber die einleitenden Kapitel sind eine gewisse Voraussetzung, um den ausreichenden theoretischen Hintergrund für den klinischen Anwendungsbereich (wovon die folgenden Kapitel handeln) zu erwerben.

Das Buch ist primär für meine Kollegen geschrieben: für Ärzte, Medizinstudenten, für Fachberufe, die mit medizinischen, psychologischen und sozialen Problemen befaßt sind (Hebammen, Krankenschwestern, Sozialarbeiter, Psychologen u. a.). Das hat natürlich die Sprache geprägt, in der das Buch geschrieben wurde. Das Buch hat aber viel weitere Kreise erreicht, als ich mir vorstellen konnte. Viele haben ihrer Freude über das Buch Ausdruck gegeben, andere haben sich über seine vielen Fachausdrücke beschwert, obgleich ich versucht habe, so klar und direkt wie möglich zu schreiben. Viele Begriffe sind aber nur mit Hilfe von Fachausdrücken klar zu formulieren. Um Lesern, die an medizinische Fachausdrücke nicht gewöhnt sind, die Aneignung zu erleichtern, befindet sich am Schluß des Buches ein Glossar. Alle Fachgruppen entwickeln eine besondere Sprache; nicht um andere auszuschließen, nicht um eine Art Freimaurerei zu betreiben, sondern um eine so präzise und nuancierte Terminologie wie möglich zu erreichen. Diese Vorteile konnte ich nicht aufgeben. Sollten einige Ausdrücke trotzdem unverständlich sein, ist es besser, sie zu überspringen, als sich dadurch von der Lektüre abschrecken zu lassen.

Wenn ein Leser von dem Buch enttäuscht sein sollte, liegt es vielleicht nicht an der Sprache, sondern daran, daß er in dem Buch etwas gesucht hat, worauf es keine Antwort geben kann. Jedenfalls trifft man öfter den Einwand, daß Sexologie nur von Sex und nicht von „Liebe“ handelt. Wenn man das auch bedauern mag, so ist es bis zu einem gewissen Grade richtig. Erfährt man etwas über den Bau und die Funktion des Ohres (und dieses Wissen ist nötig und nützlich), so erfährt man damit ja noch nichts über das Wesen der Musik. Genausowenig ist Sexologie ein Schlüssel für das Verständnis von Liebe zwischen den Menschen, so eng die Verbindung von Liebe und Sexualität auch sein mag.

Man könnte mit VAGN STEEN sagen: „Wer den Vogel fängt, fängt nicht seinen Flug.“ Oder mit ANAÏS NIN: „Eine wissenschaftliche Formulierung wirkt wie eine Reduktion der Erfahrung.“ Liebe ist größer und anders als Sexologie. Und die meisten sexologischen Formulierungen geben wenig Nahrung für die Seele, haben nichts mit Musik zu tun, sind oft naiv. Aber trotzdem bedeuten diese unvollkommenen Beobachtungen von Aspekten des menschlichen Lebens nicht, daß man Steine statt Brot gibt. Nicht zufällig habe ich die Formulierung von Künstlern gewählt; denn einige der Antworten liegen mehr im Bereich der Kunst als in der Sexologie. Und das ist wahrscheinlich die Erklärung dafür, daß einige in diesem Buch nicht das gefunden haben, was sie suchten. Die Aufgabe des Buches ist es nicht, etwas über das Wesen der Liebe auszusagen. Ein „Lehrbuch“ für das „Wesen der Liebe“ – diese beiden Begriffe passen nicht in ein und denselben Satz. Und doch, wenn dieses Buch nicht in irgendeiner Weise über das Sexuelle hinauskommt und sich dem Erotischen nähert, wenn es nicht über das Technische hinauskommt und sich dem Emotionalen nähert, was ist es dann wert? Andererseits kann es nicht meine Aufgabe sein beziehungsweise in meiner Verantwortung stehen, das, was das Buch behandelt, in den richtigen Zusammenhang zu bringen.

Wenn Menschen kommen, um über sich selbst zu sprechen, kann man sich schwach und verloren fühlen; man kann an seinem Wissen, seinem Können, seinen persönlichen Voraussetzungen zweifeln, entsetzt sein über seinen Wagemut, sich in solch eine Rolle zu begeben. Manchmal kann es ein Trost sein, sich selbst zu fragen: Wer soll es denn sonst tun? Wohin sollen die Patienten sich sonst wenden? Wenn sie – statt einem selbstkritischen – einem allzu selbstsicheren Therapeuten gegenüberstünden, wem würden sie sich dadurch aussetzen? Darum hört man ihnen zu und versucht, für sie ein offenes Ohr zu haben. Allmählich versteht man vielleicht etwas von dem, auf was sie hinauswollen, wie sie zu dem Thema kamen, das sie umkreisen, ohne weiterzuwissen. Manchmal ahnt man einen Ausweg, wie sie vorankommen können, und man versucht, ihnen in dieser Richtung weiterzuhelfen. Dadurch bekommen sie vielleicht die Kraft, es noch einmal zu versuchen, und fühlen sich nicht ganz im Stich gelassen. Man hofft, daß sie – ausgehend von ihren eigenen Voraussetzungen und ohne es direkt zu sagen – wieder am Wesen der Liebe teilhaben möchten.

Ich hoffe, daß auch die deutsche Ausgabe dieses Buches eine Einführung in das spannende, fachübergreifende Gebiet, das man klinische Sexologie nennt, sein wird, daß das Buch eine große Leserschar finden und daß es direkt oder indirekt nützlich sein möge, ohne zu viele zu enttäuschen.

Das Buch ist, gegenüber der zweiten dänischen Auflage, wesentlich umfangreicher und auf den neuesten Stand gebracht. Inzwischen ist SVEND G. JOHNSEN verstorben; das ist ein großer Verlust. Sein Abschnitt wird fast unverändert gebracht, da er sein Thema erschöpfend behandelt hat. Die übrigen Mitverfasser haben alle ihre Beiträge überarbeitet, wofür ich ihnen sehr zu Dank verpflichtet bin.

Darüber hinaus bin ich vielen Kollegen (lebenden wie verstorbenen, dänischen wie ausländischen) Dank schuldig für Hilfe und Anregungen, die mir in vielen Jahren zuteil wurden. Aber auch mein Kontakt mit verschiedenen Subkulturen und vor allem mit vielen Hilfesuchenden und Patienten ist von entscheidender Bedeutung für mich gewesen, sowohl persönlich wie fachlich.

Januar 1987 Preben Hertoft

1
Entwicklung von Geschlecht und Geschlechtsidentität

Allgemein glaubt man, daß es immer leicht zu entscheiden sei, ob man einem weiblichen oder männlichen Wesen gegenübersteht. Im folgenden Abschnitt soll untersucht werden, welche Kriterien dieser anscheinend so einfachen Unterscheidung zugrunde liegen.

1.1
Drei Prinzipien

Zuerst sollen die drei Hauptprinzipien für die Geschlechtsentwicklung besprochen werden

Das erste ist das Prinzip der *dimorphen Anlagen*. Das heißt, daß es beim Menschen wie bei einer Reihe von Tieren Anlagen gibt, die sich in Richtung beider Geschlechter entwickeln können, je nachdem, welchen Einwirkungen sie ausgesetzt werden. Die Art dieser Einwirkungen wird später besprochen (s. Abb. 1-1 und 1-2).

Das zweite ist das Prinzip, daß *die Frau das basale Individuum* darstellt, entwicklungsgeschichtlich das ältere zu sein scheint, während der Mann eine Modifikation dieses basalen Individuums ist.

Das dritte ist das Prinzip der *kritischen Perioden*. Die Einflüsse, die die Geschlechtsdifferenzierung bestimmen, müssen innerhalb ganz bestimmter Zeiträume der Entwicklung wirken. Diese gilt sowohl für biologische wie für psychologische Faktoren. Treten sie zu früh oder zu spät ein, verläuft die Entwicklung des Individuums nicht wie vorgesehen. Diese kritischen Perioden sind verschieden von Tierart zu Tierart; gemeinsam ist ihnen aber, daß sie meist zu einem sehr frühen Zeitpunkt im Leben des Individuums wirksam sind, nämlich während der Fötalperiode und in der ersten Zeit nach der Geburt.

1.2
Geschlechtsdifferenzierung von der Befruchtung bis zur Geburt

Bei der Befruchtung wird im allgemeinen ein Individuum mit dem Karyotyp 46XX oder 46XY gebildet. Es kommen Chromosomenstörungen vor, so daß z. B. ein Individuum mit dem Chromosomensatz 45X, 47XXY oder 47XYY entsteht, um einige der häufigsten Störungen zu nennen. Es scheint, daß zwei Regeln gelten: Erstens müssen zwei X-Chromosomen anwesend sein, damit sich funktionierende Ovarien bilden können, und zweitens führt die Anwesenheit eines Y-Chromosoms immer zur Bildung von Testisgewebe, gleichgültig, wie viele X-Chromosomen vorhanden sind. Fürs erste wollen wir von solchen Ausnahmefällen absehen und nur festhalten, daß in der Regel entweder ein XX-Individuum oder ein XY-Individuum gebildet wird. Damit haben wir das erste Kriterium, ob wir es mit einem weiblichen oder einem männlichen Individuum zu tun haben, nämlich das *chromosomale Geschlecht*.

Im Laufe der ersten sechs Wochen der Fötalperiode werden aus zwei primitiven Nierenanlagen (Mesonephros) zwei sogenannte Urgonaden gebildet, welche sich entweder zu Eierstöcken oder zu Hoden entwickeln können. Eine männliche Differenzierung hängt von zwei Genen ab: einem an das Y-Chromosom gebundene Gen, dem H-Y-Antigen, und einem an das X-Chromosom gebundenen Gen, dem Tfm-locus.

Das H-Y-Antigen (histocompatibility-Y-antigen) ist ein Plasmamembranprotein, welches die Differenzierung der Urgonade zu einem Hoden induziert. Bei beiden Geschlechtern kommen durchweg Androgenrezeptorproteine vor. Der an das X-Chromosom gebundene tfm-locus (testicular feminization mutation) bewirkt,

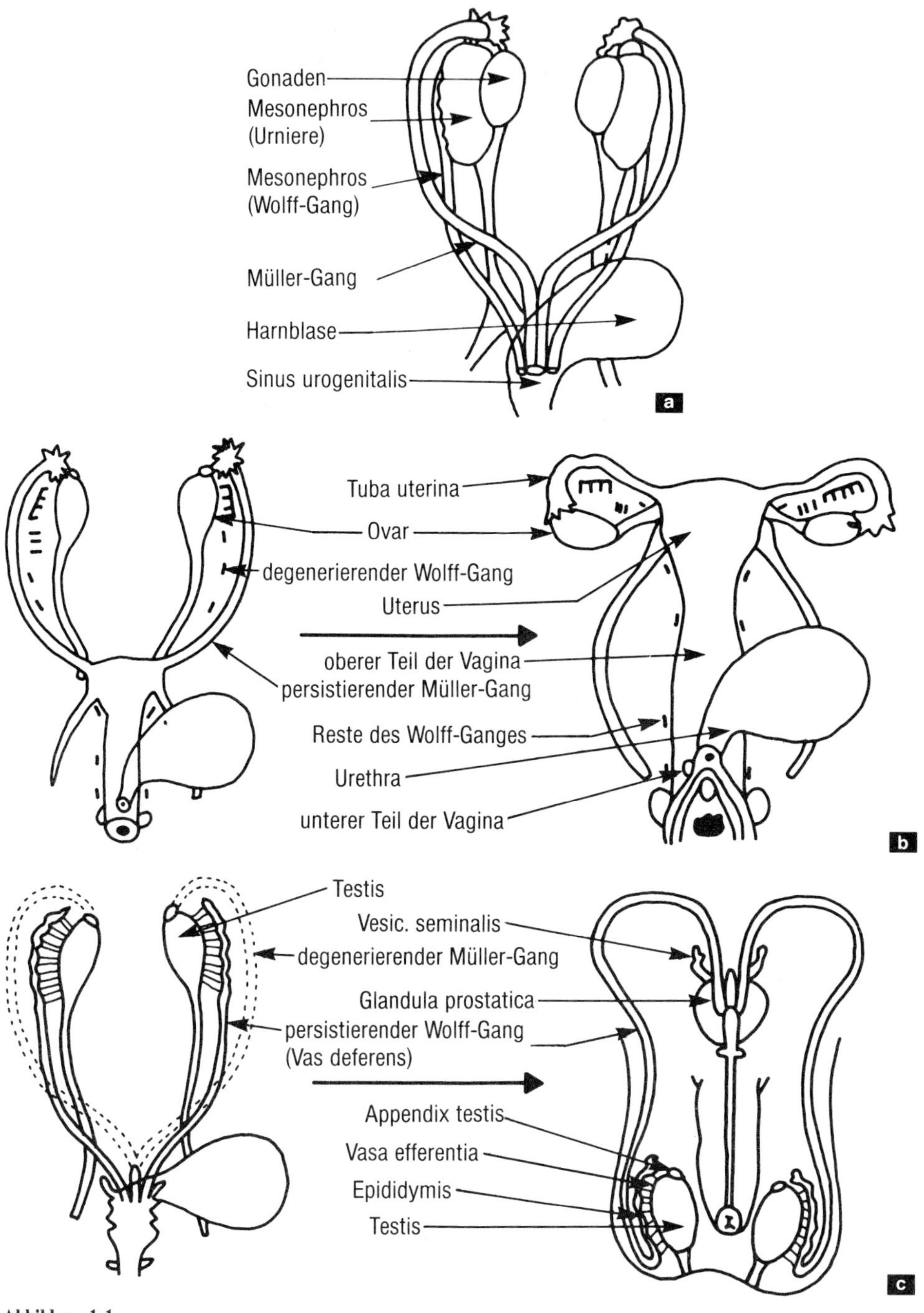

Abbildung 1-1:
Fötale Entwicklung der inneren Geschlechtsorgane
a) Undifferenziert
b) Weibliche Entwicklung
c) Männliche Entwicklung

daß diese Androgenrezeptoren für Androgeneinwirkungen sensibilisiert werden, und verursacht dadurch alle extragonadalen maskulinen Charakteristika (den Phänotyp). Im Hinblick auf die Differenzierung der Urgonade spricht man vom *gonadalen Geschlecht.*

Die Art der Gonade ist für die weitere Differenzierung entscheidend. Haben sich Hoden gebildet, werden sie etwa in der achten Fötalwoche deutlich ausgebildet sein und beginnen, Hormone zu bilden, die von entscheidender Bedeutung für die weitere Differenzierung in männlicher Richtung sind. Das gilt sowohl für die Entwicklung der inneren und äußeren Genitalien wie auch für die Funktion des Gehirns. Es handelt sich vorwiegend um zwei Hormone.

Das eine ist das Androgen Testosteron, das von den Sertoli-Zellen des Hodens produziert wird. Testosteron kann mit Hilfe der 5-Alpha-Reduktase in Dihydrotestosteron verwandelt werden. Beide Androgene sind notwendig für die vollständige männliche Differenzierung.

Das andere ist der sogenannte Müllergang-Hemmfaktor (Muellerian inhibiting factor, MIF), der in den Leydig-Zellen des Hodens gebildet wird.

Die Androgene wirken jedenfalls auf drei Gebieten:

a) Testosteron bewirkt die Differenzierung der dimorphen Anlagen, der Wolff-Gänge, zu den *inneren Geschlechtsorganen,* so daß Samenleiter, Samenblasen, Prostata und Nebenhoden gebildet werden.
b) Dihydrotestosteron bewirkt die Differenzierung der dimorphen Anlagen der *äußeren Geschlechtsorgane,* so daß Penis und Skrotum gebildet werden.
c) Testosteron – möglicherweise zu Östrogenen transformiert – (MACLUSKY und NAFTOLIN, 1981) bewirkt eine Differenzierung des *Hypothalamus* (und möglicherweise anderer Teile des Gehirns), so daß dessen ursprünglich zyklische in eine kontinuierliche Funktion verwandelt wird. Dies hat Bedeutung für die Wechselwirkungen zwischen Hypophyse und Gonaden beim geschlechtsreifen Individuum und zeigt sich am deutlichsten bei der Frau im Menstruationszyklus, beim Mann in der kontinuierlichen Spermaproduktion.
   Beim Menschen tritt die Veränderung im Hypothalamus im achten Fötalmonat ein. Wir wissen nicht sicher, ob die fötalen Androgene auf andere Hirnteile einwirken, aber wahrscheinlich ist es der Fall.

Wie erwähnt bilden die fötalen Hoden noch ein weiteres Hormon, dessen Natur wir nicht kennen, welches aufgrund seiner Wirkung als *Müller-Hemmfaktor* bezeichnet wird. Dieses Hormon bewirkt, daß die Müller-Gänge verschwinden, so daß diese sich nicht zu Eileitern, Gebärmutter und proximaler Vagina differenzieren können, was sonst der Fall wäre.

Im folgenden soll die weibliche Differenzierung kurz beschrieben werden: Bei weiblichen Individuen bleiben die Urgonaden unverändert bis zum dritten Fötalmonat. Danach werden sie zu Ovarien differenziert. Darum werden weder Androgene noch Müller-Hemmfaktor gebildet, und die Entwicklung wird deshalb genital wie zerebral in weibliche Richtung gehen. Es ließe sich auch sagen: Die Entwicklung folgt ihrem ursprünglichen Muster, weil sie durch nichts gestört wird. Man könnte sich darüber wundern, daß weibliche Individuen keinen Wolff-Hemmfaktor – analog dem Müller-Hemmfaktor bei männlichen Individuen – brauchen. Doch dieser Unterschied wird einsichtig, wenn man bedenkt, daß der Wolff-Gang mit dem Ureter des Mesonephros identisch ist und mit dem Mesonephros zusammen verschwindet, es sei denn, daß dies durch Anwesenheit von Androgenen verhindert wird. Dagegen sind die Müller-Gänge spezifische Geschlechtsanlagen.

Es hat sich herausgestellt, daß die Gonadeneinwirkungen auf die Geschlechtsdifferenzierung jeweils nur eine Körperhälfte betreffen. Hat sich auf der einen Seite ein Hoden, auf der anderen aber ein Ovar gebildet, kommt es nur einseitig, nämlich auf der Seite des Hodens, zu männlicher Differenzierung. Als Resultat ergeben sich

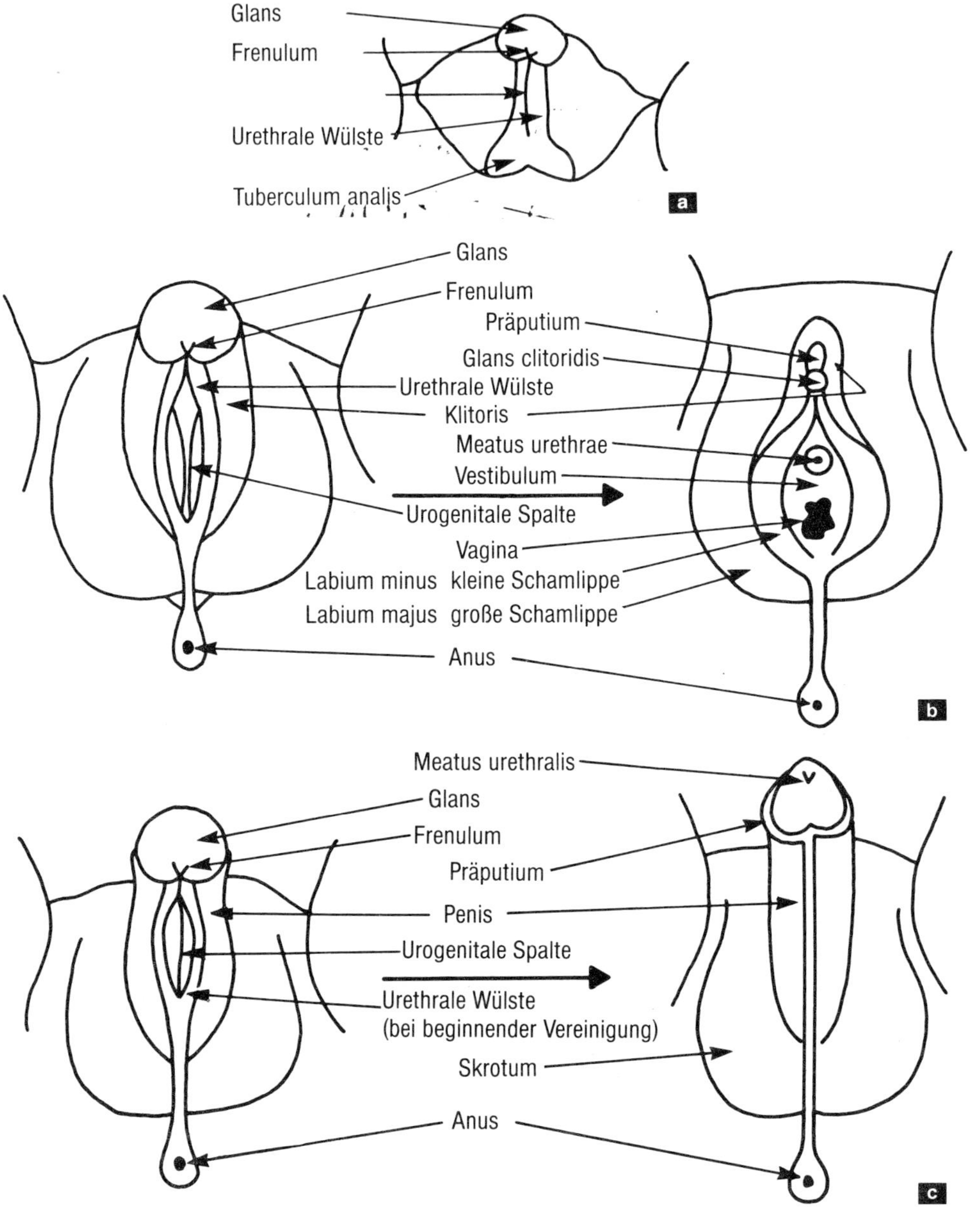

Abbildung 1-2:
Fötale Entwicklung der äußeren Geschlechtsorgane
a) Undifferenziert
b) Weibliche Entwicklung
c) Männliche Entwicklung

die äußerst seltenen Fällen von „echtem“ Hermaphroditismus.

Wir haben so zwei weitere Geschlechtscharakteristika erhalten: das *genitale Geschlecht* (näherhin nach Charakter des inneren und äußeren Genitalien zu differenzieren) und das *zerebrale Geschlecht.*

Damit ist die fötale Differenzierung abgeschlossen. Von Bedeutung ist darüber hinaus noch eine Gruppe biologischer Faktoren, welche die vollständige Ausbildung zum geschlechtsreifen Individuum in der Pubertät bedingen. So wichtig diese auch sind, so scheint es doch, daß sie im großen und ganzen nur eine Entwicklung zum Abschluß bringen, deren Verlauf viel früher, nämlich im Fötalzustand und in den ersten Lebensjahren festgelegt wurde.

1.3 Geschlechtsdifferenzierung nach der Geburt

Bei den primitiven Tiergattungen ist das sexuelle Verhalten im wesentlichen biologisch determiniert. Dagegen hat es sich gezeigt, daß bei höherstehenden Tiergattungen, z. B. Affen und beim Menschen, für die Entwicklung der Geschlechtsrolle, der Geschlechtsidentität und für das sexuelle Verhalten eine Reihe psychosozialer Einflußfaktoren von mindestens ebenso großer Bedeutung sind. Mit anderen Worten: es handelt sich um Gelerntes. Am besten kann man das am Sprachenlernen exemplifizieren. Gewisse Anlagen sind nötig, damit man sprechen lernen kann, aber welche Sprache gelernt wird, hängt von den Einwirkungen, denen das Individuum ausgesetzt ist, ab.

Der Begriff der *Geschlechtsrolle* kann definiert werden als Summe aller Aspekte, die ein Individuum als Junge/Mann oder Mädchen/Frau ausweisen.

Die *Geschlechtsidentität* kann definiert werden als die Auffassung, die man von sich selbst als Angehöriger des einen oder des anderen Geschlechts hat, unabhängig davon, welche Geschlechtsrolle man äußerlich – freiwillig oder unfreiwillig – einnimmt.

Man spricht (modifiziert nach MONEY und HAMPSON) von neun Stufen der Entwicklung der Geschlechtsidentität. Nach unserem jetzigen Wissen sieht diese Stufenreihe so aus:

A) Biologische Stufen:
1) Chromosomen
2) Gonaden
3) Fötale Hormone
4) Innere und äußere Genitalien
5) Hirnfunktionen
6) Hormone der Pubertät

B) Psychologische Stufen:
7) Geschlechtsbestimmung bei der Geburt und durch die Erziehung
8) Subjektives Akzeptieren des Zuweisungsgeschlechts
9) Wahl des Sexualpartners.

Die sechs biologischen Stufen sind im vorangegangenen besprochen worden. Die Stufen sieben bis neun sollen im folgenden kurz besprochen werden.

In dem Augenblick, in dem die Hebamme, in der Regel nur auf der Basis der äußeren Geschlechtsmerkmale, verkündet: „Es ist ein Junge/Mädchen“, wird ein Prozeß in Gang gesetzt. Denn kaum jemand wird bestreiten, daß sich Eltern in fast allen Gesellschaften gegenüber einem männlichen oder weiblichen Säugling verschieden verhalten und in die Kinder je nach Geschlecht verschiedene Erwartungen setzen. Es ist eine alte Frage, ob Jungen und Mädchen sich verschieden entwickeln, weil sie seit der Geburt unterschiedlich behandelt werden, oder ob sie unterschiedlich behandelt werden, weil sie von Anfang an verschieden sind. Eine Reihe von Beobachtungen aus der Tierwelt wie beim Menschen deuten darauf hin, daß es angeborene Verhaltensunterschiede gibt. Sie sind nicht geschlechtsspezifisch in dem Sinne, daß sie immer bei dem einen und nie bei dem anderen Geschlecht beobachtet werden, sondern nur so, daß sie überwiegend bei dem einen, seltener bei dem anderen Geschlecht beobachtet werden. So fanden HARLOW und HARLOW bei Affenjungen, welche gleich nach der Geburt von der Mutter getrennt wurden und bei denen auf diese Weise ein Lernprozeß verhindert wurde, daß die männlichen Jungen viel aktiver als die weiblichen „tobten“, während die weiblichen Jungen sich mehr mit „pflegerischem Spielen“ beschäftigten. Man meint, daß die Ursache dafür in der fötalen Androgenisierung liegt. An Menschen hat man nachgewiesen: Wenn Mädchen in der Fötalperiode einer Androgeneinwirkung ausgesetzt waren, so entwickelten sie sich viel häufiger, als es der statistischen Erwartung entspricht, zu sog. „Tomboys", d. h. zu wilden, jungenartigen Mädchen, die in ihrem Spielen sehr aktiv und nach außen gewandt waren; sie kletterten lieber auf Bäume, statt daß sie mit Puppen spielten usw. Ihre Geschlechtsidentität ist weiblich, und sie entwickeln sich im allgemeinen heterosexuell. Solche Beobachtungen zeigen recht überzeugend, daß weder Tiere noch Menschen neutral geboren werden. Man darf dem aber, was den Menschen betrifft, keine zu große Bedeutung beimessen; denn andere Untersuchungen deuten darauf hin, daß biologische Faktoren für die Entwicklung der Geschlechtsidentität nicht entscheidend sind.

Das Geschlecht, welches das Kind bei der Geburt zugeteilt bekam, und nach dem die Erziehung erfolgte, *kann* (aber braucht nicht) für sein späteres Selbstverständnis entscheidend sein.

Im allgemeinen kann man sagen: Das Individuum, das von Geburt an als Mädchen galt und unzweideutig als solches erzogen wurde, wird sich selbst als Mädchen verstehen und eine weibliche Geschlechtsidentität entwickeln. Umgekehrt wird das Individuum, das bei der Geburt zum Jungen erklärt wurde und entsprechend erzogen wurde, sich als Junge fühlen und eine männliche Geschlechtsidentität entwikkeln. Dies gilt unabhängig davon, ob die biologischen Daten damit übereinstimmen oder nicht.

Das nachfolgende Beispiel kann dies bestätigen. Money, Hampson und Hampson (1955) untersuchten 76 Patienten mit intersexuellen Befunden. Bei allen bis auf vier fanden sie volle Übereinstimmung zwischen der Geschlechtsrolle und der Geschlechtsidentität, die sie entwickelt hatten, sowie dem Geschlecht, das man ihnen – mit größerer oder geringerer Berechtigung – bei der Geburt zugeteilt hatte. Bei Eintritt der Pubertät zeigte es sich, daß bei 27 Patienten das hormonelle Geschlecht und das bei der Geburt zugeteilte Geschlecht verschieden waren.

In einigen Fällen führte dies dazu, daß Kinder, die sich selbst als Mädchen fühlten, einen Penis von der Größe eines Mannes entwickelten, keine Brüste bekamen, sich rasieren mußten, eine tiefe Stimme bekamen usw. In anderen Fällen handelte es sich um Kinder, die sich selbst als Jungen fühlten, die aber keinen Penis von normaler Größe entwickelten, dagegen Brüste bekamen, eine hohe Stimme behielten, nur wenig oder überhaupt keinen Bartwuchs entwickelten usw.

Trotzdem wollten 23 der 27 oben genannten an ihrem „ursprünglichen" Geschlecht festhalten, obwohl sie sich durch die dazu im Gegensatz stehenden Auswirkungen ihres Hormonhaushalts belastet fühlten. Bei den vier oben genannten, bei denen keine volle Übereinstimmung zwischen zugeteiltem Geschlecht, Geschlechtsrolle und -identität bestand, zeigte sich, daß die Eltern unsicher gewesen waren, welches Geschlecht die Kinder hatten, daß sie das „zugeteilte" Geschlecht nicht ganz akzeptiert und das Kind deshalb ambivalent erzogen hatten.

Money (1975; Mazur und Money, 1980) hat einige Jungen, die als Mädchen erzogen wurden, fortlaufend untersucht. Die meisten hatten einen Mikropenis, einzelne hatten ihren Penis im Säuglingsalter z. B. durch Beschneidung verloren. Money rät, diese Jungen als Mädchen zu erziehen. Er meint, sie würden dann eine weibliche Geschlechtsidentität entwickeln. Sie könnten nie eine männliche sexuelle Funktion erreichen, und das würde zu psychischen Problemen führen. Dagegen könnten sie ein normales Geschlechtsleben als Frauen führen, wenn sie ausreichend mit Östrogen behandelt werden und man eine Vaginalplastik ausführt. Die Kinderlosigkeit könnte durch Adoption kompensiert werden. Erzieht man sie als Mädchen, sind nur zwei chirurgische Eingriffe nötig: eine Kastration, solange sie im Säuglingsalter sind, und eine Vaginalplastik nach der Pubertät. Die Resultate sind in technischer Hinsicht gut. Läßt man sie aber Jungen bleiben und versucht man phalloplastische Eingriffe, müssen sie sich im allgemeinen vielen operativen Eingriffen unterziehen, und die Resultate sind unbefriedigend.

Wünscht man Eingriffe in das Geschlecht eines Kindes vorzunehmen, muß es frühzeitig geschehen, am besten bevor das Kind sprechen gelernt hat; denn die Geschlechtsidentität wird im großen und ganzen mit der Sprache zusammen fest verankert. In einzelnen Fällen hat man mit Erfolg Korrektionen bis zum 5. Lebensjahr vornehmen können, vor allem bei Ambivalenz. Will man aber die Geschlechtsrolle noch nach diesem kritischen Alter verändern, kann es folgende drei Komplikationen geben:

- Alle ursprünglichen Erinnerungen an die Geschlechtsrolle werden verdrängt und abgelehnt. Die Unterdrückung von so wesentlichen Inhalten führt dazu, daß das Kind seelisch sehr verletzlich wird, ein psychisches Leiden entwickelt oder andere Fehlentwicklungen durchmacht.
- Die neue Geschlechtsrolle vermischt sich mit der alten, die Geschlechtsidentität wird konfus und ambivalent, ebenfalls mit der Folge von psychischer Verletzlichkeit.
- Die neue Geschlechtsrolle wird abgelehnt mit dem Resultat, daß sich eine Art künstlicher Homosexualität oder Transsexualität entwickelt. Dies beobachtet man vor allem, wenn der „Geschlechtswechsel" nach der Einschulung vorgenommen wurde; denn die psychosexuelle Identität ist zu diesem Zeitpunkt offensichtlich schon genauso fixiert wie die Muttersprache.

In Fällen von „Geschlechtswechsel" bei Kindern muß man den Eltern während der ganzen Zeit des Heranwachsens des Kindes mit Rat und Tat beistehen.

In diesem Zusammenhang ist von Beobachtungen zu berichten, die den Auffassungen von MONEY u. a. widersprechen und die darauf hindeuten, daß biologische Faktoren doch eine wesentliche Bedeutung für die Entwicklung von Geschlechtsidentität und Geschlechtsrolle haben. Einmal sieht es nicht so aus, daß von MONEYS eigenen Patienten alle eine weibliche Geschlechtsidentität entwickelt haben, vgl. z. B. DIAMOND (1982). Außerdem sind in den letzten Jahren Fälle von männlichem Pseudohermaphroditismus mitgeteilt worden, bei denen sich trotz einer Erziehung als Mädchen in der Pubertät eine männliche Geschlechtsidentität entwickelte.

Insbesondere in der Dominikanischen Republik kommt eine seltene angeborene Krankheit vor, der 5-Alpha-Reduktase-Mangel, der zu herabgesetzter Dihydrotestosteronbildung im Fötalleben führt. Solche Jungen werden mit weiblich aussehendem Genitale geboren: mit gespaltenem Skrotum, nicht deszendiertem Hoden, einem kleinen, nicht kanalisierten Penis, welcher einer Klitoris ähnlich sieht. Sie wurden deshalb als Mädchen erzogen, bis das Leiden erkannt wurde. Da aber die Testosteronproduktion unverändert ist und da sie normal auf Testosteron reagieren, werden sie im 7. bis 12. Lebensjahr virilisiert, ihr Penis wächst, und die Hoden deszendieren in das gespaltene Scrotum.

IMPERATO-MCGINLEY et al. (1979) haben diese Gruppe von „Pseudohermaphroditen" studiert. Von 38 wurden 18 unzweideutig als Mädchen erzogen. Während und nach der Pubertät wechselten 17 der 18 zur männlichen Geschlechtsidentität und 16 der 18 zur männlichen Geschlechtsrolle über. Die Autoren schließen daraus: „Es scheint, daß das Ausmaß, mit dem das Gehirn intrauterin, während der frühen postnatalen Periode und bei der Pubertät Androgenen (d. h. Testosteron) ausgesetzt ist, für die Festlegung einer männlichen Geschlechtsidentität entscheidender ist als die Geschlechtsrolle, in der das Kind erzogen wird. Dieses Experiment der Natur macht deutlich, wie wichtig die Androgene sind. Intrauterin und neonatal wirken sie als Auslöser und in der Pubertät als Aktivatoren der Entwicklung männlicher Geschlechtsidentität. Die Studie zeigt auch, daß die Geschlechtsidentität nicht schon in der frühen Kindheit völlig festgelegt ist, sondern daß sie sich kontinuierlich entwickelt und erst im Zusammenhang mit den Entwicklungen in der Pubertät fixiert wird."

Zurückhaltender äußert sich WILSON (1979) in einem Kommentar zu der Arbeit von IMPERATO-MCGINLEY: „Es ist angezeigt, das endgültige Urteil über die relative Bedeutung von Androgenen, verglichen mit anderen Faktoren bei der Bestimmung der Geschlechtsidentität, zurückzustellen“, und: „Offensichtlich werden Geschlechtsidentität und Geschlechtsrolle beim Menschen sowohl von hormonellen wie von psychiatrischen (der Verfasser meint wahrscheinlich psychosozialen) Faktoren beeinflußt. Die Studien von IMPERATO-MCGINLEY und ihrer Kollegen bilden einen wichtigen Beitrag zu unserem Verständnis dieses Prozesses. Es ist ebenso offensichtlich, daß die relative Bedeutung und der Mechanismus, durch den die zwei Typen von Determinanten sich gegenseitig beeinflussen, noch nicht sicher beurteilt werden können.“

Später hat man mehrere Fälle dieser angeborenen Krankheit gefunden; z. B. haben wir in Dänemark bisher drei Fälle gesehen, davon stammte einer aus einer pakistanischen Familie, die zwei anderen sind Geschwister aus einer vietnamesischen Familie.

Weiterhin können andere angeborene Krankheiten ein ähnliches Bild zeigen, z. B. 17-Beta-hydroxysteroid-dehydrogenase-Mangel. Welche Bedeutung die psychosozialen Faktoren für die Entwicklung von Geschlechtsidentität und Geschlechtsrolle auch haben mögen, so ist der Vorgang noch lange nicht geklärt. Viele, z. T. komplementäre Theorien bieten eine Erklärung an. Sie laufen unter Bezeichnungen wie z. B.

- sozialpsychologische Lerntheorie,
- kognitive Entwicklungstheorie oder
- psychoanalytische Theoriebildungen.

Das Gemeinsame dieser Theorien ist, daß der nötige Identifikationsprozeß nicht als von vornherein programmiert angesehen werden kann, sondern daß er bedingt wird durch eine Reihe von Erfahrungen und Einwirkungen, die sich zwischen Kind und Umwelt abspielen. Die Eltern nehmen eine Schlüsselposition in diesem Prozeß ein, aber wichtig sind auch andere Erwachsene und – nicht zum mindesten – andere Kinder und Geschwister.

Wie wir gesehen haben, ist die Kernidentität selbst, die Selbsterfahrung als Junge oder Mädchen im allgemeinen schon im Vorschulalter entwickelt und läßt sich im großen und ganzen nicht mehr ändern. In der Pubertät erfolgt eine Reorganisation. Eine Reihe von Möglichkeiten auch im Hinblick auf die Geschlechtsrolle, die Geschlechtsidentität und das Sexualverhalten werden einer neuen Überprüfung unterzogen, indem sie entweder angenommen oder verworfen werden. Die Defekte in der Entwicklung der Vergangenheit zeigen sich nun deutlich. Umgekehrt läßt sich eine fest etablierte Geschlechtsrolle und -identität zu diesem Zeitpunkt nicht mehr ändern.

1.4 Geschlechtsidentität bei bestimmten Chromosomenanomalien und intersexuellen Zuständen

Sowohl in Dänemark wie in einer Reihe anderer Länder sind intensive Studien der Geschlechtschromosomenanomalien seit den ersten Chromosomenzählungen im Jahre 1959 vorgenommen worden. Die totale Prävalenz beträgt 1,99 pro tausend Mädchen und 3,64 pro tausend Jungen. Wie so oft findet man mehr sexuelle Entwicklungsstörungen bei Jungen als bei Mädchen. Man rechnet damit, daß in Dänemark (5,5 Mill. Einwohner) etwa 200 Kinder jährlich mit diesen Anomalien geboren werden und daß sich dort im ganzen 14 000 Personen mit Geschlechtschromosomenanomalien befinden. Zusammengefaßt kann man sagen, daß die bisherigen Forschungsresultate darauf hindeuten, daß diese Patienten die ihrem Phänotyp entsprechende Geschlechtsidentität entwickeln, und zwar gleichgültig welche Chromosomenkonstitution vorliegt. Weiterhin kann man sagen, daß phänotypische Frauen keine Geschlechtsidentitätsprobleme haben, während die Männer sich hier oft unsicher fühlen. Frauen mit Turner-Syndrom, 45XO, haben keine Ovarien, sind klein im Körperbau und erleben keine Pubertät, bekommen keine Menstruation und können keine Kinder bekommen. Psychisch haben sie ein artiges, kleinmädchenhaftes Wesen, dadurch kommen sie nicht in Konflikt mit der Umgebung und haben keine psychiatrischen Symptome. Im Gegensatz zu anderen Chromosomenanomalien trifft man diese Patienten nur selten in Einrichtungen. Die Diagnose wird oft in endokrinologischen Kliniken auf der Basis des geringen Wachstums und mangelhafter Pubertäts-

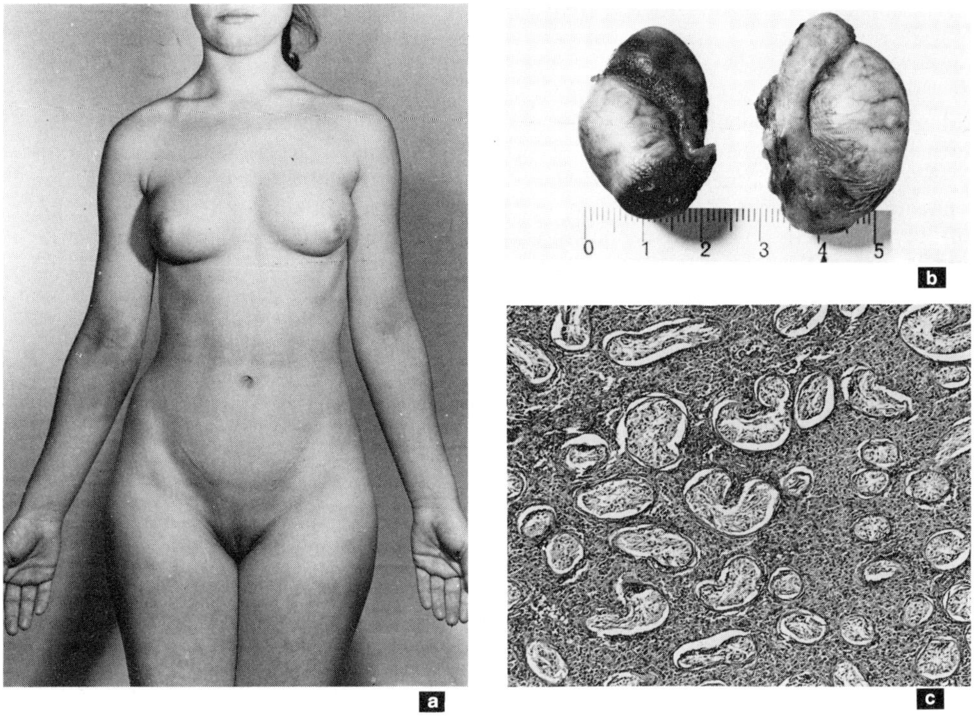

Abbildung 1-3:
Testikuläre Feminisierung bzw. Syndrom der Androgenresistenz
a) Phänotyp
Männlicher Geschlechtschromosomensatz 46XY und männliche Gonaden, entweder intraabdominal gelegen oder in den Labia majora. Das äußere Erscheinungsbild ist vorwiegend weiblich, doch fehlen die Pubeshaare. Die testikuläre Feminisierung gibt es in verschiedener Ausprägung.
b) Gonaden makroskopisch
c) Gonaden mikroskopisch
Die mikroskopische Untersuchung der Gonaden eines Patienten mit testikulärer Feminisierung bestätigt, daß es sich um Testes handelt.

entwicklung gestellt. Sie müssen mit Östrogenen substituiert werden.

Frauen mit Triploidie, 47XXX, entwickeln sich normal, menstruieren normal und können Kinder bekommen.

Frauen mit testikulärer Feminisierung (auch unter der Bezeichnung Syndrom der Androgenresistenz bekannt), 46XY, haben keine Ovarien, Eileiter oder Uterus, ihre Scheide ist kurz und endet blind (s. Abb. 1-3). Sie können darum nicht schwanger werden, werden aber oft gute Adoptivmütter (s. Abschn. 1.5). Gemeinsam ist den drei Gruppen, wie gesagt, daß sie keine Geschlechtsidentitätsprobleme haben.

Männer mit Klinefelter-Syndrom, 47XXY, pubertieren oft spät, die männliche Entwicklung ist unterdurchschnittlich, der Bartwuchs gering, etwa die Hälfte entwickelt eine Gynäkomastie, ein Drittel hat feminine Fettverteilung und feminine Abgrenzung der Pubesbehaarung. Sie haben oft schmale Schultern, breite Hüften, lange Beine und sind zart gebaut. Sie alle haben kleine Testes, oft erbsengroß und weich, immer unter drei Zentimeter von Pol zu Pol, bei Messung durch ein Orchidometer (s. Abb. 2-2) 2 bis 6 ml. Fast alle sind infertil, die Ejakulate sind spärlich, meist sind Libido und Potenz herabgesetzt, viele werden früh total impotent.

Psychisch sind sie charakterisiert durch leichte Ermüdbarkeit, geringes Selbstbewußtsein und sexuelle Apathie. Das Serumcholesterinniveau ist meist subnormal, und Androgenbehandlung kann in einigen Fällen das Allgemeinbefinden verbessern, obgleich Männer mit Klinefelter-Syndrom, verglichen z. B. mit Kastraten, auffallend schlecht auf Androgenbehandlung reagieren. Was die Geschlechtsidentität betrifft, sind sie von einer gewissen Selbstunsicherheit geprägt, können nicht den Erwartungen an eine männliche Rolle entsprechen, haben es schwer, sich gegenüber anderen Männern durchzusetzen und bei Frauen Beachtung zu finden. Sie fassen sich selbst als Männer auf, wenn auch als unsichere Männer. In dänischen Untersuchungen hat man bei Männern mit Klinefelter-Syndrom kein gehäuftes Vorkommen von Homosexualität, bisexuellem Verhalten oder Transsexualität feststellen können. In der Normalbevölkerung ist die Prävalenz 1:500, bei psychiatrischen Patienten 1:150. In Gefängnissen kommen sie nicht häufiger vor. Sexualkriminalität sieht man beim Klinefelter-Syndrom etwas häufiger als erwartet. Es handelt sich vor allem um harmlosere Vergehen wie Unzuchtshandlungen, besonders gegenüber Kindern, oft bedingt durch die Hemmungen dieser Männer vor erwachsenen Frauen. Man nimmt an, daß Androgenbehandlungen bei diesen Männern zu häufigeren Unzuchtsvergehen führen.

Männer mit dem Chromosomensatz 46XX sind H-Y-positiv. Sie haben gewisse Merkmale mit Klinefelter-Männern gemeinsam: z. B. kleine Testes, niedriges Serumcholesterinniveau und eine eher unreife Psyche. Sie bekommen oft schon in mittleren Jahren Potenzprobleme und herabgesetzte Libido. Trotz des weiblichen Chromosomensatzes unterscheiden sie sich im Hinblick auf Geschlechtsidentität, Partnerwahl und Sexualverhalten nicht von Männern mit normalem Karyotyp.

Da oft behauptet wird, daß Männer mit dem Karyotyp 47XYY aggressiver sind als gewöhnliche Männer, soll gleich klargestellt werden, daß dies nicht stimmt. Psychisch sind einige, aber nicht alle XYY-Männer von Unreife, Kontaktschwierigkeiten, niedriger Angstschwelle, Impulsivität und niedriger Hemmschwelle geprägt; dies kann leicht zu aggressiven Handlungen führen. Primär sind sie aber nicht besonders aggressiv. Während man die allgemeine Prävalenz auf 1:975 Geburten ansetzt, findet man in amerikanischen Einrichtungen (Gefängnissen, psychiatrischen Kliniken) eine Prävalenz von 1:50. Vergleicht man in Einrichtungen Gruppen von 47XYY-Männern mit Kontrollgruppen von Männern mit dem Karyotyp 46XY, die sich ebenfalls in Einrichtungen befinden, so findet man mehr Ähnlichkeit als Unterschiede.

Männer mit XYY-Syndrom sind größer als der Durchschnitt. Die Testisgröße ist oft normal, aber bei den meisten dieser Männer beobachtet man eine Hemmung der Spermatogenese, eine abnorme Testishistologie und Oligospermie. Das Serumtestosteron kann normal sein, etwas über oder unter dem Mittelwert liegen. Sie haben normale Libido, aber herabgesetzte Potenz. Bei Männern mit 47XYY-Syndrom sind häufigeres Vorkommen von homosexuellem und bisexuellem Verhalten und sexuelle Abweichungen beschrieben worden.

Über Männer mit 48XXYY-Syndrom gibt es noch keine ausreichenden Informationen, aber sie haben oft kleine atrophische Hoden, und einige haben einen kleinen Penis.

Die Geschlechtsidentitätsprobleme bei Männern mit Chromosomenanomalien rühren wohl kaum allein von der Chromosomenstörung her, sondern von der Wechselwirkung zwischen ihren besonderen psychischen Zügen und der Umgebung, sowohl in der Kindheit wie im Erwachsenenalter. Kinder mit Klinefelter-Syndrom sind oft sehr umgängliche, ruhige und passive Kinder und können eine Abhängigkeit zur Mutter entwickeln, die sie bis ins erwachsene Alter bewahren. Jungen mit XYY-Syndrom haben oft ein sehr hohes Aktivitätsniveau, das sie in Verbindung mit einer gewissen Unreife und mangelnder Hemmfunktion leicht in Konfliktsituationen bringen kann. Bei beiden Gruppen besteht aufgrund ihrer abweichenden Psyche, ihren Potenzproblemen usw. ein höheres Risiko für sexuelle Konflikte als bei normalen Männern (s. THEILGAARD, 1972, 1984; SCHIAVI et al., 1984).

1.5 Ergebnis

Aus dem Vorangegangenen geht hervor, daß man in einer Reihe von Fällen nicht ohne weiteres die Dichotomie er/sie anwenden kann, sondern daß es in einigen Fällen nötig sein kann zu präzisieren, ob man über die chromosomale, die gonadale, die genitale oder z. B. die psychische Geschlechtszugehörigkeit spricht. Zwei klinische Beispiele beleuchten das:

Bei der testikulären Feminisierung hat man phänotypische Frauen vor sich, die einen männlichen Chromosomensatz 46XY haben. Bei der Geburt präsentiert sich das Kind mit natürlich aussehenden weiblichen Genitalien. Darum wird das Kind als Mädchen eingestuft und dementsprechend erzogen. Erst bei der Pubertät zeigt sich, daß etwas nicht in Ordnung ist. Während die Brustentwicklung wie erwartet verläuft, tritt kaum Pubesbehaarung oder Achselbehaarung auf, und die Menstruation bleibt aus. Koitusversuche führen oft zu Klagen über Dyspareunie auf Grund der zu kurzen Scheide. Bei der gynäkologischen Untersuchung findet man eine kurze, blind endende Scheide, keinen Uterus, keine Ovarien oder Salpingen. Aber ein paar Verdickungen in den Labia majora erweisen sich bei näherer Untersuchung als Hoden. (Die Gonaden können auch intraabdominal oder in der Leiste liegen. Die Mammaentwicklung und die weibliche Fettverteilung ist durch die Östrogenproduktion der Hoden bedingt.) Es ist deutlich, daß während der fötalen Entwicklung eine Störung der 3. Stufe eingetreten ist, während die ersten zwei Stufen normal verliefen. Der Androgenisierungsprozeß, der die männliche Entwicklung hätte weiterführen sollen, hat aus ungeklärten Gründen versagt. Dagegen hat sich der Müller-Hemmfaktor ausgewirkt mit dem Ergebnis, daß die inneren weiblichen Genitalien nicht differenziert wurden. Das Resultat wurde ein Mensch mit männlichem Chromosomensatz, männlichen Gonaden, aber äußerlich wie eine Frau geformt, die sich selbst in jeder Weise als Frau versteht; eine Auffassung, die voll und ganz von der Umwelt geteilt wird. Es wäre sinnlos, ihre Geschlechtsidentität zu ändern unter Hinweis darauf, daß sie chromosomal und gonadal ein Mann sei, ja, man müßte es als einen Kunstfehler ansehen. In solchen Fällen muß man die Hoden entfernen, da ein Risiko maligner Entartung besteht, und eine Östrogenbehandlung einleiten.* Man sollte der Frau erklären, daß ihre Gonaden mißgebildet sind, aber nicht unbedingt, daß es sich um Hoden handelt. Weiterhin muß sie erfahren, daß sie nicht schwanger werden kann, aber daß man – falls die Scheide zu kurz ist – eine korrigierende Operation ausführen kann, so daß sie ein normales Geschlechtsleben führen kann. Frauen mit testikulärer Feminisierung haben danach im allgemeinen keine speziellen sexuellen Probleme, sie werden meist auch gute Mütter für ihre Adoptivkinder. Die testikuläre Feminisierung ist selten, hat aber große theoretische Bedeutung. Erfahrungsgemäß kommen Ärzte mit Patientinnen mit testikulärer Feminisierung gut zurecht, weil es sich um eine so eindeutig biologische Entwicklungsstörung handelt.

Anders verhält es sich bei einer anderen extremen Gruppe, die aber viel häufiger ist, den Transsexuellen (s. Abschn. 7.13.2). Beim Transsexuellen besteht ein Gegensatz zwischen der psychischen und der biologischen Geschlechtszugehörigkeit. Stehen wir z. B. einem transsexuellen Mann gegenüber, besteht, biologisch gesehen, kein Zweifel, daß wir einen Mann vor uns haben, und er wird es selbst auch nicht bestreiten. Aber er behauptet hart-

* Nicht alle sind damit einverstanden, die Hoden zu entfernen, sie behaupten, daß das Risiko maligner Entartung gering sei (etwa 5%), während die negativen psychologischen und hormonellen Folgen einer Kastration groß seien. Jedenfalls sollten die Testes erst bei Erreichen normaler Körpergröße entfernt werden. Solche Fälle sind so selten, daß die Behandlung besonders Erfahrenen auf diesem Gebiet überlassen werden sollte. Wenn hier die testikulare Feminisierung besprochen wurde, so nicht aus klinischen, sondern aus pädagogischen Gründen.

näckig, daß seine Geschlechtsidentität weiblich sei, und er wünscht voll und ganz als Frau zu leben. In den reinsten Fällen kann nachgewiesen werden, daß er sich schon seit dem 2. bis 4. Lebensjahr als weiblich identifiziert hat. Die Entwicklung der Stufen 7 bis 9 verläuft anders als üblich. Wir wissen nicht, ob in einigen Fällen von Transsexualität eine gewisse Disposition vorliegt (subliminale Fehlentwicklungen der Stufen 3 und/oder 5?). Manchmal kann man Transsexuellen durch hormonelle oder chirurgische Eingriffe zu einem harmonischen Dasein verhelfen, ganz analog der Hilfe, die man Patientinnen mit testikulärer Feminisierung gibt. Früher verstand man diese Patienten nicht, und auch heute noch ist es schwierig. Man sagt ihnen oft, daß es „nur" ein psychisches Problem sei, und man verweist auf die biologischen „Realitäten" und fordert sie auf, sich darauf einzustellen. Wenn unser Wissen auch mangelhaft ist, so müßten wir doch soviel wissen, daß man so nicht mehr argumentieren darf.

Oft wird den biologischen Faktoren eine Priorität vor den psychosozialen gegeben. Die Entwicklung von Geschlecht und Geschlechtsidentität sind Beispiele dafür, daß ein solcher Gedankengang veraltet ist und einer dialektischeren Auffassung weichen muß.

1.6 Literatur

BECKMANN, JØRGEN, DUPONT, ANNALISE, ERLING, INGE, JACOBSEN, PETREA, MIKKELSEN, MARGARETA & THEILGAARD, ALICE (1974): Report of Sex Chromosome Abnormalies in Mentally Retarded Male Offenders including a Psychological Study of Patients with XYY and XXYY Karyotypes. J. Ment. Defic. Res. **18:** 331–353.

BJØRO, KNUT (1973): Testikulær Feminisering. T. norske Lægeforen. **93:** 1040–1042 (norw.) Testikuläre Feminisation.

DIAMOND, MILTON (1982): Sexual Identity. Monozygotic Twins in discordant Sex Roles and a BBC Follow-up. Arch. Sex. Beh. **11:** 181–186.

HARLOW, HARRY F. & HARLOW, MARGARET K. (1965): The Effect of Rearing Conditions on Behavior. In: MONEY, JOHN (ed.): Sex Research, New Developments, 161–175, Holt, Rinehard and Winston, New York.

HESSELUND, HANS (1974): Køn, Identitet, Rolle, Psykosexuel Differentiering. 2. udg., Munksgaard, Kbh. (dän.) Geschlecht, Identität, Rolle, Psychosexuelle Differenzierung.

HOFFMEYER, HENRIK (1971): Kapitel 7–10 in: HERTOFT, P., HOFFMEYER, H. & LYKKEBO, E. (ed.): Pædagogisk Sexologi I, Gyldendal, Kbh. (dän.) Pädagogische Sexologie.

IMPERATO-MCGINLEY, JULIANNE, PETERSON, RALPH E., GAUTIER, TEOFILO & STURLA, ERASMO (1979): Androgens and the Evolution of Male-Gender Identity Among Male Pseudohermaphrodites with 5 alfa-reductase Deficiency. N. Engl. J. Med. **300:** 1233–1237.

LEVISON, LIONEL H. (1971): Dizygotic Twins with XXYY Chromosome Aneuploidy and Diffuse Sexual Orientation. Arch. Sex. Beh. **1:** 231–239.

MACLUSKY, NEIL J. & NAFTOLIN, FREDERICK (1981): Sexual Differentiation of the Central Nervous System. Science **211:** 1294–1303.

MAZUR, TOM & MONEY, JOHN (1980): Prenatal Influences and Subsequent Sexuality. In: WOLMAN B. & NIBER, J. (eds.): Handbook of Human Sexuality. Prentice Hall, New Jersey.

MONEY, JOHN (1975): Ablatio Penis: Normal Male Infant Sex-Reassinged as a Girl. Arch Sex. Beh. **4:** 65–71.

MONEY, JOHN (1975): Human Behavior Cytogenetics: Review of Psychopathology in Three Syndromes – 47,XXY; 47,XYY; and 45,X. J. Sex Research **11:** 181–200.

MONEY, JOHN, EHRHARDT, ANKE A.: Männlich-Weiblich. Die Entstehung der Geschlechtsunterschiede. Rowohlt, Reinbek 1975.

MONEY, JOHN, HAMPSON, JOAN G. & HAMPSON, JOHN L. (1955): An Examination of some Basic Concepts: The Evidence of Human Hermaphroditism. Bull. John Hopkins Hosp. **97:** 301–319.

NIELSEN, JOHS. (1969): Kriminalitet hos Patienter med Klinefelter's Syndrom og XYY syndrom. Nord. T. Kriminalvidenskab **57:** 93–102. (dän.) Kriminalität bei Patienten mit Klinefelter-Syndrom und XYY-Syndrom.

NIELSEN, JOHS. (1972): Gender Role-Identity and Sexual Behaviour in Persons with Sex Chromosome Abberations. In: HERTOFT, P. (ed.): Basic Principles involved in Human Sexual Behaviour. Dan. med. Bull. **19:** 269–275.

NORDLAND, EWA & NIELSEN, JOHS. (1975): Trivsel og Arv. Gyldendal, Kbh. (dän.) Wohlbefinden und Vererbung.

OHNO, SUSUMO (1977): The Y-linked H-Y-antigen Locus and the X-linked Tfm Locus as Major Regulatory Genes of the Mammalian Sex Determing Mechanism. J. Ster. Biochem. **8:** 585–592.

SCHIAVI, RAUL C., THEILGAARD, ALICE, OWEN, DAVID R. & WHITE, DANIEL (1984): Sex Chromosome Anomalies, Hormones and Aggressivity. Arch. Gen. Psychiat. **41:** 93–99.

SØRENSEN, K., NIELSEN, J. FRØLAND, A. & JOHNSEN, S. G. (1979): Psychiatric Examination of All Eight Adult Males with the Karyotype 46,XX Diagnosed in Denmark till 1976. Acta psychiat. scand. **59:** 153–163.

THEILGAARD, ALICE (1972): Cognitive Style and Gender in Persons with Sex Chromosome Abberations. In: HERTOFT, P. (ed.): Basic Principles involved in Human Sexual Behaviour. Dan. med. Bull. **19:** 276–286.

THEILGAARD, ALICE (1984): A Psychological Study of the Personalities of XYY- and XXY-Men. Acta psychiat. scand. **69**, suppl. 315: 1–134.

WACHTEL, STEPHEN S. (1977): H-Y-antigen: Genetics and Serology. Immunolog. Rev. **33:** 33–58.

WILSON, JEAN D. (1979): Sex Hormones and Sexual Behaviour. N. Engl. J. Med. **300:** 1269–1270.

WITKIN, HERMAN, A., MEDNICK, SARNOFF A., SCHULSINGER, FINI, BAKKESTRØM, ESKILD, CHRISTIANSEN, KARL O. m. fl. (1976): Criminality in XYY and XXY Men. Science **193:** 547–555.

YOUNG, WILLIAM C., GOY, ROBERT W. & PHOENIX, CHARLES H. (1965): Hormones and Sexual Behaviour. In: MONEY, JOHN (ed.): Sex Research, New Developments, 176–196. Holt, Rinehart and Winston, New York.

2
Sexuelle Verhaltensweisen

2.1
Kindheit und Sexualität

Von Geburt an wird ein elementares Erlebnis von Hautkontakt, Wärme und Nähe vermittelt, wenn die Mutter den Säugling an sich schmiegt. Das Kind erreicht eine wesentliche Befriedigung durch das Saugen an der Brust. Dies ist auch ein Beispiel dafür, daß die Befriedigung gewisser elementarer Bedürfnisse, z. B. nach Nahrung, eng verbunden ist mit körperlichem Kontakt oder, wenn man so sagen will, mit sexueller Befriedigung. Sexualität ist Teil eines Ganzen, nichts Isoliertes.

Schließlich ist diese grundlegende Situation – der Säugling an der Mutterbrust – ein Beispiel für das Zusammenspiel zwischen Individuum und Umgebung. Das kleine Kind hat Bedürfnisse und sucht deren Erfüllung. Wie die Mutter reagiert, hängt von vielen Dingen ab, u. a. von ihren Fähigkeiten, ihrem Wissen, ihren Lebensumständen, den allgemeinen Gepflogenheiten, davon, wie sie sich selbst annimmt, und schließlich von ihrer eigenen Sexualität. Durch ihre Reaktionen beeinflußt die Mutter das Kind auf sehr direkte Weise, das Kind bekommt hierdurch seinen ersten wesentlichen Sexualunterricht. Einige Mütter können die Bedürfnisse ihrer Kinder ganz befriedigen, andere nur teilweise oder gar nicht, z. B. wenn eine Mutter ihr Kind ablehnt. Welche Folgen das für das Kind hat, hängt u. a. von der Konstitution des Kindes ab, wie robust oder wie zart es ist.

In seinem Buch über Kindersexualität beschreibt Ernst (1979) dies so:

- Sexualität zeigt sich, wenn auch auf besondere Weise, schon im ersten Lebensjahr.
- Es gibt einen unabweisbaren Zusammenhang zwischen Triebentwicklung, Erziehung und Ausbildung der Persönlichkeit.
- Frühe sexuelle Erfahrungen der Kinder sind mitbestimmend für späteres Verhalten und die spätere Einstellung, wie wir sie bei Jugendlichen und Erwachsenen antreffen.

Es liegt also genug Anlaß vor, sich mit den sexuellen Bedürfnissen der Kinder und ihren Erscheinungsformen zu befassen.

In der westlichen Welt hat man sehr früh akzeptiert, daß auch Kinder sexuelle Wesen sind. Aber im 18. und 19. Jahrhundert setzte eine starke Reaktion ein, und man versuchte mit vielen Mitteln, sogar mit chirurgischen, offensichtliches Sexualverhalten bei Kindern und Jugendlichen zu unterdrücken (van Ussel, 1970; Langfeldt, 1979). Erst in unserem Jahrhundert hat man wieder anerkennen wollen, daß auch Kinder sexuelle Wesen sind, und man hat gelernt, die Kindersexualität in ihrem entwicklungsmäßign Zusammenhang zu sehen. Freud hat, wenn auch nicht als einziger, eine wesentliche Rolle bei der Wiederentdeckung der Kindersexualität gespielt.

2.1.1
Das Freudsche Entwicklungsmodell

Freud kam über seine Arbeit mit Erwachsenen zu seinen Einsichten. Sie erinnerten sich an manches, aus dem hervorging, daß sich das Sexuelle schon in der Kindheit auf vielerlei Weise in der Phantasie oder Realität bemerkbar gemacht hatte. Später haben Beobachtungen an Kindern bekräftigt, daß sich Sexualität schon frühzeitig äußert.

Nach Freud durchläuft die Sexualität beim Menschen mehrere Stadien. In allen Stadien beobachtet man Spannungszustände, gefolgt von lustbetonter Auslösung und anschließender Entspannung, von Zufriedenheit und einem Gefühl der Sättigung. Es ist klar: will man solche Verläufe als etwas „Sexuelles“ auffassen, so setzt das ein umfassenderes Verständnis von Sexualität als das übliche voraus. Das gängige Verständnis von Sexualität ist vermutlich viel zu eng, vor allem wenn man Sexualität mit genitaler Befriedigung gleichsetzt. Sexualität bedeutet anderes und Umfassenderes.

Das Freudsche Entwicklungsmodell ist sehr umstritten gewesen. Ursprünglich wurde es als anstößig zurückgewiesen, heute wird es von manchen als reaktionär eingestuft, ohne daß dies näher erläutert wird. Es ist natürlich nicht über jede Kritik erhaben und schließt auch andere Auffassungen nicht aus. Dazu kommt, daß es von der damaligen Zeit geprägt ist, daß Begriffe wie Kastrationsangst und Penisneid einer näheren Erläuterung bedürfen und evtl. in die Sprache unserer Zeit übertragen werden müssen. Aber das Freudsche Modell ist nicht aus der Luft gegriffen, sondern ein Versuch, eine Reihe von Beobachtungen in einen Zusammenhang zu bringen. Es ist auch heute noch weit verbreitet, und aus solchen und ähnlichen Gründen ist es gerechtfertigt, kurz zu skizzieren, worauf es hinausläuft.

Nach FREUD läßt sich die Kindheitsentwicklung in drei Phasen einteilen, die ihre Namen von den Organen herleiten, die je nach Entwicklungsstadium vorrangig der Triebbefriedigung des Kindes dienen:

- orale Phase
- anale Phase
- phallische Phase.

Man spricht in diesem Zusammenhang von Partialtrieben (s. auch Kap. 7). Der Übergang zwischen den Stadien ist fließend, und Züge von verschiedenen Phasen können gleichzeitig vorhanden sein. Nachdem die Phasen durchlaufen sind, können die ihnen entsprechenden Verhaltensweisen später im Leben, z. B. in Krisensituationen, erneut aktuell werden. Man spricht dann von Regression.

2.1.1.1 Die orale Phase (1. Lebensjahr). Im ersten Lebensjahr dreht sich alles um das Lustgefühl beim Saugen und bei der Nahrungsaufnahme. Daß das Saugen als solches mit Lustgefühlen verbunden ist, geht daraus hervor, daß das Kind weiter saugt, auch wenn der Hunger gestillt ist, und daß es auch noch lange Zeit nach der Entwöhnung von Brust und Flasche Befriedigung und Geborgenheit beim Saugen findet.

Beim geschlechtsreifen Individuum ist der Mund weiterhin eine Quelle sexueller Befriedigung, eine sogenannte erogene Zone. Für einige Menschen bleibt der Mund die wesentlichste Quelle sexueller Befriedigung, vielleicht als Ausdruck dafür, daß die orale Phase für sie nie ganz befriedigend verlief.

Wie bereits ausgeführt, handelt es sich um eine Wechselwirkung zwischen Mutter und Kind, wo das Kind lernen muß, anzunehmen und mit dem zufrieden zu sein, was man ihm gibt, und wo es selbst entdeckt, daß es auf verschiedene Weise auf seine Umgebung Einfluß ausübt, in erster Linie auf die Mutter. Auf diese Weise wird der Keim für ein Gefühl der Selbständigkeit und Gegenseitigkeit gelegt. „In der oralen Phase wird das Urvertrauen – oder -mißtrauen – in bezug auf das eigene Können und im Verhältnis zur Umwelt angelegt. Die Fähigkeit anzunehmen ist fundamental oralen Charakters. Dasselbe gilt von der Fähigkeit, aktiv zu sein und auf seinem Recht zu bestehen. Lange andauernde ernsthafte Unterdrükkung oraler Bedürfnisse kann unter besonderen Bedingungen während des Heranwachsens den Hintergrund für ein Verhaltensmuster bilden, bei dem ein Erwachsener die Rolle eines dauernd Unzufriedenen spielt, ständig darauf bedacht, zu fordern statt zu geben, und sich beim geringsten Anlaß als im Stich gelassen und verlassen zu fühlen" (ERNST, 1979).

Wie das Kind in dieser Phase das Bedürfnis hat zu lutschen, hat es auch den Wunsch nach Hautkontakt. Alle, die mit kleinen Kindern zu tun haben, wissen, wie wohl sich Kinder fühlen, wenn sie Hautkontakt haben und gestreichelt werden. Was das Kind durch Hautkontakt empfängt, liegt auf derselben Ebene wie die orale Befriedigung, und die Unterdrükkung des Bedürfnisses nach Körperkontakt und Streicheln kann dieselben Konsequenzen haben wie die Unterdrückung oraler Bedürfnisse.

2.1.1.2 Die anale Phase (2. und 3. Lebensjahr). Am Schluß des ersten Lebensjahres kommen zu den Gefühlen, die mit Mund und Gaumen verknüpft sind, neue Empfindungen in Anknüpfung an Stuhlgang und Wasserlassen, also Funktionen aus dem Bereich von Enddarm und Harnröhre. Wie bei den oralen, so ist auch für die anal-urethralen Gefühle eine zunehmende Spannung charakteristisch, die, wenn sie ihren Höhepunkt überschritten hat, von Entspannung und Befriedigung abgelöst wird. Es ist also eine Art sexueller Reaktion, dieses Mal eng verknüpft mit den Organen, die als Sexualorgane dienen.

In diesem Alter spielen die Kinder mit Stuhl und Urin, entdecken aber, daß dies von den Eltern nicht gern gesehen wird. Das Kind sieht sich jetzt sozialen Forderungen und Erwartungen gegenüber: Es wird gelobt, wenn es etwas am rechten Ort und zur rechten Zeit „macht", aber es bekommt die Mißbilligung und Enttäuschung der Eltern zu spüren, wenn es seine Entleerungsfunktionen nicht beherrscht. Das Kind entdeckt, daß die Sympathie der Eltern von seinen Fertigkeiten abhängt. Ihm begegnet die Ambivalenz: Mit dem „guten", das es erbringt, über das es vielleicht selbst stolz ist, möchte es gerne spielen; es wird aber von den Eltern als etwas „Häßliches" aufgefaßt, das möglichst schnell weggespült werden soll. Das Kind lernt, daß der Stuhl nicht Teil des eigenen Körpers ist, sondern etwas außerhalb des Körpers, das man hergeben soll.

Über diese Phase schreibt ERNST (1979): „In der idealen Erziehungssituation lernt das Kind, auf die Wünsche anderer Rücksicht zu nehmen, ohne die eigenen zu verleugnen. Es lernt, unter gewissen Bedingungen an den eigenen Auffassungen festzuhalten und sich auf andere einzustellen, wenn es ihm angemessen und vernünftig erscheint. Das Kind lernt auch ‚zurückzuhalten' und ‚herzugeben'. Anfangs handelt es sich nur um Stuhlgang, aber später betrifft es Macht und Gefühle. Die Funktionen seines Körpers zu beherrschen stärkt das Bewußtsein, etwas wert zu sein und sich behaupten zu können. Wird das Reinlichkeitstraining allzu früh begonnen oder von den Erwachsenen in strenger und weniger einfühlsamer Weise gehandhabt, wird das Kind oft erleben, daß es ‚schief geht'. Daraus können sich Zweifel am eigenen Können und Schamgefühle entwickeln. Einige Kinder unterwerfen sich den formulierten Forderungen, bleiben aber unselbständig und entwickeln Minderwertigkeitsgefühle. Andere nehmen den Kampf auf, indem sie den Stuhlgang zurückhalten, einen Dickkopf entwickeln und ihre Selbständigkeit überbetonen."

2.1.1.3 Die phallische Phase (4. bis 6. Lebensjahr). Die Betonung verschiebt sich jetzt vom Mund und den Ausscheidungsorganen zu den Geschlechtsorganen.

Das Kind hat schon begonnen, den eigenen Körper einschließlich der Geschlechtsorgane zu erforschen. Es wird sich endgültig klar über die Geschlechtsunterschiede. Es beginnt, andere Körper zu erforschen, sowohl bei Erwachsenen wie bei Kindern, Fragen zu stellen, seine Zufriedenheit bzw. Unzufriedenheit mit der eigenen „Ausstattung" zu äußern.

In diesem Alter wissen die Kinder genau, ob sie Junge oder Mädchen sind, und wenn man das Gegenteil behauptet, kann das Kind heftig protestieren. Es gibt aber Perioden, in denen Kinder in ihren Spielen die andere Geschlechtsrolle übernehmen.

ERNST (1979) gibt Beispiele von Mädchen, die sagen, sie hätten einen „Pimmel" oder würden doch bald einen bekommen. Sie versuchen, im Stehen Wasser zu lassen, und sie empfinden, daß Mädchen und Frauen etwas fehlt; mitunter stellen sie sich vor, daß früher ein Penis da war, der „abgebrochen" oder gar „abgeschnitten" wurde. Jungen können behaupten, daß alle Menschen einen Penis hätten; sie können Angst haben, ihren Penis zu verlieren, oder den Wunsch äußern, daß er nicht da sein soll, und aus diesem Grund vielleicht ihre Geschlechtsorgane verstümmeln. Es ist nicht verwunderlich, daß diese Periode für beide Geschlechter oft von Alpträumen und von Angst vor Verfolgung und Verstümmelung geprägt ist. Die verketzerten Ausdrücke Kastrationsangst und Penisneid stammen u. a. aus Beobachtungen vom Verhalten und von Äußerungen von Kindern in diesem Alter, und zwar nicht nur aus Beobachtungen vom Beginn des 20. Jahrhunderts, sondern auch aus der heutigen Zeit. Die Bezeichnungen sind aber unzweckmäßig. Kastration bedeutet in diesem Zusammenhang die Entfernung des Penis, also nicht die Entfernung der Hoden. Der Begriff Penisneid erweckt verständliche Animosität, die durch einen weniger kränkenden Sprachgebrauch nicht hervorgerufen worden wäre. Hinzu kommt, daß die sexuelle Entwicklung von Mädchen nicht wie eine Art Negativ der männlichen Entwicklung aufgefaßt werden kann. Als ein solches „Negativ" könnte der Ausdruck „phallische Phase" verstanden werden (CHASSEGUET-SMIRGEL, 1974; TOROK, 1974).

Im Anschluß an das „Doktorspielen" können Kinder in dem Alter auch Koitus spielen, und beide Geschlechter können jeweils die männliche und die weibliche Rolle beim Koitus imitieren (man beobachtet das auch bei Affenjungen und anderen Tieren), aber doch so, daß das geschlechtsrollentypische Verhalten das häufigere ist.

Zur selben Zeit widmet das Kind oft einem Elternteil eine besondere, fast verliebte Aufmerksamkeit, indem Mädchen sich an den Vater, Jungen sich an die Mutter binden und versuchen, den anderen Elternteil auszuschalten. Gleichzeitig ahmen Kinder oft ihre Eltern nach, Mädchen ihre Mutter, Jungen ihren Vater. All dies kann natürlich zu Konflikten im Elternhaus führen, vor allem wenn das Verhalten der Kinder unverarbeitete Affekte bei den Eltern aktiviert.

Im Anschluß an die Geschehnisse dieser Phase werden jetzt einige Bemerkungen der amerikanischen Kinderpsychiaterin SELMA FRAIBERG (1966) zitiert: „Harmonie und Ganzheit der Person erreicht man im wesentlichen, wenn man das eigene biologische Sein, sein Geschlecht, annimmt. Wenn ein kleines Mädchen ihren Mädchenkörper und ihre weibliche Bestimmung annimmt und wenn Harmonie besteht zwischen ihren Lebenserwartungen und den biologischen Gegebenheiten, wird es kaum Motive geben für starke Konflikte, die zu einer Neurose führen können. Wenn aber ein kleines Mädchen ihren eigenen Körper verachtet, weil es ein Mädchenkörper ist, und wenn sie meint, daß Mädchen in unserem Kulturkreis weniger wert seien, und daher danach strebt, wie ein Junge zu sein und männliche Ziele für ihre Entwicklung anzustreben, wird die Disharmonie zwischen den biologischen Gegebenheiten und dem eigenen Lebensziel einen Persönlichkeitskonflikt hervorrufen. Wenn ein kleiner Junge fühlt, daß Männlichkeit in seiner Welt sich keiner Wertschätzung erfreut oder daß die Verwirklichung männlicher Ziele zu gefährlich ist, wird er sich vielleicht so verhalten, daß seine Männlichkeit nicht auf die Probe gestellt wird. Aber auch hier wird die Disharmonie zwischen den männlichen biologischen Gegebenheiten und der Verleugnung derselben zu einem Konflikt führen.

Wir dürfen nicht vergessen, daß das Bild, das wir uns von uns selbst machen, in erster Linie aus der Vorstellung, die wir von unserem eigenen Körper haben, entsteht, und daß dessen Männlichkeit bzw. Weiblichkeit eine unabweisbare Tatsache darstellt. Versucht man, unter Verleugnung dieser Tatsache sich ein Bild von sich selbst zu machen, befindet man sich in Opposition zu seinem biologischen Selbst, in einem Kampf, der sich unaufhörlich wiederholt."

Soll dies recht verstanden werden, so muß daran erinnert werden, daß Ausdrücke wie „weibliche Bestimmung", „männliche Ziele" nicht absolute Größen darstellen, sondern immer wieder revidiert werden müssen und in hohem Maße subjektiv sind.

Zum Abschluß der Beschreibung des Freudschen Modells ist es nötig, den Begriff Latenzperiode, die Zeit vom 7. bis 12. Lebensjahr, zu erwähnen. In dieser Periode – so meint man – nimmt das sexuelle Interesse des Kindes ab; statt dessen wenden sich die Interessen nach außen. Die Kinder wollen (ERNST, 1979) nicht mehr die Eltern, sondern die Umwelt erobern. Ob diese Latenzperiode so asexuell ist, wie FREUD meinte, mag zweifelhaft sein (MRTINSON, 1981). Es ist aber auch eine Periode, in der die Mädchen hauptsächlich die Gesellschaft anderer Mädchen suchen und Jungen die Gesellschaft von Jungen.

2.1.2 Sexuelle Verhaltensweisen bei Kindern

Bekanntlich bekommen Jungen im Säuglingsalter mehrfach täglich spontane Erektionen, weniger bekannt ist, daß auch Mädchen im Säuglingsalter Klitoriserektionen bekommen. Einige sind auch der Auffassung, daß die Scheide in dem Alter schon feucht werden kann (LANGFELDT, 1981a). Stoßweise Bewegungen des Beckens sind bei Jungen im Alter von acht Monaten beobachtet worden (LEWIS, 1965), aber nur wenn sie sich ganz geborgen fühlten. Koitusimitationen sieht man bei beiden Geschlechtern vom 2. Lebensjahr an (LANGFELDT, 1978). Im Laufe des ersten Lebensjahres kann bei beiden Geschlechtern folgendes Verhalten beobachtet werden: oft mehrfach täglich auftretende Beckenbewegungen, Muskelspannungen von sekunden- bis minutenlanger Dauer und nachfolgender Entspannung. Schon KINSEY et al. (1948, 1953) wiesen darauf hin, daß Mädchen und Jungen vom 3. bis 4. Lebensjahr an und daß fast alle Jungen mindestens drei bis fünf Jahre vor der Pubertät Orgasmen bekommen können. Dies ist später bestätigt worden, u. a. durch norwegische Untersuchungen (LANGFELDT, 1981b),die darüber hinaus zeigen, daß sowohl Mädchen wie Jungen multiorgastisch sind, d. h. daß z. B. die Erektion beim Jungen nicht nach dem Orgasmus abnimmt und daß er leicht zu einem weiteren Orgasmus stimuliert werden kann. Es handelt sich natürlich um „trokkene" Orgasmen (ohne Ejakulat), aber ihre Intensität scheint nicht geringer zu sein als bei Geschlechtsreifen; dies wird durch Beobachtungen Pädophiler bestätigt.

Kinder fangen früh zu masturbieren an, Mädchen oft durch Druck der Schenkel gegeneinander, Jungen durch Berührung. Man behauptet, daß Mädchen oft zu masturbieren anfangen, nachdem sie sich zufällig sexuell stimuliert fühlten, während des Spiels, beim Radeln usw. Jungen lernen oft die Masturbation von älteren Jungen oder von Erwachsenen. Nach einer norwegischen Untersuchung an Kindergartenkindern masturbierten wenigstens ein Fünftel der Kinder. LANGFELDT (1981b, 1986) bemerkt, daß viele Kinder masturbieren, ohne zu einem Orgasmus zu kommen, und er meint, dies läge an schlechter „Technik", oder daß sie zu früh aufhörten. LANGFELDT findet es falsch, daß Erwachsene fast nie die Kinder beim Masturbieren unterstützen und daß die einzige Stütze, auf „die das Kind hoffen kann", von den Kameraden kommt. ERNST (1979) bemerkt, daß Masturbation besonders vom 6. bis 7. Lebensjahr an zunimmt, etwa die Hälfte der Jungen beginnt vor der Pubertät, während fast alle zum Zeitpunkt der Geschlechtsreife regelmäßig masturbieren.

Die Zahl der Mädchen, die masturbieren, scheint geringer zu sein, und ihr Masturbationsverhalten ist oft wechselnd (s. Abschn. 2.3). LANGFELDT (1979) weist darauf hin, daß die Zahl der Mädchen, die masturbieren, vom 6. bis 7. Lebensjahr bis Ende der Zwanziger linear ansteigt.

Auch sprachlich macht sich das sexuelle Interesse früh geltend. Schon mit 11/2 Jahren – so zeigen norwegische Untersuchungen – nimmt das Kind sexuelle Bezeichnungen in seinen Wortschatz auf. Vom dritten Lebensjahr an beginnen Jungen vom Penis zu sprechen, und bis zum sechsten Lebensjahr tun es fast alle. Im Alter von vier bis sechs Jahren ist der erigierte Penis von zentralem Interesse sowohl für Mädchen wie für Jungen. Sie sprechen davon und beobachten sich. Während die Jungen umgangssprachliche Bezeichnungen für die meisten sexuellen Organe und Aktivitäten haben, fehlen den Mädchen Bezeichnungen für Klitoris, Lubrikation, Klitoriserektion, Harnröhrenöffnung, Scheide, Masturbation und Orgasmus (LANGFELDT, 1981b). Man weiß noch nicht, ob dieser und andere Unterschiede kulturell bestimmt sind oder andere Ursachen haben.

Vom 4. bis 5. Lebensjahr an sind sexuelle Phantasien allgemein. Dies geht aus Erzählungen, Zeichnungen und Spielen der Kinder hervor. Anscheinend machen sich auch gewisse Geschlechtsunterschiede geltend, indem die Phantasien der Jungen mehr direkt sexuell sind, während sie sich bei Mädchen mehr in der Vater-Mutter-Kind-Beziehung abspielen.

In der sogenannten Latenzperiode leben im allgemeinen die Geschlechter bis zu einem gewissen Grade für sich selbst: Die Jungen schließen sich zu größeren oder kleineren Gruppen zusammen und schließen Mädchen aus – und umgekehrt. Unter Jungen in dieser Altersgruppe werden häufig gemeinschaftliches Masturbieren und andere sexuelle Aktivitäten beobachtet, ohne daß die Jungen dies als homosexuelle Aktivitäten auffassen. Viele Jungen fürchten – ganz im Gegenteil –, als homosexuell zu gelten. Gemeinschaftliches Masturbieren in der Knabenzeit ist nicht der Ausdruck einer „latenten" Entwicklung zur Homosexualität, sondern ein normales Phänomen dieser Entwicklungsperiode. Mädchen bilden selten solche Masturbationsgruppen, aber unter Freundinnen können Zärtlichkeiten und andere sexuell betonte Beziehungen vorkommen.

Am Schluß der Latenzperiode oder etwas später geschieht es oft, daß Kinder sich nicht mehr vor Eltern und Geschwistern nackt zeigen wollen, sie werden verlegen und äußern puritanisch strenge Normen. Dies ist eine ganz allgemeine Verhaltensweise bei vielen Kindern und ist nicht Ausdruck von Hemmungen oder Fehlentwicklungen.

Kindersexualität ist ein großes und wichtiges Gebiet, das hier nur summarisch behandelt worden ist. Es kommt darauf an, die Entwicklung der Kinder zu respektieren und von ihren eigenen Voraussetzungen her zu verstehen, nicht von einer vorgefaßten Meinung. Kinder sind nicht kleine Erwachsene, sondern zukünftige Erwachsene. Die Erfahrungen von Kindern sind wichtige Voraussetzungen für das Erwachsenenleben und seine Harmonie.

Ernst (1979) schreibt: „In unserem Kulturkreis gibt es gegenüber der Kindersexualität nicht dieselbe Offenheit wie gegenüber anderen Phänomen. Bei vielen beobachtet man eine Scheu und Verlegenheit bei diesem Thema. Man spricht nicht viel darüber in den Elternhäusern, und in den Schulen gibt es nur spärliche Informationen." Kinder lernen dadurch früh, daß sie ihre Sexualität vor Erwachsenen verbergen sollen. Dies steht im Gegensatz zu anderen Kulturen, wo Kindersexualität akzeptiert wird und die Eltern die sexuellen Spiele der Kinder gutheißen. Die negative Einstellung zur Kindersexualität kann jedoch zu eigentümlichen Konsequenzen führen. Ernst (1979) sagt u. a.: „Einer Person, der in ihrer Jugend beigebracht wurde, Geheimnistuerei zu betreiben, wenn es sich um Sexualität handelte, Aktivitäten und Phantasien vor den Nächsten zu verbergen, von solch einer Person wird erwartet, daß sie als Erwachsener bei der Partnerwahl unbefangen sein soll, daß sie gelernt hat, ihren Körper und dessen Bedürfnisse zu akzeptieren, zu seinen Trieben ja zu sagen – obgleich dem betreffenden vielleicht als Säugling das Lutschen abgewöhnt wurde, obgleich er während der Reinlichkeitserziehung zu Abscheu vor den eigenen Körperfunktionen erzogen wurde und im Kindergarten- und Schulalter erfuhr, daß Offenheit über Sexualität unerwünscht war. Die Information über die beunruhigend große Zahl von Erwachsenen mit sexuellen Schwierigkeiten ist in diesem Zusammenhang nicht uninteressant."

Ein norwegischer Psychologe, Bjerring-Hansen (1977), hat Phasen der Sexualtherapie (s. Kap. 4) mit den Phasen der Kindersexualität verglichen. Er schreibt: „Sensualitätstraining (sensate focus), die Stimulation der Sinnlichkeit im ganzen Körper, mit der die meisten Therapieformen eingeleitet werden, knüpft an die Freude des Kindes an, gewickelt und liebkost zu werden. Die Erforschung des eigenen und des Körpers des Partners ist vergleichbar dem Entdeckungsdrang der Zweijährigen. Das Finden von Koituspositionen erinnert an das systematische Imitieren der Koituspositionen der Erwachsenen durch das Vorschulkind. Die Forderung nach Dialog zwischen den Partnern entspricht der Erforschung der Sexualsprache im Schulalter. In den Gesprächen mit den Therapeuten kann man den Partnern zu Antworten auf ganz persönliche Fragestellungen verhelfen, die durch die Erlebnisse der Pubertät hätten beantwortet werden können, wenn nur unsere Kultur großzügiger in bezug auf die Sinnlichkeit gewesen wäre."

2.2 Somatische Entwicklung in der Pubertät

Die Pubertät beginnt bei Mädchen früher als bei Jungen und ist bei Mädchen früher abgeschlossen. Zu den ersten deutlichen Pubertätszeichen beim Mädchen gehören Vergrößerung der Mammae und beginnende Geschlechtsbehaarung, während es beim Jungen die Vergrößerung von Testes und Skrotum sind.

Das mediane Alter (der Zeitpunkt, wo 50% eine bestimmte Entwicklung durchlaufen haben) für die Menarche liegt heute kurz vor dem vollendeten 13. Lebensjahr. Im ersten Jahr sind die Blutungen oft unregelmäßig und kürzere oder längere Zeit anovulatorisch. Das Alter für das Eintreten der Menarche ist während der letzten hundert Jahre um vier Monate pro Zehnjahresperiode gefallen, d. h. vom 17. bis zum 13. Lebensjahr (s. Abb. 2-1).

In früherer historischer Zeit ist das mediane Alter vielleicht ebenso niedrig gewesen wie heute, und man weiß nicht mit Sicherheit, woher die Schwankungen kommen. Man hat gemeint, es läge an den Lebensverhältnissen. Gleichzeitig mit der frühen Menarche tritt die Menopause später ein, so daß die reproduktive Periode wesentlich länger geworden ist. Keiner weiß, wie lange dieser Trend anhalten wird.

Das mediane Alter der ersten Ejakulation ist ebenfalls niedriger geworden und liegt jetzt in der zweiten Hälfte des 14. Lebensjahres.

Bei etwa zwei Drittel der Jungen tritt eine mehr oder weniger starke Schwellung einer oder beider Brustdrüsen auf (Mastitis adolescentium), welche erst nach ein bis drei Jahren verschwindet. Sind gleichzeitig die Hoden klein, muß der Junge auf Klinefelter-Syndrom untersucht werden. Im übrigen ist es von großer Wichtigkeit, den Jungen und die Eltern davon zu überzeugen, daß es sich um ein ganz gewöhnliches Pubertätsphänomen handelt und daß die Brustdrüsenveränderung nicht

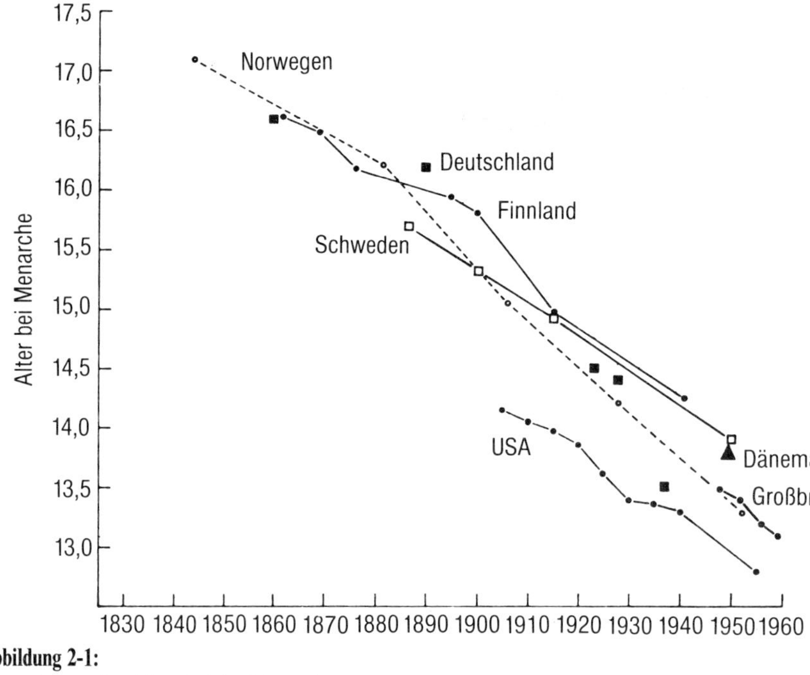

Abbildung 2-1:
Vorverlegung des Alters bei der Menarche
Die Kurve zeigt das Fallen des Alters bei Eintritt der Menarche in einer Reihe von Ländern im vorigen Jahrhundert. Nach TANNER, 1962.

Teil einer weiblichen Entwicklung ist. Bei Jungen mit Schwellung der Brustdrüsen ist die männliche Entwicklung sonst, d. h. die Vergrößerung der Geschlechtsorgane, die Entwicklung der Muskulatur und der Behaarung, genauso stark wie bei anderen Jungen. Feminine Fettverteilung sieht man nicht besonders häufig bei Jungen mit Mastitis adolescentium (s. Abschn. 5.2.4).

Die Größe der Testes geben einen guten, oft vernachlässigten Maßstab für ihre Funktion ab. Ist die Größe normal, ist die Spermatogenese wahrscheinlich intakt, weil die Tubuli seminiferi den größten Teil der Testes ausmachen. Ob die Testosteronproduktion der Leydig-Zellen intakt ist, kann man dagegen an den sekundären männlichen Geschlechtsmerkmalen, Begrenzung der Pubesbehaarung, Bartwuchs und Stimme, ablesen. Die Leydig-Zellen beanspruchen nur wenig Platz in den Testes, und eine normale Testosteronproduktion ist auch in sehr kleinen Testes möglich.

Es kann sich als schwierig erweisen, die Größe der Testes zu messen. Es können zwei Methoden angewendet werden: Man kann versuchen, den Längs- und den Querdurchmesser zu messen, oder man benutzt ein Orchidometer (PRADER, 1966). Dieses besteht aus zwölf Testismodellen mit einem Volumen von 1–25 ml (s. Abb. 2-2). Man palpiert mit der einen Hand den Hoden und vergleicht ihn mit den Modellen des Orchidometers in der anderen Hand.

Im Alter von null bis elf Jahren (± 3 Jahre) wachsen die Testes so gut wie gar nicht (Volumen 0,5–2 ml = 1 x 2 cm). Im Alter von zwölf Jahren wachsen sie langsam zu einem Volumen von 2–5 ml; im

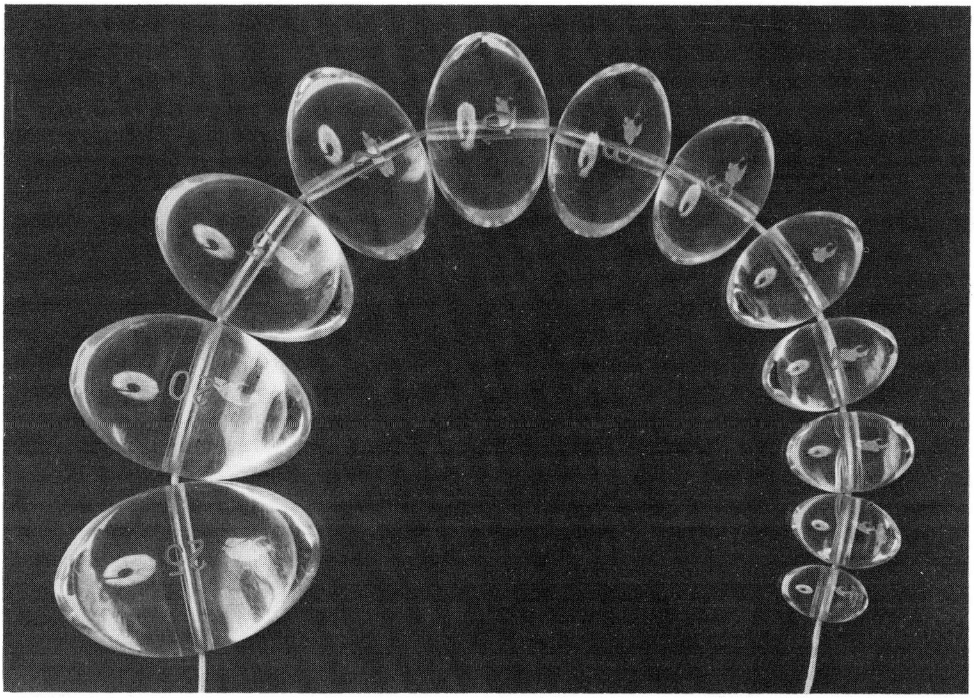

Abbildung 2-2:
Orchidometer
Zwölf Plastikmodelle von Testes mit folgendem Volumen: 1-2-3... 25ml. Man hält das Orchidometer in der einen Hand. Man palpiert die Testes des Patienten mit der anderen Hand und vergleicht sie mit dem Modell, das ihnen in der Größe am nächsten kommt. Die Testes von normalen geschlechtsreifen Männern haben die Größe von mindestens 12ml. Klinefelter-Patienten (47XXY) haben eine Testisgröße von höchstens ein paar ml. Das Orchidometer wurde von dem Schweizer Kinderarzt A. PRADER entwickelt (PRADER, 1966).

Alter von 13 Jahren zu 5–10 ml (10 ml = 2,5 x 3,5 cm), und erst bei dieser Größe beginnt die Pubesbehaarung zu wachsen. Im Alter von 15 Jahren haben die Hoden im allgemeinen die volle Größe erreicht (15–25 ml = 3 x 4,5 cm). Gleichzeitig wird die Pubesbehaarung kräftig und die Wachstumsakzeleration setzt ein.

Die untere Grenze einer noch normalen Testisgröße bei einem geschlechtsreifen Mann wird bei 12 ml angesetzt.

Kleine Testes sieht man u. a. bei Klinefelter-Syndrom, wo die Testes oft nur ein Volumen von 2 ml haben, unter Umständen aber auch 4–6 ml erreichen. Klinefelter-Patienten sind fast immer infertil.

Abnorme große Testes sieht man seltener als zu kleine. Sie können durch maligne Testistumoren bedingt sein.

Was die übrigen Pubertätsveränderungen anbelangt, wird auf Tab. 2-1 und auf Spezialliteratur verwiesen.

Tabelle 2–1:
Verlauf einer „normalen" Pubertätsentwicklung.
Durchschnittsalter und gewöhnliche Reihenfolge bis zur Entwicklung der wichtigsten Geschlechtsmerkmale (THAMDRUP, 1977)

Mädchen	Alter in Jahren	Jungen
– Veränderungen in der Vagina – Vergrößerung der Mammae – Vergrößerung des Beckens – FSH im Blut steigt.	9–10	
– Auftreten der Pubesbehaarung – LH und Östradiol im Blut steigen. – Beschleunigung des Wachstums	10–11	– Vergrößerung der Testes und des Skrotum – FSH im Blut steigt.
– Beobachtbare Vergrößerung der Geschlechtsorgane	11–12	– Vergrößerung des Penis – Auftreten der Pubesbehaarung – LH und Testosteron im Blut steigen.
– Pigmentierung der Areolae mammae – Maximale Beschleunigung des Wachstums – Apokrine Schweißdrüsensekretion	12–13	– Prostataaktivität – Beschleunigung des Wachstums
– Haare in der Achselhöhle – Menarche	13–14	– Evtl. Vergrößerung der Mammae – Apokrine Schweißdrüsensekretion
– Ovulation	14–15	– Maximale Beschleunigung des Wachstums – Veränderung der Stimme – Haare in der Achselhöhle – Oberlippenbart – Erste Ejakulation
– Akne – Veränderung der Stimme	15–16	– Reife Spermatozoen – Akne
– Aufhören des Längenwachstums	16–17	– Körperbehaarung
	17–18	– Aufhören des Längenwachstums

2.3 Masturbation

Bei der Masturbation gibt es eine Reihe von Unterschieden zwischen den Geschlechtern.

Nach KINSEY et al. (1955) wird bei Männern die erste Ejakulation am häufigsten durch Masturbation hervorgerufen (68%), verhältnismäßig selten durch Pollution (13%), durch Koitus (12,5%), durch homosexuellen Kontakt (4%) oder auf andere Weise. Nur sehr wenige Männer (0,4%) haben keine Ejakulationen.

Die erste Ejakulation ist fast immer von sexueller Erregung begleitet. In den Teenagerjahren ist Masturbation die sexuelle Aktivität, die die meisten Ejakulationen auslöst, häufiger als Pollutionen, Pettingbeziehungen oder Koitus zusammengenommen.

In einer dänischen Untersuchung (HERTOFT, 1968) wurde festgestellt, daß mindestens 93% der Männer Masturbationserfahrung hatten. Diese Aktivität begann früh: 40% begannen vor dem vollendeten 14. Lebensjahr, 80% vor dem vollendeten 16. Lebensjahr. In den jungen Jahren ist Masturbation einmal oder mehrfach täglich allgemein. Mit steigendem Alter sinkt die Frequenz, aber KINSEY et al. (1955) fanden, daß von den 50jährigen unverheirateten Männern 50% masturbierten, von den 50jährigen verheirateten Männern gut 10%. Zwischen Masturbations- und Koitusfrequenz besteht eine gewisse Korrelation. In einer Gruppe jüngerer Männer in Dänemark, die keinen Geschlechtsverkehr hatten, masturbierten 90%, bei solchen mit einer Koitusfrequenz von mindestens 1 mal pro Woche 70%, bei Koitusfrequenz seltener als 1 mal pro Woche 40%. 75% der Männer lernen, angeregt durch Gelesenes oder Gehörtes, zu masturbieren, unter 50% außerdem durch direkte Beobachtung anderer, meistens gleichaltriger Jungen (gemeinschaftliche Masturbation). Gegenseitige Masturbation bei Teenagern ist nicht selten und kommt bei mindestens 10% der Jungen vor. Die angewandte Masturbationstechnik besteht meistens in Genitalmanipulationen. Hilfsmittel werden verhältnismäßig selten verwendet.

Das Masturbationsverhalten des weiblichen Geschlechts ist etwas anders. Bei 24% von 20–35jährigen Frauen stellte AUKEN (1953) Masturbationserfahrungen fest. KINSEY et al. 1954) fanden etwas höhere Zahlen; von den 20jährigen hatten 33%, von den 45jährigen 62% masturbiert. Im Alter von 65–70 Jahren masturbierten weiterhin etwa 25%. Masturbation kam aber recht sporadisch vor und begann meist erst, nachdem die Frau auf andere Weise sexuelle Befriedigung erlebt hatte (im Gegensatz zu den Männern). In einer deutschen Untersuchung (SCHMIDT und SIGUSCH, 1973) wird festgestellt, daß bei jungen Mädchen eine geänderte Grundeinstellung zur Masturbation eingetreten ist. Obwohl immer mehr Masturbation ausprobieren, führt dies bei den wenigsten zu regelmäßiger masturbatorischer Aktivität, wie es bei Jungen der Fall ist (vgl. auch CLEMENT, 1986). Während 75% der Jungen im Alter von 16–17 Jahren einmal im Monat oder häufiger masturbierten, galt dies nur bei 20% einer gleichaltrigen Gruppe von Gymnasialschülerinnen. Unter Mädchen mit kürzerem Schulbesuch waren es noch weniger. 60% begannen von selbst zu masturbieren, etwa 40% durch Lektüre oder Gespräch angeregt, etwa 10% durch direktes Beobachten. Man weiß nicht, wie häufig gegenseitiges Masturbieren bei Mädchen ist. Die meisten Frauen brauchen manuelle Reizung von Klitoris und Vulva, nur 20% masturbierten ab und zu vaginal, 10% durch das Reiben der Oberschenkel gegeneinander, 2% nur durch Phantasien (was nach KINSEY et al. bei Männern nur selten vorkommt). NIELSEN et al. (1986a) fanden bei 221 22jährigen Frauen, daß 81% versucht hatten, zu masturbieren, und daß die Hälfte mit 14 Jahren begonnen hatte. Bei 70jährigen hatten 38% zu masturbieren versucht (NIELSEN et al., 1986b).

Eine Diskussion darüber, ob diese Unterschiede im Masturbationsverhalten bei den beiden Geschlechtern kulturell oder biologisch bestimmt sind, soll hier nicht geführt werden. Der Unterschied im Masturbationsverhalten ist aber klar nachgewiesen durch Verhaltensstudien, und zwar im anthropologischer Hinsicht ebenso wie durch Tierbeobachtungen. Es wird manchmal behauptet, daß der Unterschied darauf beruht, daß die weibliche Sexualität im allgemeinen mehr unterdrückt wird als die männliche. Das ist möglich. Aber man muß daran denken, daß Masturbation auch bei Männern von der Mitte des 18. Jahrhunderts bis in unsere Tage stark unterdrückt war, ohne daß dies zu einem Rückgang des Masturbationsverhaltens bei Männern führte. Dagegen führte die Unterdrückung zu großen Schuldgefühlen, welche jetzt im Verschwinden begriffen sind. Man kann auch umgekehrt fragen: Warum dieser Widerstand dagegen, daß hier ein Unterschied der Geschlechter besteht? Man beobachtet jedenfalls selten Opposition auf einem anderen Gebiet, wo deutliche Unterschiede bestehen, in diesem Fall „zu Gunsten" der Frau, nämlich bei der Fähigkeit von Frauen zu multiplen Orgasmen. Diese Fähigkeit nimmt im Laufe der Jahre zu, während sie bei Männern nur bei Jüngeren zum Zeitpunkt ihrer größten sexuellen Leistungsfähigkeit beobachtet wird, um dann zu verschwinden. Sieht man es als zweckmäßig an, wenn Frauen ebenso häufig masturbieren wie Männer, kann man sie vielleicht bis zu einem gewissen Grad dazu bewegen, denn das Sexualverhalten des Menschen ist sehr modifizierbar. Und wenn die Frauen dadurch größere „Freiheit" und Gleichberechtigung erreichen sollten, können solche Bestrebungen ja vielleicht akzeptiert werden. Man muß nur fragen, ob eine solche Gleichartigkeit des Verhaltens wirklich ein Ausdruck von Befreiung ist oder ob da nicht im Gegenteil die weibliche Sexualität wieder in ein männliches Schema gepreßt wird, aber diesmal (ironisch genug) nicht auf Veranlassung des Mannes.

Masturbation sollte (bei beiden Geschlechtern) weder unterdrückt noch gefördert werden, vielmehr müßte es dem einzelnen überlassen sein, sich in dieser nebengeordneten sexuellen Aktivität zurechtzufinden. In einzelnen Fällen mag es vernünftig sein, Männern anzuraten, durch Masturbation die Fähigkeit einzuüben, die Auslösung der Ejakulation zu beherrschen, um dadurch einer Ejaculatio praecox entgegenzuwirken. Frauen müßte man empfehlen, die sexuelle Reizbarkeit nicht nur im Klitorisgebiet, sondern in der ganzen Vulva einzuüben. In der Sexualtherapie benutzt man in einigen Fällen solche Übungen mit gutem Resultat.

Masturbation als solche ist unschädlich und kann nicht übertrieben werden. Das wissen die meisten heute. Wenn aber irgendein Mensch trotzdem seiner Angst Ausdruck gibt, kann man ihn nicht mit einer kurzen Bemerkung über die Unschädlichkeit der Masturbation abfertigen. Im Gegenteil – man muß genau zuhören, was so ein Mensch erzählt, und erst danach dazu Stellung nehmen, ob man etwas unternehmen kann oder müßte. Sexuelle Phantasien in den Pubertätsjahren können sehr heftig und für den Betreffenden nicht alle gleich akzeptabel sein. Inzestvorstellungen, sado-masochistische oder homosexuelle Phantasien können sehr beängstigend sein. Für den jungen Menschen ist es aber schwer, zwischen den Phantasien und der Masturbation selbst zu unterscheiden, und er wird seine Angst auf die Masturbation, nicht auf die Phantasie, beziehen. Außerdem ist es für ihn leichter, über die Masturbation als über seine Phantasien zu sprechen. In anderen Fällen kann Masturbation bei Erwachsenen, trotz der Möglichkeit anderer Formen sexueller Befriedigung, zur häufigsten und vielleicht unbekümmertsten Form sexueller Befriedigung werden. Dies kann für den Betreffenden selber ebenso wie für den Partner zu Problemen führen, wenn der Partner davon erfährt.*

Wozu man in solchen Situationen raten soll, hängt von den individuellen Umständen ab. Aber man darf Ratsuchende nicht mit wohlgemeinten Versicherungen über die Unschädlichkeit der Masturbation abfertigen. Man verhindert sonst das weitere Gespräch, und man bleibt selbst ebenso schmalspurig und eng und erreicht

* Wenn Automanipulation zur bevorzugten Aktivität wird und die Befriedigung hierbei höher eingeschätzt wird als ein sexuelles Verhältnis zum Partner, kann dies Ausdruck einer sexuellen Entwicklungsstörung sein (s. Abschn. 7.1, wo die Unterschiede zwischen sexuellen Variationen, nebengeordneter sexueller Aktivität und sexuellen Abweichungen diskutiert werden).

nicht die für einen Therapeuten unentbehrliche Erfahrungsgrundlage. In einigen Fällen kann man das Verhaltensmuster der Menschen nicht ändern, darf es vielleicht gar nicht versuchen. Aber man kann ihnen sehr helfen, wenn man begreift, worum es geht.

2.4 Pollutionen und sexuelle Träume

Mehrere Untersuchungen, skandinavische und andere, zeigen, daß etwa 85% der Jungen und Männer Pollutionen haben, d. h. spontane Samenergüsse, meist begleitet von sexuellen Träumen. Pollutionen können verschieden häufig sein, ein- bis zweimal im Monat ist das häufigste, aber viele Männer haben im ganzen nur ganz wenige Pollutionen, und zusammengenommen tragen Pollutionen nur verhältnismäßig wenig zur Gesamtzahl von Ejakulationen bei. Vor dem 14. Lebensjahr haben etwa ein Viertel der Jungen ihre erste Pollution gehabt, um das 15. Lebensjahr die Hälfte und im 17. Lebensjahr drei Viertel. Unter den 50jährigen haben etwa ein Drittel weiterhin Pollutionen, und sie können bei Männern auch noch nach dem 80. Lebensjahr vorkommen. In einer dänischen Untersuchung geben gut ein Viertel an, daß ihre erste Ejakulation in Form einer Pollution eintrat. Die Zahl liegt also höher als bei den von KINSEY et al. (1955) untersuchten Männern. Viele waren nicht ausreichend darauf vorbereitet, und einige fühlten sich begängstigt, befürchteten, daß es etwas Krankhaftes oder etwas Anormales sei.

Von den Frauen erinnern sich etwa 70% an sexuelle Träume, und knapp 40% der Frauen im mittleren Alter haben ein oder mehrere Male im Schlaf einen Orgasmus erlebt (im Durchschnitt handelte es sich um drei bis vier Orgasmen im Schlaf jährlich). Sowohl bei Frauen wie bei Männern kann diese Form eines sexuellen Erlebnisses bis zu einem gewissen Grad als eine Kompensation für andere Formen sexueller Befriedigung aufgefaßt werden.

2.5 Petting

Beim Petting erregen sich die Partner gegenseitig bis zum Höhepunkt, aber der Koitus, die Vereinigung der Geschlechtsorgane, wird vermieden. Petting beobachtet man sowohl in den USA – woher die Bezeichnung kommt – wie in Skandinavien, aber der kulturelle Hintergrund ist verschieden. In den USA war die Verbreitung von Petting dadurch bedingt, daß voreheliche Geschlechtsverkehr nicht allgemein akzeptiert war. Mindestens ein Drittel der amerikanischen Bevölkerung hat beim Petting Orgasmus erlebt. Das Petting erlaubt es der Frau, jungfräulich zu bleiben, obgleich man kaum behaupten kann, daß sie deshalb sexuell unerfahren sei. Die Pettinghäufigkeit geht in den USA jetzt auch zurück, weil vorehelicher Verkehr mehr und mehr akzeptiert wird.

In den skandinavischen Ländern hat man eine viele hundert Jahre alte Tradition für vorehelichen Geschlechtsverkehr. Petting kommt hier als Übergangsphänomen vor, bis die Partner sich so gut kennengelernt haben, daß sie den Koitus vollziehen, oder als eine nebengeordnete Form sexuellen Kontaktes, vielleicht dadurch bedingt, daß Koitus auf Grund äußerer Umstände oder aus Mangel an Verhütungsmitteln nicht möglich ist. Eine dänische Untersuchung hat gezeigt, daß etwa ein Drittel der jungen Menschen Pettingbeziehungen mit Orgasmus erlebt haben, die Hälfte davon waren unter 17 Jahren. Die Pettingbeziehungen waren oft von kurzer Dauer und hatten zufälligen Charakter.

2.6 Geschlechtsverkehr

Eine schwedische Untersuchung (ZETTERBERG, 1969) hat gezeigt, daß in einem repräsentativen Ausschnitt der schwedischen Bevölkerung zwischen 18 und 60 Jahren 95% Geschlechtsverkehr gehabt hatten. Unter 18– bis 20jährigen gibt es immer noch 20%, die keinen Geschlechtsverkehr gehabt haben, aber unter Älteren waren es nur etwa 3%. Bezieht man Pettingbeziehungen mit ein, gab es nur gut

1% der Bevölkerung ohne heterosexuelle Erfahrungen.

Unter den sexuell Unerfahrenen gaben 4% an, daß sie eine Beziehung zu einer Person des eigenen Geschlechts wünschten, während von den sexuell Erfahrenen 2% den Wunsch nach einer homosexuellen Beziehung äußerten. Es wurde nicht mitgeteilt, wie viele faktisch homosexuelle Beziehungen gehabt hatten (über Homosexualität s. Abschn. 7.11 und 9.2).

2.6.1 Der erste Geschlechtsverkehr

Das mediane Alter für den ersten Geschlechtsverkehr liegt in Skandinavien bei 17 Jahren für beide Geschlechter. Vergleicht man eine Reihe älterer und neuerer skandinavischer Untersuchungen, findet man, daß das mediane Alter für den ersten Geschlechtsverkehr um etwa ein Jahr gesunken ist, d. h., daß Menschen, die zu Beginn des Jahrhunderts geboren wurden, im allgemeinen etwas später Koitusbeziehungen aufnahmen als die, welche in der Mitte des Jahrhunderts geboren wurden. Aber darüber hinaus beobachtet man eine verblüffende Kontinuität zwischen den Generationen, was das Sexualverhalten betrifft. Die Normen ändern sich nur graduell und im großen und ganzen gilt: Normen, die früher für die 18–19jährigen galten, sind nun die Normen der 16–17jährigen.

Die Spanne bezüglich des ersten Koitus war immer groß: recht wenige debütierten kurz nach Eintritt der Geschlechtsreife, andere warteten fünf bis zehn Jahre, bevor sie zum ersten Mal Geschlechtsverkehr hatten. Heutige skandinavische Untersuchungen zeigen, daß nicht ganz 20% der Männer und nicht ganz 10% der Frauen vor dem 16. Lebensjahr ihren ersten Geschlechtsverkehr hatten. Als Merkregel kann man damit rechnen, daß etwa ein Drittel beider Geschlechter vor dem vollendeten 17. Lebensjahr zum ersten Mal Koitus hatten, ein Drittel zwischen 17 und 19 Jahren und etwa ein Drittel Anfang der 20er. Im Alter von 25 Jahren gibt es nur wenige Prozent, welche noch keinen Geschlechtsverkehr hatten. Alle Untersuchungen haben bisher einen gewissen Zusammenhang zwischen den sozialen Verhältnissen, gemessen an der Länge der Ausbildung, und dem Alter beim ersten Geschlechtsverkehr erwiesen. Diejenigen mit der kürzesten Ausbildung fangen am frühesten an. Die neuesten Untersuchungen zeigen jedoch, daß diejenigen mit der längsten Ausbildung jetzt im allgemeinen etwas früher beginnen, so daß diese Unterschiede im Begriff sind, sich auszugleichen. Spricht man mit jungen Menschen über das Alter beim ersten Geschlechtsverkehr, erlebt man oft, daß es den am spätesten Debutierenden peinlich ist, daß sie erst so spät begonnen haben, und sie glauben, daß sie aus der Reihe tanzen, während alle anderen schon lange ihre ersten Erfahrungen gemacht haben.

Befaßt man sich mit dem sexuellen Verhalten junger Menschen, so beschäftigt man sich oft am meisten mit denen, die früh mit Geschlechtsverkehr beginnen. Aber an sich ist es viel eher bemerkenswert, daß bei so vielen mehrere Jahre von der Geschlechtsreife bis zum ersten Koitus vergingen. Money (1972) meint, es läge daran, daß die „biologische Uhr", die die Geschlechtsreifung in Gang setzt, nicht identisch ist mit der Fähigkeit, sich zu verlieben und gefühlsmäßige Bindungen einzugehen. Das schließt er u. a. aus Erfahrungen mit Kindern mit Pubertas praecox, bei denen man eine Diskrepanz zwischen physischer Geschlechtsreife und der Fähigkeit, gemühlsmäßige Bindungen einzugehen, beobachten kann. Man kann auch auf zahlreiche Verhaltensstudien verweisen, die alle zeigen, daß Geschlechtsbeziehungen, eingeleitet gleich nach der Geschlechtsreife, viel häufiger als später eingeleitete Beziehungen von Zufälligkeiten geprägt sind und von den Partnern als frei von gefühlsmäßigem Hintergrund beschrieben werden.

Die meisten jungen Menschen haben zum ersten Mal Geschlechtsverkehr mit einem Partner aus etwa demselben Milieu und am Wohnort einer der Partner. Sie sind auch meist etwa gleichaltrig. Frauen debutieren aber oft mit einem älteren, sexuell erfahrenen Mann, während Männer nur zur Hälfte mit einer sexuell erfahrenen Frau debutieren. In etwa ein Drittel der Fälle sind Mann und Frau gleich alt.

Die Zeit, in der die Partner sich vor dem ersten Geschlechtsverkehr kannten, ist für den Mann meist kürzer als für die Frau. Fast die Hälfte der Männer, aber nur 10% der Frauen, hatten ihren ersten Partner kürzer als einen Monat vor dem ersten Geschlechtsverkehr gekannt. Mehr Frauen als Männer fassen die erste sexuelle Beziehung als verhältnismäßig stabil auf. Bei etwa einem Drittel der Männer, aber nur bei einem Zehntel der Frauen dauerte die erste Partnerbeziehung kürzer als einen Monat. In ZETTERBERGS (1969) Untersuchung geben etwa 20% der verheirateten Männer und etwas unter 50% der verheirateten Frauen an, nur sexuelle Beziehungen zu ihrem Partner gehabt zu haben, also nach der Eheschließung nicht untreu gewesen zu sein. In Dänemark haben OLSEN und MANNICHE (1968) berechnet, daß etwa ein Drittel der Männer und zwischen einem Drittel und der Hälfte der Frauen den Partner des ersten Geschlechtsverkehrs heirateten. Eine repräsentative dänische Untersuchung 40jähriger Frauen (geboren 1936) ergab, daß 52% den ersten Partner heirateten (GARDE und NIELSEN, 1979).

Die ganz allgemeine Regel in Skandinavien ist, daß das sexuelle Debut vor der Ehe stattfindet, und daß dies im großen und ganzen von allen akzeptiert wird, von den jungen Menschen ebenso wie von den Eltern. In diesem Punkt haben die skandinavischen Länder bis in die neueste Zeit eine Sonderstellung im Vergleich zu einer Reihe anderer europäischer Staaten und den USA eingenommen. Sie hat ihren Grund in einem anderen kulturellen Hintergrund, den man viele Hunderte von Jahren zurückverfolgen kann. Nach dem 2. Weltkrieg hat man beobachten können, daß voreheliche Beziehungen in Europa und den USA in zunehmendem Maß vorkommen und mehr und mehr akzeptiert werden. In Schweden, sicher auch in den übrigen nordischen Ländern, liegen im allgemeinen bei Männern sieben bis zehn Jahre, bei Frauen sechs bis acht Jahre zwischen sexuellem Debut und Eheschließung, allerdings bei fallendem Heiratsalter für beide Geschlechter. So sind die Verhältnisse bisher gewesen. Ob es weiter so sein wird, ist schwer zu sagen, aber die bisherigen Untersuchungen zeigen, daß die Normen sich nur langsam ändern. Sucht man eine eingehendere Beschreibung der Änderungen in den sexuellen Verhaltensweisen in der westlichen Welt, kann auf SHORTER (1975) verwiesen werden.

2.6.2 Anzahl der Partner, Koitushäufigkeit, Zufriedenheit mit dem Koitus

Während es eine Reihe von skandinavischen Untersuchungen über das Sexualverhalten und die Einstellungen junger Menschen zur Sexualität gibt, existieren nur wenige, die das Sexualverhalten reiferer Altersgruppen beleuchten.

Viele Menschen glauben, daß die meisten Menschen sehr früh sexuelle Beziehungen aufnehmen und daß die Anzahl der Partner meist groß ist. Es zeigt sich jedoch, daß die mediane Anzahl der Partner bei Männern 4,7 und bei Frauen 1,4 ist mit der Tendenz, daß die jüngere Generation meist etwas mehr Partner hat als die ältere. Etwas unter der Hälfte der Männer, aber nur ein Zehntel der Frauen in ZETTERSBERGS Untersuchung (1969), hatten sechs oder mehr Geschlechtspartner gehabt. Dies stimmt überein mit dänischen Untersuchungen. So fanden GARDE und NIELSEN (1979) bei 40jährigen Frauen, daß 35% nur einen Partner gehabt hatten, 17% zwei Partner. Durchschnittlich hatten die Frauen 3,5 Partner gehabt mit einer Spanne von einem bis dreißig Partnern. Untersucht man die Anzahl von Partnern innerhalb eines Monats, dann findet sich (ZETTERBERG, 1969), daß etwa ein Viertel der jüngeren Generation im Vergleich zu etwa einem Zehntel der älteren Generation mehr als einen Partner in der genannten Periode gehabt hatte. Unterscheidet man zwischen Verheirateten und Unverheirateten, findet man, daß etwa ein Drittel der noch Unverheirateten im Vergleich zu nur 4% der Verheirateten mehr als einen Sexualpartner innerhalb eines Monats gehabt hatten.

Sucht man einen Anhaltspunkt für die Koitushäufigkeit, so findet man, daß sie für 18–30jährige etwa sieben Kohabitationen pro Monat, für 30–40jährige etwa sechs Kohabitationen, für 40–50jährige vier bis fünf Kohabitationen und für 50–60jährige etwa drei Kohabitationen pro Monat beträgt. Bei 56–60jährigen hat bei einem Viertel das Geschlechtsleben aufgehört.

Fragte man Leute danach, wie sie ihr Sexualleben, verglichen mit anderen, beurteilten, waren 80% der Auffassung, daß es in etwa ebensogut oder besser als bei anderen sei. 3% meinten, es sei schlechter, die übrigen wußten keine Antwort auf die Frage. Wurden sie nach dem letzten Koitus gefragt, antworteten 54% der Männer, er sei zufriedenstellend gewesen, 43% leidlich zufriedenstellend und 3% nicht zufriedenstellend. Bei Frauen waren die entsprechenden Prozentangaben: 45%, 47% und 8%.

Wenn der letzte Verkehr mit einem stabilen Partner erfolgte, war die Zufriedenheit größer, als wenn es sich um einen Gelegenheitspartner gehandelt hatte. Die Befriedigung war auch abhängig davon, ob die Partner einander gern hatten oder nicht. Mehr Frauen als Männer legten Wert auf diese Voraussetzungen. Für beide Geschlechter galt jedoch, daß viele einen befriedigenden Koitus mit einem Gelegenheitspartner, in den sie nicht verliebt waren, gehabt hatten. Wenn die Initiative zum Koitus von beiden ausgegangen war, wurde er befriedigender empfunden, als wenn die Initiative nur von einem ausgegangen war.

Unter 40jährigen dänischen Frauen gaben 96% an, daß sie Orgasmus erlebt hatten, und 80%, daß sie beim Koitus fast immer einen Orgasmus erlebten. 35% der Frauen hatten aber zum Zeitpunkt der Untersuchung ein sexuelles Problem: Am häufigsten handelte es sich um unterschiedliche sexuelle Bedürfnisse bei den Partnern (Garde und Nielsen, 1979).

2.6.3
Verhaltensweisen besonderer Gruppen

Junge Mädchen, die früh gegen ihren Wunsch schwanger werden, oder junge Menschen, die eine Geschlechtskrankheit erwerben, haben oft einen anderen sozialen und emotionalen Hintergrund als andere junge Menschen. Dagegen ähneln sie in einer Reihe von Merkmalen anderen sogenannten Problemgruppen, z. B. jungen Menschen mit Verhaltenstörungen, Drogenabhängigen und jungen Straffälligen. Diesen Gruppen gemeinsam ist, daß sie viel häufiger als andere junge Menschen unter unsicheren, wechselnden Bedingungen aufgewachsen sind ohne nahen Kontakt mit einem oder beiden Elternteilen. Ihr Schulbesuch war oft minimal, und sie haben danach keine Ausbildung bekommen oder eine angefangene Ausbildung wieder abgebrochen.

Diese jungen Menschen fangen oft sehr früh mit Koitusbeziehungen an und sie haben außerdem viele kurzdauernde und zufällige sexuelle Kontakte. Sie behaupten selten, daß Unwissenheit schuld an Schwangerschaft und Ansteckung seien, aber sie haben fast nie Vorsichtsmaßnahmen getroffen, um Schwangerschaft oder Ansteckung zu vermeiden.

Allgemeine Sexualinformation kann bei diesen jungen Menschen wenig bewirken. Was ihnen fehlt, ist nicht Information, sondern Motivation und die Fähigkeit, ihr Wissen zu gebrauchen. Dagegen brauchen sie effektive soziale Unterstützung, teils um zu verhindern, daß sie immer wieder in die gleichen Schwierigkeiten geraten, teils damit sie diese nicht auf die nächste Generation übertragen. Ihre Probleme sind nicht primär sexueller, sondern sozialer Natur. Eine solche soziale Unterstützung erhalten sie aber längst nicht immer. Es hilft nicht weiter, in diesem Zusammenhang von schlechter Sexualmoral zu sprechen, denn Sexualmoral und soziale Bedingungen sind nicht voneinander zu isolieren. Viele Politiker (und ihre Wähler) wollen das nicht einsehen, sie ziehen es vor, die Last dem einzelnen zu belassen, statt zu versuchen, die Zusammenhänge, die die Ursache der Probleme sind, zu verändern.

2.7
Die Bedeutung der Gesetzgebung für das Sexualverhalten

Die heutige Gesellschaft setzt dem Sexualverhalten einige Grenzen, welche in der Gesetzgebung zum Ausdruck kommen. Teile dieser Gesetzgebung versuchen direkt, das Geschlechtsleben zu regulieren, zum Beispiel durch Festsetzung eines sexuellen Mündigkeitsalters, durch Definition von Verletzung des Schamgefühls, Inzest, Geschlechtsfreiheit, Vergewaltigung usw.

Aber ein anderer Teil der Gesetzgebung hat viel größere Bedeutung für die sexuellen Wahlmöglichkeiten der meisten Menschen, nämlich die Sozialgesetzgebung. Theoretisch kann man in einem Land noch so viel sexuelle „Freiheit" besitzen, es hilft aber wenig, wenn die Sozialgesetzgebung nicht den großen Zielsetzungen Taten folgen läßt. Nicht alle sind in gleicher Weise von der Sozialgesetzgebung abhängig; sie hat vor allem für gewisse Randgruppen Bedeutung. Aber diese Randgruppen sind groß. Schon erwähnt wurden junge Menschen, die unter ungünstigen emotionalen Bedingungen aufwachsen, die sie auf Dauer in mancherlei Hinsicht, auch auf sexuellem Gebiet prägen werden.

Eine andere umfassende Randgruppe sind die psychisch und physisch Behinderten, die auf sich allein gestellt nicht zurechtkommen, sondern einen großen Teil ihres Lebens in einer Einrichtung verbringen müssen. Die Abhängigkeit der Gruppen, auch in sexueller Hinsicht, von dem sozialen Status des Landes ist offensichtlich und kann daran abgelesen werden, wie viele Behinderte in den Einrichtungen ein eigenes Zimmer und die Möglichkeit eines Privatlebens haben. Hinzu kommen die übrigen Probleme von Behinderten (s. Kap. 6).

Die größte Randgruppe jedoch, die jetzt näher besprochen werden soll, sind Frauen im reproduktiven Alter. Ihre sexuellen Bedingungen und Wahlmöglichkeiten sind in hohem Maße abhängig von der sozialen Gesetzgebung des Landes, u. a. weil Sexualität und Schwangerschaft sich nicht klar trennen lassen.

Wenn Frauen ihre Ausbildung fortsetzen oder ihre Beschäftigung auch während einer Schwangerschaft beibehalten wollen, wenn sie eine Schwangerschaft austragen wollen, ohne dazu gezwungen zu sein, den Kindesvater zu heiraten, oder wenn sie aus einer Ehe ausbrechen und ihre Kinder bei sich behalten möchten, sind sie abhängig von den sozialen Bedingungen des Landes. Sind diese gut, haben die Frauen ganz andere Wahlmöglichkeiten, als wenn sie schlecht sind.

Die Sozialgesetzgebung bestimmt die ökonomischen Bedingungen der Frau bei Beendigung der Schwangerschaft, im Wochenbett und in der darauffolgenden Zeit. Sie bestimmt ihre Möglichkeiten, ob die Kinder von verantwortungsbewußten Menschen versorgt werden, während sie zur Arbeit geht, eine Ausbildung macht oder sich umschulen läßt. Sie entscheidet, falls sie Sorgepflichten hat, ob ihr überhaupt die Möglichkeit der Ausbildung bleibt. Die Wohnungs- und Steuerpolitik hat entscheidenden Einfluß darauf, ob Frauen mit Kleinkindern anderen Bevölkerungsgruppen gleichgestellt sind.

Unser Jahrhundert ist bis in die letzten Jahre von einem stetigen Ausbau der Sozialgesetzgebung geprägt gewesen und hat damit wesentlich, doch nicht ausreichend, dazu beigetragen, die Geschlechter gleichzustellen. Nun scheint es, als ob die bisherige Entwicklung auf dem sozialen Sektor in vielen Ländern unterbrochen worden ist. Dies wird unweigerlich Konsequenzen auf dem sexuellen Gebiet nach sich ziehen, in erster Linie für Frauen, aber bis zu einem gewissen Grade für beide Geschlechter. Die Stärksten werden sich natürlich auch unter verschlechterten Bedingungen behaupten. Aber für die übrigen kann eine verschlechterte Sozialgesetzgebung folgende Konsequenzen haben:

- Die Anzahl der Schwangerschaftsabbrüche wird steigen. Frauen, die früher eine Möglichkeit sahen, eine Schwangerschaft auszutragen, sehen sich unter verschlechterten Bedingungen oft nicht mehr dazu in der Lage.
- Frauen, die früher nicht den Kindesvater geheiratet hätten (und umgekehrt), werden sich nun mehr oder weniger gezwungen fühlen, es doch zu tun, um dadurch sich und das Kind zu sichern.
- Mehr Frauen mit kleinen Kindern werden es aufgeben, eine Ausbildung zu machen oder weiter berufstätig zu bleiben.
- Mehr Frauen werden in einer Ehe verbleiben, aus der sie unter anderen Bedingungen ausgebrochen wären.

Die genannten Konsequenzen bilden den Hintergrund für Familienkonflikte, Streit unter Mitbewohnern, Alkoholprobleme, überhöhten Verbrauch von Beruhigungsmitteln, Unterleibsschmerzen und andere Leiden, die Symptome sozialen Ursprungs sind. Und die heranwachsende Generation wird, heute wie früher, ihren Teil der Unkosten bezahlen müssen und wird selbst, wenn ihre Zeit kommt, zu der Fülle der Probleme beitragen.

Betrachtet man diese Konsequenzen nur aus einem ökonomischen Gesichtswinkel, wird deutlich: Was man im Augenblick durch eine verschlechterte Sozialgesetzgebung spart, wird für die Gesellschaft später große Unkosten verursachen. Hinzu kommen die menschlichen Unkosten.

Ist es einem ernst mit der Rede von der Vorbeugung der Entstehung sexueller Probleme, so spielt die Sozialgesetzgebung eine wesentliche Rolle. Durch eine ausgebaute Sozialgesetzgebung vergrößert man die sexuellen Wahlmöglichkeiten und die Gleichstellung der Geschlechter, und das hat Bedeutung sowohl für die, die heute jung sind, wie für die kommende Generation. Wird die soziale Gesetzgebung verschlechtert, wird die Anzahl der Probleme vergrößert.

2.8 Literatur

Asmervik, Sverre (1972): Ungdom og Seksualitet, Gyldendal Norsk Forlag, Oslo. (norw.) Jugend und Sexualität.

Auken, Kirsten (1953): Undersøgelser over Unge Kvinders Seksuelle Adfærd. Rosenkilde & Bagger, Kbh. (dän.) Untersuchung über das Sexualverhalten junger Frauen.

Chasseguet-Smirgel, Janine (Hrsg.) (1974): Psychoanalyse der weiblichen Sexualität. Edition Suhrkamp, Frankfurt a.M.

Chasseguet-Smirgel, Janine (1976): Freud and female Sexuality. Int. J. Psychoanal. **57:** 275–286.

Clement, Ulrich (1986): Sexualität im sozialen Wandel. Beiträge zur Sexualforschung, Bd. 61, Enke, Stuttgart.

Dearborn, Lester W. (1961): Autoerotism. In: Ellis, Albert & Abarbanel, Albert (ed.) The Encyclopedia of Sexual Behaviour. Hawthorn Publications. N.Y.

Ekstrøm, Knud (1972): Gonorrhoe hos Unge. Munksgaard, Kbh. (dän.) Gonorrhoe bei jungen Menschen.

Ernst, Niels (1979): Børns sexuelle udvikling. Munksgaard, Kbh. (dän.) Die sexuelle Entwicklung bei Kindern.

Fraiberg, Selma (1966): The Magic Years. Hans Reitzel, Copenhagen.

Garde, Karin & Nielsen, Inge Lunde (1979): Fyrre-årige kvinders seksuelle adfærd, oplevelse, viden og holdning. Ugeskr. læg., **141:** 1935–1940. (dän.) Sexualverhalten, Erlebnisweise, Wissen und Einstellung 40jähriger Frauen.

Garde, Karin & Nielsen, Inge Lunde (1980): Female Sexual Behaviour. A study in a Random Sample of 40-Year-old-women. Maturitas **2:** 225–240.

Hansen, Arne Bjerring (1977): Den seksuelle utvikling fra fødsel til pubertet. Hverdag, **8:** 9–11. (norw.) Die sexuelle Entwicklung von der Geburt bis zur Pubertät.

Hertoft, Preben (1968): Undersøgelser over Unge Mænds Seksuelle Adfærd, Viden og Holdning. Akademisk Forlag, Kbh. (dän.) Untersuchungen über Sexualverhalten, Kenntnisse und Einstellung junger Männer.

Hoffmeyer, Henrik (1971): Psykoanalytisk udviklingsteori og seksualoplysning. In: Hertoft, P., Hoffmeyer, H. & Lykkebo, E. (ed.): Pædagogisk sexologi I, 200–230, Gyldendal, Kbh. (dän.) Psychoanalytische Entwicklungstheorie und Sexualkunde.

Kinsey, Alfred, Pomeroy, Wardell, Martin, Clyde & Gebhard, Paul: Das sexuelle Verhalten der Frau. Fischer, Berlin Frankfurt 1954.

Kinsey, Alfred, Pomeroy, Wardell & Martin, Clyde: Das sexuelle Verhalten des Mannes. Fischer, Berlin Frankfurt 1955.

Langfeldt, Thore (1978): Processes in Sexual Development, In: Cook M. & Wilson, G. (ed.): Love and Attraction 493–498, Pergamon Press, London & New York.

Langfeldt, Thore (1981b): Sexual Development in Children. In: Cook, Mark & Howells, Kevin (eds.): Adult Sexual Interest in Children, 99–102. Academic Press, London.

Langfeldt, Thore (1986): Det må du godt! – om børns seksualitet. Mallings, Kbh. (dän. Ausgabe) Das darfst Du gern – Über Sexualität bei Kindern.

Lewis, William C. (1965): Coital Movements in the First Year of Life. Am. J. Psychoanal. **46:** 372–374.

Martinson, Floyd M. (1981): Preadolescent Sexuality: Latent or Manifest? In: Constantine, Larry L. & Martinson, Floyd M. (eds.) Children and Sex, 83–93. Little, Brown and Comp., Boston.

MEYER-BAHLBURG, HEINO F. L. (1977): Physical Maturation and Sexual Behaviour. In: MONEY, J. & MUSAPH, H. (eds.): Handbook of Sexology, 351–372. Excerpta Medica, Amsterdam, London & New York.
MONEY, JOHN & EHRHARDT, ANKE A.: Männlich-Weiblich. Die Entstehung der Geschlechtsunterschiede. Rowohlt,Reinbek 1975.
NIELSEN, INGE LUNDE, LARSEN, GUNVOR KRAMSHØJ, FOG, EVA, MADSEN, JYTTE, GARDE, KARIN & KELSTRUP, JØRGEN (1986a): 22årige kvinders seksuelle adfærd, oplevelse, viden og holdning. Ugeskr. læg. **148:** 2866–2869. (dän.) Sexualverhalten, Erlebnisweise, Kenntnisse und Einstellungen 22jähriger Frauen.
NIELSEN, INGE LUNDE, LARSEN, GUNVOR KRAMSHØJ, FOG, EVA, MADSEN, JYTTE, GARDE, KARIN & KELSTRUP, JØRGEN (1986b): 70årige kvinders seksuelle adfærd, oplevelse, viden og holdning. Ugeskr. læg. **148:** 2863–2866. (dän.) Sexualverhalten, Erlebnisweise, Kenntnisse und Einstellungen 70jähriger Frauen.
OLSEN, BJØRN EVALD & MANNICHE, ERIK (1968): Bliver de unge gift med den første, de ligger med? Socialrådgiveren, **7:** 148–154. (dän.) Heiraten die jungen Menschen den Partner des ersten Geschlechtsverkehrs?
PRADER, A. (1966). Testicular Size: Assessment and Clinical Importance. Triangle, **7:** 240–243.
SIGUSCH, VOLKMAR & SCHMIDT, GUNTER (1973): Jugendsexualität. Beiträge zur Sexualforschung, Bd. 52, Enke, Stuttgart.
Seksualoplysningsudvalget (1968): Seksualundervisning i Folkeskolen m.v. Betænkning nr. 484, Kbh. (dän.) Sexualunterrichtskommission: Sexualkundeunterricht in der Volksschule u.a.
Seksualoplysningsudvalget (1969): Seksualundervisning uden for Folkeskolen og Individuel Vejledning m.v. Betænkning nr. 532, Kbh. (dän.) Sexualkundeunterricht außerhalb der Volksschule und individuelle Beratung u.a.
SHORTER, Die Geburt der modernen Familie. Rowohl, Reinbek 1977.
SPITZ, RENÉ A. (1949): Autoerotism. Psychoan. Study of the Child. **3–4:** 85–120.
SUTTON-SMITH, BRIAN & ABRAMS, DAVID M. (1979): Psychosexual Material in the Stories Told by Children: The Fucker. Arch. Sex. Beh., **7:** 521–543.
TANNER, J. M. (1962): Growth at Adolescence. Blackwell, Oxford.
THAMDRUP, ERIK (1965): Den Somatiske Udvikling i Pubertetsårene. Nordisk Medicin **74:** 1013–1018. (dän.) Die somatische Entwicklung in den Pubertätsjahren.
THAMDRUP, ERIK (1977): Problemer i relation til pubertetsudviklingen. Sandoz Tidsskr., 56–60. (dän.) Probleme bei der Pubertätsentwicklung.
TOROK, MARIA (1974): Die Bedeutung des „Penisneides“ bei der Frau. In: CHASSEGUET-SMIRGEL, JANINE (Hrsg.) (1974): Psychoanalyse der weiblichen Sexualität. Edition Suhrkamp, Frankfurt a.M.: 192–232.
USSEL, JOS VAN (1970): Sexualunterdrückung. Rowohlt Verlag. Reinbek bei Hamburg.
WIELANDT, HANNE, WERMUTH, LENE & JEUNE, BERNARD (1987): Kontraception ved første samleje. Ugeskr. Læg. **149**, 1088–1089. (dän.) Kontrazeption beim ersten Koitus.
ZETTERBERG, HANS L. (1969): Om Sexuallivet i Sverige. Statens Offentliga Utredningar 2, Stockholm. (schwed.) Über das Geschlechtsleben in Schweden.

3 Physiologische Aspekte sexuellen Erlebens

Dieses Kapitel behandelt vor allem eine Reihe physiologischer Reaktionen auf sexuelle Stimulation. Wo es angemessen erscheint, werden aber auch Aspekte des Verhaltens und phänomenologische Gesichtspunkte einbezogen. Das zweite und dieses dritte Kapitel müssen als zusammenhängend betrachtet werden und beleuchten ihrerseits die folgenden Kapitel.

3.1 Koitus

MASTERS' und JOHNSONS (1967) Beschreibung der Geschlechtsorgane, der Reaktion des ganzen Körpers auf sexuelle Stimulation und des Koitusverlaufs haben dank einer Reihe origineller Beobachtungen und ihrer praktischen Anwendbarkeit allgemeine Verbreitung gefunden. Es handelt sich jedoch um Beschreibungen, die nicht in allen Punkten endgültig sind oder die allen Zwecken gerecht werden. MASTERS und JOHNSON haben den Verlauf des Koitus in vier Phasen eingeteilt:

1) Erregungsphase
2) Plateauphase
3) Orgasmus
4) Entspannungsphase

In den folgenden vier Übersichten sind die wesentlichen körperlichen Veränderungen in der Reihenfolge ihres Auftretens aufgeführt, obgleich diese Einteilung etwas künstlich ist, weil sich die Phasen zum Teil überschneiden.

Die Übersichten folgen hauptsächlich den Gesichtspunkten von MASTERS und JOHNSON, gelegentlich ergänzt durch die Untersuchungsergebnisse anderer Forscher. Es handelt sich natürlich um einen kontinuierlichen Ablauf mit graduellen Übergängen. Die Länge der „Phasen" kann, abgesehen vom Orgasmus, sehr verschieden sein. Überhaupt gibt es große individuelle Unterschiede.

3.1.1 Erregungsphase

Bei beginnender sexueller Erregung ist die Haut warm, die Muskeln sind angenehm gespannt, die Blutfülle der Geschlechtsorgane steigt, und sie nehmen an Umfang zu und ändern ihre Farbe.

Beim Manne tritt die Erektion ein, die Wand des Skrotums verdickt sich und wird faltiger, die Hoden werden etwas größer, und sie werden zum Perineum hingezogen. Manchmal richten sich die Brustwarzen auf.

Bei der Frau wird die Scheidenwand feucht, im folgenden als Lubrikation bezeichnet. Die Klitoris vergrößert sich etwas. Bei manchen, aber nicht bei allen Frauen sieht man eine reguläre Erektion. Bei Frauen, die nicht entbunden haben, werden die Labia majora flach und nach oben gezogen, entsprechend der Reaktion des Skrotums. Bei Frauen, die entbunden haben, beobachtet man eine ausgesprochene Schwellung der Labia majora, welche gleichzeitig leicht auseinandertreten. Der Uterus vergrößert sich, bewegt sich aus seiner gewöhnlichen anteflektierten Position nach oben und hinten, was wahrscheinlich zu dem sogenannten „Zelteffekt" der Scheide beiträgt. Gleichzeitig erweitert sich die Scheide in den oberen zwei Dritteln. Die Brüste schwellen, und es kann eine Erektion der Papillen und der Areolae eintreten. Kräftige, fleckige Röte von Gesicht und Körper sieht man bei Frauen mehr als bei Männern. Pulsschlag, Blutdruck und Respiration verstärken sich bei beiden Geschlechtern.

3.1.2 Plateauphase

Wenn die „effektive sexuelle Stimulation" fortgesetzt wird, kommen die Partner in die Plateauphase. Sie ist bei beiden Geschlechtern durch verstärkte sexuelle Erregung und maximale Blutfülle der Geni-

Tabelle 3–1:
Körperliche Veränderungen bei zunehmender sexueller Erregung

Erregungsphase		**Plateauphase**	
Zunehmendes Lustgefühl		Zunehmendes Lustgefühl	
♂	♀	♂	♀
– Erektion des Penis – Die Haut des Skrotum verdickt sich und wird runzelig. – Die Hoden schwellen an und werden nach oben in Richtung Perineum gezogen. – Evtl. Erektion der Brustwarzen – Evtl. Feuchtwerden der Glans	– Lubrikation der Vagina – Erektion der Glans clitoridis und Vergrößerung des Durchmessers des Klitorisschaftes – Die Labia majora schwellen an, treten auseinander, besonders bei Frauen, die entbunden haben. – Die Labia minora schwellen an. – Die Scheide verlängert sich, die oberen 2/3 schwellen stark an, und der Uterus und die Portio werden nach oben und hinten gezogen. Dies führt zusammen mit der Erweiterung der Scheide zu dem sog. Zelteffekt. – Die Falten der Scheidenhaut glätten sich und die Scheidenhaut verfärbt sich dunkelpurpur. – Die Brustwarzen erigieren, die Brust schwillt.	– Erektion der Glans penis wird stärker, und diese färbt sich dunkelpurpur. – Evtl. wird die Glans feucht. – Maximale Erektion – Maximale Schwellung der Testes – Die Testes werden ganz hochgezogen.	– Das untere Drittel der Scheide schwillt an, und das Lumen vermindert sich = vaginale Manschette. – Das Lumen der oberen 2/3 der Scheide vergrößert sich weiter. – Der Uterus wird noch weiter nach oben gezogen und vergrößert sich. – Der Klitorisschaft wird kleiner, die Glans clitoridis prominiert. – Die Labia majora schwellen noch weiter. – Die Labia minora färben sich dunkelpurpur. – Brüste und Brustwarzen schwellen noch weiter.
– Der Puls wird schneller. – Der Blutdruck steigt. – Die Atmung wird schneller. – Verstärkte Muskelspannungen – Evtl. beginnende Hautrötung		– Der Puls wird schneller. – Der Blutdruck steigt. – Die Atmung wird schneller. – Evtl. verstärkte sexuelle Hautrötung, Muskelspannungen im Gesicht, in den Brustmuskeln, Bauch und Gesäßmuskeln und den Extremitäten – Die Koitusbewegungen werden allmählich unwillkürlicher.	

talien, deren Schleimhäute sich dunkelpurpur verfärben, charakterisiert. Bei der Frau werden die Labia minora stark blaurot als ein Zeichen, daß der Orgasmus unmittelbar bevorsteht. Die Erektion des Mannes wird maximal, besonders die Glans penis ist gespannt, und die Volumenvergrößerung der Hoden liegt bei etwa 50%, und sie sind ganz nach oben bis an das Perineum gezogen. Die Glans penis wird durch einige Tropfen klarer muköser Flüssigkeit aus den Cowper-Drüsen angefeuchtet (dies geschieht jedoch häufig bereits in der Erregungsphase).

Bei der Frau verstärkt sich die Erweiterung der oberen zwei Drittel der Scheide, während sich die Scheidenwand des unteren Drittels verdickt und die sogenannte „orgastische Manchette" bildet. Der Uterus steigt noch weiter nach oben. Kurz vor dem Orgasmus wird die Klitoris flach und zieht sich hinter ihre Vorhaut zurück. Sie ist aber immer noch vergrößert und die Vorhaut geschwollen. Bei beiden Geschlechtern tritt stärkere Hautrötung, erhöhter Pulsschlag, erhöhter Blutdruck und verstärke Respiration auf. Die Koitusbewegungen werden schneller und zunehmend unwillkürlich (s. Tab. 3-1).

3.1.3 Orgasmusphase

Das sexuelle Lustgefühl kulminiert. Die Umgebung „verschwindet". Der Mann spürt, daß er die Ejakulation nicht länger zurückhalten kann, und gleich danach wird das Ejakulat in drei bis sieben Stößen, anfangs mit einem Intervall von 0,8 Sek., ausgestoßen, begleitet von unwillkürlichen, rhythmischen Kontraktionen der quergestreiften perinealen und perianalen Muskulatur. Der Orgasmus der Frau zeigt sich in Form von rhythmischen Kontraktionen des unteren Drittels der Scheide, ebenfalls mit einem Intervall von 0,8 Sek. und begleitet von Kontraktionen der perinealen Muskulatur und des Sphincter ani. Gleichzeitig treten Kontraktionen des Uterus auf, die aber im allgemeinen von der Frau nicht bemerkt werden. Im Gegensatz zum Mann kann die Frau gleich nach dem Orgasmus zu weiteren Orgasmen stimuliert werden (s. Abb. 3-1 und 3-2), ihre Refraktärperiode ist nur ganz kurz (Bohlen et al., 1980, 1982).

Im Anschluß an den Orgasmus beobachtet man bei beiden Geschlechtern maximale Steigerung des Pulsschlages, des Blutdrucks, der Atmung und der Hautdurchblutung. Bei Frauen beobachtet man Apnoeperioden kurz vor und während des Orgasmus. Die Muskelspannung steigert

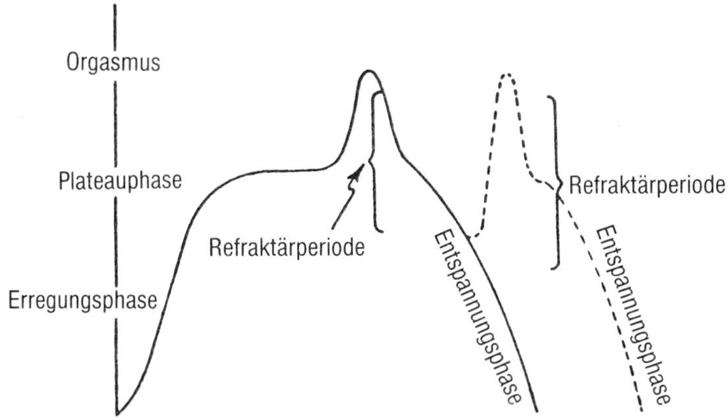

Abbildung 3-1:
Schematische Darstellung der sexuellen Reaktionen des Mannes. Die Kurve stellt die bei jungen Männern gelegentlich nur kurze Refraktärperiode dar, die es diesen ermöglicht, nach kurzer Zeit einen zweiten Orgasmus zu haben. Nach Masters und Johnson, 1966.

Tabelle 3–2:
Körperliche Veränderungen bei starker sexueller Erregung

Orgasmusphase		**Entspannungsphase**	
Intensives Lustgefühl Äußere Einwirkungen werden abgeschirmt.		Gefühl der Befriedigung, man ruht in sich selbst, evtl. Schlafbedürfnis	
♂	♀	♂	♀
– Der Blasensphinkter schließt sich. – Das Lumen der Urethra an der Peniswurzel erweitert sich stark. – Rhythmische Kontraktionen der Samenleiter, der Samenblasen, der Prostata und der proximalen Urethra (= Emission) – Kontraktionen der Urethra mit anfangs 0,8 Sekunden Intervall – Kontraktionen des M. sphincter ani – Ejakulation in 3–7 Stößen oder mehr – Evtl. weitere Kontraktionen des Penis – schnelle Atmung	– Steigerung der Spannung – Evtl. Spasmus des äußeren Drittels der Scheide – Rhythmische Kontraktionen (3–5–12 und mehr) des äußeren Drittels der Scheide mit anfangs 0,8 Sekunden Intervall – Evtl. Kontraktionen der perinealen Muskulatur – Kontraktionen des Uterus und erhöhter Druck im Uterus – Kontraktion des M. sphincter ani – Apnoe-Perioden	– Die Erektion nimmt ab. – Der Penis bleibt noch ca. 1/2 Stunde lang in etwa der 1 1/2 fachen Größe der schlaffen Phase. – Skrotum und Testes kehren zu ihrer normalen Größe zurück. – Erektion der Papillen verschwindet. – Evtl. kurzdauernde Überempfindlichkeit des Penis nach dem Orgasmus – Refraktärperiode wird mit dem Alter länger.	– Die Areolae mammae werden kleiner. – Die Papillenerektion und die Brustvergrößerung gehen zurück. – Die Klitoris wird kleiner. – Das untere Drittel der Scheide entspannt sich, die ballonartige Schwellung der inneren Scheide verschwindet. – Der Uterus verkleinert sich und senkt sich wieder, die Portio taucht in das Ejakulat in der Tiefe der Scheide, der Uterus-Eingang klafft. – Unterdruck im Uterus – Das Ejakulat ändert den pH der Scheide von 4 auf gut 7.
– Maximale Pulssteigerung – Maximale Blutdrucksteigerung – Maximale Hautrötung – Maximale Muskelspannungen		– Evtl. profuse Schweißsekretion – Muskelentspannung – Puls, Blutdruck und Atmung kehren schnell zu ihren Ausgangswerten zurück.	

sich zu Spasmen der Gesichtsmuskulatur und der Extremitätenmuskulatur. Nach dem Orgasmus kann man bei beiden Geschlechtern profuse Schweißsekretion beobachten.

3.1.4 Entspannungsphase

Wenn der Koitusverlauf befriedigend war, tritt nun eine angenehme Müdigkeit, ein Sättigungsgefühl und der Wunsch zu schlafen ein.

Die Blutfülle der Genitalien nimmt ab. Pulsschlag, Atmung, Blutdruck und Hautdurchblutung normalisieren sich im allgemeinen schnell. Die Hoden verkleinern sich langsam und sinken in das Skrotum zurück. Die Erektion des Penis verliert sich schnell, bei jüngeren Männern bleibt der Penis jedoch oft noch eine Zeitlang halb erigiert. Die Klitoris kehrt im Laufe von 10 bis 15 Sek. zu ihrer ursprünglichen Größe zurück, die Rötung der Labia minora verschwindet ebenso schnell. Bei der Scheide dauert es oft zehn bis fünfzehn Minuten, bis sie zu ihrer normalen Farbe und Größe zurückgekehrt ist. Der Uterus verkleinert sich und kehrt an seinen normalen Platz zurück. Gleichzeitig nähert sich die Portio dem Samende-

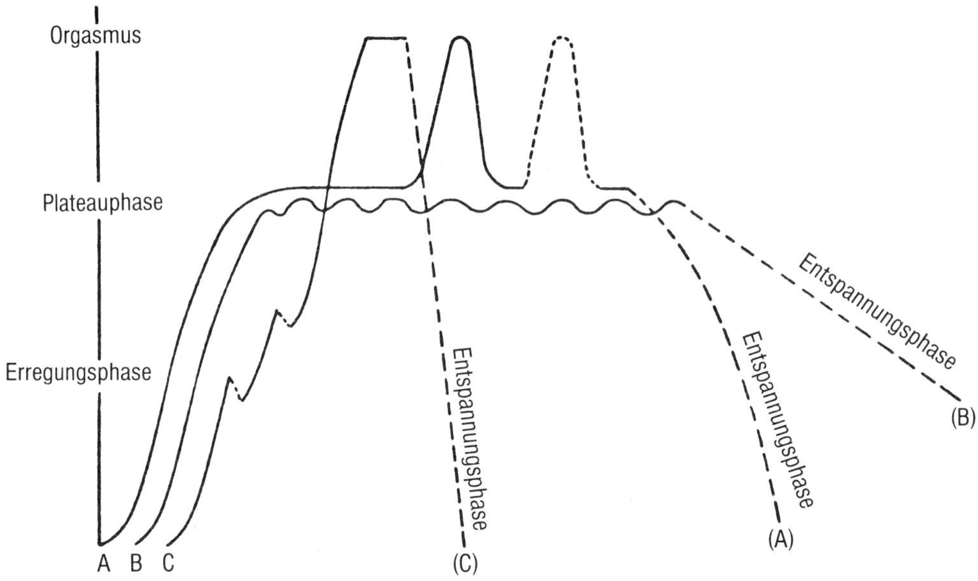

Abbildung 3-2:
Schematische Darstellung der sexuellen Reaktionen der Frau. Man beachte, daß eine Refraktärperiode fehlt und daß multiple Orgasmen möglich sind.
Kurve A zeigt einen Verlauf durch alle vier Phasen.
Kurve B zeigt einen Verlauf ohne Erreichen der orgastischen Phase und eine längere Entspannungsphase als in Kurve A; Kurve B sieht man bei Frauen mit orgastischer Dysfunktion.
Kurve C zeigt einen steilen Verlauf; die Frau geht aus der Erregungsphase ohne Plateauphase direkt in die Orgasmusphase über. Ein und dieselbe Frau kann alle drei Verlaufsformen, nur zwei oder aber nur eine Verlaufsform bei sich erleben.

pot in der Tiefe der Scheide, und man kann beobachten, daß der Muttermund 20 bis 30 Minuten lang nach dem Orgasmus offensteht (s. Tab. 3-2).

Zur Vereinigung der Geschlechtsorgane siehe Abbildung 3-3.

Im folgenden werden die physiologischen Reaktionen während sexueller Stimulation im einzelnen beschrieben, und es werden weitere, für das sexuelle Erleben bedeutsame Faktoren dargestellt.

3.2 Erogene Zonen

Kinsey et al. (1954) unterstreichen, daß nicht alle Körperregionen, die gefühlsempfindlich sind, identisch mit erogenen Zonen sind. Aber die ganze Körperoberfläche kann erotische Bedeutung haben und zu erogenen Zonen entwickelt werden. Obgleich die Geschlechtsorgane natürlich wesentliche erogene Zonen darstellen, sind sie längst nicht die einzigen, und ein Orgasmus kann auf viele andere Arten und Weisen als durch direkte genitale Stimulation erreicht werden. Umgekehrt bewirkt genitale Stimulation oft Reaktionen an einer Reihe anderer Organe.

Bei Menschen wirken besonders Berührungsstimuli, leichtes oder festeres Streicheln, Zug oder Druck sexuell stimulierend. Aber andere Sinneseindrücke, Geruch, Geschmack, Sehen und Hören können auch große Bedeutung haben, obwohl diese Sinne (mit Ausnahme des Sehens) in der westlichen Welt verhältnismäßig wenig in erotischer Beziehung entwickelt worden sind, im Gegensatz etwa zu den orientalischen Kulturen.

Die Geschlechtsorgane sind mit Mechanorezeptoren versehen, die Berührung und Reibung registrieren, die sich aber

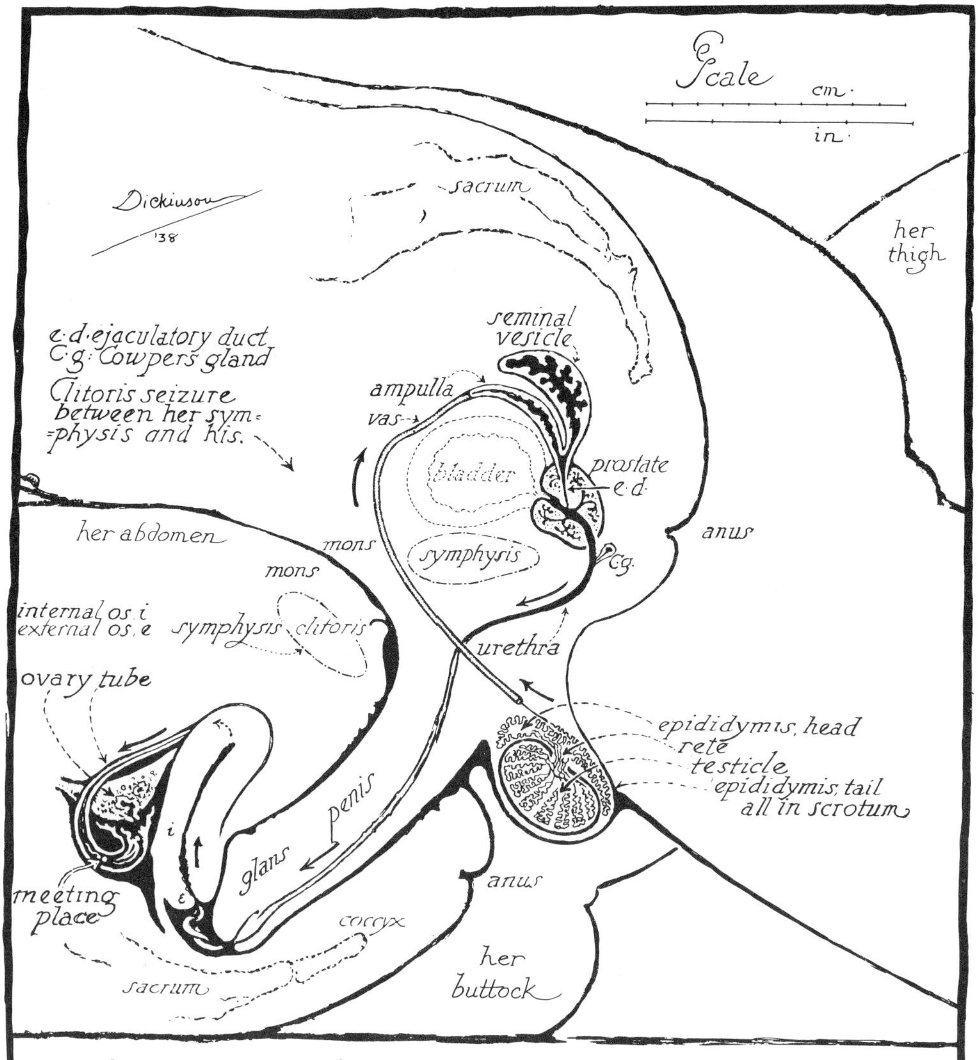

The Route of the Sperms from Testicle through Seminal Duct, Urethra, Vagina, Uterus and Tube, to meet the Ovum.

Abbildung 3-3:
Schematische Darstellung der Vereinigung der Geschlechtsorgane. Nach R. L. DICKINSON, 1949.

von Schmerz- und Temperaturrezeptoren unterscheiden. Diese Mechanorezeptoren können sowohl in der Haut wie in Schleimhäuten und tieferliegenden Strukturen lokalisiert sein. Afferente Impulse, welche als sexuell stimulierend empfunden werden, passieren den N. pudendus zum Sakralmark und weiter zum Gehirn.

Penis: Die empfindlichsten Gebiete sind die Corona glandis, das Frenulum praeputii und die Unterseite der Glans. Der Penisschaft selbst enthält tiefliegende Endorgane, die auf Druck reagieren. Diese sind zwischen Urethra und Schwellkörpern lokalisiert. Dagegen ist die Penishaut nicht sehr empfindsam. Durch rhythmischen Druck auf die Glans penis, am ehesten in der Weise, wie man einen Schwamm auspreßt, wird die Erektion verstärkt, möglicherweise weil dadurch tiefliegende Rezeptoren stimuliert werden.

KINSEY et al. (1954) meinen, der Penis ziehe wegen seiner Größe viel Aufmerksamkeit auf sich, so daß Männer und Frauen die sonstigen sexuellen Reaktionen des Mannes weniger beachten; und sie unterstreichen, daß der Größenunterschied zwischen Penis und Klitoris Unterschiede der sexuellen Reaktionsweisen zwischen Frauen und Männern nicht erklären kann. Beim Gibbonaffen, wo Penis und Klitoris etwa gleich groß sind, beobachtet man große Unterschiede in der sexuellen Reaktionsweise.

Die **Klitoris** ist mindestens so reich mit Rezeptoren versehen wie der Penis, sie sind aber offenbar gleichmäßiger verteilt. Außerdem sind die Labia minora und das Vestibulum vaginae dicht mit Rezeptoren besetzt. KINSEY et al. betonen: Auch wenn mehr Frauen als Männer durch Stimulation nichtgenitaler Zonen zum Orgasmus kommen können, so haben doch die Labia minora und das Vestibulum vaginae im Vergleich zu allen anderen Körperteilen die größte Bedeutung für die sexuelle Reaktionsfähigkeit der Frau. KINSEY et al. beziehen sich auf die gynäkologische Untersuchung von knapp 900 Frauen, von denen nur 2% eine leichte Berührung der Klitoris nicht spürten (s. Abb. 3-4 und 3-5).

Urethra und **Meatus urethrae:** Die Harnröhrenöffnung ist mit Nervenenden versehen und ist bei beiden Geschlechtern sensibel für sexuelle Stimulation. Man kann beobachten, daß Frauen wie Männer durch Einführung von Gegenständen in die Urethra sich sexuell zu stimulieren versuchen. Die stimulierende Wirkung wird von Rezeptoren tief um die Harnröhre herum registriert.

Labia minora: Sie sind Teilen der Penishaut homolog. Anders als dort sind sie sowohl an der Außen- wie an der Innenseite reich mit Rezeptoren versehen, und sie sind besonders sensibel für Berührung und Stimulation. 98% der untersuchten Frauen konnten Berührung der Labia minora distinkt registrieren. Frauen pflegen beim Masturbieren die Labia minora einzubeziehen. Nicht nur Streicheln, sondern auch Zug und Druck führen über tiefliegende Rezeptoren zu Lustempfindungen. Während der Masturbation werden die Labia minora u. a. durch Bewegung und Aneinanderdrücken der Oberschenkel gereizt, während des Koitus durch die Bewegungen des Penis.

Labia majora und **Skrotum** sind homologe Organe. Beide sind sensibel für Berührung, sie spielen aber bei den meisten eine untergeordnete Rolle, was die sexuelle Sensibilität betrifft.

Vestibulum vaginae: Fast alle (97%) Frauen der besprochenen Gruppe konnten genau angeben, wo am Vestibulum vaginae sie berührt worden waren, und Stimulation des Vestibulums scheint für die sexuelle Reizung der Frau genausoviel zu bedeuten wie Berührung der Klitoris und der Labia minora. Frauen reagieren stark auf Dehnung der Levatormuskeln, die den Scheideneingang umgeben. Auch willkürlich können dann reflexartig ablaufende Kontraktionen dieser Muskeln ausgelöst werden, die dann lustvoll erlebt werden.

Das **Innere der Vagina** ist schlecht mit Nervenenden versorgt, und die meisten Frauen bemerken eine Berührung der Scheidenhaut nicht. Nur 14% waren sich darüber im klaren, daß eine Berührung

Abbildung 3-4:
Schematische Darstellung der äußeren Geschlechtsorgane der Frau

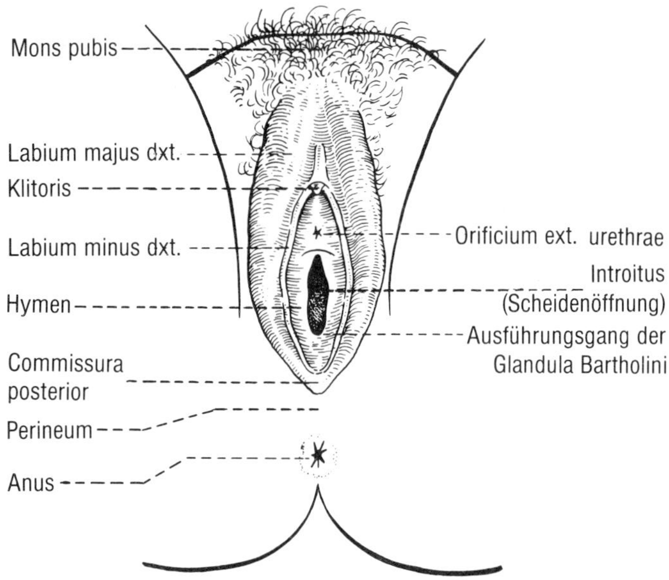

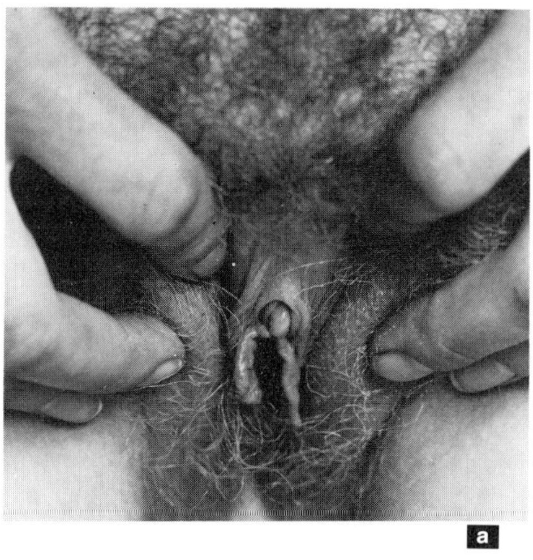

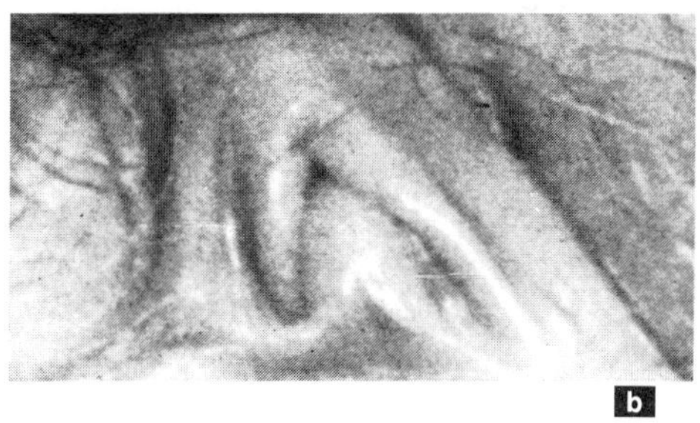

Abbildung 3-5:
Die äußeren Geschlechtsorgane der Frau
a) Die Klitoris bei maximaler Erektion. Nach G. WAGNER, 1974.
b) Die äußeren Geschlechtsorgane einer anderen Frau kurz nach dem Koitus, die erigierte Klitoris ist deutlich sichtbar.

des Scheideninneren stattgefunden hatte, aber sie lokalisierten sie an den Scheideneingang. Dagegen erleben sehr viel mehr Frauen eine ausgesprochene Befriedigung durch Zug und Druck, z. B. während des Koitus. Das muß auf Stimulation von tiefer in der Umgebung der Scheide liegenden Rezeptoren zurückzuführen sein. KINSEY et al. schreiben, daß viele, vielleicht sogar die meisten Frauen angeben, daß ihnen tiefe vaginale Penetration eine andere Form sexueller Befriedigung gibt als sie sie durch Stimulation der Labia minora und der Klitoris alleine erleben. Vergleichbar ist dies mit Empfindungen wie bei einem analen Koitus, unabhängig davon, ob es sich bei dem rezeptiven Partner um einen Mann oder eine Frau handelt.

Der Anus ist, ebenso wie der Introitus vaginae, reich mit Rezeptoren versehen, während das Rektum, wie die Vagina selbst, nur schlecht mit Rezeptoren ausgestattet ist. Trotzdem berichtet der rezeptive Partner von ausgesprochener sexueller Befriedigung. Und Frauen berichten, daß rektale Befriedigung in vieler Hinsicht derjenigen ähnlich ist, die durch vaginale Penetration erreicht wird.

KINSEY et al. nennen sechs mögliche Erklärungen für sexuelle Befriedigung bei vaginaler Penetration:

- Eine psychologisch bedingte Befriedigung, verbunden mit dem Erlebnis der körperlichen Vereinigung und im Bewußtsein, dem Partner eine Freude zu bereiten;
- Die taktile Stimulation, die durch Ganzkörperkontakt erreicht wird, bedingt u. a. durch das Gewicht des Partners und durch Berührungsdruck auf verschiedene Hautoberflächen und innere Organe;
- Direkte Stimulation der Labia minora, der Klitoris und des Vestibulum vaginae durch die Bewegungen des Penis;
- Stimulation und reflektorische Spasmen der Scheidenmuskulatur;
- Stimulation von Rezeptoren in der Muskulatur des Perineum;
- Direkte Stimulation der sensiblen Nervenfasern der Vaginalwände.*

KINSEY et al. diskutieren, ob der Orgasmus klitoral oder vaginal ausgelöst wird und meinen, daß man kaum davon sprechen könne, daß die eine Form des Orgasmus Ausduck größerer Reife sei als die andere und daß vaginale Reaktionen nicht isoliert von den sonstigen sexuellen Reaktionen des Körpers gesehen werden dürften (s. auch Abschn. 3.10).

Die **Cervix uteri** ist vielleicht der unempfindlichste Teil der weiblichen Genitalien. Etwa 95% der Frauen können die Berührung der Zervix nicht fühlen, auch nicht leichten Druck. Aber viele Frauen sagen, daß sie, wenn der Penis während des Koitus mit der Zervix in Berührung kommt, volle sexuelle Befriedigung erreichen, auch wenn sie die Wirkung nicht genau lokalisieren können. Während einer gynäkologischen Untersuchung meinten viele Frauen bei Berührung der Zervix, daß der Gynäkologe den Scheideneingang oder das Vestibulum nahe der Klitoris berührt hätte, obgleich keine dieser Regionen berührt worden war.

Perineum: Das Gebiet zwischen den Genitalien und dem Rektum ist bei beiden Geschlechtern sehr sensibel, sowohl für leichtere Berührungen wie für Druck, und solche Stimuli lösen im allgemeinen eine sofortige sexuelle Reaktion aus. Wird etwa in der Mitte zwischen Skrotum und Anus auf das Perineum Druck ausgeübt, bekommen viele Männer prompt eine Erektion. Tiefe Penetration von Vagina oder Rektum kann, vermittelt über zahlreiche, tief im Perineum lokalisierte Rezeptoren, zu starken sexuellen Lustgefühlen führen.

Anus: Der Analeingang ist bei einigen Menschen sexuell sehr sensibel, während diese Region bei anderen keine größere erotische Rolle spielt. Die zwei Gruppen sind bei KINSEY et al. etwa gleich groß. Welche erotische Bedeutung der Analregion beigemessen wird, liegt unzweifelhaft an kulturellen Faktoren. Einige Frauen und Männer fühlen sich durch anale Stimulation ebenso oder mehr sexuell erregt als durch genitale Stimulation. Die Dehnung des Sphincter ani kann schmerzhaft sein, aber sie kann auch ein ausgesprochenes Lustgefühl hervorrufen. Die Muskulaturen des Genital- und des Rektalbereiches sind eng miteinander verbunden und reagieren oft synchron. Die Analmuskulatur kontrahiert sich reflektorisch bei Stimulation der Glans penis oder auch der weiblichen äußeren Genitalien. Beim Orgasmus sieht man bei beiden Geschlechtern rhythmische Kontraktionen des Sphincter ani. Umgekehrt können reflektorische Kontraktionen der Analmuskulatur Reaktionen in so entfernt liegenden Organen wie Kehlkopf und Nasenflügel hervorrufen und zu tiefem Einatmen und zur Spannung des Zwerchfells führen.

Brüste: Die Brüste stellen bei beiden Geschlechtern eine erogene Zone dar, aber die individuellen Unterschiede sind groß. Einigen ist es möglich, nur durch Stimulation der Brüste einen Orgasmus zu erreichen. Das gilt sowohl für Männer wie für

* SINGER (1973) meint, daß KINSEY et al. eine siebente Möglichkeit vergessen hätten: Tiefe vaginale Penetration stimuliert die Frauen peritoneal, weil die Penisbewegungen Verschiebungen der mit Peritoneum überzogenen Beckenorgane, besonders des Uterus, mit sich bringen.

Frauen, ist aber die Ausnahme. Anblick und Berührung der weiblichen Brust setzen viele Männer in starke Erregung, während die Erregung der Frauen, wenn sie liebkost werden, oft längst nicht so groß ist. Nur verhältnismäßig wenige Frauen machen sich etwas daraus, die Brüste des Mannes zu liebkosen. Bei sexuellen Beziehungen zwischen Männern ist die Liebkosung der Brüste weit verbreitet und kann sexuell stark erregend wirken.

Der **Mund,** die Lippen, die Zunge und die ganze Mundhöhle bilden eine wichtige erogene Zone. Sexuelle Erregung scheint immer gewisse orale Reaktionen hervorzurufen. In der Tierwelt sind Mund-zu-Mund-Kontakt, Mund-Körper und Mund-genitaler Kontakt sehr verbreitet, nicht nur bei Säugetieren, sondern auch bei Vögeln und Fischen. Tabus beim Menschen haben wahrscheinlich dazu geführt, daß orale erotische Aktivitäten zeitweise keine große Rolle gespielt haben, während sie jetzt wieder an Bedeutung gewinnen.

Ohren: Einige Menschen reagieren sexuell stark auf Berührung der Ohren, besonders der Ohrläppchen. Die Blutfülle und Sensibilität der Ohren steigt bei sexuelle Erregung.

Gesäß: Sowohl leichte Berührungen wie Druck auf das Gesäß wirken bei den meisten sexuell stimulierend. Viele spannen die Gesäßmuskeln, um ihr sexuelles Lustgefühl zu erhöhen. Vor und während des Orgasmus sind diese Muskeln kontrahiert.

Übrige Körperoberflächen: Der Nacken, die Kehlkopfgegend, Hand- und Fußsohlen, die Finger und Zehen, Bauch, Mittellinie des Rückens, besonders nach unten hin, die ganze Geschlechtsregion, die Leisten usw., alle diese Gebiete können auf Berührung, Küssen usw. sexuell reagieren. Nicht nur angenehme, auch schmerzhafte Stimuli können sexuell erregend wirken. Sogar Zähne und Haare können der Anlaß erotischer Erregung sein, vielleicht weil Druck und Bewegung dieser Strukturen tieferliegende Nerven stimulieren. Man weiß von Frauen, die durch Streicheln der Augenbrauen oder Druck gegen die Zähne zum Orgasmus kamen. Für sich allein verursachen solche Stimuli selten ausgesprochen sexuelle Erregungen, aber in Verbindung mit anderen Zärtlichkeiten und im richtigen psychologischen Zusammenhang können sie eine wesentliche Quelle sexueller Erregung darstellen.

Aus dem Gesagten ergibt sich klar, daß kaum ein Teil des Körpers ohne erotische Bedeutung ist und das Erleben eines sexuellen Höhepunkts nicht von genitaler Stimulation abhängig ist und nicht auf genitale Reaktionen begrenzt werden kann. Nach KINSEY et al. besteht, was die erogenen Zonen betrifft, über die anatomischen Unterschiede hinaus kein Unterschied der Geschlechter.

3.3 Erektion

Die Erektion des Penis ist nicht direkter, willkürlicher Kontrolle unterworfen. Sie kommt vom Säuglingsalter bis zum Senium vor, im wachen wie im Schlafzustand. Erektionen kommen zum unpassenden Zeitpunkt vor (besonders bei jungen Menschen, z. B. „Erektionen in der Eisenbahn“ auf Grund der Zugerschütterung), und sie können, wenn man es am wenigsten wünscht, ausbleiben. Wenn auch eine Reihe somatischer Faktoren ein Versagen der Erektion bewirken kann, so beruhen doch Störungen der Erektion oft auf psychischen Faktoren und können nicht allein durch einen Willensakt überwunden werden. Zuviel Aufmerksamkeit kann sogar die Probleme verschlimmern.

Bei jungen Männern kann eine Erektion zu voller Stärke in 3 bis 8 Sek. eintreten, bei älteren kann es bedeutend länger dauern. Wenn sich die Erregungsphase in die Länge zieht, geschieht es oft, daß die Erektion periodisch etwas abnimmt. Männer sind dann im allgemeinen verunsichert und fürchten, daß die Erektion ganz ausbleiben könnte. Bei 2 376 Männern fanden KINSEY et al., daß die mittlere Länge des erigierten Penis 15 cm betrug, bei einer Bandbreite von 9 bis 22 cm, wobei die meisten im Bereich von 13 bis 18 cm lagen (GEBHARD und JOHNSON, 1979). Man hat keinen Zusammenhang zwischen

Körpergröße und Größe des erigierten Penis gefunden, auch keinen Zusammenhang zwischen Größe des Penis und Potenz. Trotzdem wird der Größe des Penis, vor allem von seiten der Männer, große psychologische Bedeutung beigemessen. Es gibt keine Möglichkeit, den Penis größer zu machen, als er von Natur aus ist (s. Abb. 3-6).

Den erigierten Penis nennt man auch Phallus.

Eine Erektion kann durch direkte und indirekte, durch reflektorische und psychische Stimuli hervorgerufen werden. Sinneseindrücke (Gehör, Sehen, Geruch, Geschmack und Berührung) können ebenso wie Phantasien und Vorstellungen über Gehirnzentren zu einer Erektion führen. Selbst wenn jede Verbindung mit dem Gehirn unterbrochen ist, kann man durch direkte Manipulation des Penis reflektorisch eine Erektion hervorrufen. Im allgemeinen beruht eine Erektion auf dem Zusammenspiel psychischer und reflektorischer Faktoren. Freilich kann dies Zusammenspiel auch gestört sein. Das beobachtet man bei den somatischen Erektionsstörungen ebenso wie bei den psychisch bedingten. Ist der Mann bereits sexuell erregt, bedarf es für eine Erektion weniger Stimuli, als wenn er nicht erregt ist. Ist er ängstlich, schuldbewußt, angespannt, bewußt oder unbewußt negativ eingestellt usw., dann kann die Erektionsfähigkeit eingeschränkt oder ganz aufgehoben sein.

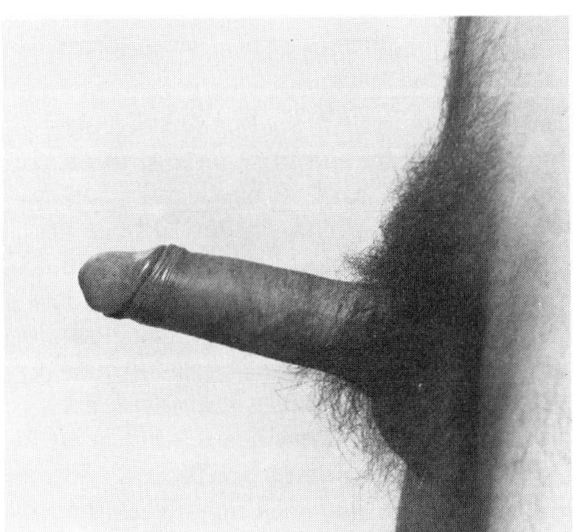

Abbildung 3-6:
Äußere Geschlechtsorgane des Mannes
Der Penis ist fast maximal erigiert, das Skrotum kontrahiert. Der abgebildete Penis hatte in der Ruhephase eine Länge von 10 cm (von der Symphyse bis zum Orificium urethrae externum) und einen Umfang von 9 cm. Erigiert war der Penis 17,5 cm lang, der Umfang betrug 12 cm.

Bei Menschen gibt es verschiedene Erektionszentren: im Gehirn, in der Medulla spinalis am Übergang zwischen Thorakal-und Lumbalteil (Th 12-L1) und im Sakralmark (S 2-4). Man weiß noch nicht, wie die Funktionen dieser Zentren aufeinander abgestimmt sind. Es scheint aber gesichert, daß das sakrale Zentrum für die reflektorischen Erektionen verantwortlich ist, während das thorakolumbale Zentrum die Impulse vom Gehirn übermittelt. Dies hat man einerseits an Hand von Durchtrennungsversuchen der Medulla spinalis bei Tieren herausgefunden, andererseits durch Beobachtungen an Menschen, die eine spinale Läsion erlitten hatten, oder bei denen radikale operative Eingriffe im Unterleib vorgenommen worden waren.

Durch elektrische Stimulation von Nervenzweigen aus dem Sakralmark, den Nn. erigentes, kann eine Erektion hervorgerufen werden. Durch S 2-4 passieren parasympathische Nervenfasern, die teils die Erektion, teils die Blase und die unteren Abschnitte von Kolon und Rektum kontrollieren. Die Nervenfasern sind aber nicht identisch, denn bei sakralen Läsionen (chirurgischen, traumatischen, kanzerogenen) sieht man oft, daß sie sich auf Blasen-, Darm- und Sexualfunktion unterschiedlich auswirken. Die Erektionsfunktion ist am leichtesten lädierbar, es folgt die Blasenfunktion, zuletzt versagt die Darmfunktion. Durchtrennt man die Nn. pudendi, die Impulse vom Penis zum Sakralzentrum leiten, dann wird eine Manipulation des Penis nicht mehr zur Erektion führen. Der Reflexbogen besteht also aus den Nn. pudendi, den Sakralsegmenten 2-4 und den Nn. erigentes. Trotzdem kann bei Läsion des Sakralmarkes, der Nn. erigentes oder Nn. pudendi die Erektionsfähigkeit erhalten bleiben.

Das Erektionszentrum im Thorakolumbalmark enthält sowohl vasokonstriktorische wie vasodilatatorische Nervenfasern. Durch elektrische Reizung dieses Zentrums kann man keine Erektion hervorrufen, vielleicht weil vasokonstriktorische wie vasodilatatorische Nervenfasern simultan aktiviert werden. Während das sakrale Erektionszentrum wahrscheinlich sowohl lokale Stimuli wie Stimuli vom Gehirn empfängt, geht man davon aus, daß das thorakolumbale Zentrum überwiegend Stimuli vom Gehirn empfängt und daß die psychischen Stimuli die vasodilatatorischen Nervenfasern selektiv aktivieren.

Wird die Verbindung kranial vom thorakolumbalen Erektionszentrum unterbrochen, wird die psychische Erektionsfähigkeit aufgehoben, während die Fähigkeit reflektorischer Erektion erhalten bleibt. Unser Wissen über die Erektionszentren des Gehirns stammt überwiegend aus Tierversuchen. Durch elektrische Stimulation einer Reihe von Punkten des limbischen Systems und des Putamen kann eine Erektion hervorgerufen werden. Eine Reihe hemmender und beschleunigender Impulse gehen u. a. von der Hirnrinde und thalamischen und hypothalamischen Zentren aus. Die Gehirnzentren sind durch die afferenten Hinterstränge und die efferenten Seitenstränge mit den lumbalen und sakralen Zentren verbunden (s. Abb. 3-8).

Der größte Teil des Penis besteht aus erektilem Gewebe, teils in den zwei Corpora cavernosa penis, die nebeneinander an der Dorsalseite des Penis liegen, und teils im Corpus spongiosum (= Corpus cavernosum urethrae), das die Harnröhre umgibt, an der Unterseite des Penis liegt und die Glans penis bildet. Diese Schwellkörper enthalten ein System unregelmäßiger vaskulärer Hohlräume.Bei schlaffem Penis sind sie fast blutleer und zusammengefallen. Bei der Erektion werden sie zu großen, durch Blut aufgeblähten Kavitäten.

Die zwei Corpora cavernosa sind jede für sich von einer dicken, starren, fibrösen Membran, der Tunica albuginea, umgeben, und sie werden, wenn sie aufgebläht werden, dadurch hart und steif. Das Corpus spongiosum ist von einer relativ dünnen Tunica albuginea umgeben und wird nicht annähernd so hart, selbst bei maximaler Erektion (s. Abb. 3-7).*

Das Blut wird dem Penis durch die Aa. pudendae internae zugeführt und durch die entsprechenden Venen abgeleitet. Man hat ventilähnliche Shunts sowohl auf der arteriellen wie auf der venösen Seite nachgewiesen. Diese Ventile werden vom autonomen Nervensystem, Nervenfasern aus den sakralen und thorakolumbalen Zentren kontrolliert. Im Ruhezustand wird das Blut von den Arteriolen direkt durch den Shunt zu den Venen geführt. Während der Erektion wird mehr Blut zugeführt als abgeleitet, bis ein Gleichgewichtszustand erreicht ist. Ein kontinuierlicher, hoher Druck ist nötig; mechanische Verengung der Aorta führt sofort zu einem Schwinden der Erektion (s. Abschn. 5.3.1). Während der Erektion erfolgt ein begrenzter venöser Abfluß. Absperrung des venösen Rückflusses führt zu keiner Erektion; der Penis wird nur zyanotisch und ödematös. Die ischiokavernösen und bulbokavernösen Muskeln spielen keine wesentliche Rolle für die Erektion, sind aber für die Ejakulation entscheidend.

Nach dem Orgasmus nimmt die Erektion schnell ab, wobei zwei Phasen unterschieden werden. In der ersten Phase, die eine halbe Stunde oder länger dauert, nimmt die Gliedsteife ab, aber der Penis bleibt etwa 1 1/2 mal so groß wie im Ruhezustand. In der zweiten Phase kehrt der Penis zu seiner gewöhnlichen Größe zurück. Hatte die Erektion lange angehalten oder waren die Partner nach dem Orgasmus in engem körperlichen Kontakt geblieben, verbleibt der Penis länger in der ersten Phase, nicht dagegen, wenn sich die Partner gleich nach dem Koitus

* Bei der Frau wird die Schwellung der Genitalien während der sexuellen Erregung durch Erweiterung der Blutgefäße um die Scheide herum und in den Labia bedingt. Diese Strukturen entsprechen den Corpora cavernosa penis, enthalten aber kein spezielles System mit Kavernen, die mit Blut gefüllt und wieder entleert werden. Sie sind auch nicht von starren Membranen umgeben. Die Schwellung ist diffuser. Aber sonst handelt es sich embryologisch und auch in bezug auf Blutgefäß- und Nervenversorgung bei beiden Geschlechtern um analoge Strukturen.

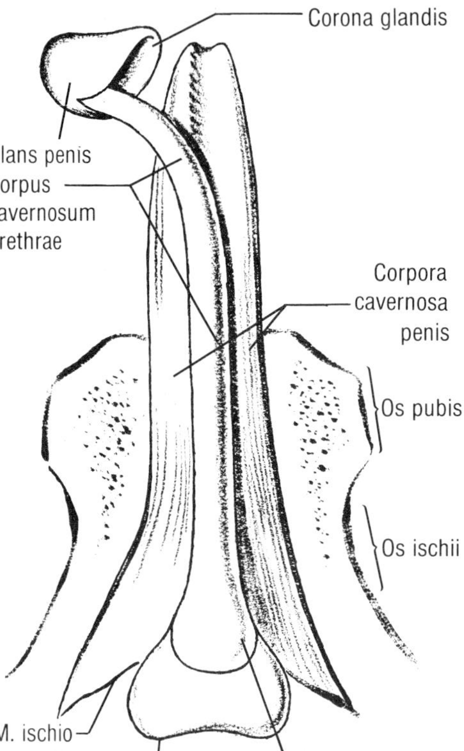

Abbildung 3-7:
Schematische Darstellung des Penis mit den Schwellkörpern

trennen. Miktion gleich nach dem Koitus verkürzt beide Phasen.

Bei jüngeren Männern verbleibt der Penis längere Zeit in der ersten Phase als bei älteren. Bei ganz jungen Männern schwindet die Erektion nicht immer nach der Ejakulation, und sie können bei geeigneter Stimulation noch eine weitere Ejakulation erzielen, bevor die Erektion abnimmt.

Erektionsstörungen sind, wie ausgeführt, oft psychisch, können aber auch organisch bedingt sein, und zwar durch Störungen des Nervensystems, der Blutversorgung, lokale Krankheiten des Penis oder hormonelle Störungen (s. Kap. 5). Organisch bedingte Impotenz sieht man bei Hirntumoren, Querschnittsläsionen und nach radikalen chirurgischen Eingriffen an den Beckenorganen (s. Kap. 6). Bei Priapismus, einer krankhaften, nicht sexuell bedingten, schmerzhaften Dauererektion, ist der Penis warm und rot, nicht zyanotisch oder kalt. Die Ursache ist unbekannt, aber nicht auf venöse Abflußstörungen allein zurückzuführen.

Man sieht Priapismus bei einer Reihe schwerer Blutkrankheiten und im Anschluß an akute Traumen des Rückenmarks, besonders im Zervikalteil. Schnelle chirurgische Behandlung kann bei einem Teil der Fälle die Erektionsfunktion retten (s. Abschn. 5.3.3.4).

Daß das Androgenniveau nur relative Bedeutung für die Erektionsfunktion hat, geht daraus hervor, daß die Erektionsfähigkeit nach Kastration manchmal erhalten bleibt (s. Abschn. 5.2.3.3), und daß Erektionen bei Kindern vorkommen (s. Abschn. 2.1.2).

3.4 Ejakulation und Orgasmus

Die sexuelle Auslösung beim Manne besteht aus drei verschiedenen Komponenten: Emission, Ejakulation und Orgasmus. Während der Emission werden die verschiedenen Exkrete, die zusammen die Samenflüssigkeit ausmachen, im hinteren Teil der Harnröhre gesammelt. Bei der Ejakulation wird die Samenflüssigkeit durch die Harnröhre ausgestoßen. Der Orgasmus ist das generelle Erlebnis sexueller Kulmination, der „Höhepunkt". Diese drei Phänomene lösen einander ab und werden darum gewöhnlich als eine Einheit empfunden, nämlich als die „Auslösung". Aber was die neurale Steuerung betrifft, so handelt es sich um drei getrennte Phasen.

Im Gegensatz zur Erektion, die keiner willkürlichen Kontrolle unterworfen ist, können die meisten Männer bis zu einem gewissen Grad den Samenerguß beherrschen. Dieser wird von einem Reflexzentrum im Lumbalmark ausgelöst. Dieses Zentrum ist beschleunigenden und hemmenden Impulsen aus dem Gehirn unterworfen.

Durch elektrische Stimulation des Gehirns kann man, ähnlich wie bei der Erektion, einen Samenerguß hervorrufen. Die zwei Hirnregionen liegen nahe beieinander, sind aber nicht identisch. Samenerguß kann ohne Erektion ausgelöst werden – und umgekehrt. Samenerguß kann auch direkt durch das Gehirn ausgelöst werden ohne Stimulation des Penis. Dies geht aus Versuchen mit elektrischer Stimulation hervor, aber auch aus der Tatsache, daß Männer ohne gleichzeitige periphere Stimulation nur mit Hilfe der Phantasie Samenerguß bekommen können. Umgekehrt ist bekannt, daß Furcht und Phantasien den Samenerguß trotz adäquater Stimulation hemmen können. Wenn die sexuelle Erregung so stark geworden ist, daß der Mann fühlt, daß er den Samenerguß nicht länger zurückhalten kann, tritt die Emission ein, die von einem Reflexzentrum des unteren Lumbalmarks ausgelöst wird. Die Nn. hypogastrici führen die efferenten Nervenbahnen. Der innere urethrale Sphinkter an der Harnblase schließt sich, die Prostata, die Vesiculae seminales und die Vasa deferentia kontrahieren sich, wodurch ihre Exkrete sich in den hinteren Teil der Harnröhre entleeren. Hier werden sie vermischt und machen zusammen die Samenflüssigkeit (Sperma) aus. Hierbei wird der hintere Teil der Urethra auf das zwei- bis dreifache seines gewöhnlichen Lumens erweitert, was mit sexuellen Lustgefühlen verbunden ist. Man meint, daß diese Volumenerhöhung eine Triggerfunktion für die Ejakulation hat, die 1 bis 3 Sek. später eintritt. Der Ejakulationsreflex besteht aus einer Reihe von rhythmischen Kontraktionen der quergestreiften Beckenmuskulatur, besonders des M. bulbocavernosus,welcher den hinteren Teil des Corpus spongiosum und den Teil der Urethra, die den Samen enthält, umgibt. Der M. bulbocavernosus wird vom N. pudendus innerviert (s. Abb. 3-8).

Bei Frauen gibt es nichts der Emissionsphase Entsprechendes, aber der Ejakulationsphase des Mannes entsprechen die orgastischen Kontraktionen des Beckenbodens.

Die zwei bis drei ersten ejakulatorischen Stöße kommen mit einem Intervall von 0,8 Sekunden und sind die kräftigsten, insbesondere, wenn seit dem letzten Samenerguß einige Zeit verstrichen war. Der Samenausstoß kann bis zu einem halben Meter und mehr vom Meatus erfolgen, wenn die Öffnung nicht verdeckt ist. Die folgenden Ejakulationsstöße kommen in längeren Intervallen und sind viel schwächer, die letzten bemerkt man vielleicht gar nicht. Es besteht eine gewisse Proportionalität zwischen dem Volumen des Ejakulats (zumeist 5 ml) und dem Lustgefühl. Das größte Lustgefühl erreicht man nach einer gewissen Zeit der Enthaltung. Männer unter 30 Jahren können oft mehrere Ejakulationen nacheinander erleben, später ist dies seltener. Die Refraktärperiode bei jüngeren Männern ist kurz. Das Ejakulat wird aber spärlicher und das Lustgefühl dementsprechend geringer; dies im Gegensatz zu Frauen, die multiple Orgasmen erleben können und bei denen dann der zweite oder dritte Orgasmus oft intensiver als der erste ist.

Bei beiden Geschlechtern ist der Orgasmus begleitet von einer Reihe vegetativer Veränderungen: stark erhöhte Hautdurchblutung und kurzfristige Pulsbeschleunigung, Blutdruckerhöhung und schnellere Atmung bis etwa zum doppelten Niveau. Neurophysiologisch läßt sich der Orgasmus als ein autonomer Massenreflex beschreiben. Zerebral beobachtet man eine Freisetzung von Transmittersubstanzen. Aber unser Wissen darüber ist unvollständig, und wir wissen auch nicht sicher, welche Bedeutung dieser Transmitterfreisetzung zukommt. Man hat jedoch Grund anzunehmen, daß von ihr abhängt, wie intensiv ein Orgasmus erlebt wird.

Man muß bedenken, daß nicht nur die genitalen Lustempfindungen, sondern die Reaktion des ganzen Körpers das orgastische Erleben ausmachen. Weiterhin kann man nicht ohne weiteres ein Gleichheitszeichen zwischen Samenerguß und Orgasmus setzen: Gewiß fällt der Samenerguß beim geschlechtsreifen Manne oft, aber nicht notwendigerweise, mit dem Orgasmus zusammen. Aber einige Männer können (spontan oder eingeübt) Orgasmus und Samenerguß trennen, können – ohne Verlust der Erektion – mehrere aufeinanderfolgende Orgasmen mit oder ohne Samenerguß erleben, und sie können diese Fähigkeit bis ins hohe Alter bewahren (Robins und Jensen, 1978, Trost

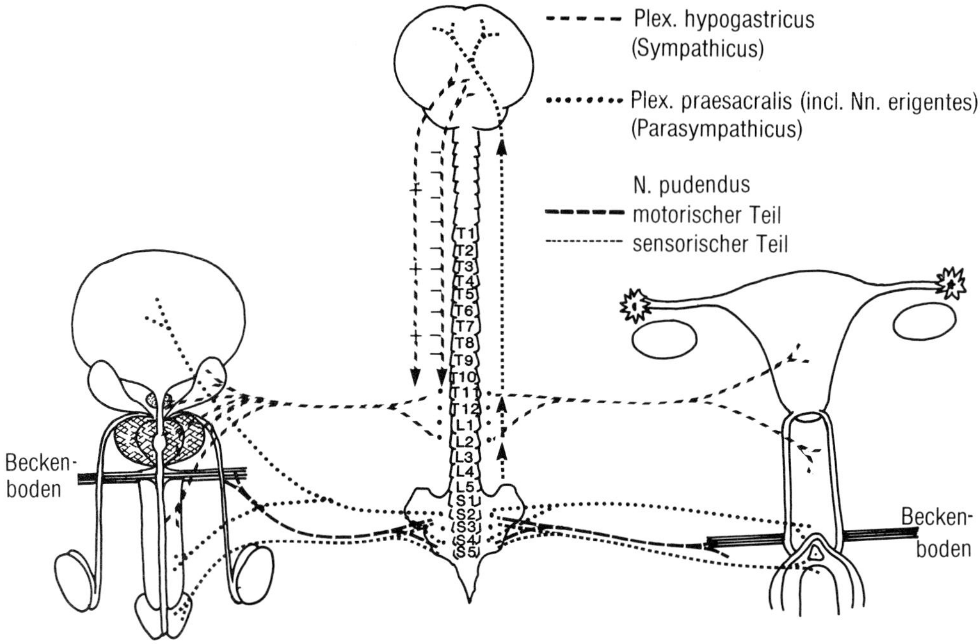

Abbildung 3-8:
Schematische Übersicht der genitalen Innervation bei Mann und Frau. Die Nervenversorgung der Gonaden wurde weggelassen (BRATTBERG und LIDHOLTH, 1986).

und DUNN, 1985). Auch SINGER (1973) diskutiert eingehend Orgasmusvariationen bei Männern und Frauen.

Einige Männer reagieren nach einer Ejakulation mit einer Hypersensibilität der Glans, manchmal sogar so ausgeprägt, daß sie die Ejakulation fürchten.

Erfahrungen an Männern mit Querschnittsläsionen des Rückenmarks sprechen dafür, daß die Verbindungen zwischen den sexuellen Reflexzentren des Rückenmarks und dem Gehirn intakt sein müssen, damit ein Orgasmus genital ausgelöst werden kann. Männer mit sogenannten hohen Rückenmarksläsionen haben fast nie Samenerguß oder Orgasmus, dagegen haben sie eine gute reflektorische Erektion. Manchmal können Männer mit hohen Rückenmarksläsionen bei Stimulierung anderer Körperteile, besonders solcher, die an der Grenze zwischen erhaltener und aufgehobener Sensibilität liegen, orgasmusähnliche Erlebnisse haben. Diese Männer empfinden es oft als „psychischen Orgasmus", als ein Gefühl sexueller Befriedigung, das nicht von einem Samenerguß begleitet ist. Umgekehrt kann man manchmal bei Rückenmarksverletzten durch Stimulation der Glans penis, z. B. mit einem Vibrator, einen Samenerguß provozieren, ohne gleichzeitiges Erlebnis eines Orgasmus.

Wenn der Mann der sexuellen Spannung, sobald sie eine gewisse Höhe erreicht hat, nicht mehr widerstehen kann, ist das Resultat eine Ejaculatio praecox. Umgekehrt leidet er, wenn er trotz adäquater Stimulation und steigender Spannung dem Samenerguß nicht freien Lauf lassen kann, an verspäteter oder ausbleibender Ejakulation, Ejaculatio retarda. In einigen Fällen ist nur die Ausstoßungsphase gehemmt, während die Emission normal ist; dies führt zu sickerndem Samenerguß ohne begleitende, kräftige genitale Muskelkontraktionen. Dieser Zustand kann psychisch bedingt sein, wird aber besonders bei organischen Leiden und bei älteren Männern beobachtet.

Sogenannte anästhetische Ejakulation ist von WILLIAMS (1985) bei sieben Männern im Alter von 32 bis 63 Jahren beschrieben worden. Der Samen wird durch die gewöhnlichen Muskelkontraktionen ausgestoßen, aber ohne begleitendes Lustgefühl. Eine organische Erklärung hierfür ist nicht gefunden worden, und Ratschläge aus der Sexualtherapie konnten keine Hilfe bringen. Dieses Phänomen ist vielleicht eine Parallele zu den anorgastischen Frauen, die physiologisch mit orgastischen Kontraktionen der Scheide und des Beckenbodens reagieren, dieselben aber nicht als Orgasmus registrieren.

Bei retrograder Ejakulation erfolgt der Samenerguß in die Blase statt nach außen. Man beobachtet dies manchmal nach Entfernung der Prostata und bei einer Reihe neurologischer und traumatischer Leiden. Bei der nächsten Blasenentleerung ist der Harn durch die Beimischung des Samens „milchig"; der Versuch, diesen Samen zur homologen Insemination zu gebrauchen, hat schlechte Resultate ergeben. POULSEN und KIRKEBY (1986) haben das Ejakulat aber durch Reinigung in verschiedenen Puffermedien und durch Zentrifugieren nachbehandelt und danach mehrere Fälle geglückter Insemination mitgeteilt.

Ausbleibender Samenerguß kann auch an ausbleibender Emission liegen, was z. B. bei Diabetes als Folge einer autonomen Neuropathie vorkommen kann. Die Innervation von Prostata, Samenblase und Samenleiter ist geschädigt, so daß sich gar kein Ejakulat bildet.

3.5 Erektionen im Schlaf

Während des Schlafs tritt bei beiden Geschlechtern periodisch erhöhte Blutfülle der Geschlechtsorgane auf. Dies ist bei Männern am besten untersucht. Während eines Nachtschlafes von etwa acht Stunden werden im Durchschnitt fünf Erektionsperioden von 10 bis 45 Min. Dauer mit einem Intervall von jeweils ein bis eineinhalb Stunden auftreten, insgesamt also knapp zwei Stunden. die erste Periode tritt erst nach mehrstündigem Schlaf auf. Die Erektionen kommen im Anschluß an die sogenannten Traumphasen oder REM-Phasen (rapid eye movements) vor, die im EEG registriert werden können. Sie treten mit wechselnder Intensität und wechselndem Intervall vom Säuglingsalter bis ins Senium auf. Die Stärke der Erektion nimmt mit der Länge des Schlafes zu, etwa die Hälfte der Zeit finden sich starke Erektionen, und die stärksten treten in den frühen Morgenstunden auf. Nur ein Drittel bis die Hälfte der Männer merken etwas davon, abgesehen von Erektionen beim Erwachen. Diese werden nicht von einer gefüllten Blase oder einem gefüllen Darm verursacht, sondern weil das Erwachen in eine Traumphase fällt. Sexuelle Träume oder sexuell symbolische Träume verstärken die Erektionen. Die Männer, die am besten schlafen und am meisten träumen (woran sie sich jedoch am nächsten Morgen nicht zu erinnern brauchen), haben die stärksten Erektionen. Alp- und Angstträume hemmen die Erektionen, das gilt auch für Spannungen vor dem Einschlafen oder Störungen während des Schlafes. Vorausgegangener Koitus hat keinen Einfluß auf die Erektionen. Moderate Dosen von Alkohol, kleine Dosen von Tranquilizern haben keinerlei Auswirkungen auf die Erektionen, aber größere Dosen von Schlaf- oder Beruhigungsmitteln schwächen sie. Die stärksten Schlaferektionen sieht man bei Männern am Anfang der 20er. Ihre Stärke und Dauer nimmt bis zum 40. Lebensjahr leicht, danach bis etwa zum 70. Lebensjahr, stärker ab. Bei Männern über 70 Jahren beobachtet man weiterhin periodische Erektionen, aber Stärke und Dauer sind um die Hälfte reduziert. Nach Kastration verschwindet die Periodizität und die Erektionen werden sehr schwach und kurz.

Die Erektionen können mit Hilfe eines Phallographen gemessen werden, den es in mehreren Ausführungen gibt, aber an sich ist es ein recht einfaches Instrument. Die allgemeinste Methode ist, daß man mit einer elastischen Schlinge um die Peniswurzel herum die Erektionen registriert und die Resultate auf eine Meßapparatur überträgt. Man vermutete früher, daß eine gewisse Proportionalität zwischen der Qualität der Schlaferektionen NPT (nocturnal penile tumescence) und der Sexualfunktion als solcher bestehe;

man bediente sich der NPT-Registrierung, um zu entscheiden, ob eine Erektionsstörung organisch oder psychisch bedingt sei (FISHER et al., 1975; KARACAN, 1978). Z. B. wurde die NPT-Registrierung oft im Zusammenhang mit der Entscheidung angewandt, ob eine Indikation für eine Penisprothese bestehe (s. Abschn. 5.3.8). Neuere Untersuchungen haben aber gezeigt, daß kein einfacher Zusammenhang zwischen NPT und Sexualfunktion besteht (BANCROFT, 1983; LO PICCOLO, 1985). Insbesondere kann man ausbleibenden und unvollständigen Schlaferektionen keine entscheidende Bedeutung beimessen. Man muß deshalb vor NPT-Registrierung als Basis für chirurgische Eingriffe warnen. LO PICCOLO sagt: „Das übliche, diagnostisch klinische Vorgehen, sich einfach eine NPT-Kurve vorzunehmen und zu schauen, ob sie normal oder nicht normal ist, wird dazu führen, daß einige Männer diagnostisch falsch klassifiziert werden." BANCROFT meint: „Die Anwendung dieser Methode als Basis für die Entscheidung, ob ein chirurgischer Eingriff vorgenommen werden soll oder nicht, ist schwer zu rechtfertigen. Nach unserer Ansicht sollte eine chirurgische Behandlung nicht in Betracht kommen, solange nicht bei einem kompetenten Sexualtherapeuten der Versuch einer richtigen Sexualtherapie gemacht worden ist."

Früher konnten NPT-Messungen nur in Schlaflaboratorien durchgeführt werden, heute kann man sie ambulant vornehmen, also auch in der eigenen Wohnung, was vielleicht ihren Wert erhöht.

Es ist wohl bekannt, daß auch während des Schlafes Ejakulationen vorkommen können, die sogenannten Pollutionen. Vor allem kommen diese bei Männern vor, die auf andere Weise nicht zu Auslösungen kommen.

Erektionen der Klitoris treten, was Dauer und Relation zu Traumphasen betrifft, analog wie bei Männern auf. Vaginale Schlafkontraktionen haben keine Periodizität. Man weiß aber, daß die Durchblutung der Scheidenwände im Anschluß an die REM-Phasen stärker ist (ABEL et al., 1979; FISCHER et al., 1983).

3.6 Puls, Blutdruck und Atmung

Während sexueller Stimulation steigt die Pulsfrequenz bei beiden Geschlechtern um bis zu 100–180 Pulsschläge pro Minute. Je niedriger der Ruhewert, desto geringer ist die Steigerung. Bei Frauen hat man bei der Masturbation eine größere Steigerung beobachtet als beim Koitus (s. Abb. 3-9 und 3-10).

Der Blutdruck steigt bei beiden Geschlechtern um 20 bis 50 mm Hg diastolisch und um 30 bis 120 mm Hg systolisch. Tendenziell finden sich bei Frauen größere Steigerungen als bei Männern. FOX (1973) beobachtete, daß die Steigerung im Laufe von zwei Minuten allmählich erfolgte und im Anschluß an den Orgasmus am größten war. Bei beiden Partnern hielt sich der Blutdruck 90 Sekunden lang auf dem höchsten Niveau, danach kehrte er im Laufe von zwei Minuten zum Ausgangswert zurück.

Die Atmungsfrequenz steigert sich um bis zu 30–60 Atemzüge pro Minute, das Minutenvolumen um bis zu 50 l pro Minute. Auch die Atmungsfunktion kehrt nach dem Orgasmus schnell zu den Ausgangswerten zurück.

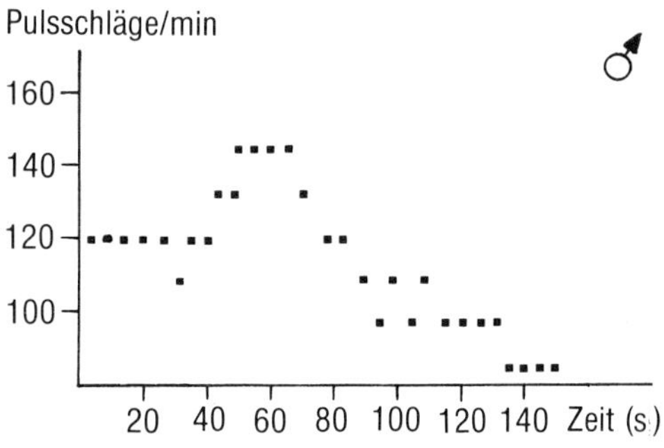

Abbildung 3-9:
Pulsfrequenzschwankungen bei sexueller Aktivität (Mann)
Pulskurve vor, während und nach einem durch Masturbation hervorgerufenen Orgasmus eines Mannes. Zu beachten ist, wie schnell sich der Puls nach dem Orgasmus normalisiert. Aus dem Medizinisch-Physiologischen Institut B, Universität Kopenhagen.

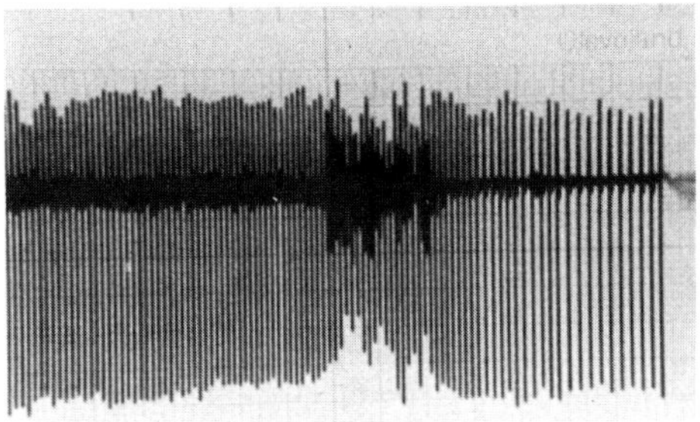

Abbildung 3-10:
Pulsfrequenzschwankungen bei sexueller Aktivität (Frau)
Pulsfrequenz vor, während und nach einem durch Masturbation hervorgerufenen Orgasmus einer Frau. Vor dem Orgasmus war die Pulsfrequenz ca. 85/min., während des Orgasmus steigt sie auf 105/min., gleich nach dem Orgasmus fällt die Pulsfrequenz im Laufe von 10-15 Sekunden auf die Hälfte, bei dieser Frau auf 55/min. Nach G. WAGNER, 1974.

Es ist nützlich, diese Werte bei Beratungen von Menschen mit Herz- und Blutdruckleiden zu kennen (s. Kap. 6).

Betablocker, ein paar Stunden vor dem Koitus eingenommen, können die Blutdrucksteigerung wesentlich herabsetzen.

3.7 Hormonelle Faktoren

Nur einzelne Punkte sollen besprochen werden, im übrigen wird auf BANCROFT (1980, 1984) und auf die Kap. 5, 7 und 8 verwiesen.

Die klinisch sexologische Bedeutung einer Reihe von hormonellen Zusammenhängen ist, insbesondere was die Frau betrifft, noch immer ungewiß. Auch ist der Zusammenhang zwischen Hormonkonzentrationen und sexuellem Verhalten beim Menschen nicht so absolut wie bei einer Reihe von Tieren. Der Mensch hat auch keinerlei abgegrenzte Brunstperioden.

Wenn man auch von männlichen und weiblichen Geschlechtshormonen spricht, so kommen beide Hormontypen sowohl bei Männern wie bei Frauen vor. Der hormonelle Unterschied zwischen den Geschlechtern ist kein Entweder-Oder, sondern wird davon bestimmt, in welchen Konzentrationen Östrogene (feminisierende Hormone), Androgene (maskulinisierende Hormone) und Progesteron oder andere Gestagene (Graviditätshormone) vorkommen. Alle drei Hormongruppen ähneln einander chemisch und strukturell, und es gibt viele strukturelle Varianten, die mehr oder weniger biologisch aktiv sind (s. Abb. 3-11). Einige der synthetisierten Varianten kann man peroral geben, weil sie in der Leber nur langsam abgebaut werden. Bei einem normalen Mann dominieren die männlichen Geschlechtshormone, die in seinem Körper gebildet werden, über die weiblichen. Bei den Frauen ist es natürlich umgekehrt. Wird ein normaler Mann großen Dosen feminisierender Hormone ausgesetzt, wird sein Geschlechtstrieb geschwächt, und es kann zu Brustentwicklung und femininer Fettverteilung kommen. Wird eine normale Frau maskulinisierenden Hormonen ausgesetzt, entwickelt sie Bartwuchs und tiefe Stimme, und sie wird auch anderweitig virilisiert; möglicherweise wird ihre Libido größer.

Die Geschlechtshormone werden in den Gonaden und den Nebennierenrinden gebildet. Ihre Menge kann direkt im Blutplasma und indirekt durch Abbauprodukte im Urin gemessen werden. Ausreichende Meßmethoden der Blutkonzentration gibt es erst seit Ende der 60er Jahre.

Nach unserem heutigen Wissen kommt *Testosteron* bei Männern im Vergleich zu Frauen in zehnfacher Konzentration vor. Andere, weniger maskulinisierende Androgene kommen bei beiden Geschlechtern in etwa derselben Konzentration vor. Die Libido, so glaubt man, ist bei beiden Geschlechtern von Androgenen abhängig. Herabgesetzter Androgenspiegel bei Männern, z. B. nach Kastration, bei gewissen Chromosomenanomalien u. ä., schwächt die Libido und die Ejakulationsfähigkeit, während die Erektion, jedenfalls auf kürzere Sicht, nicht so direkt vom Androgenspiegel abhängig ist. Allerdings kann herabgesetzte Libido leicht sekundär zu erektiver Dysfunktion führen. Darüber hinaus haben Androgene möglicherweise Bedeutung für die normale taktile Sensibilität des Penis und für die Fähigkeit, bei

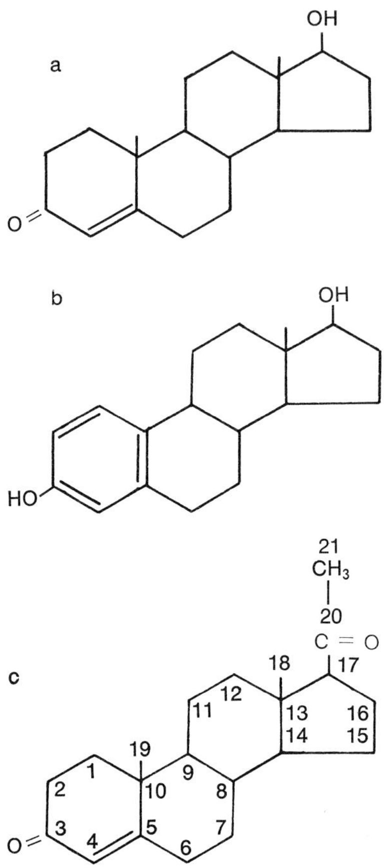

Abbildung 3-11:
Chemische Struktur der Geschlechtshormone
Strukturformeln für a) Testosteron, b) Östradiol, c) Progesteron.
In Formel c) ist die übliche Kohlenstoffatomnummerierung angeführt.

sexueller Stimulation Lust zu empfinden. Es ist ungewiß, welche Bedeutung Androgene für die Libido und das sexuelle Lustgefühl bei der Frau haben. Angstauslösende und streßerfüllte Situationen können das Androgenniveau senken, während Wohlbefinden es heben kann. Die Plasmatestosteronwerte bei Männern schwanken mit einem Intervall von zwei bis vier Stunden und liegen morgens meist höher als abends. Die Konzentrationen schwanken auch von Tag zu Tag.

Sexuelle Stimuli, z. B. pornographische Filme, erhöhen den Testosteronspiegel. Im Anschluß an den Koitus steigen die Werte (FOX, 1973), sie steigen auch während des Schlafes im Anschluß an die Traumphasen und die damit verbundenen Schlaferektionen. Aufgrund der wechselnden Werte des Plasmatestosterons sagt ein einzelner Meßwert nichts aus über das allgemeine Androgenniveau.

Das Testosteronniveau erfährt bei Männern von der Fötalperiode bis zum Senium einige charakteristische Veränderungen. Ein erster Höhepunkt kann in der 12. Fötalwoche gemessen werden, ein zweiter Höhepunkt kurz nach der Geburt, und eine dritte plötzliche Steigerung tritt im Anschluß an die Pubertät ein. Während die fötale Steigerung in Verbindung mit der sexuellen Differenzierung und Maskulinisierung der Genitalanlagen steht (s. Kap. 1), ist der 2. Höhepunkt wahrscheinlich von Bedeutung für Feedback-Mechanismen zwischen Hypothalamus-Hypophyse und den Hoden, während die dritte Steigerung mit der Geschlechtsreife des jungen Menschen zusammenhängt.

Das Plasmatestosteronniveau bleibt (abgesehen von den beschriebenen Tag-Nacht-Schwankungen) von der Pubertät bis zum 50.–55. Lebensjahr konstant und fällt dann langsam, und zwar nimmt besonders die biologisch aktive, freie Plasmatestosteronkonzentration ab. Gleichzeitig nimmt die Sensibilität der Hoden für die übergeordneten Hypophysenhormone ab. Es besteht ein Zusammenhang zwischen der herabgesetzten Hormonproduktion der Hoden und der abnehmenden Potenz älterer Männer.

Zufuhr von Testosteron an Männer mit normalem Testosteronniveau hat kaum eine Wirkung (außer natürlich einem Plazebo-Effekt) auf Libido oder Potenz, dagegen können hypogonadale und ältere Männer manchmal Nutzen davon haben (s. auch Kap. 5).

Man hat das Hormonniveau bei Männern mit psychisch bedingten sexuellen Dysfunktionen mit einer normalen Kontrollgruppe verglichen. PIRKE et al. (1979) untersuchten acht Männer mit primärer erektiver Dysfunktion, 16 Männer mit vorzeitiger Ejakulation im Alter von 22 bis 55 Jahren und eine Kontrollgruppe aus 16 Männern, 21 bis 44 Jahre alt, ohne sexuelle Dysfunktionen. Bei allen wurden im Laufe von drei Stunden zehn konsekutive Blutproben abgenommen. Die Konzentrationen von LH und von freiem und gebundenem Testosteron wurden bestimmt. Man fand keine signifikanten Unterschiede zwischen den Patienten und der Kontrollgruppe. Es wird darauf hingewiesen, daß keiner der Patienten über herabgesetzte Libido klagte. Es sind einzelne Resultate, z. B. von RABOCH et al. (1975) mitgeteilt worden, wonach Männer, die sowohl über sexuelle Dysfunktionen wie über herabgesetzte Libido klagten, leicht herabgesetzte Testosteronwerte aufwiesen.

Ist das Serumprolaktin erhöht, sieht man bei Männern oft herabgesetzte Libido. Behandlung mit Bromocriptin kann das Serumprolaktinniveau herabsetzen, wonach das sexuelle Interesse oft zurückkehrt. Oft muß eine solche medikamentöse Behandlung durch eine Sexualtherapie nach den üblichen Regeln (s. Kap. 4) ergänzt werden, um wirksam zu sein (BANCROFT, 1984).

Wegen der Schwankungen während des Menstruationszyklus ist es schwierig, das *Östrogenniveau* bei Männern und Frauen zu vergleichen. Aber normale Männer und Frauen nach der Menopause haben in etwa die gleichen Östrogenkonzentrationen. Sie entsprechen etwa einem Siebtel bis einem Neuntel des Niveaus normalmenstruierender Frauen zum Zeitpunkt des Eisprungs. Östrogene beeinflussen die Geschmeidigkeit der Vaginalhaut und ihre Fähigkeit, auf sexuelle Stimulation zu reagieren. Östrogenmangel macht die Vaginalauskleidung blaß, dünn und trocken, wie man nach Eintritt des Klimakteriums beobachten kann. Die Östrogene sind eine Bedingung für das sexuelle Reaktionsvermögen der Frau, möglicherweise sogar für die Anziehungskraft, die eine Frau auf einen Mann ausübt. Auch die Empfindsamkeit der Haut wird von Östrogenen beeinflußt (SARREL und SARREL, 1984). Zu Bedenken ist aber, daß Einschränkungen des sexuellen Reaktionsvermögens und Klagen über trockene Vaginalhaut, über die in der Literatur berichtet wird, meist auf klinischen Beobachtungen beruhen. Viele Frauen nach der Menopause haben keine derartigen Beschwerden.

Der *Progesteronspiegel* ist bei Männern niedrig und entspricht dem niedrigsten Wert im Menstruationszyklus der Frau, wie er während und nach der Menstruation auftritt.

Zwischen den Geschlechtshormonen und den Hormonen aus Hypothalamus und Hypophyse gibt es Feedback-Mechanismen. Progesteron und seine Abkömmlinge haben möglicherweise einen sexuell hemmenden Effekt.

Beim Menschen besteht kein deutlicher Zusammenhang zwischen den verschiedenen Phasen des Menstruationszyklus und der Libido der Frau. FISHER (1976) ermittelte an seinem Material, daß 15% der Frauen im Verlauf des Menstruationszyklus keine Schwankungen ihres sexuellen Interesses bemerkt hatten; etwa 25% hatten in der Woche nach der Menstruation am meisten Lust, ebenso viele in der Woche davor, etwa 20% in der Mitte des Zyklus und etwa 20% während der Menstruation. Menge und Viskosität der Lubrikation variieren mit dem Zyklus.

Es ist ungewiß, welche Bedeutung *Geruchsstimuli* (Pheromone, internal chemical messengers) für das Sexualleben des Menschen haben, obgleich vieles darauf hindeutet, daß Pheromone auch bei Men-

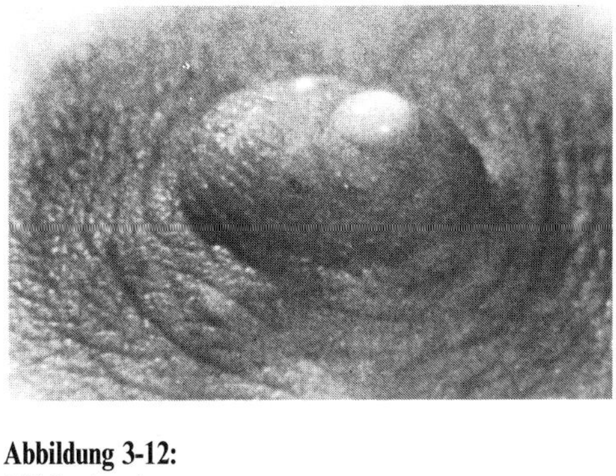

Abbildung 3-12:
Milchsekretion
Nahaufnahme der Brust einer Frau, die vor 5 Monaten entbunden hat und noch stillt. Nach sexueller Stimulation durch den Partner entstand eine Erektion der Papille, erhöhte Blutfülle der Areola mammae und Milchsekretion. Die Entstehung und Abgabe des Milchtropfens ist wahrscheinlich durch Oxytocinausschüttung aus dem Hypophysenhinterlappen bedingt, die durch genitale Stimulation gefördert wird.
Nach G. WAGNER, 1974.

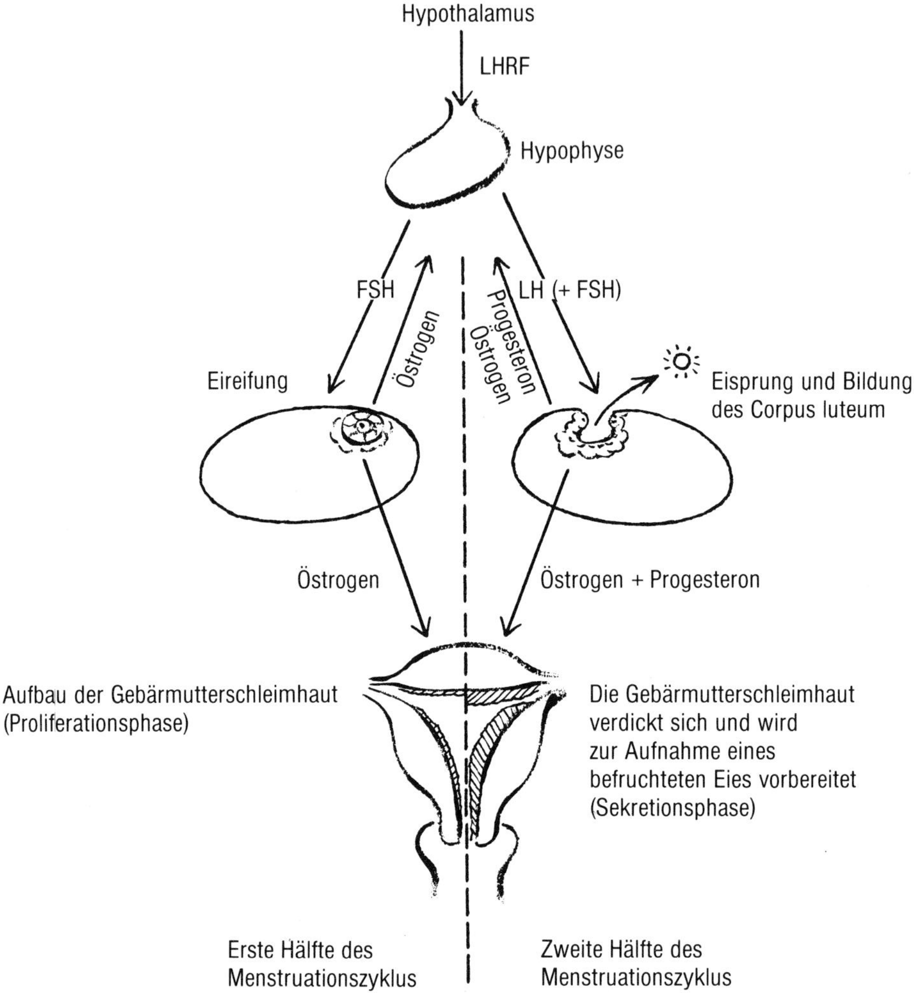

Abbildung 3-13:
Regelkreis der weiblichen Geschlechtshormone
Im ersten Teil der Menstruationsperiode werden die Eierstöcke vom übergeordneten Geschlechtshormon FSH (Follikelstimulierendes Hormon) beeinflußt. Es stimuliert die Eireifung. Während der Eireifung bilden die Zellen um das Ei herum östrogene Hormone, die die Gebärmutter zum Aufbau der Schleimhaut nach der Menstruation stimulieren. In der Mitte der Menstruationsperiode tritt der Eisprung ein, vorwiegend durch Stimulation durch das Hypophysenhormon LH (Luteinisierendes Hormon). Am Ort des Eisprungs bilden sich Zellhaufen gelber Färbung, das Corpus luteum. Dieses bildet Gestagene (Progesteron) und Östrogene, die die Gebärmutterschleimhaut so stimulieren, daß sie dicker und gefäßreicher wird, dazu bereit, ein befruchtetes Ei aufzunehmen. Geschieht eine solche Implantation, verbleibt die Schleimhaut der Gebärmutter in diesem Zustand. Tritt keine Befruchtung ein, geht das Corpus luteum zugrunde, seine Hormonproduktion hört auf, und die Menstruation tritt ein.
Die FSH- und LH-Produktion wird vom Zentralnervensystem reguliert, u.a. durch das Hormon LHRF (LH releasing factor) aus dem Hypothalamus. Zwischen mehreren dieser Hormone besteht eine antagonistische Wechselwirkung (negatives Feedback), sie regulieren sich gegenseitig, z.B. fällt das FSH, wenn die Östrogene ansteigen und umgekehrt.

schen (ähnlich wie bei vielen Tieren) eine wesentliche Rolle für die sexuelle Anziehung und Aktivität spielen. Pheromone sind, im Gegensatz zu Hormonen, gattungsspezifisch. Es gibt wahrscheinlich einen Zusammenhang zwischen Pheromonen, hormonellen Schwankungen und Menstruationszyklus. Frauen, die eine gemeinsame Wohnung haben, synchronisieren oft ihren Menstruationszyklus.

Bei Frauen in der Menopause überwiegen die Androgene, was zu verstärkter Gesichtsbehaarung und tieferer Stimme führen kann.

Abschließend soll noch erwähnt werden, daß Frauen im Anschluß an sexuelle Erregung das Hypophysenhinterlappenhormon *Oxytocin* ausschütten. Darauf ist die Milchsekretion, die man bei stillenden Frauen während des Koitus beobachten kann, zurückzuführen (s. Abb. 3-12). Tierversuche deuten darauf hin, daß Oxytocin bei beiden Geschlechtern einen sexuell stimulierenden Effekt hat.

Zum Regelkreis der weiblichen und männlichen Geschlechtshormone siehe Abbildungen 3-13 und 3-14.

3.8 Lubrikation

Man hat in der Scheidenhaut keine Drüsen gefunden. Deshalb glaubte man lange, daß die Flüssigkeitsabsonderung, die ein frühes Symptom sexueller Erregung ist, entweder aus der Gebärmutter oder aus den Bartholin-Drüsen stamme. Vaginale Lubrikation beobachtet man jedoch auch bei Frauen ohne Gebärmutter, und die Sekretproduktion der Bartholin-Drüsen ist so geringfügig, daß sie nicht die Anwesenheit der Flüssigheitsmengen, die beobachtet werden, erklären kann. Es ist eine der originalen Beobachtungen von MASTERS und JOHNSON (1967), daß die vaginale Lubrikation eine Art Ausschwitzen von Flüssigkeit darstellt, die bei sexueller Stimulation gleichzeitig an der ganzen Oberfläche der Vagina entsteht und die man bereits 10 bis 30 Sekunden nach Beginn der Stimulation beobachten kann.

MASTERS und JOHNSON meinen, daß es sich um eine Art Transsudation durch die Scheidenhaut und aus den umgeben-

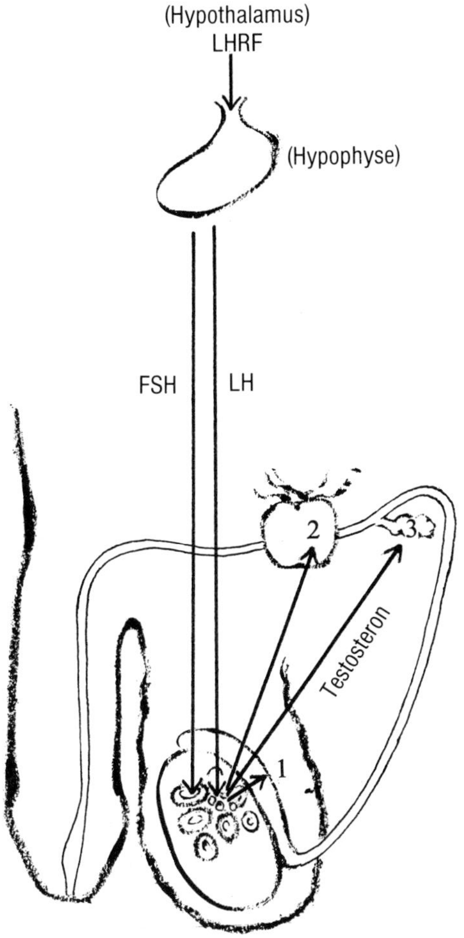

Abbildung 3-14:
Regelkreis der männlichen Geschlechtshormone
Beim Mann werden die Geschlechtsdrüsen auch von den übergeordneten Hypophysenhormonen FSH und LH beeinflußt; FSH stimuliert die Bildung der Spermatozoen, LH stimuliert die Leydig-Zellen der Testes, die zwischen den samenbildenden Geweben liegen. LH heißt beim Mann deshalb auch ICSH (Interstitialzellen stimulierendes Hormon). Die Interstitialzellen (Leydig-Zellen) bilden das männliche Geschlechtshormon Testosteron, das u.a. die efferenten Samenwege mit den dazugehörigen Drüsen (Samenblasen und Prostata) beeinflußt. Auch beim Manne wird die Hypophyse vom Hypothalamus durch LHRF (LH releasing factor) stimuliert (s. Abschn. 5.2).

den Venengeflechten handelt, die bei sexueller Stimulation anschwellen. Der pH-Wert der Vagina liegt im allgemeinen bei gut 4 und wird durch die Lubrikation nicht wesentlich verändert.

In Dänemark haben WAGNER und LEVIN (1978 a und b) eine Reihe von Untersuchungen über die Lubrikation und die sonstigen Funktionen der Scheide durchgeführt.

Menge, Konsistenz, Geruch usw. der Lubrikation hängen von der sexuellen Erregung, dem Menstruationszyklus, hormoneller Antikonzeption, evtl. Schwangerschaft und dem Alter der Frau ab.

Frauen mit angeborenen Mißbildungen der Vagina oder ganz ohne Vagina können durch plastische Chirurgie eine funktionsfähige Scheide erhalten. Ein solcher Eingriff wird im allgemeinen erst nach der Pubertät vorgenommen. Man kann in solchen Fällen beobachten, daß sich im Laufe kurzer Zeit eine normale Lubrikation einstellt. Man kann dies auch bei Männern beobachten, bei denen eine Geschlechtsumwandlungsoperation vorgenommen wurde.

Im Anschluß an die Ejakulation ändert sich der pH-Wert der Scheide im Laufe weniger Sekunden von 4,3 auf 7,2. Dadurch werden die Spermien geschützt, die bei einem pH-Wert von 5 und darunter irreversibel immobilisiert würden.

Läge der pH-Wert der Vagina immer um 7 herum, wäre die Gefahr für mykotische und bakterielle Infektionen wahrscheinlich größer als bei dem niedrigeren pH-Wert, der normalerweise beobachtet wird.

3.9 Uteriner Druck während und nach dem Orgasmus

Sowohl im Hinblick auf den Spermientransport wie auch auf die Einwirkung auf einen gegebenenfalls vorhandenen Fetus ist es von Interesse, die Variationen des intrauterinen Drucks während und nach dem Orgasmus zu messen. MASTERS und JOHNSON (1967) weisen darauf hin, daß viele der Meinung sind, daß das Sperma beim Orgasmus in den Uterus hineingesogen wird. Aber bei ihren eigenen Versuchen mit Röntgenkontrastflüssigkeit, die vor den Muttermund gebracht worden war, wurde das Kontrastmittel nicht angesaugt, und sie schlossen daraus – bis zum Beweis des Gegenteils –, daß kein aktives Einsaugen in den Uterus stattfindet. Physiologen haben jedoch die Versuchsanordnungen kritisiert und meinen, daß MASTERS und JOHNSON aus ihnen nicht solche Schlüsse ziehen könnten. FOX (1973, 1977) brachte intrauterin einen kleinen Druckmesser an und zeigte, daß der Druck beim Orgasmus bis zu 40 cm H_2O stieg, daß aber unmittelbar danach ein Unterdruck von 26 cm H_2O zu beobachten war, was wiederum für ein Einsaugen in den Uterus spricht. Alle sind sich darin einig, daß weitere Versuche nötig sind, um diese Frage abzuklären.

3.10 Orgasmus der Frau

Im Bereich unserer Kultur legen beide Geschlechter großen Wert darauf, daß die Frau zum Orgasmus kommt. Dies ist ein Phänomen der heutigen Zeit. Die Fähigkeit, den Orgasmus zu erreichen, wird im allgemeinen als ein wesentliches Indiz für psychische Gesundheit angesehen. Es ist jedoch zweifelhaft, ob dies angemessen ist. Natürlich besteht ein Zusammenhang zwischen Persönlichkeit, sexueller Einstellung und Verhalten im weitesten Sinne. Aber die Fähigkeit, Orgasmus zu erleben, sagt wenig oder gar nichts über den allgemeinen psychischen Zustand des Betreffenden aus. So kann die orgastische Potenz bei einer Reihe von Frauen mit ausgesprochenen neurotischen und psychotischen Zügen erhalten sein. Umgekehrt gibt es eine Reihe von Frauen mit orgastischer Dysfunktion, bei denen dieses Symptom relativ isoliert auftritt, die aber im übrigen psychisch unauffällig sind.

Neuere Untersuchungen deuten darauf hin, daß es nicht angemessen ist, bestimmte Wege zum Orgasmus anderen vorzuziehen; einmal, weil diese Unterscheidung oft nicht möglich ist, aber auch, weil der Weg zum Orgasmus in hohem Maße kulturell bestimmt ist. Man braucht nicht seine Zuflucht zu exotischen Völkerschaften zu nehmen. Eine Untersuchung verschiedener ethnischer Gruppen in den USA zeigte, daß weiße Frauen des Mittelstandes durch mehr oder weniger direkte Reizung der Klitoris Orgasmus erreichten, schwarze Frauen vornehmlich durch vaginale Stimulation, und daß die sog. Chicanos (von mexikanischer Abstammung) gar keinen Orgasmus haben wollten, weil man ihn für eine typische Reaktion Prostituierter hielt (GOODLIN, 1971).

Schließlich kann man, obgleich es oft geschieht, nicht von dem, was physiologisch gemessen wird, auf das schließen, was jemand erlebt. Physiologisch scheinbar ganz gleiche Orgasmen können ganz verschieden erlebt werden. Phänomenologisch gibt es mehrere Formen von Orgasmen, obgleich sie in physiologischer Hinsicht im großen und ganzen identisch sind.

Die Persönlichkeit und nicht die Sexualtechnik bestimmt in erster Linie die Fähigkeit des einzelnen zur orgastischen Reaktion. Es kommt auf die Wesenszüge und auf die Fähigkeit an, sich bei einem Partner geborgen zu fühlen, sich hingeben, dem anderen vertrauen zu können, und sich ohne Furcht vor den Folgen in Abhängigkeit begeben zu können. Es handelt sich also um sehr grundlegende Persönlichkeitsmerkmale, die bis in die Kindheit zurückreichen und die in der Regel ein emotional tragfähiges Verhältnis zu beiden Elternteilen und vor allem zum Vater zur Voraussetzung haben. Es hat sich gezeigt, daß Frauen mit Orgasmusproblemen häufiger gestörte Beziehungen zu ihren Vätern hatten als Frauen, die leicht sexuelle Befriedigung erreichen (FISHER, 1976; NILSSON, 1970; UDDENBERG, 1974). Über die persönlichen Wesenszüge hinaus ist natürlich die Art der erotischen Beziehung von wesentlicher Bedeutung für die orgastische Reaktion.

Was im folgenden referiert wird, stammt u. a. aus dem Buch des amerikanischen Psychiaters SEYMOUR FISHER (1976), „Orgasmus. Sexuelle Reaktionsfähigkeit der Frau. Psychologie, Physiologie, Phantasie“. Seine Ergebnisse stützen sich auf die Untersuchung von 200 jüngeren weißen Frauen der Mittelklasse in den USA. Mehrere seiner Resultate entsprechen dem, was andere Forscher, u. a. skandinavische, bei ähnlichen Gruppen ermittelt haben.

Vergleicht man eine Gruppe von Frauen, die selten oder nie Orgasmen erleben, mit Frauen, die oft oder immer zum Orgasmus kommen, dann findet man, daß sich die Gruppen hinsichtlich Ausbildung, sozialer Stellung, Zufriedenheit mit den Arbeitsbedingungen (ob zu Hause oder außer Haus) und in geringerem Maße auch hinsichtlich sexueller Vorerfahrungen unterscheiden. Gut ausgebildete Frauen der Mittelklasse mit einer gewissen sexuellen Erfahrung haben seltener Orgasmusprobleme als schlecht ausgebildete Frauen, die unter schwierigen Bedingungen leben. Man beobachtet auch die Tendenz, daß Frauen mit der Zeit, ungeachtet der sonstigen Bedingungen, leichter Orgasmus erreichen. Dagegen scheint eine Reihe von Faktoren, wie Masturbationserfahrungen, Masturbationshäufigkeit, Partnerzahl, Alter beim ersten Geschlechtsverkehr, Koitusfrequenz, Variationen beim Koitus, frühere psychische Erkrankungen, Aborte u. ä., keine wesentliche Rolle dafür zu spielen, ob eine Frau zum Orgasmus kommt oder nicht.

Verschiedene Untersuchungen zeigen, daß nur 10–15% der Frauen in unserem Kulturkreis nie Orgasmus erreichen. Die Hälfte davon ist im eigentlichen Sinn „frigid“, d. h. nicht interessiert an geschlechtlichen Beziehungen. Sie reagieren auf sexuelle Stimulationen nicht mit stärkerer Durchblutung und Lubrikation. Die andere Hälfte ist keineswegs sexuell abweisend, reagiert bis zu einem gewissen Grad auf sexuelle Stimulation, erreicht aber nie Orgasmus.

Die Koitushäufigkeit bei jüngeren Paaren beträgt etwa drei mal pro Woche, mit großen Variationen in beiden Richtungen. Das entspricht der von jüngeren Frauen bevorzugten Häufigkeit. Während des Vorspiels, das bei den von FISHER untersuchten Frauen durchschnittlich gut zwölf Minuten dauerte, bevorzugten die meisten Frauen die Stimulation der Klitoris. Der eigentliche Koitus dauerte 1 bis 30 Minuten. Im Durchschnitt brauchten die Frauen einen Koitus von acht Minuten, bevor sie zum Orgasmus kamen. Während Frauen im allgemeinen im Vergleich zu Männern eine längere sexuelle Stimulation brauchten, um beim Verkehr Orgasmus zu bekommen, unterschied sich die Zeit, die bei der Masturbation bis zum Erreichen des Orgasmus gebraucht wurde, bei Männern und Frauen nicht. Etwa zwei Drittel der Frauen erreichten den Orgasmus, indem zuerst die Klitoris manuell stimuliert wurde; danach wurde der Penis eingeführt, und die Koitusbewegungen führten den Orgasmus herbei. Etwa zwei Drittel der Frauen erlebten den Orgasmus entweder vor oder nach dem des Partners, nur etwa ein Drittel der Frauen erreichten den Orgasmus gleichzeitig mit dem Partner. 20% der Frauen gaben an, daß sie, um Orgasmus zu bekommen, nie manuelle Stimulation der Klitoris brauchten. Fragte man Frauen, ob sie klitorale oder vaginale Stimulation vorzögen, antworteten 50%, daß ihnen Klitorisstimulation am wichtigsten sei, während 10% ebenso großes Gewicht auf vaginale Stimulation legten.

Etwa 20% der Frauen gaben an, daß sie sich sehr konzentrieren müßten, um zum Orgasmus zu kommen, und daß er nur glückte, wenn alle Einwirkungen von außen ausgeschaltet wären.

Der Orgasmus selbst dauerte sechs bis zehn Sekunden und wurde als ein Gefühl der Ekstase beschrieben, als wenn alles vergeht, oder wie ein immer stärker werdendes Lustgefühl, gefolgt von plötzlicher Entspannung. Nur wenige Frauen beschrieben den Orgasmus als eine Art Katastrophenerlebnis oder als Ohnmacht, aber gegen Ende des Koitus fühlten viele Frauen, daß die Bewegungen unwillkürlich wurden und sie kurz vor dem Orgasmus ihre Gedanken nicht mehr steuern konnten. Die Frauen konnten deutlich zwischen dem direkt an der Klitoris ausgelösten Orgasmus, der als warm, kitzelnd, elektrisch und spitz beschrieben wurde, und dem vaginal ausgelösten Orgasmus, der mit den Worten wie pulsierend, tief und beruhigend und angenehm beschrieben wurde, unterscheiden.

Man fand keine Evidenz, daß Frauen, die häufig oder immer Orgasmus hatten, auch häufiger Koitus wünschten als andere, und auch nicht, daß Frauen, die nur unregelmäßig Orgasmus erlebten, dies durch häufigeren Koitus zu kompensieren versuchten. Man fand auch, daß regelmäßiger Orgasmus nicht mit verschiedenen Koituspositionen, der Länge des Vorspiels oder der Dauer des Koitus korrelierte. Es ergab sich auch kein Zusammenhang zwischen Erreichen des Orgasmus und der Bevorzugung von klitoraler beziehungsweise vaginaler Stimulation. FISHER ist mit MASTERS und JOHNSON darin einig, daß Koitusbewegungen in der Scheide bis zu einem gewissen Grad eine Klitorisstimulation mit sich führen und dadurch zum Teil die verstärkten sexuellen Lustgefühle bedingen. Aber er meint, daß MASTERS und JOHNSON die Befriedigung bei vaginaler Stimulation, die kinästhetischen Impulse, die sie mit sich bringt, sowie das Gefühl der Ausdehnung der Scheide, der Dehnung der umgebenden Muskulatur und nicht zuletzt die psychologische Bedeutung von Intimität und Verschmelzung unterbewerten.

MARY JANE SHERFEY (1974) bringt ähnliche Gesichtspunkte zum Ausdruck und bemerkt, daß es sich nicht um ein Entweder-Oder, sondern um ein Sowohl-Als-auch handelt und daß eineFrau bei ein und demselben Koitus sowohl klitoral wie vaginal ausgelöste Orgasmen erleben kann, wenn sie einen ausreichend erfahrenen Liebhaber hat. Denn – so bemerkt sie – die Frau ist ja mit der Fähigkeit zu multiplen Orgasmen ausgestattet.

Auch andere Autoren sind der Meinung, daß MASTERS' und JOHNSONs Orgasmusbegriff zu eng gefaßt ist. SINGER (1973) beschreibt z. B. drei Formen von Orgasmus:

1) den Vulvaorgasmus, der sowohl durch Masturbation wie durch Koitus erreicht werden kann und der dem von MASTERS und JOHNSON beschriebenen entspricht;
2) den uterinen Orgasmus, der vom Vulvaorgasmus grundverschieden ist. Er wird als „tief" erlebt. Es treten keine Kontraktionen der orgastischen Manschette auf. Er ist besonders gekennzeichnet durch anfängliche Apnoeperioden, gefolgt von emotionaler Aufladung mit nachfolgender Entspannung.

Diese Form von Orgasmus wird nur beim Koitus erlebt, weil der Orgasmus dabei, so glaubt man, durch die Bewegungen des Penis in der Scheide und die damit im Zusammenhang stehenden erregenden Auswirkungen auf den Uterus und die anderen Beckenorgane ausgelöst wird;
3) den Mischorgasmus, eine Kombination von 1) und 2).

HELEN KAPLAN (1974) meint, daß der weibliche Orgasmus nicht entweder klitoral oder vaginal sei, sondern immer beide Komponenten enthält. Er wird als ein Reflex angesehen, der wie andere Reflexe aus einer sensorischen und motorischen Komponente besteht. Mehr Übereinstimmung besteht hinsichtlich der motorischen Komponente, der unwillkürlichen, schnellen, rhythmischen Kontraktionen der perivaginalen Muskulatur, die von ausgesprochenem Lustgefühl begleitet werden. Diese Reaktion entsteht, unabhängig davon, ob an der Klitoris oder anderswo ausgelöst. Aber über den sensorischen Anteil ist man sich nicht einig. Solche Meinungsverschiedenheiten kennt man bei anderen Reflexen nicht. Beim Blinzelreflex z. B. wird niemand bezweifeln, daß es sich um eine unwillkürliche Kontraktion der Augenlidmuskulatur bei Berührung der Kornea handelt. Die Augenlidmuskulatur ist vom N. facialis innerviert, während die Kornea ihre Innervation vom N. trigeminus erhält. Niemand findet etwas dabei, daß der Triggermechanismus des Blinzelns nicht in den Lidmuskeln lokalisiert ist, sondern von der Kornea ausgelöst wird. Aber viele erregen sich darüber, daß der weibliche Orgasmus zwar aus rhythmischen Kontraktionen der Scheidenmuskulatur besteht und darum als von Scheide und Becken ausgehend erlebt wird, jedoch durch Stimulation sensorischer Nervenfasern in Klitoris und Vulva ausgelöst wird. KAPLAN weist darauf hin, daß MASTERS und JOHNSON gerade dies gemeint haben und daß es eine irreführende Interpretation der Ausführungen von MASTERS und JOHNSON sei, zu sagen, der Orgasmus der Frau sei klitoral. Das Besondere am orgastischen Reflex ist nur, daß die Stimulation des Klitorisgebietes als solche zu intensiven Lustgefühlen führt, die sich von den vaginal ausgelösten Lustgefühlen wesentlich unterscheiden. Wie bei allen anderen Reflexen beobachtet man eine normale Variationsbreite beim Schwellenwert, so daß einige Frauen leicht zum Orgasmus kommen, während andere eine intensivere Stimulation brauchen. Die Psyche kann – wie bei anderen Reflexen – eine hemmende Funktion besitzen.

NATALIE SHAINESS (1974) teilt nicht HELEN KAPLANS Auffassung, daß man MASTERS und JOHNSON falsch interpretiert hat. Sie kritisiert deren Orgasmusbegriff scharf und schreibt: „Masters und Johnson legten großes Gewicht auf die Vorstellung, daß bei Frauen und Männern erotische Gefühle vornehmlich an einer Stelle lokalisiert seien – der Klitoris. Das vereinfachte die Sache für Dr. Masters, da ja der Orgasmus durch klitorale Stimulation allein ausgelöst werden *kann*. Im Verlauf ihrer Forschungen unterschieden Masters und Johnson nicht zwischen Masturbation und Koitus bei Frauen, und brachten damit tatsächlich ihre *Präferenz* für Masturbation zum Ausdruck. Ferner unterschieden sie nicht zwischen dem Gebrauch ‚menschlichen Gewebes' und dem Gebrauch eines elektrisch betriebenen Phallus aus Kunststoff. Ich will damit nicht etwas vage Emotionales oder Psychologisches ansprechen, sondern auf die physiologischen Auswirkungen hinweisen, die entstehen, wenn man eine feinmechanische Aufgabe mit dem Vorschlaghammer lösen will. Auf jeden Fall vereinfachte diese Elimination des Vaginalen bzw. dessen, was dafür sonst noch stehen mag, die Sache für den Arzt, den Forscher, das Thema, den Psychoanalytiker und für die problematische Patientin bzw. Nichtpatientin. Masters beharrt darauf, ‚daß ein Orgasmus ein Orgasmus ist, gleichgültig worauf man die Betonung legt'. Aber dies ist nicht so, nicht nur, weil die Klitoris nicht das ganze Gebiet genitaler Sensitivität umfaßt, sondern auch, weil die klitorale Sensitivität unmöglich somästhetische Sensationen bei Scheidendehnung und Druckveränderungen im Becken mitumfassen kann."

Ausgehend von den neuroanatomischen Verhältnissen hält es SHAINESS für unwahrscheinlich, daß der Orgasmus der Frau nur auf klitoraler Stimulation beruht. Denn nicht nur die Klitoris, sondern auch der Introitus vaginae sind dicht mit für rhythmische Stimulation sensiblen Nervenendigungen versehen. Dazu kommt, daß die ganze Vagina mit Nervenendigungen ausgestattet ist, die Dehnung, Druck und Zug registrieren. Was sie den totalen Orgasmus nennt, wird durch Reize vom gesamten Klitoris-Vulva-Gebiet und von der Vagina selbst ausgelöst. Ein nur klitoral ausgelöster Orgasmus ist nach ihrer Auffassung nur ein partieller Orgasmus, und genau das – sagt sie – entspricht dem, was Frauen, die sowohl klitoralen wie vaginalen Orgasmus haben, berichten.

SHAINESS beschreibt, was sie eine „gesunde sexuelle Reaktion" nennt, folgendermaßen: „Eine Frau, die eine echte orgastische Reaktion erlebt, braucht keine Bestätigung, hat keinerlei Zweifel. Sie ist aktive Teilnehmerin, im ‚sexuellen Dialog' begriffen, nicht abgehoben oder intellektualisierend. Sie grübelt nicht zwanghaft, noch malt sie sich in der Phantasie besondere Bedingungen aus. Sie wird nicht von Ängsten geplagt und muß nicht narzistisch etwas darstellen. Sie konkurriert nicht mit dem Partner, sondern sie fühlt ihre Leidenschaft wachsen; sie traut sich, so zu reagieren, daß ihre Empfindungen immer stärker werden, und merkt, wie mit der Zeit fast automatisch ablaufende rhythmische Bewegungen überhandnehmen. Oft hat sie, kurz bevor der Orgasmus die Bewußtseinsebene erreicht, ein Verlangen nach tiefer Penetration und setzt alles daran, diesen Wunsch zu befriedigen. Dazu reicht ohne Frage klitorale Stimulation nicht aus. Beim Orgasmus erfährt sie die volle Entspannung mit den verschiedenen Veränderungen im Zentralnervensystem und den Bewußtseinsveränderungen. Und dann die Stille mit ihrer Nachwirkung von Dankbarkeit und Wertschätzung des Partners, die Zärtlichkeit in der Ruhe nach dem Sturm. Sie braucht keine Bestätigung, ob ihr Orgasmus wirklich, besonders gut oder sonst etwas war. Sie weiß es, wenn er echt war, weil sie auf sexuellem Gebiet völlig autonom ist."

Im Anschluß an SHAINESS' Auffassung wird nun der sogenannte G-Punkt (benannt nach dem deutsch-amerikanischen Gynäkologen GRÄFENBERG, 1950) kurz besprochen. Es handelt sich um ein sexuell sensibles Gebiet periurethral an der Scheidenvorderwand. GRÄFENBERGS Beobachtungen waren fast in Vergessenheit geraten, aber gegen Ende der 70er Jahre gab es erneut Veröffentlichungen mit dem Hinweis, daß die Vorderwand der Scheide bei vielen Frauen sexuell empfindlich sei und daß Stimulation hier zum Orgasmus führen könne (z. B. HOCH, 1980; ALZATE, 1985). Um die gleiche Zeit wurde darüber berichtet, daß Frauen im Anschluß an den Orgasmus ab und zu Flüssigkeit absonderten, die sogenannte weibliche Ejakulation. Einige Autoren brachten diese Flüssigkeitsabsonderung mit Stimulation der Scheidenvorderwand in Zusammenhang. Manche meinten, es handle sich um Urin, andere widersprachen dieser Auffassung, wie z. B. BELZER (1981), BOHLEN (1982), GOLDBERG et al. (1983), BELZER et al. (1984), HEATH (1984), ALZATE und HOCH (1986).

Die Orgasmusbeschreibung von SHAINESS stammt aus einer Fachzeitschrift, könnte jedoch ebensogut eine literarische Schilderung sein. Daran ist nichts Merkwürdiges. Erlebnisse können sowohl in „wissenschaftlichen" wie in „literarischen" Zusammenhängen mehr oder weniger präzise geschildert werden. Zum Vergleich wird ein kurzer Auszug aus DORIS LESSINGS „Das goldene Notizbuch" (1962) gebracht, in dem folgende Darstellung des Orgasmus gegeben wird:

„Ein vaginaler Orgasmus ist ein Gefühl und nichts anderes, er wird erlebt als Gefühl und ausgedrückt in Empfindungen, die von Gefühl ununterscheidbar sind. Der vaginale Orgasmus ist ein Sich-Auflösen in einem dunklen, allgemeinen Empfinden, so als würde man in einem warmen Strudel herumgewirbelt. Es gibt verschiedene Arten von klitoralem Orgasmus, und sie sind stärker (dies ist das männliche Wort) als der vaginale Orgasmus. Es mag unzählige Erregungen, Empfindungen etc. geben, aber es gibt nur einen wirklichen weiblichen Orgasmus – nämlich dann, wenn ein Mann mit seinem ganzen Verlangen und Begehren eine Frau nimmt und ihr volles Eingehen darauf wünscht. Alles andere ist Ersatz und Betrug, und die unerfahrendste Frau spürt dies instinktiv."

Dazu erwidert der männliche Partner der Erzählerin, ein Psychiater, etwas nekkend: „Weißt du, daß es bedeutende Physiologen gibt, die behaupten, die Frauen hätten keine physische Voraussetzung für einen vaginalen Orgasmus?" Hierauf antwortet sie nur: „Dann wissen sie nicht allzuviel, nicht wahr?".

Das Buch ist Anfang der 60er Jahre geschrieben worden. Die meisten dieser Zitate sind Aussprüche und Beschreibungen von Frauen. Das ist in diesem Zusammenhang eine Selbstverständlichkeit. In DORIS LESSINGS Buch ist die Rede von einem Mann, Professor Bloodrot, der, ausgehend von Studien am weiblichen Schwan, Vorlesungen über den weiblichen Orgasmus halten will, denn er meint, er habe den Beweis erbracht, daß weibliche Schwäne keinen Orgasmus kennen. Bevor er anfangen konnte, verließen alle weiblichen Zuhörer zu seiner Bestürzung den Hörsaal. Später wurde eine der Frauen befragt, warum sie nicht blieb, um die Vorlesungen des berühmten Professors zu hören. Sie antwortete: „Frauen, die auch nur einen Funken Vernunft haben, sind nach all diesen Jahrhunderten klug genug, Männern, die anfangen, ihnen zu erzählen, was sie von Sex halten, nicht ins Wort zu fallen."

Früher wurde die Diskussion: klitoraler oder vaginaler Orgasmus, vorwiegend von Männern geführt, und es waren Männer, die behaupteten, daß der vaginale Orgasmus der „reifere", der „eigentliche" Orgasmus sei usw. Man sollte meinen, daß Frauen so eine Diskussion auf die leichte Schulter nehmen würden, aber das taten sie nicht. Mit MASTERS und JOHNSONS Studien – ob nun eine Fehlinterpretation vorliegt oder nicht – war der klitorale Orgasmus auf dem Vormarsch, physiologische Argumente wurden angeführt, um psychoanalytische Behauptungen zu widerlegen. Wir befinden uns noch immer in dieser Phase, aber jetzt nehmen immer mehr Frauen an dieser Diskussion teil. Das muß man als einen Vorteil ansehen, wenn die Diskussion dadurch auch nicht versöhnlicher geworden ist. Es scheint weiterhin so, als wolle man nur einen Orgasmusbegriff anerkennen, nur daß man sich nicht einigen kann, welchen.

Die Diskussion wird wohl noch eine Zeit lang andauern und erst abebben, wenn eine ausreichend große Zahl der Frauen sich auf sich selbst und auf ihr eigenes Erleben zu verlassen wagt, statt sich von anderen definieren zu lassen.

Man darf hoffen, daß die Diskussion nicht weiter durch physiologische Argumente verwirrt wird. Denn so brauchbar diese in anderem Zusammenhang sind, so abwegig sind sie in dieser Diskussion. Denn eine physiologische Reaktion kann man nicht mit einem Erlebnis gleichsetzen, sie ist nur ihre Voraussetzung, und man bekommt keine Information über die Qualität des Erlebnisses durch Messung physiologischer Reaktionen.

An und für sich ist es sehr verständlich, daß physiologische Argumente in diese Diskussion einbezogen wurden. Es war so lange tabu, sich mit der Physiologie des Geschlechtslebens zu befassen, daß es nicht verwundern kann, daß neue Entdekkungen auf diesem Gebiet auch in Zusammenhängen benutzt wurden, wo sie nicht hingehören. Viele Frauen und Männer wußten so lange Zeit nichts über die Funktion der Klitoris, daß die Wiederentdeckung dieses Organs eine Zeitlang alles andere in den Schatten stellen konnte. Die Analogien zwischen Penis und Klitoris, früher übersehen, sind so offensichtlich, daß man sie leicht weiter führt, als es der Analogie entspricht. Und die Männer haben sich so auf ihren Phallus konzentriert, daß es einigen Frauen eine besondere Freude bereiten muß, zu sagen, daß sie ihn leicht entbehren können. Aber all dies macht die Argumente nicht relevanter. Wir sind Zeugen eines ideologischen Kampfes, der teilweise mit physiologischen Argumenten geführt wird.

Das Ergebnis ist oft große Unsicherheit. Welchem „Experten" soll man glauben? (Kaum Männern vom Typ eines Professors Bloodrot.) Soll man nach dem einen oder dem anderen oder beidem streben, oder nach einem dritten, das vielleicht der Streitapfel von morgen sein wird? Ist das, von dem man bisher glaubte, es sei gut genug, wirklich so, wenn so viele etwas anderes sagen usw. usw. Die einfache Wahrheit ist jedoch, daß nur jeder selbst diese Frage beantworten kann, und daß diese Antworten nicht die gleichen für alle Frauen, alle Männer, alle Paare zu sein brauchen, sondern daß das einzig Entscheidende das Erlebnis ist, dem man sich hingibt. Es gibt nur einen Weg, über unsere persönlichen Erfahrungen hinaus etwas über diese Dinge zu erfahren: zuzuhören, was Menschen erzählen, nicht durch Registrierung „physiologischer Reaktionen". Manchmal wird man erleben, daß die Erfahrungen anderer unsere eigenen bestätigen, manchmal, daß sie ganz anders sind.

Nicht alle Frauen sind so selbständig – wie wir es bei der Person von DORIS LESSING gesehen haben –, daß sie – mit „wissenschaftlichen" Argumenten konfrontiert – nur konstatieren, daß die Konklusionen, die der Wissenschaftler gezogen hat, nur dessen Naivität enthüllen und sonst nichts. Und als Therapeut begegnen einem besonders die Selbstunsicheren und Unschlüssigen, nicht die Sicheren. Befindet sich der Therapeut in derselben Verwirrung wie seine Patienten, trägt er dazu bei, sie in ihrer Unselbständigkeit und in einem falschen Autoritätsglauben zu bestärken, und hilft ihnen nicht, aus der Zwangsjacke, die sie quält, herauszukommen.

3.11 Geschlechtsleben während der Schwangerschaft und nach der Geburt

Sowohl amerikanische wie skandinavische Untersuchungen zeigen, daß die Schwangerschaft in der Regel keine größeren Änderungen des Geschlechtslebens nötig macht, abgesehen von den letzten Wochen vor der Geburt und den ersten Wochen nach der Geburt. Wenn dagegen das Geschlechtsleben vor der Schwangerschaft von Problemen geprägt war, verschlimmern sie sich oft während der Schwangerschaft und nach der Geburt.

Die Literatur über das Geschlechtsleben während der Schwangerschaft und im Wochenbett ist sehr umfassend. Außer den weiter unten besprochenen Referenzen kann auch auf WHITE und REAMY (1982) und auf RYDING (1984) verwiesen werden (s. auch Abschn. 5.1.3.4).

MASTERS und JOHNSON fanden, daß die Libido im Laufe des ersten Trimenons der Gravidität bei Erstgebärenden leicht abnahm, aber nicht bei Mehrgebärenden. Im zweiten Trimenon hatten manche Frauen erhöhte Libido und bekamen leichter einen Orgasmus, im dritten Trimenon waren viele, besonders in den letzten sechs Wochen, weniger an geschlechtlichen Beziehungen interesssiert. Nach der Geburt vergingen zwei bis drei Wochen und sogar bis zu drei Monaten, bis die Frauen ihre Libido wiedererlangten und die Geschlechtsbeziehungen wieder aufnahmen. Einige Frauen hatten Lust, das Geschlechtsleben wieder aufzunehmen, bevor sie sicher waren, sich dadurch nicht zu gefährden, bei anderen war es umgekehrt. Andere Untersuchungen, darunter auch skandinavische, haben das bestätigt, abgesehen von der verstärkten Libido im zweiten Trimenon.

Die physiologischen Reaktionen auf sexuelle Stimulation sind bei Schwangeren, verglichen mit Nichtschwangeren, etwas anders. Die Unterschiede hängen zusammen mit der erhöhten Blutfülle der Unterleibsorgane, dem Wachsen des Uterus und vielleicht auch den anderen hormonellen Verhältnissen. Nur die größeren Veränderungen sollen genannt werden:

Die Lubrikation ist nach Ende des ersten Trimenons erhöht. Die orgastische Manschette ist im allgemeinen in der Gravidität ausgeprägter als vorher. Die mit dem Orgasmus zusammenhängenden uterinen Kontraktionen können, besonders später in der Schwangerschaft, in tonische Spasmen von der Dauer bis zu einer Minute übergehen, und sie können lange nach dem Orgasmus auftreten. Während dieser Kontraktionen wird die Herztätigkeit des Fetus etwas langsamer, aber weitere Einwirkungen auf den Fetus werden nicht beobachtet. Ein Orgasmus, durch Petting oder Masturbation ausgelöst, bewirkt ebenso starke oder noch stärkere uterine Kontraktionen als beim Koitus. Darum sind Masturbation und Petting verglichen mit dem Koitus keine „Entlastung". Nach dem Orgasmus dauert es im Vergleich zu Nichtschwangeren länger, bis die Blutfülle der Geschlechtsorgane abnimmt.

Es wird viel diskutiert, bis zu welchem Stadium der Schwangerschaft der Koitus beibehalten werden darf. Eine amerikanische Untersuchung (GOODLIN et al., 1971) von hundert graviden Frauen und hundert, die kürzlich entbunden hatten, zeigte, daß 77% der Frauen während der Schwangerschaft weiterhin bei sexueller Stimulation Orgasmus bekamen, doch sagten die meisten, daß die orgastische Reaktion nach der 32. Schwangerschaftswoche abnahm. Im ganzen hatten drei Viertel der hundert Schwangeren im Anschluß an den Orgasmus während des zweiten und dritten Trimenons unangenehme Reaktionen erlebt, bei zwei Drittel in Form von Unterleibsschmerzen, bei einem Drittel in Form von Schmerzen in den Beinen, bei einem Fünfzehntel in der Form von Ausfluß. In einigen Fällen löste der Orgasmus eine zu früh eintretende Geburt aus. GOODLIN et al. meinen, das Risiko, daß der Koitus oder andere sexuelle Stimulation spät in der Schwangerschaft eine vorzeitige Geburt auslöst, liege bei etwa 20%. Es ist nicht geklärt, welche Rolle die Prostaglandine für die uterinen Kontraktionen und die Auslösung der Geburt spielen, aber Erfahrungen mit masturbatorisch ausgelöstem Orgasmus zeigen, daß Prostaglandine nicht nötig sind, um die uterinen Kontraktionen hervorzurufen.

GOODLIN et al. meinen, daß man nach der 31. Schwangerschaftswoche, wenn die Zervix weich und der Muttermund offen sind oder wenn eine Veranlagung für zu frühe Geburten besteht, einen Orgasmus vermeiden soll. Er bezieht sich auf Untersuchungen, die sich seinen Gesichtspunkten anschließen, und er referiert Forscher, die seine Einstellung für zu ängstlich halten, z. B. MASTERS und JOHNSON, die der Meinung sind, daß orgastisch ausgelöste Kontraktionen äußerst selten zu verfrühter Geburt führen.

Das eine ist, was der Arzt der schwangeren Frau im Hinblick auf sexuelle Aktivität rät, etwas anderes die Einstellung der Frau dazu. Eine amerikanische Untersuchung von 260 Frauen, wenige Tage nach der Geburt befragt, kann einen Eindruck vermitteln (SOLBERG et al., 1978). Einige Zahlen daraus gibt die Tabelle 3-3 wieder.

„Herabgesetzte Libido" bezieht sich hier auf die Libido vor der Schwangerschaft und „herabgesetzte Befriedigung" bezieht sich auf die orgastische Intensität von früher. Es geht daraus hervor, daß ein Teil der Frauen in der Schwangerschaft weiter geschlechtliche Beziehungen hat trotz herabgesetzter Libido und Befriedigung. Es muß aber angeführt werden, daß 24% der Frauen in den ersten beiden Trimena ein erhöhtes sexuelles Interesse hatten, und 13% ein erhöhtes sexuelles Interesse im neunten Schwangerschaftsmonat. Es besteht ein gewisser Zusammenhang zwischen sexuellem Interesse vor der Schwangerschaft und weiterhin bestehender Libido und Befriedigung während der Schwangerschaft. Von Frauen, die vor der Schwangerschaft masturbiert hatten, hörte die Hälfte während der Schwangerschaft damit auf.

In einer deutschen Untersuchung (LUKESCH, 1976) an 239 schwangeren Frauen gaben 30% den Koitus zwölf bis neun Wochen vor dem Geburtstermin auf, 82% acht bis fünf Wochen vorher und 99%

Tabelle 3–3:
Schwangerschaft und sexuelles Erleben
(nach SOLBERG et al., 1978)

	Kein Koitus mehr %	Herabgesetzte Libido %	Herabgesetzte Befriedigung %
1. Trimenon	2	28	17
2. Trimenon	2	44	28
7. Schwangerschaftsmonat	11	65	41
8. Schwangerschaftsmonat	23	71	52
9. Schwangerschaftsmonat	59	75	48

zwei bis vier Wochen vorher. Eine dänische Untersuchung (CHRISTENSEN, 1980) erfaßt nur 32 erstschwangere Frauen und ihre Männer, aber es handelt sich um eine sehr gründliche Untersuchung, die auch das erste halbe Jahr nach der Geburt umfaßt. Laut dieser Untersuchung hörte ein Drittel der Frauen mit dem Koitus im dritten Trimenon auf, und nur 13% berichteten über unveränderte sexuelle Aktivitäten zu einem so späten Zeitpunkt der Schwangerschaft, obgleich 34% unverändert Libido verspürten.

Einige Frauen verspüren schon wenige Wochen nach der Geburt den Drang, das Geschlechtsleben wiederaufzunehmen, die meisten finden es jedoch erst vertretbar, wenn Blutungen und Wochenfluß aufgehört haben. Untersucht man die physiologischen Reaktionen nach sexueller Stimulation sechs bis acht Wochen nach der Geburt, kann man eine Reihe von Änderungen feststellen, die nach MASTERS und JOHNSONS Auffassung mit einem Östrogenmangel post partum zusammenhängen. Die Scheidenhaut präsentiert sich zu diesem Zeitpunkt dünn, blaß und glatt. Bei sexueller Stimulation dauert es länger, bis sich die Genitalien mit Blut füllen, und die Lubrikation kommt langsamer und ist spärlicher als früher. In der Plateauphase sind die orgastische Manschette weniger deutlich und die präorgastische Färbung der Labia minora nicht so stark wie früher. Die Vaginalkontraktionen während des Orgasmus sind langsamer und kaum so kräftig. Als dieselben Frauen drei Monate nach der Geburt untersucht wurden, war die Scheidenhaut gefaltet und hatte ihre gewöhnliche Farbe und Dicke erreicht, und alle sexuellen Reaktionen waren wie vor der Schwangerschaft. Es können jedoch Monate vergehen, bis die Mammae, sowohl bei stillenden wie bei nichtstillenden Frauen, auf sexuelle Stimulation wie vor der Geburt reagieren.

Stillende Frauen fühlen sich beim Nähren oft sexuell stimuliert. Dies führt bei einigen zu Schuldgefühlen, besonders wenn die glauben, dies sei etwas Besonderes bei ihnen. Die durch das Stillen ausgelösten sexuellen Reaktionen rühren u. a. von uterinen Kontraktionen her und helfen mit, die frühere Funktionalität der Genitalien nach der Geburt wiederherzustellen. Eine solche Auskunft kann auch ein diesbezügliches Schuldgefühl abbauen. Wie oben erwähnt geben stillende Mütter beim Vorspiel und beim Koitus oft etwas Milch ab. Auch dies kann zu unbegründeter Angst führen.

In der oben besprochenen Untersuchung von 32 Erstgebärenden und ihren Partnern hatte nur die Hälfte der Frauen voll und ganz die Lust zu sexuellen Beziehungen wiedergewonnen, als man sie sechs Monate nach der Geburt befragte. Aber alle Frauen hatten die sexuellen Beziehungen wiederaufgenommen, jedoch hatten nur 25% die gleiche Koitusfrequenz wie vor der Schwangerschaft.

HAXTHAUSEN (1978) bezieht sich direkt auf eine Reihe von Aussagen von Frauen und Männern, die kurz zuvor ein Kind bekommen hatten. Ihr Buch ist eine gute Ergänzung zu den vielen statistischen Untersuchungen und kann mit Gewinn von werdenden Eltern und solchen, die gerade Eltern geworden sind, gelesen werden. Information kann ohne Zweifel viele der sexuellen Probleme, die sich aus Schwangerschaft und Geburt ableiten, mildern.

Mehrgebärende und stillende Frauen scheinen schnell Lust zur Wiederaufnahme sexueller Gemeinsamkeit zu haben und auch Befriedigung dabei zu empfinden. Frauen mit mehr Erfahrung scheinen sich in höherem Maße auf sich selbst zu verlassen, statt sich nach den mehr oder weniger wohlbegründeten Ratschlägen anderer zu richten.

Viele Ärzte waren vielleicht zu restriktiv bei Ratschlägen zu sexueller Enthaltsamkeit vor und nach der Geburt. Es ist nicht ungewöhnlich, daß man zu sechswöchiger Enthaltsamkeit vor und nach der Geburt rät. Dazu ist manchmal Anlaß. Aber der Arzt muß bedenken, daß eine dreimonatige Enthaltsamkeit für einen jüngeren Mann schwer durchführbar sein kann und daß Untreue, manchmal zum ersten Male, in dieser Periode nicht ungewöhnlich ist. Weiterhin ist es beim habituellen Abort wohl wichtiger, den Koitus früh in der Schwangerschaft zu unterlassen und nicht erst gegen Ende der

Schwangerschaft. Sind beide Partner darauf eingestellt und spricht nichts für eine Gefahr einer zu frühen Geburt, kann der Koitus bis nahe an den Geburtstermin heran stattfinden, vorausgesetzt, daß stark belastende Positionen vermieden werden, daß der Koitus nicht zu Beschwerden bei der Frau führt, daß nicht Blutungen oder wehenartige Schmerzen auftreten und daß die Frau nicht zu Frühgeburten neigt.

Nach der Geburt kann der Koitus wiederaufgenommen werden, wenn die Blutungen und der Wochenfluß aufgehört haben und Dammrisse oder Episiotomien verheilt sind, d. h. etwa vier Wochen nach der Geburt. Zu diesem Zeitpunkt pflegen die Frauen ihre Lust zu sexuellen Beziehungen wieder zu spüren, wenn auch ihre sexuelle Reaktionsfähigkeit erst einige Monate nach der Geburt ganz wiederhergestellt ist.

3.12 Geschlechtsleben im Klimakterium

Auf diesem Gebiet, wie auch sonst, gibt es große individuelle Unterschiede. Bei vielen Frauen scheint das sexuelle Interesse bei Beginn des Klimakteriums etwas abzunehmen.

Eine umfassende skandinavische Untersuchung (HÄLLSTRÖM, 1973) von knapp 1 500 Frauen im Alter von 38 bis 60 Jahren zeigte, daß die Koitusfrequenz von einmal pro Woche zu einmal jede zweite Woche abnimmt. Während zwei Drittel der vorklimakterischen Frauen fanden, daß ihre Libido, verglichen mit jüngeren Jahren, unverändert oder größer sei, galt das nur für ein Viertel der Frauen nach dem Klimakterium. Man kann selbstverständlich auch umgekehrt sagen: Ein Viertel aller Frauen bewahren oder vergrößern ihr sexuelles Interesse nach der Menopause. Knapp die Hälfte der postklimakterischen Frauen kam schwerer zum Orgasmus als vor dem Klimakterium. Die meisten Frauen akzeptierten diese Veränderungen, ohne viel Aufhebens davon zu machen, und ihre Männer taten es scheinbar auch, wenn auch das sexuelle Interesse der Männer nicht annähernd so abnahm wie das vieler Frauen.

Unter Frauen, bei denen das Klimakterium zu herabgesetztem sexuellen Interesse führte, hatten 25% früher nie Orgasmus erlebt, im Gegensatz zu nur 3% der Frauen, die sexuell ohne Einbußen durch das Klimakterium gingen. 17% der Frauen, deren sexuelles Interesse abnahm, klagten über Dyspareunie, im Gegensatz zu nur 3% der Frauen, deren sexuelles Interesse unverändert war. Dyspareunie konnte aber längst nicht alle Fälle von abnehmendem sexuellen Interesse erklären. Es ergab sich kein Zusammenhang zwischen dem, was Frauen vom Klimakterium erwarteten, und dem faktischen Verlauf des Klimakteriums. Frauen aus niedrigeren sozialen Gruppen verloren ihre Libido in höherem Maße als die übrigen Frauen, gleichgültig ob ihr Arbeitsplatz außerhalb des Hauses oder zu Hause war. Aber die Frauen, die über unbefriedigende Arbeitsbedingungen klagten, berichteten häufiger über abnehmendes sexuelles Interesse. Die physische Gesundheit des Ehemannes war auch von Bedeutung. In den Fällen, wo das sexuelle Interesse der Frau abnahm, war der Mann öfter physisch krank gewesen (und die Frau überbelastet?) als bei anderen. Psychische Krankheit in Form von Depressionen, Überempfindlichkeit, Irritabilität usw. wurde häufiger bei Frauen beobachtet, deren sexuelles Interesse abgenommen hatte als bei den anderen.

Das Bild, das sich so ergibt, stimmt mit mehreren neueren Untersuchungen überein, aber nicht mit der von MASTERS und JOHNSON von 1966. Diese fanden, daß sich das sexuelle Interesse nach der Menopause nicht vermindert, sondern eher noch erhöht. MASTERS und JOHNSONs Stichprobe umfaßte aber nur 61 Frauen und war nicht repräsentativ. Faßt man die neueren Untersuchungen an großen Stichproben kurz zusammen, sieht man, daß die Frauen, die früher ein befriedigendes Sexualleben hatten, deren Arbeitsverhältnisse befriedigend sind und die mit einem gesunden Mann zusammenleben, das Klimakterium im allgemeinen in sexueller Hinsicht besser bewältigen als Frauen, wo das nicht der Fall ist (über Hormonbehandlung und sog. männliches Klimakterium s. Kap. 5).

3.13 Altersveränderungen bei beiden Geschlechtern

Es muß deutlich unterstrichen werden, wie groß die individuellen Unterschiede sind und daß das folgende nur ein allgemeines Bild abgeben kann.

Bei beiden Geschlechtern tritt mit zunehmendem Alter eine Reihe physiologischer Veränderungen auf, die das Sexualverhalten und sexuelle Erleben prägen.

Bei Frauen treten nach dem Klimakterium allmählich folgende Veränderungen der Reaktion auf sexuelle Stimuli auf.

Die generellen Reaktionen: Muskelspannungen, Erröten, Blutfülle der Brüste und Genitalien nehmen ab. Die Scheide schrumpft mit den Jahren etwas, und das Lumen wird kleiner. Die Scheidenhaut wird dünn, glatt und blaß und blutet leicht. Nach dem Koitus kann man Hautreizungen beobachten, parallel dazu manchmal auch Miktionsschmerzen. Die Lubrikation kommt langsamer, die Scheide wird in der Erregungsphase weniger gedehnt, der Zelteffekt wird geringer, die orgastische Manschette wird weniger deutlich, und die Kontraktionen während des Orgasmus nehmen ab. Nur die ersten Kontraktionen kommen ebenso schnell wie früher. Der Uterus, besonders das Corpus uteri, schrumpft etwas. Die orgastischen uterinen Kontraktionen werden manchmal als schmerzhaft empfunden. Die Fähigkeit zu multiplen Orgasmen besteht aber weiterhin.

Alle Veränderungen können durch Abnahme der Östrogene und des Progesteronniveaus nach der Menopause erklärt werden, und man kann sie bis zu einem gewissen Grad durch passende Substitutionstherapie beheben.

Wenn die Frau das Geschlechtsleben bis in höhere Jahre fortsetzt, sind die Veränderungen der sexuellen Reaktionen weniger radikal, als wenn sie ihr Geschlechtsleben ganz einstellt.

Bei Männern verändern sich die generellen sexuellen Reaktionen auf die gleiche Weise wie bei Frauen. Die Erektion des Penis braucht längere Zeit und erfordert intensivere Stimulation. Versagt die Erektion vor der Auslösung, kann es manchmal 12 bis 24 Stunden dauern, bevor eine neue Erektion möglich ist. Der biphasische Verlauf des Samenergusses wird verwischt; entweder erfolgt die Ejakulation unmittelbar auf die Emission, oder die Emissionsphase wird verlängert, und die Ejakulation erfolgt sickernd und ohne begleitendes Lustgefühl. Der Samenerguß geschieht nur in wenigen Stößen. Das Skrotum kontrahiert sich nicht wesentlich, aber die Testes werden vor der Ejakulation leicht in die Höhe gezogen. Nach dem Orgasmus verliert sich die Erektion schnell, die Refraktärperiode bis zu einer erneuten Ejakulation wird verlängert.

Für beide Geschlechter gilt, daß es möglich ist, trotz der Altersveränderungen das Geschlechtsleben bis ins hohe Alter fortzuführen, vorausgesetzt, daß die Partner die veränderten Bedingungen berücksichtigen. Der Geschlechtsakt erfordert mehr Zeit und intensivere Stimulation, und die Intervalle werden größer. Da die Erektionsfähigkeit oft besser erhalten ist als die Ejakulationsfähigkeit, muß der Mann vielleicht in einigen Fällen darauf eingestellt sein, den Koitus ohne Ejakulation zu beenden.

Es hat sich gezeigt, daß die weitere Koitusaktivität der Frauen sehr davon abhängt, ob der Ehemann sexuell aktiv ist. Verliert er das Interesse, verzichten die meisten Frauen auf Geschlechtsverkehr, auch wenn sie vielleicht weiterhin sexuelles Interesse haben. Ältere Frauen, die ihren Partner verlieren, bemühen sich seltener um einen neuen Sexualpartner als ältere Männer, die ihre Partnerin verloren haben. Wenn auch aus verschiedenen Untersuchungen hervorgeht, daß Männer im allgemeinen im Vergleich zu Frauen interessierter daran sind, bis ins höhere Alter geschlechtliche Kontakte zu pflegen, so hat es sich gezeigt, daß viele ältere Frauen – im Gegensatz zu älteren Männern – masturbieren, oft wohl als Kompensation für fehlende sexuelle Beziehungen. In einer Studie des Kinsey-Instituts masturbierten 25% einer Gruppe von 65- bis 70jähriger Frauen. In einer dänischen Untersuchung älterer Frauen von über 60 Jahren waren 40% weiterhin sexuell aktiv, und darüber hinaus hatten 25% spontane

Libido, ohne daß sie eine Möglichkeit hatten, sie zu befriedigen (NIELSEN et al., 1979).

In einer finnischen Untersuchung (KIVELÄ et al., 1986) übten 72% der 60- bis 69jährigen Männer (N 263) weiterhin den Koitus aus und 39% der gleichaltrigen Frauen (N 369), die meisten mindestens einmal monatlich. Bei 70- bis 79jährigen (N 200/295) waren es 40% beziehungsweise 11%, und von diesen hatte nur die Hälfte mindestens einmal im Monat Koitus. Das weitere Geschlechtsleben war, vom Alter abgesehen, abhängig von guter Gesundheit, Bereitschaft zu physischer und psychischer Aktivität und – besonders bei Frauen – davon, ob sie verheiratet waren.

Unter 179 dänischen 70jährigen Frauen hatten 4% nie Geschlechtsverkehr gehabt, 22% hatten auch in diesem Alter noch gelegentlich Koitus, meist ein- bis zweimal im Monat, 44% spürten noch ab und zu sexuelles Verlangen (NIELSEN et al., 1986).

Menschen, die in ihren jüngeren Jahren ein aktives Geschlechtsleben hatten, bleiben meist auch im Alter länger sexuell aktiv als solche, die schon in jüngeren Jahren weniger Gewicht auf das Sexuelle gelegt hatten. Eine amerikanische Untersuchung ergab, daß bei Paaren in den Sechzigern etwa die Hälfte weiterhin Verkehr hatten, bei Paaren, bei denen einer der Partner über 80 Jahre alt war, waren noch immer 10–20% sexuell aktiv (BEREZIN, 1969).

3.14 Literatur

ABEL, GENE G., MURPHY, WILLIAM D., BECKER, JUDITH V. & BITAR, ADIB (1979): Women's Vaginal Responses During REM Sleep. J. Sex. Marit. Ther. **5:** 5–14.

ALZATE, HELI (1985): Vaginal Erotism: A Replication Study. Arch. Sex. Beh. **14:** 529–537.

ALZATE, HELI & HOCH, ZWI (1986): The „G spot" and „Female Ejaculation". J. Sex. Marit. Ther. **12:** 211–220.

BANCROFT, JOHN (1980): Endocrinology of Sexual Function. Clin. Obst. Gyn. **7:** 253–281.

BANCROFT, JOHN (1984): Hormones and Human Sexual Behavior. J. Sex Marit. Beh. **10:** 3–21.

BANCROFT, Grundlagen und Probleme menschlicher Sexualität. Enke, Stuttgart, 1985.

BEREZIN, MARTIN A. (1969): Sex and Old Age. A review of the literature. Geriatric Psychiatry **11:** 131–149.

BELZER, EDWIN G. (1981): Orgasmic Expulsions of Women: A Review and Heuristic Inquiry. J. Sex. Research **17:** 1–12.

BELZER, EDWIN G., WHIPPLE, BEVERLY & MOGER, WILLIAM (1984): On Female Ejaculation. J. Sex. research **20:** 403–406.

BOHLEN, JOSEPH G. (1982): „Female Ejaculation" and Urinary Stress Incontinence. J. Sex. Research **18:** 360–368.

BOHLEN, JOSEPH G., HELD, JAMES P. & SANDERSON, MARGARET OLWEN (1980): The Male Orgasm: Pelvic Contractions Measured by Anal Probe. Arch. Sex. Beh. **9:** 503–521.

BOHLEN, JOSEPH G., HELD, JAMES P. & SANDERSON, MARGARET OLWEN & AHLGREN, ANDREW (1982): The Female Orgasm: Pelvic Contractions. Arch. Sex. Beh. **11:** 367–386.

BRONSON, F. H. (1968): Pheromonal influence on Mammalian Reproduction. In: DIAMOND, MILTON (ed.): Perspectives in Reproduction and Sexual Behaviour, Indiana Univ. Press. Bloomington and London.

CHRISTENSEN, CORNELIA V. & GAGNON, JOHN H. (1963): Sexual Behaviour in a Group of Older Women. J. Geront. **20:** 351–356.

CHRISTENSEN, ELSE (1980): Første barn. Sociale og psykiske ændringer for kvinden, manden og parret. Dansk Psykologisk Forlag, Kbh. (dän.) Das erste Kind. Soziale und psychische Änderungen für Mann, Frau und das Paar.

DICKINSON, ROBERT LATOU (1949): Human Sex Anatomy. Williams & Wilkins, Baltimore.

FISHER, C., COHEN, H. D., SCHIAVI, R. C., DAVIS, D., FURMAN, B., WARD, K., EDWARDS, A. & CUNNINGHAM J. (1983): Patterns of Female Sexual Arrousal During Sleep and Waking: Vaginal Thermo-Conductance Studies. Arch. Sex. Beh. **12:** 97–122.

FISHER, SEYMOUR: Orgasmus. Sexuelle Reaktionsfähigkeit der Frau. Psychologie, Physiologie, Phantasie. Hippokrates, Stuttgart 1976.

FISHER, C., SCHIAVI, R., LEAR, H., EDWARDS, A., DAVIS, D. M. & WITKIN, A. P. (1975): The Assessment of Nocturnal REM Erection in the Differential Diagnosis of Sexual Impotence. J. Sex. & Marit. Ther. **1:** 277–289.

FOX, CYRIL A. (1973): Recent Studies in Human Coital Physiology. Clin. Endocrin. **2:** 527–543.

FOX, CYRIL (1977): Neuere Ergebnisse zur Koitalphysiologie. Sexualmedizin **6:** 180–188.

GEBHARD, PAUL H. (1978): Factors in Marital Orgasm. In: LOPICCOLO, J. & L. (eds.): Handbook of Sex Therapy, Plenum Press, New York & London.

GEBHARD, PAUL H. & JOHNSON, ALAN B. (1979): The Kinsey Data. W. B. Saunders Comp., Philadelphia, London, Toronto.

GOLDBERG, DANIEL C., WHIPPLE, R. N., FISHKIN, RALPH E., WAXMAN, HOWARD, FINK, PAUL J. & WEISBERG, MARTIN (1983): The Gräfenberg Spot and Female Ejaculation: A Review of Initial Hypotheses. J. Sex. Marit. Ther. **9:** 27–37.

GOODLIN, ROBERT C., KELLER, DAVID W. & RAFFIN, MARG. (1971): Orgasm during Late Pregnancy. Possible Deleterious Effects. Obstet. and Gynec. **38:** 916–920.

GOODLIN, ROBERT C., SCHMIDT, WILLIAM & CREEVY, DONALD C. (1972): Uterine Tension and Fetal Heart During Maternal Orgasm. Obstet. and Gynec. **39:** 125–127.

GRÄFENBERG, ERNST (1950): The Role of Urethra in Female Orgasm. Int. J. Sexol. **3:** 145–148.

HAXTHAUSEN, SUSIE (1978): Dig og mig og vi tre. En bog om samliv og fødsel. Gyldendal, Kbh. (dän.) Du, ich und wir drei. Ein Buch über Geschlechtsleben und Geburt.

HEATH, DESMOND (1984): An Investigation into the Origins of a Copious Vaginal Discharge during Intercourse. J. Sex. Research **20:** 194–210.

HOCH, ZWI (1980): The Sensory Arm of the Female Orgasmic Reflex. J. Sex. Educ. Ther. **6:** 4–7.

HÄLLSTRÖM, TORE (1973): Mental Disorder and Sexuality in the Climacteric. Scand. Univ. Books, Göteborg.

JOVANOVIC, UROS J. (1972): Sexuelle Reaktionen und Schlafperiodik bei Menschen. Beitr. Sexualforsch. 51, Ferdinand Enke Verlag, Stuttgart.

KAPLAN, HELEN SINGER (1974): The New Sex Therapy. Brunner & Mazel, N.Y.

KARACAN, ISMET (1978): Advances in the Psychophysiological Evaluation of Male Erectile Impotence. In: LOPICCOLO, J. & J. (eds.) 137–145. Handbook of Sex Therapy.

KENNY, JAMES A. (1974): Sexuality of Pregnant and Breastfeeding Women. Arch. Sex. Beh. **2:** 215–229.

KEVERNE, ERIC B. (1977): Pheromones and Sexual Behavior. In: MONEY, J. & MUSAPH, H. (eds.): Handbook of Sexology, 413–428, Excerpta Medica, Amsterdam, London & New York.

KINSEY, ALFRED, et al., Das sexuelle Verhalten der Frau, Fischer, Berlin, Frankfurt 1954.

KIVELÄ, SIRKA-LIISA, PAKHALA, KOMMO & HONKAKOSKI, AILA (1986): Sexual desire, intercourse and related factors among elderly Finns. Nord. Sex. **4:** 18–27.

LESSING, DORIS (1962): The Golden Notebook, Granada Publication, London. Deutsch: Das goldene Notizbuch (1978), Fischer Verlag Frankfurt a. M., zitiert nach der Taschenbuchausgabe 1986.

LIDBERG, LARS (1972): The Effect of Syntocinon on the Patient suffering from Impotence. Pharmacopsychiat. **5:** 187–190.

LITTLER, W. A., HONOUR, A. J. & SLEIGHT, P. (1974): Direct Arterial Pressure. Heart Rate and Electrocardiogram During Human Coitus. J. Reprod. Fertil. **40:** 321–331.

LOPICCOLO, JOSEPH (1985): Diagnosis and Treatment of Male Sexual Dysfunction. J. Sex Marit. Ther. **11:** 215–232.

LOPICCOLO, JOSEPH & LESLIE (eds.) (1978): Handbook of Sex Therapy, Plenum Press, New York & London.

LUKESCH, H. (1976): Sexualverhalten während der Schwangerschaft. Geburtsh. u. Frauenheilk. **36:** 1081–1090.

LUNDBERG, PER OLOV (1976): Sexual Functions in Males with Neurological Disorders. In: HAFEZ, E. S. E. (ed.): The Human Semen and Fertility Regulation in the Male. Mosby Publ., St. Louis, USA.

MASTERS, WILLIAM, JOHNSON, VIRGINIA: Die sexuelle Reaktion, Akad. Verl. Ges., Frankfurt 1967.

MCCLINTOCK, MARTHA K. (1971): Menstrual Synchrony and Suppression. Nature **229:** 244–245.

MICHAEL, RICHARD P., BONSALL, R. W. & WARNER, PATRICIA (1974): Human Vaginal Secretions. Volatile Fatty Acid Content. Science **186:** 1217–1219.

MONEY, JOHN, EHRHARDT, ANKE, A.: Männlich-Weiblich. Die Entstehung der Geschlechtsunterschiede. Rowohlt, Reinbek 1975.

MOROKOFF, PATRICIA (1978): Determinants of Female Orgasm. In: LOPICCOLO, J. & L., (eds.) a.a.O., 147–165.

NIELSEN, INGE LUNDE, GARDE, KARIN, FOG, EVA, LARSEN, GUNVOR KRAMSHØJ & NIELSEN, DORTE FINN (1979): Seksuallivet hos kvinden over 60. (dän.) Das Geschlechtsleben bei Frauen über 60 Jahren. Ugeskr. læg. **141:** 1940–1943.

NIELSEN, INGE LUNDE, FOG, EVA, LARSEN, GUNVOR KRAMSHØJ, MADSEN, JYTTE, GARDE, KARIN & KELSTRUP, JØRGEN (1986b): 70-årige kvinders seksuelle adfærd, oplevelse, viden og holdning. (dän.) Verhalten, Erlebnisweise, Kenntnisse und Einstellungen bezügl. des Geschlechtslebens bei 70jährigen Frauen. Ugeskr. læg. **148:** 2863–2866.

NIESCHLAG, EBERHARD (1979): The Endocrine Function of the Human Testis in Regard to Sexuality. In: Sex, Hormones and Behaviour. Ciba Foundation Symposium **62:** 183–208. Excerpta Medica, Amsterdam, Oxford & New York.

NILSSON, ÅKE (1970): Para-natal Emotional Adjustment. Acta psychiat. Scand., suppl. **220:** 1–64.

PFEIFFER, ERIC, VERWOERDT, ADRIAAN & DAVIS, GLENN C. (1972): Sexual Behaviour in Middle Life. Amer. J. Phychiat. **128:** 1262–1267.

PFEIFFER, ERIC & DAVIS, GLENN C. (1972): Determinants of Sexual Behaviour in Middle and Old Age. J. Amer. Geriat. Soc. **20:** 151–158.

PIRKE, KARL M., KOCKOTT, GÖTZ & DITTMAR, FRANZ (1974): Psychosexual Stimulation and Plasma Testosterone in Man. Arch. Sex. Beh. **3:** 577–584.

PIRKE, KARL M., KOCKOTT, GÖTZ, ALDENHOFF, JOSEPH, BESINGER, UWE & FEIL, WOLFGANG (1979): Pituitary Gonadal System Function in Patients with Erectile Impotence and Premature Ejaculation. Arch. Sex. Beh. **8:** 41–47.

POULSEN, EJVIND UNDERBJERG & KIRKEBY, HANS JØRGEN (1986): Retrograd ejakulation. (dän.) Retrograde Ejakulation. Ugeskr. læg. **148:** 2750–2754.

RABOCH, JAN, MELLAN, J. & STARKA, L. (1975): Plasma Testosterone in Male Patients with Sexual Dysfunction. Arch. Sex. Beh. **4:** 541–545.

ROBBINS, MINA B. & JENSEN, GORDON, D. (1978): Multiple Orgasm in Males. J. Sex Research **14:** 21–26.

RYDING, ELSA-LENA (1984): Sexuality during and after pregnancy. Acta Obst. Gyn. Scand. **63:** 679–682.

SARREL, PHILIP (1975): Sexual Physiology and Sexual Functioning. Postgrad. Med. **58:** 67–72.

SARREL, LORNA & SARREL, PHILIP (1984): Sexual Turning Points, MacMillan, New York & London.

SHAINESS, NATALIE (1974): Sexual Problems of Women. J. Sex. Marit. Ther. **1:** 110–124.

SHERFEY, MARY JANE (1974): Some Biology of Sexuality. J. Sex. Marit. Ther. **1:** 97–109.

SINGER, IRVING (1973): The Goals of Human Sexuality. Wildwood House, London.

SOLBERG, DON A., BUTLER, JULIUS & WAGNER, NATHANIEL N. (1978): Sexual Behavior in Pregnancy. In: LOPICCOLO, J. & L., a.a.O., 361–371.

TROST, JAN E., DUNN, MARIAN E. (1985): Män med mulipla orgasmer. (schwed.) Männer mit multiplen Orgasmen. Nord. Sex **3:** 119–125.

UDDENBERG, NILS (1974): Reproductive Adaptation in Mother and Daughter. Acta psychiat. Scand., suppl. **254:** 1–115.

WAGNER, GORM (Film, Copenhagen 1974): Physiological Responses of the Sexually Stimulated Female in the Laboratory.

WAGNER, GORM & LEVIN, ROY (1978a): Vaginal Fluid. In: HAFEZ, E. S. E. & EVANS, T. N. (eds.): The Human Vagina, 121–137. Elsevier, North-Holland.

WAGNER, GORM & LEVIN, ROY (1978b): Oxygen Tension of the Vaginal Surface During Sexual Stimulation in the Human. Fert. & Ster. **30:** 50–53.

WEISS, HOWARD D. (1972): The Physiology of Human Penile Erection. Ann. intern. Med. **76:** 793–799.

WHITE, SUSAN E. & REAMY, KENNETH (1982): Sexuality and Pregnancy: A Review. Arch. Sex. Beh. **11:** 429–444.

WIENER, HARRY (1966): External Chemical Messengers. N. Y. St. J. Med. 3153–3170.

WILLIAMS, WARWICK (1985): Anaesthetic Ejaculation. J. Sex. Marit. Ther. **11:** 19–29.

4 Sexuelle Dysfunktionen und ihre Behandlung I Psychische Aspekte

4.1 Einleitung

Auch bei völlig gesunden Menschen kann das Geschlechtsleben oft zu Problemen führen.

In dem vorliegenden Zusammenhang werden keine banalen sexuellen Schwierigkeiten besprochen, sondern nur die sogenannten Dysfunktionen. Früher bezeichnete man sie als Impotenz und Frigidität, aber diese Bezeichnungen waren ungenau, wurden oft als Schimpfworte gebraucht und müssen heute als obsolet gelten. Das gilt vor allem für die Bezeichnung Frigidität, während die Bezeichnung Impotenz besonders bei Autoren, die sich vorwiegend mit somatischen Aspekten befassen, weiterhin häufig gebraucht wird (ELLIOTT, 1985). Statt dessen hat die Bezeichnung „Sexuelle Dysfunktion" internationale Anerkennung gefunden, auch wenn sie etwas unbeholfen klingt. Sexuelle Dysfunktionen können somatische oder medikamentös bedingte Ursachen haben. In diesem Kapitel werden nur die psychisch bedingten Dysfunktionen besprochen, während die organisch bedingten in den folgenden Kapiteln besprochen werden.

Es ist an und für sich unzweckmäßig, die sexuellen Dysfunktionen in psychisch bzw. somatisch bedingte einzuteilen, weil man damit dazu beiträgt, einem falschen Dualismus, der sowieso schon weitverbreitet ist, Vorschub zu leisten. Die Aufteilung geschieht aus praktischen und pädagogischen Gründen und im Bewußtsein dessen, daß alle vernünftigen Therapeuten im täglichen Kontakt mit ihren Patienten ohnehin eine ganzheitliche Beurteilung anstreben, und daß sie weder Psyche noch Soma übersehen oder etwa meinen, diese Hilfsbegriffe seien beim Menschen scharf zu trennen.

Üblicherweise teilt man die sexuellen Dysfunktionen ein in:

Störungen beim Mann:

- Vorzeitiger Samenerguß – Ejaculatio praecox
- Erektionsstörung – Impotentia coeundi
- Verzögerter oder ausbleibender Samenerguß – Ejaculatio retarda oder Ejaculatio deficiens. (Die retrograde Ejakulation, d. h. Samenerguß in die Blase, wird in Kap. 6 und 8 besprochen.)

Störungen bei der Frau:

- Generelle sexuelle Dysfunktion bzw. Erregungsstörung, d. h. die unzureichende Fähigkeit, an sexuellen Beziehungen Freude zu haben – die eigentliche „Frigidität"
- Orgastische Dysfunktion, unzureichende Fähigkeit, einen Orgasmus zu erreichen
- Vaginismus – Scheidenkrampf.

Darüber hinaus können bei beiden Geschlechtern Lustprobleme bestehen, entweder als solche oder zusammen mit sexueller Dysfunktion. Darüber wird im folgenden berichtet.

Sexuelle Dysfunktionen können primär sein, d. h. sie haben immer schon bestanden –, oder sekundär, d. h. daß sie zu irgendeinem Zeitpunkt begonnen haben und daß die Sexualfunktion vorher intakt war. Man kann sie auch einteilen in solche, die situationsbedingt sind, die nur unter bestimmten Bedingungen auftreten, mit bestimmten Partnern u. ä. und solche, die immer vorkommen. Weiterhin unterscheiden manche Autoren zwischen partiellen und kompletten Dysfunktionen. So bedeutet z. B. eine partielle erektive Dysfunktion die herabgesetzte, aber nicht ganz aufgehobene Fähigkeit, eine Erektion zu erreichen.

Tabelle 4-1:
Klassifikationen sexueller Dysfunktionen

Dänische psychiatrische Gesellschaft		DSM-III (1978)
Dysfunctio sexualis (anorgasmus primaria)	305.60	302.71 Inhibited sexual desire
Dysfunctio sexualis (anorgasmus secundaria)	305.60	302.72 Inhibited sexual excitement*
Dysfunctio sexualis (vaginismus)	305.60	302.73 Inhibited female orgasm
Dysfunctio sexualis (ejaculatio praecox)	305.60	302.74 Inhibited male orgasm
Dysfunctio sexualis (ejaculatio retardata)	305.60	302.75 Premature ejaculation
Dysfunctio sexualis (insufficientia erigendi prim.)	305.60	302.76 Functional dyspareunia
Dysfunctio sexualis (insufficientia erigendi sec.)	305.60	306.51 Functional vaginismus
Dysfunctio sexualis alia	305.60	302.79 Atypical psychosexual dysfunction
Morbus systematis urogenitalis psychogenicus	305.69	
Morbus systematis endocrini psychogenicus	305.79	
Dysfunctio sexualis (causa organica)	305.89	
Gesunde Begleitperson	Y 71.9	
Controversia conjugalis	Y 11.0	

* DSM-III-R (1987) teilt dies auf in:
302.72 Female Sexual Arousal Disorder und
Male Erectile Disorder

Eine Dysfunktion kann viele Jahre bestanden haben, bevor eine Behandlung eingeleitet wird, und unbehandelt kann sie das ganze Leben andauern und eine Reihe von Unannehmlichkeiten und Symptomen mit sich bringen. Es handelt sich also um eine beachtliche Behinderung. Sexuelle Dysfunktionen werden im Internationalen Diagnoseschlüssel (ICD) der Weltgesundheitsorganisation (WHO) und im Diagnostic and Statistical Manual (DSM) der American Psychiatric Association verschieden rubriziert. Beide Diagnosensysteme werden derzeit überarbeitet (ICD 10 bzw. DSM-III-R) und sich vermutlich angleichen. Die dänische Ausgabe von ICD 8, 1971 eingeführt, ist weiterhin im Gebrauch. In Tabelle 4-1 sind ICD 8 und DSM-III zum Vergleich aufgeführt. Natürlich ist es unbefriedigend, daß eine Reihe verschiedener Dysfunktionen im ICD 8 unter derselben Kodenummer stehen, aber wahrscheinlich wird das im ICD 10 geändert werden (ICD 9 ist aus verschiedenen Gründen in den skandinavischen Ländern nicht eingeführt worden). DSM-III ist, im Gegensatz zu ICD 8, ein sogenanntes multiaxiales System, das einige Vorteile hat. In der revidierten Fassung des DSM-III (DSM-III-R, 1987) sind die Erregungsstörungen bereits weiter differenziert worden; insbesondere wurde zwischen solchen bei Männern und bei Frauen unterschieden.

KAPLAN (1979), die an der Ausgestaltung des DSM-III mitgearbeitet hat, bevorzugt eine Einteilung der sexuellen Dysfunktionen entsprechend der Phase im Ablauf der sexuellen Interaktion, in der sie auftreten. Sie operiert mit den Phasen „desire“ (Verlangen), „excitement“ (Erregung) und „orgasm“ (Orgasmus). Die beiden letzten Phasen sollen zuerst besprochen werden.

A Name, Vorname .... Geburtsdatum

B Name, Vorname .... Geburtsdatum

Achsen						**Ergänzende Faktoren**
I Lust	II Erregungs-reaktion (arousal)	III Orgasmus	IV Schmerzen bei sex. Aktivität	V Sexuelle Aktivität	VI Emotionale Befriedigung	

A	P/S	P/S	P/S	1 2 3 / 4 5 6
B	P/S	P/S	P/S	1 2 3 / 4 5 6

Zur Beachtung: Für jede Person ist in jeder der sechs Achsen eine Kodenummer einzutragen. Bestehen keine Probleme, wird eine 0 verwendet, ist für die Beschwerde keine Rubrik vorgesehen, eine 9 (Sonstiges). In den Achsen I – III ist außerdem ein P für primäre bzw. ein S für sekundäre Dysfunktion anzugeben. Beschwerden, die vom Patienten vorgebracht wurden, werden in dem darunterstehenden Feld zusätzlich durch ein X gekennzeichnet. Außerdem können bis zu sechs ergänzende Faktoren verkodet und unter den Nummern 1 (für den wichtigsten ergänzenden Faktor) bis 6 (der am wenigsten wichtige) eingetragen werden.

Achse I: Lust (Libido)

0 Keine Probleme
1 Herabgesetzte Lust zu geschlechtlichen Beziehungen mit sexueller Aversion
2 Herabgesetzte Lust zu geschlechtlichen Beziehungen ohne sexuelle Aversion
3 Erhöhte Lust zu geschlechtlichen Beziehungen
9 Sonstige.

Achse II: Erregungsreaktion (arousal)

0 Keine Probleme
1 Herabgesetzte physiologische Erregungsreaktion (Lubrikation/Erektion)
2 wie 1) beim Geschlechtsverkehr, aber nicht bei der Masturbation
3 Herabgesetzte psychische (sexuelle) Erregungsreaktion
4 wie 3) beim Geschlechtsverkehr, aber nicht bei der Masturbation
5 Herabgesetzte physiologische *und* psychische Erregungsreaktion
6 wie 5) beim Geschlechtsverkehr, aber nicht bei der Masturbation
9 Sonstiges.

Achse III: Orgasmus

0 Keine Probleme
1 Schnelle Auslösung/Ejakulation ohne psychisches Orgasmuserlebnis
2 wie 1), aber ohne Erektion/vaginale Lubrikation
3 Physiologische Auslösung/Ejakulation ohne Orgasmuserlebnis
4 wie 3), aber ohne Erektion/vaginale Lubrikation
5 Verspätete/ausbleibende Auslösung im Beisein des Partners (aber orgastisch potent bei Selbststimulation)
6 wie 5) auf Grund mangelhafter physiologischer/psychischer Erregung (arousal)
7 anorgastisch/präorgastisch bei Geschlechtsverkehr und Selbststimulation
8 Simulation
9 Sonstiges.

Achse IV: Schmerzen bei sexueller Aktivität

0 Keine Probleme
1 Schmerzen *vor* der Auslösung/Ejakulation, von den äußeren Genitalien ausgehend
2 wie 1), aber von den inneren Genitalien ausgehend
3 Schmerzen *bei* der Ejakulation/Auslösung
4 Schmerzen *nach* der Ejakulation/Auslösung, von den äußeren Genitalien ausgehend
5 wie 4), doch von den inneren Genitalien ausgehend

Abbildung 4-1 (S. 86/87):
Multiachsiales Diagnosesystem bei psychisch bedingten sexuellen Dysfunktionen

6 Nichtgenitale Schmerzen durch sexuelle Aktivität ausgelöst
7 Vaginismus
9 Sonstiges.

Achse V: Zufriedenheit mit der aktuellen Häufigkeit sexueller Aktivität
0 keine Probleme
1 Wunsch nach weniger sexueller Aktivität
2 Wunsch nach mehr sexueller Aktivität
9 Sonstiges.

Achse VI: Emotionale Befriedigung
0 Keine Probleme
1 Das Geschlechtsleben wird sehr viel unbefriedigender erlebt als das übrige Gefühlsleben.
2 Das Geschlechtsleben wird sehr viel befriedigender erlebt als das übrige Gefühlsleben.
9 Sonstiges.

Multiachsiale Diagnostik
Ergänzende Faktoren: Es können bis zu 6 (zweiziffrige) Kodenummern in den Rubriken 1 – 6 angeführt werden.

Soziale/kulturelle Faktoren
11 Aktuelle soziale Bedingungen (Finanzielle Lage/Arbeitsbedingungen/Wohnung) mit evtl. Einfluß auf das Geschlechtsleben
12 Frühere soziale Bedingungen –"–
13 Moralische/religiöse Bedingungen –"–
14 Transkulturelle Faktoren –"–
19 Sonstiges.

Organische/somatische Faktoren
21 Organische entwicklungsbedingte Beeinträchtigungen, die evtl. Einfluß auf das Geschlechtsleben haben
22 Medizinische Faktoren, die evtl. Einfluß auf die Sexualfunktion haben
23 Medikamentöse Faktoren, die evtl. Einfluß auf die Sexualfunktion haben
24 Aktueller bzw. früherer Alkohol-, Narkotika-, Medikamentenverbrauch mit evtl. Einfluß auf das Geschlechtsleben
25 Herabgesetzter Respekt vor dem eigenen Körper
26 Herabgesetzte Attraktivität für den Partner
27 Psycho-somatische Symptome (somatisierende)
28 Somato-psychische Reaktionen (psychische Reaktionen auf somatische Erkrankung)
29 Sonstiges.

Emotion/Persönlichkeitsstruktur
31 Beeinträchtigungen in der psychischen Entwicklung von evtl. Bedeutung für das Geschlechtsleben
32 Aktuelle psychopathologische Symptome von evtl. Bedeutung für das Geschlechtsleben
33 Inzesterlebnisse als Kind von evtl. Bedeutung für das Geschlechtsleben
34 Andere sexuelle Traumen als Kind von evtl. Bedeutung für das Geschlechtsleben
35 Inzestausübung als Erwachsener
36 Ausübung anderer sexueller Übergriffe als Erwachsener
37 Als Erwachsener einem sexuellen Übergriff ausgesetzt gewesen
39 Sonstiges.

Kognitive Faktoren/Erfahrungsfaktoren
41 Mangelhaftes Wissen, mangelhafte Information von evtl. Bedeutung für das Geschlechtsleben
42 Probleme in Verbindung mit Kontrazeption oder Schwangerschaft
49 Sonstiges.

Sexuelle Verhaltensweisen
51 Vorziehen des anderen Geschlechts als das des Partners
52 Bisexualität
53 Transvestitismus/transsexuelle Problematik
54 Fetischismus
55 Voyeurismus
56 Exhibitionismus
57 Sadomasochismus
58 Pädophilie
59 Andere Abweichungen
61 Unvollständiges Geschlechtsleben
62 Z. Z. kein Geschlechtsleben
69 Sonstiges.

Kommunikation
71 Sonstige Eheprobleme größeren Umfangs
72 Sexuelle Kommunikation schwieriger als auf anderen emotionalen Gebieten
73 Wesentliche außereheliche Beziehungen heute oder früher mit aktueller Bedeutung für das jetzige Geschlechtsleben
79 Sonstiges.

Sonstige
98 Sonstiges
99 Diagnose unmöglich.

„Excitement disorders" (Erregungsstörungen) zeigen sich durch Hemmungen der genitalen Blutversorgung, die dazu führen, daß Männer keine ausreichende Erektion bekommen und Frauen keine Blutfülle der äußeren Genitalien und keine ausreichende Lubrikation. Störungen der Orgasmusphase sind bei Männern Ejakulationsstörungen, d. h. der Samen fließt ohne eigentliche Ejakulation ab oder zu schnell, zu spät oder überhaupt nicht (zur sogenannten anästhetischen Ejakulation s. Abschn. 3.4). Bei Frauen zeigen sich diese Störungen als unvollständige oder fehlende orgastische Reaktion.

KAPLAN (1981) hat, wie viele andere Sexualtherapeuten auch, die Erfahrung gemacht, daß Libidostörungen, die früher von den eigentlichen Dysfunktionen überschattet wurden, weit verbreitet sind und sehr schwer zu behandeln sein können. In ihrem im amerikanischen Original 1979 erschienenen Buch beschäftigt sie sich besonders mit diesen Störungen und ergänzt damit ihre frühere Beschreibung der Behandlung eigentlicher Dysfunktionen (KAPLAN, 1979, amerikanische Erstausgabe 1974). Sie teilt die Libidostörungen in zwei Formen ein, die sie als „inhibited sexual desire" (IHS) (gehemmtes sexuelles Verlangen) und als „hypoactive sexual desire" (HSD) (vermindertes sexuelles Verlangen) bezeichnet. IHS wird definiert als „abnorm schwache Libido, bei der eine ätiologische Diagnose gestellt wurde. d. h. wenn feststeht, daß die Libido durch psychische Faktoren gehemmt wird", während die Bezeichnung HSD den Zuständen von herabgesetzter Libido anderer Ätiologie vorbehalten ist. KAPLAN meint, daß IHS „ein distinkter klinischer Begriff" sei und daß Menschen mit IHS keine Hilfe von dem, was sie als „gewöhnliche sexualtherapeutische Interventionen" bezeichnet, erwarten können, sondern daß sie eine länger dauernde, von Einsicht geprägte Psychotherapie nötig haben, die sie „Psychosexualtherapie" nennt. Viele erfahrene Sexualtherapeuten sind der Meinung, daß Sexualtherapie in jedem Fall „Psychosexualtherapie" sein muß, und bezweifeln, daß IHS ein abgegrenztes klinisches Phänomen darstellt. Nicht überraschend kommentieren ARENTEWICZ und SCHMIDT (1986): „Für uns ist sexuelle Lustlosigkeit ein Beschreibungsmerkmal sexueller Probleme, keine diagnostische Kategorie im Sinne eines spezifisch klinischen Syndroms. Sexuelle Lustlosigkeit geht fast immer einher mit Aversion gegen Sexualität, vor allem dann, wenn der Partner Sexualität wünscht, verlangt, fordert. Die Aversion kann sich in passivem Widerstand, Sich-Belästigt-Fühlen, Widerwillen und Ekel äußern. Diese Reaktionen sind bei Frauen häufiger als bei Männern. Eine andere Form sexueller Aversion resultiert aus der Angst, zu versagen. Sie ist bei Männern häufiger. Aversive Reaktionen gehen in jedem Fall mit Vermeidungsverhalten einher, d. h. mit dem Versuch, der Sexualität aus dem Weg zu gehen. *Sexuelle Aversion und Vermeidung sind keine sexuellen Funktionsstörungen* (Hervorhebung durch den Verfasser). Ihr Vorhandensein und ihre Ausprägung sind aber wichtige Beschreibungsmerkmale von Männern und Frauen mit sexuellen Problemen. In der Regel resultieren Aversion und Vermeidung aus den gleichen Ängsten und Konflikten, die auch die Funktionsstörung bedingen; oder sie sind – allerdings selten – Folge einer Funktionsstörung."

KAPLAN bespricht noch eine Reihe weiterer Dysfunktionen, nämlich „psychogene und postejakulatorische Schmerzen" und „Sexualphobien". Sie meint, daß retrograde Ejakulation im allgemeinen organisch bedingt sei, worüber sich alle einig sind. Diese Dysfunktionen werden in diesem Zusammenhang nicht näher besprochen. Interessierte werden auf KAPLAN (1979) verwiesen. Postejakulatorische Hypersensibilität ist kurz in Abschnitt 3.4 besprochen. Dyspareunie, d. h. Schmerzen beim Koitus, kommen bei beiden Geschlechtern vor, allerdings bei Frauen häufer – siehe Kapitel 5.

In den letzten Jahren wurde wiederholt ein *multiaxiales* sexologisches Diagnosensystem gefordert (SCHOVER et al., 1982; JENSEN und HERTOFT, 1984a, 1984b; BENKERT et al., 1985). Gewiß sind multiaxiale Diagnosen nicht so übersichtlich, man braucht mehr Zeit, sie auszuarbeiten und sie setzen ausführliche und systematische Datenerhebung voraus. Dafür ist die multiaxiale Diagnostik informativer als die einzelne ICD-Diagnose; sie erreicht größere Reliabilität, was für Klinik und Forschung wertvoll ist; psychogene und somatogene Faktoren werden notiert; die Dysfunktionen beider Geschlechter können parallelisiert werden und schließlich können die heute üblichen Diagnosen einzelner Personen von Paar-Diagnosen abgelöst werden. Einen dänischen Vorschlag für ein multiaxiales Diagnosensystem findet man in Abb. 4-1.

4.2 Sexologische Beratung

Die Anregung, über sexuelle Probleme zu sprechen, muß erfahrungsgemäß oft vom Arzt oder anderen Personengruppen kommen; denn viele Patienten können sich nicht überwinden, von sich aus Fragen in dieser Richtung zu stellen. Sie finden vielleicht, daß man „über so etwas nicht spricht", sie finden, daß solche Art von Fragen im Vergleich zu den „eigentlichen" Problemen nebensächlich sind usw. Das gilt für die allgemeine Praxis ebenso wie für den Aufenthalt im Krankenhaus oder in einer anderen Einrichtung.

Viele Ärzte scheuen solche Gespräche aus Furcht davor, wohin das führen könnte, ob sie es schaffen, sich solcher Probleme anzunehmen. Aber nicht jede sexuelle Beratung ist gleich schwierig und setzt die gleiche Kompetenz voraus.

Einer Reihe von Problemen kann mit begrenztem Einsatz abgeholfen werden, nur seltener ist eine eigentliche Therapie nötig. Die richtigen Ratschläge, zum richtigen Zeitpunkt gegeben, können große prophylaktische Bedeutung haben. Hier soll nun das sogenannte PLISSIT-Modell (Annon und Robinson, 1978, 1987) kurz dargestellt werden. Es umfaßt vier Beratungsebenen, die natürlich nicht scharf getrennt sind:

- *P-Permission* (Erlaubnis). Der Therapeut gibt direkt oder indirekt zu erkennen, daß er gewillt ist, sexuelle Fragen zu besprechen.
- LI-*Limited information* (Begrenzte Informationen). Der Therapeut gibt eine Reihe relevanter Informationen über das aktuelle Thema.
- SS--*Specific suggestions* (Spezifische Empfehlungen). Der Therapeut gibt direkte Ratschläge/Anweisungen, wie ein sexuelles Problem evtl. gelöst werden kann.
- IT-*Intensive therapy* (Intensive Therapie). Eigentliche Sexualtherapie.

Hier sollen die drei zuerstgenannten Aspekte kurz kommentiert werden, während die eigentliche Sexualtherapie später ausführlich besprochen wird.

Der Begriff **Permission** (Erlaubnis) hat eine doppelte Bedeutung. Er umfaßt einmal ein Signal seitens des Arztes (oder anderer Therapeuten, Berater), nämlich daß es erlaubt ist, sexuelle Fragen anzusprechen. Zum anderen sind manche Patienten unsicher, was sie oder ihr Partner sich „erlauben können", und suchen den Arzt auf, um ein Alibi zu bekommen, eine „Erlaubnis", für Dinge, die sie gerne machen möchten, von denen sie aber fürchten, sie seien „falsch", „anormal" oder der Partner werde sie nicht akzeptieren. Der Arzt kann natürlich nicht die Verantwortung dafür übernehmen, wie der Betreffende handeln sollte, aber er kann oft mit relativ geringem Aufwand die Patienten von manchen Mißverständnissen über Anormalität befreien oder mit ihnen über die möglichen Konsequenzen sprechen, wenn der Patient den Wünschen und Impulsen folgt, für die er ein Alibi haben möchte. Denn der Arzt kann natürlich dem Patienten die Entscheidung nicht abnehmen, ihm aber vielleicht helfen, eine schwierige Situation zu klären, damit er seine eigene Entscheidung auf einer besseren Grundlage treffen kann.

Bei **Limited information** (Begrenzte Information) kann es sich z. B. um Informationen über sexuelle Nebenwirkungen eines verordneten Medikamentes handeln, z. B. die ejakulationshemmende Wirkung gewisser Psychopharmaka, die lubrikationshemmende und erektionshemmende Wirkung gewisser Antihypertensiva usw. Es kann sich um die Informationen handeln, die Hebammen und Gesundheitsberaterinnen während der Schwangerschaft und nach der Geburt über das Geschlechtsleben geben, und um Informationen über die Folgen von z. B. Unterleibsoperationen für die Sexualfunktion (bei Frauen und Männern). Es hat sich gezeigt, daß solche Informationen, rechtzeitig beiden Partnern am besten von den unmittelbaren Kontaktpersonen gegeben, dem Entstehen mancher sexueller Probleme und unnötiger Befürchtungen vorbeugen können.

Bei **Specific suggestions** (Besondere Vorschläge) kann es sich um Ratschläge, wie man ein bestimmtes sexuelles Problem angehen kann, handeln, z. B. die Empfehlung von Muskelübungen bei postpartal schlaffer Beckenbodenmuskulatur, Behandlung von Schmerzen beim Koitus, Vorschläge für alternative sexuelle Begegnungsweisen, wenn der gewöhnliche Koitus kürzere oder längere Zeit nicht möglich ist usw. Eventuell kann man auch auf Bücher, Filme oder andere Medien, die dem einzelnen oder dem Paar weiterhelfen können, hinweisen.

Specific suggestions erfordern etwas mehr spezifisches sexologisches Wissen als die beiden ersten Stufen des PLISSIT-Modells, aber keine psychotherapeutische Ausbildung. Hat man Bedenken, eine eigentliche Therapie anzufangen, kann man mit der ersten Stufe des PLISSIT-Modells beginnen und sehen, wie weit man damit kommt, und die Patienten, die mehr nötig haben, zu Spezialisten überweisen. Oft wird es so sein, daß man den Mut zur Fortbildung bekommt, so daß man allmählich schwierigere Aufgaben und die eigentliche Therapie übernehmen kann.

4.3 Häufigkeit sexueller Dysfunktionen

Manche Dysfunktionen kommen häufiger vor als andere. Ihr Spektrum ändert sich von Kultur zu Kultur und von Epoche zu Epoche. Verzögerter Samenerguß und Vaginismus kommen seltener vor als zu schneller Samenerguß, als sekundäre erektive Dysfunktion und als die Orgasmusprobleme der Frauen. Zu Beginn des 20. Jahrhunderts fand man wahrscheinlich weit mehr anorgastische Frauen (die sich damit abfanden), als wir sie heute sehen. Untersuchungen aus mehreren Ländern deuten darauf hin, daß fast alle Frauen Orgasmus erlebt haben, was nicht gleichbedeutend damit ist, daß sie mit ihrem Sexualpartner zufrieden sind. Seit Masters und Johnson (1970) ihr Buch herausgaben, scheinen Libidostörungen bei beiden Geschlechtern zuzunehmen und sie können schwer zu behandeln sein. Man bekommt immer mehr den Eindruck, daß die Menschen, die heute wegen sexueller Dysfunktionen behandelt werden möchten, eine „schwierigere“ Gruppe darstellen, als die Patienten vor 10 oder 15 Jahren. Vielleicht erklärt sich dies zum Teil daraus, daß die häufigen Besprechungen von Behandlung sexueller Dysfunktionen in den Medien vielen Paaren geholfen haben, ihre Probleme, wegen derer sie sonst professionelle Hilfe in Anspruch genommen hätten, selbst zu meistern, so daß sich jetzt nur die schwierigsten Fälle melden. Es kann auch an einer Haltungsänderung zum Geschlechtsleben liegen; Befriedigung beider Partner hat heute einen höheren Stellenwert als früher. Veränderte Geschlechtsrollen und kontrazeptive Technik spielen vielleicht auch hinein und international wird für die Behandlung von sexuellen Dysfunktionen mehr Zeit als vor 10 oder 15 Jahren aufgewendet.

Man kann schwer ermitteln, wie häufig sexuelle Dysfunktionen in der breiten Bevölkerung vorkommen, wie sie sich verteilen und wie groß der Behandlungsbedarf ist. Es gibt keine befriedigende Untersuchung hierüber. Die Angaben von Kinsey et al. sind hier nicht ausreichend, und u. a. scheinen Kinsey et al. den Begriff Ejaculatio praecox nicht anzuerkennen.

Es gibt ein paar kleinere Untersuchungen, die einen Fingerzeig geben können.

Unter 100 amerikanischen, gut ausgebildeten, „glücklich verheirateten Paaren“ mit einem Medianalter Mitte der 30er (24 bis 49 Jahre alt) fanden Frank et al. (1978), daß 60% der Männer und 37% der Frauen keine sexuellen Dysfunktionen erwähnten. Aber von den Männern gaben 32% eine, 7% zwei und 1% drei Dysfunktionen an, nämlich 36% Ejaculatio praecox, 9% Erektionsprobleme und 4% Ejakulationsschwierigkeiten. Von den Frauen gaben 21% eine, 20% zwei, 14% drei und

8% vier Dysfunktionen an, nämlich 48% Schwierigkeiten, überhaupt sexuell erregt zu werden, 33% Schwierigkeiten, die sexuelle Erregung aufrechtzuerhalten, 46% Schwierigkeiten, Orgasmus zu bekommen; 15% erreichten nie einen Orgasmus, während 11% meinten, der Orgasmus käme zu schnell. Die Frauen wußten im allgemeinen von der Dysfunktion ihres Mannes, aber das Umgekehrte war nicht immer der Fall. So wußten nur 15% der Männer, daß ihre Frauen Schwierigkeiten dabei hatten, die sexuelle Erregung während des Koitus aufrechtzuerhalten, wo doch bei 33% der Frauen dieses Problem bestand. Außerdem klagten 50% der Männer und 77% der Frauen über mangelndes sexuelles Interesse oder die Unfähigkeit, während des Koitus zu entspannen. Etwa die Hälfte der Paare hatte Koitus zweimal pro Woche, die übrigen 1- bis 4mal pro Monat. 2% hatten gar keine sexuellen Beziehungen miteinander. Man erfährt aber nichts darüber, wie häufig solche sexuellen Dysfunktionen auftraten (abgesehen von den 15% anorgastischen Frauen), oder ob die Partner den Wunsch nach Behandlung äußerten.

UDDENBERG (1974) untersuchte 101 schwedische Frauen, die erstmals schwanger waren. Von diesen gaben 66% an, daß ihr Sexualleben befriedigend sei, 28%, daß sie gewisse sexuelle Probleme hätten, und 6%, daß sie schwere sexuelle Probleme hätten. Die Angaben zur Häufigkeit sexueller Probleme liegen hier etwas niedriger als in einer früheren schwedischen Untersuchung. Die Frauen erwähnten besonders das Problem, zum Orgasmus zu kommen; 32% hatten oft Schwierigkeiten dabei, 36% manchmal, während 32% fast immer beim Koitus einen Orgasmus erlebten. Während das Verhältnis zum Partner von großer Bedeutung dafür war, ob sie mit ihrem Sexualleben zufrieden waren, war dies nicht entscheidend dafür, ob sie zum Orgasmus kamen. Ein schlechtes Verhältnis zum Vater und eine ambivalente Mutter fand man bei Frauen mit orgastischen Problemen häufiger als bei den übrigen.

NETTELBLADT und UDDENBERG (1979) haben in einer Untersuchung von 58 repräsentativ ausgewählten jüngeren schwedischen Ehepaaren mit Kindern insbesondere die Verhältnisse der Männer beschrieben. 40% der Männer hatten eine oder mehrere sexuelle Dysfunktionen erlebt, nämlich 38% zu schnellen Samenerguß, 10% verspäteten oder ausbleibenden Samenerguß und 7% Ejakulationsstörungen. 9% hatten zwei Dysfunktionen erlebt, 3% drei Dysfunktionen. Keine der Dysfunktionen hatte jedoch eine Behandlung erfordert. Sexuelle Dysfunktionenen beobachtete man häufiger bei Männern, die ein schlechtes Verhältnis zu ihrem Vater oder eine dominierende Mutter hatten, als bei Männern, die das Verhältnis zu ihren Eltern als gut beschrieben. Die Autoren vermuten, daß sexuelle Dysfunktion möglicherweise auf unzureichende männliche Identifikation zurückzuführen ist. Die sexuelle Dysfunktion hatte nichts zu tun mit dem aktuellen Partner.

Eine dänische Untersuchung von HESSELLUND (1980) behandelt 38 Ehepaare mit Kindern. Alle bezeichnen ihre Ehe als stabil und gut funktionierend. Keines klagte über ständig auftretende Dysfunktionen, aber drei Viertel der Paare nannten ein oder mehrere sexuelle Probleme, die gelegentlich auftraten. Es handelte sich vor allem um die Schwierigkeiten von Frauen, zum Orgasmus zu kommen, um Uneinigkeit über die Häufigkeit des Koitus und Klagen über ein zu sehr von Routine geprägtes Geschlechtsleben. Nur wenige Ehepaare sprachen darüber miteinander oder mit anderen. Keines hatte sich um sexologische Behandlung bemüht, aber fast alle meinten, daß Bedarf für Kliniken zur Sexualberatung bestand. Etwa ein Drittel der Paare gab an, daß sie wohl kaum selbst eine solche Beratungsmöglichkeit in Anspruch nehmen würden!

Im folgenden werden einige Untersuchungen zur Frage, wie oft Ärzte sexuelle Probleme bei ihren Patienten antreffen, besprochen. BURNAP und GOLDEN (1971) sammelten Informationen bei 87 amerikanischen Ärzten und fanden, daß etwa 15% der Patienten von niedergelassenen Allgemeinmedizinern, Gynäkologen und Urologen über wesentliche sexuelle Probleme klagten. Diese Durchschnittsangabe entspricht sehr gut anderen Untersuchungen. Man findet aber große Unterschiede zwischen den einzelnen Ärzten. Einige berichten lediglich über sexuelle Probleme bei weniger als 1% ihrer Patienten, andere bei bis zu 60%. Dies liegt wahrscheinlich an großen Unterschieden in der Persönlichkeit und den Interessengebieten des Arztes, nicht so sehr an faktischen Unterschieden bei den Patienten. In BURNAPS und GOLDENS Auswertung befanden sich zehn Psychiater, die angaben, daß drei Viertel (zwischen 30% und 100%) ihrer Patienten sexuelle Probleme hätten. Da die Psychiater sich sehr von den übrigen Gruppen von Ärzten unterschieden, blieben ihre sexologischen Patienten bei der Feststellung der jährlichen Patientenzahl unberücksichtigt. Ebenfalls unberücksichtigt blieben die Ärzte, die in ihrem Fachgebiet (Orthopäden, Augenärzte, Kinderärzte, Pathologen u. a.) nur sehr wenige solcher Patienten sehen. Es blieben 60 Ärzte, die jährlich knapp 14 000 Patienten mit wesentlichen sexuellen Problemen sahen, d. h. etwa 230 Patienten jährlich pro Arzt. Diese Angabe klingt nicht unwahrscheinlich und gilt sicher auch für viele europäische Länder. Die Probleme, die Patienten zum Arzt führten, waren meist Probleme des Geschlechtslebens, während Klagen über sexuelle Abweichungen selten vorkamen. Im Jahresdurchschnitt sah jeder Arzt gut 30 Patienten, die über Anorgasmie beim Koitus klagten, 30, die über fehlende Libido klagten, 20, die mit der Koitushäufigkeit unzufrieden waren, gut 20 mit Erektionsstörungen, 20 mit Dyspareunie, 10 mit Ejaculatio praecox, 7 mit sexuellen Problemen in Verbindung mit dem Klimakterium, während der Rest der Patienten, etwa 90, sich auf eine Reihe anderer Klagen verteilte. Die Ärzte konnten in der Regel keine organische Ursache für die Klagen finden, und viele gaben an, nicht zu wissen, was sie mit diesen Patienten anfangen sollten, außer mit ihnen zu sprechen.

PACHARZINA (1975) hat 100 niedergelassene Ärzte in Hannover befragt. Jeder Arzt sah durchschnittlich 4 400 Patienten jährlich. Das Durchschnittsalter der Ärzte war 56 Jahre, und sie hatten durchschnittlich 22 Jahre praktiziert. Ein Viertel der Ärzte waren Frauen. Die Ärzte veranschlagten, daß 25% ihrer Patienten sexuelle Probleme hatten. Die Unterschiede waren groß, ein Viertel meinte, unter 10% ihrer Patienten hätten solche Probleme, an die Hälfte der Ärzte, 10 bis 40%, und der Rest nannte noch höhere Prozentzahlen. Durchschnittlich wandten sich 8% der Patienten direkt mit einer sexuellen Klage an den Arzt. Auch hier waren die Unterschiede groß. Die Ärztinnen sahen im allgemeinen mehr solcher Patienten als die Ärzte. Über 80% der Ärzte meinten, daß sie auf diesem Gebiet nicht ausreichend ausgebildet seien, aber gut 70% fühlten sich doch imstande, auch diesen Teil ihrer Arbeit wahrzunehmen.

MASTERS und JOHNSON (1970) fanden unter 448 Männern und 371 Frauen, die zu ihrer sorgfältig selektierten Stichprobe gehörten, folgende Verteilung sexueller Dysfunktionen: Erektive Dysfunktion machte gut die Hälfte der männlichen Fälle aus, am häufigsten sekundäre Erektionsstörungen. Ejaculatio praecox machte etwa 40% aus, während nur etwa 4% unter verspäteter oder ausbleibender Ejakulation litten. Unter den Frauen klagten knapp die Hälfte über primäre, etwa 40% über sekundäre orgastische Dysfunktion und etwa 10% über Vaginismus. In knapp der Hälfte der Fälle lag eine Dysfunktion bei beiden Partnern vor.

SCHUMACHER und LLOYD (1974) fanden unter 200 Paaren, die wegen sexueller Dysfunktionen behandelt werden wollten, eine Verteilung, die im großen und ganzen der von MASTERS und JOHNSON entspricht. Sie gaben jedoch eine größere Zahl derer an, bei denen zusätzliche physische Konflikte vorlagen.

BANCROFT (1985) bespricht mehrere Untersuchungen über Häufigkeit und Verteilung sexueller Probleme. Eine seiner eigenen Untersuchungen umfaßt 212 Fälle aus Edinburgh. Von diesen kamen 71% als Paare, 12% hatten keinen Partner (darunter viermal so viele Männer wie Frauen). Der Rest kam allein, weil der Partner nicht teilnehmen wollte. Die Männer brachten vor allem Klagen über Funktionsstörungen vor, die Frauen klagten über mangelnde Libido oder unzureichende Befriedigung (lack of enjoyment). Alle Beschwerden zusammengenommen verteilten sich bei 111 Männern und 78 Frauen wie folgt:

- Männer: 16% Libidomangel, 6,5% fehlende Befriedigung, 51% erektive Dysfunktion, 14,5% Ejaculatio praecox, 11,5% verspätete oder ausbleibende Ejakulation. Die vielen Erektionsprobleme erklären sich wahrscheinlich aus dem besonderen Interesse der Bancroftschen Klinik für diese Probleme.
- Frauen: 32% mangelnde Libido, 48% fehlende Befriedigung, 5% Dyspareunie, 3,5% orgastische Dysfunktion, 10% Vaginismus.

Bei 85 Paaren, bei denen die Beschwerden des Mannes Anlaß für den Arztbesuch waren, hatten 31% der Partnerinnen ebenfalls ein sexuelles Problem (meist fehlende Befriedigung). Bei 65 Paaren, bei denen die Beschwerden der Frau Anlaß für den Arztbesuch waren, hatten 29% der Partner ebenfalls ein sexuelles Problem (meist Ejaculatio praecox). Bei den Beschwerden der 111 Männer wurden 36% als primäre sexuelle Probleme bewertet, 17% als sekundär bezüglich anderer Paarkonflikte, der Rest konnte nicht rubriziert werden. Unter den 78 Frauen waren die respektiven Zahlen 44% und 24%. Die Männer waren im allgemeinen etwas älter als die Frauen. Dieser Umstand erklärt die relativ hohe Anzahl von erektiver Dysfunktion.

JENSEN (1980, 1982) berichtet von dänischen Erfahrungen aus der Allgemeinpraxis. Unter 40 Frauen und 40 Männern im Alter von 26 bis 45 Jahren, konsekutiv ausgewählt, fand er, daß 10 Frauen und 5 Männer über sexuelle Dysfunktion klagten; das entspricht 13 bis 41% bei Frauen, 4 bis 27% bei Männern. Darüber hinaus gab jeder Vierte erhebliche Meinungsverschiedenheiten hinsichtlich der Häufigkeit des Koitus an; die Männer fanden, er käme zu selten vor, bei den Frauen war es umgekehrt.

Auf der Grundlage von zwei Registrierungen zu je drei Wochen in 36 Arztpraxen fand er, daß 1,5% der Konsultationen und 3 bis 4% der Konsultationszeit für sexologische Beratungen aufgewandt wurden, aber daß der Bedarf wahrscheinlich zehnmal so groß sei. Im ganzen berieten die Ärzte 161 Frauen und 70 Männer sexologisch. 50% der Männer klagten über erektive Dysfunktion, 15% über herabgesetzte Libido, 40% der Frauen klagten über herabgesetzte Libido, 20% über allgemeine sexuelle Dysfunktion, 20% über orgastische Dysfunktion. Bei zwei Drittel der Patienten brachte der Patient selbst das Problem zur Sprache, bei etwa 10% der Partner, bei etwa 25% der Arzt. Fast alle Männer brachten selbst das Problem vor, aber nur die Hälfte der Frauen.

4.4 Ursachen sexueller Dysfunktionen

Man findet selten eine vollständige Erklärung dafür, warum gerade dieser Mensch, dieses Paar, eine persistierende sexuelle Dysfunktion (manchmal mehrere Dysfunktionen) hat, wenn man auch oft einen Zusammenhang erahnen kann. Einige Menschen berührt die sexuelle Dysfunktion nur recht peripher, sie sind in ihrer sonstigen Lebensentfaltung nicht behindert. Bei anderen wird ihre ganze Persönlichkeit sehr davon geprägt, und es kann ein tiefgreifender Konflikt vorliegen.*

BANCROFT (1985) schreibt sehr richtig: Während der Mann im allgemeinen erwartet, daß der Koitus zur Ejakulation führt – danach ist meist seine sexuelle Aktivität, jedenfalls vorübergehend, vorbei – ist der Orgasmus der Frau nicht notwendigerweise gleichbedeutend mit dem Abschluß des Koitus (für manche Frauen könnte

* Eine erschöpfende Diskussion der eigentlichen Ursachen für sexuelle Dysfunktionen würde sehr umfangreich werden und geht über das Ziel dieses Buches hinaus. HELEN KAPLAN geht in ihrem Buch „The New Sex Therapy" auf eine Reihe ursächlicher Zusammenhänge und auf Hypothesen darüber ein, was sich hinter den sexuellen Dysfunktionen verbergen könnte. Wir weisen ferner auf die Ausführungen von ARENTEWICZ und SCHMIDT (1986) hin. Im übrigen wird auf die einschlägige Literatur verwiesen, darunter auch eine Reihe psychoanalytischer Abhandlungen. In diesem Buch werden die Ursachen besprochen, die für den in der Sexualtherapie Erfahrenen die offensichtlichsten sind; aber hinter ihnen können sich andere und viel kompliziertere Ursachen verbergen. Die Liste der Ursachen dient nur praktischen Zwecken.

man sagen: im Gegenteil; s. auch Abschn. 3.1.3). Dies beruht natürlich auf Unterschieden der postorgastischen Periode bei den Geschlechtern, ist aber nicht nur ein Unterschied im physiologischen Bereich. Während der Orgasmus für die Frau die Aufforderung enthält, sich ihm hinzugeben, ihn geschehen zu lassen, muß der Mann in gewissem Umfang die Kontrolle behalten, damit die Ejakulation nicht zu schnell erfolgt. BANCROFT beschreibt die sexuellen Reaktionen in Form eines psychosomatischen Kreises (s. Abbildung 4-2), der folgende Elemente enthält: psychische und sensorische (u. a. taktile) Stimuli wirken auf das Gehirn (das limbische System) und auf Zentren des Rückenmarks. Diese Zentren sind verantwortlich für die genitalen und allgemein körperlichen sexuellen Reaktionen. Das Erleben dieser Veränderungen kann entweder zur Erregung führen oder Angst hervorrufen (auch andere Reaktionen sind

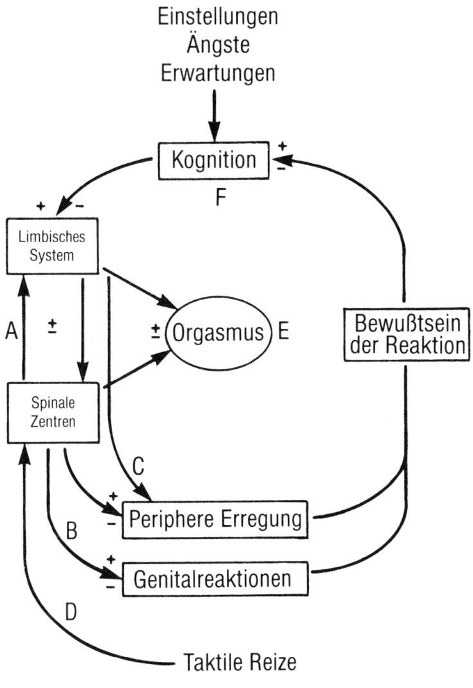

Abbildung 4-2:
Der psychosomatische Regelkreis der Sexualfunktion (aus BANCROFT: Grundlagen und Probleme menschlicher Sexualität, 1985)

möglich, eventuell können sie auch ganz unbeachtet bleiben). Die Art der Reaktionen bestimmt, ob der psychosomatische Kreis weitergeführt oder unterbrochen wird. Auf allen Stufen können sich sowohl fördernde wie hemmende Faktoren geltend machen, und sie haben entscheidende Bedeutung für den Verlauf. Ist der Kreislauf erst in Gang gesetzt, führt er zum Orgasmus. Danach wird der Kreislauf, jedenfalls was den Mann betrifft, vorübergehend unterbrochen.

Will man sexuelle Dysfunktionen beurteilen, ist es wichtig, sie nicht nur an einem einzelnen Punkt des Kreislaufes anzusiedeln, sondern sich den psychosomatischen Prozeß als eine Ganzheit vorzustellen. Ein brauchbareres Bild wäre eine Spirale, bei der man Elemente, wie zeitliche Ausdehnung und Geschwindigkeit, einbeziehen könnte. BANCROFT weist darauf hin, daß hemmende Faktoren noch lange, nachdem sie ihre Bedeutung verloren haben, eine Rolle spielen können. Zum Beispiel können Medikamente, zuviel Alkohol oder Schmerzen in Penis oder Vagina ein sich verstärkendes Gefühl von Mißlingen und Angst in Gang setzen, das lange nach Ablauf der primären Ursache weiterwirkt. Wir haben immer noch eine unvollständige Kenntnis von vielen Einzelelementen des psychosomatischen Kreislaufs.

Wenn die Jahre dahingehen, ohne daß die Dysfunktion schwindet, wird der Behandlungsbedarf oft imperativ. Man kann aber nicht sagen, daß Menschen mit sexuellen Dysfunktionen im allgemeinen psychisch krank sind, z. B. daß sie schwer neurotisch wären, geschweige denn psychotische Züge trügen. Die Praxis zeigt, daß die sexuelle Dysfunktion isoliert auftreten kann, und wenn es glückt, sie zu beheben (ohne daß andere Symptome an ihre Stelle treten), bedeutet das eine große Erleichterung. Im Gegenteil, man beobachtet oft, daß die Betreffenden an einer Reihe von Punkten besser zurechtkommen und weniger über Rastlosigkeit, Irritabilität, Muskelschmerzen, Unterleibsschmerzen, Kopfschmerzen, Schlaflosigkeit u. a. klagen, Symptome, die man oft in Verbindung mit sexuellen Dysfunktionen beobachtet. Gelingt es nicht, die Dysfunktionen zu beseitigen, ist der Weg für Familienkonflikte, Medikamenten- und Alkoholmißbrauch, psychosomatische Symptome und eigentliche Krankheiten verschiedener Art gebahnt. Ein Teil „uncharakteristischer“ Klagen, die Gynäkologen, Urologen, Heilpraktikern und vielen anderen präsentiert werden und für die es keine „befriedigende“ Erklärung gibt, sind wahrscheinlich sexuellen Ursprungs. Diese „unverständlichen“ Klagen führen oft zu somatischer Überbehandlung mit all den menschlichen und ökonomischen Kosten, die solche Behandlungsversuche mit sich bringen. Die Behebung sexueller Dysfunktionen läuft deshalb auf eine kontinuierliche prophylaktische Behandlung hinaus.

Wie erwartet haben sexuelle Dysfunktionen oft einen multifaktoriellen Hintergrund. Hierzu gehören:
- Physische Faktoren
- Unwissenheit und Mißverständnisse
- Inadäquate Stimulation und schlechte Technik
- Psychologische Faktoren
- Konflikte zwischen den Partnern und Machtkämpfe
- Kommunikationsprobleme.

Oft führt eine sexuelle Dysfunktion zu *Leistungsangst,* d. h. Furcht davor, sexuell zu versagen, zu *genitaler Fixierung,* wo der Betreffende seine Aufmerksamkeit nur den Geschlechtsorganen zuwendet und keine Freude am Zusammensein mit dem Partner hat, und zu *Orgasmusjagd,* bei der das Beisammensein nur daraufhin angelegt wird, zum Orgasmus zu kommen, und bei der alle Stadien davor und danach vernachlässigt werden.

Einige dieser Faktoren versteht man am besten anhand des „Modells Maschinenschaden“: Das eine oder andere funktioniert auf Grund von Störungen somatischer Natur nicht, wie es soll. Andere Störungen versteht man am besten mit Hilfe lerntheoretischer, soziologischer, systemtheoretischer oder psychodynamischer Erklärungsmodelle.

Lückenhaftigkeit von Wissen und Erlerntem kann man durch Information und pädagogische Maßnahmen ausgleichen. Änderungen der aktuellen Lebensbedingungen können nötig sein, weil durch sie die Dysfunktionen aufrechterhalten werden. Psychodynamische Faktoren müssen psychotherapeutisch behandelt werden.

Heute wie früher gibt es sexuelle Mythenbildungen, die zu Unsicherheit und Angst beitragen können. In diesem Zusammenhang pflegt man den Einfluß von Christentum und Viktorianismus anzuführen, was auch bis zu einem gewissen Grad berechtigt ist. Was heutige Mythenbildung anbelangt, könnte man jedoch mit gleichem Recht die Idealisierung und Isolierung der Orgasmusfunktion, die für moderne Sexualaufklärung oft charakteristisch ist, nennen. Ferner muß man davon ausgehen, daß die Veränderungen der Geschlechtsrollen und des Verhältnisses zwischen Mann und Frau, die große Teile der Welt prägen, und die für einige zweifellos positiv sind, für andere größere Unsicherheit und sexuelle Störungen mit sich bringen, gleichgültig ob Männer entthront oder Frauen befreit werden. Es gilt hier wie an vielen anderen Stellen, daß Veränderungen fester Normen, so ungerecht sie auch gewesen sein mögen, überwiegend den Selbständigen und Starken zugute kommen, während die Schwächeren und Abhängigen oft den Preis für diese Veränderungen bezahlen müssen. Damit ist nicht gemeint, daß die Veränderungen und Umstrukturierungen, die jetzt stattfinden, abgebremst werden müßten; man muß sich nur darüber klar sein, daß sie ihren Preis fordern und daß man als Therapeut vielleicht dazu beitragen kann, daß der Übergang von alten zu neuen Normen für diejenigen erleichtert wird, die in Schwierigkeiten kommen.

Die bereits genannten ursächlichen Faktoren sollen im folgenden etwas eingehender kommentiert werden. Im übrigen wird auf KAPLAN (1981), HOGAN (1978) sowie ARENTEWICZ und SCHMIDT (1986) verwiesen.

4.4.1 Physische Faktoren

Diese sind schon teilweise in Verbindung mit Schwangerschaft und Geburt sowie den klimakterischen und alterssbedingten Faktoren besprochen worden. Andere werden in den folgenden Kapiteln besprochen, z. B. Dysfunktionen, die ganz oder teilweise bedingt sind durch Behinderungen, Krankheit, chirurgische Eingriffe, Medikamente und Rauschmittel sowie durch Nebenwirkungen verschiedener schwangerschaftsvorbeugender Mittel. Nicht nur hormonelle Kontrazeptiva und IUP („Spiralen"), sondern auch konventionellere schwangerschaftsverhütende Mittel können sich auf die Sexualfunktion auswirken, z. B. in Form von allergischen Reaktionen auf Gummi und Spermizide.

Obgleich physische Faktoren, normale physiologische wie auch pathophysiologische Faktoren an anderer Stelle ausführlich besprochen werden, muß doch hier festgestellt werden, daß selbst dann, wenn ein somatisches Leiden vorliegt, dies nicht notwendigerweise die sexuelle Problematik erklärt; und wenn eine somatische Erklärung vorliegt, schließt dies einen psychogenen Überbau nicht aus. Es liegt also kein Grund für therapeutischen Nihilismus vor, weder gegenüber somatisch bedingten Dysfunktionen noch gegenüber den psychisch bedingten, und somatische und psychotherapeutische Behandlungsmethoden müssen Hand in Hand gehen. Man muß auch bedenken, daß die Vereinigung der Geschlechtsorgane nicht die einzige Möglichkeit für sexuellen Kontakt darstellt, daß sexuelle Gemeinschaft etwas anderes und mehr ist als der Wunsch nach genitaler Vereinigung und daß die Freude an Körperkontakt nicht davon abhängt, ob der Koitus durchgeführt werden kann.

4.4.2 Unwissenheit und Mißverständnisse

So etwas kommt häufiger vor, als manche es sich vorstellen können, selbst bei sonst gebildeten Menschen und auf Gebieten, wo man es gar nicht erwartet. Viele Frauen wissen z. B. nichts über ihre eigenen Geschlechtsorgane und deren Funktion. Es kann nötig sein, mit dem Paar zusammen Zeichnungen oder Modelle der Geschlechtsorgane durchzugehen. Dies kann auch in Verbindung mit einer gynäkologischen Untersuchung geschehen, besonders wenn die Frau mit Hilfe eines Spiegels sehen kann, was geschieht, oder wenn sie sich zu Hause mit einem Handspiegel selbst untersucht, sich selbst abtastet u. ä. Viele Frauen ziehen es vor, anfangs diese Erforschung selbst vorzunehmen, und erst später den Partner daran teilnehmen zu lassen. Das kann völlig ungezwungen geschehen, z. B. wenn man gemeinsam badet. Genauso, wie viele Männer sich unnötige Gedanken über die Größe ihres Penis und der Hoden usw. machen, machen Frauen sich Sorgen über das Aussehen ihrer äußeren Geschlechtsorgane. Man spricht z. B. von den großen und kleinen Schamlippen. Man könnte z. B. auch von äußeren und inneren Schamlippen sprechen. Bei vielen Frauen sieht man die inneren Schamlippen deutlich zwischen den äußeren hervorragen. Einige Frauen befürchten, daß sie „unnormal" geschaffen sind, weil die „kleinen" Schamlippen gar nicht so klein sind. Den an sich neutralen Bezeichnungen große und kleine Schamlippen wird eine unerwartete Bedeutung beigemessen, ein Ausdruck dafür, wie verheerend groß die Unsicherheit vieler Menschen ist.

Der eine oder beide Partner eines Paares mit sexuellen Problemen ist während des Vorspiels und des Koitus oft sehr ungeschickt. Geeignete Filme können in diesem Zusammenhang von Nutzen sein. Nicht um dem Paar zu zeigen, wie es gemacht werden muß, sondern damit sie sehen können, wie andere es machen, und um ihnen Denkanstöße zu geben, wie sie selbst weiterkommen können auf eine Weise, die ihnen angemessen ist. Eine Isolation des Sexuallebens von den übrigen Lebensbereichen ist nicht selten. Einige Paare glauben, daß ein langer ermüdender Tag durch einen Koitus befriedigender abgeschlossen werden kann, oder sie glauben, daß das Geschlechtsleben glücken kann, auch wenn die Partner sich gegenseitig vernachlässigen oder kränken.

Mit zunehmendem Alter treten gewisse Veränderungen der Sexualfunktionen ein. Ältere Männer brauchen ein längeres und intensiveres Vorspiel, ehe sie eine ausreichende Erektion bekommen, aber viele glauben, daß dies etwas Unnormales sei, denn früher bekam der Mann ja beim geringsten Anlaß eine Erektion.

Es ist unmöglich und unnötig, alle Formen von Unwissenheit und Mißverständnissen aufzuzählen. Es ist aber nötig, zu Beginn des Kontaktes mit einem Paar dieses zu veranlassen, genau von ihren Vorstellungen und ihrem faktischen Verhalten zu berichten. Es ist am besten, wenn sie das mit eigenen Worten tun, ohne daß man zu viele lenkende Fragen stellt. Gleichzeitig bekommt man in der Regel eine Reihe nützlicher Informationen über ihr übriges Leben, wer am meisten spricht, ob einer den anderen dominiert, wie der andere auf die gegebenen Auskünfte reagiert usw.

Es ist natürlich wichtig, zwischen eigentlicher Unwissenheit, wo Information nützlich sein kann, und Situationen zu unterscheiden, wo die „Unwissenheit" nicht zufällig ist, vielleicht irgendeinem mehr oder weniger unbewußten Zwecke dient, und wo andere Erwartungen an den Therapeuten gestellt werden. Hierfür gibt es viele Beispiele, und viele Therapeuten haben sich auf eine falsche Fährte locken lassen.

FRIEDMAN (1962) beschreibt ein Paar, bei dem das Problem Vaginismus war, und wo beide Partner sich jahrelang damit abgefunden hatten und keine basalen Kenntnisse über die Anatomie der weiblichen Geschlechtsorgane erworben hatten. BALINT, der den behandelnden Arzt supervidierte, fragte jetzt: „Aber warum wissen sie darüber nichts, und was bedeutet es für sie? Wenn man zu essen wünscht, braucht man nicht zu fragen, wo sich der Mund befindet."

4.4.3 Inadäquate Stimulation und schlechte Technik

Viele Paare sind im sexuellen Zusammenspiel unbeholfen. Sie sind oft wenig erfinderisch und verfallen einer phantasielosen Routine. Vielleicht wagen sie nicht, einander zu sagen, was sie besonders gerne mögen, welche Träume sie gerne realisiert sehen möchten. Oder sie erleben, wenn sie den Partner anzuleiten versuchen, daß der Partner sich verletzt und gekränkt fühlt – „Ich bin wohl nicht gut genug", „Andere waren nicht unzufrieden mit mir" usw. Solche Reaktionen können an der eigenen Unsicherheit liegen oder daran, daß die Wünsche unglücklich formuliert oder als unfruchtbare Kritik empfunden wurden. So wird das Vorspiel leicht für beide Partner unbefriedigend. Das Wort Vorspiel ist schon eine unglückliche Bezeichnung, Vorspiel wozu? So als ob sich alles nur um den Kontakt der Geschlechtsorgane und den Orgasmus selbst handelte.

Bei der Sexualtherapie ist es wichtig, daß Klarheit darüber besteht, wie die Partner einander streicheln, anfassen und liebkosen, und es kann nötig sein, sehr genaue Anleitungen dazu zu geben (s. Abschn. 4.8.1). Einige Menschen, insbesondere vielleicht Frauen, wissen nicht, wie sie ihren Partner dazu anleiten sollen, daß er sie so anfaßt, wie sie es gerne mögen, weil sie selbst ihren Körper nicht kennen. In einer Reihe von Fällen können sie die nötigen Erkenntnisse auf dem Umweg des Selbststudiums und der Masturbation sammeln (s. Abschn. 4.8.2 und Abschn. 4.9). Da die meisten Männer seit der Pubertät Masturbationserfahrungen haben, brauchen sie im allgemeinen nicht ganz von vorn anzufangen. Aber statt sich nur mit der Masturbation in der Art Jugendlicher abzufinden, müßte man vielleicht Wert darauf legen, ihnen beizubringen, mit mehr Gefühl zu masturbieren; es würde ihnen selbst und ihrem Partner zugute kommen.

Für beide Geschlechter gilt, daß „trokkene" Stimulation nicht soviel hergibt wie feuchte Stimulation und daß die eigenen Absonderungen der Natur nicht immer ausreichen, besonders dann nicht, wenn die Situation nicht entspannt ist. Passende Gleitmittel können den Genuß von Liebkosungen an den Geschlechtsorganen und anderswo sehr erhöhen, man mag zu Handcremes, Gleitcremes oder Öl greifen. Besonders Männer mit erektiver Dysfunktion oder verzögerter bzw. ausbleibender Ejakulation können davon profitieren.

Außerdem soll die Frau nicht nur den Penisschaft und die Eichel streicheln, sondern auch das Gebiet unter dem Hodensack. Liebkosungen von Hoden und Hodensack, wobei die Hoden nach oben zum Penis gezogen werden, wirken stimulierend und ejakulationsfördernd, während ein leichtes Ziehen an den Hoden manchmal die Ejakulation verzögern kann. Männer sollen nicht nur die Klitoris liebkosen. Zu direkte, harte Berührungen der Klitoris können das Gegenteil bewirken. Oft sind

Liebkosungen von Labia minora und Scheideneingang am wirkungsvollsten.

Liebkosungen im bekleideten Zustand können sehr aufreizend wirken, können an unerwarteten Stellen ansetzen, zu unerwarteten Zeitpunkten erfolgen und den Auftakt für den folgenden Geschlechtsverkehr bilden. Man kann den Partner gut mit beiden Händen liebkosen, besonders dann, wenn der eine neben dem anderen, der sich hingelegt hat, sitzt. Zarte und langsame Liebkosungen sind oft wirkungsvoller als hastige. Überhaupt bedeutet der Zeitfaktor viel, man muß sich viel Zeit nehmen und dafür Sorge tragen, daß keine Störungen eintreten.

Beide Geschlechter sind sehr empfänglich für Liebkosungen mit Mund und Zunge, aber manche Menschen mögen das aus verschiedenen Gründen nicht. Sauberkeit ist natürlich eine notwendige Voraussetzung, hier wie auch sonst. Ein gemeinsames Bad kann ein guter Auftakt für den Geschlechtsverkehr sein. Orale Liebkosungen erfordern Übung und Kooperation zwischen den Partnern.

Man soll nie die Patienten zu Zärtlichkeiten überreden, für die sie nicht selbst motiviert sind, sondern man soll auf einer Grundlage anfangen, bei der beide sich geborgen fühlen, um dann allmählich zu einer breiteren Fächerung überzugehen, aber immer in Übereinstimmung mit den Wünschen und Voraussetzungen der Patienten. Man entwickelt die therapeutischen Schritte zusammen mit dem Paar, ist dessen Berater. Sexualberatung ist nicht Dressur, das Ziel ist nicht Akrobatik oder Perfekion.

Der Koitus selbst dauert oft zu kurz, vor allem für die Frau. Umgekehrt sind die Frauen oft während des Koitus recht passiv, was den Genuß für beide Partner herabsetzt. Beckenbodenmuskelübungen, z. B. nach KEGELs Anleitungen (s. Abschn. 4.8.3.3) können nützlich sein, teils um das sexuelle Erleben für beide Partner zu intensivieren, teils um der Frau das bewußte Erleben der genitalen Reaktionen zu ermöglichen und damit ihren Weg zum Orgasmus. Schon VAN DE VELDE (1926) wies hierauf hin, aber erst später sind solche Übungen in unserem Kulturkreis allgemein akzeptiert worden, besonders seit Geburtsvorbereitung und Rehabilitation nach der Geburt durchgeführt werden. In orientalischen Ländern waren sie schon immer üblich.

Bücher, illustriert mit guten Zeichnungen und Photographien, können eine nützliche Ergänzung zu den Anleitungen des Therapeuten sein. u. a. weil sie in Ruhe studiert werden können, für sich allein oder mit dem Partner zusammen. Man muß sich vergewissern, daß das Paar weiß, welche Bücher geeignet sind, und daß sie sich diese Bücher ruhig leihen oder kaufen können; eventuell muß der Therapeut sie verleihen. Unter den vorhandenen Büchern ist z. B. COMFORTS (1976) Buch „Freude am Sex" für einige Paare gerade richtig, während es für andere Paare zu weit geht. Solche Paare sollten dann mit Büchern für Teenager beginnen. Man kann dem Paar anraten, ausgewählte Abschnitte zu lesen und dann das Gelesene zu diskutieren. Auch dies ist ein Weg zu Kommunikation und kann helfen, Mißverständnisse auszuräumen. Man kann auch Filme empfehlen, aber das Risiko, daß sie mehr als schriftliche Anleitungen normierend wirken, ist groß. Man muß wiederum daran erinnern, daß es sich um Vorschläge handelt, die das Paar nach seinen eigenen Voraussetzungen beurteilen muß und denen es nicht in allem und jedem zu folgen braucht.

4.4.4 Psychologische Faktoren

Wie schon im zweiten Kapitel und am Beginn dieses Kapitels besprochen, spielt die Vergangenheit eine wesentliche Rolle für unsere aktuellen Handlungsmuster, wie wir uns selbst verstehen, wie wir anderen Menschen begegnen, welche Forderungen wir anderen zu stellen wagen und was wir selbst anzubieten haben.

Oft wird im Laufe einer Sexualberatung das Eltern–Kind-Verhältnis berührt. Einige Patienten berichten, daß sie als Kinder Körperkontakt vermißt haben, daß sie den einen oder beide Elternteile als gehemmt, vielleicht als kühl-distanziert erlebt haben und daß sie ein ambivalentes oder direkt negatives Verhältnis zu diesen Schlüsselpersonen entwickelten. Man wird sich bei seinen Beratungen oft damit begnügen müssen, solche Mitteilungen zur Kenntnis zu nehmen und seine Therapie danach einzurichten, ohne an der Vergangenheit hängenzubleiben.

Man könnte vermuten, daß dramatische sexuelle Ereignisse, z. B. ein Inzestverhältnis, sexuelle Übergriffe oder Vergewaltigungen oft eine Rolle für die Entwicklung einer sexuellen Dysfunktion spielen. Aber nur wenige Patienten erwähnen solche Begebenheiten (s. auch Abschn. 7.12). Man weiß auch, daß viele Menschen mit normalem Geschlechtsleben von solchen Traumen berichten, ohne daß diese zu sexuellen Dysfunktionen geführt hätten (LoPiccolo, 1979). Auch religiöse Dogmen, Tabus und Vorurteile können eine wichtige Rolle spielen und tun es wohl auch in vielen Ländern, aber in Dänemark treten sie selten als wesentliche Faktoren auf – vielleicht weil Menschen mit solchem Hintergrund nicht eine Sexualberatungsklinik aufsuchen, sondern nach anderen Auswegen suchen.

Sexuelle Abweichungen können manchmal die Ursache einer Dysfunktion sein. Die Dysfunktion kann eine Abwehr, ein Schutz vor einer ausgesprochenen sado-masochistischen Haltung sein, die den Patienten beunruhigt. Auch eine massive homosexuelle Haltung kann manchmal z. B. eine erektive oder orgastische Dysfunktion im Zusammensein mit der Partnerin „erklären". Es kommt vor, daß solche Einsichten nur im Gespräch unter vier Augen mit dem Therapeuten ans Licht kommen und daß der Partner darüber nichts erfahren darf. Ist eine sexuelle Abweichung von wesentlicher Bedeutung für eine Dysfunktion, kann dies verhindern, daß das sexualtherapeutische Ziel erreicht wird, und man muß auf andere Therapien verweisen. Tritt die Dysfunktion bei einem homosexuellen Paar auf, wird die gleiche Sexualtherapie wie bei heterosexuellen Partnern angewandt (s. Abschn. 4.6ff.).

Im ganzen muß man sagen, daß die Vergangenheit natürlich für viele sexuelle Dysfunktionen eine Rolle spielt, aber praktisch befaßt man sich mit den aktuellen Manifestationen der Vergangenheitstraumen, wenn man für sexuelle Dysfunktionen Abhilfe schaffen will.

Im folgenden sollen einige solche aktuelle Manifestationen besprochen werden:

- Angst vor sexuellem Genuß
- Furcht vor Versagen (Leistungsangst)
- Befürchtungen, den Partner nicht zu befriedigen
- die Vorstellung, Zuschauer der eigenen sexuellen Aktivitäten zu sein.

4.4.4.1 Angst vor sexuellem Genuß. Einige Menschen wagen aus Furcht vor den Konsequenzen nicht zu tun, wozu sie eigentlich Lust hätten. Es handelt sich um eine Furcht, die auf unglückliche Erfahrungen in früher Kindheit zurückgeführt werden kann und die oft unbewußt ist. Um Enttäuschungen zu vermeiden und „um ja nichts falsch zu machen", legen diese Menschen sich selbst eine Reihe von Restriktionen auf und hemmen dadurch leicht auch andere. Auf sexuellem Gebiet werden nur wenige Dinge als erlaubt empfunden, und eine Reihe von sexuellen Möglichkeiten werden gar nicht in Betracht gezogen, weil sie Unsicherheit auslösen. Die Sexualität, die eigene und die anderer, verunsichert solche Menschen, wird vielleicht als mit Schuld, Sünde oder etwas Unreinem beladen empfunden. Hiermit muß man sich bis zu einem gewissen Grad abfinden. Man sollte aber versuchen, solche Ängste in Grenzen zu halten. Eine Reihe von sexuellen Träumen und Vorstellungen können die Patienten sich selbst kaum eingestehen, geschweige denn anderen, z. B. dem Partner, mitteilen. Einige Frauen und Männer wagen es nie, ihre sexuelle Erregung bis zu einer gewissen Höhe sich entwickeln zu lassen, sie wagen es nicht, sich ganz ihren sexuellen Gefühlen hinzugeben. Die Kontrolle über sich selbst aufzugeben, macht sie ängstlich und unsicher. Dies kann beim Mann zu erektiver Impotenz, zu vorzeitigem oder verzögertem Samenerguß führen, bei Frauen dazu, daß sie nur einen gewissen Punkt der Plateauphase erreichen und nicht zum Orgasmus kommen.

Gleichzeitig leiden diese Menschen oft unter den Hemmungen, die sie sich selbst und anderen auferlegen, und dies kann zu inneren und äußeren Konflikten führen. Zum Schluß kann die Anspannung so groß werden, der Konflikt so belastend, daß sie Angst haben, z. B. den Ehepartner zu verlieren. Jetzt werden sie sich klar darüber, daß es anders werden muß, und in dieser Situation suchen dann einige Paare sexualtherapeutische Hilfe.

4.4.4.2 Furcht vor Versagen (Leistungsangst). Diese Furcht findet man fast immer bei sexuellen Dysfunktionen. Menschen mit Versagungsängsten haben im allgemeinen so viele enttäuschende Erlebnisse hinter sich, bei denen sie versagt haben, daß sie sich allmählich gar nicht mehr dem sexuellen Erlebnis hingeben können, sondern die ganze Zeit nur daran denken: ob es wohl diesmal so geht, wie sie es erhoffen; was der Partner wohl denkt, wie wird er (oder sie) reagieren, falls es schief geht usw. So etwas zerstört natürlich das sexuelle Beisammensein, das ja weitgehend einen autonom ablaufenden Prozeß darstellt, der Ruhe, Geborgenheit und Selbstvertrauen voraussetzt. Leistungsangst gibt es sowohl bei Männern wie bei Frauen, aber meist ist sie bei Männern am spürbarsten, denn deren falsche Reaktionen sind schwer zu verbergen und verletzen das Selbstvertrauen der Männer leicht.

Das Problem kann nicht durch einen Willensakt gelöst werden, es wird dadurch eher verschlimmert. Ein guter Weg, die Leistungsangst zu vermindern, ist, dem Paar für eine bestimmte Zeitspanne ein Koitusverbot aufzuerlegen und in dieser Zeit andere Formen psychischen und körperlichen Kontaktes einzuüben. Besonders Männer glauben oft, daß der Penis das einzige Organ ist, mit dem sie sich selbst und ihrem Partner eine Freude machen können, und gerade dieses Organ haben sie z. Z. nicht im Griff. Es kann eine Befreiung für beide Teile sein, zu entdekken, daß es außer dem Koitus noch viele andere Weisen gibt, sich gegenseitig zu befriedigen.

4.4.4.3 Befürchtungen, den Partner nicht zu befriedigen. Diese Furcht hängt eng zusammen mit der Leistungsangst. Das Sexualleben setzt bei beiden Geschlechtern die Fähigkeit voraus, zu geben und zu empfangen, zu fordern und zu leisten, aktiv und passiv zu sein. Viele Menschen fühlen sich unsicher, nicht zuletzt auf sexuellem Gebiet. Sie sind oft mit ihrem Körper unzufrieden, finden, daß er nicht den Idealvorstellungen entspricht, und glauben, nicht viel sexuelle Anziehungskraft zu besitzen. Sie haben vielleicht das Wort „Egoismus" falsch verstanden und zeigen gegenüber ihrem Partner eine mißverstandene Rücksicht, indem sie eigene Wünsche und Bedürfnisse hintanstellen. Einige Menschen sind von vornherein so ängstlich, den Partner zu enttäuschen, daß sie gar nicht mehr die Initiative zu sexuellem Kontakt zu ergreifen wagen. Dies ist typisch für Männer mit Ejaculatio praecox. Das Sexualleben hört vielleicht ganz auf, da die Initiative immer noch weitgehend vom Manne ausgeht.

Wenn so ein Paar zur Therapie kommt, begegnet einem ein Mann mit wenig Selbstachtung und großer Verzagtheit, während die Ehefrau oft resigniert und etwas bitter ist. Frauen befürchten oft, den Partner zu ermüden, weil sie längerdauernde und intensivere Stimulation brauchen, als der Mann im allgemeinen zu geben pflegt. Bei der Sexualtherapie versucht man in der einleitenden Phase, die Patienten dazu zu bewegen, ihre eigenen sexuellen Wünsche zu akzeptieren, ihren eigenen Körper anzunehmen, und man versucht, die Fähigkeit einzuüben, zu geben und zu empfangen und einander zu zeigen, welche Liebkosungen man am liebsten hat – sogenanntes Sensualitätstraining oder auch sensate focus (s. Abschn. 4.8.1).

4.4.4.4 Vorstellungen, Zuschauer der eigenen sexuellen Aktivitäten zu sein. Fast alle Menschen kennen das: außerhalb ihrer selbst zu stehen, sich selbst zuzuschauen. Viele Menschen empfinden eine solche Situation als unbehaglich, fühlen sich gehemmt und unfrei. Paare mit sexuellen Dysfunktionen können darüber klagen, daß sie die Fähigkeit, unmittelbar sie selbst zu sein, eingebüßt haben. Sie haben das Gefühl, gewissermaßen außerhalb des Sexualaktes zu stehen, beobachten sich selbst und haben das Gefühl, daß die kritischen Augen anderer auf ihnen ruhen. Ihre Gedanken kreisen darum, ob das, was sie tun, komisch, unästhetisch oder abstoßend aussehen könnte.

Um dem entgegenzuwirken, bestärkt man sie darin, daß das Geschlechtsleben etwas Positives ist, eine Art und Weise, Gefühle und Zuneigung auszudrücken, die sich nicht von anderen Formen von Zärtlichkeit unterscheidet. Bei den Streichelübungen (sensate focus) beginnt man mit Zärtlichkeiten und Kontaktmöglichkeiten, bei denen beide sich ganz geborgen fühlen. Die meisten Menschen erleben unmittelbare Freude daran, dicht aneinander zu liegen und sich zu liebkosen. Dies ist immer ein Anfang. Die meisten Frauen mögen gern einen Säugling wikkeln. Es besteht aber kein großer Unterschied, ein kleines warmes Wesen an sich zu drücken und seine Nähe zu spüren, oder die körperliche Nähe und Wärme des Partners, den man liebt, zu erleben. Für einige Paare mit sexuellen Problemen ist es aber charakteristisch, daß sie ihr Gefühlsleben in Segmente aufteilen und nicht die selbstverständlichen Ähnlichkeiten und Verbindungslinien sehen.

Bei der Sexualtherapie ist es wichtig, dort anzufangen, wo der Patient sich geborgen fühlt und wo es ihm nicht schwer fällt, sich auszudrücken und dann stufenweise weiterzugehen.

4.4.5 Konflikte und Machtkämpfe

Konflikte können sowohl Ursache wie Folge sexueller Dysfunktionen sein. Paare, die zur Behandlung kommen, quälen sich meist mit dem sexuellen Problem ab. Aber man darf nicht blind dafür sein, daß dieses Symptom auch positive Aspekte enthalten und ein Glied der inneren Dynamik und Machtbalance des Paares sein kann.

Eine verständnisvolle, resignierte Frau, die unglücklicherweise einen Ehemann mit Ejaculatio praecox hat, ist natürlich betrübt, daß sie kein befriedigendes Sexualleben hat. Aber gleichzeitig hat sie vielleicht dadurch eine besondere Macht über ihren Mann, die sie sonst nicht gehabt hätte. Sein offensichtliches Versagen enthebt sie der Notwendigkeit, bei sich selbst nachzuschauen, ob ihre mangelhafte Befriedigung nur an seiner Ejaculatio praecox liegt. Gelingt es mit der Sexualtherapie, seine Ejakulation unter Kontrolle zu bringen, blüht er vielleicht auf, aber ihre Unsicherheit wächst vielleicht, sie befürchtet, keine Macht mehr über ihn zu haben, er könnte sich jetzt vielleicht anderen Frauen zuwenden usw. Vielleicht wehrt sie sich gegen die Behandlung durch Ausweichen, Bedauern, vielleicht sogar durch direkte Sabotage, z. B. indem sie, entgegen allen Instruktionen, bei ihm einen verfrühten Samenerguß hervorruft, so daß die alte Situation wiederhergestellt ist. So ein Spiel läßt sich ins unendliche variieren. Eine andere typische Konfliktsituation ist die folgende: Eine junge Frau verliert mehr und mehr das Interesse am Geschlechtsleben, und der Mann irritiert sie zunehmend, gleichgültig, wie er sich benimmt. Ihr Interesse konzentriert sich auf ihr zweijähriges Kind. Er fühlt sich überflüssig, sucht sich mehr und mehr Interessen außerhalb des Hauses, sie klagt darüber, daß er sie vernachlässigt usw. Der faktische Konflikt hat seine Ursache darin, daß sie unbewußt ihren Mann dafür bestraft, daß sie sich benachteiligt fühlt, daß sie immer wieder in ein Schema, dem sie nicht zustimmen konnte, hineingezwungen wurde, während der Kindheit durch die Eltern, dann wurde sie etwas zu früh schwanger, heiratete früher, als sie es beabsichtigt hatte, nichts wurde so, wie sie es erhofft hatte. Sie bestraft den Mann, betrügt sich aber gleichzeitig selbst. Vielleicht entwickelt er eine sekundäre erektive Dysfunktion, und so können sie bis ins unendliche gegeneinander pokern.

Andere Konflikte entstehen, wenn der Mann dauernd seine Frau mit seiner Mutter vergleicht, wenn der Mann eifersüchtig auf die Tätigkeit seiner Frau ist usw. Das Umgekehrte kommt natürlich auch vor. Einige Männer bestrafen unbewußt ihre Frauen durch eine sexuelle Dysfunktion (und umgekehrt), weil sie ihn auf einigen Gebieten enttäuscht hat oder weil sie zu dominierend ist. Bei einigen funktioniert das Geschlechtsleben nur mit einem passiven Partner, aber nicht mit einem engagierten und aktiven Partner. Bei einigen ist die Sexualfunktion am besten, wenn sie den Partner verachten, weil sie Sexualität mit etwas Niedrigem und Sündigem verbinden. Kurzschlußreaktionen zwischen Sexualität und Aggressivität können den Hintergrund sexueller Dysfunktionen bilden.

Die sexuelle Dysfunktion ist nur eine Facette eines Spiels, das weit in die Vergangenheit zurückreicht. Auch wenn das Paar ausreichend motiviert ist, die Dysfunktion, von der es nun so heftig gequält wird, loszuwerden, und ein Behandlungsversuch indiziert ist, so tragen die Veränderungen im gegenseitigen Verhältnis, die die Behandlung mit sich bringt, dazu bei, seine Selbstunsicherheit zu erhöhen, zwingen die Partner zur Selbstprüfung und zu einer Mitverantwortung, die sie früher von sich gewiesen hatten. Die Dysfunktion ist wohl eine Plage, aber auch ein Vorwand für Passivität, ein Verteidigungs- und ein Angriffsmittel, welches mehr oder weniger geschickt angewandt werden kann. Es kann deshalb nicht verwundern, daß in Verbindung mit der Sexualtherapie fast immer Widerstandsreaktionen beobachtet werden, die überwunden werden müssen, bevor die Behandlung mit Erfolg abgeschlossen werden kann.

An solchen Beispielen zeigt sich wieder einmal, daß selbst das bestgeschriebene nuancierte Sexualtherapie-Handbuch nur begrenzte Hilfe anbieten kann. Denn die Paare können meist diese Reaktionen nicht selber durchschauen, und wenn sie es tun, sind sie oft so verstrickt darin, daß sie nicht selber in der Lage sind, etwas dagegen zu tun. In solchen Fällen muß der Therapeut die irrationalen Ursachen des Widerstandes aufzeigen und beiden Partnern klarmachen, was sie verlieren, wenn sie die alte unzweckmäßige Balance beibehalten, und er muß ihnen zu einer neuen Selbstsicherheit verhelfen. Der Therapeut tut im allgemeinen nur, was unbedingt notwendig ist, um die sexuellen Symptome zu beheben und die Probleme des allgemeinen und sexuellen Zusammenlebens, die die Dysfunktion unmittelbar aufrechterhalten, zu reduzieren. Nur selten versucht man dagegen, die Verhältnisse des Paares grundlegender zu verändern. Darin liegt sowohl die Stärke wie die Begrenzung der Sexualtherapie. Die Begrenzung ergibt sich von selbst. Die Stärke liegt in der überschaubaren Zielsetzung und der Erfahrung, daß nach Beseitigung des sexuellen Symptoms manches von selbst zurechtkommt und daß die Partner im ganzen besser miteinander auskommen.

4.4.6 Kommunikationsprobleme

Dies ist eigentlich kein selbständiger Punkt, denn in fast allem, was bisher besprochen wurde, spielen größere oder kleinere Kommunikationsprobleme eine Rolle. Man darf in diesem Zusammenhang nicht die vielen nonverbalen Arten, durch die Menschen miteinander kommunizieren, übersehen: Mimik, Körpersprache, Muskelspannungen, kalte oder warme Hautoberflächen, Blicke usw. Bei der Behandlung von Paaren mit Dysfunktionen ist es wichtig, von Anfang an darauf zu achten, in welcher Weise die beiden verbal und nonverbal Kontakt haben, ob Unstimmigkeiten vorliegen zwischen dem, was sie sagen, und dem, was sie tatsächlich tun. Viele Paare sind sich nicht im klaren darüber, wo etwas am gegenseitigen Kontakt in Unordnung ist, sie wissen nur, daß etwas fehlt. Aus diesem Grunde hilft es ihnen selten, sexualaufklärende Bücher zu lesen. Sie können dort wohl die notwendige Technik erlernen, aber selten, wie sie ihr gegenseitiges Verhältnis ändern können. Hier tritt der Therapeut auf den Plan und soll seine Probe bestehen.

Viele Paare mit Dysfunktionen wirken angespannt und linkisch, sie setzen sich steif auf die Kante des Stuhls, wirken düster oder hektisch lächelnd. Sitzen sie zusammen auf einer Bank, sieht man manchmal, daß sie einander den Rücken kehren. Das soll man nicht gleich kommentieren, man soll es sich aber merken. Nach und nach, wenn man mit der Therapie vorankommt, beobachtet man manchmal, daß sie einander ansehen, direkt miteinander sprechen, sich nicht so schnell ins Unrecht gesetzt fühlen, sich an den Händen fassen. Oft äußern sie spontan, daß sie einander viel nähergekommen sind. In einigen Fällen ist es für ein Paar mit Dysfunktionen neben der Therapie von Nutzen, sich an „freiem Tanz“, Schwimmen,

Entspannung oder anderen Formen von Körperübungen zu beteiligen. Diese Aktivitäten können die Muskelspannungen vermindern, das Bewußtsein des eigenen Körpers erhöhen und den Partnern ein Gefühl von Wohlbefinden vermitteln, das bei körperlicher Aktivität entsteht (s. z. B. DOWNING, 1976, und ROSENBERG, 1976, 1978).

4.4.7 Korrelation zwischen Dysfunktionen und ihren Ursachen

KAPLAN (1979) meint, daß bis zu 20% der sexuellen Dysfunktionen physische Ursachen haben. Man muß aber feststellen, daß niemand die Verteilung zwischen physisch bedingten und psychisch bedingten sexuellen Dysfunktionen kennt (s. auch Abschn. 5.3.1.1). Physische Faktoren spielen besonders bei Schmerzzuständen (Dyspareunie), bei erektiver Dysfunktion und vielleicht beim Vaginismus eine Rolle, doch besteht darüber keine Einigkeit.

Schmerzen beim Koitus treten öfter bei Frauen auf als bei Männern. Krankheit und medikamentöse Nebenwirkungen beeinträchtigen die Sexualfunktion der Männer häufiger als die der Frauen.

Unwissenheit, Mißverständnisse und schlechte Technik bilden häufiger den Hintergrund für primäre als für sekundäre orgastische Dysfunktion; deshalb ist primäre orgastische Dysfunktion leichter zu beheben als sekundäre. Sekundäre orgastische Dysfunktion ist oft der Ausdruck von Störungen im Verhältnis der Partner, sie kann als eine bewußte oder unbewußte Protestreaktion verstanden werden.

Hinter primärer erektiver Dysfunktion und Ejaculatio retarda verbergen sich oft Probleme der Aggressionsbewältigung. Solche Dysfunktionen sind schwer zu behandeln. Sekundäre erektive Dysfunktion kann als Komplikation im Zusammenhang mit anderen Dysfunktionen auftreten, z. B. nach längerer Zeit bestehender Ejaculatio praecox oder als Reaktion auf einen Vaginismus der Partnerin. Solche Dysfunktionen sind oft leichter zu behandeln. Während eines Behandlungsversuches sieht man nicht selten: wenn der Partner beginnt, seine Dysfunktion zu überwinden, kann der andere Partner, der früher ohne Funktionsstörungen war, vorübergehend eine Dysfunktion entwickeln. Dies ist wohl als Ausdruck der Unsicherheit und des Ungewohnten in der neuen Situation zu verstehen.

4.5 Behandlung sexueller Dysfunktionen

Hier wie auch sonst kann man versuchen, die Wurzel des Übels anzugreifen, und hoffen, daß dies zur Heilung führt, oder man kann das Symptom behandeln. Prinzipiell ist eine kausale der symptomatischen Behandlung vorzuziehen, aber so wie die Dinge heute noch liegen, muß man bekennen, daß ärztliche Behandlung überwiegend symptomatisch ist, nicht nur im psychiatrisch-sexologischen Bereich, sondern ganz generell.

Man hat versucht, sexuelle Dysfunktionen kausal u. a. durch Psychoanalyse und symptomatisch mit verschiedenen Methoden zu behandeln. Einige Methoden sollen genannt werden:

Psychoanalytisch orientierte Therapie: Man geht von der Annahme aus, daß die sexuelle Dysfunktion ein Symptom ist, das sich aus unbewußten Konflikten herleitet, die bis in die Kindheit zurückreichen. Wenn es glückt, die zugrundeliegenden Konflikte aufzudecken und zu lösen, wird dies zu einer verbesserten sexuellen Funktion führen. Man wird nie versuchen, das sexuelle Symptom isoliert zu behandeln, und es reicht nicht aus, daß es verschwindet.

Eigentliche psychoanalytische Therapie dauert lang, ist kostspielig und muß notwendigerweise eine exklusive Behandlung bleiben. Sie hat u. a. ihren Wert durch die Einsicht, die sie in die Hintergründe der sexuellen Dysfunktionen geben kann, in deren Weiterwirken und in die intrapsychischen Zwecke, denen die Dysfunktionen dienen.

Eine gut durchgeführte analytische Therapie wird in einigen Fällen dazu führen, daß die sexuelle Funktion besser wird und das orgastische Potential sich erhöht. Aber ein so günstiges Resultat wird nicht immer erreicht. Hinzu kommt, daß man oft mit bescheidenerem Einsatz die Sexualfunktion bessern kann.

Sexualtherapie ist kein Ersatz für psychoanalytische Therapie. In einigen Fällen ist eine Sexualtherapie indiziert, in anderen eine analytische Behandlung. Auch eine Kombination beider kann angezeigt sein.

Viele Formen von Eheberatung beruhen auf analytischer Philosophie und Methode, aber man richtet die Aufmerksamkeit besonders auf die Konflikte bei den Paaren in der Hoffnung, daß sich die Lösung der Konflikte positiv auf die sexologischen Probleme auswirken wird.

Verhaltenstherapie: Man nimmt an, daß der Hintergrund sexueller Dysfunktionen auf erworbenen Angstreaktionen, oft irrationaler Art beruht, und man versucht durch verschiedene Techniken, u. a. Entspannungsübungen und Desensibilisierung allmählich die zugrunde liegende Angst zu mildern oder zu löschen und dadurch letztlich die sexuelle Funktion zu verbessern. Desensibilisierung kann „in vivo“ stattfinden. d. h. daß man den Betreffenden mit den realen, angsteinflößenden Situationen konfrontiert. Man beginnt mit solchen, die am wenigsten Angst auslösen, und gewöhnt den Patienten daran, immer stärker provozierende Situationen zu ertragen. Oder die Desensibilisierung geschieht sozusagen „in vitro“, d. h. in diesem Fall, der Betreffende stellt sich die angstauslösende Situation und seine Reaktion darauf in der Phantasie vor.

Suggestion und Hypnose: Will man diese Behandlungsformen anwenden, müssen sie mit Psychotherapie kombiniert werden (s. z. B. ARAOZ, 1982).

Pharmakologische Behandlung s. Abschn. 8.1)

Verschiedene mechanische Behandlungsmethoden, z. B. Implantate in den Penis des impotenten Mannes usw. (s. Abschn. 5.3.8 und Abschn. 6.18).

Sexologische Beratung und Behandlung ist eklektisch und nutzt Erfahrungen der genannten und anderer Therapieformen. Außer analytisch orientierter Individualtherapie werden Paar- und Familientherapie und verschiedene Formen von Körpertherapie verwandt. Der Übergang zwischen Sexualtherapie und manchen anderen Therapieformen, u. a. sogenannte Eheberatung und -behandlung, ist fließend.

Sexologische Behandlung wird gegen das Symptom eingesetzt, ist darum aber nicht nur eine symptomatische Behandlung. Dies wird später noch näher erläutert. Verglichen mit der Psychoanalyse, handelt es sich um eine weniger tiefgreifende, kurzfristigere Behandlung, die begrenzte Ziele verfolgt. Aber eine gut durchgeführte Sexualtherapie ist nicht notwendigerweise eine oberflächliche Therapie und kann, wie erwähnt, einen günstigen Einfluß nicht nur auf die sexuelle, sondern auch auf die allgemeine Lebensentfaltung haben. Sexualtherapie konkurriert nicht mit anderen Therapieformen, sondern ist eine nebengeordnete Therapieform, die sich zur Bearbeitung bestimmter Probleme, wo andere Therapieformen versagen, eignet. Sie unterscheidet sich von ihnen teils durch die begrenzte Zielsetzung: die sexuelle Funktion zu verbessern, die störenden Symptome zu beseitigen und die Kommunikation des Paares und das Verhältnis im ganzen zu verbessern. Man versucht insbesondere, die intrapsychischen und interpersonellen Konflikte, die unmittelbare Bedeutung für die sexuelle Funktion haben, zu lösen. Wie früher ausgeführt, gehen Sexualtherapeuten aufgrund zahlreicher Erfahrungen davon aus, daß ein sexuelles Symptom relativ isoliert auftreten kann und längst nicht immer Ausdruck eines psychopathologischen Zustandes ist.

Der psychodynamisch orientierte Sexualtherapeut bestreitet nicht, daß sich oft hinter einem sexuellen Problem tieferliegende psychische Konflikte verbergen, und er ignoriert diese Probleme nicht; vielmehr achtet er sehr genau auf sie. Aber sein erstes Ziel ist, die unmittelbaren Ursachen der Dysfunktion in Angriff zu nehmen und die destruktiven Züge, die hineinspielen und sie in Gang halten, zu modifizieren.

Sexualtherapie unterscheidet sich außerdem von anderen Therapieformen dadurch, daß der Therapeut den Patienten direkte Ratschläge und Anleitungen dafür gibt, was sie sich zu Hause sexuell vornehmen sollen. Das Paar berichtet dem Therapeuten darüber, und die Reaktionen des Paares auf die gegebenen Empfehlungen und Anleitungen machen die Art der Schwierigkeiten noch deutlicher und bestimmen, wie die Therapie fortgesetzt werden soll. Schließlich ist Sexualtherapie im allgemeinen eine recht kurze Behandlungsform, sie erstreckt sich über Wochen oder wenige Monate und umfaßt zehn bis dreißig Konsultationen.

MASTERS und JOHNSON (1973) beschreiben ihr Behandlungsprogramm sehr detailliert. Sie arbeiten immer mit zwei Therapeuten, einem Mann und einer Frau, und die Intensivbehandlung des Paares erstreckt sich über zwei Wochen. In dieser Zeit muß sich das Paar ganz der Behandlung widmen, bestenfalls in einem Hotel in der Nähe der Klinik wohnen, um möglichst den für die Therapie notwendigen Abstand vom Alltag und von seinen sonstigen Verpflichtungen zu gewinnen.

Das Programm von MASTERS und JOHNSON ist später modifiziert worden. Es hat sich gezeigt, daß man die Behandlung auch in einer Frequenz von ein- bis zweimal pro Woche über einen Zeitraum von einem bis zu mehreren Monaten durchführen kann, und zwar mit nur einem Therapeuten, dessen Geschlecht in den wenigsten Fällen entscheidend ist, und daß man dabei ebenso günstige Ergebnisse erzielt. HELEN KAPLAN hat in ihrem Buch „The New Sex Therapy" instruktiv diese Modifikation der Sexualtherapie beschrieben. Besonders ihre Beschreibung von Widerstandsreaktionen und deren Bearbeitung ist nützlich. Es wird ferner auf ARENTEWICZ und SCHMIDT (1986) verwiesen, die über die Behandlung von mehr als 200 Paaren im Detail berichten. Außerdem wurden verschiedene Formen von Gruppenbehandlung entwickelt, bei denen Gruppen von vier bis sechs Paaren über Sensualitätstraining, Vorspieltechnik u. a. instruiert werden und einander über ihre Erfahrungen berichten. Zu einigen Behandlungsprogrammen gehört ein breites Spektrum audiovisueller Hilfsmittel, Videobänder und Filme, gefolgt von Diskussionen. Mit Erfolg hat man manchmal solche Gruppen zu Wochenendkursen in einem Hotel oder Kursuszentrum versammelt und hier sehr intensive Programme, zu denen auch Körperübungen, Schwimmen, Tanz u. ä. gehören, angeboten.

Einige Therapeuten begnügen sich nicht damit, den Paaren verbale Empfehlungen und Anleitungen zu geben und die Berichte, wie es ihnen in der Zwischenzeit ergangen ist, entgegenzunehmen, sondern instruieren das Paar direkt über Sensualitätstraining und Koitustechnik und filmen die Aktivitäten des Paares. Das gehört jedoch zu den Ausnahmen. Sexualtherapie ist eine Behandlungsform, die, wie andere Psychotherapien, zu Auswüchsen führen kann, aber die meisten Therapeuten scheinen seriös und verantwortlich zu arbeiten. Sexualtherapie kann leicht teuer werden, besonders wenn das Paar die Behandlung selbst bezahlen muß, und hierzu vierzehn Tage Urlaub mit Hotelaufenthalt nehmen muß. Bei präziser Indikationsstellung und bei ausreichender Motivation des Paares zeigen die bisherigen Erfahrungen, daß die Prognose unabhängig davon ist, ob man für die Behandlung bezahlt oder nicht.

Behandlungsprogramme der Sexualtherapie gibt es jetzt an manchen Kliniken und Universitäten.

In Dänemark hat man besonders die Richtlinien für Sexualtherapie von HELEN KAPLAN übernommen, aber modifiziert nach Bedarf und Möglichkeiten. Es hat sich gezeigt, daß sich die amerikanischen Erfahrungen leicht auf Skandinavien übertragen lassen.

Dieses Kapitel kann nur in großen Zügen beschreiben, was Sexualtherapie darstellt. Will man selbst solche Behandlungsformen anwenden, ist eine gewisse psychotherapeutische Erfahrung eine unumgängliche Voraussetzung (s. auch Kap. 9). Ferner wird empfohlen, eines der umfassenden Bücher über Sexualtherapie genau zu lesen.

4.6 Welchen Patienten kann Sexualtherapie angeboten werden?

Soweit möglich, behandelt man lieber Paare statt Einzelpersonen. Beide Partner müssen gewillt sein, das Problem gemeinsam zu lösen und nicht einseitig die Schuld sich selbst oder dem anderen zu geben. Das gegenseitige Verhältnis, das Zusammenwirken, ist gestört, und sie sind beide dafür verantwortlich, daß es besser wird. Als grundlegende Voraussetzung dieser Therapieform ist daher festzustellen, *ob die Partner sich noch gern haben und aneinander hängen,* und ob sie in relativ stabilen Verhältnissen leben, die sie auch aufrechterhalten möchten, ob mit oder ohne Trauschein, ist nebensächlich. Aber Sexualtherapie ist kein Rettungsanker für eine bereits zerbrochene Ehe, auch wenn eine sexuelle Dysfunktion natürlich den Bestand einer Ehe bedrohen kann. Es ist nicht ungewöhnlich, daß ein Paar sich um Behandlung bemüht, um sich und anderen zu demonstrieren, daß sie „alles versucht" haben, während sie in Wirklichkeit nicht dazu motiviert sind, ihr Problem zu lösen. Man kann es nicht unbedingt als schlechtes Resultat der Therapie bezeichnen, wenn die Partner auseinandergehen, obwohl diese Konsequenz in der Praxis selten vorkommt. Es ist wichtig, daß sich die Partner trotz ihrer sexuellen Probleme gegenseitig als Sexualpartner annehmen und daß sie zu der Einsicht kommen, daß Sexualität ein Ausdrucksmittel von Gefühlen ist. Sie müssen gegenseitig etwas Positives aneinander sehen und in der Lage sein, die gegenseitigen Kämpfe und feindseligen Äußerungen für einige Zeit einzustellen und eine Atmosphäre gemeinsamer Geborgenheit aufzubauen. Es kann nötig sein, daß der eine oder beide Partner die eigene sexuelle Befriedigung zeitweise in den Hindergrund schiebt und eventuell Angst und physisches Unbehagen überwindet. Man erwartet nicht, daß das Paar von Anfang an enthusiastisch auf die Behandlung eingeht, im Gegenteil, eine nüchtern skeptische Einstellung und realistische Erwartungen sind gute Ausgangspunkte.

In einzelnen Situationen muß man auch Einzelpersonen behandeln, entweder weil sie allein leben und die Dysfunktion sie daran hindert, eine Beziehung einzugehen, oder wenn besondere Umstände dafür sprechen, den einen Partner zu behandeln, oder der andere nicht teilzunehmen wünscht. Darauf wird im Zusammenhang der Besprechung der einzelnen Dysfunktionen noch näher eingegangen.

Einige Menschen sind so von Aktivitäten außerhalb des Hauses in Anspruch genommen, daß sie fast keine Möglichkeit haben, mit dem Partner zusammen zu sein. Man muß ihnen klar machen, daß es nutzlos ist, eine Therapie zu beginnen, bevor sich dies nicht geändert hat.

Wenn einer oder beide Partner sich mitten in einem akuten psychischen Konflikt befinden oder wenn schwere Probleme anderer Art sie so stark beanspruchen, daß keine überschüssige Kraft vorhanden ist, muß man mit einer Sexualtherapie warten, bis sich diese Probleme geklärt haben. Empfindsame Naturen mit besonders instabilen oder rigiden Abwehrmechanismen oder mit einer Tendenz zu psychotischen Reaktionen eignen sich weniger für diese recht robuste Behandlungsform; ihr Zustand kann sich sogar verschlimmmern. Man muß bei Schizophrenen und schwer kontaktgestörten Menschen sehr vorsichtig vorgehen, obwohl auch in solchen Fällen über gute Behandlungsresultate berichtet wurde. Menschen, die zu unkontrolliertem Ausagieren neigen, sind für diese Behandlungsform ungeeignet. Bei endogenen Depressionen kann man nicht behandeln. Hier muß erst die Depression behandelt werden, und danach muß man entscheiden, ob eine Sexualtherapie sinnvoll ist.

Aus alledem kann vielleicht der Eindruck entstehen, daß Sexualtherapie nur in sehr speziellen Fällen in Frage kommt. Aber dies ist nicht richtig, nur muß man bei dieser, wie bei anderen Behandlungsformen, seine Indikation genau stellen, da man sonst die Patienten und sich selbst enttäuscht.

Es ist eher die Regel als die Ausnahme, daß während der Behandlung Widerstandsreaktionen entstehen, die überwunden werden müssen, bevor man weiterkommt. Wie solche Probleme gehandhabt werden können, wird später erklärt.

Sexualtherapie ist keine Wunderkur. Es hat sich aber gezeigt, daß sich viele Menschen jahrelang mit schweren sexuellen Problemen herumschlugen, die sie weder selber noch mit Hilfe anderer, manchmal sehr aufwendiger und langfristiger Behandlungsformen lösen konnten, wo aber Sexualtherapie die richtige Behandlung war.

Sexualtherapie hat sich bisher meist mit heterosexuellen Paaren befaßt. Paare gleichen Geschlechts können natürlich auch an sexuellen Dysfunktionen leiden und den Wunsch haben, diesbezüglich behandelt zu werden. Nichts steht im Wege, solche Paare zu behandeln, obgleich die Erfahrungen damit noch gering sind. (McWhirter und Mattison, 1978; Masters und Johnson, 1979; Paff, 1985). Eine wesentliche Voraussetzung ist, daß der Therapeut eine vorurteilsfreie und abgeklärte Einstellung zur Homosexualität hat (s. z. B. Brown, 1986) und weiß, wie Homosexuelle leben. Die Behandlung von Dysfunktionen bei homosexuellen Paaren darf natürlich nicht mit Behandlungsversuchen verwechselt werden, die sich zum Ziel setzen, eine homosexuelle in eine heterosexuelle Orientierung umzuwandeln (s. Kap. 7).

4.7 Verlauf der Sexualtherapie

Überall, wo in diesem Buch von Sexualtherapie die Rede ist, hat man darunter eine Therapie zu verstehen, die nicht nur die sexuellen Beziehungen im engeren Sinne, sondern alle Aspekte der Gestaltung des Zusammenlebens eines Paares umfaßt.

Es gibt fast ebenso viele Modifikationen der Sexualtherapie, wie es Therapeuten gibt. Der Behandlungsverlauf muß sich danach richten, was für Patient und Therapeut praktisch möglich ist. Er muß dem theoretischen Bezugsrahmen des Therapeuten entsprechen und so angelegt sein, daß beide Teile sich dabei wohl fühlen. Gewisse Regeln muß man aber einhalten. Zum Beispiel muß das Paar, bevor die eigentliche Behandlung beginnt, über die Behandlungsprinzipien orientiert sein und begreifen, daß die Behandlung in einer Zusammenarbeit von Therapeut und Paar besteht, in der das Paar einen wesentlichen Teil der Arbeit selbst ausführen muß. Ferner muß man sich vergewissern, daß das Paar wirklich zu einer Behandlung motiviert ist und nicht bloß zum Schein mitmacht. Ohne ausreichende körperliche Untersuchung soll eine Sexualtherapie nicht begonnen werden, damit somatische Ursachen nicht übersehen werden. Und schließlich dürfen zwischen den einzelnen Konsultationen nicht mehr als sieben bis zehn Tage liegen; besser sind noch kürzere Intervalle. Das ist erfahrungsgemäß vor allem am Anfang der Behandlung wichtig.

Das Folgende basiert vorwiegend auf Erfahrungen mit individueller Paarbehandlung im Rigshospitalet der Universitätsklinik von Kopenhagen. Gruppentherapie stellt andere Anforderungen, und unsere eigenen Erfahrungen damit sind nur spärlich, aber die diesbezüglichen Erkenntnisse anderer werden später dargestellt werden.

Eine Sexualtherapie kann man im allgemeinen in folgende Phasen einteilen:

1) Vorgespräche
2) Anamneseerhebung (gegebenenfalls einschließlich psychologischer Tests u. ä.)
3) Körperliche Untersuchungen
4) Behandlungsvertrag
5) Behandlung
6) Nachbehandlung.

4.7.1 Vorgespräche

Oft wird der Therapeut zuerst von dem Partner aufgesucht, der, vordergründig betrachtet, „Symptomträger" ist und „sein Problem" behandelt haben möchte. Gleich zu Anfang kann man auf die Schwierigkeiten stoßen, beide Partner für eine Therapie motivieren zu müssen. Einige Therapien kommen über diesen ersten Schritt nicht hinaus, wel der „Kranke" es für nicht zumutbar hält, daß der „gesunde" Partner in die Behandlung einbezogen wird, oder weil der „Gesunde" nicht teilnehmen will.

Der erste Kontakt kann schriftlich oder mündlich erfolgen, mit oder ohne Überweisung. Einige Patienten mögen sich nicht an den Hausarzt wenden, um eine Überweisung zu bekommen. Vor dem einleitenden Gespräch kann man um eine schriftliche Beschreibung der Probleme bitten und dadurch wertvolle Auskünfte erhalten. Aber viele Patienten schrecken davor zurück. Das braucht kein Ausdruck fehlender Motivation sein, sondern kann einfach daran liegen, daß für sie schriftliche Darstellungen ungewohnt sind. Es ist nicht zweckmäßig, wenn das Paar auf das erste Gespräch zu lange warten muß, aber in der Praxis läßt sich das nicht immer vermeiden.

Das erste Gespräch soll so unformell wie möglich ablaufen. Alle Beteiligten müssen bequem sitzen, und der Therapeut soll sich nicht hinter seinem Schreibtisch verschanzen. Im folgenden wird die Bezeichnung Therapeut gebraucht werden, unabhängig davon, ob es sich um einen Therapeuten oder eine Therapeutin handelt. Es ist unwesentlich, ob der Therapeut einen Kittel trägt. Man kann sich auch fragen, welchen Zweck er erfüllen sollte.

Man muß soweit als möglich das Paar dazu bewegen, mit eigenen Worten über den Anlaß ihres Kommens zu erzählen und nur wenige leitende Fragen stellen. In einigen Fällen wird man zuerst mit beiden zusammen sprechen, in anderen nacheinander einzeln mit den Partnern. Aber das Paar muß immer die Möglichkeit haben, mit dem Therapeuten unter vier Augen zu sprechen, und der Therapeut muß sich natürlich an seine Schweigepflicht halten, wenn er etwas erfährt, das er nicht weitergeben darf. Da es sich ja gerade oft um Kommunikationsprobleme handelt, muß er natürlich zu verhindern suchen, daß allzu vieles unausgesprochen bleibt.

Das erste Gespräch dient der gegenseitigen Orientierung. Danach muß es sowohl dem Paar wie auch dem Therapeuten freigestellt sein, zu entscheiden, was nun weiter zu geschehen hat.

4.7.2 Anamneseerhebung

Einige Therapeuten erheben eine sehr ausführliche Anamnese, manchmal über mehrere Konsultationen, nehmen sie auf Band auf, um sie eventuell später schriftlich dokumentieren zu können. Man fragt nach Kindheit, Schulbesuch, Ausbildung, Arbeitsbedingungen, nach Sexualaufklärung, erstem sexuellem Erlebnis, erster Ejakulation, Masturbation, vorehelichen und ehelichen sexuellen Beziehungen, homosexuellen Erfahrungen, nach dem Verhältnis zu Eltern, Kindern und Freunden, nach Interessen und Selbstverständnis, nach Präferenzen und Vorurteilen bei Stimulation der Sinnesorgane (Sehen, Geschmack, Geruch, Hören und Berührung). Es wird empfohlen, mit neutralen Themen zu beginnen, erst später zu gefühlsgeladeneren Themen überzugehen und dann mit etwas Neutralem abzuschließen. Teile der Anamnese werden manchmal mit Hilfe von Fragebögen aufgenommen, s. z. B. MASTERS und JOHNSON (1973), LOPICCOLO und HEIMANN (1978), JENSEN et al. (1984).

Ein solches Vorgehen dient vor allem Standardisierungszwecken und als Grundlage späterer statistischer Auswertung. Aber im allgemeinen muß die Anamnese individuell dem angepaßt werden, was man an Vorkenntnissen über das Paar hat, welcher Art die Klagen sind, welchen unmittelbaren Eindruck man von den Patienten bekommen hat und wie routiniert der Therapeut ist. Viele erfahrene Therapeuten gehen oft sehr direkt zu Werke und beginnen die eigentliche Therapie manchmal schon am Schluß der ersten Konsultation. Dazu kommt, daß eine allzu routinierte und vor allem eine allzu standartisierte Anamneseerhebung mit allzu vielen „präzisen" Fragen, den Patienten leicht einschüchtert und die Aufmerksamkeit von Therapeut und Patient vom eigentlichen Anliegen ablenkt. Viele erfahrene Therapeuten ziehen es deshalb vor, das Gespräch „offen" damit zu beginnen, die Patienten selbst erzählen zu lassen und sich genau zu merken, worauf der Patient Gewicht legt und was er nicht erwähnt oder bagatellisiert. Man kann dann die Anmanese später ergänzen, bis man sich einen genügend genauen, umfassenden Eindruck von den Problemen verschafft hat.

In bestimmten Fällen können psychologische Tests und Fragebogen eine nützliche Ergänzung zum klinischen Eindruck darstellen, u. a. wenn man im Zweifel ist, wie groß die psychische Tragfähigkeit des Paares ist (s. z. B. LoPiccolo und Steger, 1978).

4.7.3 Körperliche Untersuchungen

Vor einer Sexualtherapie ist es wünschenswert, aber nicht immer praktisch möglich, eine allgemeine somatische Untersuchung des ganz entkleideten Patienten vorzunehmen. Bei Frauen gehört eine gynäkologische Untersuchung dazu. Wenn man sie nicht selbst durchführen kann, muß sie von einem Gynäkologen oder einem Allgemeinarzt, der mit den Prinzipien der Sexualtherapie vertraut ist, und der eng mit den übrigen Therapeuten zusammenarbeitet, vorgenommen werden (s. auch Kap. 5).

Es hängt auch vom Einzelfall ab, wie intensiv man seine Patienten untersuchen will. Längst nicht alle brauchen eine umfassende Untersuchung. Vielmehr muß die Anamnese Hinweise ergeben, welche speziellen Untersuchungen indiziert sein könnten. Es kann sich um endokrinologische, neurologische oder radiologische Untersuchungen handeln. In den letzten Jahren haben sich sog. psychophysiologische Untersuchungen der sexuellen Funktionen eingebürgert und werden sich sicher weiter verbreiten. Durch solche Untersuchungen wird unser Verständnis von vaskulären, neurologisch bedingten und anderen somatisch bedingten Dysfunktionen zunehmen, und daraus können neue Behandlungsmethoden entstehen (s. z. B. Heimann, 1978; Karacan, 1978; Lundberg, 1979, und Kap. 5).

Bancroft (1985) meint, daß eine somatische Untersuchung auf jeden Fall bei den folgenden Beschwerden vorgenommen werden sollte:

- Wenn der Patient kürzlich krank war oder noch ist und wenn neben den sexuellen physische Symptome im Vordergrund stehen.
- Bei Klagen über Schmerzen und Unbehagen im Anschluß an sexuelle Aktivitäten.
- Wenn es ohne erkennbaren Grund zu plötzlichem Libidoverlust gekommen ist.
- Wenn es im Wachzustand auf keine Weise möglich ist, eine Peniserektion zu erreichen.
- Bei allen Männern über 50 Jahren mit sexuellen Beschwerden.
- Bei allen Frauen mit sexuellen Beschwerden vom Zeitpunkt des Klimakteriums an.
- Bei wesentlichen menstruellen Unregelmäßigkeiten und bei Infertilität.
- Wenn die Pubertät abnorm verlaufen war oder bei anderen endokrinen Leiden.
- Wenn der Patient selbst es für sehr wahrscheinlich hält, daß das sexuelle Problem eine somatische Ursache hat, oder er sich für körperlich abnorm hält (Penis zu klein oder schief, abnorme Labia usw.).

Somatische Untersuchungen sind oft teuer, zeitraubend und aufwendig, vielleicht auch unangenehm und können zu Komplikationen führen. Dazu kommt die Gefahr der „Somatisierung“ einer psychogenen Problematik. Das somatische Untersuchungsprogramm muß deshalb vom Umfang her ausreichend, aber nicht übertrieben sein. Vieles läßt sich durch eine sorgfältige Anamnese abklären. Wenn z. B. ein physisch gesunder Mann, Anfang der 30er, Vater mehrerer Kinder, über Erektionsstörungen beim Koitus klagt, die aber bei der Masturbation nicht auftreten, ist es unwahrscheinlich, daß der Dysfunktion eine somatische Ursache zugrunde liegt. Das gleiche gilt, wenn eine Frau über Orgasmusstörungen oder Dyspareunie klagt, die beim Zusammensein mit ihrem Partner, aber nicht bei anderen Partnern auftreten. Dies ist so offensichtlich, daß es fast überflüssig ist, es zu erwähnen. Aber die Erfahrung lehrt, daß manche Ärzte mehr auf das vertrauen, was man durch ein umfassendes Untersuchungsprogrmm erfahren kann, als auf das, was man in einem vernünftigen aufmerksamen Gespräch erfährt.

Die gynäkologische Untersuchung und die klinische Untersuchung des Mannes können im Beisein des Partners erfolgen und zu einer sogenannten sexologischen Untersuchung erweitert werden (s. Abschn. 4.8.3.1f.).

4.7.4 Behandlungsvertrag

Auf der Grundlage des inzwischen Erarbeiteten müßte es möglich sein, zu entscheiden, ob eine Sexualtherapie in Frage kommt. Ist dies der Fall, verabredet man mit dem Paar genau, welche Probleme man gemeinschaftlich lösen will, und man betont, daß das Paar selbst verantwortlich für den Verlauf der Behandlung ist und daß man nur auf seinen eigenen Erfahrungen weiterbauen kann. Man erzählt ihnen von der Behandlungsstrategie – falls sie noch nicht darüber orientiert sind – und verabredet, wie lange die Behandlung dauern soll, z. B. eine oder zwei Konsultationen zu je dreißig bis sechzig Minuten wöchentlich, zusammen vorläufig acht, zwölf oder sechzehn Konsultationen, oder welche Anzahl man für erforderlich hält. Es ist aber klug, zu vereinbaren, nach einer gewissen Zeit eine Bestandsaufnahme vorzunehmen, damit die Behandlung sich nicht bis ins unendliche erstreckt. Auch das Honorar wird vereinbart.

4.7.5 Behandlung

In dieser Phase wird versucht, die Kenntnisse des Paares über die sexuellen Funktionen zu verbessern und Mißverständnisse und Vorurteile auszuräumen. Man versucht, die gegenseitige Kommunikation der Partner zu verbessern, den Gebrauch der Sinne einzuüben, ihnen je nach Art der Dysfunktion eine Reihe technischer Anleitungen zu geben und die Widerstandsreaktionen, die im Verlauf der Sexualtherapie auftreten, zu überwinden.

Wenn die Gespräche, wie allgemein üblich, auf Band aufgenommen werden, muß es in voller Offenheit und mit Zustimmung des Paares geschehen. Das Paar kann jederzeit verlangen, daß das Band gelöscht wird. Es muß sich darauf verlassen können, daß das Band sorgfältig aufbewahrt wird und nur in bestimmten, vorher genau abgemachten Situationen benutzt wird. Die meisten Paare haben nichts gegen eine Bandaufnahme und lassen sich dadurch nicht hemmen. Es ist ein Vorteil der Bandaufnahme, daß man dokumentieren kann, was sich abgespielt hat, und in einigen Fällen kann das Paar selbst Gewinn daraus ziehen, sich das Band zu Hause vorzuspielen.

In der Regel werden beide Partner bei den meisten Beratungen dabeisein. Aber gelegentlich kann es vorübergehend nützlich sein, nur einen Partner zu behandeln, ohne daß man hierfür feste Indikationen angeben kann. Man muß aufpassen, daß sich der Partner, der im Augenblick nicht behandelt wird, nicht ausgeschlossen fühlt oder daß der zur Zeit behandelte nicht aus dem Wunsch heraus, mit dem Therapeuten allein zu sein, den anderen herauszuhalten versucht.

Einige Therapeuten fordern die Patienten auf, eine Art Tagebuch über ihr sexuelles Erleben zu führen und es zur Therapie mitzubringen; zum Beispiel wann, wie, oder warum es zu sexuellen Aktivitäten, Erlebnissen und den Anstößen dazu kam und über deren Dauer. Es kann sich um Aufzeichnungen über Pollutionen, sexuelle Träume, Phantasien, autosexuelle Aktivitäten, Petting, Sensualitätstraining, Koitus, Libido, sexuelle Reaktionen, Orgasmus, Anwendungen sexueller Hilfsmittel u. ä. handeln. Der Vorteil hierbei ist natürlich, daß der Therapeut (vielleicht) einen detaillierten Einblick in das, was außerhalb der Behandlungstermine geschieht, erhält. Der Nachteil kann darin bestehen, daß die psychotherapeutische Einstellung unter Umständen durch technische Daten von zweifelhaftem Wert ersetzt wird, daß man Leistungszwang und genitale Fixierung, denen die Therapie ja gerade entgegenwirken soll, fördert, oder daß die Patienten ihre Intimschwelle als überschritten empfinden.

Gleichgültig, ob der Therapeut eine mehr strukturierte, sogenannte tatsachenorientierte Therapieform oder eine weniger rigoristische, eher impressionistische Form der Therapie vorzieht, die ja mehr Platz für Unerwartetes beläßt, ist es wichtig, daß der Therapeut sich immer klar macht, welche Strategie er zur Erreichung dieser Ziele einsetzen will, und daß er beherrscht, was er tut, und sich dabei wohlfühlt.

Die Gesamtzahl der Konsultationen beträgt selten weniger als acht bis zehn, oft jedoch zwanzig und mehr.

4.7.6 Nachbehandlung

Die Behandlung wird zunächst abgeschlossen, wenn die sexuelle Dysfunktion stabil überwunden scheint, oder wenn man glaubt, dem Ziele nicht mehr näherzukommen. Bei Abschluß der Behandlung muß man den Patienten klarmachen, daß sie auch in Zukunft nicht vor Konflikten bewahrt sein werden, aber daß sie durch die Behandlung ein Werkzeug, einige Spielregeln und einige Selbsterkenntnisse in die Hand bekommen haben, die es ihnen ermöglichen, solche Konflikte selbst auf zweckmäßigere Weise, als es ihnen früher möglich war, zu überwinden. Das Paar muß die Möglichkeit haben, den Therapeuten zu einem späteren Zeitpunkt aufzusuchen, zu berichten, wie es geht, und eventuell zusätzliche Instruktionen oder Ratschläge zu empfangen. Am Rigshospitalet in Kopenhagen werden Konsultationen drei und zwölf Monate nach Abschluß der primären Behandlung vereinbart, und das Paar kann sich nach Bedarf an die Klinik wenden.

4.8 Einleitende Behandlungstechniken

Bevor wir auf die Behandlung der einzelnen Dysfunktionen näher eingehen, sollen einige allgemeine Übungen besprochen werden, die für fast alle Paare mit Dysfunktionen als Einleitung zur spezifischen Behandlung von Gewinn sein können. Es handelt sich um:

- Sensualitätstraining (sensate focus)
- Einübung von Körperbewußtsein und des Akzeptierens seiner selbst
- Untersuchung der sexuellen Reaktionsfähigkeit und Einübung von Beckenbodenübungen.

Sensualitätstraining ist in verschiedenen Variationen bei fast allen Sexualtherapeuten Bestandteil der Behandlung, während die beiden anderen Vorgehensweisen nur von einigen Sexologen praktiziert werden. Bei so erfahrenen Therapeuten wie MASTERS und JOHNSON sowie HELEN KAPLAN spielen sie aber nur eine ganz periphere Rolle, und in Skandinavien werden sie nicht routinemäßig angewandt. Die Übungen müssen aber, will man sie alle anwenden, in der angegebenen Reihenfolge eingesetzen.

4.8.1 Sensualitätstraining (sensate focus)

Bei fast allen sexuellen Dysfunktionen ist Sensualitätstraining ein Teil der Behandlung. Sensualitätstraining ist ein Einüben, gegebenenfalls ein Neuerlernen der Fähigkeit, Liebkosungen zu geben und zu empfangen und den Gebrauch aller Sinne zu trainieren. Aber Sensualitätstraining hat auch das Ziel, Leistungsangst zu mindern, denn dieses Einüben in körperlichen und psychischen Kontakt ist keine spezielle Vorbereitung zum Koitus. Es soll nicht auf irgendein Ziel hin ausgerichtet sein, sondern sein Ziel liegt im Training selbst.

Es hilft nicht, daß man den Patienten nur sagt, sie sollen nach Hause gehen, es sich gemütlich machen, sich streicheln und dann wiederkommen und berichten, was sie erlebt haben. Diese Paare sind gerade nicht in der Lage dazu, „es sich gemütlich zu machen" und mit den Dingen zurechtzukommen. Man *muß ihnen genau sagen,* was sie tun sollen, aber man muß sich immer vergewissern, daß man sie nicht zu etwas auffordert, was über das hinausgeht, was sie selber mögen und was sie akzeptieren können. Z.B. kann man ihnen sagen:

Wenn Sie nun zu Hause sind, reichlich Zeit haben und ungestört sind, dann nehmen Sie sich eine Stunde, wo Sie nur daran denken sollen, es schön miteinander zu haben. Sorgen Sie dafür, daß es gemütlich und warm im Zimmer ist und stellen Sie das Telefon ab. Ziehen Sie sich aus, baden Sie zusammen, legen Sie sich dicht aneinander und umarmen Sie sich, so daß der Rücken des einen an Brust und Bauch des anderen ruht. Atmen Sie ein paarmal tief und versuchen Sie, die Atembewegungen gegenseitig zu spüren. Haben Sie das eine Zeitlang getan, so tauschen Sie die Rollen und wiederholen es. Nehmen Sie sich Zeit dafür, bedenken Sie, daß es Ihnen zur Freude sein soll und keine Pflicht. Konzentrieren Sie sich darauf, den eigenen Körper und den des Partners zu erfühlen. Sie dürfen gern miteinander sprechen, aber nicht ununterbrochen. Danach legt sich einer von Ihnen auf den Bauch und sorgt dafür, daß er es bequem und behaglich hat (lassen Sie uns davon ausgehen, daß die Frau sich hingelegt hat und der Mann neben ihr sitzt).

Zum Mann: Sie liebkosen jetzt Ihre Frau ganz zart. Streicheln Sie sie am Nacken, wenn sie es mag, bewegen Sie die Hände langsam, spielen Sie mit ihren Ohren, pusten Sie gegen ihren Nacken, wenn Sie mögen, gehen Sie mit den Händen sanft am Rücken herab mit langsamen, zarten Bewegungen. Machen Sie es mit den Händen oder den Lippen, und konzentrieren Sie sich darauf, wie es sich anfühlt, ihre Haut und ihren Körper zu berühren. Machen Sie es so lange, wie es Ihnen Spaß macht, nicht länger. Lassen Sie sich Zeit.

Zur Frau: Sie sollen sich nun darauf konzentrieren, seine Zärtlichkeiten zu erleben. Machen Sie ihn darauf aufmerksam, wenn Sie etwas besonders gern haben oder wenn Sie etwas gar nicht mögen, wenn er zu langsam oder zu schnell ist, zu fest oder zu oberflächlich anfaßt. Aber sagen Sie es freundlich. Statt: „Laß das!" sagen Sie: „Versuche es so oder so!" oder: „Ich hätte es gern, wenn Du es so oder so machst!" Loben Sie ihn, wenn er Sie so streichelt, wie Sie es besonders gern haben, entspannen Sie sich, genießen Sie es, konzentrieren Sie sich auf das Erleben, denken Sie an sich selbst, denn später ist er an der Reihe.

Zu beiden: Dann legen Sie sich wieder auf die Seite und atmen zusammen einige Male tief aus und ein, während Sie sich umarmen und Ihre warmen Körper und die Atmung spüren.

Zur Frau: Dann legen Sie sich auf den Rücken, entspannen, konzentrieren Sie sich auf den Genuß.

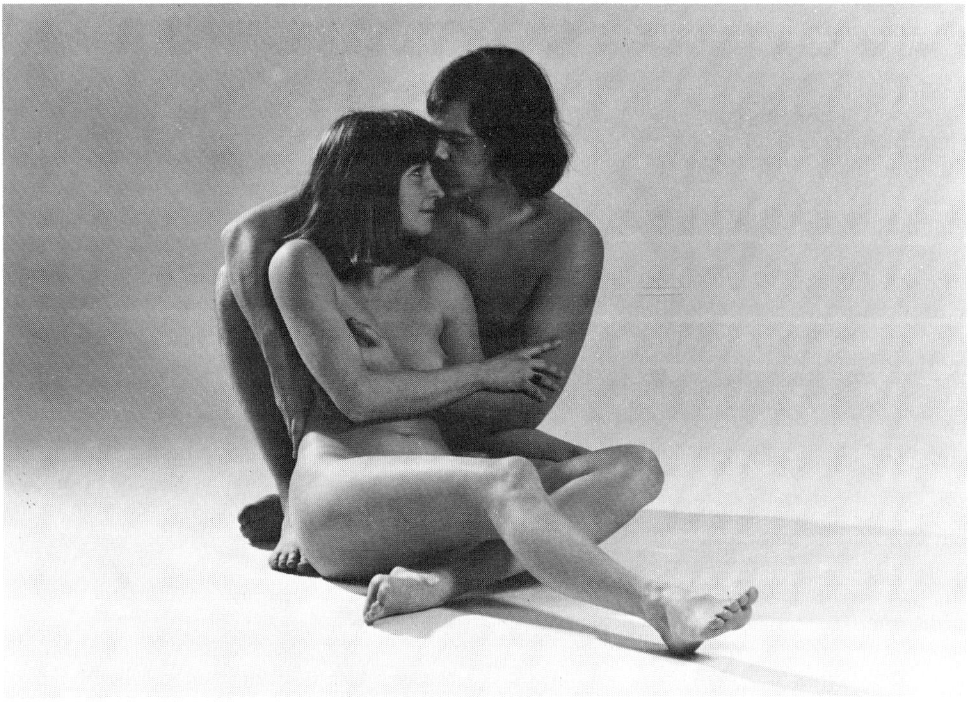

Abbildung 4-3:
Sensualitätstraining
Es ist das Ziel des Sensualitätstrainings, engen körperlichen und damit auch psychischen Kontakt einzuüben. Die abgebildete Situation stellt einen guten Ausgangspunkt für nicht erregende, nicht genital orientierte, nicht auf den Orgasmus zielende Zärtlichkeiten dar. Der Mann wird es als am bequemsten und entspannendsten empfinden, wenn er eine Rückenstütze hat. Sie fühlt seinen Körper an ihrem Rücken und Gesäß, und dies erhöht ihr Gefühl der Geborgenheit. Aber Männer haben ja das gleiche Bedürfnis, man kann also die Rollen tauschen. Wenn beide zur Ruhe gekommen sind, legen sie sich hin und umarmen einander wieder. Dann wird das Sensualitätstraining weitergeführt, wie oben beschrieben.

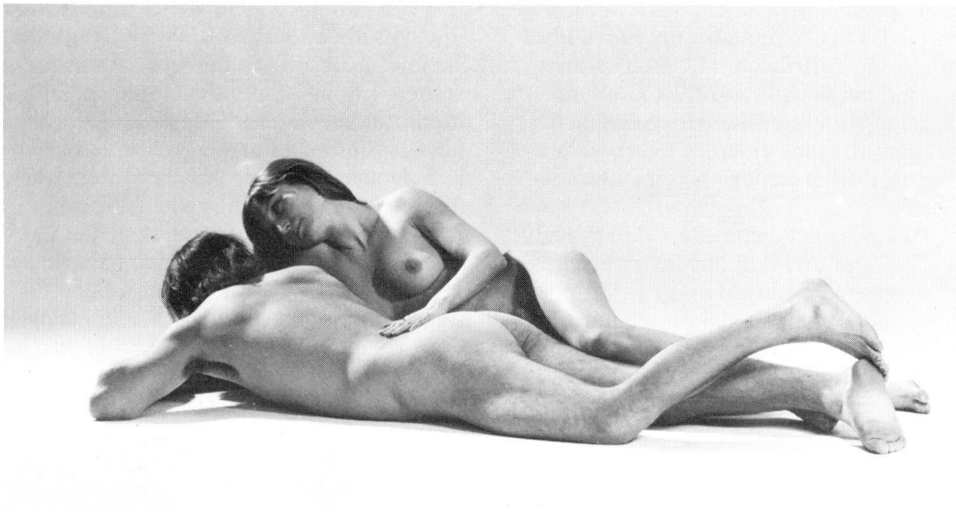

Abbildung 4-4:
Sensualitätstraining
Das Paar hat weiter engen Körperkontakt ohne Zentrierung auf den Genitalbereich. Hier streichelt die Frau den Mann. Sie läßt sich dabei davon leiten, welche Liebkosungen sie selbst gern gibt. Er entspannt sich und bringt verbal oder nonverbal zum Ausdruck, wie ihr Streicheln auf ihn wirkt. Ihre Liebkosungen haben nicht das Ziel, eine spezifisch sexuelle Reaktion bei ihm auszulösen. Sie erforscht seinen Körper zum eigenen Vergnügen und vermittelt ihm damit ein Erlebnis, das für beide Partner in positiver Weise ungewohnt ist. Wenn die Reihe an den Mann kommt, selbst aktiv zu streicheln, gilt natürlich das gleiche in umgekehrter Richtung.

Zum Mann: Streicheln Sie zuerst ihr Gesicht, streicheln Sie vorsichtig ihre Schläfen, Wangen und Kinn, liebkosen Sie ihre Arme und Hände, gehen Sie weiter am Körper und an den Beinen herab wie vorher, streicheln Sie ihre Füße, ohne sie zu kitzeln, sorgen Sie dafür, daß sie sich geborgen fühlt und erleben Sie selbst, wie Sie es empfinden, sie zu berühren. Ihre Brüste oder die Geschlechtsorgane sollen Sie jetzt noch nicht in die Liebkosungen einbeziehen; das kommt erst später. Machen Sie es so, wie Sie es selber gerne haben, achten Sie aber gleichzeitig darauf, was ihr besonders gut gefällt und wo sie besonders empfindsam ist. Konzentrieren Sie sich beide auf das Gefühl, zu geben und zu empfangen (. Abb. 4-3 und 4-4).

Zur Frau: Sagen Sie ihm, was Sie mögen und was nicht, was er richtig macht, und was Sie gern anders hätten. Wie soll er es wissen, wenn Sie es ihm nicht sagen. Sie brauchen es nicht nur mit Worten zu sagen, ein Lächeln reicht aus, ein kleiner Seufzer, oder Sie legen einfach Ihre Hand auf seine, wenn Sie wollen, daß er Sie dort weiter streichelt, eventuell kräftiger oder schwächer oder Sie können auch seine Hand ganz zart woanders hinschieben.

Das Paar wird instruiert, dann wieder die Atemübungen zu machen, dann soll sich der Mann streicheln lassen und die Frau soll aktiv sein. Aber sie soll seine Geschlechtsorgane nicht streicheln, auch nicht, wenn er eine Erektion bekommt. Sie sollen auch keinen Koitus versuchen. Gleitmittel (Öle, Cremes, Handlotion) können die Lust am Streicheln erhöhen (s. Abb. 4-5).

Während man die Instruktionen gibt, muß man unablässig die Reaktion des Paares beobachten, nicht nur registrieren, was sie sagen, sondern auch, wie sie sich im ganzen verhalten. Fragen sie zwischendurch, muß man ihnen antworten, und ist die Instruktion beendet, ist es sehr wichtig zu fragen: Was meinen Sie dazu? Haben Sie noch Kommentare oder Fragen?

Das Paar soll bis zum nächsten Termin die Übung am besten mehrfach durchgeführt haben und dann detailliert berichten, wie sie ablief.

Diese einfache Übung kann eine verblüffende Wirkung haben. Ein verspanntes, frustriertes Paar kann sich von der einen zur nächsten Konsultation ganz verändert haben und viel offener und zuversichtlicher wirken. Ist das der Fall, setzen sie das Sensualitätstraining fort, aber beziehen jetzt Brüste und Geschlechtsorgane mit ein (s. Abb. 4-6). Es kann mit Händen, Mund und Körper geschehen, je nachdem wie die beiden es selber wollen. Aber sie dürfen weiterhin keinen Koitus haben.

Es kann auch geschehen, daß es nicht gleich klappt und daß das Paar verschiedene Entschuldigungen und Erklärungen bereit hat: keine Zeit gehabt, zu müde gewesen, zu viele Gäste gehabt usw. Solche Erklärungen muß man mit dem Paar durchsprechen, man kann z. B. sagen: Es war sicher nicht leicht für Sie, aber ich weiß nicht recht, wie wir weiterkommen sollen, solange Sie den Teil des Programms nicht durchgeführt haben. Dahinter verbergen sich natürlich oft Angst und Unsicherheit bei einem oder beiden Partnern. Es kann sinnvoll sein, zu unterstreichen, daß man nur die Aufgabe hat, die Übungen in Gang zu setzen, daß man nichts für das Paar tun kann ohne dessen eigene Mitwirkung, und daß sie selbst dafür verantwortlich sind, wie es weitergeht. So etwas muß aber natürlich auf freundliche und nicht auf verdrießliche Art gesagt werden. Einige führen die Übungen durch, finden sie aber langweilig. Oft gilt das nur für einen Partner, während der andere sie genossen hat. Was bedeutet es aber, sich dabei zu langweilen? Womit sind sie unzufrieden? Das muß genau mit ihnen durchgesprochen werden. Als Regel gilt, daß man erst dann mit dem Behandlungsprogramm weitergehen kann, wenn die vorhergehende Stufe mit Erfolg durchgeführt wurde.

In einigen Fällen respektieren die Partner das Verbot nicht, beim Streicheln die Geschlechtsorgane mit einzubeziehen, oder versuchen, trotzdem Koitus zu haben, jedoch fast immer mit dem gewohnten, unbefriedigenden Ergebnis. Diese Form der Sabotage liegt manchmal am Widerstand (gegen die Intentionen der Behandlung), manchmal an Selbstunsicherheit. Die Frau mit Orgasmusstörungen, die glaubt, die ganze „Schuld" für die Misere zu haben, hat Mitleid mit dem Mann,

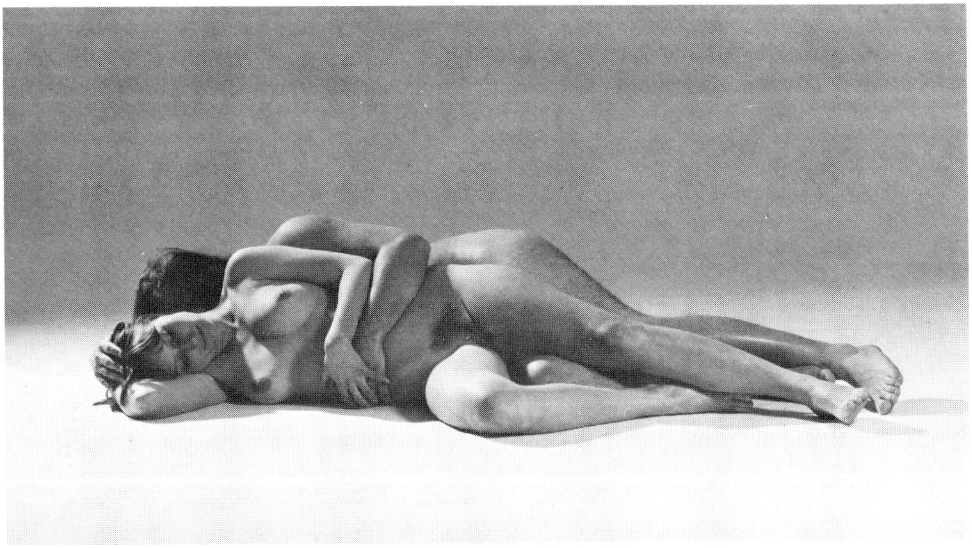

Abbildung 4-5:
Sensualitätstraining
Hier liegen die Partner eng aneinander, atmen ruhig, registrieren gegenseitig ihre Körperwärme und ihren Atemrhythmus. Erst liegt der eine im Arm des anderen und versucht einige Minuten lang die Atemzüge des anderen zu empfinden, dann wechseln die Partner. Diese Übung wird mehrfach während des Sensualitätstrainings wiederholt und gibt dem Ganzen einen ruhigen Ablauf. Manchmal kann der empfangende Partner oder auch beide in der abgebildeten Situation einschlafen, und das schadet nicht.

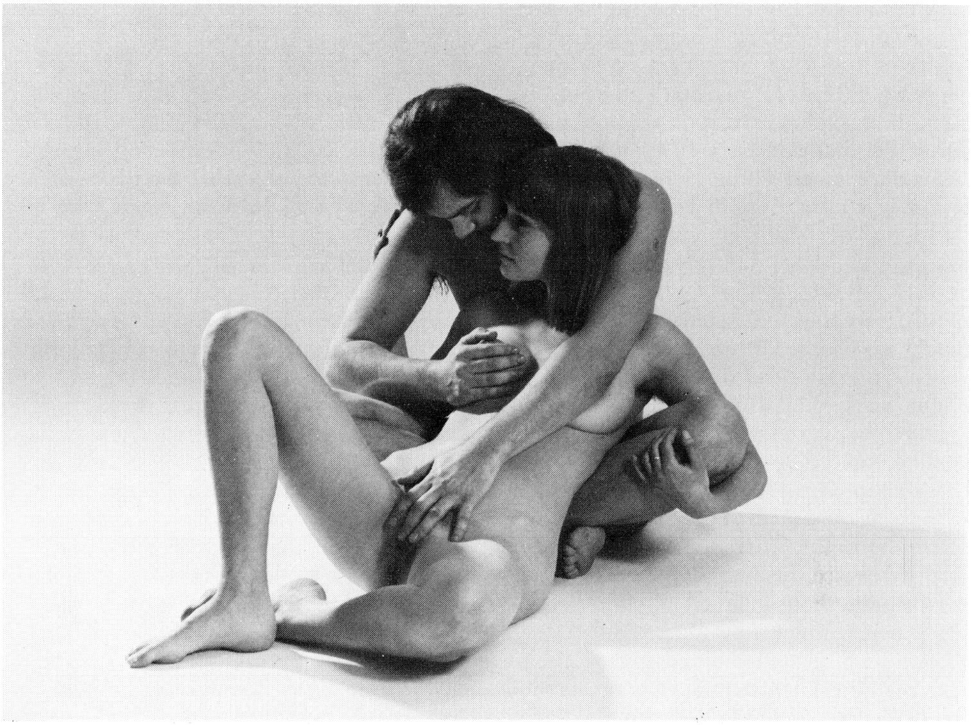

Abbildung 4-6:
Sensualitätstraining
Der Mann liebkost Brust und Schoß der Frau immer noch auf nicht allzu erregende Weise. Er läßt sich von seinem eigenen Entdeckerdrang leiten. In der gezeigten Position kann er ihren Körper fast überall erreichen. Eventuell kann sie ihre Hand auf seine Hand legen und ihm durch leichten Druck anzeigen, welche Liebkosung sie als besonders schön empfindet, wo er gern noch etwas verweilen sollte, vielleicht seine Liebkosungen verstärken sollte, aber auch, wo sein Streicheln zu heftig ist und nicht nach Wunsch wirkt. Seine körperliche Nähe führt es mit sich, daß sie sich trotz ihrer sich offen hingebenden Haltung geborgen fühlen und seine Liebkosungen genießen kann. Er muß eine Abstützung für den Rücken haben, damit er nicht unnötig angespannt oder müde wird. Keiner von beiden ist in der Lage, seinen Penis zu sehen, und die Versuchung, eine Erektion gegebenenfalls „auszunutzen", entfällt.

wenn er nicht befriedigt wird, und sie stellt ihre eigenen Wünsche zurück „um seinetwillen". So eine Reaktionsweise muß durchdiskutiert werden: Dient sie wirklich dem Mann oder sich selbst mit dieser ständigen Selbstaufopferung, verliert seine Befriedigung nicht dadurch an Wert, wenn er weiß, daß sie keine Befriedigung dabei empfindet usw.? Menschen, die in gewissen Zusammenhängen „edel" auftreten, lassen es sich in anderer Beziehung „bezahlen" und ernten auf andere Weise Vorteile aus ihrer Uneigennützigkeit. Aber diese Mechanismen durchschauen sie selten selbst, hier muß der Therapeut eingreifen, sonst läuft das alte Spiel weiter.

Diese und ähnliche Widerstandsreaktionen gegen das Sensualitätstraining treten fast regelmäßig auf. Aber man muß sich noch vor anderen Reaktionsformen in acht nehmen.

Wenn der eine oder beide Partner mit Angst und Aggression reagieren und deutlich machen, daß sie die Nähe, zu der die Übungen führen sollen, nicht ertragen, muß man vorsichtig sein, und es kann nötig sein, die Behandlung zu unterbrechen und unter Umständen eine psychiatrische Behandlung vorzuschlagen.

Sensualitätstraining kann auf vielerlei Weise variiert werden. Einige Paare empfinden es als angenehm, wenn sie sich gegenseitig die Haare waschen und kämmen, die Nägel maniküren und sich in anderer Weise umsorgen. Oft warten sie nur auf einen kleinen Wink, vielleicht ein Alibi, um es zu tun. Sensualitätstraining bewirkt, daß der Koitus in einen Zusammenhang gestellt wird, der sich nicht von anderen Kontakten und Aktivitäten des Alltags isolieren läßt. Sensualitätstraining macht die Menschen widerstandsfähiger gegen Ärger und Enttäuschung, die jeder erlebt. Sensualitätstraining macht sie stärker, weniger verletzlich, nachsichtiger gegenüber sich selbst und anderen. Es handelt sich im Grunde nicht um eine „Übung", die nur für Paare mit Dysfunktionen bestimmt wäre, sondern es ist eine Art und Weise, beieinander zu sein, an der fast alle Menschen jeden Alters Gefallen haben können. Es ist keine Form des Zusammenseins ausschließlich für Patienten; auch die Therapeuten können sie in ihrem eigenen Geschlechtsleben brauchen, und vielleicht wird ihr therapeutisches Potential dadurch größer. Das wäre sehr wünschenswert.

4.8.2 Einübungen des Körperbewußtseins und der körperlichen Selbsterfahrung

Während das Sensualitätstraining von fast allen Sexualtherapeuten angewandt wird, wird von Körperbewußtseinsübungen nicht so oft berichtet. Richtig angewandt, sind sie sicher von Vorteil. HARTMANN und FITHIAN (1972) sind bei diesen Übungen immer beide anwesend, wie auch bei den Untersuchungen der sexuellen Reaktionsfähigkeit (s. Abschn. 4.8.3). Das hat einerseits den Vorteil, daß der Patient die Kommentare und Reaktionen sowohl von einem weiblichen wie von einem männlichen Therapeuten erfährt, aber es soll auch verhindern, daß der Zweck dieser Übungen vom Patienten mißverstanden wird und es zu Anschuldigungen gegen den Therapeuten führt.

Die Übungen sollen dem Aufbau größeren Selbstvertrauens dienen und finden bei den Therapeuten statt. Der Patient ist allein mit dem Therapeuten und ganz entkleidet.

Der Patient stellt sich vor einen dreiflügeligen Spiegel, worin er seinen ganzen Körper sehen kann. Während er sich selbst besieht, erzählt er so detailliert und genau wie möglich, was er an seinem Körper für negativ, was er für positiv hält. Dann geht er seinen ganzen Körper vom Scheitel bis zur Sohle durch, berührt alle Teile und gibt währenddessen an, was er von seinen Haaren, seinem Gesicht, Mund, Hals, Brust, Unterleib, den Geschlechtsorganen, Armen und Beinen, Händen und Füßen hält. Ist man mit der Vorderseite fertig, kommt die Rückseite dran, und derselbe Prozeß wiederholt sich. Die Therapeuten merken sich genau, welche Regionen der Patient akzeptiert und welche er negativ bewertet. Der Patient wird gebeten, zum Ausdruck zu bringen, wie er mit seinem Körper während des Vorspiels und des Koitus reagieren würde, wie er Liebkosungen geben und empfangen würde. Zur Übung gehören auch eine Reihe von Phantasien, z. B. wie der Patient wohl die Umwelt vom Blickpunkt seiner Körperöffnungen her anschauen würde. Mit diesem sehr detaillierten Durchgang, der eine Stunde und länger dauert, versuchen die Therapeuten, beim Patienten das Gefühl, sich und den eigenen Körper anzunehmen, zu verstärken und eine realistische Einstellung zu sich selbst und zu anderen einzunehmen. Man sieht das als notwendige Voraussetzung dafür an, daß sich der Patient psychisch und körperlich dem Partner und anderen gegenüber frei verhalten kann. Die Übung kann man mit dem Partner zusammen zu Hause wiederholen, und es wird empfohlen, daß das Selbstbewußtsein der Partner durch Zusammensein mit anderen nackten Menschen weiterentwickelt wird („nude sessions").

HARTMANN und FITHIAN (1972) beschreiben in ihrem Buch „Treatment of Sexual Dysfunction" sehr detailliert (auf etwa 40 Seiten), wie sie die Übungen mit dem weiblichen und dem männlichen Patienten durchführen und wie sie währenddessen Gelegenheit haben, eine Reihe körperlicher Blockierungen durchzusprechen.

Ganz sicher würden viele Menschen, auch in Europa, es nötig haben, zu ihrem Körper ein besseres Verhältnis zu bekommen und ihn zu akzeptieren. Aber viele werden von HARTMANNs und FITHIANs Vorgehen abrücken. Es gibt Kurse in Entspannungs- und Körpertherapie, die dieselbe Wirkung haben können, und viele Sexualtherapeuten arbeiten mit Körpertherapeuten zusammen.

Vielleicht ließe sich dem vorbeugen, daß sich so viele Menschen ungeschickt fühlen und mit ihrem eigenen Körper unzufrieden sind, wenn der Gymnastikunterricht der Schule z. B. nicht so sehr wettbewerbsgeprägt und aufs Elitäre ausgerichtet wäre, sondern so beschaffen wäre, daß alle die Freude am eigenen Körper auch ohne athletisches Können erleben.

4.8.3 Untersuchungen der sexuellen Reaktionsfähigkeit und Beckenbodenübungen

Das Folgende ist HARTMANNs und FITHIANs (1972) Beschreibung entnommen. Die Untersuchung, die hier gemeint ist, darf nicht mit einer üblichen körperlichen oder gynäkologischen Untersuchung verwechselt werden, auch wenn diese miteinbezogen werden können.

Bei dieser Untersuchung, „sexological examination" genannt, werden die sexuellen Reaktionen der Patienten näher untersucht. Vorher füllen die Partner einen kurzen Fragebogen aus, in dem nach erogenen Zonen, Masturbationsverhalten, Schmerzen beim Koitus, Reaktionen auf Klitorisstimulation, nach vaginalen und perinealen Reaktionen, Genuß und Häufigkeit des Koitus, Partnerzahl usw. gefragt wird.

Die Untersuchung selbst gibt den Therapeuten eine Reihe von Informationen und macht es ihnen möglich, auf bestimmte, für die sexuelle Funktion wichtige Faktoren hinzuweisen. Außerdem gibt die Übung dem Patienten die Möglichkeit, seine sexuellen Reaktionen besser zu verstehen. Der Patient ist anfangs mit den Therapeuten allein, aber später nimmt der Partner an der Untersuchung teil. Meist wird erst die Frau, dann der Mann untersucht.

Persönlich habe ich Vorbehalte gegen eine solche „sexological examination" und Bedenken, sie in der von HARTMANN und FITHIAN beschriebenen Form anzuwenden. Sie wird weiter unten beschrieben, da sie eine gewisse Verbreitung gefunden hat.

Dagegen sind die Beckenbodenübungen, wie sie von HARTMANN und FITHIAN nach den Anweisungen von KEGEL (s. Abschn. 4.8.3.3) beschrieben werden, wahrscheinlich für gewisse Frauen nützlich, obgleich unbewiesen ist, ob sie als solche bei der Behandlung von Orgasmusstörungen überhaupt wirksam sind (s. z. B. ROUGHAN und KUNST, 1981; TRUDEL und SAINT LAURENT, 1983; MESSÉ und GEER, 1985). Der Wert der Übungen kann teils in einer Einstellungsänderung (einer Bewußtmachung) geeigneter Regionen des Körpers bestehen, die viele Frauen kaum beachten, derer sie sich vielleicht schämen. Außerdem kann die Frau durch Spannen und Entspannen ihrer Beckenmuskeln zur eigenen und zur Freude des Partners aktiver am Koitus teilnehmen. Ferner können solche Übungen dem Training einer erschlafften Beckenbodenmuskulatur dienen, z. B. nach einer Geburt, Krankheit oder Unterleibsoperation. Schließlich haben diese Übungen bei der Behandlung von Harninkontinenz ihren Platz, und sie können oft einen chirurgischen Eingriff entbehrlich machen.

Wenn auch in neuerer Zeit der Name KEGEL mit diesen Übungen verknüpft wird, darf nicht vergessen werden, daß ein anderer Gynäkologe, der bekannte Sexualpädagoge VAN DE VELDE, der Verfasser von „Die vollkommene Ehe", schon 1932 sein instruktives und anziehendes Buch „Die vollkommene Gattin – Anleitungen für die Frau und ihre Helfer" publizierte. Hier werden ausführlich in Text- und Bildserien zahlreiche Übungen zum Training der Beckenbodenmuskulatur beschrieben und was man damit allgemein und sexuell erreicht. Im Vorwort schreibt er: was „Die vollkommene Ehe" den *Männern* an Belehrung über Liebestechnik brachte, das soll mit dieser Schrift den *Frauen* geschenkt werden: die Fähigkeit, das erotische Leben zu vervollkommnen.

4.8.3.1 Untersuchung der Frau.* Die unbekleidete Frau legt sich in eine Position, in der sie mitverfolgen kann, was um sie herum geschieht, und die Möglichkeit hat, ihre Genitalien im Spiegel zu sehen.

Die Therapeuten berühren zuerst ihre Brüste

*Es sei noch einmal auf die oben, Abschnitt 4.8.3, geäußerten Vorbehalte des Autors gegen diese Form der „sexological examination" verwiesen (Fr. Pfäfflin).

und Brustwarzen und achten darauf, ob eine Papillenerektion eintritt. Reagiert sie nicht auf diese Berührung oder lehnt sie ihre Brüste ab, fordert man sie auf, die Empfindsamkeit der Brüste einzuüben und den Partner auch mit den Brüsten zu streicheln. Eventuell wird das Verhalten in der Stillzeit besprochen. Danach untersuchen die Therapeuten ihre Geschlechtsorgane und beginnen mit der Klitoris. Bei der vorausgegangenen gynäkologischen Untersuchung hat man festgestellt, ob die Vorhaut frei beweglich ist, wenn nicht, wurde sie stumpf gelöst. Nun vergewissern sich die Therapeuten, daß die Vorhaut frei beweglich ist. Sie verweisen dabei auf die Erfahrung, daß Klitorisadhäsionen häufig die Ursache fehlender orgastischer Reaktion sind und das Lösen der Adhäsion oft eine verbesserte orgastische Reaktion ermöglicht (s. Kap. 5). Man untersucht, ob die Klitoris sauber ist, eventuell vorhandenes Smegma zeigt man der Frau und instruiert sie über genitale Waschungen, während von Scheidenspülungen und Scheidensprays abgeraten wird.

Danach wird die Scheide auf Narbengewebe, fibröse und schmerzempfindliche Gebiete, Muskeldiastasen u. ä. untersucht. Es wird untersucht, wie kräftig sie ihre Beckenbodenmuskulatur anspannen kann, wenn nötig, bekommt sie Anweisungen für KEGELsche Übungen (s. Abschn. 4.8.3.3). In seltenen Fällen wird chirurgische Korrektur angeraten. Die Therapeuten interessieren sich für die Empfindsamkeit der Scheide. Einige Frauen fühlen gar nicht, wenn etwas in die Scheide eingeführt wird. Ist das der Fall, versuchen die Therapeuten durch Stimulation der Scheide über längere Zeit die Aufmerksamkeit der Patientin auf sie zu lenken, damit sie sich an solche Stimulationen gewöhnt und dabei entspannen kann. Wenn die Stimulation zu sexueller Errötung der Labia minora führt, zeigt man es der Frau im Spiegel und weist auf das Positive und Normale dieser Reaktion hin.

Danach instruiert man die Frau, die Scheidenmuskeln zu kontrahieren. Angeblich ist etwa jede zehnte Frau nicht in der Lage, ihre vaginalen Muskeln willkürlich zu bewegen. Diese Frauen haben oft eine offenstehende v-förmige Scheidenöffnung, die beim Koitus sehr wenig Reize für beide Partner hergibt. Weiterhin leiden diese Frauen oft unter Streßinkontinenz, der Harn geht ab beim Husten, bei Anstrengungen und beim Koitus, und das hemmt diese Frauen noch weiter. Es kann schwerfallen, diese Frauen zu trainieren, aber bei genügend sorgfältiger Instruktion und nach entsprechendem Training soll es den meisten Frauen möglich sein, ihre perivaginale Muskulator kontrahieren und beherrschen zu lernen.

KEGEL (1952) beschreibt bei den meisten Frauen empfindsame Stellen in der Scheide, einige Zentimeter vom Introitus vaginae entfernt, etwa bei „4 und 8 Uhr". Werden diese Stellen durch einen Finger oder den Penis stimuliert, so entsteht ein starkes sexuelles Lustgefühl. KEGEL behauptet, daß der M. pubococcygeus, der vom Os pubis zum Os coccygis an beiden Seiten der Scheide verläuft, nicht nur Bedeutung für die Blasen- und Rektumfunktion hat, sondern auch für die Fähigkeit der Frau, zu empfinden, was in der Scheide geschieht, und für ihre Reaktion auf vaginale Stimulation. Ein Training dieses Muskels ist deshalb für den Mann wie für die Frau von Vorteil, denn das sexuelle Erleben beider wird erhöht, besonders wenn die Scheide offen und schlaff ist. HARTMANN und FITHIAN behaupten, daß drei Viertel der Frauen, die sie auf sexuelle Reaktionsfähigkeit untersucht haben, eine ausgesprochene Empfindsamkeit an den zwei von KEGEL beschriebenen Punkten aufwiesen. Einige Frauen gaben bei Berührung dieser Punkte an, daß sie genau dort einen Schmerz beim Eindringen des Penis empfanden. HELEN KAPLAN will nicht von der Hand weisen, daß die von KEGEL beschriebenen Übungen einen günstigen Effekt auf die orgastischen Fähigkeiten der Frau haben, aber sie stellt fest, daß es keine Beweise dafür gibt. HARTMANN und FITHIAN haben keine Zweifel und fordern alle ihre Patientinnen auf, zu erlernen, die perineale Muskulatur, speziell den M. pubococcygeus, zu spannen und zu entspannen. Bei der „sexological examination" werden sie hierin instruiert.

Mit den Beckenbodenübungen ist die Untersuchung der sexuellen Reaktion der Frau abgeschlossen. Die Zustimmung der Frau vorausgesetzt, darf ihr Mann beim größten Teil der Prozedur anwesend sein. Er darf das Spekulum in die Scheide einführen, hineinsehen, er wird darin instruiert, mit dem Finger die Scheide zu palpieren und die empfindsamen Punkte bei „4 und 8 Uhr" zu finden, und man zeigt ihm die Klitoris. Alle seine Fragen werden beantwortet.

4.8.3.2 Untersuchung des Mannes. Diese Untersuchung ist viel begrenzter. Zunächst füllt der Mann den oben beschriebenen Fragebogen aus. Dann wird der Penis untersucht, ob die Vorhaut mobil ist, ob das Frenulum stramm oder empfindlich ist, und der Mann wird nach Blutungen oder Reizungen im Anschluß an den Koitus befragt. Allergische Reaktionen können bei Gummi, chemischen Kontrazeptiva und Vaginalsprays auftreten. Die Hoden werden palpiert. Die Ehefrau soll am besten dabeisein und mitmachen. Man macht sie auf die besonders empfindsamen Stellen der Glans penis und des Frenulums aufmerksam und zeigt ihr, wie empfindlich die Hoden auf Druck reagieren. SEMANSs Start-Stopp-Technik (s. Abschn. 4.9) oder die Squeeze-Technik werden demonstriert, und die Ehefrau probiert sie selber aus. Wenn der Penis des Ehemannes nach der Ejakulation überempfindlich ist und er keine weiteren Koitusbewegungen zu machen wünscht, wird es der Frau erklärt, damit sie es versteht.

Danach gehen die Therapeuten direkt zu den Übungen für Körperwahrnehmung und später zum Sensualitätstraining über.

4.8.3.3 Beckenbodenübungen nach KEGEL.

HARTMANN und FITHIAN empfehlen folgende Übungen:

a) Man spannt den M. pubococcygeus drei Sekunden lang und entspannt ihn dann wieder. Diese Übung wird 25 bis 50 mal täglich je nach dem Zustand des Perineums durchgeführt. Wenn man die Übung erst einmal gelernt hat, kann man sie jederzeit im Laufe des Tages, während des Aufwachens, beim Telefonieren usw. durchführen. KEGEL brachte den Frauen bei, den Muskel beim Gang zur Toilette zu identifizieren. Die Frau soll sich mit so weit wie möglich gespreizten Beinen auf die Toilette setzen, die Miktion beginnen, sie dann mehrfach durch Kontraktion der Beckenbodenmuskulatur unterbrechen. Er riet zu Beckenbodenübungen zwanzig Minuten lang täglich und nach jedem Gang zur Toilette.
b) Der M. pubococcygeus soll 25 bis 50 mal täglich schnell gespannt und entspannt werden. Diese Muskelanspannungen entsprechen fast den Kontraktionen der orgastischen Manschette beim Orgasmus.
c) Bei tiefer Einatmung, so als wenn sie ganz von der Scheide ausginge, wird die Scheiden- und Beckenmuskulatur gespannt. Dieses wird zehnmal wiederholt.
d) Man zeigt der Frau eine Übung, bei der sie wie bei einer Wehe preßt und danach den M. pubococcygeus spannt. Diese Übung soll besonders geeignet sein, die vaginale Blutfülle und Lubrikation vor dem Koitus zu verbessern.

Die Frauen bekommen eine kurze schriftliche Instruktion der vier Übungen ausgehändigt.

HARTMANN und FITHIAN zeigen den Frauen ihre Fortschritte durch intravaginale Messungen mit dem Kegel-Perineometer: Die Kontraktionen werden auf einer Meßskala sichtbar, und die Frauen können selbst die Ausschläge verfolgen. Ein neukonstruiertes Perineometer wird von der Kopenhagener Firma Nyrop und Maag vertrieben (s. ANDREASSEN et al., 1986; GOTVED, 1979, 1981; GRABER, 1982).

4.9 Spezifische Behandlungstechniken

Diese Techniken werden nach Besprechung der einzelnen Dysfunktionen ausführlicher beschrieben werden. Hier zunächst eine kurze Übersicht über die gebräuchlichsten:

- Stopp-Start-Technik
- Masturbationsübungen
- Dilatationsbehandlungen.

4.9.1 Stopp-Start-Technik

Das Ziel ist eine bessere Kontrolle des Ejakulationsreflexes. Diese Technik kann in einigen Fällen auch die Angst vor Erektionsversagen mindern.

Das Prinzip ist ganz einfach: die Partnerin stimuliert den Mann zur Erektion und stimuliert weiter, bis der Mann fühlt, daß weitere Stimulation zur Ejakulation führt. Er teilt ihr das mit, und die Stimulation soll *sofort* aufhören. Vielleicht geht die Erektion jetzt etwas zurück. Nach einer kurzen Pause wird wieder bis zur vollen Erektion und bis kurz vor der Ejakulation stimuliert, wieder unterbrochen usw. Erst nach dem dritten oder vierten Mal darf der Mann ejakulieren (s. Abb. 4-7 und 4-8 und Abschn. 4.12.1.1).

Die Beherrschung der Ejakulation kann nach folgendem Plan trainiert werden:

a) Die Partnerin stimuliert den Penis mit der Hand ohne Gleitmittel.
b) Die Partnerin stimuliert den Penis mit der Hand unter Verwendung von Gleitmitteln.
c) Der Mann liegt auf dem Rücken und die Frau führt in Hockstellung den Penis in die Scheidenöffnung ein und hält ihn dort ruhig.
d) Wie zuvor, doch wird der Penis jetzt ganz in die Scheide eingeführt und ruhig gehalten.
e) Wie zuvor, jedoch mit zusätzlichen Penisbewegungen in der Scheide.
f) Wie zuvor, mit üblichen Koitusbewegungen.
g) Koitus in seitlicher Position.
h) Koitus in anderen Positionen.

Steht die Ejakulation kurz bevor, soll sich die Frau sofort passiv verhalten. Das Paar soll erst zur nächsten Stufe übergehen, wenn die vorhergehende Stufe stabil eingeübt ist. Die Technik ist leicht, aber sie erfordert eine gute Zusammenarbeit und wirkt dann fast immer nach Wunsch.

4.9.2 Masturbationsübungen

Sie zielen darauf ab, mit dem eigenen Körper vertraut zu werden, ihn zu akzeptieren und seine sexuellen Reaktionswei-

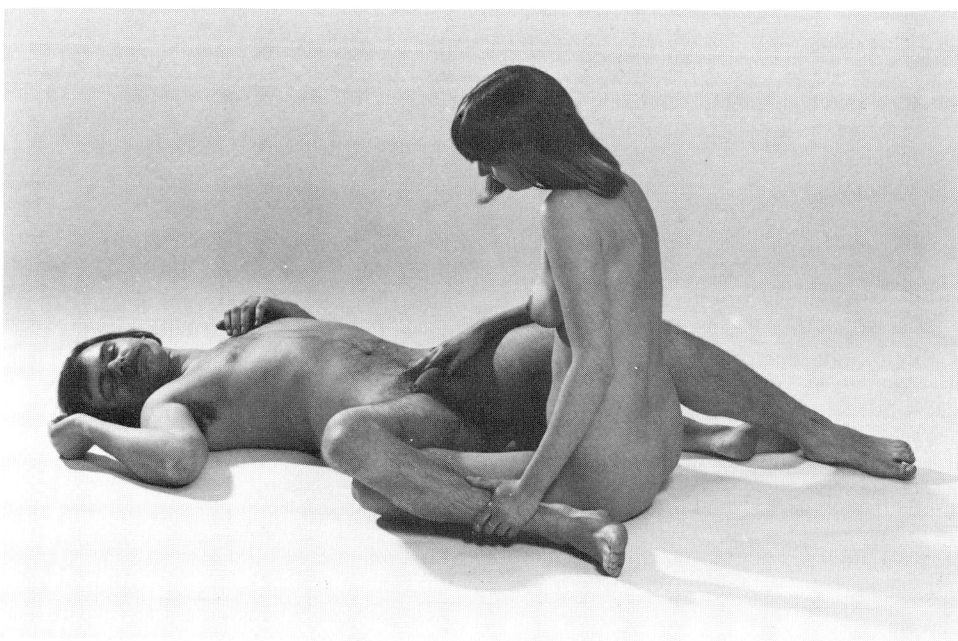

Abbildung 4-7:
Sensualitätstraining
Das Paar ist im Sensualitätstraining so weit gekommen, daß die Liebkosung seiner Genitalien miteinbezogen wird. Es soll sich jedoch immer noch um ein nicht allzu erregendes Streicheln handeln, und es ist z.B. nicht entscheidend, ob der Penis erigiert oder nicht: Auch wenn eine Erektion eintritt, soll das Paar diese Erektion nicht „benutzen", um den Koitus zu versuchen oder eine Ejakulation zu erreichen. Im Gegenteil, bei einer eventuellen Erektion können beide die nützliche Erfahrung machen: Sollte die Erektion wieder zurückgehen, so ist dies kein Ausdruck eines Fiaskos, sondern macht deutlich, daß sie sich zu irgendeinem späteren Zeitpunkt desselben Tages oder eines anderen Tages wiederholen wird. MASTERS und JOHNSON brauchen eine Modifikation der gezeigten Position zur Trainierung der Ejakulationskontrolle. Der Mann liegt weiterhin auf dem Rücken mit gebeugten und gespreizten Beinen. Die Frau setzt sich zwischen seine Beine dicht an ihn heran, mit dem Gesicht ihm zugewandt, aber mit beiden Beinen unter seinen gebeugten Schenkeln und an den Seiten seines Körpers (s. auch Abb. 4-8 und 4-9).

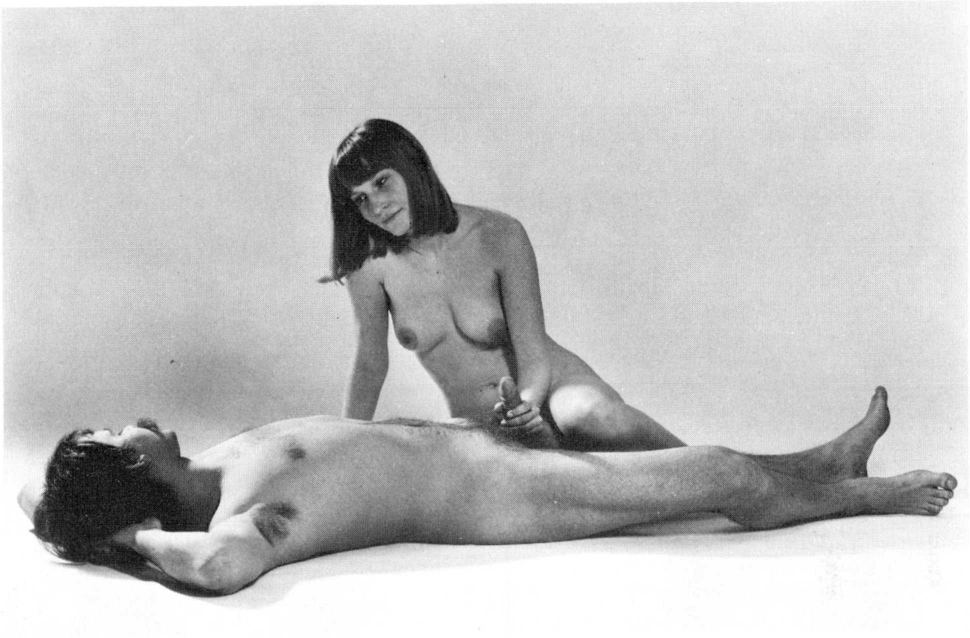

Abbildung 4-8:
SEMANS' Stopp-Start-Technik
Der Mann liegt entspannt auf dem Rücken. Sie liebkost ihn, bis er eine stabile Erektion hat. Sie kann neben ihm sitzen, wie abgebildet, oder zwischen seinen gespreizten Beinen, wie in Abbildung 4-7 dargestellt. Er konzentriert sich ganz auf die Gefühle und die sexuelle Spannung, die ihre Liebkosungen mit sich führen. Merkt er, daß die sexuelle Spannung so stark zunimmt, daß die Ejakulation unmittelbar bevorsteht, gibt er ihr ein Zeichen, verbal oder nonverbal, und sie hört sofort auf, den Penis zu stimulieren. Die sexuelle Spannung nimmt im Laufe weniger Sekunden ab, und wenn er sich wieder „seiner sicher" fühlt, wird der Penis weiter gestreichelt. Beim vierten Anlauf löst sie die Ejakulation durch Manipulation aus. Wenn er gelernt hat, seine Ejakulation zu kontrollieren, kann er seine Hand über ihre Hand legen und sie zu einer Intensivierung des Streichelns veranlassen. Hat er eine ausreichende Kontrolle bei „trockener" Stimulation erreicht, kann man zur Verstärkung der stimulierenden Wirkung Gleitmittel, Speichel oder Vaginalsekret benutzen.

sen kennenzulernen, um danach den Partner anzuleiten. Besonders Frauen mit primärer Orgasmusstörung können aus Masturbationsübungen Erfahrungen gewinnen.

Man muß stufenweise vorgehen und der Frau diese Übungen nicht aufnötigen. Man kann zuerst nach ihren Badegewohnheiten und ihrer Menstruationshygiene fragen, danach vielleicht Anatomie und Funktion der Geschlechtsorgane erklären. Man muß genau durchsprechen, wie sie es erlebt, wenn sie sich selber berührt, und welche Erfahrungen sie mit Masturbation hat, ihr u.U. sagen, wie und wie häufig andere Frauen masturbieren, den Sinn dieser Übungen erklären u. ä. Dann empfiehlt man ihr, sich mit ihren Geschlechtsorganen beim Baden vertraut zu machen und sie im Spiegel zu betrachten. Erst danach ist der richtige Zeitpunkt da, sie im Masturbieren zu instruieren. In dieser Orientierungsphase können Zeichnungen und Fotos die Informationen begleiten. Oft können ihr Bücher auf den Weg helfen (z. B. HITE, 1976). Dasselbe gilt für Filme.

Ob die Frau mit den Fingern, mit Hilfe einer Brause oder eines Vibrators masturbiert, ist nicht entscheidend und hängt davon ab, was sie selber vorzieht. Viele finden besonders die Brause angenehm und wirkungsvoll, doch soll sie nicht zu heftig und zu direkt angewandt werden.

Wenn die Frau durch Autostimulation ein Lustgefühl, oder noch besser Orgasmus erreicht hat, wird der Partner mit einbezogen (s. Abschn. 4.12.2.3).

Es wird empfohlen, daß die Frau täglich übt und sich dafür mindestens zwanzig Minuten oder mehr Zeit nimmt. Einige Frauen werden durch Masturbation sehr erregt, ohne Orgasmus zu bekommen, vielleicht weil sie die Kontrolle über sich selbst nicht verlieren möchten und sich wegen der Laute, Bewegungen und anderen körperlichen Reaktionen, die den Orgasmus begleiten, schämen. LoPiccolo (1978) behauptet, daß man Frauen in dieser Situation dazu verhelfen kann, diesen Punkt zu überwinden, indem man sie dazu auffordert, in einem „Rollenspiel" die Erscheinungen des Orgasmus durchzuspielen. Man fordert sie dazu auf, sich heftig zu bewegen, die Muskeln zu spannen, zu stöhnen usw., zunächst allein, dann mit dem Partner zusammen. Sie soll aber keinen Orgasmus simulieren, sondern das Ziel ist, daß sie ihre Hemmungen, Angst und Verlegenheit bei einer an sich ganz normalen Reaktion überwindet.

Man kann folgendes Schema zur Überwindung primärer Orgasmusstörungen aufstellen:

a) Stufenweise Masturbationsübungen (s. Abschn. 4.12.2.3.1).
b) Rollenspiel zur Überwindung der Hemmungen vor einem Orgasmus. Erfahrungsgemäß können die folgenden Körperbewegungen einen Orgasmus hervorrufen: stoßweise Beckenbewegungen, Streckbewegungen von Füßen und Beinen, Spannen der Schenkelmuskeln, Spannen der Scheidenmuskeln, Anhalten des Atems, Herunterpressen des Zwerchfells, Zurückwerfen des Kopfes bis der Kehlkopf sichtbar wird.
c) Aktivitäten mit dem Partner zusammen, Sensualitätstraining, zunächst ohne, dann mit Einbeziehung der Genitalien und schließlich Koitus.

Aus obigem könnte man den Eindruck gewinnen, daß es sich entgegen früheren Behauptungen doch um eine Zentrierung auf den Orgasmus handelt. Darum handelt es sich natürlich auch, aber nicht so, daß das Geschlechtsleben den Orgasmus als übergeordnetes Ziel hat. Man muß aber bedenken, daß Frauen mit primären Orgasmusstörungen ihren ausbleibenden Orgasmus selbst als ein wesentliches Problem auffassen und daß der nicht eintreffende Orgasmus sie oft daran hindert, überhaupt Freude am Sexuellen zu haben. Erst wenn sie selbst erfahren haben, daß es kein Problem darstellt, einen Orgasmus zu erreichen, können sie sich ganz loslassen. Der Orgasmus ist dann nicht mehr etwas Mystisches und Unerreichbares, sondern etwas, was sie kennen und wozu sie Stellung nehmen können.

Auch Männer können von Masturbationsübungen profitieren. Bei der Behandlung der Ejaculatio retarda kann ein Vibrator mit Gleitmittel wirkungsvoll sein. Aber auch hier muß man schrittweise vorgehen und jeden Schritt durchsprechen (s. Abschn. 4.12.1.3).

Für beide Geschlechter gilt, daß Masturbationsübungen nicht isoliert, hastig oder mechanisch durchgeführt werden, sondern daß sie in den Gesamtzusammenhang gestellt werden sollen, d. h. es muß für eine angenehme, ungestörte Umgebung gesorgt werden, der Betreffende muß sich psychisch darauf einstellen, sich in Phantasien ergehen und überhaupt diese Übungen zu einem sensuellen Erlebnis machen.

4.9.3 Dilatationsbehandlung

Es ist das Ziel, die Angst davor abzubauen, daß etwas in die Scheide eingeführt wird.

Beim Vaginismus löst der Versuch der Penetration Kontraktionen des unteren Drittels der Scheide aus, begleitet von Angst, Schmerz und Muskelspannungen.

Durch Einführung von größeren Körpern aus Glas oder Metall in die Scheide sucht man schrittweise die Angst zu überwinden. Dasselbe erreicht man, wenn die Frau ihre Finger benutzt, später kann der Mann dasselbe tun. Es handelt sich dabei nicht um ein passives „Weiten" der Scheide. Sie ist ja groß genug. Sondern es

geht darum, daß die Frau erlebt, daß die Einführung von Körpern möglich ist und daß kein größerer Körper eingeführt wird, als sie erträgt. Aber sie muß anfangs lernen, einem gewissen Unbehagen und Angespanntsein zu widerstehen. Im allgemeinen lernen diese Frauen, daß stufenweise immer größere Gegenstände in die Scheide eingeführt werden können, bis der Penis eingeführt werden kann. Bei dieser Behandlung hat der Vaginismus eine gute Prognose, unbehandelt dauert er ein Leben lang (s. Abschn. 4.12.2.4).

4.10 Sexualtherapie und Psychotherapie

An allen Punkten der Therapie können Stillstand oder eigentliche Widerstandsreaktionen auftreten. Soweit möglich müssen diese durchdiskutiert werden. Es darf nicht verwundern, daß u. U. während einer Behandlung Angst, Unsicherheit und Niedergeschlagenheit auftreten. Man muß sie als Ausdruck der durch die Therapie hervorgerufenen Veränderung der bisher gewohnten Beziehung zwischen den Partnern begreifen. Vorübergehend kann dies ein Gefühl von Unsicherheit bei einem oder beiden Partnern bewirken. Man kann in solchen Situationen erleben, daß der „gesunde Partner" die Behandlung sabotiert oder selbst aufgrund der Unsicherheit gegenüber der neuen Rolle, die er (oder sie) dem „geheilten" Partner gegenüber annehmen soll, eine Dysfunktion entwickelt. Es kann lästig und deprimierend sein, einen Partner mit einer Dysfunktion zu haben, es kann aber auch gefährlich sein, einen normalfunktionierenden zu bekommen. Auf welche Gedanken mag er (oder sie) wohl kommen? Ist man selbst leistungsfähig, jung oder auch attraktiv genug? Ab und zu führen solche Widerstandsreaktionen dazu, daß man die Behandlung aufgeben muß.

Therapeuten machen die Erfahrung, daß einige Paare trotz anfänglich scheinbar guter Motivation unterwegs aufgeben und die Behandlung abbrechen, in der klaren oder unbewußten Einsicht, daß der Status quo mit den damit verbundenen sexuellen Schwierigkeiten das kleinere Übel darstellt im Vergleich zur Verunsicherung durch die neue Rollenverteilung, die eine Umgestaltung der Beziehung mit sich gebracht hätte. Aber in der Regel sind Widerstandsreaktionen doch zu überwinden.

Aus dem bisher Gesagten geht hervor, daß es sich bei den direkten Instruktionen, die in der Sexualtherapie gegeben werden und die ja ungeheuer einfach und direkt sind, nicht um technische Anweisungen handelt, sondern daß sie eine ganz andere komplexe Funktion haben. Die Instruktionen haben natürlich einen Wert in sich selber, aber darüber hinaus wirken sie wie eine Art *Sonde in katathyme Gefilde hinein.* Intra- und interpsychische Konflikte werden aktiviert, Hemmungen, Mißverständnisse, Tabuvorstellungen, magisches Denken und Kontaktschwierigkeiten werden erhellt. Sie offenbaren lange zurückgedrängte Schuldgefühle, Aggressivität, Angst u. a. Nicht zufällig begeben sich die Partner in Behandlung, denn sie haben einen Punkt erreicht, wo sie erkennen, daß radikale Änderungen nötig sind, wenn der Zustand besser werden soll, und sie mußten deshalb einen Teil der Scheu, Furcht und Bequemlichkeit, die sie früher veranlaßten, die Probleme wegzuschieben, überwinden. Dieses Gefühl, daß die Zeit nun reif ist, trägt bei vielen dazu bei, daß lang versteckter Konfliktstoff bei geringstem Anlaß mobilisiert wird. Auf jeden Fall wird man als Therapeut immer wieder überrascht, was so einfache Instruktionen an wesentlichem Konfliktstoff an die Oberfläche zu bringen vermögen. Natürlich gibt es verschiedene Ausweichmanöver. Viele Paare nehmen sich erst unmittelbar vor der nächsten Konsultation zusammen, den verabredeten Instruktionen nachzukommen, oder sie haben eine Reihe „guter" Entschuldigungen, warum sie nicht „dazu kamen", das Abgesprochene durchzuführen. Vielleicht behaupten sie, die Instruktionen wirkten nicht nach Wunsch, würden als „künstlich", als „sinnlos" empfunden. Manchmal werden die Instruktionen „mißverstanden", oder sie werden nicht ernst genommen und nur mechanisch ausgeführt. Dann berichtet der eine oder beide Partner: nun hätten sie getan, „wie verlangt", aber ohne die „verheißene" Wirkung. Sie versuchen

die Verantwortung von sich auf den Therapeuten zu schieben. Oft ist nur der eine reserviert oder direkt negativ, während der andere Gewinn aus den Instruktionen gezogen hat. Kommt eine solche Diskussion zwischen den Partnern auf, kann dadurch eine bisher mangelhafte Kommunikation verbessert werden. Wenn dies geschieht, tut der Therapeut gut daran, sich zurückzuhalten und erst einzugreifen, wenn es nötig ist.

Während die Behandlung fortschreitet, erkennt man allmählich ein Muster, das zeigt, an welchen Punkten die Partner aneinander vorbeireden, wo sie ihre „blinden Flecke" haben und wo es Anknüpfungspunkte gibt, auf denen man aufbauen kann. Die Instruktionen haben somit über den vordergründigen Zweck hinaus einen Wert, sie sind ein *psychotherapeutisches Hilfsmittel*. Daraus wird aber deutlich, wie wichtig es ist, in welcher Weise die Instruktionen gegeben werden und wie man ihre Wirkung „abliest". So steht und fällt der Erfolg einer Sexualtherapie mit dem professionellen Standard des Therapeuten (s. SØRENSEN, 1986).

4.11 Einige Faustregeln

Im Laufe der Therapie wird der Therapeut dem Paar folgendes mitteilen:

1) Man ist selbst verantwortlich für das, was man aus dem Zusammenleben mit einem Partner macht. Der Prinz auf dem Schimmel oder die rettende Fee gehören eher ins Märchen als in den Alltag.
2) Man formuliere die eigenen Wünsche direkt, nicht in Frageform. Man sage lieber: „Ich habe Lust zu ...", statt „Meinst Du, daß ...?"
3) Man darf zu den Wünschen des Partners ja und nein sagen. Sagt man ja, muß es aufrichtig geschehen, sonst sollte man besser nein sagen. Lehnt der Partner die Wünsche ab, bedeutet das nicht von vornherein, daß er einen nicht gern hat, sondern nur, daß er im Augenblick nicht zu demselben Lust hat wie man selber.
4) Es kann notwendig sein, sich gegenseitig anzuleiten, aber man soll es konstruktiv tun, nicht verletztend. Ist man unzufrieden mit dem Partner, soll man es sagen. Wie soll er oder sie sonst die Möglichkeit haben, sich zu ändern. Man kann nicht verlangen, daß der andere errät, was man selber will. Statt „Du bist immer so unbeholfen" zu sagen, hilft ein konstruktiver Vorschlag meist weiter: „Tu es etwas zarter!" Freut man sich am Partner, sollte man nicht vergessen, es irgendwie zum Ausdruck zu bringen.
5) Beim Streicheln und Liebkosen soll man tun, wozu man selber Lust hat. Man lasse sich von den eigenen Gefühlen leiten, statt etwas zu tun, von dem man glaubt, daß es sexuell besonders aufregend ist. Man soll tun, was einem selber Spaß macht, und darauf vertrauen, daß der Partner schon sagen wird, wenn das Streicheln bei ihm nicht so ankommt, wie es gedacht war. Wenn er sagt, daß es ihm nicht gefällt, ist dies noch lange kein Grund, gekränkt zu sein.
6) „Aktive" und „passive" Rolle sollen abgewechselt werden. Man fürchte nicht, den Partner zu ermüden, weder wenn man selber aktiv streichelt, noch wenn man sich liebkosen läßt. Wenn es den Partner tatsächlich ermüdet, wird er es schon sagen. Empfänger zu sein, heißt nicht einfach „passiv" sein, und im übrigen ist nichts Negatives dabei, passiv zu sein. Später werden die Rollen getauscht; jeder ist abwechselnd an der Reihe.
7) Man focussiere die Aufmerksamkeit nicht auf die Genitalien, sondern beziehe alle Sinne und Sinnesorgane mit ein, um der Zärtlichkeit Ausdruck zu verleihen.
8) Sexuelles Genießen und Orgasmus sind nicht dasselbe. Der Orgasmus ist nicht das „Produkt" des Koitus. Der Orgasmus ist nur ein Teil des Ablaufes; der Weg kann wichtiger sein als das Ziel. Man genieße jeden Schritt des Beisammenseins. Vorspiel und Nachspiel sind gleichwertige Phasen, manchmal sogar wichtiger als das orgastische Erlebnis.
9) Sexuelles Beisammensein hat seinen Wert in sich selber und bedarf keiner

Rechtfertigung. Man braucht sich seiner sexuellen Wünsche nicht zu schämen, ebensowenig zu befürchten, daß der Partner sie mißversteht. Man braucht kein Alibi, wenn man etwas tut, das Spaß macht und niemandem schadet.

10) Es kommt darauf an, das zu tun, was zu einem selber paßt. Es ist gut, die Erfahrungen anderer zu kennen. Aber die Erfahrungen anderer müssen sich nicht mit den eigenen decken. Man kann sich ruhig auf sein eigenes Erleben verlassen. Man vertraue auf sich selbst, damit verhilft man auch seinem Partner zu größerem Selbstvertrauen, zu mehr Geborgenheit und zu dem Mut, sich zu öffnen.

Solche Regeln sind natürlich „grobschlächtig" und werden leicht zu Klischees. Sie müssen der Situation angepaßt und zum richtigen Zeitpunkt formuliert werden, und zwar als Empfehlung, nicht mit erhobenem Zeigefinger. Ihr Ziel ist die Verselbständigung des Paares, nicht dessen Indoktrinierung oder Manipulation.

Man kann auch miteinander leben, ohne ein Paar zu sein. Sexualtherapeuten wird gelegentlich vorgehalten, sie seien nur paarorientiert und trügen dazu bei, eine längst überlebte und unbefriedigende Lebensform am Leben zu erhalten. Darüber kann jeder denken wie er möchte, und es ist ganz gleichgültig, was Sexualtherapeuten in dieser Beziehung glauben oder meinen. Entscheidend ist, was die Menschen, die durch Sexualtherapie Hilfe suchen, mit ihrem Leben wollen. Es ist doch immer noch so, daß die meisten Menschen allen Schwierigkeiten zum Trotz keine Alternative zu Paarbeziehungen finden. Sie entdecken aber, daß das Paarverhältnis eine Herausforderung darstellt, nichts Stationäres. Sein Gesetz ist die Veränderung, es steht immer auf dem Prüfstand. Es erfordert Großzügigkeit und Geduld, offene Augen, aber keine inquisitorischen Blicke. Intimität und Distanz sind komplementäre Größen, keine Gegensätze. Der Libanese Kahlil Gibran hat es in seiner 1923 zuerst in englischer Sprache erschienenen Dichtung „Der Prophet" auf diese Weise gesagt:

„But let there be spaces in your togetherness.
And let the winds of the heavens dance between you.
Love one another, but make not a bond of love:
Let it rather be a moving sea between the shores of your souls.
Fill each other's cup but drink not from one cup.
Give one another of your bread but eat not from the same loaf.
Sing and dance together and be joyous, but let each one of you be alone,
Even as the strings of a lute are alone though they quiver with the same music.
Give your hearts, but not into each other's keeping.
For only the hand of life can contain your hearts.
And stand together yet not too near together:
For the pillars of the temple stand apart,
And the oak tree and the cypress grow not in each other's shadow."

Die deutsche Übersetzung lautet:

„Aber laßt Raum zwischen euch.
Und laßt die Winde des Himmels zwischen euch tanzen.
Liebt einander, aber macht die Liebe nicht zur Fessel:
Laßt sie eher ein wogendes Meer zwischen den Ufern eurer Seelen sein.
Füllt einander die Becher, aber trinkt nicht aus einem Becher.
Gebt einander von eurem Brot, aber eßt nicht vom selben Laib.
Singt und tanzt zusammen und seid fröhlich, aber laßt jeden von euch allein sein,
So wie die Saiten einer Laute allein sind und doch von derselben Musik erzittern.
Gebt eure Herzen, aber nicht in des anderen Obhut.

Denn nur die Hand des Lebens kann eure Herzen umfassen.
Und steht zusammen, doch nicht zu nah:
Denn die Säulen des Tempels stehen für sich,
Und die Eiche und die Zypresse wachsen nicht eine im Schatten der anderen."

4.12 Behandlung der einzelnen sexuellen Dysfunktionen

Einige sexuelle Dysfunktionen sind leichter zu behandeln als andere. Dysfunktionen, die ihr Ursache in Unwissenheit, Mißverständnissen und Mangel an Erfahrung (ungeachtet des Alters) haben, sind leichter zu kurieren als solche, die ein Produkt schwerer intrapsychischer und interpersoneller Konflikte sind.

Unter den einzelnen Dysfunktionen sind Ejaculatio praecox und primäre Orgasmusstörung bei der Frau mit am leichtesten zu behandeln. Anfänger in Sexualtherapie tun gut daran, mit der Behandlung dieser zwei Dysfunktionen zu beginnen.

4.12.1 Dysfunktionen beim Mann

4.12.1.1 Ejaculatio praecox. Diese Dysfunktion ist wahrscheinlich die häufigste aller Dysfunktionen beim Mann. Wird sie nicht behandelt, kann sie den Rest des Lebens andauern. Es ist nicht ganz einfach, Ejaculatio praecox exakt abzugrenzen.

Einige definierten Ejaculatio praecox als einen Zustand der Überempfindlichkeit. Sie versuchen dementsprechend, durch Herabsetzung der Sensibilität dem Phänomen entgegenzuwirken, z. B. durch Auftragen von lokalanästhesierenden Salben auf die Glans penis, durch Verwendung eines dickhäutigen Kondoms oder medikamentös mit Präparaten, die erfahrungsgemäß die Ejakulation hemmen, z. B. Thioridazin (Melleril®) oder MAO-Hemmern. Diese Methoden sind nicht sehr effektiv und haben über die unmittelbare Anwendungszeit hinaus keine Dauerwirkung. Viele Männer versuchen, die Ejakulation durch verschiedene Ablenkungsmanöver hinauszuschieben. Sie denken an etwas nicht Erregendes, beißen sich in die Lippen, kratzen sich die Handflächen, spannen die Muskeln usw. Aber diese Methoden sind nicht nur wirkungslos, sondern beeinträchtigen nur das genußvolle Erlebnis des sexuellen Beisammenseins.

MASTERS und JOHNSON (1973) definieren den Zustand quantitativ: Ein Mann leidet an Ejaculatio praecox, wenn er bei intravaginaler Stimulation den Samenerguß nicht so lange zurückhalten kann, daß der Partner bei mindestens der Hälfte der Kohabitationen befriedigt wird. Die Definition ist aber unbrauchbar, wenn die Partnerin anorgastisch ist. Diese Definition unterstreicht, daß die Ejaculatio praecox oft durch eine unzweckmäßige Interaktion zwischen den Partnern verstärkt wird. Aber die Definition hat offensichtliche Mängel, die auch für andere quantitative Definitionen der Ejaculatio praecox gelten, bei denen man sie z. B. in Relation zur Anzahl der Koitusbewegungen setzt oder zu der Zeit, die von der Intromission des Penis bis zur Ejakulation vergeht.

MASTERS und JOHNSON haben offenbar nicht beachtet, daß Ejaculatio praecox auf englisch „premature ejaculation" heißt, obgleich diese Bezeichnung eigentlich auch sagt, was Männer mit zu schnellem Samenerguß erleben. Immer wieder erzählen sie dieselbe Geschichte: Wenn sie mit einem Partner zusammen sind, auf jeden Fall, wenn sie den Penis in die Scheide einführen wollen, können sie der sexuellen Spannung nicht mehr widerstehen, sondern ejakulieren. Es könnte so aussehen, als fürchteten sie, ein zu hohes Spannungsniveau zu erreichen, und die Spannung „verpufft" dann auf einem viel zu niedrigen Niveau; das heißt, die Ejakulation kommt nicht nur zeitlich zu schnell, sondern auch zu einem Zeitpunkt, wo sie noch „prämatur" ist, noch nicht das Resultat des voll erreichten Spannungszustandes darstellt; oft fließt das Ejakulat einfach ab, wird nicht herausgespritzt und löst nicht die gleiche Befriedigung aus wie ein Orgasmus. Diese Männer zeigen somit deutlich, daß Ejakulation und Orgasmus erstens nicht notwendigerweise synonyme Begriffe sind, und daß zweitens eine

schnell erfolgende Ejakulation nicht „prämatur“ zu sein braucht. Der Zeitfaktor ist also nicht das Entscheidende, sondern die orgastische Potenz ist reduziert. Die sexuelle Dysfunktion wird als unbefriedigend *erlebt,* es handelt sich um etwas *Phänomenologisches.* Oft haben solche Männer eine Vergleichsmöglichkeit; denn viele können bei der Masturbation den Samenerguß so lange zurückhalten, bis die nötige Spannung entstanden ist, so daß die Ejakulation bei Masturbation intensiver und befriedigender erlebt wird.

KAPLAN et al. (1974) definieren die Ejaculatio praecox als einen Zustand, bei dem der Mann bei Erreichen eines gewissen Spannungszustandes keine Kontrolle über den Ejakulationsreflex hat. Auch KAPLAN et al. betonen, daß das Wesentliche der Ejaculatio praecox nicht etwas Quantitatives ist, das in Sekunden oder nach der Anzahl der Koitusbewegungen bemessen werden kann, sondern etwas *Qualitatives.* Die Männer richten ihre Aufmerksamkeit nicht genug auf die sexuellen Spannungen, die dem Orgasmus vorausgehen; und die Ejakulation erfolgt automatisch, sobald diese eine gewisse Höhe erreicht haben.

KAPLAN et al. vergleichen den Mechanismus der Ejaculatio praecox mit der Harninkontinenz bei Säuglingen. Beim Säugling entleert sich die Blase über einen spinalen Reflex automatisch, wenn die Blase bis zu einem gewissen Punkt gefüllt ist. Allmählich lernt das Kind, die Blasenfunktion zu kontrollieren, indem es auf die Gefühle, die von zunehmender Blasenfüllung ausgelöst werden, aufmerksam wird. KAPLAN et al. meinen, daß Männern mit Ejaculatio praecox eine solche Einübung fehlt. Ebenso wie Kinder lernen, ihre Blasenfunktion zu beherrschen, so können Männer trainiert werden, daß steigende sexuelle Spannung nicht bei zu niedrigem Spannungsniveau zur Ejakulation führt. Ihr Ejakulationsreflex läuft nicht, wie SEMANS (1956) annahm, zu schnell ab, sondern ihr Aufmerksamkeitsvermögen auf diesem Gebiet ist aus irgendeinem Grunde unzureichend entwickelt. Vielleicht kann man diese Männer mit Frauen vergleichen, die keinen Orgasmus erreichen können, weil sie an irgendeinem Punkt der Plateauphase nicht weiterzugehen wagen und „anhalten“. Wie schon beschrieben, „halten“ Männer mit Ejaculatio praecox auch „an“; bevor die sexuelle Spannung groß wird, „schützen“ sie sich vor weiterer Spannungssteigerung durch vorzeitige Ejakulation, leiden aber zugleich unter der fehlenden orgastischen Befriedigung. Männer mit Ejaculatio praecox verfügen also nicht, wie KINSEY et al. annahmen, über besonders hohe Potenz, weil sie so prompt und „effektiv“ reagieren, sondern, orgastisch gesehen, gehen sie eher am Ziel vorbei. Statt die Kraft der sexuellen Impulse abzuschwächen, wie es bei vielen der „mechanischen“ Behandlungen und bei dem Versuch, die Gedanken durch Tricks abzulenken, geschieht, muß der Mann seine Aufmerksamkeit gerade auf die sexuelle Spannung richten und sie trainieren. Dadurch kann er die Zeit bis zur Ejakulation verlängern und seine sexuelle Befriedigung erhöhen.

4.12.1.1.1 Behandlung der Ejaculatio praecox. Es ist oft ein guter Anfang, dem Paar zu erzählen, daß diese Dysfunktion eine gute Prognose hat, und daß man fast allen mit diesem Problem helfen kann, wenn sie nur mitarbeiten. Die Erfahrungen, die sie während der Behandlung machen, sollen sie zum Ziel führen. Anfangs muß sich die Behandlung notwendigerweise auf den Mann konzentrieren, während die Frau nicht sofort einen größeren sexuellen Gewinn für sich erwarten darf. Es ist wichtig, dies zu unterstreichen, um einigen ihrer Widerstandsreaktionen vorzubeugen, besonders dann, wenn sie selbst an orgastischer Dysfunktion leidet und vielleicht glaubt, daß die Behandlung der Ejaculatio praecox direkt auch zu einer Lösung ihres Problems führt.

Wenn nötig, kann man mit dem Sensualitätstraining oder anderen einleitenden Behandlungstechniken beginnen. Aber oft kann man direkt dazu übergehen, das Paar in SEMANS' Stopp-Start-Technik zur Kontrolle der Ejakulation zu instruieren.

Das Paar bekommt die Anleitung, sich zu Hause zu liebkosen, bis der Mann eine Erektion bekommen hat. Danach legt der Mann sich auf den Rücken, während die Frau weiter seinen Penis mit der Hand streichelt. Der Mann soll sich auf die Gefühle, die von seinem Penis ausgehen, konzentrieren und nicht darüber nachdenken, ob die Frau etwas davon hat. Vorläufig geht es um ihn. Er darf sich nicht ablenken lassen, sondern muß sich auf seine sexuellen Gefühle konzentrieren. Merkt er, daß die Ejakulation unmittelbar bevorsteht, fordert er seine Partnerin auf, sofort mit der Stimulation aufzuhören. Er wird nun erleben, daß das Gefühl der bevorstehenden Ejakulation im Laufe weniger Sekunden verschwindet. Die Stimulation soll, bevor die Erektion schwächer wird, von neuem beginnen, bis er erneut die bevorstehende Ejakulation fühlt. Nach dem vierten Anlauf darf er endlich ejakulieren. Er darf nicht auf andere Weise versuchen, die Ejakulation zu hemmen, indem er die Muskeln spannt oder so wie er es früher versucht hat. Sein einziger bewußter Einsatz soll das Zeichen sein, das er seiner Partnerin gibt, wenn sie die Stimulation unterbrechen soll.

Wenn die Partner diese Prozedur mit Erfolg einige Male durchgeführt haben, geht man weiter: Der Mann kann seine Hand auf die stimulierende Hand seiner Partnerin legen, und die beiden können damit experimentieren, wie er auf verschiedene Tempi, auf Druck und Ausmaß des Streichelns reagiert. Wenn beides glückt, daß er sich auf sein zunehmendes Lustgefühl konzentrieren und daß seine Frau rechtzeitig bremsen kann, bevor die Ejakulation erfolgt, geht man noch weiter: Der Penis wird mit Gleitmittel eingerieben und manuell stimuliert. Dieses Vorgehen bewirkt eine intensivere Stimulation als eine trockene Reizung. Es wird so durchgeführt, daß der Mann nach drei bis vier Stopp-Start-Anläufen ejakulieren darf. In diesem Stadium der Therapie fühlen die meisten Männer, daß sie nun viel größere Kontrolle über den Samenerguß haben, und sie fühlen, daß der Orgasmus intensiver und befriedigender wird. Bis zu diesem Stadium der Behandlung sind meist drei bis vier Konsultationen mit drei- bis siebentägigen Zwischenräumen nötig.

Wenn bisher alles gutging, bekommt das Paar Anweisungen für den Koitus. Der Mann liegt weiterhin auf dem Rükken, die Frau setzt sich auf ihn, mit dem Gesicht ihm zugewandt. Er liegt ganz ruhig, ohne sich zu bewegen und lenkt ihre Koitusbewegungen mit seinen Händen, eventuell wird der Penis nach der Einführung in die Scheide ganz ruhig gehalten, bis die größte Spannung vorbei ist, erst danach beginnt die Frau mit den Koitusbewegungen. Fühlt er die herannahende Ejakulation, fordert er die Frau auf, sofort mit allen Bewegungen aufzuhören. Sie soll aber wieder anfangen, wenn die Spannung nachgelassen hat, und so geht es weiter, bis er etwa beim vierten Anlauf ejakulieren darf. Der nächste Schritt ist, daß er sich jetzt selber beim Koitus bewegen und den Penis in der Scheide hin und her bewegen darf, wobei die Frau weiterhin auf ihm sitzt. Danach darf das Paar Koitus in Seitenlage haben und zuletzt mit dem Mann obenliegend. In dieser Position ist es für den Mann am schwersten, die Ejakulation zu beherrschen. Damit ist die Behandlung soweit abgeschlossen, aber es wird dem Paar geraten, die Stopp-Start-Technik ein paar Male monatlich oder bei Bedarf zu wiederholen. Die ganze Behandlung kann oft im Laufe von ein bis zwei Monaten durchgeführt werden.

Die beschriebene *Stopp-Start-Technik* ist von dem amerikanischen Urologen SEMANS 1956 beschrieben worden und gehört zum festen Repertoire fast aller Sexualtherapeuten bei Ejaculatio praecox, denn sie hat sich allen anderen Methoden als überlegen erwiesen.

MASTERS und JOHNSON benutzen eine Modifikation. Sie raten nicht nur, mit der Stimulation aufzuhören, sondern empfehlen, daß die Frau mit dem Daumen am Frenulum praeputii, dem Zeigefinger auf dem Dorsum glandis und dem dritten Finger am Dorsum penis einen festen Druck auf die Glans ausübt, die sogenannte *Squeeze-Technik* (s. Abb. 4-9). Sie empfehlen, auch diese Technik anzuwenden, wenn der Mann (in Rückenlage) während des Koitus seine Ejakulation nicht beherrschen kann: Die Frau soll dann abspringen und das Squeezing ausführen, um dann später den Koitus weiterzuführen; diese Prozedur ist u. U. ein paar Male zu wiederholen.

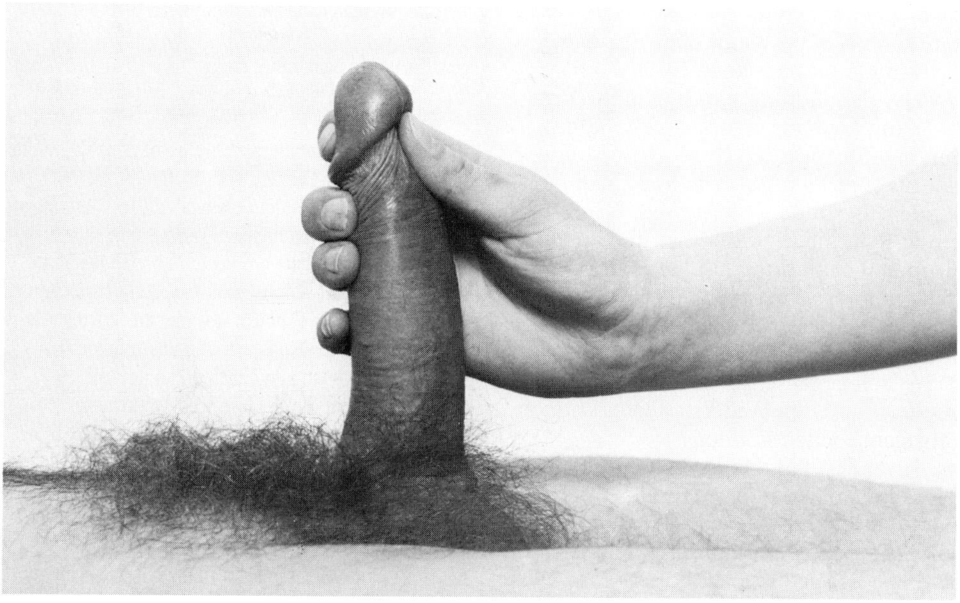

Abbildung 4-9:
MASTERS' und JOHNSONs Squeeze-Technik
Wie bei SEMANS' Stopp-Start-Technik stimuliert die Frau den erigierten Penis, bis der Mann sie vor der drohenden Ejakulation „warnt". Statt nur die Liebkosungen zu unterbrechen, ergreift sie den Penis fest, wie gezeigt, d.h. mit dem Daumen am Frenulum praeputii und dem zweiten und dritten Finger distal und proximal der Corona glandis. Sie muß recht kräftig auf die Glans penis drücken, damit der Ejakulationsreflex unterbrochen wird. Gleichzeitig wird die Erektion etwas zurückgehen. Wenn sie befürchtet, zu hart zu drücken, muß er ihr sagen, wie kräftig sie drücken soll, entweder indem er es selbst tut oder indem er seine Hand auf ihre Hand legt. Ein Druck, der am schlaffen Penis schmerzhaft empfunden wird, wird am erigierten Penis meist nicht als schmerzhaft empfunden. Sie setzen die Übung fort, bis sie ihn beim vierten Anlauf zur Ejakulation führt. Ob man SEMANS' Stopp-Start-Technik oder MASTERS' und JOHNSONs Modifikation anwenden will, ist individuell verschieden. Manchmal kann man mit SEMANS' Stopp-Start-Technik beginnen und, falls diese nicht ausreicht, auf die Squeeze-Technik übergehen.

Es ist klar, daß diese Behandlungsmethode die Zusammenarbeit beider Partner erfordert, daß der Mann rechtzeitig ein Zeichen gibt und daß die Frau gleich mit der Stimulation aufhört und nicht die Behandlung sabotiert. Beide müssen sich auch darauf einstellen, daß es eine Behandlung ist, die in erster Linie dem Mann zugute kommt und der Frau keine direkte sexuelle Befriedigung gibt. Wenn das Paar es wünscht und die Frau sensibel auf klitorale Stimulation reagiert, kann er sie durch Manipulation vor oder nach der Behandlung zu einem Orgasmus stimulieren. Es ist aber wichtig, daß beide darauf eingestellt sind, daß es bis zum geglückten Abschluß der Behandlung auf den Mann ankommt. Leidet die Frau an orgastischer Dysfunktion muß die Behandlung verschoben werden, bis der Mann die volle Stabilität erreicht hat.

Eine dritte Methode, die der Mann selbst ausführen kann, ist die sogenannte „chinesische Drucktechnik" (CHANG, 1978; CHIA, 1986). Mit seinen drei längsten Fingern der linken Hand übt der Mann drei bis vier Sekunden lang einen Druck zwischen Skrotum und Anus aus und atmet gleichzeitig tief ein. Diese Methode kann bei fast allen Koituspositionen angewandt werden, ohne daß der Penis aus der Scheide gezogen zu werden braucht. Viele Männer ziehen die Methode vor, weil sie dann nicht ihr Problem ansprechen müssen. Ein fester Druck an der Unterseite des Penis eben vor dem Skrotum kann denselben Effekt haben.

Die Behandlung von Ejaculatio praecox kann auch als Gruppenbehandlung durchgeführt werden. Eine Gruppe von vier bis fünf Paaren wird zusammen behandelt. Besonders zu Anfang, bevor man genug Routine in Sexualtherapie und Gruppenbehandlung hat, ist es besser, wenn mehrere Therapeuten teilnehmen. Der Vorteil der Gruppenbehandlung liegt in der Zeitersparnis und darin, daß die Paare sich gegenseitig beraten, sich aufmuntern und den Widerstandsreaktionen entgegenarbeiten können.

KAPLAN et al. (1974) behandelten vier Paare im ganzen sieben Stunden lang, für jedes Paar waren das im Schnitt eineinhalb Stunden. Zwei Paare hatten gleich bei Beendigung der Behandlung ihre Dysfunktion überwunden, zwei andere Paare zwei Monate nach Beendigung der Behandlung, und alle vier Paare hatten bei einer Nachuntersuchung vier Monate später normale Funktionen und damit zugleich ihr Geschlechtsleben verbessert.

Anscheinend kommt Ejaculatio praecox selten in homosexuellen Beziehungen vor. Hat ein Homosexueller ein solches Problem, ist die Behandlung im großen und ganzen die gleiche.

4.12.1.1.2 Fallbeispiele.

Behandlung einer Ejaculatio praecox mit gutem Resultat: Ein 38jähriger Bankkaufmann sucht Hilfe wegen Ejaculatio praecox.

Er berichtet: Er ist einziges Kind sehr fleißiger, ursprünglich armer Eltern, die sich aber nach oben gearbeitet haben. Seit früher Jugend mußte er mithelfen und hatte wenig Zeit zum Spielen. Das Elternhaus bot eine gewisse Geborgenheit, aber es gab kaum Zärtlichkeiten, alles war „Schufterei". Er kam gut durch Schule und Ausbildung, baute selbst ein modernes Haus, avancierte auf seinem Arbeitsplatz, mußte oft Überstunden machen, was er nie ablehnte. So blieb nicht viel Zeit für die Ehefrau und die Kinder von zehn und zwölf Jahren. Die Ehefrau hat eine Bankausbildung und arbeitet in ihrem Beruf, das Ehepaar teilt sich die häuslichen Arbeiten.

Als junger Mann war er Mädchen gegenüber scheu, wagte nicht, mit ihnen zu tanzen. Erster Koitus als zwanzigjähriger Soldat, war dabei sehr verspannt und empfand keine Befriedigung, war nur drei- bis viermal mit dem Mädchen zusammen. Ein paar Jahre später lernte er seine jetzige Frau am Arbeitsplatz kennen. Sie ist ein paar Jahre jünger als er, war auch allein in der Stadt, und sie war ohne sexuelle Erfahrungen, als sie sich trafen.

In seiner Autobiographie schreibt er u. a.: „Meine sexuelle Unzulänglichkeit war schon immer da, ich habe immer bewußt oder unbewußt an Leistungsangst gelitten, wenn ich mit meiner Frau zusammen war, und ich erinnere mich vom Beginn unserer Bekanntschaft an, daß der Angstschweiß meinen ganzen Körper benetzte. Mein Problem war immer: zu früher Samenerguß, so daß also keiner von uns zufriedengestellt wurde. Als ich allmählich erkannte, daß ich meine Frau nicht durch Geschlechtsverkehr befriedigen konnte, versuchte ich es anders, aber meine Frau wurde zunehmend frustriert und ist nun fast bange, mit mir Geschlechtsverkehr zu haben, weil sie von vornherein ein Fiasko erwartet, und dann wird es natürlich ein Fiasko. Ich fühle, daß das sexuelle Problem unser bisheriges Vertrauensverhältnis beeinträchtigt. Ich fühle auch, daß sich meine Unzulänglichkeit, daß ich weder meine Frau noch mich selbst befriedigen kann, auf alle meine Tätigkeiten auswirkt; ich fühle mich bei allem, was ich tue, unsicher. Es ist, als wenn ich all meine Selbstsicherheit verloren habe, und es ist fast schlimmer geworden, seit mir das Problem klargeworden ist. Ich fürchte, daß mich meine Frau unbewußt verachtet."

Sie berichtet, daß sie aus einer großen Familie vom Lande kommt und eine schöne, harmonische Kindheit mit viel Körperkontakt hatte. Sexualaufklärung hatte sie nie erhalten. Die erste Menstruation kam wie eine Überraschung für sie, aber dann hatte die Mutter sie sachlich informiert. Als junges Mädchen war sie sehr umschwärmt, liebte es zu tanzen, aber wagte nicht, sich auf etwas Sexuelles einzulassen aus Furcht vor einer Schwangerschaft.

In der ersten Zeit mit ihren Mann war sie mit ihrem Geschlechtsleben gut zufrieden, bekam durch manuelle Stimulation Orgasmus. Aber dann entbehrte sie etwas; sie hatte von vaginalem Orgasmus gehört, aber ihre Kohabitationen waren zu kurz, als daß sie etwas davon gehabt hätte. Besonders nach der Geburt des zweiten Kindes hatte sie wenig Neigung, den sexuellen Kontakt wiederaufzunehmen und wurde mehr und mehr abweisend. Sie lernte dann einen verheirateten Kollegen kennen, mit dem sie einige Jahre lang gelegentlich zusammenkam, und erlebte hier, wie zufriedenstellend ein sexuelles Verhältnis sein kann. Erst als das Verhältnis vorbei war, erzählte sie ihrem Mann davon, und er nahm es scheinbar ruhig hin. Dies war ein Jahr vor Beginn der Behandlung. In dieser Zeit sprachen sie offenbar über die Probleme, hörten einen

Vortrag über Sexualtherapie, kauften ein Buch von MASTERS und JOHNSON und versuchten die Squeeze-Technik, doch ohne Erfolg. Er ergriff die Initiative zur Behandlung, obgleich sie etwas skeptisch war, ob die Therapie helfen würde.

Sie beschreibt ihn als einen guten Ehemann und Vater, nett zu den Kindern, hatte gern Körperkontakt mit ihr und mit den Kindern, war nie aufbrausend oder anspruchsvoll. Aber er war immer etwas „fern", und sie entbehrte einen tieferen Kontakt mit ihm. Und dann war da immer so viel, das getan werden mußte. Sie sahen nun beide ein, daß sie mehr im Jetzt leben müssen und nicht dauernd darauf warten können, daß es später einmal besser werden wird.

In zwei einleitenden Gesprächen mit einer Sozialberaterin und einem Psychiater nannte er als Ziel der Behandlung das Erreichen des Orgasmus bei der Ehefrau. Nur zögernd ging er darauf ein, daß das Ziel auch darin bestehen kann, sein eigenes Lustgefühl zu erhöhen. Er hatte immer gelernt, daß man nicht egoistisch sein darf, und danach hatte er gelebt. Er war sogar so weit gegangen, „sich leidenschaftlich zu gebärden" und so zu tun, als ob er beim Verkehr mehr fühlte, als es wirklich der Fall war, damit die Frau sein Problem ja nicht merkt; aber sie war dadurch nur noch frustrierter geworden.

Vorläufig wurden zwei Konsultationen wöchentlich abgesprochen, acht insgesamt. Sie wurden nun in nichtgenitalem Sensualitätstraining instruiert. Bei unseren Anleitungen legten wir besonderen Wert darauf, daß die Frau jedes zweite Mal die Initiative ergriff und er sich ganz ihren Liebkosungen hingab, wobei er von sich aus selbst nichts tun sollte, um ihr gefällig zu sein oder sie zu reizen; vielmehr sollte er damit rechnen, daß die Frau ihm ein Zeichen gibt, wenn sie es anders wünschte.

Bei der zweiten Beratung erzählten sie, daß sie zweimal das Sensualitätstraining, wie vorgeschrieben, durchgeführt und beide sich dabei sehr entspannt gefühlt hatten. Für sie war es keineswegs ein Opfer, für ihn etwas ganz Neues, so lange liebkost zu werden, und er hatte es genossen.

Da es so gut verlaufen war, wurden sie darin instruiert, beim Streicheln jetzt Geschlechtsorgane und Brüste miteinzubeziehen, aber nach wie vor ohne Koitus. Das nächste Mal erzählten sie, daß auch das gutgegangen war. Er erreichte dabei fast einen Höhepunkt – was er sich bisher nie zugestanden hatte –, als sie ihn mit der Hand liebkoste. Die Stimmung war sehr erleichtert, und sie waren liebevoller miteinander. Sie wurden nun instruiert, Gleitmittel zu gebrauchen und die Stopp-Start-Technik anzuwenden, um erst beim dritten Anlauf zu ejakulieren, weiterhin jedoch ohne Koitus.

Beim fünften Gespräch erzählten sie, daß sie die Stopp-Start-Übung zweimal durchgeführt hatten. Sie hatte ihn mit langsamen ruhigen Liebkosungen stimuliert, und er hatte ihr ein Zeichen gegeben, wenn der Samenerguß kurz bevorstand, worauf sie sofort innehielt. Etwas später hatte sie die Liebkosungen wiederaufgenommen und beim dritten Mal bis zur Ejakulation fortgesetzt. Er beschrieb es als das stärkste Lustgefühl, das er je erlebt hatte, und sie fand es sehr aufreizend, ihn bis zum Höhepunkt zu bringen; er seinerseits hatte es diesmal gar nicht als Egoismus aufgefaßt.

Nun wurden sie instruiert, mit ihm in der Rükkenlage, den Penis in die Scheide einzuführen. Als sie zum nächsten Gespräch kamen, war eine markante Veränderung mit ihm geschehen. Er wirkte viel freier und nuancierter. Sie erzählten, daß sie zweimal Koitus versucht hatten, den ersten bezeichnete er als ein Fiasko, den zweiten als einigermaßen erfolgreich. Die Kohabitationen wurden nach dem Schema der Stopp-Start-Übungen durchgeführt, d. h. nach Einführung des Penis in die Scheide verhielt sie sich erst ruhig, machte dann leichte Bewegungen, aber hörte gleich auf, wenn die Ejakulation bevorstand, und erst beim dritten Anlauf durfte die Ejakulation eintreten. Beim ersten Koitus floß der Samen ohne besonderes Lustgefühl ab. Beim zweiten bekam er einen Samenerguß mit etwas Lustgefühl, aber weniger als bei manueller Stimulation. Sie fühlte sich beide Male sehr erregt, bekam aber keinen Orgasmus, legte auch keinen Wert darauf. Nach dem letzten Verkehr kam sie durch manuelle Stimulation zum Höhepunkt.

Bei der siebenten Konsultation erzählten sie, daß sie dreimal Verkehr hatten; er beschrieb den Genuß als „steigende Kurve". Sie begann mit ihm in der Rükkenlage, bei der dritten Kohabitation konnte er so nicht zum Höhepunkt kommen, darum tauschten sie die Positionen, und dann erreichte er innerhalb angemessener Zeit – und ohne große Mühe, den Samenerguß solange zurückzuhalten – einen Höhepunkt.

Bei der achten Konsultation erzählten sie, daß sie noch ein paar Mal Verkehr hatten, wobei er anfangs auf dem Rücken lag, aber dann hatten sie getauscht, und alles war gut abgelaufen. Sie meinten jetzt, daß er den Samenerguß gut kontrollieren kann, sich nicht mehr verspannt fühlt und daß sie ohne fremde Hilfe allein weiterkommen. Früher litt er unter Schlaflosigkeit, aber nun schlief er gut. Sie waren beide froh. Seit Beginn der Behandlung war ein Monat vergangen.

Bei einer Nachuntersuchung nach drei Monaten ging es weiterhin gut, sie hatten regelmäßig Verkehr, manchmal einmal in der Woche, manchmal zweimal täglich. Nie kam es zu Ejaculatio praecox. Der Verkehr dauerte in der Regel zehn bis fünfzehn Minuten, bis sie Orgasmus bekam, danach er, manchmal auch gleichzeitig. Der Samen floß nicht mehr einfach ab, sondern es kam richtig zur Ejakulation, und das Lustgefühl war stark. Ihr gegenseitiges Verhältnis war viel besser, aber er war es, der fast immer die Initiative zum Verkehr ergriff, und wenn sie keine Lust hatte, empfand er es weiterhin als ein persönliches Abgewiesenwerden.

Bei Nachuntersuchungen ein halbes Jahr und drei Jahre nach Abschluß der Behandlung bestanden keine sexuellen Probleme mehr, aber er hatte immer noch die Neigung, sich für zu viele Dinge und Aufgaben außerhalb des Hauses zu engagieren, worüber es ab und zu Meinungsverschiedenheiten gab, ohne daß dadurch jedoch sexuelle Probleme entstanden (s. Abb. 4-10).

Diese Krankengeschichte und einige der folgenden stammen aus der ersten Auflage des Buches aus dem Jahre 1976. Damals hatten wir noch kein ganz fest eingearbeitetes Schema für die Nachuntersuchungen drei und zwölf Monate nach Abschluß der Behandlung. Ein Teil der früheren Therapien war auch kürzer als heute. Im Laufe der Jahre sind die Fälle „schwerer" und die psychotherapeutischen Ambitionen der Therapeuten größer geworden. Prinzipiell sind die beschriebenen Krankengeschichten jedoch weiterhin typisch für den Verlauf einer Therapie.

Behandlung einer sekundären Ejaculatio praecox mit gutem Resultat: Ein 25 Jahre alter, unverheirateter Bibliothekar wurde uns von einer anderen Abteilung mit der Diagnose Sexualneurose überwiesen, nachdem er somatisch – unter Einschluß von Hormonanalysen und Spermauntersuchungen – sehr gründlich untersucht worden war. Außer einer leichten Hypozoospermie wurde nichts Abnormes bei ihm gefunden.

Er wuchs unter guten sozialen Bedingungen auf, war immer gesund und psychisch im Gleichgewicht, wenn auch „schüchtern".

Sexuell hält er sich für normal, hatte den ersten Koitus mit 17 Jahren, und bis zum 21. Lebensjahr hatte er mit wechselnden Partnerinnen Koitus ohne Probleme und bei gegenseitiger Befriedigung. Seit dem 21. Lebensjahr leidet er an typischer Ejaculatio praecox, sowohl bei seiner jetzigen festen Partnerin, mit der er seit drei Jahren zusammenlebt, als auch bei einer großen Zahl wechselnder Partnerinnen. Er ist sehr besorgt darüber, und seine feste Partnerin wird nie sexuell befriedigt.

Als das Problem entstand, hatte er eine feste Partnerin, von der er viel hielt. Aber sie überwarfen sich, und daraufhin bekam er seine Ejaculatio praecox, unter der er seither fast konstant litt. Der Samen ergießt sich kurz nach der Einführung des Penis in die Scheide, lange bevor die Partnerin Orgasmus hat. Nach der Ejakulation kann er keine Erektion mehr bekommen und den Koitus nicht weiterführen. Er hat immer prämature Ejakulationen mit den wechselnden Partnerinnen und fast immer mit der festen Partnerin. Nur etwa einmal pro Monat kann er einen etwas längeren Koitus mit seiner festen Partnerin durchführen, ohne daß sie einen Orgasmus erreicht, den sie früher fast immer bekam. Sie hat ihn mehrfach aufgefordert, einen Arzt zu konsultieren, sonst aber hat sie viel Geduld mit ihm. Er versucht täglich, einen Koitus durchzuführen, und er räumt ein, daß er wechselnde Partnerinnen suchte, in der unrealistischen Hoffnung, eine zu finden, die besser zu ihm „paßte", unrealistisch deshalb, weil er sich der festen Partnerin sehr verbunden

Abbildung 4-10:
Projektiver Test
Der psychologische Test „Zeichne einen Menschen". Man gibt dem Probanden einen DIN-A4-Bogen und einen Bleistift und fordert ihn auf, einen Menschen zu zeichnen. Ist das geschehen, fordert man ihn auf, einen Menschen des anderen Geschlechts zu zeichnen. Die meisten zeichnen als erstes einen Menschen des eigenen Geschlechts.
Der Test gehört zu den sogenannten projektiven Tests und darf ebensowenig wie andere psychologische Tests isoliert beurteilt werden, sondern nur im Zusammenhang mit anderen Tests und Informationen.
Dieser Mann litt an einer Ejaculatio praecox. Erst zeichnete er einen Mann, dann eine Frau.
Die Zeichnung Nr. I wurde bei der ersten Konsultation angefertigt, Nr. II zwei Wochen später, als der Patient nahe daran war, seinen Samenerguß unter Kontrolle zu haben, und Nr. III, als seine sexuellen Probleme nach insgesamt acht Konsultationen im Laufe eines Monats stabil gelöst waren.
Er hatte nicht selbst Gelegenheit, die Zeichnungen von Mal zu Mal zu vergleichen, ihren Ausdruck, die Größenverhältnisse, ihre Detailliertheit u.a. Die Deutung wird dem Leser überlassen. Die verschiedenen Zeichnungen können vielleicht ein erhöhtes Selbstvertrauen und eine geänderte Einstellung zum weiblichen Geschlecht deutlich machen.

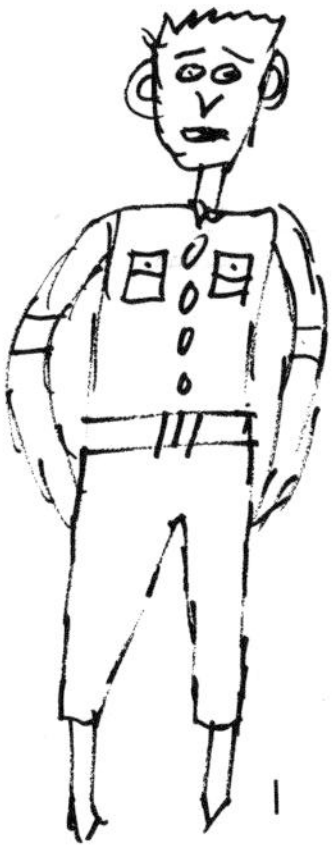

I

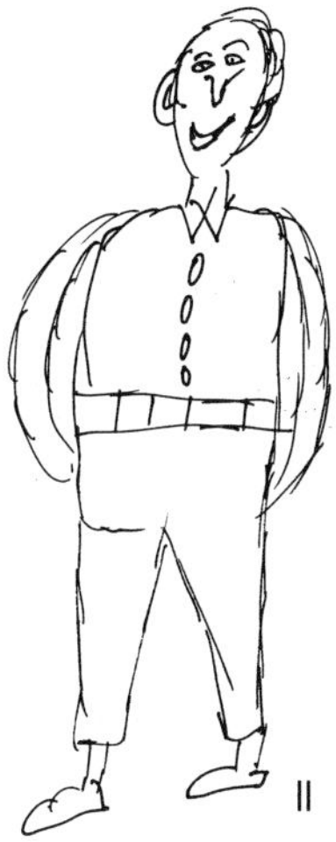

II

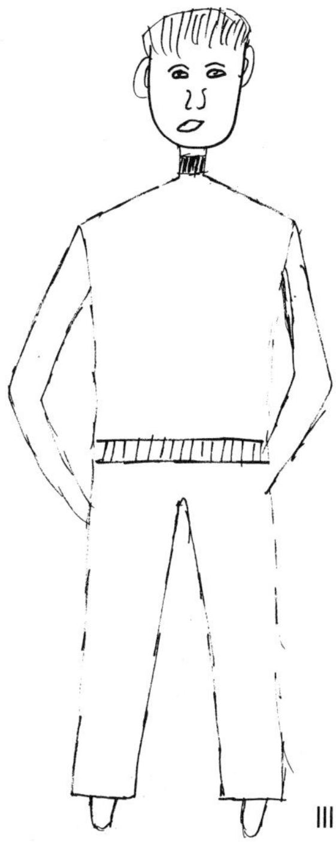

III

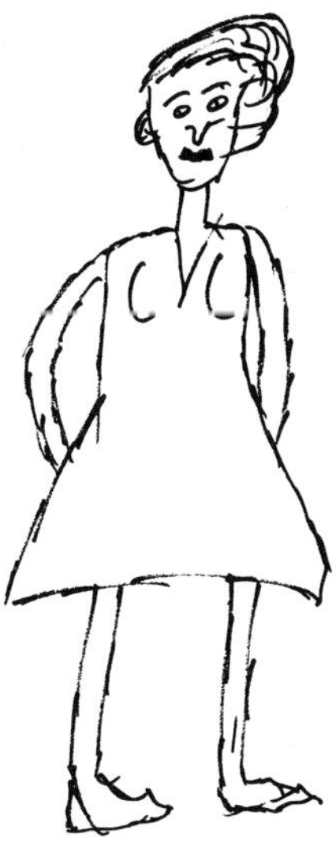

I

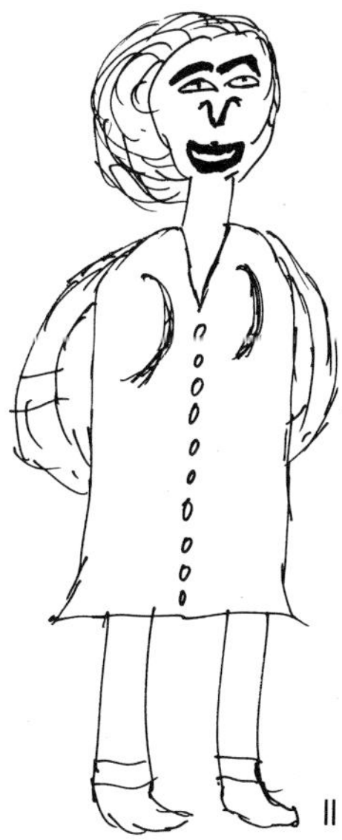

II

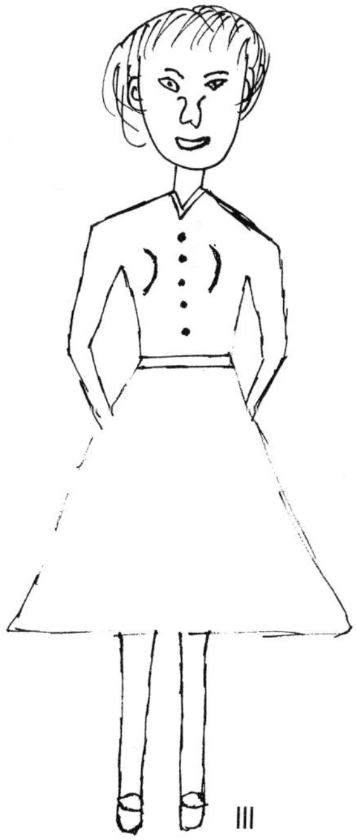

III

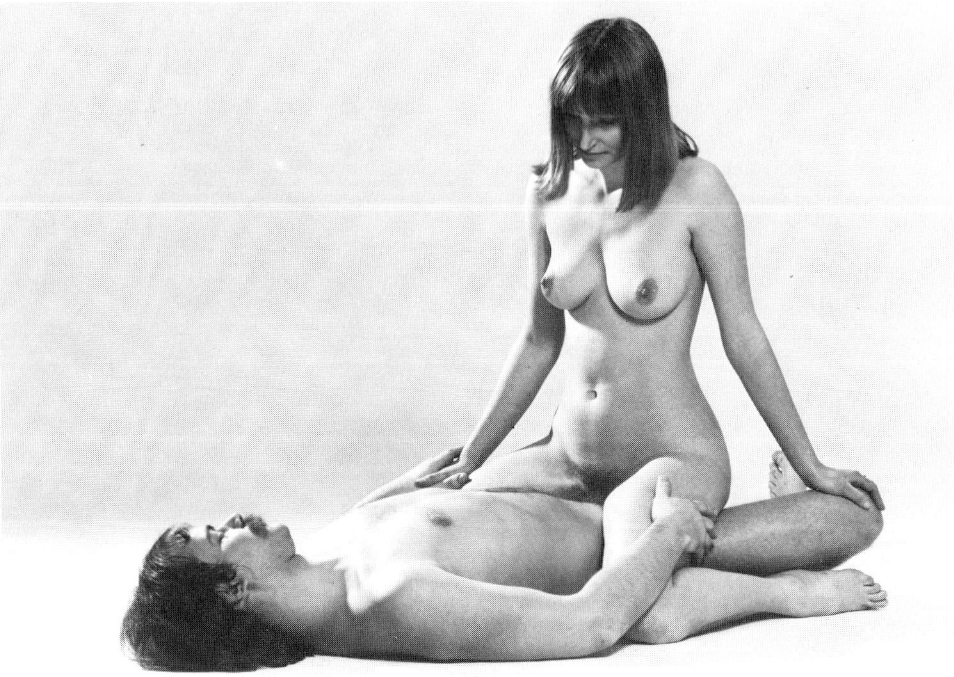

Abbildung 4-11:
Koitusstellung, bei der die Frau oben sitzt
Diese Position ist bei der Behandlung verschiedener sexueller Dysfunktionen nützlich. Bei Ejaculatio praecox wird sie benutzt, wenn volle ejakulatorische Kontrolle bei manueller Stimulation seitens der Frau erreicht wurde. Die Frau setzt sich auf den Mann, wie das Bild zeigt, und führt auf möglichst wenig erregende Weise den erigierten Penis langsam in die Scheide ein und sitzt danach ganz ruhig. Merkt er, daß dies den Samenerguß herbeiführt, gibt er ein Zeichen, sie erhebt sich, so daß der Penis aus der Scheide herausgleitet, und wendet eventuell die Squeeze-Technik an der Glans penis – wie früher beschrieben – an. Nach einigen Sekunden wird der Penis erneut eingeführt. Wird diese Phase „ertragen", beginnt sie mit vorsichtigen Koitusbewegungen unter Beachtung der Reaktion des Mannes. Bei zunehmender ejakulatorischer Kontrolle sollen ihre Koitusbewegungen intensiviert werden.
Die Position kann auch bei erektiver Dysfunktion angewandt werden, weil der Mann das Gefühl hat, daß sie weniger von ihm fordert als traditionelle Positionen. Selbst wenn der Penis nicht voll erigiert ist, kann die Frau ihm in dieser Position in die Scheide hinein verhelfen und durch ihre Bewegungen zu stärkerer Erektion stimulieren. Auch bei orgastischer Dysfunktion bei Frauen ist diese Position anwendbar.

fühlt. Die letzten Jahre klagte er über anfallsweise Schmerzen und Empfindlichkeit der Prostata und wurde vom Allgemeinarzt ohne Erfolg mit Prostatamassagen und Vitamininjektionen behandelt.

Die feste Partnerin kommt gern zu einem Gespräch und bestätigt seine Angaben. Demnach bekam sie früher leicht Orgasmus, aber sie entbehrte auch nichts, wenn sie ihn die letzten zwei Jahre nicht erreichte, während er sich sehr besorgt darüber zeigte. Sie hält viel von ihm und will gern die Beziehung aufrechterhalten. Sie hat auf verschiedene Weise versucht, ihm bei seinem Problem zu helfen, u. a. beim Vorspiel, aber konnte den zu frühen Samenerguß nicht verhindern.

Objektiv erscheint der männliche Partner etwas krankheitsfixiert, aber sonst unauffällig. Die Partnerin ist freundlich und verständnisvoll.

Ein männlicher Therapeut leitet die Behandlung. Vor Einleitung der Behandlung hat er zwei Mal mit dem Mann alleine gesprochen, danach mit beiden, und bei der dritten Konsultation werden sie über die präorgastische Squeeze-Technik informiert, und der Koitus wird verboten. Man unterläßt es, gegebenenfalls tiefere Ursachen des Problems zu definieren. Es fällt ihnen nicht schwer, die Squeeze-Technik einzuüben, und bei der nächsten Konsultation wird verabredet, den Penis in die Scheide einzuführen, wobei die Frau oben sitzt und bei drohender Ejakulation den genitalen Kontakt sofort unterbricht, um darauf das Squeezing zu wiederholen; denn noch ist die Ejakulation verboten (s. Abb. 4-11). Bei der folgenden Konsultation haben sie diese Übung mehrfach durchgeführt, und der Penis konnte bis zu fünfzehn Minuten ohne Ejakulation in der Scheide bleiben, und sie war, das erste Mal seit zwei Jahren, drauf und dran, einen Orgasmus zu bekommen. Sie werden aufgefordert, den Koitus voll durchzuführen, zuerst mit der Frau oben, dann in Seitenlage (s. Abb. 4-12).

Auch das ging gut; ein weiterer Termin war vereinbart, fiel aber wegen Überlastung des Therapeuten aus. Nach einigen vergeblichen Versuchen, telefonischen Kontakt zu bekommen, brach das Paar die Behandlung ab, und beide kamen allein zurecht.

Bei einer Nachuntersuchung sieben Monate später teilten sie mit, daß sie jetzt die Situation im Griff hatten. Eine gelegentlich immer noch auftretende Ejaculatio praecox beunruhigte sie nicht mehr. Sie benutzen immer noch die eingeübte Squeeze-Technik, fanden sie sehr nützlich und „könnten sie auch anderen empfehlen". Die Frau bekam fast immer einen Orgasmus, beide hatten sogar mehrfach gleichzeitig Orgasmus. Der Mann erklärte spontan, daß seine Schmerzen in der Prostata verschwunden sind. Das Paar hatte insgesamt sechs Konsultationen im Laufe von zwei Monaten gehabt.

4.12.1.2 Erektionsstörung. Erektive Dysfunktion bei Männern entspricht gewissen Formen sexueller Dysfunktion bei Frauen, bei denen die Libido wohl vorhanden ist, aber sexuelle Stimuli nicht zur stabilen Erhöhung der Blutfülle in den Geschlechtsorganen führen. Beim Mann ist das Resultat ausbleibende oder instabile Erektion, bei der Frau ausbleibende oder nicht ausreichende Lubrikation, die Scheide bleibt trocken und eng.

Die Behandlung beider Dysfunktionen ist analog. Einerseits zielt sie auf eine adäquate sexuelle Stimulation ab, anderer-

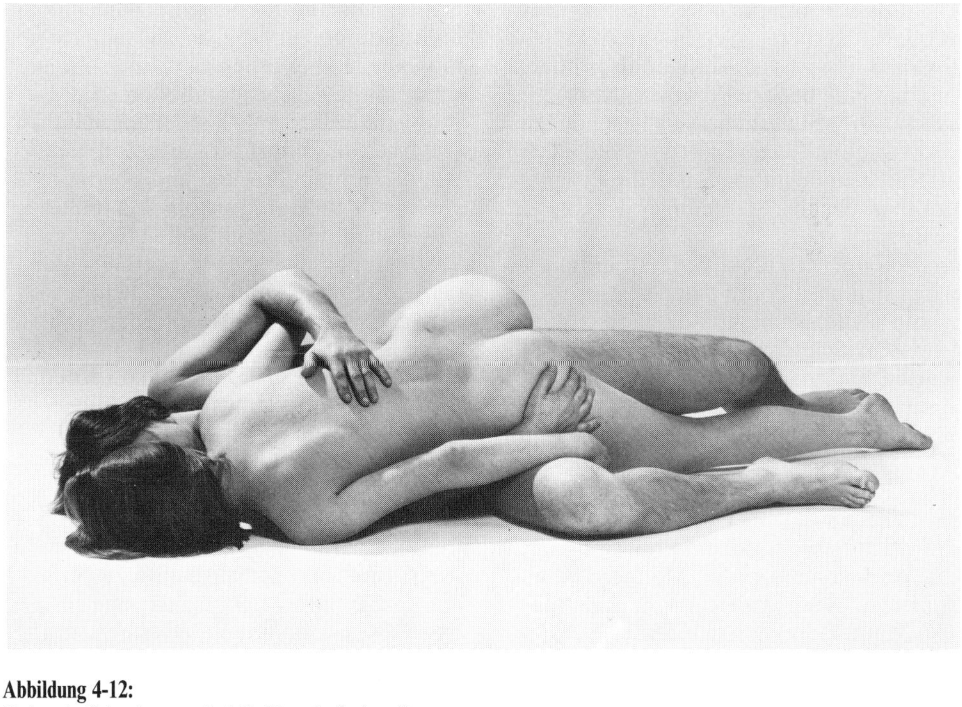

Abbildung 4-12:
Koitus in Seitenlage, wobei die Frau halboben liegt
Diese Position kann in der Behandlung der Ejaculatio praecox angewandt werden als eine Übergangsposition vom Koitus, mit der Frau auf dem Mann sitzend, denn das Paar kann leicht aus dieser Position zu der Position in Seitenlage überwechseln. In dieser Position ist es immer noch verhältnismäßig leicht, den Koitus zu unterbrechen und – wenn nötig – die Squeeze-Technik anzuwenden, wenn der Samen zu früh zu kommen droht.

seits versucht man, auf eine entspannte Atmosphäre hinzuwirken, die Sicherheit vermittelt und frei von Ansprüchen ist, um die Leistungsangst zu vermindern und die sexuelle Aufgeschlossenheit zu erhöhen.

Wie angeführt, kommt eine Dissoziation zwischen Erektion und Ejakulation vor, aber Ejakulation ohne Erektion hat ein geringeres sexuelles Lustgefühl zur Folge als eine Ejakulation nach voller Erektion. Erektive Dysfunktion tritt oft nur in Koitussituationen auf, nicht dagegen bei Automanipulation, was die psychogene Ätiologie unterstreicht.

Viele Männer, ungeachtet des Alters und der Lebensverhältnisse, haben gelegentlich Erektionsschwierigkeiten: beim Zusammensein mit einer ungewohnten Partnerin, wenn sie nervös oder müde sind oder unter Alkoholeinfluß stehen. Das ficht die meisten Männer nicht an, aber wenn sich das Ereignis wiederholt, kann es bei einigen zu einer dauernden Dysfunktion kommen, weil sie das Selbstvertrauen verlieren. Sekundäre erektive Dysfunktion ist viel häufiger als primäre und hat eine bessere Prognose, wahrscheinlich weil die zugrunde liegende Psychopathologie weniger tiefgreifend ist. Im allgemeinen meint man, daß die Prognose um so schlechter ist, je länger der Zustand besteht.

Andauernde erektive Dysfunktion wirkt sich negativ auf das Selbstgefühl des Mannes aus. Nicht zufällig hat das Wort Impotenz den Charakter eines Schimpfwortes, und man versucht, es durch die sprachlich weniger geläufige, jedoch auch weniger verletzende Bezeichnung „erektive Dysfunktion" zu ersetzen. Andererseits kann es kaum verwundern, wenn einige Frauen mit einer berechtigten oder unberechtigten negativen Einstellung zu ihrem Ehemann oder zu Männern im allgemeinen es sehr befriedigend finden, einen Mann an seinem empfindlichsten Punkt, seiner Potenz, zu treffen.

Man darf eine Dysfunktion nicht isoliert betrachten, sondern muß sich fragen, welche Bedeutung hat diese Dysfunktion gerade für dieses Paar? Was ist Ursache, was ist Wirkung? Ist seine Verstimmung, Nervosität und Unausgewogenheit eine Reaktion auf die Potenzstörung oder deren Ursache? Welche Rolle spielen eheliche Probleme? Sind die Reaktionen der Frau vorwiegend Folge oder Ursache? Teile dieses Musters sucht man durch die Behandlung des Paares, dessen auffälliges Problem die Dysfunktion ist, zu entwirren.

In einigen Fällen kann die erektive Dysfunktion Symptom einer beginnenden endogenen Depression sein. Hier darf man Ursache und Wirkung natürlich nicht verwechseln, denn hier ist antidepressive Behandlung, keine Sexualtherapie, indiziert (s. Krankengeschichte Abschn. 4.12.1.2.2).

Dann und wann ist eine homosexuelle Komponente der Hintergrund der erektiven Dysfunktion. Einige Männer versuchen aus verschiedenen Gründen, vor sich selbst und anderen zu verbergen, daß sie homosexuell sind. Sie heiraten, bekommen Kinder, haben in den ersten Jahren keine sexuellen Probleme. Dann aber haben sie zunehmende Schwierigkeiten, den Koitus durchzuführen, selbst wenn sie homosexuelle Phantasien zur Hilfe nehmen, während sie gegebenenfalls keine Potenzprobleme bei männlichen Partnern haben. Die Ehefrau erfährt oft lange Zeit nichts von diesem Hintergrund und überredet vielleicht den Mann, sich in Behandlung zu begeben. In solchen Fällen führt Sexualtherapie selten zur Wiederherstellung der Funktion. Es muß jedoch betont werden, daß viele homosexuelle Männer keine Erektionsprobleme bei Frauen haben, nur fühlen sie sich nicht so befriedigt vom heterosexuellen wie vom homosexuellen Verkehr. Über das Problem Bisexualität s. Kap. 7.

<u>4.12.1.2.1 Behandlung der erektiven Dysfunktion.</u> Man beginnt im allgemeinen damit, Koitus und Masturbation zu verbieten. Die Zielsetzung dabei ist, eine gewisse sexuelle Spannung zu erreichen und Leistungsdruck und das dauernde Kreisen um die Frage, ob der Mann eine Erektion bekommt oder nicht, zu umgehen. Das Paar wird im Sensualitätstraining instruiert (s. Abschn. 4.8.1). Man unterstreicht, daß das Hauptziel dabei ist, einander Freude zu bereiten, aber daß dieses Bei-

sammensein nicht mit dem Koitus enden muß und daß es nebensächlich ist, ob der Mann eine Erektion bekommt oder nicht. Bekommt er eine Erektion, soll das Paar sich dafür nicht besonders interessieren oder sich darüber Gedanken machen, wie lange sie anhält, wann sie wieder zurückgeht usw. Man betot, daß sexuelle Reaktionen, wie Erektion oder Lubrikation, nicht dem Willen gehorchen und nicht nach Bedarf hervorgerufen werden können. Sie zu fordern, kann sogar hemmend wirken. Es gibt viele andere Möglichkeiten, einander Freude zu bereiten und sich sexuell zu stimulieren, nämlich mit den Händen, mit Körper, Lippen und Zunge, und die hat man sozusagen selbst in der Hand. Man fordert die Patienten auf, darüber zu sprechen, welche Liebkosungen sie bevorzugen und welche sexuell auf sie aufreizend wirken. Ihnen wird erklärt, daß sie die Fähigkeit einüben sollen, zu geben und zu empfangen. Da es sich bei der erektiven Dysfunktion in erster Linie um den Mann handelt, dem man zum Nutzen beider Partner zu einer besseren Funktion verhelfen will, konzentriert man sich zuerst auf ihn, erst danach kommt die Frau und der gegenseitige Gewinn an die Reihe. Oft ist es nötig, den Mann dazu aufzufordern, sich ganz dem Genießen hinzugeben, ohne daran zu denken, ob der Partner dabei ermüdet, ob er selbst etwas davon hat. Man betont, daß eine gesunde Eigenliebe eine Voraussetzung dafür ist, geben und empfangen zu können, und daß jeder für sich selbst verantwortlich ist, wenn der Gewinn des Beisammenseins nicht den Erwartungen entspricht.

Man erlebt häufig, daß Frauen nicht wissen, wie sie die Geschlechtsorgane des Mannes liebkosen sollen (und umgekehrt). Der Mann wird dazu aufgefordert, seiner Partnerin zu zeigen, wie er am liebsten angefaßt und liebkost werden will. Er soll sie eventuell an seinen Masturbationserfahrungen teilnehmen lassen und ihr zeigen, wie er es gern hätte.

Die steigende erotische Spannung, hervorgerufen durch sexuelle Abstinenz, das größere Augenmerk auf sexuelle Stimulation, die verbesserte Kommunikation, das Aufhören von mißverstandener Rücksicht und nicht zuletzt das Schwinden des Leistungsdruckes führen im allgemeinen zu spontanen Erektionen. Man unterstreicht, daß es keine Katastrophe ist, wenn die Erektion wieder schwindet, eine neue Erektion wird kommen, und es eilt nicht. Auf dieser Stufe kann es nützlich sein, die Frau in SEMANS' Stopp-Start-Technik zu instruieren (s. Abschn. 4.12.1.1.1). Wenn eine gute Erektion erreicht ist, soll sie mit den Liebkosungen aufhören, was oft dazu führt, daß die Erektion abnimmt. Sie liebkost den Penis dann wieder bis zur vollen Erektion, und dies wird mehrfach mit anderen Aktivitäten zusammen wiederholt. Doch rät man weiter von Ejakulation und Koitus ab.

Wenn es dem Mann schwerfällt, sich von seinem Fixiertsein darauf, ob er eine Erektion bekommt oder nicht, zu befreien, wird er noch dringlicher dazu aufgefordert, sich dem Genuß hinzugeben, u. U. dazu auch seine Lieblingsphantasien zu Hilfe zu nehmen. Ebensogut kann man es mit einem Vibrator versuchen.

Einige Therapeuten gehen mit paradoxen Instruktionen an die Aufgabe heran, Angst und Hemmung zu überwinden: Man fordert z. B. den Mann auf, sich *nicht* um eine Erektion zu bemühen, weder bei nichtgenitalem noch bei genitalem Sensualitätstraining. Die Frau wird instruiert, den Penis nur zu liebkosen, wenn er schlaff ist, nicht bei Erektion (s. z. B. LOPICCOLO, 1978).

Diese Behandlungsphase dauert gewöhnlich einige Wochen, manchmal braucht der Mann länger, bevor er eine stabile Erektion bekommt, ohne Angst zu empfinden, wenn sie wieder schwindet. Gleichzeitig muß man alle Reaktionen, die sich hindernd in den Weg stellen, durchsprechen.

Hat der Mann eine stabile Erektion beim Zusammensein mit der Partnerin erreicht – dies ist an sich schon ein entscheidender Fortschritt –, rät man dem Paar, den Koitus zu versuchen. Die Frau liebkost ihren Mann, während er auf dem Rücken liegt. Wenn seine Erektion gut ist, setzt sie sich über ihn und läßt den Penis langsam in die Scheide gleiten. Er liegt weiter passiv, aber sie bewegt sich langsam und zart. Dann zieht sie sich wieder zurück, ohne eine Ejakulation anzustreben. Erst bei einer späteren Gelegenheit wird die Prozedur wiederholt, und wenn der Mann nun genügend Zutrauen zu seiner eigenen Potenz hat, kann er jetzt aktiver teilnehmen, und sie können die Koitusbewegungen bis zur Ejakulation weiterführen, weiterhin mit der Frau oben.

Mißglückt der Versuch, muß man einige Behandlungsschritte zurückgehen. Es kann nötig sein, daß der Mann beim Vorspiel bis fast zum Orgasmus stimuliert wird und die Frau den Penis erst dann einführt und beide den Verkehr zu Ende führen. In anderen Fällen muß sich der Mann während des Koitus, um seine Gedanken von der Erektion abzulenken, aufreizenden sexuellen Phantasien überlassen bis er sich ganz dem Genuß hingeben kann (über Phantasien s. auch Abschn. 4.12.1.3.1).

Damit ist die Behandlung noch einen Schritt weitergekommen. Sie ist aber erst abgeschlossen, wenn das Paar entsprechend seinen eigenen Voraussetzungen stabile sexuelle Funktionen erreicht hat.

ZILBERGELD (1975) beschreibt Gruppenbehandlung von Männern ohne Partnerinnen mit Ejaculatio praecox oder erektiver Dysfunktion. Die Gruppen trafen sich wöchentlich je zwei Stunden, insgesamt zwölf Wochen lang, und zwei Therapeuten leiteten die Behandlung. Folgende Technik wurde angewandt: Die Teilnehmer bekamen Instruktionen für Übungen zu Hause. Dabei handelte es sich vor allem um Körperwahrnehmungsübungen, Übungen in Selbstannahme und Masturbationsübungen. Ferner trainierten sie nach SEMANS' Stopp-Start-Technik, sowohl „trocken“ wie nach Anwendung von Gleitmitteln. Es wurden Phantasien von einem Beisammensein mit einem Partner und Desensibilisierungsübungen „in vitro“ angewandt, alles aufeinander bezogen, ausgehend von weniger angsterregenden, allmählich übergehend zu mehr belastenden sexuellen Vorstellungen. Danach wurden Entspannungs- und Atemübungen gemacht, u. a. unter Zuhilfenahme von Video-Kassetten, die die Teilnehmer mit nach Hause nahmen. Die Resultate werden als vielversprechend bezeichnet.

4.12.1.2.2 Fallbeispiele.

Primäre erektive Dysfunktion: 25jähriger Mann mit Fachausbildung, wird vom Psychiater überwiesen, weil dieser ohne Erfolg versucht hatte, seine erektive Dysfunktion zu behandeln.

Der Patient ist in guten Verhältnissen aufgewachsen und hält sich selbst für psychisch unauffällig, findet leicht Kontakt und kommt gut mit anderen aus. Er war immer heterosexuell interessiert, hatte Koitusphantasien seit der Pubertät und früh Beziehungen zu Mädchen. Er bekam aber nie eine Erektion, weder allein bei der Masturbation noch beim Petting. Einen regulären Koitus hat er nie durchführen können. Bei Masturbation oder Petting hat er, ohne volle Erektion, öfter einen Samenerguß bekommen, begleitet von etwas sexuellem Lustgefühl, das er als befriedigend beschreibt, aber die Ejakulation kam immer zu schnell.

Er wohnt seit fünf Jahren mit einer gleichaltrigen Frau zusammen, und sie haben sich sehr gern. Sie hatte stabile Verhältnisse im Elternhaus, ist recht still und in sich gekehrt. Sie fühlen sich in guter Übereinstimmung und streiten fast nie. Sie sind aber beide unzufrieden mit seiner Unfähigkeit, eine Erektion zu bekommen, sie haben oft Koitus versucht, aber immer vergeblich. Ihr sexueller Kontakt bestand deshalb vor allem in gegenseitiger manueller und oraler Befriedigung, wobei sie oft beide einen Orgasmus erlebten.

Er hat mehrere Ärzte konsultiert, aber nichts half. Er wurde mit Testosteronpräparaten und Zertrennung des Frenulum praeputii behandelt. Der zuletzt behandelnde Arzt, ein Psychiater, überwies das Paar an uns.

Es war sofort deutlich, daß sie einander sehr gern hatten, trotz des sexuellen Problems, aber daß es ihnen schwer fiel, ihren sexuellen und anderen gefühlsmäßigen Reaktionen in Worten Ausdruck zu verleihen. Das galt für ihr direktes Gespräch miteinander, wie für die Therapiesituation, obgleich sie sehr behandlungsmotiviert waren.

Einleitend wurden sie in Sensualitätstraining (unter Auslassung der Genitalien) instruiert. Es wurde betont, daß sie auf keinen Fall genitalen Kontakt haben dürften, auch nicht bei stabiler Erektion des Mannes. Diese Form des Beisammenseins sollten sie zwei bis drei Mal pro Woche durchführen und versuchen, sich einander besser mitzuteilen und zu sagen, was sie gern möchten und was sie als besonders angenehm empfanden. Sie sollten sich viel Zeit zu diesem Beisammensein nehmen, wenigstenss fünfzehn, besser dreißig Minuten, und sich abwechselnd streicheln. Der Mann wurde dazu aufgefordert, weniger an die Befriedigung der Partnerin zu denken, sondern sich ganz dem Genuß ihrer Aktivitäten hinzugeben. Nach drei

Konsultationen mit jeweils einer Woche Zwischenraum war das Paar sehr zufrieden. Sie hatten keinen Koitus versucht, und er hatte eine Erektion bekommen, wie er sie bisher nicht gekannt hatte. Nach weiteren zwei Konsultationen wurde das Sensualitätstraining ausgedehnt auf gegenseitige genitale Stimulation, aber ohne Koitus. Dabei wurden seine Erektionen stabiler. Danach wurden sie in SEMANS' Stopp-Start-Technik instruiert. Die Partnerin erreichte manuell eine gute Erektion, hörte dann mit der Stimulation auf und begann erst wieder, wenn die Erektion etwas abgenommen hatte. Der Zweck war, die Leistungsangst des Mannes zu mindern, ihm zu zeigen, daß der Verlust der Erektion kein Risiko bedeutete, sondern daß die Erektion leicht bei erneuter Stimulation wiederkommen würde. Nach weiteren drei Konsultationen meisterte das Paar auch diese Technik, und die Erektionsfähigkeit war nun ganz stabil. Jetzt sollten sie den Koitus bei Rückenlage des Mannes ausführen, wobei die Partnerin auf ihm sitzend den Penis vorsichtig einführen sollte. Dagegen hatte die Frau Widerstände, wollte „das nicht tun", war aber schließlich einverstanden, als man ihr erklärte, daß es erfahrungsgemäß ein zweckmäßiger Zwischenschritt in der Behandlung sei, der später durch Koituspositionen nach eigener Wahl abgelöst würde. Der Koitus wurde erst bei Rückenlage des Mannes, dann in anderen Positionen durchgeführt, und sie konnten seither Verkehr haben und beide zum Orgasmus kommen, wenn auch nicht simultan. Weil der Mann zwischenzeitlich immer wieder unsicher war, wurde beschlossen, den Kontakt nach den zwölf Konsultationen, die sie während eines halben Jahres gehabt hatten, noch etwas weiterzuführen. Die Behandlung wurde von einem männlichen Therapeuten geleitet.

Primäre Erektionsstörung, bei der die Sexualtherapie mit intensiver Psychotherapie kombiniert werden mußte, bevor das Ziel erreicht wurde: Das Folgende betrifft einen Mann mit primärer erektiver Insuffizienz mit geglückter Behandlung. Es handelt sich um einen begabten und gebildeten Mann Ende der Dreißiger. Als er in Behandlung kam, hatte er noch nie einen Koitus durchführen können, weder mit der Ehefrau, mit der er seit zehn Jahren verheiratet war, noch mit zufälligen Partnerinnen. Die Behandlung dauerte zwei Jahre mit wöchentlichen Konsultationen und war mehr eine analytisch orientierte Psychotherapie als eine eigentliche Sexualtherapie, obgleich Desensibilisierung „in vitro" und verschiedene Sexualtherapieprozeduren neben der eigentlichen, die Einsicht fördernden Psychotherapie angewandt wurden. Zu Beginn der Behandlung hatte er sich schon von seiner Frau getrennt. Mit einer neuen Partnerin gelang es ihm im Lauf der Behandlung, volle Erektionen und intravaginale Ejakulationen zu erreichen. Sein Verhältnis zu den Eltern, an die er sich vorher sehr gebunden gefühlt hatte, änderte sich radikal.Die Therapie kann als erfolgreich angesehen werden, weil sich sein großes sexuelles Problem löste und er bedeutend reifer wurde. Ob er aber viel „glücklicher" wurde, wie er selbst erwartet hatte, muß offenbleiben.

Sekundäre erektive Dysfunktion in einer guten Ehe: Verheirateter, 42 Jahre alter Facharbeiter, seit dem 15. Lebensjahr an Migräne leidend. Von einer neuromedizinischen Klinik wegen einer seit drei Jahren bestehenden erektiven Dysfunktion überwiesen.

Seine sexuelle Entwicklung war normal, seit seinem 27. Lebensjahr mit gleichaltriger Verkäuferin verheiratet, zwei Kinder, acht und neun Jahre alt. Bis vor drei Jahren hatte er keine sexuellen Funktionsstörungen, und beide Partner waren damals beim Koitus einbis zweimal pro Woche zum Höhepunkt gekommen. Die Ehe ist gut, aber die Frau ist wohl die Stärkere, und er ist sehr von ihr abhängig. Die Neurologen erklären, daß die Potenzstörung nicht organisch oder medikamentös bedingt sei. Er kann selbst keinen Grund dafür angeben, warum die Impotenz gerade zu diesem Zeitpunkt eintraf, man bekommt aber den Eindruck, daß er sich damals insuffizienter fühlte als sonst. Die Potenzstörung macht ihm viel Kummer. Er hat oft kräftige, morgendliche Erektionen. Er masturbiert gelegentlich ohne Erektionsschwierigkeiten, manchmal masturbiert ihn seine Frau, auch ohne Probleme. Wenn sie aber Koitus versuchen, schwindet die Erektion sofort.

Er wirkt objektiv etwas deprimiert, entschuldigt sich viel. Er ist sehr begabt, psychisch unauffällig.

Seine Frau bestätigt seine Angaben. Sie ist eine große, mütterliche Frau von gutem Aussehen. Sie bedauert das Problem und will gern bei einer Therapie mitwirken, da sie ihren Mann gern hat. Die Behandlung beginnt mit Koitus- und Masturbationsverbot, und sie bekommen Instruktionen im Sensualitätstraining. Bei der zweiten Konsultation eine Woche später erzählen sie, daß sie zweimal das Koitusverbot übertreten haben, das erste Mal ging es gut, das zweite Mal versagte die Erektion, als der Penis eingeführt werden sollte. Man empfiehlt weiterhin das Sensualitätstraining und verbietet Koitus und Ejakulation. Bei der dritten Konsultation berichten sie, daß sie keine Übungen gemacht haben. Man bemängelt, daß sie in der ersten Woche das Koitusverbot übertreten, in der zweiten überhaupt nicht geübt hatten, und in der nächsten Woche würde wahrscheinlich die Menstruation oder ein zu erwartender Migräneanfall des Mannes verhindern, daß sie dem Behandlungsplan folgen könnten. Man diskutiert Leistungsangst, Selbstvertrauen und die Ursachen des Widerstandes dagegen. Bei der vierten Konsultation berichten sie, daß sie dreimal nach den Anweisungen geübt haben, zweimal bekam er stabile Erektionen, aber sie hatten keine Immissionsversuche vorgenommen. Bei der folgenden Konsultation hatten sie dreimal geübt, und jetzt konnte er die Erektion „unbegrenzt" aufrechterhalten. Danach empfahl man ihnen, den Koitus auszuführen, mit der Frau auf dem Manne sitzend. Das gelang zweimal mit gutem Resultat, und sie haben seitdem keine sexuellen Probleme gehabt.

Sie wurden siebenmal im Laufe von eineinhalb Monaten behandelt.

Bei einer telefonischen Rückfrage zwei Monate nach der letzten Konsultation wurde mitgeteilt, daß das Paar ein- bis zweimal die Woche Koitus hat, immer zur Befriedigung der Frau, indes konnte der Mann manchmal nicht zum Samenerguß kommen. Beide waren guten Mutes und ohne besondere sexuelle Probleme.

Erektive Impotenz und fehlende Libido auf Grund einer endogenen Depression: 45 Jahre alter Direktor, früher psychisch und somatisch gesund, immer sehr aktiv, extravertiert und erfolgreich in seinem Beruf. Früher keine sexuellen Schwierigkeiten. Ein paar Jahre vor der Überweisung veränderte er sich psychisch; er wurde vergeßlich, unkonzentriert, initiativlos, verlor sein Selbstvertrauen und seine Kontaktfähigkeit. Er mußte beruflich entlastet werden. Stimmungsmäßig wirkte er neutral.

Seine Libido verschwand völlig, und er konnte keinen Koitus mehr ausführen. Er entbehrte es persönlich nicht, befürchtete aber, daß die Situation auf die Dauer unhaltbar sei.

Nach Meinung der Ärzte handelte es sich um eine früh einsetzende Demenz, aber neurologisch wurde nichts Abnormes gefunden. Obgleich er nicht eigentlich depressiv wirkte, fand man die Persönlichkeitsveränderung auffallend, und eine Behandlung mit trizyklischen Antidepressiva wurde eingeleitet. Vierzehn Tage später teilt der Patient mit, daß es ihm jetzt besser ginge als in den letzten paar Jahren, er fühlte, daß sein Dasein „fundamental geändert" sei, und er wirkte optimistisch. Die Libido kehrte jedoch erst nach mehrmonatiger antidepressiver Behandlung zurück; daraufhin wurde das Geschlechtsleben mit der Ehefrau zu beider Zufriedenheit wiederaufgenommen. Nach einem halben Jahr ging es ihm in jeder Hinsicht ausgezeichnet, auch wollte er seine alte Tätigkeit wieder ausüben. Das Krankheitsbild läßt sich zwanglos als langdauernde, etwas atypische, endogene Depression erklären.

4.12.1.3 Ejaculatio retarda (ejakulatorische Inkompetenz). Dieser Zustand kommt seltener vor als die bisher beschriebenen Formen männlicher Dysfunktionen. Seit Sexualtherapie leichter zugänglich ist, wurde jedoch eine Reihe solcher unterschiedlich ausgeprägter Fälle beschrieben.

MASTERS' und JOHNSONS (1973) Definition lautet: Ein Mann leidet an ejakulatorischer Inkompetenz, wenn er nicht in der Lage ist, intravaginal zu ejakulieren. Diese Definition weist darauf hin, daß einige Männer keinen Samenerguß beim Koitus bekommen können, wohl aber nach Selbstmanipulation oder nach Stimulation (manuell oder oral) durch die Partnerin. Einige Männer können im wachen Zustande überhaupt nicht ejakulieren, sondern nur im Schlaf (s. z. B. VOGT, 1974 und LANGFELDT, 1986).

HELEN KAPLAN (1979) definiert Ejaculatio retarda als einen Zustand, bei dem der Ejakulationsreflex spezifisch gehemmt ist. Diese Männer haben selten Erektionsstörungen (aber sie können im Anschluß an die Behandlung der Ejaculatio retarda eine erektive Impotenz entwickeln). Sie sind das Gegenstück zu Männern mit erektiver Dysfunktion, die eine spezifische Erektionshemmung haben, aber mit schlaffem Penis bei adäquater Stimulation ejakulieren können.

KAPLAN macht auf eine besondere Form der Ejakulationsstörung aufmerksam, bei der die Emissionsphase funktioniert, während die Ausstoßung des Samens in Stößen von 0,8 Sec. Abstand ausbleibt. Der Samen fließt sickernd ab, und der entsprechende Orgasmus wird als nur „halb" empfunden. In der voll ausgeprägten und chronischen Form soll die Störung selten sein, sie kann aber auftreten, wenn der Mann müde ist, sich in einer Konfliktsituation befindet, und sie kann als Übergangsphase bei der Behandlung der Ejaculatio retarda auftreten, bevor die Ejakulation normal wird.

MASTERS und JOHNSON meinen, daß so eine Störung oft somatisch bedingt ist. z. B. durch Diabetes mellitus. KAPLAN hat aber mit Erfolg solche Störungen sexualtherapeutisch behandelt und meint, sie seien meistens psychisch bedingt.

In diesem Zusammenhang muß erwähnt werden, daß die Einnahme bestimmter Psychopharmaka, u. a. Thioridazin (Melleril®), retardierte Ejakulationen zur Folge haben kann (s. Kap. 8). Man hat auch Disulfiram (Antabus®) diese unerwünschte Nebenwirkung zugeschrieben, was aber in einer dänischen Untersuchung nicht bestätigt wurde (s. auch Kap. 6 und 8). Einige Männer haben nur in gewissen Situationen Ejakulationshemmung, z. B. wenn sie nervös sind, es mit einer fremden Partnerin zu tun haben, die Partnerin verachten beziehungsweise umgekehrt sie besonders hoch schätzen, oder sie haben vielleicht Ejaculatio retarda nur bei ihrer Ehefrau, aber nicht bei anderen Partnerinnen, oder wenn sie angetrunken sind. Andererseits gibt es Männer, die beim Beisammensein mit einer Frau gar nicht ejakulieren können, aber wohl wenn sie allein sind.

Einige Männer sind der Auffassung, daß bestimmte traumatische Situationen die Hemmung verursacht haben, z. B. wenn ein sexuelles Erlebnis zu Schuldgefühlen führte oder wenn sie beim Geschlechtsverkehr überrascht wurden, z. B. von den Eltern, und sie dieses Trauma nicht überwinden konnten.

Hinter der Ejaculatio retarda verbirgt sich sicher oft ein unausgesprochener und unbewußter Konflikt, der mit der Bewältigung aggressiver Impulse zu tun hat. Der Mann empfindet den Samenerguß irgendwie als riskant für sich selbst oder für seine Partnerin. Er sieht unbewußt in der Frau ein gefährliches, bedrohliches Individuum, das ihn zugrunde richten will und das durch seinen Samenerguß gedemütigt, belästigt oder verunreinigt wird. Beziehungen zu Frauen im allgemeinen oder zu einer bestimmten Frau werden mit Inzestvorstellungen verbunden. In einigen Fällen bestraft der Mann seine Partnerin, indem er ihr „seinen Samen verweigert", vielleicht weil er auf anderen Gebieten ihr gegenüber zu kurz kam.

Ebenso, wie einige Frauen einen Orgasmus simulieren, kommt es vor, daß Männer vortäuschen, daß der Koitus mit einer Ejakulation abgeschlossen wurde, obgleich es nicht der Fall war. Solche Fälle sind aus Fertilitätskliniken berichtet worden, in der die Ehefrau kurz nach dem Koitus untersucht wurde, um Erkenntnisse darüber zu gewinnen, wie ihre Vagina auf den Samen des Mannes reagierte.

Männer mit Ejaculatio retarda können oft den Koitus sehr lange ausdehnen, doch sind die Partnerinnen, anders als vielleicht erwartet, damit durchaus nicht zufrieden, sondern empfinden ihn fast als eine Quälerei. Zudem machen die Frauen sich selbst Vorwürfe, ihrem Mann nicht zum Höhepunkt verhelfen zu können.

4.12.1.3.1 Behandlung der Ejaculatio retarda. Bei der Aufnahme der Anamnese versucht man, sich einen genauen Eindruck von folgenden drei Punkten zu verschaffen:

- Welche besonderen Bedingungen stören die Ejakulationsfunktion des Mannes?
- Welche Arten sexueller Aktivitäten und Phantasien stimulieren ihn sehr?
- Unter welchen Bedingungen ist er erfahrungsgemäß imstande zu ejakulieren?

Abhängig von diesen Informationen legt man sich eine Behandlungsstrategie zurecht, denn man strebt eine systematische Desensibilisierung „in vivo" an.

Masters und Johnson (1973) beginnen mit dem Sensualitätstraining. Dabei wird die Frau angeleitet, den Mann nach genauer Information über Masturbationstechnik und Einreiben des Penis mit Gleitmitteln bis zur Ejakulation zu masturbieren. Später masturbiert sie ihn bis kurz vor dem Orgasmus, er gibt ein Zeichen, und sie führt den Penis in die Scheide ein und stimuliert ihn koital bis zum Orgasmus. Danach ist er eventuell imstande, sie zu befriedigen.

Helen Kaplan (1979) beginnt gewöhnlich auch mit dem Sensualitätstraining, aber oft geht sie gleich dazu über, das Paar aufzufordern, sich zwei bis drei Tage lang möglichst weitgehenden, sexuell variierenden Aktivitäten hinzugeben, besonders solchen, die der Mann als stimulierend empfindet. Dabei darf er gern die Partnerin zum Orgasmus bringen, er selbst aber weder ejakulieren noch den

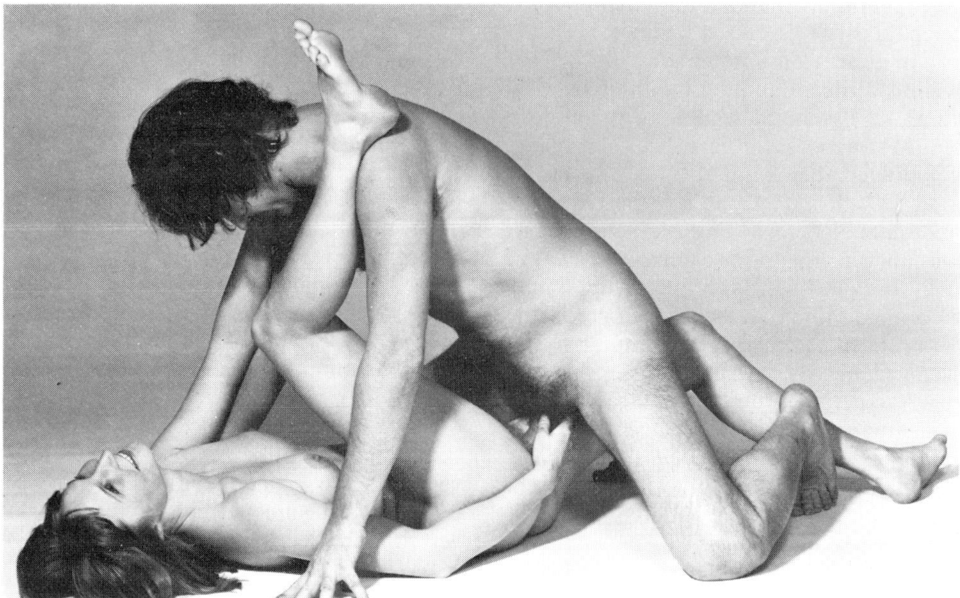

Abbildung 4-13:
Koitusposition, bei der die Frau manuell den Penisschaft stimuliert. Manuelle Stimulation des Penis während des Koitus kann bei Fällen von erektiver Dysfunktion wie bei der Ejaculatio retarda nützlich sein und wenn die Scheide so weit geworden ist, daß sie den Mann nicht mehr genügend stimuliert. Die Frau ergreift den Penisschaft und sorgt dafür, daß die Vorhaut während der Koitusbewegungen zurückgezogen bleibt. Dies verstärkt sehr oft die Stimulation und fördert die Ejakulation. Die abgebildete Position wird einigen sehr gekünstelt vorkommen, man hat sie auch nur aus photographischen Gründen gewählt, da man auf diese Weise ganz einfach sehen kann, was geschieht. Aber auch bei vielen anderen Koituspositionen kann die Frau den Penis mit der Hand erreichen und damit das Lustgefühl des Mannes erhöhen.

Penis in die Scheide einführen. Dadurch steigt seine sexuelle Spannung, was dazu beitragen kann, ihn über den toten Punkt zu bringen. Danach wird das Paar aufgefordert, das Beisammensein zu wiederholen, diesmal aber darf der Mann ejakulieren. Er darf es aber nur unter Bedingungen versuchen, die nach seiner Erfahrung zur Ejakulation zu führen pflegen. Weiß er z. B., daß er nur, wenn er allein ist, ejakulieren kann, soll er, wenn er genügend sexuell erhitzt ist, das Zimmer verlassen und sofort bis zum Orgasmus masturbieren. Dadurch wird erreicht, daß er das Beisammensein mit der Partnerin mit dem Erlebnis der Ejakulation verbindet und also erfährt, daß dies ohne „unangenehme“ Konsequenzen ist. Kann er in Gegenwart der Partnerin masturbieren, ist dies zu empfehlen, nachdem er durch das Beisammensein genügend sexuell erregt worden ist. Falls dies Schwierigkeiten bereiten sollte, wird empfohlen, daß er sexuell erregende Phantasien zu Hilfe nimmt, dies besonders dann, wenn er auf einem bestimmten sexuellen Spannungsniveau merkt, daß er ängstlich, angespannt oder abgelenkt wird. Ist dieser Schritt gemeistert, wird die Frau aufgefordert, eine Ejakulation durch manuelle oder orale Stimulation hervorzurufen. Jede Ejakulation, durch die Partnerin hervorgerufen, ganz gleich, wie sie zustande kommt, stellt einen wesentlichen Forschritt dar (s. Abb.

4-13). Auch hier kann es für ihn wieder nötig sein, sexuell stimulierende Phantasien zu Hilfe zu nehmen, um die Ejakulationshemmungen zu überwinden.

Beim nächsten Schritt wird der Penis am Introitus vaginae stimuliert, auch unter Verwendung des Lubrikats, um den stimulierenden Effekt noch zu erhöhen und eine gegebenenfalls vorhandene Abneigung gegen die weiblichen Genitalien abzubauen. Später wird der Mann bis nahe an den Orgasmus stimuliert, er führt den Penis in die Scheide ein und beendet den Koitus mit einer Ejakulation. Gelingt dies nicht, wird der Penis zurückgezogen, die Prozedur wiederholt und eine erneute Einführung in die Scheide versucht. Das Ziel ist, daß der Mann auf immer niedrigerem sexuellem Erregungsniveau den Penis einführen und intravaginal zum Orgasmus kommen kann.

Wie bei den anderen sexuellen Dysfunktionen des Mannes will man auch hier in erster Linie die sexuelle Funktion des Mannes verbessern, während der sexuelle Gewinn der Frau erst an zweiter Stelle kommt. Das setzt allerdings voraus, daß die Frau einverstanden ist und sich nicht frustriert fühlt oder direkt negativ reagiert. Einige Frauen können sich jedoch nicht damit abfinden, auf diese Weise den Mann „zu bedienen" und seiner Befriedigung Vorrang zu geben, und sie sabotieren die Behandlung. Oder der Mann reagiert an einem gewissen Punkt der sexuellen Erregung mit Angst und Unsicherheit, oder er überlegt unablässig, ob es diesmal wohl glückt, was die Partnerin wohl denken mag usw. Vielleicht schweifen seine Gedanken vollständig ab. Alles, was an Vorstellungen, negativen wie positiven, hineinspielt, muß im Laufe der Behandlung mit beiden Partnern durchgesprochen werden, um Angst, Widerstand und die Tendenz, sich selbst wie von außen zu betrachten, zu überwinden. Lusterregende Phantasien können sehr wesentlich dazu beitragen, die Ejakulationshemmung zu überwinden.

Im allgemeinen ist es nicht sehr wünschenswert, eine ausreichende sexuelle Spannung durch sexuelle Phantasien zu erreichen. Menschen, deren sexuelle Funktion gut ist, erzählen oft, daß sie bei starker sexueller Erregung an gar nichts denken, sondern daß sie sich vom Sexualakt wie verschlungen fühlen und daß dieses Gefühl, sich selbst loszulassen und mit dem Partner eins zu werden, etwas sehr Entscheidendes beim sexuellen Erlebnis ist.

Umgekehrt erzählen Menschen, die bei einer „normalen" sexuellen Beziehung schwer zu ausreichender Befriedigung kommen, daß sie Phantasien zu Hilfe nehmen müssen, um zum Höhepunkt zu kommen, z. B. sadomasochistische, fetischistische, homosexuelle und andere. In solchen Fällen können die Phantasien ein Indiz dafür sein, daß nicht alles in Ordnung ist. Doch gerade bei sexuellen Dysfunktionen gilt es, eine Reihe von Hemmungen und toten Punkten zu überwinden, und hier kann es durchaus nötig sein, mit allen verfügbaren Mitteln einer Stagnation entgegenzuwirken. Hat der Betreffende erst einige Male erfahren, daß er mit Hilfe verschiedener Kunstgriffe Probleme überwinden konnte, werden Leistungsangst, Unzulänglichkeitsgefühle und die Tendenz, sich selbst wie von außen zu betrachten, abnehmen, und das Selbstvertrauen wird wieder wachsen. Allmählich wird er oder sie erreichen, daß das Beisammensein allein, ohne Kunstgriffe, ausreicht, um zum Ziel zu kommen. Diverse Hilfsmittel haben ihren Dienst getan und sind nun überflüssig geworden.

VOGT (1974) beschreibt zwölf Männer, die nur in Form von Pollutionen ejakulieren konnten, zehn primäre und zwei sekundäre Fälle. Bei diesen Männern versuchte man eine Ejakulation im Wachzustand mit einem Vibrator zu erreichen, dessen glockenförmiger Kopf auf der Glans penis angebracht wurde. Stimulation durch einen Vibrator entspricht keiner physiologischen Form sexueller Stimulation, ist aber oft sehr effektiv. Einer der Patienten lehnte es ab, den Vibrator zu benutzen. Die Hälfte der übrigen mußte es mehrfach ausprobieren, ehe es gelang, eine Ejakulation hervorzurufen. Danach erreichten sie fast alle Ejakulationen bei der Masturbation und später auch beim Koitus. Im ganzen wurden neun Patienten geheilt, davon acht primäre Fälle und ein sekundärer Fall. Männer in den Zwanzigern und Anfang der Dreißiger reagierten am besten, jedoch hatten ein 32jähriger und ein 50jähriger Mann keinen Nutzen von der Behandlung. Alle wurden als gehemmt und „muttergebunden" beschrieben.

4.12.1.3.2 Fallbeispiele.

Beispiel einer Ejaculatio retarda: Student Mitte der 20er wird auf Initiative der Partnerin überwiesen, weil er nie ejakulierte, weder bei Masturbation noch beim Vorspiel, noch beim Koitus. Dagegen hatte er regelmäßig Pollutionen, begleitet von heterosexuellen Träumen.

Er ist in guten Verhältnissen aufgewachsen, hat mehrere Geschwister. Der Vater wird als scheu beschrieben, war längere Zeit abwesend, die Mutter hat die meisten Kontakte mit den Kindern gehabt, und diese fühlten sich ihr eng verbunden. Die Ehe der Eltern wird als gut beschrieben.

Er wohnt im eigenen Zimmer, ist wirtschaftlich unabhängig, das Studium verläuf befriedigend.

Er war immer gesund, hat etwas Haschisch geraucht, doch nie andere „Stoffe" gebraucht oder besonders viel getrunken.

Es gelang ihm immer leicht, mit anderen in Kontakt zu kommen, er hat aber immer großen Wert auf seine „Freiheit" gelegt und fürchtete sich davor, von anderen abhängig zu sein. Seine erste sexuelle Begegnung hatte er im Alter von 14 Jahren bei einem Fest, dabei war er leicht angetrunken und bekam keine Erektion, nahm es jedoch nicht sehr schwer. Seitdem hat er viele sexuelle Beziehungen ohne Erektionsprobleme gehabt, aber immer ohne Ejakulation. Er findet nicht, daß sein Streben nach Beziehungen zu Frauen den Charakter einer „Jagd" hätte. Die Beziehungen dauerten im allgemeinen ein bis sechs Monate, und er hat sich mehreren der Mädchen nahe verbunden gefühlt, ohne sich allerdings je binden zu wollen. Er fühlte sich klar heterosexuell, wird leicht sexuell erregt, hat große Freude an geschlechtlichen Beziehungen und war immer sehr darauf bedacht, daß die Partnerin sexuell befriedigt wurde. Er selbst konnte bei einem Koitus von stundenlanger Dauer wohl zunehmende sexuelle Spannung erleben, aber ohne daß ein eigentlicher Höhepunkt eintrat, und dies trotz verschiedener sexueller Praktiken mit oft sexuell erfahrenen Partnerinnen. Er hat nie viel masturbiert, hat es ab und zu versucht, manchmal unter Zuhilfenahme von Pornographie, aber immer mit dem gleichen Ergebnis: keine Ejakulation.

Zum Zeitpunkt der Überweisung lebte er zusammen mit einer vier Jahre älteren, geschiedenen Studentin, die große sexuelle Erfahrungen hatte und leicht Orgasmus bekam. Sie hatte auf verschiedene Weise versucht, ihn zu stimulieren, aber ohne Erfolg. Auch hatte sie lange darüber nachgedacht, warum er keinen Orgasmus bekäme, aber erst nach eingehender Besprechung mit ihm hatte sie begriffen, daß es ein Problem war. So war sie es, die ihn veranlaßte, sich in Behandlung zu begeben.

Äußerlich war er ein großer, netter, begabter junger Mann mit einem offenen, ungezwungenen und gewinnenden Wesen. Er verstand es, sich gut auszudrükken. Aber hinter der freundlichen Fassade konnte man eine gewisse Zurückhaltung und eine etwas egozentrische Einstellung verspüren.

Im Gespräch gab er an, daß er zu umgehen versuchte, zuviel von sich selbst zu „verraten", und daß er aufgehört habe, Haschisch zu rauchen aus Angst, sich selbst zu „entlarven". Er war immer sehr darauf bedacht gewesen, die Partnerin sexuell zu befriedigen, und stellte seine eigene Befriedigung an die zweite Stelle. Seine aktuelle Partnerin hatte ihn mehrfach dazu aufgefordert, beim Koitus mehr an sich selbst zu denken. Wenn er mit einem Mädchen brach, pflegte er dafür zu sorgen, daß es immer so aussah, als wenn das Mädchen die Initiative dazu ergriffen hätte.

Bei Abschluß des Gesprächs forderte man ihn auf, selbst für seine Befriedigung zu sorgen, man schlug ihm vor, die Freundin das nächste Mal mitzubringen, und man empfahl, bei der Masturbation oder dem Vorspiel einen Vibrator zu Hilfe zu nehmen. Das nächste Mal kam er aber allein. Er hatte einen Vibrator gekauft und ihn mehrfach ohne Erfolg gebraucht. Während des Gespräches schnitt er die Frage an, ob er sich vielleicht zu eng an andere Menschen gebunden hätte. Nach Beispielen gefragt, antwortete er: „an meine Mutter". Er fügte aber hinzu: wenn sie ihm auch weiterhin viel bedeutete, fühlte er sich nun doch weniger von ihr abhängig als früher. Diese Sache wurde nicht näher besprochen, aber man erörterte mit ihm, daß er trotz seines „offenen", freundlichen Wesens betont „auf der Hut" sei und daß er sein freundliches Wesen, wenn es darauf ankam, dazu benutzte, sich zu verbergen.

Danach blieb er weg, und wir sahen ihn, nachdem wir ihn dazu aufgefordert hatten, erst eineinhalb Jahre später wieder. Er berichtete, daß er einige Monate nach der letzten Beratung zum ersten Mal eine Ejakulation bekommen hatte. Zuvor hatte er mehrfach vergebens den Vibrator gebraucht, er fand ihn „sehr kalt, steril, ohne Gefühle, es fehlte etwas dabei". Er hatte mit seiner (oben erwähnten) Freundin gebrochen, ein neues Mädchen getroffen und ihr nach einiger Zeit von seinem Problem erzählt, und sie hatte ihm mitgeteilt, daß sie auch noch nie Orgasmus erlebt hatte. Sie einigten sich darauf, daß beide sich völlig entspannen und gegenseitig keine Orgasmuserwartungen hegen wollten. Nachdem sie sich beide „gut angewärmt" hatten, wollte jeder für sich versuchen, beim Koitus befriedigt zu werden. „Das mit dem Vibrator war zu künstlich, das Problem lag nicht dort, es muß zweierlei gewesen sein: Daß es mir allzusehr darauf ankam, daß die Partnerin zum Orgasmus kam, während ich mich selbst zurückstellte, und dann: Wenn ich zu einem bestimmten Punkt kam, sagte ich stopp." Die erste Ejakulation beim Koitus kam ganz plötzlich und unerwartet. Er hatte vorher das Gefühl gehabt: nun ist es gleich soweit, hatte zurückgehalten, fühlte sich etwas nervös und so, als wenn er Wasser lassen müßte, aber dann ließ er sich los und bekam eine Ejakulation, jedoch ohne allzu intensiven Orgasmus. Tags darauf, bei einem erneuten Koitus, bekam er einen guten Orgasmus. Allmählich bekam auch sie einen Orgasmus. Sie waren ein Jahr lang zusammen, dann trennten sie sich. Danach hatte er Beziehungen zu zwei Mädchen und bekam ohne Schwierigkeiten Ejakulationen mit ihnen. Manchmal kamen sie etwas schnell, meistens aber nach angemessener Zeit und bei voller Befriedigung. Einmal hatte er auch durch Masturbation einen Orgasmus erzielt, es war das erste Mal in seinem Leben.

Nach seiner Meinung befragt, woran seine orgastische Hemmung lag, sagte er: „So habe ich es immer gehabt, ich wollte mich nicht binden lassen." Auf die Frage, ob er Gewinn aus den drei Gesprächen gezogen hätte, antwortete er: Er meine „ganz aufrichtig", daß sie ihm geholfen hätten, über vieles Klarheit zu bekommen, was er bis dahin übersehen hatte, u. a. seine Unfähigkeit, zu entspannen und an sich selbst zu denken. Er hatte es als besonders „angenehm" empfunden, mit einer unbefangenen Person „ohne Risiko" über seine Verhältnisse zu sprechen. Er hatte öfter die Klinik anrufen wollen, aber es war nicht dazu gekommen, und so war er froh darüber, daß wir die Initiative zu diesem Gespräch ergriffen hatten. Er war sehr dafür, daß sein „Fall" in einem Lehrbuch besprochen wird, wenn das für andere aufschlußreich wäre.

Bei einem zufälligen Zusammentreffen drei Jahre später erzählte er, daß seine Funktionen weiterhin einwandfrei sind.

Wir haben mehrere Fälle von Ejaculatio retarda behandelt. Außerdem hatten wir einige, wo die Patienten zwar ohne weiteres ejakulierten, aber dabei keine Befriedigung spürten, ganz besonders bei einem Mann, der schwer kontaktgestört, „schizoid" war und bei dem man nach einer Reihe von Gesprächen annahm, daß kein Anlaß zur Sexualtherapie bestand, weil seine fehlende orgastische Befriedigung auf seiner fehlenden Fähigkeit zu emotionalem Erleben und auf seiner Unfähigkeit zu gefühlsmäßigen Beziehungen beruhte.

Im Folgenden wird ein Fall von Ejaculatio retarda beschrieben, der von einem Therapeuten in der Allgemeinpraxis behandelt wurde. Viele Ärzte sind im Zweifel, ob sich Sexualtherapie im Rahmen der Allgemeinpraxis durchführen läßt. Die folgenden Ausführungen zeigen aber, daß selbst schwierige, zeitraubende Therapien beim Allgemeinarzt durchführbar sind, wenn die Ärzte genügend motiviert sind und Fähigkeiten und Lust zu psychotherapeutischer Arbeit haben.

22jähriger Mann konsultiert einen Arzt wegen zu strammer Vorhaut. Er litt an Schmerzen beim Koitus, wenn die Erektion zu stark wurde, und meinte, es läge an der Vorhaut.

Eine objektive Untersuchung ergab jedoch nichts Abnormes an seinen Genitalien, und eine eingehende Diskussion ergab, daß das eigentliche Problem darin lag, daß er beim Geschlechtsverkehr keinen Samenerguß bekam, nie einen gehabt hatte, während er beim Masturbatieren sehr wohl einen Samenerguß bekam.

Er hatte große sexuelle Erfahrung, hatte aber nie intravaginal ejakuliert. Das Problem hatte ihm keine Sorgen bereitet, es war wohl etwas, was in der Familie lag und das wieder vorübergehen würde, aber nun wollte er trotzdem gern behandelt werden.

Er hatte zu diesem Zeitpunkt eine feste Partnerin, und es wurden einmal wöchentlich Gespräche von einer halben Stunde vereinbart. Der Koitus wurde untersagt und Sensualitätstraining verordnet, und im übrigen folgte man dem üblichen Verfahren. Aber die Therapie blieb stecken, und auf Veranlassung des Patienten wurde sie mit ihm allein ohne Partnerin fortgesetzt; er war die ganze Zeit sehr direkt, offen, ungeniert und ohne Hemmungen und mit guter Assoziationsfähigkeit.

Er selbst war Handwerker und kam auch aus einer Handwerkerfamilie. Der Vater arbeitete außerhalb des Wohnorts und war oft nur an Wochenenden zu Hause. Von der Pubertät an und in den darauffolgenden Jahren wohnte er meistens mit der Mutter zusammen. Mit ihr kam er gut aus, während es zwischen ihm und dem Vater oft zu Zank kam, besonders als der Vater älter wurde. Die Einstellung der Familie zur Sexualität beschreibt er so: „Über so etwas sprach man nicht." Als er 14 Jahre alt war, waren beide Elternteile gleichzeitig in einer Klinik, sie hatten „etwas mit dem Unterleib", darüber hinaus erfuhr er nichts.

Sein erstes sexuelles Erlebnis hatte er im Alter von 17 Jahren; danach hatte er eine Reihe von Freundinnen, aber immer nur kürzere Zeit. Sobald die Mädchen die Absicht zeigten, ihn zu „binden", d. h. wenn sie von Heim, Kindern oder gemeinsamer Zukunft sprachen, ließ er sie „auf höfliche Weise" fallen. In der Regel mußte er ein Mädchen gut kennen, bevor er mit ihr geschlechtliche Beziehungen aufnahm, und beim Koitus war er immer sehr sorgsam und aufmerksam, daß das Mädchen nichts störte, besonders durfte ihr nichts weh tun. Er pflegte bei jedem Koitus mehrfach zu fragen, ob es auch nicht weh täte, und er mußte sehr vorsichtig mit ihnen umgehen, um ihnen ja nichts zuleide zu tun. Er mußte sich aber bei jedem Verkehr zurückhalten, denn wenn er seiner Erregung nachgegeben hätte, hätte er vielleicht dem Mädchen ernsthaften Schaden zugefügt, vielleicht sie direkt erstickt. Er sah deutlich, daß im Grunde keine Gefahr für das Leben des Mädchens bestand, aber er konnte sich nicht von dem Gedanken freimachen, daß er ihr vielleicht doch schaden könne, und das führte immer dazu, daß der Koitus nach einiger Zeit unterbrochen wurde.

Aber er konnte durch Masturbation sehr leicht nach wenigen Minuten zum Höhepunkt kommen. Die Masturbation war begleitet von allgemeinen sexuellen Phantasien, auch hatte er bemerkt, daß er leicht Ejakulation bei unvollständiger Erektion bekam, und schließlich brauchte er bei der Masturbation nicht die Partnerin zu fragen, ob es weh täte („Ein stumpfes Messer ist weniger gefährlich als ein scharfes").

Seine Auffassung von den Frauen beschreibt er folgendermaßen: „Wenn ich im Wirtshaus ein Mädchen treffe und mit ihr tanze, dann will sie ja gern Geschlechtsverkehr mit mir haben. Ist sie geschlechtskrank, wird sie es mir nicht sagen, denn dann weiß sie ja, daß ich mit ihr keinen Geschlechtsverkehr haben will. Nimmt sie nicht die Pille, wird sie es mir auch nicht erzählen, denn dann weiß sie, daß ich mit ihr keinen Geschlechtsverkehr haben will, da ich sie dabei vielleicht schwängern würde. Ich habe schon mehrere Frauen erlebt, die auf diese Weise wünschten, schwanger zu werden. Ich muß also ein Mädchen sehr gut kennen, bevor ein Koitus in Frage kommt. Frauen sind ja sehr zerbrechlich, und ich muß mir sicher sein, daß ich ihnen keinen Schmerz, kein Leid zufüge, denn man kann sich nicht darauf verlassen, daß sie es sich merken lassen, wenn es wirklich weh tut."

Nachdem er im fünfzehnten Gespräch zu einer klaren Formulierung seines Verhältnisses zu Frauen gekommen war, fragte er, ob das Koitusverbot vom Beginn der Behandlung noch gelte. Antwort: Das müßte er selbst wissen.

In der Woche darauf hatte er Verkehr und kam zum Höhepunkt. Auf die Frage, wie es dazu gekommen war, erklärte er folgendes: Er hatte sich das letzte Gespräch noch einmal durch den Kopf gehen lassen und dabei gemerkt, daß seine eigentliche Einstellung zu den Frauen anders sein mußte, als er sie neulich beschrieben hatte. Denn er hatte bei dem ersten durchgeführten Koitus das Mädchen überhaupt nicht gefragt, ob er ihr Schmerzen zufügte, und er war entspannter und ruhiger gewesen als sonst, und dann war es eben passiert. In den folgenden Wochen hatte er mehrfach geglückten Koitus, doch kam es vor, daß er keine Ejakulation bekam, seiner Meinung nach, weil er ein Kondom benutzte, das ihn gestört hatte, oder weil die Partnerin schon vorher verstimmt war oder weil sie beide verärgert waren.

Es traten auch andere, für den Patienten deutliche Veränderungen der Persönlichkeit ein. Er war im Umgang mit anderen Menschen entspannter und über die kleinen Konflikte des Alltags nicht so leicht gereizt. Auch hatte er kaum noch Streit mit dem Vater.

Die Behandlung wurde nach neunzehn Gesprächen beendet; Nachuntersuchungen drei, sechs und zwölf Monate später ergaben, daß sein Sexualverhalten weiterhin normal war, und zwar mit derselben Partnerin, mit der er die Behandlung begonnen hatte; selten blieb einmal die Ejakulation aus, meist nur dann, wenn schon vorher eine Verstimmung zwischen ihnen bestand.

4.12.2 Dysfunktionen bei der Frau

MASTERS und JOHNSON (1973) teilen die psychogenen Dysfunktionen bei der Frau ein in orgastische Dysfunktion und Vaginismus.

HELEN KAPLAN (1979) zieht es vor, die sexuellen Dysfunktionen bei der Frau so einzuteilen:

- Allgemeine sexuelle Dysfunktion = Frigidität
- Orgastische Dysfunktion
- Vaginismus = Scheidenkrampf

Allgemeine sexuelle Dysfunktion = Frigidität: Diese Frauen sind uninteressiert am Koitus und reagieren auf sexuelle Stimulation nicht mit Lubrikation und erhöhter Blutfülle der Genitalien. Manchmal, aber nicht immer, sind sie auch anorgastisch. Diese Dysfunktion kann in unterschiedlichen Abstufungen auftreten und wird meist als eine pathologische Reaktion betrachtet.

Orgastische Dysfunktion: Sie ist wohl eine der allgemeinsten sexuellen Dysfunktionen bei Frauen. Diese Frauen reagieren auf sexuellen Kontakt und sind daran interessiert. Sie erreichen einen Teil der Plateauphase, aber bekommen keinen eigentlichen Orgasmus. Auch hier gibt es viele Abstufungen. Ausbleibender Orgasmus ist nicht notwendigerweise ein pathologisches Phänomen. Diese Frauen entsprechen wohl zum Teil dem einen Ende der Gaußschen Normalverteilungskurve, während dem anderen Ende die Frauen entsprechen, die sehr leicht, fast unter allen Umständen, Orgasmus erreichen.

Vaginismus = Scheidenkrampf: Diese Frauen reagieren mit spastischen Kontraktionen des Scheideneinganges, sobald versucht wird, etwas in die Scheide einzuführen. Einige Frauen mit Vaginismus lehnen grundsätzlich sexuellen Kontakt ab; aber das läßt sich nicht verallgemeinern, im Gegenteil: Viele legen großen Wert auf engen Körperkontakt, sie können mit Lubrikation und erhöhter genitaler Blutfülle reagieren und durch klitorale Stimulation Orgasmus erreichen, aber sie lehnen eigentlichen Koitus mit Einführung des Penis in die Scheide ab.

Über diese drei sexuellen Dysfunktionen hinaus kommt ein Zustand vor, der als **sexuelle Anästhesie** bezeichnet wird. Diese Frauen genießen vielleicht engen Körperkontakt, aber ihre Geschlechtsorgane sind sexuell fast ganz ohne Gefühl; Stimulierung der Klitoris usw. wird nur wie eine Berührung registriert, und sie bemerken kaum, ob der Penis sich innerhalb oder außerhalb der Scheide befindet. KAPLAN meint, daß es sich bei sexueller Anästhesie um ein hysterisches Konversionssymptom handelt, wesentlich von den eigentlichen sexuellen Dysfunktionen unterschieden und unzugänglich für gewöhnliche Sexualtherapie. Sexuelle Anästhesie wird in diesem Zusammenhang nicht weiter besprochen werden.

Wie in Kap. 3 besprochen, hängt der Orgasmus der Frau sehr eng mit der Kultur oder Subkultur, in welcher sie lebt, zusammen. Dies muß in Betracht gezogen werden bei der Abschätzung, wie häufig und auf welche Weise der Orgasmus auftritt. In den westlichen Ländern hat sich die Haltung zum weiblichen Orgasmus seit der Jahrhundertwende geändert, aber man ist noch weit entfernt von einer abgeklärten Einstellung zu diesem Phänomen. Die erhöhte Aufmerksamkeit, die Frauen und Männer der orgastischen Potenz der Frau widmen, wird von den meisten als Fortschritt gewertet, von anderen aber ohne Zweifel als Last empfunden.

Abhängig von Kultur und Zeitalter werden Unterschiede oder Ähnlichkeiten zwischen Mann und Frau verschieden bewertet. Es wird diskutiert, ob mögliche Unterschiede von biologischen Faktoren bestimmt werden oder ob sie sozial und kulturell bedingt sind. So eine Diskussion wird leicht unfruchtbar und ist der Ausdruck eines falschen Dualismus, weil biologische Umstände ja nie im leeren Raum, sondern immer im Zusammenhang mit den Lebensbedingungen der Menschen gesehen werden müssen. Vor allem, was die Entwicklung betrifft, besteht ein dauerndes Feedback, eine Dialektik zwischen Biologie und Umweltbedingungen und zwischen Psyche und Soma. Biologische Gegebenheiten sind weitgehend modifizierbar durch die Umwelt und wirken selbst in konstanter Wechselwirkung auf die Umwelt zurück.

Versucht man Geschlechtsunterschiede zu generalisieren, wird man immer eine Reihe von Einzelfällen finden, die genau das Gegenteil aussagen. Trotzdem können Generalisierungen in einigen Bereichen nützlich sein.

Vergleicht man Frauen und Männer, wird man auf sexuellem Gebiet folgende Unterschiede antreffen:

Frauen brauchen im allgemeinen länger anhaltende sexuelle Stimulation als Männer, um Orgasmus zu erreichen. Das gilt für Vorspiel und Koitus. Für die Masturbation scheint es jedoch nicht zu gelten. Die Variationsbreite der sexuellen Stimuli, die zum Orgasmus führen, ist bei Frauen viel größer als bei Männern. Während die Männer oft kurz nach der Pubertät ihre basalen Erfahrungen dazu machen, welche physische Stimulation sie zum Orgasmus brauchen, u. a. regelmäßige Masturbation, müssen die Frauen oft durch eine Jahre dauernde Lernphase hindurch. Frauen scheinen in höheremn Maße als Männer abhängig zu sein von dem erotischen Können und der erotischen Phantasie des Partners, um befriedigt zu werden. Ihr sexuelles Erleben hängt sehr viel mehr an der emotionalen Qualität der Beziehung, während besonders jüngere Männer volle Befriedigung auch mit einer Partnerin erreichen, mit der sie sonst nichts Besonderes verbindet.

Diesen Unterschied erkennt man deutlich am Verhalten zur Prostitution; denn während Männer im Laufe der Geschichte immer Prostituierte aufgesucht haben, kommt es sehr viel seltener vor, daß Frauen auf diese Weise sexuelle Befriedigung suchen.

Wenn die Frau orgastisch potent ist, kann sie die Fähigkeit, mit multiplen Orgasmen zu reagieren, ein Leben lang behalten, während diese Fähigkeit bei den meisten Männern früh verschwindet. Beim Mann wird besonders die Erektion, die einleitende Phase, von psychogenen sexuellen Störungen befallen, während bei Frauen besonders die Abschlußphase, die orgastische Reaktion, gehemmt wird. Die Orgasmusphase der Frau ist weniger verletzlich durch somatische Leiden als beim Mann; das kann man deutlich am Diabetes mellitus (s. Kap. 6) sehen. Die Sexualität steht bei der Frau in sehr viel engerer Beziehung zu ihrer reproduktiven Rolle, ihren Schwangerschaften, Geburtserfahrungen, Stillgewohnheiten und ihrem Klimakterium, als dies beim Mann der Fall ist. In diesem Zusammenhang sei auf einen Artikel von NILES NEWTON (1973) verwiesen, in dem sie eine Reihe von Ähnlichkeiten zwischen den Reaktionen bei Orgasmus, Geburt und Stillen bespricht. Der Orgasmus der Frau ist keine Voraussetzung für ihre reproduktive Rolle, obgleich der Orgasmus vielleicht ihre Konzeptionschancen erhöht, während die reproduktive Rolle des Mannes vom Orgasmus, der fast immer die Ejakulation begleitet, abhängt.

Man kann sicher noch mehr generelle Unterschiede aufzählen. Sie haben zur Zeit eine gewisse Gültigkeit, und es ist gut, bei der Behandlung sexueller Dysfunktionen auf sie zu achten.

Indes kann bei dieser Art Überlegungen nicht genug betont werden, daß man sich vor Stereotypien bei der Beurteilung von Männern und Frauen hüten muß. Eine solche Stereotypie in unserer Kultur ist zum Beispiel die Annahme, daß der Mann derjenige ist, der die Initiative zu ergreifen hat und der Aktive ist, während die Frau die Zurückhaltende und Passive sein muß. Dadurch wird die Verantwortung bis zu einem gewissen Grade dem Manne zugeschoben, nicht nur für seine eigene, sondern auch für die sexuelle Befriedigung der Frau.

Bei der Behandlung sexueller Dysfunktionen bei Frauen muß man ihnen klarmachen, daß sie selbst für ihre sexuelle Behandlung verantwortlich sind, und die Verantwortung hierfür nicht dem Manne zuschieben dürfen, daß sie lernen müssen, an ihre Partner einige Erwartungen zu stellen, wenn auch auf taktvolle Weise. Es ist wichtig für beide Partner, zu lernen und den Mut zu haben, ja oder nein zueinander sagen zu können, sowohl zu geben wie zu fordern. Unrealistisch ist es zu erwarten, daß beide bei jedem Beisammensein gleich stark befriedigt werden, aber es kann für beide Partner befriedigend sein, wenn sie abwechselnd auf ihre Wünsche und Bedürfnisse eingehen. Erwartungen aneinander zu stellen, ist nicht dasselbe wie einander zu kritisieren, sondern ein Ausdruck dafür, daß man Zutrauen zueinander hat und sich getraut, vom anderen etwas zu fordern.

Ebenso wie die Frau bei der Behandlung sexueller Dysfunktionen des Mannes bereit sein muß, ihre eigene sexuelle Befriedigung für eine Zeit zurückzustellen, erfordert die Behandlung der Dysfunktion der Frau, daß der Mann alles tut, was ihr eine Stütze und Hilfe sein kann, während seine eigenen Bedürfnisse zwangsläufig für eine Zeit in den Hintergrund treten.

4.12.2.1 Allgemeine sexuelle Dysfunktion (Frigidität). Diese Frauen empfinden wenig oder gar keine Befriedigung beim Geschlechtsverkehr. Sexuelle Stimulation bewirkt wenig oder gar keine erhöhte Blutfülle der Genitalien, und die Lubrikation fehlt oder ist unzureichend. Einige dieser Frauen verabscheuen den Koitus, andere sind nur gleichgültig. Einige mögen gern Körpernähe und Kontakt, meiden aber intimere Berührungen. Im allgemeinen lassen sich Frauen mit dieser sexuellen Dysfunktion nur auf den Koitus ein, um endlich Ruhe zu haben, die Ehe aufrechtzuerhalten u. dgl.; ansonsten möchten sie den Koitus so schnell wie möglich beenden.

Einige Frauen haben sich mit ihrer Dysfunktion abgefunden, andere werden deprimiert, enttäuscht oder verachten den

Partner, der immer wieder ihren Körper „braucht", ohne daß sie selbst etwas davon haben. Viele Männer akzeptieren die fehlende Bereitschaft ihrer Frau, ihnen entgegenzukommen; dagegen beunruhigt sie besonders jüngere Männer, sie machen sich Vorwürfe, daß sie ihre Partnerin nicht befriedigen können, und versuchen oft ungeschickt, ihre „sexuelle Technik" zu verbessern und die Frau dadurch in sexuelle Erregung zu versetzen. Eine Frau sagte einmal unwillig über ihren Mann: „Er hatte in einem Buch gelesen, daß er es so und so machen muß, und nun wollte er mit aller Macht mich dazu veranlassen zu reagieren." Als sie gefragt wurde, ob sie selbst versucht hätte, ihn ein wenig zu korrigieren, war sie verblüfft und lächelte achselzuckend. Es gelang uns nicht, dem Paar zu helfen.

4.12.2.1.1 Behandlung der allgemeinen sexuellen Dysfunktion. Die Behandlung dieser Dysfunktion folgt denselben Grundprinzipien wie die Behandlung der übrigen Dysfunktionen, nämlich dem Bestreben, die gegenseitige Kontakt- und Kommunikationshäufigkeit der Partner zu fördern, die physischen Stimulationsmöglichkeiten zu verbessern und Angstreaktionen, Aggressivität und irrationale Vorstellungen, die einer sexuellen Autonomie entgegenstehen, abzubauen.

Nachdem man sich versichert hat, daß das Paar genügend Kenntnis über Anatomie und Physiologie des Geschlechtslebens hat, wird es im Sensualitätstraining oder in anderen einleitenden Behandlungstechniken instruiert. Um der Tendenz entgegenzuwirken, den Geschlechtsakt als wie von außerhalb zu betrachten, und wegen der Besorgnis vor ausbleibender sexueller Reaktion wird der Koitus verboten. Man fordert oft erst die Frau auf, ihren Mann zu liebkosen, u. a. um ihr etwas von ihrem eventuellen Schuldgefühl zu nehmen, daß sie trotz aller Bemühungen nicht sexuell reagiert. Indem sie ihm sensuelle Freude vermittelt, bekommt sie ein Alibi dafür, nachher selbst diejenige zu sein, die empfängt. Es wird betont, daß sie versuchen soll, seine Berührungen und Liebkosungen zu genießen und sonst nichts, daß es jetzt auf sie ankommt und daß sie selbst dafür verantwortlich ist, wieviel Befriedigung sie beim Beisammensein hat. Viele Frauen fühlen sich von ihrem Mann „mißbraucht", sehen aber nicht, daß sie ihn in einigen Punkten „ausnutzen", indem sie bei ihm Schutz suchen, aber sonst den Kontakt mit ihm verweigern und ihn in ihrem Inneren wegen seiner ganz legitimen sexuellen Gefühle verachten. Es kann sinnvoll sein, wenn man ihr anhand von Beispielen, die das aufgreifen, was die Frau über ihr Leben erzählt hat, zeigen kann, daß sie sich im Grunde immer wieder selbst um positive Erlebnisse betrügt, wenn sie sich ihm verweigert.

Wie schon erwähnt, hängt das Gelingen einer Therapie davon ab, daß die Frau trotz ihrer Dysfunktion, oder was sich sonst noch dahinter verbergen könnte, ihren Mann gern hat und weiter mit ihm zusammenleben möchte und daß sie in der Lage ist, ihre destruktiven und feindlichen Haltungen aufzugeben oder abzubauen. Einige Frauen reagieren nur Männern gegenüber mit allgemeiner sexueller Dysfunktion, aber nicht gegenüber Frauen. Die Ursache kann eine homosexuelle Einstellung sein; es braucht aber nicht der Fall zu sein, vielmehr kann es auch einfach daran liegen, daß kein Konkurrenzverhältnis zu anderen Frauen besteht und sie sich hier nicht unterlegen fühlen.

Sensualitätstraining führt oft zu ausgesprochener Besserung im Verhältnis der Partner zueinander. Aber in einigen Fällen beklagt sich die Frau über Ungeschicktheit und Ungeduld des Mannes; sie sagt, daß sie in seiner Gegenwart nicht entspannen kann und daß sie seine Liebkosungen als unangenehm empfindet. In solchen Fällen muß man mit beiden Teilen durchsprechen, worin die Ursache bestehen könnte, daß sie so reagiert. Es kann nämlich sehr wohl an ganz anderen Faktoren als an sexuellen liegen. Dann muß man das Sensualitätstraining fortsetzen, bis diese Form des Beisammenseins positiv erlebt wird.

Auf der nächsten Stufe der Behandlung wird die Liebkosung der Geschlechtsorgane miteinbezogen, aber der Mann darf nicht damit beginnen, bevor die Frau genügend vorbereitet ist. Besondere Positionen, welche das Streicheln der weiblichen Geschlechtsorgane erleichtern, können empfohlen werden, ebenso kann man den Gebrauch von Gleitmitteln empfehlen, falls die Lubrikation unzureichend ist. Die Frau muß dem Mann zeigen, was und wie sie es am liebsten hat (vgl. Abb. 4-14).

In einigen Fällen versucht man, das sexuelle Reaktionsvermögen der Frau durch eine Serie von Masturbationsübungen zu verstärken (s. Abschn. 4.8.3 und 4.12.2.3). Wenn der Mann dabei sexuell sehr erregt wird, schlägt man der Frau vor, ihm manuell oder oral zum Orgasmus zu verhelfen, aber erst nachdem sie genügend lange seine Liebkosungen genießen konnte. Das Feingefühl, die Geduld und echte Sorgfalt für das Wohlbefinden der Partnerin spielen eine entscheidende Rolle für diesen Teil der Therapie, nicht nur beim Sensualitätstraining, sondern auch im Alltag.

Der nächste Schritt ist ein rücksichtsvoller Koitus. Die Frau muß entscheiden, wann sie dazu genügend vorbereitet ist. Die Koitusbewegungen sollen langsam und vorsichtig, nicht schnell und fordernd sein. Die Partnerin wird aufgefordert, sich darauf zu konzentrieren, was sie genital erlebt, und seinen Koitusbewegungen mit langsamen Bewegungen ihrerseits entgegenzukommen.

Wie früher besprochen, können Übungen der Perinealmuskulatur vor dieser Behandlungsphase nützlich sein. Besondere Koituspositionen, die der Frau erlauben, sich an den Bewegungen zu beteiligen, z. B. mit der Frau oben oder in Seitenlage, können empfohlen werden. Wenn aber die Partner andere Positionen vorziehen, ist dagegen nichts einzuwenden. Fühlt der Mann, daß der Samenerguß unmittelbar bevorsteht, wird er aufgefordert, den Koitus zu unterbrechen, bis er wieder ruhiger wird; währenddessen kann er seine Frau manuell stimulieren.

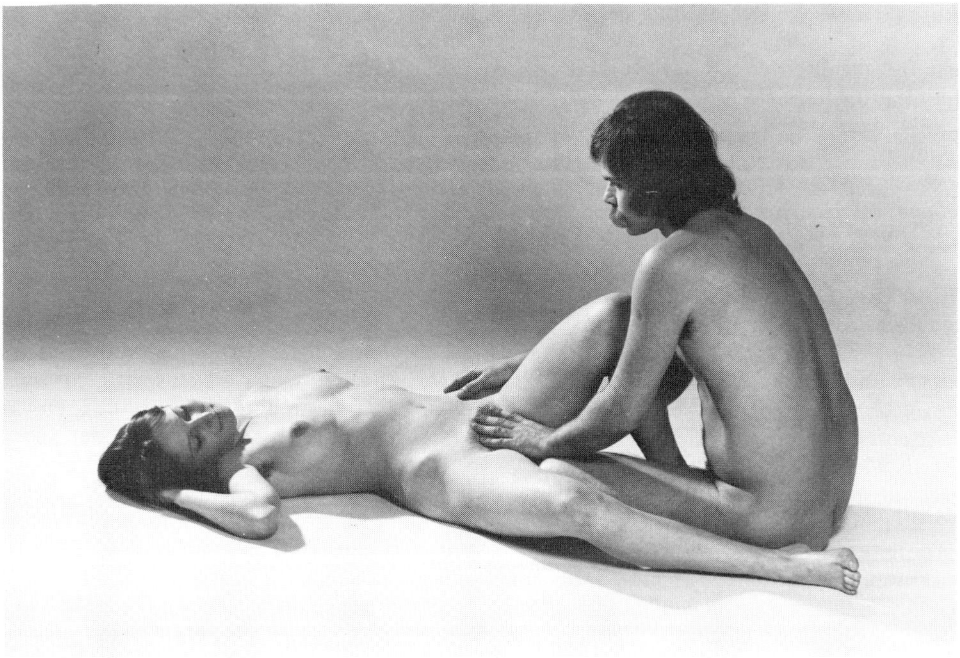

Abbildung 4-14:
Sensualitätstraining
Die gezeigte Position erlaubt besseren Blickkontakt zwischen den Partnern, als wenn sie nebeneinanderliegen, und wirkt deshalb oft stärker sexuell stimulierend auf beide Partner. Die Frau kann sich ganz entspannt hinlegen und die Liebkosungen ihres Mannes genießen; er darf ihre Genitalien erforschen, und er bemerkt an ihrem Gesichtsausdruck, worauf sie am meisten reagiert.

Danach wird der Koitus wiederaufgenommen, und erst wenn sich dies ein paar Male wiederholt hat, wird er durch eine Ejakulation abgeschlossen. Viele Frauen fühlen sich sehr erregt durch das langsame erotische Spiel. Die Frau selbst erlebt, daß der Mann den Koitus nicht nur durchführt, um befriedigt zu werden, sondern vor allem, um sie zu erfreuen und zu stimulieren. Beide Partner werden aufmerksamer auf die sexuellen Reaktionen des anderen. Wiederholte Intromissionen vor dem Orgasmus sind bei einer Reihe von Tiergattungen die Regel.

Für einige Frauen sind Filme von Bedeutung, in denen sie die Möglichkeit haben, zu beobachten, wie andere Paare sich verhalten. Auch kann es instruktiv für sie sein, zu sehen, wie andere Frauen reagieren, und konfrontiert zu werden mit der aktiven sexuellen Entfaltung und dem Orgasmus einer Frau.

Diese Übungen dürfen nie einen mechanischen Charakter bekommen, und Widerstandsreaktionen während der Behandlung müssen immer genau durchgesprochen werden. Widerstandsreaktionen sind die Regel, keine Ausnahme, und es gibt sie bei beiden Partnern.

4.12.2.2 Orgastische Dysfunktion. Während nur wenige Frauen an allgemeiner sexueller Dysfunktion leiden, ist die orgastische Dysfunktion häufig. Die allgemeine sexuelle Dysfunktion kann kaum als eine normale biologische Variante betrachtet werden, als das eine Ende eines Kontinuums, in dem die Gegenposition von den Frauen dargestellt wird, die konstant und sehr stark auf sexuelle Stimuli reagieren. Dagegen ist nicht auszuschließen, daß die orgastische Dysfunktion eine normale Variante weiblicher Sexualität darstellt, wie u. a. HELEN KAPLAN, aber auch SINGER meinen.

Während Männer von ihren sexuellen Dysfunktionen dauernd geplagt werden, gibt es viele Frauen, die bei objektiver Betrachtung nicht voll orgastisch potent sind, dies aber nicht als Mangel empfinden und deshalb nicht behandelt werden wollen, es sei denn, daß sie einem Druck, z. B. seitens ihres Partners, einer Gruppe, der Medien, anderer Frauen, ausgesetzt sind. Wie schon gesagt, muß der eigentliche Maßstab für die Befriedigung der Frau ihr eigenes Erleben sein und nicht die Überlegung, ob dies zu einem bestimmten von anderen vorgeschriebenen Muster paßt, so wohlmeinend solche Vorschläge auch sein mögen.

Wie bei einigen anderen Dysfunktionen kann die orgastische Dysfunktion primär sein, wenn die Frau also noch nie Orgasmus erlebte, oder sekundär, wenn sie früher Orgasmen hatte, aber jetzt nicht mehr. Die sekundäre orgastische Dysfunktion kann absolut sein, d. h., daß die Frau unter keinerlei Bedingungen Orgasmus erlebt, oder situationsbedingt, d. h., daß sie unter gewissen Bedingungen Orgasmus erlebt, z. B. bei der Masturbation, beim Koitus mit einigen Partnern, aber nicht mit anderen, oder abhängig von emotionalen Schwankungen gegenüber ein und demselben Partner. Zur Diskussion von klitoralem beziehungsweise vaginalem Orgasmus wird auf Abschn. 3.10 verwiesen. Hier sei nur festgestellt, daß einige Frauen den Orgasmus während des Koitus erleben, andere vorher oder nachher.

Viele Therapeuten haben die Erfahrung gemacht, daß man leichter den Frauen zu einem Orgasmus verhelfen kann, die ihn noch nie erlebt haben, als Frauen mit situationsbedingten orgastischen Dysfunktionen (wahrscheinlich weil situationsbedingte Dysfunktionen oft mehr partnerbezogen sind).

Die eigentlichen Ursachen der orgastischen Dysfunktion sollen nicht in diesem Zusammenhang behandelt werden. Rein physiologisch kann sie beschrieben werden als eine spezifische Hemmung des orgastischen Reflexes. Die Frau will nicht oder wagt es nicht, bewußt oder unbewußt, sich selbst loszulassen, sie bremst die Gefühlsaufwallung ab, wenn die sexuelle Spannung zu stark wird und droht, sie „zu überwältigen". Die primäre Behandlungsstrategie geht darauf hinaus, die unfreiwillige, überstarke Kontrolle des orgastischen Reflexes zu überwinden und der Frau zu zeigen, daß mit dem orgastischen Erlebnis keine Gefahren verbunden sind.

4.12.2.2.1 Behandlung der orgastischen Dysfunktion. Die einleitenden Behandlungsschritte sind in großen Zügen die gleichen wie schon mehrfach beschrieben. Durch die Anamnese versucht man, einen Eindruck davon zu bekommen, warum gerade diese Frau orgastisch gehemmt ist, und man versucht dann, ihre unzweckmäßigen Abwehrmechanismen, ihre irrationale Angst, die Tendenz, sich selbst beim Sexualakt wie von außen zu betrachten, abzubauen u. ä.

Bei *primärerr orgastischer Dysfunktion* muß erst festgestellt werden, ob sie durch fehlende Information oder durch inadäquate Stimulation bedingt ist. In solchem Falle sind technische Anweisungen ausreichend.

Wenn die Frau trotz scheinbar adäquater Stimulation keinen Orgasmus erreicht, weder allein noch mit Hilfe des Partners, versucht man herauszufinden, auf welche Weise sie vielleicht zu einem ersten Orgasmus kommen kann. Die Erfahrung hat gezeigt: Hat sie erst unter besonderen Umständen Orgasmus erlebt, so ist man einen wesentlichen Schritt dem Ziel, überhaupt orgastisch zu reagieren, nähergekommen.

Wie früher hervorgehoben, darf es sich nicht nur um technische Anleitungen handeln, sondern um eine Kombination von Psychotherapie und praktischen Anleitungen. Es hat sich gezeigt, daß Masturbation oft zum ersten Zwischenziel führt, das darin besteht, daß die Frau erfährt, wie ein Orgasmus überhaupt erlebt wird. Aber es ist natürlich nicht zufällig, daß diese Frauen nicht selbst diesen naheliegenden Ausweg fanden. Man muß deshalb behutsam vorgehen (s. Abschn. 4.9.2). Vielleicht wird die Frau bei der Masturbation erleben, daß sie sich bei zunehmender sexueller Spannung verspannt, unwohl oder ängstlich fühlt. Darauf muß man sie vorbereiten und sie auffordern, dieser Reaktion entgegenzuwirken. Sie kann, sollte sie sich ängstlich oder unwohl fühlen, ihre perinealen und abdominalen Muskeln kontrahieren, dies hilft ihr oft über solche Hemmungen hinweg. Man fordert sie anfangs auf, manuell zu masturbieren. Reicht dies nicht aus, kann sie einen Vibrator zu Hilfe nehmen. Einige Frauen erreichen dasselbe durch die etwas zartere Stimulation mittels einer Brause. Man informiert sie über die Laute und die Apnoeperioden, die den Orgasmus begleiten können, damit sie darüber nicht erschrickt, sondern im Gegenteil darauf achtet und sie als etwas Natürliches akzeptiert. Filme können hier eine nützliche Hilfe sein. Hat sie erst auf diese Weise einen Orgasmus allein erlebt, wird es das weitere Ziel sein, den Orgasmus mit dem Partner zusammen zu erreichen.

LoPiccolo und Lobitz (1972) haben anorgastische Frauen mit Erfolg durch ein *Masturbationsprogramm in neun Stufen* behandelt. Zuerst besprechen die zwei Therapeuten mit beiden Partnern sehr genau die Einstellung der Partner zur Masturbation, korrigieren Mißverständnisse und versuchen, Vorurteile abzubauen. Zweckmäßigerweise kann man zuerst die Partner fragen, wie oft ihrer Meinung nach der jeweils andere masturbiert, und ihnen danach mitteilen, wie oft es tatsächlich der Fall ist. Gegebenenfalls könnte eine Therapeutin ihre eigenen Masturbationserfahrungen mitteilen (ob man im allgemeinen eigene sexuelle Erfahrungen bei seiner Therapie heranziehen soll, ist sehr umstritten, und viele Therapeuten lehnen das ab; s. Kap. 9). Danach zeigt die Therapeutin der Frau, wie sie masturbieren soll, und der Mann wird aufgefordert, sie dabei zu ermuntern. Masturbiert er selbst nicht, rät man ihm, es für einige Zeit wieder zu tun, u. a. um das Schuldgefühl der Partnerin zu vermindern. Wenn er masturbiert, soll er der Partnerin davon erzählen. Beiden Partnern werden die neun Stufen genau beschrieben.

1) Man sagt der Frau, sie habe „kein Gefühl für ihren Körper" und man wolle ihr zu solchem Körpergefühl verhelfen. Dies würde meist gelingen, wenn sie selbst mitarbeitet. Sie wird dazu aufgefordert, sich zu Hause ganz entkleidet im Spiegel zu betrachten und ihren Körper zu akzeptieren. Danach soll sie ihre Geschlechtsorgane mit einem Handspiegel näher betrachten und sie berühren. Anhand von Zeichnungen und Modellen werden ihr die weiblichen Geschlechtsorgane

näher erklärt, vielleicht gibt man ihr ein Aufklärungsbuch zur weiteren Information. Man instruiert sie in Kegelschen Übungen (s. Abschn. 4.8.3.3) und fordert sie auf, diese Übungen zehnmal nacheinander dreimal täglich durchzuführen. Oft wird es das Natürlichste für die Frau sein, dieses Programm nach einem Bad vorzunehmen.

2) Man fordert sie auf, erneut ihre Geschlechtsorgane zu betasten, einem Gefühl von Unbehagen und Angst dabei entgegenzuwirken und sich an den Gedanken des Masturbierens zu gewöhnen. Aber sie soll noch nicht anfangen, sich selbst zu stimulieren.
   Bei diesen ersten zwei Stufen zeigt sich oft der größte Widerstand, der überwunden werden muß, u. a. dadurch, daß man ihr erzählt, daß dieser Widerstand erwartet war, daß viele so reagieren, aber daß er sich überwinden läßt. In dieser Lage kann das Verhalten des Mannes von großer Bedeutung sein.
3) Die visuelle und taktile Untersuchung der Geschlechtsorgane geht weiter, und die Frau versucht, die empfindsamsten Punkte festzustellen.
4) Nun soll sie sich auf die Stimulation der empfindlichsten Punkte konzentrieren und die Empfindungen, die dabei ausgelöst werden, aufmerksam registrieren. Die Masturbationstechnik, die bei ihr am besten ist, wird eingehend besprochen, und ihr wird die Anwendung eines Gleitmittels erklärt.
5) Hat sie bis jetzt noch keinen Orgasmus bekommen, fordert man sie auf, noch intensiver 30 bis 40 Minuten lang zu masturbieren, eventuell unter Zuhilfenahme von Phantasien oder erotischer Lektüre.
6) Bekommt sie immer noch keinen Orgasmus, soll sie einen Vibrator und ein Gleitmittel anwenden. Man gibt ihr eine Liste über geeignete Vibratoren, informiert über deren Preis und wo man sie kaufen kann.
   An diesem Punkt angekommen, haben LoPiccolo und Lobitz (1972) noch nicht erlebt, daß die Behandlung nicht zum Ziele geführt hätte, aber eine ihrer Patientinnen mußte sich drei Wochen lang täglich 45 Minuten mit einem Vibrator stimulieren, ehe sie ihren ersten Orgasmus bekam.
7) Hat die Frau ein paar Mal Orgasmus gehabt, soll sie jetzt in Gegenwart des Mannes masturbieren. Dadurch gewöhnt sie sich daran, in seiner Gegenwart einen Orgasmus zu bekommen, und er erhält dadurch eine Reihe nützlicher Informationen darüber, wo und wie er seine Frau liebkosen soll.
8) Nun soll der Mann, von seiner Frau angeleitet, sie zum Orgasmus stimulieren.
9) Das Paar versucht den Koitus. Die Position muß so sein, daß gleichzeitige Klitorisstimulation oder Anwendung eines Vibrators möglich ist.

Die acht in LoPiccolo und Lobitz' (1972) Publikation beschriebenen Frauen erreichten alle im Laufe von fünfzehn Konsultationen Orgasmus. Sechs der Frauen bekamen auch Orgasmus beim Koitus, von diesen brauchten vier während des Koitus keine zusätzliche manuelle Stimulation mehr. Zwei Frauen bekamen nur bei klitoraler Stimulation durch den Partner Orgasmus, aber nicht beim Koitus. Von den sechs Frauen, die beim Koitus Orgasmus bekamen, bekamen ihn vier jedesmal, eine bei der Hälfte der Kohabitationen und eine Frau bei fast jedem vierten Verkehr. Sechs Monate später waren die Behandlungserfolge bei allen Frauen stabil, keine war zu ihrer früheren Dysfunktion zurückgekehrt. Die Behandlungsstufe, die bei den einzelnen Frauen zum Erfolg führte, war sehr unterschiedlich. Eine Frau erreichte den Orgasmus auf Stufe 2, eine auf Stufe 3, zwei auf Stufe 4, und zwei auf Stufe 6, zwei Frauen erst durch Koitus mit dem Partner. Die Verfasser sind der Überzeugung, daß keine dieser Frauen ohne die genannte Behandlung Orgasmus erreicht hätte – wenn es sich auch nicht beweisen läßt.

Es bleibt natürlich immer der Frau überlassen, ob sie die Durchführung dieses recht kompakten Behandlungsprogramms für angemessen hält oder ob es zu ihrem Selbstverständnis als Frau paßt. Einige, u. a. Feministen beiderlei Geschlechts, werden gegenüber diesem Verfahren einige Vorbehalte haben und andere Strategien vorziehen. LoPiccolo und Lobitz selbst diskutierten diese Aspekte nicht.

Kohlenberg (1974) berichtet über gute Resultate bei Anwendung dieser Behandlung bei drei Paaren, bei denen jeweils die Frau anorgastisch war und bei denen Masters' und Johnsons Behandlungsprogramm ohne Erfolg blieb. Kohlenberg unterstreicht allerdings, daß dieses Masturbationstraining nur in Verbindung mit Psychotherapie wirkt.

Wenn theoretisch auch das Risiko besteht, daß Frauen, die mit Hilfe von Masturbation, Vibrator, aufreizenden Phantasien oder pornographischem Material Orgasmus erreichten, später bei gewöhnlichem Geschlechtsverkehr keinen Orgasmus bekommen, so zeigt die allgemeine Erfahrung doch: Wenn die Frau erst einmal ihr orgastisches Potential unter solchen speziellen Bedingungen erfahren hat, bekommt sie auch beim Beisammensein mit ihrem Mann ohne Gebrauch künstlicher Hilfsmittel Orgasmus.

Bei der *situationsbedingten orgastischen Dysfunktion* ist die Behandlungstechnik etwas anders, wenn sie auch viele der obigen Elemente enthält. Naheliegende Ursachen für situationsbedingte orgastische Hemmungen, wie Angst vor Schwangerschaft, Angst, überrascht oder belauscht zu werden, Müdigkeit, Schuldgefühle usw., müssen natürlich erst eliminiert werden, bevor die eigentliche Therapie beginnen kann. Falls die Partner bewußt oder unbewußt sich gegenseitig vernachlässigen, muß man bei diesen allgemeineren Problemen ansetzen. Die Behandlung als solche beginnt mit dem Rat, das Vor-

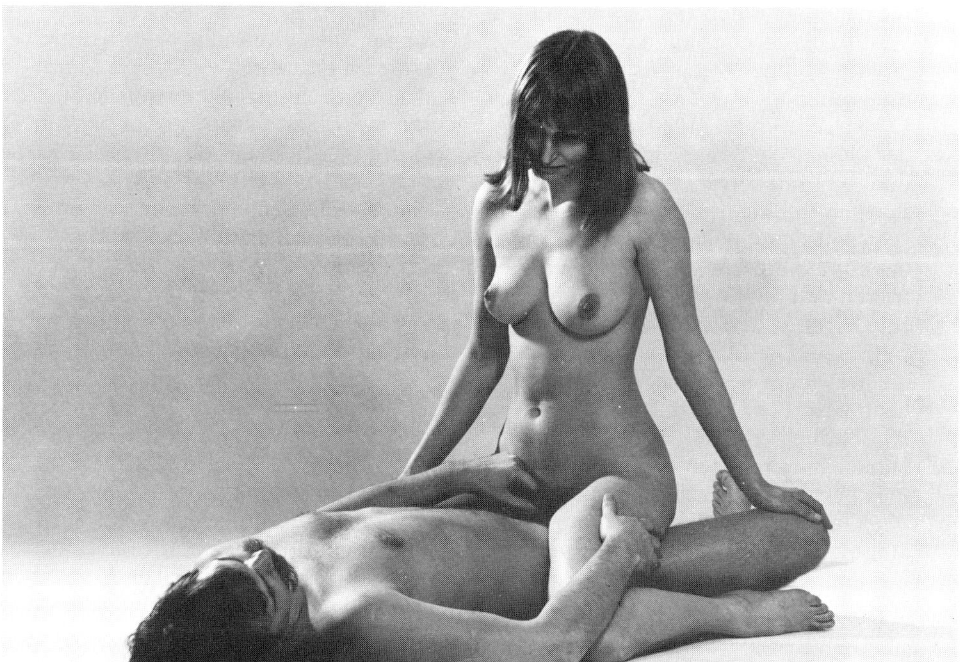

Abbildung 4-15:
Koitusposition, bei der der Mann gleichmäßig manuell die Klitoris stimuliert.
Diese und die folgenden Illustrationen zeigen die Möglichkeit, die Klitoris manuell zu stimulieren, während sich der Penis in der Scheide befindet. Bei einigen Paaren erhöht dies den sexuellen Genuß der Frau und erleichtert ihr durch vaginale und klitorale Stimulation den Weg zum Orgasmus. In dieser und den zwei folgenden Positionen kann natürlich auch ein Vibrator zur klitoralen Stimulation verwandt werden.

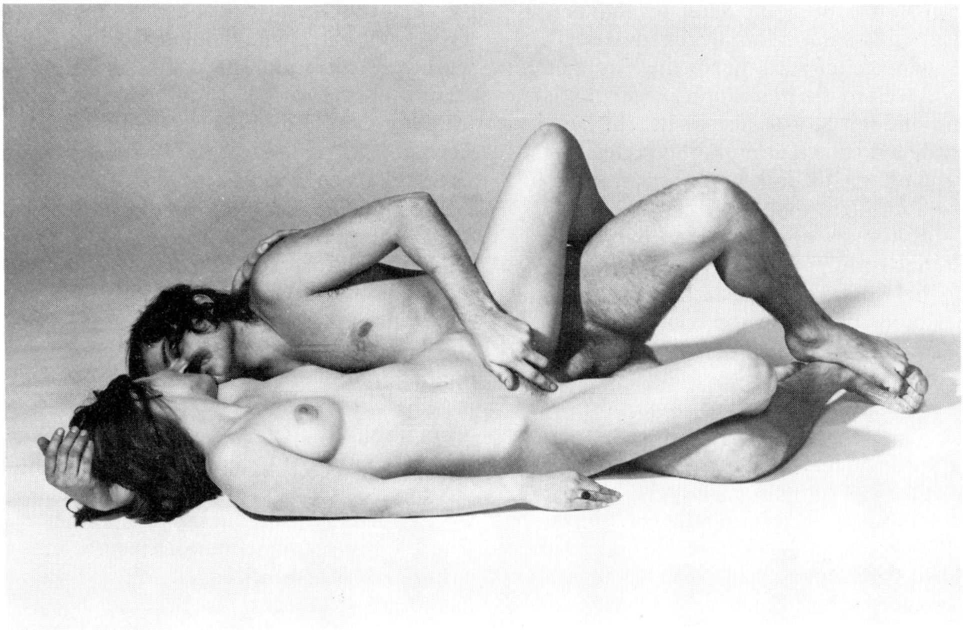

Abbildung 4-16:
Koitus in Seitenlage, der Mann stimuliert die Klitoris manuell. Diese Position kann vorteilhaft sein, wenn die Frau weiß, daß sie bei klitoraler Stimulation Orgasmus bekommt, aber nur schwer beim Koitus. Der Mann liebkost die Klitoris, bis die Frau merkt, daß der Orgasmus bevorsteht. Der Mann unterbricht nun die Klitorisstimulation und führt starke, stimulierende Koitusbewegungen aus, bis die Frau zum Orgasmus kommt.

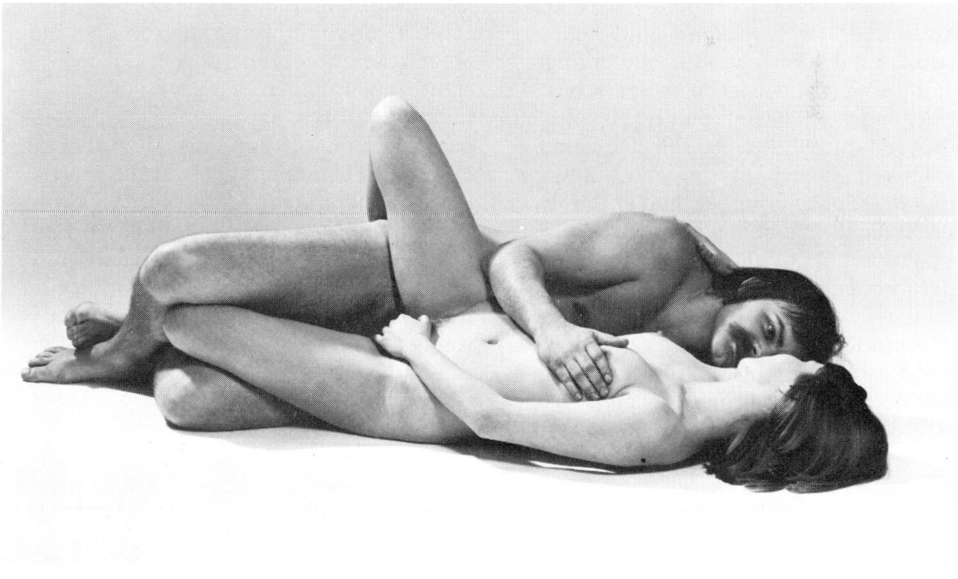

Abbildung 4-17:
Koitus in Seitenlage. Die Frau stimuliert die Klitoris manuell. In einigen Fällen ziehen Paare es vor, daß die Frau während des Koitus die Klitoris selbst stimuliert oder daß sie ihrem Mann zeigt, wie sie stimuliert werden möchte.

spiel zu intensivieren, denn der fehlende Orgasmus kann daran liegen, daß der Koitus eingeleitet wird, bevor die Frau genügend weit in die Plateauphase gelangt ist, und daß der Koitus als solcher ihr keine genügend starke Stimulation bietet. Die Behandlungstechnik konzentriert sich auf drei Punkte:

- Erhöhung des sexuellen Lustgefühls der Frau.
- Erhöhte Aufmerksamkeit für die sexuellen Gefühle, die von ihren Geschlechtsorganen beim Vorspiel und beim Koitus ausgehen.
- Verstärkte klitorale Stimulation.

Eine allgemeine Erhöhung des sexuellen Lustgefühls *vor* dem eigentlichen Koitus ist oft durch ein verlängertes, phantasievolles gegenseitiges Vorspiel möglich, abgelöst von langsamen, spielerischen Koitusbewegungen, die vor der Ejakulation unterbrochen werden, gefolgt von erneuten gegenseitigen Liebkosungen. Die Frau muß selbst aktiv sein und den Partner sowohl beim Vorspiel wie beim Koitus anleiten.

Ein erhöhtes Augenmerk auf die besonderen vaginalen Gefühle beim Koitus setzt voraus, daß die Frau ihre Mitverantwortung für den sexuellen Genuß anerkennt, daß die Partner aufeinander abgestimmt sind, daß sie aktiv an den Koitusbewegungen teilnimmt, daß sie Kegelsche Übungen durchführt. Sie soll sich keine Gedanken machen, ob sie ihren Mann mit ihren Wünschen ermüdet, und er darf natürlich nicht ungeduldig sein, darf über ihre größere Aktivität nicht erschrecken oder ihre Anleitung als Kritik an ihm auffassen.

Beim Koitus als solchem ist bei mehreren Positionen Klitorisstimulation, manuell oder mit Vibrator, möglich (s. Abb. 4-15).

HELEN KAPLAN warnt die Frau davor, sich daran zu gewöhnen, Orgasmus nur durch manuelle Klitorisstimulation zu erreichen. Sie rät dazu, beim Koitus die Partnerin manuell klitoral zu stimulieren, bis sie kurz davor ist, Orgasmus zu bekommen (s. Abb. 4-16). Sie teilt es dem Manne mit, und er beendet die klitorale Stimulation. Danach soll sie versuchen, durch aktive Koitusbewegungen Orgasmus zu erreichen. Gelingt dies nicht, wird der Koitus unterbrochen, der Mann stimuliert sie erneut klitoral bis sie wieder kurz vor dem Orgasmus ist, sie gibt ein Zeichen, wonach aktive Koitusbewegungen beiderseits einsetzen sollen. Statt manueller Stimulation kann ein Vibrator Verwendung finden; die Frau kann auch selbst die Klitoris stimulieren, falls ihr dies lieber ist (s. Abb. 4-17).

BARBACH (1974) hat Gruppen anorgastischer Frauen nach einem Schema behandelt, das dem von LOPICCOLO und LOBITZ beschriebenen Behandlungsprogramm sehr ähnlich ist. Zwei Therapeutinnen leiteten die Behandlung einer Gruppe von je sechs Frauen, die zweimal wöchentlich 90 Minuten lang behandelt wurden, insgesamt zehnmal. Sie haben im ganzen 83 Frauen behandelt, 92% von ihnen erreichten Orgasmus. Bei einer Nachuntersuchung von 17 Frauen acht Monate später waren alle bis auf drei beim Zusammensein mit einem Partner orgastisch potent, die Hälfte davon konstant, bei vieren auf jeden Fall bei jedem zweiten Verkehr. Die Männer nahmen nicht an der Gruppenbehandlung teil, sie sagten später, daß sie sich anfangs dabei nicht ganz wohl fühlten, aber nun wären sie froh über die eingetretenen Veränderungen. Die meisten Frauen fühlten sich nach der Behandlung froher, entspannter und hatten besseren Kontakt zum Partner. Außer der Hilfe der Therapeutinnen war die gegenseitige Unterstützung innerhalb der Gruppe von Nutzen. Über den familiären Hintergrund der Frauen wird mitgeteilt, daß viele aus Heimen kamen, aus Familien, in denen der Vater oft abwesend war oder wenig am Familienleben teilnahm und in denen die Ehe der Eltern oft schlecht war (s. Abschn. 4.3).

Führt die individuelle oder die Gruppentherapie bei den anorgastischen Frauen zum Erfolg, hat dies oft radikale Veränderungen für die Frau selbst und die Partnerschaft zur Folge. Manchmal kann man allerdings beobachten, daß die verbesserte sexuelle Funktion zeitweise oder auf Dauer den Partner verunsichert und als eine Bedrohung für den Bestand der Partnerschaft empfunden wird. Wenn solche

Reaktionen auftreten, müssen sie genau analysiert werden. In einigen Fällen geschieht es, daß die Frau zwar orgastisch potent wird, daß aber der Machtkampf zwischen den Partnern weitergeht wie bisher. In einigen Fällen führt die Sexualtherapie, ungeachtet des Resultats, zu der Erkenntnis der Partner, daß in einem bestehenden Konflikt die Scheidung wohl die beste Lösung sei. Dies kann, wie früher angeführt, nicht zwangsläufig als ein negatives Resultat der Behandlung angesehen werden.

Während einige Paare im Verlauf einer Therapie in verschiedener Weise versuchen, den Anweisungen auszuweichen, sind andere Paare überaktiv und erschöpfen sich selbst. Es ist darum eine nützliche Regel, jeden dritten bis vierten Tag zum Ruhetag zu erklären.

4.12.2.2.2 Fallbeispiele.

Kurze, im wesentlichen pädagogische Behandlung einer primären orgastischen Dysfunktion: 30 Jahre alte Frau, Tagesmutter, und ihr Mann, ein 34 Jahre alter ungelernter Arbeiter, wurden wegen „primärer Frigidität" der Frau überwiesen. Der Arzt schrieb: sehr nette junge Frau, seit sieben Jahren verheiratet, vier Jahre altes Kind. Der Mann gesund, nett und verständnisvoll. Es bestand Frigidität von Anfang an, die nun als so belastend empfunden wird, daß die Ehe in Gefahr ist. Sie haben sich sehr gern, aber selbst in der Zeit der größten Verliebtheit hatte sie keine Freude am Geschlechtsverkehr, es bestand keine Angst vor Schwangerschaft.

Der Mann hat nie sexuelle Probleme gehabt.

Die Behandlung wird von einer Sozialberaterin und einem Psychiater geleitet.

Bei der ersten Konsultation ergibt sich: Menarche im Alter von 13 Jahren, sie wurde dadurch sehr erschreckt, weder die Mutter noch die älteren Schwestern hatten sie informiert. Über „Sex" wurde zu Hause nicht gesprochen, man sagte ihr nur, sie dürfe nicht schwanger nach Hause kommen. Erster Koitus nach einem Ball, es war sehr schmerzhaft, sie hatte Angst, geschwängert worden zu sein, sah den Partner nie wieder. Ein Jahr später traf sie ihren jetzigen Mann und nach viermonatiger Bekanntschaft nahmen sie sexuelle Beziehungen auf. Sie waren im ersten Jahr fast täglich zusammen, aber allmählich fand der Koitus immer seltener statt, besonders nach der Geburt des Kindes. Sie versuchte, den Koitus zu umgehen, hatte starke Schuldgefühle dem Mann gegenüber. „Es ist eine tägliche Pein", und sie hatten jetzt nur einmal im Monat Koitus. Sie hatten einander gern, waren sehr an einer Behandlung interessiert, hatten aber Schwierigkeiten, sich auszudrücken, wirkten bedrückt und gehemmt.

Die erste Beratung wurde mit genauer Anleitung für ein nichtgenitales Sensualitätstraining abgeschlossen. Erneute Beratung erst nach drei Wochen, da sie weit entfernt wohnten und Zeit haben sollten, „zu üben". Keiner der beiden hatte Bedenken wegen des Koitusverbotes, es geschah ja sowieso selten.

Bei der zweiten Beratung hatten sie das Sensualitätstraining sechsmal auf die vorgeschriebene Weise und mit großem Genuß ausgeführt. Sie hatte sich am Anfang geniert, konnte nicht entspannen, aber dann ging es besser. Sie empfand es als ein neues, schönes Erlebnis, ihren Mann zu liebkosen, und hatte es genossen, selbst liebkost zu werden. Er war nicht mit Liebkosungen verwöhnt worden und genoß es, daß sie sich ganz entkleidet hatten.

Sie wurden gebeten, ihre Wünsche für die Therapie zu formulieren. Der Mann wünschte, daß sie öfter Lust hat, daß sie zum Höhepunkt kommt, sich nicht geniert und daß sie sich beim Geschlechtsakt ganz entkleidet. Die Frau hatte dieselben Wünsche, sie ersehnte sich besonders Orgasmus, da sie nicht wußte, wie man das erlebt, aber sie hielt es für schön, wenn es so wäre wie bei ihrem Mann, der nach einem Koitus so herrlich entspannt ist. Sie machten beide einen optimistischen Eindruck und waren sehr motiviert, die Behandlung fortzusetzen.

Sie wurden nun aufgefordert, Brüste und Geschlechtsorgane in das Training miteinzubeziehen, und der Frau wurde empfohlen, ihre Geschlechtsorgane im Spiegel zu betrachten – entsprechend den ersten drei Stufen des Programms von LoPiccolo und Lobitz.

3. Konsultation, vierzehn Tage später: Sie hatten die Übungen ausgeführt, die Frau war sexuell sehr erregt worden und hatte seinen Penis gestreichelt, etwas, was sie früher niemals getan hatte. Sie waren beide voller Zuversicht. Sie sollten das genitale Sensualitätstraining eventuell bis zum Orgasmus durchführen, und die Frau sollte ihre Genitalorgane weiter erforschen und die Wirkung einer Brause ausprobieren.

4. Konsultation, drei Wochen später: Sie hatte drei- bis viermal Orgasmus erlebt, teils durch manuelle Stimulation, teils durch den Penis in der Scheide. Er hatte gemerkt, wie ihre Scheide sich zusammengezogen hatte, sie hatten keinen Bedarf für Stimulation durch eine Brause. Sie sagten beide, daß die Frau sich nicht mehr geniert, sich nicht mehr weigert, das Nachthemd auszuziehen, und daß sie ihr Ziel erreicht haben. Nach ihrer Meinung wird das Geschlechtsleben mit der Zeit noch besser werden. Er ergriff weiterhin die Initiative, aber sie verweigerte sich ihm nie.

Bei der darauffolgenden Konsultation, ein halbes Jahr später, war sie im vierten Monat schwanger. Die Koitusfrequenz hatte sich auf einmal in zwei Wochen vermindert, aber sie bekam fast jedesmal Orgasmus, oft gleich nach seinem Höhepunkt. Sie glaubte nicht, daß die alten Zustände wiederkehren. Der Mann sagte: Als sie das erste Mal zur Behandlung kamen, waren sie „ganz weit unten", aber nun wären sie „hier oben", und er zeigte dabei auf sein Gesicht.

Behandlung einer primären orgastischen Dysfunktion: 30 Jahre alte verheiratete Frau mit ihrem Mann, von ihrem Hausarzt überwiesen, weil sie nie Freude am sexuellen Zusammensein hatten. Die beiden sind gleich alt, beide haben eine kaufmännische Ausbildung und beide sind voll berufstätig. Sie leben in guten wirtschaftlichen Verhältnissen, haben eine schöne Wohnung, zwei Kinder, zwei und vier Jahre alt, das jüngste Kind ist schwer ekzematös, worüber die Mutter sehr besorgt ist.

Die Frau wuchs in einem frostigen Milieu auf, die Eltern konnten tagelang schweigen, wenn ein gespanntes Verhältnis vorlag. Sexuelle Dinge wurden fast nie erwähnt, sie sah die Eltern niemals nackt. Das Verhältnis zu einem jüngeren Bruder ließ zu wünschen übrig. Erster sexueller Kontakt im Alter von siebzehn Jahren. Mit neunzehn Jahren traf sie einen etwas älteren, charmanten, aber instabilen Mann, in den sie sich sehr verliebte und mit dem sie ein Jahr lang zusammenkam. Sie fühlte sich sexuell sehr gehemmt, ein paar Masturbationsversuche führten nur zu begrenzten Lustgefühlen, auch beim Koitus mit dem Freund hatte sie keine Lustgefühle. Danach traf sie den jetzigen Lebensgefährten, fühlte sich geborgen durch sein freundliches, stabiles Wesen. Es ergaben sich schnell sexuelle Kontakte, immer noch ohne jedes Lustgefühl für sie, wenn sie auch nichts gegen den Koitus hatte. Nach und nach lehnte sie sexuelle Kontakte ab, die Kohabitationen wurden seltener, zum Überweisungszeitpunkt waren sechs Wochen seit dem letzten Koitus verstrichen. Sie klagte darüber, daß der Mann von Aktivitäten außerhalb des Hauses sehr beansprucht war und die Hausarbeit und die Kinder ihr überließe, obgleich sie auch voll berufstätig war. Die sexuelle Initiative ging zunehmend nur noch von ihm aus, während sie fast immer abweisend war. Sie mochte wohl engen Körperkontakt, aber nur ohne genitale Berührungen und eigentlichen Koitus. Der Koitus sollte – wenn überhaupt – im Dunkeln stattfinden. Sie mochte nicht, daß der Mann sie beim Koitus beobachtete.

Der Mann kam aus einer „ganz gewöhnlichen" Handwerkerfamilie mit zwei Kindern. Nach ein paar sexuellen Beziehungen von kurzer Dauer traf er seine jetzige Frau. Er hat nie sexuelle Schwierigkeiten gehabt, hat sich aber Mädchen gegenüber oft geniert, fühlt sich jedoch frei gegenüber seiner Frau. Er findet, daß sie es eigentlich in jeder Weise gut haben, bedauert aber, daß sie sexuell so abweisend ist. Beide wollen ihre Ehe aufrechterhalten.

Nach einem Vierergespräch und zwei Einzelgesprächen mit einer Sozialberaterin und einem Arzt beginnt die eigentliche Behandlung. Trotz hundert Kilometer Entfernung von der Klinik wollen sie zweimal die Woche in die Therapie kommen.

Sie wurden in nichtgenitalem Sensualitätstraining instruiert und durften keinen Koitus haben. Sie wurden beide aufgefordert mitzuteilen, was ihnen dabei gefiel und was sie weniger gern hatten. Dieser Therapieteil verlief gut, beide wirkten froh und optimistisch. Danach wurden die Geschlechtsorgane in das Training miteinbezogen. Aber nun fing die Frau an, über Müdigkeit zu klagen, schlief zwölf Stunden täglich, beschwerte sich darüber, daß sie es immer war, die vom kranken Kind geweckt wurde und sich des Kindes annehmen mußte. Sie hatten es schwer, über ihre Diskrepanzen zu sprechen. Er fand, daß sie auswich, während sie meinte, daß er sich drückte und daß er zu Hause mürrisch war, während er bei den Gesprächen in der Klinik freundlich und nett war. Sie hatte den Eindruck, daß die Therapeuten immer zu ihm hielten, ihr immer nur Forderungen stellten und daß sie ganz gern die Therapie aufgeben würde. Sie machte jedoch weiter.

Es war deutlich, daß ihr gegenseitiger Kontakt schlecht war und daß sie bis zu einem gewissen Grad das Verhaltensmuster aus ihrem Elternhaus imitierte: nichts zu sagen und sich doch ohnmächtig zu fühlen. Er dagegen versuchte, sich ihr mit Liebkosungen zu nähern, was sie rasend machte. Auf dem Wege von und zur Klinik saßen sie fast stumm nebeneinander, und sie versuchte zu schlafen. Man forderte sie dazu auf, die freien Stunden dazu zu benutzen, sich gegenseitig ihre Erwartungen und Wünsche zu sagen, und zu Hause, wenn sie unbekleidet nebeneinander lagen, zum Ausdruck zu bringen, was beide zu empfangen und zu geben bereit waren. Man riet ihnen, im Sensualitätstraining einen Schritt zurückzugehen und einige Zeit die Geschlechtsorgane nicht in das Training einzubeziehen. Sie wurden sich auch einig, die häuslichen Pflichten besser zu verteilen. So sollte er eine Zeitlang das Essen und ihre Buchführung machen. Nach etwa einem Monat änderte sich ihr Verhältnis. Sie konnten besser miteinander sprechen. Er begriff, daß seine scheinbar freundliche, aber ausweichende Haltung als verletzend und billig empfunden wurde. Ihr wurde klar, daß er nicht verstimmt war, aber sie konnte nicht erwarten, daß er erraten kann, was sie denkt und fühlt, und sie wiederum entdeckte, daß sie oft die Krankheit des jüngeren Kindes als eine Abwehr gegen ihn gebraucht hatte.

Der gegenseitige Gewinn beim Sensualitätstraining vergrößerte sich, die Frau schlug vor, sobald wie möglich Liebkosungen der Geschlechtsorgane wiederaufzunehmen. Man instruierte sie in Masturbation mit der Brause, und nach kurzer Zeit erreichte sie hierbei einen Orgasmus, den ersten ihres Lebens. Danach nahm sie ihren Mann mit ins Bad, zeigte ihm, wie sie zum Orgasmus kommen konnte, und es glückte ihm, sie mit der Brause zum Orgasmus zu bringen. Auf ihren Wunsch hin sollte das Koitusverbot aufgehoben werden. Wir rieten jedoch, vorher zu prüfen, ob sie nach manueller Stimulation durch ihn Orgasmus bekommt. Als auch dies glückte, wurde der Verkehr wiederaufgenommen, und nach kurzer Zeit bekam sie Orgasmus beim Koitus, anfangs vor ihm, später gleichzeitig.

Die Behandlung dauerte dreieinhalb Monate, im ganzen fanden vier Zweiergespräche und dreiundzwanzig Verergespräche statt. Drei Jahre nach Abschluß der Behandlung wurde das Paar geschieden.

Behandlung einer sekundären orgastischen Dysfunktion: 25 Jahre alte, verheiratete Frau kommt auf eigenen Wunsch, da sie nur sporadisch Orgasmus bekam, die letzten zwei Jahre nach der ersten (bisher einzigen) Geburt überhaupt nicht.

Sie gibt an, in einem guten Elternhaus aufgewachsen zu sein, in dem beide Eltern liebevoll waren, aber während die Mutter extravertiert und sehr direkt war, auch was sexuelle Themen betraf, war der Vater etwas scheu, sehr beschäftigt mit Aufgaben außerhalb des Hauses, und sie sprachen selten vertraulich miteinander. Sie fühlte sich jedoch beiden Elternteilen eng verbunden. Die Mutter hatte sie oft unbekleidet gesehen, den Vater nie, und sie meint, daß das Geschlechtsleben der Eltern kümmerlich war.

Nach dem Abitur wurde sie als Reklamezeichnerin ausgebildet, und sie hat Freude an ihrer Arbeit.

Die Menstruation begann im Alter von 14 Jahren ohne größere Beschwerden. Somatisch war sie im ganzen immer gesund. Vor zwei Jahren bekam sie einen Jungen, der gedeiht und in einem Tagesheim betreut wird.

Sie hatte ihre erste sexuelle Beziehung im Alter von 17 Jahren und kam ein Jahr lang mit einem etwas älteren Schulkameraden zusammen, mit dem sie noch freundschaftlich verbunden ist. Er bedrängte sie, sexuelle Beziehungen aufzunehmen, allerdings hatte sie anfangs keinerlei Gefallen daran, aber später gab es ihr eine gewisse persönliche Befriedigung, und sie war froh, ihn befriedigen zu können. Nur ein einziges Mal bekam sie Orgasmus nach manueller Stimulation, nie beim Koitus.

Kurze Zeit nachdem sie sich getrennt hatten, traf sie ihren jetzigen Lebensgefährten, der drei Jahre älter ist. In gegenseitigem Einverständnis nahmen sie schnell sexuelle Beziehungen auf. Sie hält viel von ihrem Ehemann, hat aber insgesamt nur dreimal Orgasmus mit ihm zusammen gehabt, jedesmal nach klitoraler Stimulation, nie beim Koitus. Sie sind nun vier Jahre verheiratet, und sie finden, daß sie im großen und ganzen gut miteinander auskommen, aber sie bedauern die Unfähigkeit der Frau, zum Orgasmus zu kommen. Sie haben jetzt nur zwei- bis dreimal im Monat Koitus und finden, daß das zu wenig ist. Sie schützt Müdigkeit vor, er kann recht aggressiv reagieren, und beide zanken sich häufiger.

Er kommt aus einer Handwerkerfamilie, hat nach der Volksschule und verschiedenen Tätigkeiten als Ungelernter eine Ausbildung als technischer Zeichner absolviert und hat Freude an seiner Arbeit. Somatisch war er immer gesund. Psychisch beschreibt er sich als robust, extravertiert, mehr an praktischen Dingen, weniger dagegen „kulturell" interesssiert, im Unterschied zur Ehefrau, die ihm manchmal deswegen Vorhaltungen machte. Aber im großen und ganzen kamen sie gut miteinander aus. Er bedauerte, daß die Ehefrau nie mehr die Initiative zum Koitus ergreift. Sind sie jedoch erst einmal zusammen, ist sie durchaus interessiert, bekommt allerdings nie Orgasmus.

Selbst hat er sieben bis acht sexuelle Beziehungen von kurzer Dauer gehabt, bevor er seine jetzige Ehefrau traf. Er hat nie sexuelle Probleme gehabt. Nach seiner Meinung verhalten sich beide Partner ungezwungen, haben ein abwechslungsreiches Geschlechtsleben und keine Hemmungen, wenn sie nackt miteinander verkehren. Als junger Mann masturbierte er, aber nicht während der ersten Jahre in der Ehe. Jetzt masturbiert er oft, weil sie so selten Koitus haben.

Zu Beginn der Therapie sind beide etwas skeptisch, sie erzählen, daß sie sich entschlossen haben, zu uns zu kommen, weil es kostenlos ist. Sie sträuben sich gegen die Ratschläge, fragen etwas inquisitorisch, worin die rationale Grundlage unserer Behandlung besteht usw. Masturbation und Koitus werden verboten – worauf sie etwas aggressiv reagieren –, und man instruiert sie im Sensualitätstraining. Sie behaupten jedoch, daß sie die gegenseitigen erogenen Zonen genau kennen und daß sie sich vor einem Koitus mindestens eine halbe Stunde lang liebkosen. Aber sie erklären sich bereit, wenn es nicht anders möglich ist, es mit dem Training zu versuchen.

Bei der nächsten Beratung stellt sich heraus, daß sie das Sensualitätstraining nicht gemacht haben. Als man ihnen erklärt, daß dies eine Voraussetzung ist, um mit der Behandlung weiterzukommen, fassen sie das als Drohung auf.

Das darauffolgende Mal haben sie jedoch das Sensualitätstraining unter Einschluß der Genitalien durchgeführt. Sie hatte ihn dabei mehrfach gebeten, mit der Stimulation aufzuhören und den Koitus durchzuführen, während er sie daran erinnerte, daß sie sich an das Koitusverbot halten müssen. Ihr war dabei aufgefallen, daß sie an einem gewissen Punkt der sexuellen Erregung abbremst und den Mann bittet, „fertig zu machen". Am Anfang ist sie immer sexuell stark erregt mit reichlicher Lubrikation.

Fragt man sie nach ihren Masturbationsgewohnheiten, teilt sie mit, daß sie es während des letzten Jahres mit der Brause versucht und dadurch einen gewissen Grad sexueller Erregung erreicht hatte, aber dann meldete sich ein innerer Widerstand, und sie hörte auf. Sie wird aufgefordert, weiter mit der Brause zu masturbieren, und zwar so lange, bis sie zum Orgasmus kommt.

Den nächsten Termin sagt sie zunächst auf Grund von Überbelastung ab, kommt aber trotzdem und erzählt, daß sie zweimal nur durch Masturbation Orgasmus bekommen hatte.

Das Paar wird aufgefordert, sich weiter gegenseitig zu streicheln, aber sie soll dem Mann sagen, welche Liebkosungen sie besonders stimulieren. Sie versuchen es, aber es gelingt ihr nicht, einen Orgasmus in Gegenwart des Ehemannes zu erreichen, im Gegenteil, sie hatte das Gefühl, an einer Live-Show teilzunehmen, und fing an zu weinen. Dagegen kann sie jetzt mit Leichtigkeit allein durch Masturbation mit der Brause oder manuell Orgasmus bekommen. Bis zum nächsten Termin zeigte sie nun ihrem Mann, wie sie masturbiert, und er sagt, daß er viel dabei gelernt hat. Sie fühlt sich sehr gehemmt, weil sie beim Orgasmus klagende Laute ausstößt, man erklärt ihr, daß dies ganz normal ist.

Bei der nächsten Konsultation, eine Woche später, erzählt sie, daß es dem Ehemann zum erstenmal seit mehreren Jahren geglückt war, sie durch manuelle Stimulation vor dem eigentlichen Koitus zu einem Orgasmus zu brinngen. Sie haben auch Koitus gehabt, bei dem er Orgasmus bekam, während er sie anschließend durch Liebkosungen zum Orgasmus brachte. Das war etwas, was sie als Frau früher abgelehnt hatte, weil sie es nach der Ejakulation als „unappetitlich" empfand. Diesmal hatte sie es genossen. Sie sagt, daß die Orgasmen, die sie bei sich selbst auslöst, intensiver sind als die, die sie mit dem Ehemann zusammen erlebt, daß jedoch die letzteren in irgendeiner Weise doch befriedigender sind. Sie meint, daß die Therapie über Erwarten gut verlaufen ist.

In der folgenden Zeit haben sie dreimal pro Woche Koitus, sie ergreift oft die Initiative und bekommt immer durch manuelle Stimulation des Partners vor oder nach dem eigentlichen Koitus Orgasmus, und damit ist sie sehr zufrieden. Beide finden, daß sie jetzt besser miteinander auskommen, daß sie mehr Gefühl füreinander und daß sie sich „gut entwickelt haben", seit sie in der Therapie sind. Sie haben sich über strittige Punkte offen ausgesprochen, was sie früher nicht konnten. Besonders freut sie sich darüber, daß sie sich nicht mehr dazu zwingen muß, die Initiative zum Koitus zu ergreifen.

Die Therapie dauerte gut vier Monate und wurde geleitet von einem weiblichen und einem männlichen Therapeuten (Sozialberaterin und Psychiater). Das Paar nahm an zwölf Beratungen teil, wovon die meisten in den ersten zwei Monaten stattfanden.

Behandlung eines Falles, bei dem die Frau die Lust am Geschlechtsleben verloren und der Mann eine erektive Dysfunktion bekommen hatte (aus der Sexualberatungsklinik in Lund, Schweden): Ein 37jähriger Mann und seine 34jährige Frau begeben sich wegen seit drei Jahren bestehenden Erektionsproblemen in Behandlung. Der Mann ist, wie er erzählt, in einem autoritären Milieu aufgewachsen, hatte ein gespanntes Verhältnis zu seinen Eltern und durch sie eine restriktive sexuelle Einstellung eingeimpft bekommen. Seinen ersten Koitus hatte er im Alter von 22 Jahren mit einem Mädchen, das er bei einem Fest traf, „es war eine richtige Leistung". In den folgenden Jahren hatte er sporadische sexuelle Beziehungen, bis er im Alter von 25 Jahren seiner jetzigen Frau begegnete. Es kam schnell zu sexuellen Beziehungen, sie wurde schwanger, und sie heirateten. Einzelne Male hatte er mit anderen Partnerinnen Potenzprobleme behabt, mit der Ehefrau erst in den letzten drei Jahren.

Die Ehefrau gab an, daß sie ohne sexuelle Erfahrung gewesen war, als sie ihren Mann traf. Sie hatte die Beziehung mit ihm nie ganz befriedigend gefunden, er sei zu autoritär und gefühlskalt, auch dem Kind gegenüber, darum wollte sie keine weiteren Kinder mit ihm haben. Ursprünglich war sie sexuell interessiert gewesen, hatte aber immer Schwierigkeiten, Orgasmus zu bekommen; bekam sie ihn, dann nur beim Vorspiel, nie beim Koitus. Zum Zeitpunkt der Überweisung war sie bedrückt und dachte an Scheidung.

Sie hatten drei Gespräche mit einer Therapeutin, aber dann verging ein halbes Jahr, bevor sie sich wieder meldeten. Sie teilten mit, daß sie durch eine schwere Krise gegangen waren, aber jetzt sind sie sich gefühlsmäßig nähergekommen. Indes blieb ihr Sexualleben weiterhin unbefriedigend. Da die Therapeutin den Mann als unsympathisch empfand (wahrscheinlich auf irrationaler Basis, in einer Art Gegenübertragung), wurde nach weiteren Gesprächen ein männlicher Therapeut mit hinzugezogen. Nun wurden einige gefühlsmäßige Aspekte und die sexuellen Probleme eingehend besprochen. Es ergab sich nun, daß sein Erektionsversagen nach dem Umzug in eine andere Stadt, wo er bessere Arbeitsbedingungen hatte, entstanden war. Er war zuerst dorthin verzogen, Frau und Kind waren ein paar Monate später gefolgt. Sie war aber mit der Wohnung, die er gefunden hatte, unzufrieden, das Wohnviertel glich einem Slum, und sie konnte am Ort keine Arbeit bekommen. Sie machte ihm dies zum Vorwurf, er fühlte sich dadurch verletzt und als ihr sexuelles Interesse abnahm, bekam er Potenzprobleme in Form von Erektionsversagen, vorzeitigem Samenerguß und Schmerzen in der Prostata.

Die Gespräche drehten sich vor allem um ihre gefühlsmäßigen Beziehungen, der Therapeut sprach mit dem Mann, die Therapeutin mit der Frau. Außerdem bekamen sie gewisse technische Anleitungen zur Verbesserung von Vorspiel und Koitus. Im Laufe von vier Monaten hatte die Frau ihre Freude am Geschlechtsleben wiedergewonnen, und der Ehemann war wieder voll potent. Bei Abschluß der Therapie gingen sie hinsichtlich der Kontrazeption vom Kondom zur Spirale über.

Im ganzen wurden sechs Dreiergespräche (Ehepaar und ein Therapeut) und je drei Einzelgespräche zwischen jedem Partner und seinem Therapeuten geführt.

Kommentar der Therapeuten: Die Klagen dieses Paares sind typisch für einen Großteil der Klientel in der Sexualberatungsklinik in Lund, Schweden, und sie illustrieren u. a.,

- wie eine emotionale Krise eine sexuelle Dysfunktion auslösen kann, erst bei einem Partner, dann auch beim anderen;
- wie die sexuellen Symptome weiter bestehen können („ihr eigenes Leben leben können"), obgleich die gefühlsmäßigen Beziehungen wesentlich besser geworden sind;
- wie man bei der Behandlung (individuell oder mit dem Paar) immer zuerst die emotionalen Aspekte angeht und sich erst danach auf die eher „technischen" konzentriert.
- wie man bei einer Gegenübertragung durch einen kleinen Kunstgriff den therapeutischen Kontakt mit dem Mann verbessern kann;
- wie es bei relativ begrenztem Aufwand möglich ist, ein Problem zu meistern, das von Anfang an schwierig und kompliziert erscheint und wo das Paar durchaus nicht sehr motiviert ist.

4.12.2.3 Vaginismus (Scheidenkrampf). Frauen mit Vaginismus reagieren mit spastischen Kontraktionen der Perineal- und der unteren Scheidenmuskulatur, sobald man versucht, etwas in die Scheide einzuführen. Dadurch wird ein Koitus undurchführbar. Eine gynäkologische Untersuchung kann manchmal nur unter Anästhesie erfolgen, gegebenenfalls aber auch ohne, wenn der Untersucher große Geduld und Behutsamkeit aufbringt und sich u. U. damit begnügt, den kleinen Finger einzuführen. Diese Frauen verwenden bei der Menstruation fast nie Tampons. Oft meinen die Frauen und ihre Partner, daß die Ursache des Vaginismus organischer Natur sei, aber anatomisch sind die Verhältnisse normal.

Schmerzen bei einem Koitusversuch können eine vaginistische Reaktion hervorrufen. Wird die Ursache der Schmerzen beseitigt, verschwindet der Vaginismus nicht immer automatisch, sondern muß gesondert behandelt werden.

Man muß sich immer durch die körperliche Untersuchung vergewissern, daß sich hinter dem Vaginismus keine organische Ursache verbirgt Eine solche müßte vor einer Sexualtherapie behandelt werden (s. Abschn. 5.1).

Einige Frauen führen ihren Vaginismus auf ein bestimmtes Erlebnis zurück, z. B. einen traumatisierenden physischen oder psychischen (sexuellen) Übergriff, auf überraschende Schmerzen in Verbindung mit einem vielleicht ungeschickten Koitusversuch. Doch oft ist die Verursachung nicht so eindeutig.

Der Vaginismus kann als ein unzweckmäßiger Reflex aufgefaßt werden, entstanden, weil die vaginale Penetration als etwas Unangenehmes, Schmerzvolles, Gefährliches und Angsterregendes vorgestellt wird, gleichgültig ob die Frau auf einen Ursachenzusammenhang verweisen kann oder nicht. Die Behandlung zielt darauf ab, der Frau das Entgegengesetzte zu demonstrieren, nämlich, daß vaginale Penetration ungefährlich ist, keine Schmerzen verursacht und angenehm sein kann, daß ihre Angst irrational und ihre Abwehrhaltung unzweckmäßig ist.

Einige Frauen mit Vaginismus sind sexuell allgemein gehemmt und an sexuellen Beziehungen recht uninteressiert. Ihre Partner enttäuscht es zunehmend, immer wieder auf Widerstand zu stoßen, und einige entwickeln eine Erektionsstörung. Aber viele vaginistische Frauen wissen körperlichen Kontakt zu würdigen, reagieren sexuell und können bei klitoraler Stimulation Orgasmus erleben, sowohl bei Selbstmanipulation wie mit dem Partner zusammen, doch nur, wenn der Scheideneingang nicht berührt und eigentlicher Koitus vermieden wird. Sie wollen oft gern ihre Partner auf andere Weise befriedigen, und Paare, bei denen die Frau an Vaginismus leidet, können mit diesem Problem jahrelang leben, ohne daß einer wirklich etwas entbehrt. Oft kommen sie erst zur Therapie, wenn sie ein Kind bekommen wollen.

Es kann sehr instruktiv sein, einen näheren Einblick in die gegenseitigen Beziehungen solch eines Paares zu bekommen. Wenden sich die Partner an eine Fertilitätsklinik, erzählen sie oft nicht von sich aus, daß sie nie regelrechten Verkehr ausüben und daß dies vielleicht die Kinderlosigkeit erklärt. Weil man wie selbstverständlich damit rechnet, daß Ehepartner Geschlechtsverkehr haben, wird danach oft nicht gefragt. Fragt man jedoch danach, wird zögernd darüber berichtet, oder die Information kommt beiläufig. Während das Problem der Frau offensichtlich ist, zeigt es sich nun, daß auch die Persönlichkeit des Mannes Züge aufweist, die darauf hindeuten, daß diese zwei Menschen sich nicht ganz zufällig begegneten und mit diesem Problem viele Jahre lebten. Denn der männliche Partner ist oft selbstunsicher und aggressionsgehemmt, obgleich seiner Sexualfunktion scheinbar nichts fehlt und er vielleicht früher mit anderen Frauen Geschlechtsverkehr hatte, aber er findet sich erstaunlich leicht mit der Lage der Dinge ab. Der Frau gefiel er, weil er „rücksichtsvoller" war als andere Männer, die sie erlebt hatte. Auf die Dauer kann solche „Rücksichtnahme" jedoch als Zuviel des Guten erscheinen.

Eine Frau, die seit zwölf Jahren an schwerem Vaginismus litt, erzählte in einer Reihe von Einzelgesprächen, daß sie ihren Mann direkt aufgefordert hatte, „die Sache zu meistern" durch mehr Aktivität und Draufgängertum, und daß sich ihre Phantasien beim Masturbieren häufig um einen Mann drehten, der sie „nahm". Ihr Mann war aber immer davor zurückgewichen, weil er ihr nicht Schaden zufügen wollte und weil sein Vater in sexueller Hinsicht rücksichtslos gewesen war, worunter die Mutter gelitten hatte. Es gelang nicht, dieses Paar zur Ausführung des Koitus zu motivieren.

Wenn man beim Vaginismus auch oft bei beiden Partnern zugrunde liegende Konflikte erahnen kann, gelingt es erstaunlich oft mit ganz einfachen Mitteln und ohne tiefere Analysen, solchen Paaren zu normalem Koitus zu verhelfen, wenn die Ehefrau auch nicht immer sofort oder kurze Zeit später orgastisch potent wird. Beide Partner zeigen sich hinterher meistens sehr erleichtert, von diesem Problem befreit zu sein.

4.12.2.3.1 Behandlung des Vaginismus. Die Therapie konzentriert sich darauf, die Frau zu desensibilisieren, damit der unzweckmäßige Reflex abgebaut wird. Tiefer liegende Ursachen für diese Reaktionsweisen werden nur in dem Umfang behandelt, wie sie sich dem Behandlungsziel entgegenstellen.

Diese Dekonditionierung „in vivo" kann auf vielerlei Weise geschehen, z. B. durch Einführung von immer größeren Gummikathetern, penisförmigen Dilatatoren aus Glas, Plastik oder Metall usw. (Abb. 4-18). Man beginnt mit so kleinen Dilatatoren, daß deren Einführung ohne wesentliche Unannehmlichkeit geschehen kann. Dann geht man allmählich zu größeren Dilatatoren über, bis man weiß, daß die Frau einen Körper von der Größe eines normalen erigierten Penis oder einen etwas größeren Körper in die Scheide einführen kann. Die Behandlung erfordert ein Zusammenwirken mit dem Partner und dem Therapeuten, und zwar so, daß der Therapeut erst den Dilatator einführt, während er mit der Frau allein ist, danach soll sie es selbst machen; zu weiteren Übungen bekommt sie ihn dann mit nach Hause. Der Ehemann darf bald der Prozedur zuschauen, erst im Sprechzimmer, später zu Hause, und er muß Gelegenheit haben, auch selbst unter Anleitung der Frau den Dilatator einzuführen. Gleitmittel oder Lidocaingel (bei strammem Hymen) kann zu Hilfe genommen werden. Nach vier bis zehn Behandlungen ist das Paar meist so weit, daß der Mann seinen Penis, von ihr geleitet, dem Scheideneingang nähern darf, wobei er aber anfangs

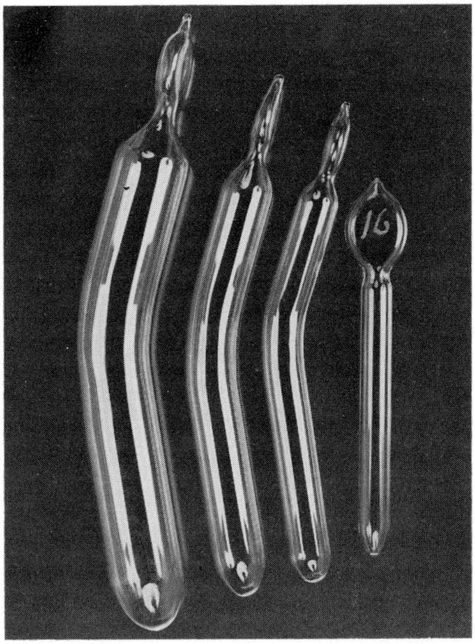

Abbildung 4-18:
Vaginaldilatatoren zur Vaginismusbehandlung.
Ein Satz von Dilatatoren besteht meistens aus 8-10 Größen, 4 davon sind abgebildet. Die kleinste Nummer ist Nr. 16, die größte Nr. 40. Sie ist etwas größer als ein erigierter Penis. Die Größe gibt den Durchmesser in mm an. Die abgebildeten Dilatatoren sind aus Glas, können aber auch aus Plastik oder Metall sein. Einige Paare und Therapeuten ziehen es vor, statt der Dilatatoren die Finger zu benutzen. Das Entscheidende bei der Vaginismusbehandlung ist nicht eine passive allmähliche Erweiterung der Scheide, bis der erigierte Penis eingeführt werden kann, sondern die Frau soll während der Behandlung selbst erkennen, daß immer größere Gegenstände in die Scheide eingeführt werden können, ohne daß es zu Angst und reflektorischen Muskelkontraktionen kommt. Die Frau soll dabei immer die Initiative behalten.

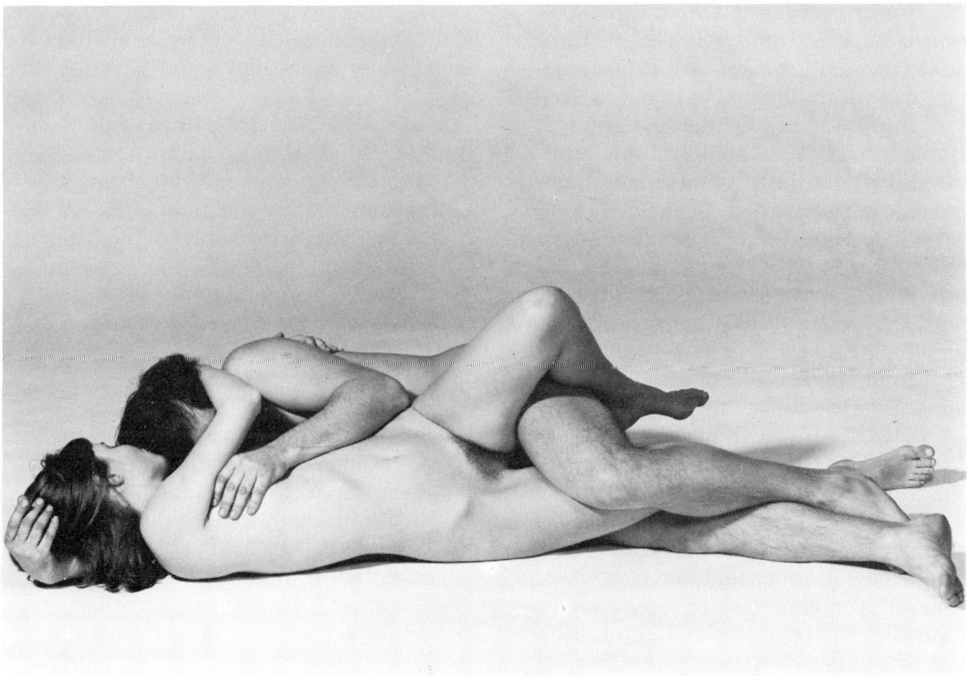

Abbildung 4-19:
Koitus in Seitenlage, die Frau liegt halbunten.
Diese Position ist bequem für beide Partner, kann während der Schwangerschaft nützlich sein und wenn einer der Partner geschont werden muß.

dort verbleiben soll. Etwas später wird er leicht eingeführt usw., bis der Koitus durchgeführt werden kann, zunächst in solchen Positionen, bei denen die Frau den Ablauf bestimmen kann, z. B. die Frau auf dem Mann sitzend, später ganz nach Wunsch der Partner (vgl. Abb. 4-19).

Man teilt der Frau mit, daß sie sich darauf einstellen muß, etwas Angst und Unbehagen bei den einleitenden Schritten des Koitus zu überwinden, versichert ihr aber gleichzeitig, daß ihr nichts zugemutet werden wird, als was sie mit etwas Überwindung ertragen kann, und daß sie die ganze Zeit diejenige ist, die über den Ablauf bestimmt. Schmerzt die Einführung eines Dilatators, soll die Frau aufhören, gegebenenfalls den Versuch auf später verschieben, denn es kann sein, daß sie nur so reagiert, wenn man zu schnell vorgeht. Wenn die Einführung einer abgesprochenen Dilatatorgröße zu Hause schmerzhaft ist, kann man ihr bei der nächsten Konsultation vorschlagen zu zeigen, wie sie es machte. Durch direkte Demonstration bekommt der Therapeut oft einen besseren Einblick, wie es weitergehen soll, als durch ein Referat. Die Art der Einführung des Dilatators kann z. B. unzweckmäßig sein, die Richtung kann falsch sein, der Einführungsdruck nicht ausdauernd genug u. ä. Begleitende Entspannungs- und Atemübungen können die Einführung erleichtern. Vielleicht muß man auf eine kleinere Dilatatorgröße zurückgehen. Es kann sich auch um Widerstandsreaktionen handeln, die bearbeitet werden müssen, bevor man weiterkommt.

Einige Therapeute ziehen es vor, vor der Dekonditionierung „in vivo" eine Dekonditionierung „in vitro" vorzunehmen, bei der die Frau sich ein Beisammensein vorstellt und die Angst, die diese Vorstellung begleitet, bearbeitet und abbaut. Sie muß mit weniger angstprovozierenden Vorstellungen beginnen und dann mehr und mehr angsterregende Vorstellungen einbeziehen und erst weitergehen, wenn sie ihre Angst auf einer früheren Stufe überwunden hat.

Während der einleitenden Behandlungsphasen können kleinere Dosen beruhigender Medikamente, z. B. Diazepam, 5 bis 10 mg, eine halbe Stunde vor der Übung eingenommen, eine gute Wirkung haben.

Manche Kliniken halten es für überflüssig, wenn nicht gar für kontraindiziert, daß der Arzt den Dilatator einführt oder anwesend ist, wenn die Frau dies selbst versucht, und sie kommen auch ganz ohne Medikamente aus. Sie halten es für das Wichtigste, so lange und so ausführlich mit der Frau über ihre Ängste zu sprechen, bis sie von sich aus, allein oder im Beisein des Partners, zu Hause die Übungen mit dem Dilatator macht. ARENTEWICZ und SCHMIDT (1986) ziehen dieses Verfahren auch deshalb vor, weil ihre Patienteninnen mehrfach davon berichtet haben, daß man ihnen erfolglos Beruhigungsmittel verschrieb oder der behandelnde Gynäkologe ziemlich unvermittelt Dilatatorbehandlungen vorgenommen hatte auf eine Art und Weise, die die Angst der Frau und den Scheidenkrampf nur verstärkt hatten. Es kommt deshalb auch wesentlich auf die Rahmenbedingungen an, in denen die Desensibilisierung erfolgt.

KAPLAN unterstreicht, daß es keine Rolle spielt, welche Art von Dilatatoren man zur stufenweisen Dekonditionierung benutzt, wenn man es nur richtig macht. Sie zieht es vor, statt Instrumente die Finger der Frau oder/und des Partners zu nehmen, aber ein Vaginaltampon kommt auch in Frage. Im allgemeinen folgt KAPLAN folgendem Behandlungsplan:

1) Beide Partner werden dazu aufgefordert, die Geschlechtsorgane der Frau zu Hause mit Hilfe eines gutbeleuchteten Spiegels zu studieren und danach durch zartes Erforschen genau zu lokalisieren, wo sich die Scheidenöffnung befindet. Viele Paare sind erstaunlich ahnungslos.
2) Dann wird die Frau aufgefordert, entweder den eigenen Finger oder den des Mannes in die Scheide einzuführen und dort zu belassen, bis das typische, unangenehme Gefühl, mit dem diese Frauen auf den Versuch, etwas in die Scheide einzuführen, zu reagieren pflegen, wieder verschwindet. Ob die Frau diese Prozedur nun allein

ausführen soll oder in Gegenwart ihres Mannes oder mit Hilfe eines seiner Finger, das wird davon bestimmt, welche Methode am wenigsten Angst hervorruft.

3) Die Frau wird aufgefordert, den Finger durch den Scheideneingang hin und her zu bewegen beziehungsweise den Finger des Mannes hierbei zu führen, bis sie sich daran gewöhnt hat und es nicht mehr als unangenehm empfindet. Diese ersten Schritte sind entscheidend für den Verlauf der Behandlung. Es ist wichtig, das Paar in dieser Phase eingehend zu begleiten, alle Fragen zu beantworten und sie zu ermuntern, weiterzumachen. Wie erwähnt kann ein leichtes angstdämpfendes Mittel auf dieser Stufe indiziert sein, in der Regel wird es aber nicht gebraucht.
4) Hat die Frau akzeptiert, einen Finger in der Scheide zu haben, fordert man sie auf, zu versuchen, zwei Finger einzuführen (die eigenen oder die des Mannes). Gelingt das, kann sie anfangen, die Finger hin und her und kreisend zu bewegen und die Scheide mit den Fingern vorsichtig zu erweitern. Die Einführung des Penis wird erst erlaubt, wenn diese Übung ohne Beschwerden durchgeführt werden kann. Die Frau wird aufgefordert, im Anschluß an die Stufen 2 bis 4, die Scheidenmuskulatur einige Male zu spannen und zu entspannen; dadurch erfährt sie, daß sie bis zu einem gewissen Grade ihre vaginalen Reaktionen selbst bestimmen kann. Besonders soll sie nach Einführung der/des Finger(s) die Scheide entspannen und gleichzeitig etwas nach unten pressen, wie bei einer Wehe.
5) Der Penis wird vorsichtig eingeführt und soll sich anfangs innerhalb des Scheideneinganges ruhig verhalten. Wünscht die Frau es, kann der Mann den Penis vorsichtig hin und her bewegen, aber ein vollendeter Koitus mit Ejakulation muß im allgemeinen noch etwas warten.

Man muß die Frau dazu ermuntern, die Behandlung Schritt für Schritt durchzuführen, durch Korrektur von Mißverständnissen, durch einfache Auskünfte, durch Bearbeitung ihrer Widerstandsreaktionen und indem man ihr versichert, daß sie selbst den Ablauf der Behandlung bestimmt, aber daß sie sich, um weiterzukommen, dauernd bemühen muß, ihre Angst zu überwinden. Die meisten Frauen können dadurch ihre Furcht und ihr physisches Unbehagen, das sie bei der Behandlung empfinden, überwinden.

Wird ihr Widerstand gegen die Behandlung nicht geringer, muß man tiefer analysieren und unbewußte Konflikte und Schuldgefühle in bezug auf das Sexualleben oder Störungen der Paarbeziehung, die aus der Behandlung heraus vielleicht besonders betont werden, bearbeiten.

Aber es ist wichtig, immer zu unterstreichen, daß die Frau ihr Empfinden von Unbehagen keineswegs unterdrücken darf, sondern dagegen angehen soll, und daß der Erfolg der Behandlung einzig und allein davon abhängt, ob die Frau dazu gewillt ist und die Übungen durchführen kann.

Bei der Behandlung des Vaginismus handelt es sich nicht um eine Dilatation der Scheide, sie ist ja von Natur aus weit genug und war es immer. Man muß eher von einer schrittweisen Eingewöhnung der Scheide sprechen, einen Körper von der Größe des Penis fassen zu können, bis die Frau durch eigene Beobachtungen sich überzeugt hat, daß dies möglich ist. Rein verstandesmäßig hat sie dies sicher längst erkannt, sie weiß ja auch, daß die Scheide die Passage des weit größeren Kindes erlaubt, aber emotional hat sie dies noch nicht akzeptiert, und nun hilft ihr die stufenweise Eingewohnung, dies zu erleben, ohne dabei panische Angst zu empfinden.

Bevor vaginistische Paare mit dem Koitus beginnen, muß man sich vergewissern, daß passende Kontrazeptiva zur Anwendung kommen. Es kommt gelegentlich vor, daß das Paar und die Therapeuten das vergessen und daß während der Behandlung eine Schwangerschaft eintritt (s. Krankengeschichte im folgenden Abschnitt). Dies kann den Behandlungsverlauf sehr stören. In der Regel werden hormonelle Kontrazeptiva am geeignetsten sein, dagegen können mechanische Mittel eine noch nicht ganz stabilisierte Fähigkeit, den Koitus durchzuführen, kompromittieren.

4.12.2.3.2 Fallbeispiel.

Erfolgreiche Behandlung von Vaginismus: Der Mann ist ein 29 Jahre alter Maschinenarbeiter, die Frau eine 28 Jahre alte Pharmazeutin. Sie sind seit sieben Jahren verheiratet, die Frau litt an Vaginismus, aber der Ehemann wurde mit der Diagnose Angstneurose vom Hausarzt überwiesen.

Der Mann wuchs in der Provinz in einer Handwerkerfamilie als das jüngste von drei Kindern auf. Der Vater war sehr jähzornig und schlug die Kinder bis ins Erwachsenenalter; so kam der Mann früh in starke Opposition zu seinem Vater.

Als Kind war er bei seinen Kameraden der Anführer, war etwas faul in der Schule, trieb sich im Alter von 17–18 Jahren herum, trank viel, führte aber danach ein ruhiges Leben ohne wirtschaftliche Schwierigkeiten.

Er klagt über zwei Probleme: typische angstneurotische Anfälle mit Herzklopfen, Erstickungsgefühlen und Schweißausbrüchen. Zeitweise hat er Angst vor schneidenden und stechenden Instrumenten und davor, der Ehefrau Schaden zuzufügen. Dieser Zustand besteht seit ein paar Jahren, aber er hat noch nie psychiatrische Hilfe dafür in Anspruch genommen. Der Hausarzt gab ihm ohne nennenswerten Erfolg Beruhigungsmittel. Sein zweites Problem ist, daß das Paar nie einen Koitus durchführen konnte. Sie glauben beide, daß die Frau eine anatomische Scheidenverengung hat. Anfangs nach der Heirat versuchte er mit Gewalt, in die Scheide einzudringen, aber die Frau weinte laut, und seither hat er es nicht wieder versucht. Sie haben Schenkelverkehr versucht, fanden das aber unbefriedigend, und wenn die Ehefrau ihn manuell zum Höhepunkt zu bringen versuchte, empfand er es als schmerzhaft. Er hat versucht, sie klitoral zu stimulieren, sie lehnte es nicht ab, hatte aber nichts davon. In den letzten neun Monaten hatten sie keinen sexuellen Kontakt mehr gehabt, haben aber beide Freude an engem Körperkontakt. Er hat vor der Ehe problemlose Beziehungen zu anderen Frauen gehabt. Er liebt seine Frau nach seinen Angaben sehr und war ihr nie untreu. Beide wollen gern Kinder haben, haben aber die Hoffnung praktisch aufgegeben. Er hat die ganze Zeit fast täglich masturbiert.

Äußerlich ist er ein großer, kräftiger Mann, er erzählt geradeheraus, wenn auch etwas angespannt, von seinen Verhältnissen. Bei der ersten Besprechung berichtet er ruhig, nicht anklagend. Er scheint normal begabt und in neutraler Stimmungslage.

Seine Frau ist in einem gutsituierten Milieu groß geworden. Die Mutter war etwas kühl, distanziert, aber das Verhältnis zum Vater war warm. Sie ist die älteste von drei Kindern, sie trifft ab und zu ihre Geschwister. Sie hat Freude an ihrem Beruf. Früher wollte sie keine Kinder haben, wohl aber im letzten Jahr. Die Menstruation war regelmäßig seit dem 13. Lebensjahr ohne besondere Beschwerden. Sie war immer physisch und psychisch gesund. Sie bestätigte, was ihr Mann mitgeteilt hatte. Sie trafen sich, als sie 21 und er 22 Jahre alt waren, mochten sich gern und heirateten nach kurzer Zeit. Sie war nie sexuell besonders interessiert, sonst haben sie viele gemeinsame Interessen, und sie kann sich nicht vorstellen, ihn zu missen. Sie erinnert sich nicht, je Angst vor dem Koitus gehabt zu haben, auch nicht an den ersten mißglückten Versuch, ist aber unzufrieden mit der „Verengung“ und hat mehrfach Gynäkologen deswegen aufgesucht. Zuerst wurde gesagt, es seien Anfängerschwierigkeiten, später gab man ihr ein Gleitmittel, um damit den Scheideneingang zu erweitern; vor einem halben Jahr bekam sie den Bescheid, sie solle in eine Klinik zur Erweiterung der Scheide eingewiesen werden, wurde aber bisher nicht einbestellt. Als jüngere hatte sie nichts gegen Petting einzuwenden, und sie liebt engen körperlichen Kontakt. Sie entbehrt nicht die fehlende sexuelle Befriedigung. Von ihrem Mann hat sie von unserem Behandlungsangebot gehört und ist aus drei Gründen interessiert:

- Es hilft vielleicht für die nervösen Symptome des Mannes.
- Sie möchte gern schwanger werden.
- Sie möchte gern ein „normales“ Geschlechtsleben haben, auch um ihrer selbst willen. Sie hat nie masturbiert, benutzt keine Tampons, da sie gehört hat, daß ihr Gebrauch zu Infektionen führen kann.

Was ihr äußeres Erscheinungsbild anbelangt, ist sie wohlgekleidet, gepflegt, freundlich, aber etwas distanziert, wirkt realitätsbezogen ohne hysterische Züge.

Nach einigen einleitenden Gesprächen, bei denen man den Behandlungsablauf bespricht, beginnt die Behandlung gleichzeitig bei einem Gynäkologen und einem Psychiater, mit dem die beiden die Vorgespräche geführt hatten.

Die Frau kommt allein zur gynäkologischen Untersuchung, legt sich vertrauensvoll auf den Untersuchungstisch, reagiert mit moderater Abwehr bei Berührung des Vulvagebietes. Das Hymen ist erhalten, erlaubt aber die Passage eines Fingers. Dies löst eine kräftige Abwehrreaktion aus. Sie wirft sich hin und her, und man beobachtet einen kräftigen Scheidenkrampf. Nach Beruhigung und Entspannung wird ein Glasbougie Nr. 12, also ein ganz dünner, in die Scheide eingeführt. Nachdem er sich dort kurze Zeit befunden hatte, verschwindet der Scheidenkrampf ganz, und sie kann den Bougie jetzt selbst einführen und hin und her bewegen. Danach steigt man stufenweise bis Bougie Nr. 20, wobei letzterer moderate

Schmerzen hervorruft. Man gibt ihr einen etwas kleineren mit nach Hause und fordert sie auf, ihn einige Male täglich einzuführen, eventuell in Gegenwart ihres Mannes.

Bei der Untersuchung findet man übrigens ganz normale Verhältnisse vor und teilt ihr dies mit. Später sagt sie zum Psychiater, daß die Untersuchung viel weniger belastend war als sie befürchtet und früher erfahren hatte.

In der Folgezeit kommt sie einmal wöchentlich zum Gynäkologen. Der Rand des Hymen wird mit Lidocaingel behandelt ohne weitere Dilatation. Bei jeder Konsultation werden größere Glasbougies eingeführt, bis geringe Schmerzen entstehen, und sie bekommt danach ein etwas kleineres Bougie, das keine Beschwerden macht, mit nach Hause zu weiteren Übungen. Nach acht Konsultationen kommt man bis zu Bougie Nr. 39, ohne daß Beschwerden auftreten, und damit ist der Teil der Behandlung abgeschlossen.

Parallel zu der gynäkologischen Behandlung kam das Paar zu wöchentlichen Gesprächen mit dem Psychiater. Sie werden im nichtgenitalen Sensualitätstraining instruiert, der Mann ist begeistert, die Frau etwas zurückhaltend, aber kooperativ. Der Mann findet diese Übungen anfangs sehr behaglich, wenn er auch keine Erektion bekommt, die Frau findet sie ganz nett, bemerkt aber keine sexuelle Reaktion. Bald bekommt der Mann die Erlaubnis, einen Finger in die Scheide einzuführen. Daraufhin fragt er etwas verunsichert, ob er wohl eine Erektion bekommt, wenn der Zeitpunkt für einen Koitus da ist; jedenfalls ist er nun weniger begeistert, während die Ehefrau pflichtbewußt allen Instruktionen folgt. Eines Tages ruft der Mann kurz vor der verabredeten Zeit an, ob sie nicht den Termin aus Zeitnot absagen können. Man sagt ihm, daß seine Gründe wohl plausibel sind, daß man es aber doch für richtig hält, die Behandlung, wie geplant, fortzusetzen. Man rät ihnen, es sich vor dem nächsten Sensualitätstraining mit einem gutem Essen und einer Flasche Wein gemütlich zu machen. Diesem Rat folgen sie, und bei dem nun folgenden Sensualitätstraining kann der Mann zwei Finger in die Scheide einführen, allerdings nur wenige Zentimeter, dann stößt er auf Widerstand. Die Frau sagt, daß sie keine Angst hat, und beide sind sich einig, daß da doch eine anatomische Verengung sein muß. Man erklärt ihnen, daß das nicht der Fall ist. Der Mann hat noch keine Erektion gehabt, wenn sie zusammen waren. Es zeigt sich, daß er noch immer täglich masturbiert. Man fordert ihn auf, in den nächsten Wochen nicht zu masturbieren, das Paar soll aber noch nicht den Koitus versuchen, auch wenn er eine Erektion bekommt. Für den Fall, daß sein Drang zu stark wird, rät man der Frau, ihm gegebenenfalls manuell zum Höhepunkt zu verhelfen. Die Ehefrau kaufte ohne Aufforderung ein neuerschienenes Aufklärungsbuch mit vielen naturalistischen Darstellungen von Koitussituationen.

Das Paar reiste nun drei Wochen in Urlaub, und während dieser Zeit wurden kaum Übungen ausgeführt, aber kurz vor der nächsten Konsultation konnte der Mann zweimal beim Zusammensein mit seiner Frau zwei Finger tief in die Scheide einführen. Sie empfand keine Angst oder Unbehagen dabei, während er Bedenken hatte. Er bekam eine Erektion und wollte versuchen, den Penis unter ihrer Anleitung in die Scheide einzuführen, wagte es aber dann doch nicht, weil sie meinten, er sei zu groß. Nach weiterem Sensualitätstraining und Einführung des Glasbougies Nr. 39 versuchten sie den Koitus, erst in gewöhnlicher Position mit der Frau unten, aber ohne Erfolg. Danach versuchten sie es mit dem Mann in Rückenlage und der Frau auf ihm sitzend. Er fühlte sich bei dieser Position sehr erregt, während sie der Frau nicht gefiel. Es glückte ihnen zum ersten Male in sieben Jahren, den Koitus durchzuführen, wobei er eine Ejakulation bekam und sie kein Unbehagen spürte, aber nicht zum Orgasmus kam. Am selben Abend wollte er noch einmal Geschlechtsverkehr haben, den sie aber ablehnte.

Danach trat ein Behandlungsstillstand ein, das Masturbationsverbot wurde aufrechterhalten, sie setzten das genitale Sensualitätstraining fort, und einen Monat später hatten sie noch einen Koitus in derselben Position wie das letzte Mal. Danach zeigte es sich, daß sie bei ihrem ersten Koitus schwanger geworden war. Im Anfang der Schwangerschaft war sie von Übelkeit und schlechtem Befinden geplagt und ihr Sexualleben geriet ins Stocken, aber danach hatten sie mehrmals Verkehr mit der Frau auf ihm sitzend. Sie erreicht weiterhin keinen Orgasmus. Sie hat jetzt durch eine normale Geburt ein gesundes Kind zur Welt gebracht. Aus therapeutischer Sicht hätte man lieber gesehen, daß die Gravidität nicht sofort eingetreten wäre, aber das Paar ist darüber nicht traurig gewesen, im Gegenteil. Der Mann hat während der ganzen Behandlung keine angstneurotischen Anfälle gehabt, aber in einer Periode, in der die Erektionen ausblieben, standen seine nervösen Klagen wieder im Zentrum, und sie lösten bei der Frau starke Anteilnahme aus.

Mit Fortgang der Behandlung wurde ihr Umgang miteinander ungezwungener, so konnten sie z. B. unbekleidet zusammen sein, was sie früher nie getan hatten, und löschten nicht das Licht beim sexuellen Beisammensein, was sie früher immer getan hatten.

Im ganzen hatte die Frau zehn Konsultationen beim Gynäkologen, zweimal war sie allein beim Psychiater, er dreimal, und gemeinsam hatten sie 14 psychiatrische Konsultationen. Die Behandlung erstreckte sich über neun Monate mit zweimaliger Unterbrechung von je drei Wochen, in denen das Paar verreist war.

Bei einer Nachuntersuchung ein Jahr später wurde mitgeteilt, daß sie zweimal wöchentlich ohne Schwierigkeiten Koitus ausübten, aber daß die Frau weiterhin keinen Orgasmus bekommt. Beide waren mit dem Zustand zufrieden.

4.13 Behandlungsresultate

Es fehlt nicht an enthusiastischen Versicherungen dafür, wie effektiv Sexualtherapie sei und daß die Behandlungsergebnisse diejenigen anderer Therapieformen weit überträfen. Will man aber diese Eindrücke statistisch belegen und durch Nachuntersuchungen untermauern, schrumpft das Material. Dazu kommt, daß es schwierig ist, die verschiedenen Resultate miteinander zu vergleichen, weil sich die Zusammensetzung der Patienten und die entsprechenden therapeutischen Interventionen wahrscheinlich sehr unterscheiden.

Mehrere Resultate weisen jedoch in die gleiche Richtung: Die Behandlungsresultate sind am besten bei Ejaculatio praecox, primärer orgastischer Dysfunktion der Frau und beim Vaginismus, etwas schlechter bei primärer erektiver Dysfunktion und sekundärer orgastischer Dysfunktion der Frau, am schlechtesten bei ausbleibender und verspäteter Ejakulation und bei Libidostörungen. Besonders bei Libidostörungen ist es schwierig, exakte Behandlungsergebnisse anzugeben, da der Begriff Libidostörung selbst ungenau und vieldeutig ist.

Sobald sich eine erste Besserung im Zustand der Patienten abzeichnet, sind die Ergebnisse im allgemeinen haltbar, und sonstige Verbesserungen des Allgemeinbefindens und der gegenseitigen Beziehungen sind die Folge. Denn bekanntlich können diese Dysfunktionen unbehandelt für den Rest des Lebens fortbestehen und dann Ursache sekundärer Leiden sein.

Man kann generell nicht sagen, ob primäre Dysfunktionen leichter oder schwerer zu behandeln sind als sekundäre. Eine Frau mit einer primären orgastischen Dysfunktion muß oft nur einen bestimmten Lernprozeß durchmachen, um mehr Freude am Geschlechtsleben zu bekommen und einen Orgasmus zu erleben, während eine Frau, die früher Orgasmus bekam, aber jetzt an orgastischer Dysfunktion leidet, in einer ganz anderen Situation ist. Die sekundäre orgastische Dysfunktion steht oft in Zusammenhang mit der aktuellen Paarbeziehung und ist erst aufgetreten, nachdem die sexuellen Beziehungen einige Zeit bestanden; dementsprechend kann sie eine ganz andere Behandlungsstrategie erfordern. Hier ist es wichtig, alle Aspekte des Paarverhältnisses einzubeziehen, und dies wird weit eher eine Aufgabe der Psychotherapie als einer pädagogischen Intervention sein. Bei erektiver Dysfunktion ist es umgekehrt: Eine primäre erektive Dysfunktion kann Ausdruck ausgesprochener Persönlichkeitsstörungen sein und demzufolge eine lange, intensive Psychotherapie erfordern. Dagegen kann man Männern mit sekundären erektiven Störungen oft mit recht geringem Aufwand helfen.

Ohne Einfluß auf das Resultat der Therapie war, ob einer oder zwei Therapeuten mitwirkten, ob es weibliche oder männliche Therapeuten waren (gleichgültig, welche Dysfunktion vorlag), ob die Patienten zwei bis drei Wochen täglich kamen oder ein bis zweimal wöchentlich über einen längeren Zeitraum (ZILBERGELD und KILMAN, 1984; LOPICCOLO et al., 1985; ARENTEWICZ und SCHMIDT, 1986). Unerheblich war auch, ob die Patienten selbst für die Behandlung zahlten oder nicht. Eine Tendenz zeichnet sich jedoch ab, nämlich daß die Therapien immer längere Zeit in Anspruch nehmen. Wo sie früher nach acht bis fünfzehn Behandlungen abgeschlossen wurden, werden jetzt oft an die zwanzig bis dreißig oder noch mehr Behandlungen benötigt. Will man die Behandlungsresultate bewerten, muß man auch die Intensität und das Ziel der Therapie mitberücksichtigen.

Es ist schwerer, als es scheinen mag, zu bestimmen, was man unter einem guten oder befriedigenden Behandlungsergebnis zu verstehen hat. Natürlich kann man ein gutes Behandlungsresultat schon darin sehen, wenn die sexuellen Beschwerden, die Anlaß für die Behandlung waren, beseitigt sind; viele Patienten werden dies tatsächlich für ein befriedigendes Resultat halten. Nun ist aber das Verschwinden eines Symptoms nicht notwendigerweise gleichbedeutend mit einem „guten Behandlungsergebnis". In einigen Fällen ist eine Klage über sexuelle Störungen nichts anderes als eine vernünftige, wenn man so will, „gesunde" Reaktion darauf, daß irgend etwas grundlegend nicht stimmt, ein Alarmsignal, das man hören muß, statt es abzustellen. Als Therapeut muß man sorgsam darauf achten, wessen Sache man vertritt, die des Symptomträgers, des Partners, der Eltern, der Kinder, der „Gesellschaft" usw.? Sie alle verfolgen nicht immer dieselben Interessen. Wie in anderen Fällen hat der Therapeut auch hier die Möglichkeit, von dem Problem zu befreien oder es zu fixieren. Wenn zum Beispiel die Ursache der orgastischen Dysfunktion einer Frau in der mangelnden Rücksichtnahme des Ehepartners liegt, wird das Problem für die Frau nur fixiert, wenn man die eigentliche Ursache kaschiert und die Frau lediglich darauf verweist, daß jede Frau Orgasmus bekommen kann und sie darum selbst „schuld" ist. Wenn solche Zusammenhänge anderen auch nicht klar sind, der Therapeut muß sich derer bewußt sein und sich bei der Therapie für eine Seite entscheiden.

Die bisher umfangreichste veröffentlichte Untersuchung ist die von MASTERS und JOHNSON (1973). Von den 790 Personen ihrer Stichprobe wurden gut 80% wesentlich gebessert, und bei einer Nachuntersuchung fünf Jahre später haben sich die Resultate im großen und ganzen gehalten, nur 5% waren rückfällig geworden. Die Resultate waren für Frauen und Männer gleich gut. Sieht man aber auf die einzelnen Dysfunktionen, sind die Resultate sehr verschieden. Bei Vaginismus und Ejaculatio praecox findet man fast 100% Geheilte. Bei orgastischer Dysfunktion der Frau wurde 80% geholfen, bei sekundärer erektiver Dysfunktion etwas unter 75% und bei primärer erektiver Dysfunktion etwa 60%. MASTERS und JOHNSON heben selbst hervor, daß ihre Patientenpopulation stark selektiert ist.

SCHUMACHER und LLOYD (1974) beobachteten bei ihren Patienten aus New York auch bei 80% Symptomfreiheit am Ende der Behandlung, aber bei einer Nachuntersuchung drei Monate später hatte gut ein Drittel der anfangs nach der Behandlung Symptomfreien mehr oder weniger dieselben sexuellen Probleme wie vor der Behandlung. Durch eine weitere Behandlungsserie gelang es jedoch, einigen davon soweit zu helfen, daß man ein einigermaßen stabiles Funktionsniveau bei fast 70% der Behandelten erreichte. Wie früher erwähnt, fanden sie häufiger als MASTERS und JOHNSON eine organische Komponente als Hintergrund der sexuellen Dysfunktion.

Eine der eingehendsten und gewissenhaftesten Untersuchungen, durchgeführt an 202 Paaren, ist von einer Gruppe von Therapeuten in Hamburg (ARENTEWICZ und SCHMIDT, 1986) vorgelegt worden. Die Therapie war bei 75% erfolgreich. 17% brachen die Behandlung vor Abschluß ab (bei 4% gingen die Partner auseinander), 7% waren bei Abschluß der Therapie unverändert. Bei den 75%, die durch die Therapie gebessert wurden, war die Dysfunktion bei 35% verschwunden, bei den anderen trat sie nur selten und in wesentlich milderer Form als früher auf. Darüber hinaus fanden 78%, daß ihr Sexualleben befriedigender als früher sei, und bei 58% war das gegenseitige Verhältnis des Paares besser geworden, sie waren offener und weniger aggressiv zueinander. In Tabelle 4-2 werden die deutschen Resultate mit einer dänischen Untersuchung verglichen (WINTHER et al., 1984) und man sieht, daß sie sich sehr ähnlich sind. Auch die dänischen Ergebnisse zeigen, daß die Therapie nicht nur auf die vorgetragenen sexuellen Beschwerden Einfluß hat, sondern auch generell eine Reihe positiver Veränderungen in bezug auf Familie, Arbeit und Freizeit bewirkt.

In beiden Untersuchungen waren die Behandlungsresultate im großen und ganzen ein Jahr nach der Therapie stabil. Nach zweieinhalb bis vier Jahren zeigte sich bei der Hamburger Patientengruppe, daß sich die Resultate bei drei Fünftel gehalten hatten. Ein Siebtel hatte eine neue Paar-

Tabelle 4-2:
Behandlungserfolge der Sexualtherapie

Sexuelle Dysfunktion	ARENTEWICZ und SCHMIDT (1986) (202 Paare)	WINTHER et al. (1984) (174 Paare, 48 Alleinstehende)
Orgastische Dysfunktion	69%[1]	75%
Vaginismus	78%	100%
Erektionsstörung	79%	74%
Ejaculatio praecox	83%	88%
Ejaculatio retarda	–	71%[2]

[1] 33% hatten mehr Befriedigung beim Koitus, erreichten aber auch weiter keinen Orgasmus.
[2] 7 Männer, bei 5 von ihnen trat eine Besserung ein.

beziehung, ein Viertel lebte in der alten Paarbeziehung mit den alten sexuellen Problemen.

LoPICCOLO et al. (1985) sind der Auffassung, daß Sexualtherapie die gefühlsmäßige Einstellung zum Sexuellen effektiver verändern kann als das tatsächliche Verhalten. ZILBERGELD und KILMAN (1984) schreiben, daß bei vielen Patienten, auch bei denen, deren Dysfunktionen nicht wesentlich gebessert wurden, positive Veränderungen in der sexuellen Kommunikation und Befriedigung sowie eine Abnahme von Sexualängsten und in einigen Fällen Besserung der ehelichen Anpassung zu beobachten sind. Im gleichen Sinne heben ARENTEWICZ und SCHMIDT (1986) hervor: „Die Therapie kann die Befreiung von sexuellen Ängsten und die Herstellung der sexuellen Funktion erreichen, nicht aber erotische Spannung zwischen Partnern herstellen. Für Lust zueinander, für intensive sexuelle Erlebnisse schafft sie bestenfalls die Voraussetzungen. Ihre Realisierung hängt von der Art der Beziehungen zwischen zwei Menschen ab und ist therapeutisch nicht manipulierbar." – Hierin unterscheidet sich Sexualtherapie nicht von anderen Formen der Psychotherapie.

Es liegen mehrere kritische Übersichtsartikel vor, die Publikationen über sexuelle Dysfunktionen und ihre Behandlung diskutieren. Es wird besonders kritisiert, daß viele Publikationen kasuistisch sind, keine genauen Definitionen enthalten, in sich wenig stringent sind und keine Kontrollgruppen zum Vergleich haben. Siehe dazu z. B. FERTEL (1977), HOGAN (1978), KILMAN und AUERBACH (1979), MUNJACK und KANNO (1979), MILLS und KILMAN (1982), ZILBERGELD und KILMAN (1984).

Viele Psychiater standen anfangs dieser Behandlungsform skeptisch gegenüber, sie wurde u. a. als oberflächlich kritisiert. Jetzt sind mehr und mehr Psychiater auch an dieser Behandlung als Ergänzung zu anderen psychiatrischen Behandlungsmethoden interessiert. Es besteht ein klarer Bedarf hierfür, der nicht auf andere Weise befriedigt werden kann und an das Können derer, die die Behandlung durchführen, dieselben Anforderungen stellt wie bei den anderen, kürzeren Psychotherapieformen. Wir meinen deshalb, daß Sexualtherapie ihren Platz in einem psychiatrischen Referenzrahmen hat und nichts Fremdes und Ungewohntes darstellt. Im Gegenteil, diese Therapieform verbessert unser Wissen über normale ebenso wie über psychopathologische Funktionen. Daß Sexualtherapie psychiatrisches Können voraussetzt, ist nicht gleichbedeutend damit, daß nur Psychiater diese Behandlung durchführen können. Es gibt ausgezeichnete Therapeuten, die Gynäkologen, Sozialberater, Psychologen und Ärzte für Allgemeinmedizin sind. Welches auch der Hintergrund der Therapeuten ist, diese Therapieform kann nur glücken, wenn der Therapeut die allgemeinsten psychotherapeutischen Spielregeln beherrscht und psychotherapeutische Fähigkeiten hat (s. auch Abschn. 9.6f.).

Sexualtherapie muß sich natürlich der Kultur und den gesellschaftlichen Bedingungen, in denen sie sich bewähren soll, anpassen. Einige Formulierungen, Übungen und Anleitungen, die vielleicht für amerikanische Verhältnisse gerade richtig sind, haben nicht notwendigerweise dieselbe Wirkung in anderen Ländern; sie können zu belehrend, autoritär, zu optimistisch oder in anderer Weise unzweckmäßig sein. Dasselbe gilt für audiovisuelle Hilfsmittel für Therapeuten und zur Instruktion von Patienten. Man kann sie nicht ohne weiteres von Land zu Land übertragen, und man muß sich u. U. geeignetes Material selbst erarbeiten.

Immer wieder muß betont werden, daß Sexualtherapie nicht mechanisch oder unkritisch angewandt werden darf. Sie hat ihr Indikationsgebiet wie alle anderen Behandlungsmethoden auch und stellt bestimmte Anforderungen an die, die sie ausüben. Wird dies nicht respektiert, riskiert man im günstigsten Falle, daß man mehr verspricht, als man halten kann, und die Zeit gutgläubiger Menschen vergeudet; schlimmstenfalls fügt man sich selbst, dem Ruf der Methode und seinen Patienten direkt Schaden zu.

Die übertriebenen Erwartungen, was Sexualtherapie alles ausrichten kann, sind – wie beschrieben – einer nüchternen Einstellung gewichen. Richtig angewandt hat diese Therapieform weiterhin ihre Berechtigung. ZILBERGELD und KILMAN (1984) schreiben: „Im Augenblick – ob wir auf die absolute Effektivität oder auf die Kosten-Nutzen-Rechnung blicken – scheint die kurze Sexualtherapie die Behandlung der Wahl für die meisten Patienten mit allgemeinen sexuellen Problemen in der Sprechstunde des Therapeuten zu sein. Mag sein, daß sie oberflächlich ist, aber bis jetzt hat keine Therapie, die man für tiefgehender hält, gezeigt, daß sie von größerer oder zumindest gleicher Effektivität für Patienten ist, die an den allgemeinsten sexuellen Problemen leiden."

4.14 Literatur

American Psychiatric Association (1980): Diagnostisches und statistisches Manual psychischer Störungen. - DSM III, Beltz, Weinheim Basel 1984.

American Psychiatric Association (1987): Diagnostic and Statistical Manual of Mental Disorders. - DSM III - Revised, Washington D.C.

ANDREASEN, ERLING E., ANDERSEN, EVA V. & HOLM-THOMSEN, OLE (1986): Perineometer till vaginal trykmåling. Ugeskr. læg. **148:** 646–648. (dän.) Perineometer zur vaginalen Druckmessung.

ANNON, J. S. & ROBINSON, C. H. (1978): The use of vicarious learning in the treatment of sexual concerns. In: LOPICCOLO, J. & L. – Handbook of Sex Therapy, 35–36.

ANNON, JACK S. (1987): Einfache Verhaltenstherapie bei sexuellen Problemen. In: SWANSON, JANICE M. & FORREST, KATHERINE A.: Die Sexualität des Mannes, 250–271, Deutscher Ärzte-Verlag, Köln.

ARAOZ, DANIEL L. (1982): Hypnosis in Sex Therapy, Brunner (Mazel, N.Y.

ARENTEWICZ, GERD & SCHMIDT, GUNTER (Hrsg.) (1986): Sexuell gestörte Beziehungen. Konzept und Technik der Paartherapie. Zweite, neubearbeitete Auflage. Springer-Verlag, Berlin Heidelberg New York Tokyo.

BANCROFT, JOHN (1985): Grundlagen und Probleme menschlicher Sexualität. Enke, Stuttgart.

BARBACH, LONNIE GARFIELD (1974): Group Treatment of Preorgasmic Women. J. Sex. Marit. Ther. **1:** 139–145.

BENKERT, OTTO, MAIER, WOLFGANG & HOLSBOER, FLORIAN (1985): Multiaxial Classification of Male Sexual Dysfunction. Br. J. Psychiat. **146:** 628–632.

BROWN, LAURA S. (1986): Confronting Internalized Oppression in Sex Therapy with Lesbians. J. Homosex. **12:** 99–107.

BURNAP, DONALD W. & GOLDEN, JOSHUA S. (1967): Sexual Problems in Medical Practice. J. Med. Educ. **42:** 673–680.

CHANG, JOLAN (1977): The Tao of Love and Sex. Borgen Copenhagen.

CHIA, MANTAK (1984) Taoist Secrets of Love. Aurora Press, New York.

COMFORT, ALEX (1976): The Joy of Sex. Freude am Sex. Ullstein Verlag, Berlin.

DOWNING, GEORGE (1976): The Massage-Book, Borgen Copenhagen.

ELLIOTT, MARK L. (1985): The Use of „Impotence" and „Frigidity": Why has „Impotence" Survived. J.Sex. Marit. Ther. **11:** 51–56.

FAULK, MALCOLM (1973): „Frigidity“: A Critical Review. Arch. Sex. Beh. **2:** 257–267.
FERTEL, NORMAN S. (1977): Vaginismus. A Review. J. Sex. Marit. Ther. **3:** 113–121.
FRANK, E., ANDERSON, C. & RUBINSTEIN, D. (1978): Frequency of „normal“ couples. N. Engl. J. Med. **299:** 111–115.
FRIEDMAN, LEONARD J. (1962): Vriginität in der Ehe. Kindler, München o. J.
GIBRAN, KAHLIL (1923, 1972): The Prophet. Heinemann, London. Deutschsprachige Ausgabe: Der Prophet. Aus dem Englischen von Karin Graf. Walter-Verlag, Olten 1987.
GLICK, BURTON S. (1975): Desentization Therapy in Impotence and Frigidity: Review of the Literature and Report of a Case. Am. J. Psychiatry **132:** 169–171.
GOTVED, HELLE (1979): Bækkenbundens optræning, Munksgaard, Kbh. (dän.) Training des Beckenbodens.
GOTVED, HELLE (1979): Muskler og orgasme, 2. udg. Munksgaard, Kbh. (dän.) Muskeln und Orgasmus.
GRABER, BENJAMIN (ed.) (1982): Circumvaginal Musculature and Sexual Function. Karger, Basel, New York.
HARTMAN, WILLIAM E. & FITHIAN, MARILYN A. (1972): Treatment of Sexual Dysfunction. Center for Material and Sexual Studies, Long Beach.
HATCH, JOHN P. (1981): Psychophysiological Aspects of Sexual Dysfunction. Arch. Sex.Beh. **10:** 49–64.
HEIMAN, JULIA R. (1978): Use of Psychophysiology in the Assessment and Treatment of Sexual Dysfunction. In: LOPICCOLO, J. & L. (eds.) Handbook of Sex Therapy, 123–135.
HESSELLUND, HANS (1980): Om orgasme og seksuelle problemer. Dansk Psykologisk Forlag, Kbh. (dän.) Über Orgasmus und sexuelle Probleme.
HITE, SHERE (1976): The Hite Report. Dell. Publ. Comp., New York.
HOGAN, DOUGLAS R. (1978): The Effectiveness of Sex Therapy: A Review of the Literature. In: LOPICCOLO, J. & L., (eds.) Handbook of Sex Therapy, 57–84.
JENSEN, S. BUUS (1977): Seksualvaner og seksuelle problemer hos alkoholister. (dän.) Sexualgewohnheiten und sexuelle Probleme bei Alkoholikern. Ugeskr. Læg. **139:** 35–40.
JENSEN, S. BUUS (1980): Seksuel dysfunktion i en almen praksis. (dän.) Sexuelle Dysfunktionen in der Allgemeinpraxis. Ugeskr. Læg. **142:** 401–404.
JENSEN, S. BUUS (1982): Klinisk sexologi i almen praksis. (dän.) Klinische Sexologie in der Allgemeinpraxis. Ugeskr. Læg. **144:** 3767–3771.
JENSEN, S. BUUS & HERTOFT, PREBEN (1984a): Multiaksial diagnostik af seksuelle dysfunktioner. (dän.) Multiaxiale Diagnostik der sexuellen Dysfunktionen. Ugeskr. Læg. **146:** 2854–2857.
JENSEN, S. BUUS & HERTOFT, PREBEN (1984b): Erektiv dysfunktion belyst ved multiaksial diagnostik. (dän.) Erektive Dysfunktionen beleuchtet durch multiaxiale Diagnostik. Ugeskr. Læg. **146:** 2558–2561.
KAPLAN, HELEN (1979): Sexualtherapie. Ein neuer Weg für die Praxis, Enke Stuttgart.
KAPLAN, HELEN S. (1974b): The New Sex Therapy. Brunner/Mazel, New York.
KAPLAN, HELEN SINGER (1974b): The Classification of the Female Sexual Dysfunctions. J. Sex. Marit. Ther. **1:** 124–138.
KAPLAN, HELEN SINGER (1976): The Illustrated Manual of Sex Therapy: Souvenir Press, London.
KAPLAN, HELEN (1981): Hemmungen der Lust. Neue Konzepte der Psychosexualtherapie, Enke, Stuttgart.
KAPLAN, HELEN S. & KOHL, RICHARD N. (1972): Adverse Reactions to the Rapid Treatment of Sexual Problems. Psychosomatics **13:** 185–190. Auch in: LOPICCOLO, J. & J. (eds.), Handbook of Sex therapy, 277–285.
KAPLAN, HELEN S., KOHL, RICHARD N., POMEROY, WARDELL, B., AVODAH, K. OFFIT & HOGAN, BARBARA (1974): Group Treatment of Premature Ejaculation. Arch. Sex. Beh. **3:** 443–452.
KARACAN, ISMET (1978): Advances in the Psychological Evaluation of Male Erectile Impotence. In: LOPICCOLO, J. & J. (eds.) Handbook of Sex Therapy, 137–145.
KEGEL, A. H. (1952): Sexual Functions of the Pubococcygeus Muscle. West J. Obstet. Gynec. **60:** 521–524.
KILMANN, PETER R. (1978): The Treatment of Primary and Secondary Orgasmic Dysfunction: A Methodological Review of the Literature since 1970. J. Sex. Marit. Ther. **4:** 155–176.
KILMANN, PETER R. & AUERBACH, ROY (1979): Treatments of Premature Ejaculation and Psychogenic Impotence: A Critical Review of the Literature. Arch. Sex. Beh. **8:** 81–100.
KOCKOTT, G., FEIL, W., FERSTL, R., ALDENHOFF, L. & BESINGER, U. (1980): Psychophysiological Aspects of Male Sexual Inadequacy: Results of an Experimental Study. Arch. Sex. Beh. **9:** 477–493.
KOHLENBERG, ROBERT J. (1974): Directed Masturbation and the Treatment of Primary Orgasmic Dysfunction. Arch. Sex. Beh. **3:** 349–356.
LANGFELDT, Thore (1986): Anorgasme hos mænd. Persönliche Mitteilung. (dän.) Anorgasmus bei Männern.

LANSKY, MELVIN R. & DAVENPORT, ADELAIDE E. (1975): Difficulties in Brief Conjoint Treatment of Sexual Dysfunctions. Am. J. Psychiatry **132:** 177–179.
LIDBERG, LARS (1972): Social and Psychiatric Aspects of Impotence and Premature Ejaculation. Arch. Sex. Beh. **2:** 135–145.
LOPICCOLO, JOSEPH (1978): Direct Treatment of Sexual Dysfunction. In: LOPICCOLO, J. & J. (eds.) Handbook of Sex Therapy 1–17.
LOPICCOLO, JOSEPH (1979): Persönliche Mitteilung.
LOPICCOLO, JOSEPH & LOBITZ, CHARLES W. (1972): The Role of Masturbation in the Treatment of Orgasmic Dysfunction. Arch. Sex. Beh. **2:** 163–171.
LOPICCOLO, JOSEPH & LESLIE (eds.) (1978): Handbook of Sex Therapy: Plenum Press, New York & London.
LOPICCOLO, JOSEPH & STEGER, JEFFREY (1978): The Sexual Interaction Inventory. In: LOPICCOLO, J. & J. (eds.) a.a.O., 113–122.
LOPICCOLO, JOSEPH, HEIMAN, JULIA, HOGAN, D. R. & ROBERTS, C. W. (1985): Effectiveness of single therapists versus cotherapy teams in sex therapy. J. Consult. Clin. Psychol. **53:** 287–294.
LUNDBERG, PER OLOV (1979): Neurological Disorders. In: HAFEZ, E. S. E. (ed.): Diagnosis in Andrology, Mosby Publ., St. Louis.
MASTERS, WILLIAM H. & JOHNSON, VIRGINIA E. (1973): Impotenz und Anorgasmie. Zur Therapie funktioneller Sexualstörungen. Goverts-Krüger-Stahlberg, Frankfurt.
MASTERS, WILLIAM H. & JOHNSON, VIRGINIA E. (1979): Homosexualität, Ullstein, Frankfurt Wien.
MCWHIRTER, DAVID P. & MATTISON, ANDREW M. (1978): The Treatment of Sexual Dysfunction in Gay Male Couples. J. Sex. Marit. Ther. **4:** 213–218.
MELLGREN, ARNE (1969): Hypnoterapi inom Sexologin. (schwed.) Hypotherapie in der Sexologie. Socialmed. tidskr. **10:** 528–531.
MESSÉ, MADELYN RENÉE & GEER, JAMES H. (1985): Voluntary Vaginal Musculature Contractions as an Enhancer of Sexual Arousal. Arch. Sex. Beh. **14:** 13–28.
MEYER, JON K. (1976): Clinical Management of Sexual Disorders. Williams & Wilkins, Baltimore.
MILLS, KATHERINE H. & KILMANN, PETER R. (1982): Group Treatment of Sexual Dysfunctions: A Methodological Review of the Outcome Literature. J. Sex. Marit. Ther. **8:** 259–296.
MUNJACK, DENNIS J. & KANNO, PAMELA H. (1979): Retarded Ejaculation: A Review. Arch. Sex. Beh. **8:** 139–150.
NETTELBLADT, PER & UDDENBERG, NILS (1979): Sexual Dysfunction and Sexual Satisfaction in 58 Married Swedish Men. J. Psychosom. Res. **23:** 14–147.
NEWTON, NILES (1973): Interrelationships between Sexual Responsiveness, Birth and Breast Feeding. In: ZUBIN, J. & MONEY, J. (eds.): Contemporary Sexual Behavior 77–98, The Johns Hopkins University Press, Baltimore and London.
PACHARZINA, KLAUS (1975): Sexualmedizin in der Allgemeinpraxis. Sexualmedizin **4:** 485–490. Auch in: SIGUSCH, V. (Hrsg.) (1979): Sexualität und Medizin, 17–40. Kiepenheuer und Witsch, Köln.
PAFF, BART A. (1975): Sexual Dysfunction in Gay Men Requesting Treatment. J. Sex. Marit. Ther. **11:** 3–18.
PAULY, IRA B. (1971): Human Sexuality in Medical Education and Practice. Austr., NZ J. Psychiatry **5:** 206–219.
POWELL, L. C., BLAKENEY, PATR., CROFT, HARRY & PULLIAM, GORGE P. (1974): Rapid Treatment Approach to Human Sexual Inadequacy. Am. J. Obstet. Gynec. **119:** 89–94.
RILEY, ALAN J. & RILEY, ELIZABETH J. (1978): A Controlled Study to Evaluate Directed Masturbation in the Management of Primary Orgasmic Failure in Women. Br. J. Psychiat. **133:** 404–409.
ROSENBERG, JACK LEE (1976): Total Orgasm. Wildwood House, London.
ROUGHAN, P. A. & KUNST, L. (1981): Do Pelvic Floor Excercises Really Improve Orgasmic Potential? J. Sex. Marit. Ther. **7:** 223–229.
SARREL, PHILIP M., SARREL, LORNA J. & BERMAN, SIDNEY (1981): Using the Draw-A-Person (DAP) Test in Sex Therapy. J. Sex. Marit. Ther. **7:** 163–183.
SCHOVER, LESLIE R., FRIEDMAN, JERRY F., WEILER, STEPHEN J., HEIMAN, JULIA R. & LOPICCOLO, JOSEPH (1982): Multiaxial Problem-Oriented System for Sexual Dysfunction. Arch. Gen. Psychiat. **39:** 614–619.
SCHUMACHER, SALLIE & LLOYD, CHARLES (1974): Interdisciplinary Treatment of Sexual Distress. Int. Congress of Medical Sexology. Paris.
SEMANS, JAMES H. (1956): Premature Ejaculation: A New Approach. Southern Med. J. **49:** 353–358.
SERBER, MICHAEL (1974): Videotape Feedback in the Treatment of Couples with Sexual Dysfunction. Arch. Sex. Beh. **3:** 377–380.
SHAINESS, NATALIE (1974): Sexual Problems of Women: J. S. Marit Thr. **1:** 110–124.
SINGER, IRVING (1973): The Goals of Human Sexuality. Wildwood House, London.
SØRENSEN, THORKIL (1986): Psykoterapeutiske aspekter ved sexologisk behandling. Nord. Sex. **4:** 98–108.

TRUDET, GILLES & SAINT-LAURENT, SUZANNE (1983): A Comparison between the Effects of Kegel's Exercises and a Combination of Sexual Awareness Relaxation and Breathing on Situational Orgasmic Dysfunction in Women. J. Sex. Marit. Ther. **9:** 204–209.

UDDENBERG, NILS (1974): Psychological Aspects of Sexual Inadequancy in Women. J. Psychosom. Res. **18:** 33–47.

VELDE, THEODOR H. VAN DE (1926): Die vollkommene Ehe. Eine Studie über ihre Physiologie und Technik. Albert Müller, Rüschlikon--Zürich.

VAELDE, THEODOR H. VAN DE (1932): Die vollkommene Gattin. Anleitungen für die Frau und ihre Helfer. Carl Reisser Verlag, Dresden.

VOGT, HERMANN-J. (1974): Anorgasmie des Mannes. Sexualmedizin **3:** 116–118.

WALLACE, DOUGLAS H. & BARBACH, LONNIE GARFIELD (1974): Preorgasmic Group Treatment, J. Sex. Marit. Ther. **1:** 146–154.

WINTHER, GERD, JENSEN, SØREN BUUS & HERTOFT, PREBEN (1984): Nogle udvalgte faktorers betydning for sexologisk ræadgivning og terapi. (dän.) Die Bedeutung einiger ausgewählter Faktoren für die sexologische Beratung und Therapie. Ugeskr. Læg. **146:** 493–497.

ZILBERGELD, BERNIE (1975): Group Treatment of Sexual Dysfunction in Men without Partners. J. Sex. Marith. Ther. **1:** 204–214.

ZILBERGELD, BERNIE & KILMANN, PETER R. (1984): The Scope and Effectiveness of Sex Therapy. Psychotherapy **21:** 319–326.

5 Sexuelle Dysfunktionen und ihre Behandlung II Somatische Aspekte

In diesem Kapitel wird eine Reihe somatischer Ursachen sexueller Funktionsstörungen und deren Behandlungsmöglichkeiten besprochen. Das Kapitel ist in drei Hauptabschnitte mit jeweils eigenem Verfasser aufgeteilt.

- Somatische Ursachen sexueller Dysfunktionen bei Frauen *(Hans Hesseldahl)*
- Hypogonadismus bei Männern *(Svend G. Johnsen)*
- Somatisch bedingte Impotenz *(Jørgen Ebbehøj)*

Die Literaturhinweise für alle drei Abschnitte finden sich am Schluß des Kapitels. In Kapitel 6 werden sexuelle Funktionsstörungen bei gewissen Behinderungen und Krankheiten besprochen, in Kapitel 8 pharmakologische Wirkungen und Nebenwirkungen. Die Kapitel 5, 6 und 8 gehören zusammen, und die Aufteilung erfolgt eher aus praktischen als aus prinzipiellen Gründen.

5.1 Somatische Ursachen sexueller Dysfunktionen bei Frauen

Hans Hesseldahl

Die häufigsten sexuellen Dysfunktionen bei Frauen sind herabgesetzte Libido, Orgasmusstörungen und Vaginismus. Es kann schwierig sein zu entscheiden, ob eine Dysfunktion somatisch oder psychisch bedingt ist. Somatische Leiden können die Ursache für ein oder mehrere der genannten Symptome sein. Z. B. führen einige Krankheiten und Behandlungsmethoden zu Schrumpfungsprozessen oder narbigen Veränderungen der Geschlechtsorgane, was Anlaß für Koitusschmerzen sein kann. Schmerzen können zu orgastischer Dysfunktion und allmählich zu Vaginismus und Libidoverlust führen. Operative Eingriffe, die aus somatischer Sicht erfolgreich und komplikationsfrei verlaufen sind, können psychische Folgen haben, z. B. daß sich eine Frau ihrer Weiblichkeit beraubt sieht, sich als häßlich und als sexuell nicht mehr attraktiv empfindet.

Man weiß nicht, wie häufig somatische im Vergleich zu psychischen Ursachen vorkommen. Aber mehrere Verfasser (Masters und Johnson, 1970; Kaplan, 1974; Money und Musaph, 1977) sind der Auffassung, daß 10 bis 20% der sexuellen Dysfunktionen eine somatische Ursache haben. In jedem Falle soll der Patient, der wegen einer sexuellen Dysfunktion behandelt werden möchte, somatisch untersucht werden. Das gilt für Männer wie Frauen, damit gegebenenfalls physische Ursachen nicht übersehen werden. Bei Frauen muß diese Untersuchung immer eine sorgfältige gynäkologische Untersuchung einschließen (s. auch Abschn. 4.7.3).

5.1.1 Gynäkologische Untersuchung

Es ist wichtig, daß die gynäkologische Untersuchung in der richtigen Weise durchgeführt wird; denn eine unzweckmäßige, unsanfte Untersuchung kann eine weitere Behandlung unmöglich machen. Dazu die folgende Krankengeschichte:

Studentin, 21 Jahre alt, wird mit der Diagnose Vaginismus überwiesen. Sie ist das dritte von vier Kindern und auf dem Lande in einem guten Milieu aufgewachsen, wo die Eltern sicher viel voneinander hielten, aber kaum größeren emotionalen Kontakt hatten. Sexuelle Dinge wurden nicht diskutiert, aber sie hatte nicht den Eindruck, daß das Thema tabu war. Sie hatte in der Schule Sexualkundeunterricht. Früher scheute sie sich sehr vor sexuellen Themen und ging weg, wenn Kameraden in der Schule so etwas diskutierten. Sie mied Kontakt zu gleichaltrigen Jungen aus Angst, sie könnte sich dadurch in irgendeiner Weise binden. Sie hatte aber mehrere Jahre lang Kontakte zu einem Schulkameraden, den sie gern mochte. Aber nach einem mißglücken Koitusversuch brach sie die Verbindung zu ihm ab. Sie hatte diesen Versuch fast wie eine Vergewaltigung erlebt, sah aber später ein, daß es sich um Ungeschick und Unwissenheit bei beiden handelte. Ein Jahr später traf sie einen etwas älteren Mann, in den sie sich verliebte. Er war sehr freundlich und rücksichtsvoll, aber bei dem geringsten Versuch physischer Annäherung wich sie zurück und war tief erschrocken, besonders wenn er ihre Geschlechtsorgane zu berühren versuchte. Er riet ihr, deswegen einen Arzt aufzusuchen.

Ihr Hausarzt verwies sie an eine Gynäkologin, die ohne jede Vorbereitung eine, nach Aussage der Studentin brutale gynäkologische Untersuchung mit Einführung eines Spekulums und nachfolgender Palpation durchführte. Die Gynäkologin erklärte: Es liegt nichts vor, es ist Platz genug. Die Patientin beschrieb diese Untersuchung als das schrecklichste Erlebnis ihres Lebens. Sie fühlte sich gedemütigt, degradiert und krank und vor allem darin bestätigt, was sie immer gefürchtet hatte, daß jede Form von vaginaler Penetration schmerzhaft und qualvoll sei.

Seit dem Erlebnis bei der Gynäkologin fürchtete sie, in eine Situation zu kommen, bei der die Berührung der Geschlechtsorgane oder ein Koitus aktuell werden könnte, und sie wollte nichts als nur oberflächliche Kontakte zu Männern. Ihr älterer Freund reiste ins Ausland. Sie widmete sich ganz ihrem Studium.

Sie wandte sich an uns, weil es ihr auf Dauer unhaltbar vorkam, nur unengagierte Beziehungen bei männlichen Bekannten und Studienkameraden, derer sie viele hatte, zu unterhalten. Bei dem geringsten Auftakt zu etwas anderem als einem unverbindlichen Gespräch zog sie sich in ihr „Schneckenhaus" zurück aus Furcht, daß ihr Eingehen darauf zu Forderung nach physischem Kontakt und schließlich Koitus führen könnte. Andererseits fühlte sie, daß sie sich sehr nach menschlichem Kontakt sehnte. Ihre Angst vor sexuellen Themen und Kontakten wurde allmählich so groß, daß sie nur selten wagte, sich selbst zu betasten, und wenn dann nur bei gelöschtem Licht. Sie wusch sich nur mit einem weichen Lappen und benutzte nie während der Menstruation Tampons.

Bei Beginn der Behandlung hatte sie so ausgeprägte Sexualangst, daß sie nicht einmal wagte, wenn sie im Zimmer allein war oder unter der Bettdecke die Beine zu spreizen. Sie verneinte sexuelle Phantasien, und wenn sie in Gedanken auf sexuelle Themen kam, unterdrückte sie diese ganz bewußt und lenkte sich mit ihrer Arbeit ab.

Die Behandlung zielte darauf ab, ihre Angst durch ein Trainingsprogramm nach LoPiccolo (s. Abschn. 4.12.2.3.1) abbauen zu helfen, damit sie ihren Körper kennenlernen und Freude an ihm haben könne. Gleichzeitig wurde durch Gespräche und Diskussionen ihre Angst dekonditioniert, und zu einem passenden Zeitpunkt, den die Frau selbst bestimmte, wurde auf möglichst einfühlsame Weise eine gynäkologische Untersuchung vorgenommen. Dabei wurde festgestellt und der Patientin demonstriert, daß Vulva und Vagina normal waren und daß es nicht zwangsläufig schmerzhaft sein mußte, wenn die Genitalien berührt wurden. Nach der gynäkologischen Untersuchung konnte sie ihr Trainingsprogramm – ihre eigenen Genitalien zu berühren und versuchsweise einen Finger in die Scheidenöffnung einzuführen – weiterführen. Ihre Angst war dabei aber so groß, daß man vorzog, sie in der Einführung von Dilatatoren von steigender Größe zu instruieren. Diese sollte sie jeden Tag zu Hause einführen. Nachdem sie den Hegarstab Größe 36 ohne Beschwerden einführen konnte, wurde die Behandlung abgeschlossen. Sie suchte ihren alten Freund auf, und nach wenigen Wochen konnte sie ohne Beschwerden Koitus durchführen. Vor Abschluß der Behandlung hatte sie mehrfach durch Masturbation Orgasmus erreicht, und man hatte ihr sehr geraten, die ersten Kohabitationen in der auf Abbildung 4-11 dargestellten Position durchzuführen; denn diese Position wird von vielen ängstlichen Frauen als die am wenigsten bedrohliche erlebt und als diejenige, die ihnen die größte Kontrolle über das Eindringen des Penis gibt.

Vier Monate nach Abschluß der Behandlung war die sexuelle Funktionsstörung behoben, und die Frau war mit ihrem Geschlechtsleben zufrieden. Sie hatte beim Koitus Orgasmus bekommen, fürchtete sich nicht mehr vor Berührung und Penetration, und sie erwog, mit ihrem Freund eine gemeinsame Wohnung zu beziehen.

Vor der gynäkologischen Untersuchung muß man eine genaue Anamnese erhoben haben. Es muß vor allem geklärt werden, ob und wo die Frau Schmerzen hat, wie und wann sie entstanden und ob sie akut oder chronisch sind. Man fragt nach weiteren Symptomen, wie Ausfluß, Blutungsstörungen, insbesondere Kontaktblutungen, Brennen und Jucken. Verwendet die Frau ein empfängnisverhütendes Mittel, wird darüber gesprochen, wie sie damit zurechtkommt. Hat die Frau kein Vertrauen dazu, dann leidet sie womöglich an Angst vor einer Schwangerschaft, und dies wirkt sich dann negativ auf die Situation beim Koitus aus. Schließlich wird nach

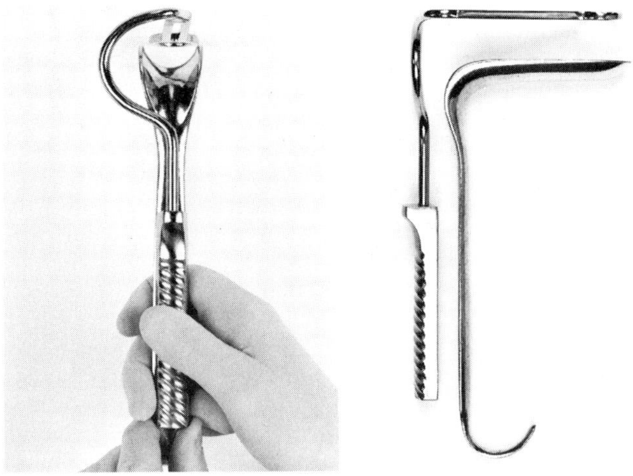

Abbildung 5-1: Gynäkologische Untersuchungsinstrumente. Sie bestehen aus einem Speculum und einem Depressor, die bei der Einführung in die Scheide nur wenig Raum beanspruchen. Sperrt man die beiden Teile auseinander, können die Scheidenhaut und die Portio betrachtet werden.

Schmerzen beim Verkehr gefragt (Dyspareunie). Es muß abgeklärt werden, ob es sich um interne oder externe Dyspareunie handelt, denn die Ursachen sind verschieden, ebenso die Behandlung (s. Abschn. 5.1.2). Es kann auch nützlich sein, die Probleme schon mit dem Partner durchgesprochen zu haben, bevor die Frau untersucht wird. Oft hat er wichtige Beobachtungen gemacht, z. B. in welcher Weise ein Schmerz ausgelöst wird, ob die Scheidenhaut trocken oder feucht ist und wie die Frau auf verschiedene Stimuli reagiert.

Die gynäkologische Untersuchung ist für viele Frauen eine psychische Belastung, besonderss für solche mit sexuellen Dysfunktionen. Die Frau muß die Möglichkeit haben, sich unbeobachtet auszuziehen, und vor Beginn der Untersuchung soll man der Frau erklären, wie die Untersuchung vor sich gehen wird. Es ist wichtig, daß die Anamneseerhebung *vor* der gynäkologischen Untersuchung abgeschlossen ist, damit die Frau nicht, in dieser Position liegend, Fragen zu beantworten braucht. Dies könnte dazu führen, daß sie sich preisgegeben fühlt. Es erfordert nicht viel Zeit, wirkt aber sehr beruhigend auf die ängstliche Frau, wenn der Arzt ihr vorher die Instrumente zeigt, die bei der gynäkologischen Untersuchung benutzt werden (Abb. 5-1). Wenn die meisten Frauen auch schon einmal gynäkologisch untersucht worden sind, wissen doch die wenigsten, welche Instrumente man dabei verwendet. Speziell Frauen mit sexuellen Dysfunktionen haben oft aus Angst vor Schmerzen versucht, eine gynäkologische Untersuchung zu umgehen. Wenn man der Frau die Instrumente zeigt, *bevor* sie sich auf den Untersuchungstisch legt, und insbesondere ihr zeigt, wie wenig Platz die Instrumente dank ihrer speziellen Konstruktion bei der Einführung in die Scheide beanspruchen, kann man die Frau von vornherein beruhigen. Man kann der Frau die Instrumente auch selbst in die Hand geben. Es ist auch sinnvoll, der Frau zu demonstrieren, wie die Instrumente ein wenig klirren können, wenn sie gegeneinander stoßen oder wenn sie am Ende der Untersuchung in eine Schale gelegt werden. Viele Frauen sind von solchem Klirren erschreckt worden, vor allem wenn sie auf dem Untersuchungstisch lagen und nicht sehen konnten, was geschah. Beim Durchsprechen der einzelnen Schritte der gynäkologischen Untersuchung muß man darauf hinweisen, daß man die Frau immer vom nächsten Schritt unterrichten wird, daß man nicht schneller vorgeht, als sie akzeptieren kann, denn vor jedem Schritt wird ihr Einverständnis eingeholt. Man muß garantieren, daß man nicht plötzlich ein überraschendes Manöver vornimmt, z. B. plötzlich Instrumente oder anderes in die Scheide einführt, geschweige denn die Vulva berührt.

Untersuchungsinstrumente und Hände des Untersuchers müssen die richtige Temperatur haben. Man benutzt reichlich Gleitmittel, das gewärmt ist.

Die gynäkologische Untersuchung erfolgt auf dem Untersuchungstisch. Die Frau liegt mit gespreizten Beinen auf dem Rücken, und die Knie lagern in Kniehaltern. Vor einigen Jahren galt es als modern, die Beinhalter durch eine Art von Steigbügeln, in die die Frau die Hacken setzte, zu ersetzen. Theoretisch betrachtet wäre die Position der Frau dadurch weniger demütigend. In der Praxis zeigt sich aber, daß die meisten Frauen Beinhalter vorziehen, die die Kniekehlen unterstützen, damit sie besser entspannen können. Werden die Hacken in „Steigbügeln" angebracht, muß die Frau die Beine aktiv durch Muskelspannung in der richtigen Position halten, und dadurch wird die Untersuchung leicht gespannt und unangenehm.

Einige Frauen ziehen es vor, die gynäkologische Untersuchung im Spiegel mitverfolgen zu können – eine Untersuchungstechnik, die heute vielerorts geübt wird. Es kann von Bedeutung sein, wenn der Partner bei der Untersuchung dabei ist. Oft weisen Paare mit Dysfunktionen eine große Unwissenheit betreffs der weiblichen Geschlechtsorgane und ihrer Funktion auf. Diese Untersuchungstechnik mit Demonstration soll nur mit Zustimmung beider Partner angewandt werden.

Die gynäkologische Untersuchung besteht aus *Inspektion*, bei der man sich erst die äußeren Genitalien und dann die Scheide ansieht, und dann aus der *Palpation*, bei der der Arzt einen oder zwei Finger in die Scheide, eventuell in den Enddarm, einführt, um die inneren Genitalien zu tasten.

Bei der Inspektion untersucht man, ob man Narben, Verletzungen, Hymenreste, Entzündungsveränderungen, Kratzspuren oder Rötung um die Vulva herum beobachten kann. Handelt es sich um eine Dyspareunie, versucht der Arzt so genau wie möglich, die empfindliche Stelle zu identifizieren. Das geschieht, indem man mit dem Zeigefinger oder einem Wattestäbchen vorsichtig um den Scheideneingang herum eine Gebiet nach dem anderen berührt. Wenn es sich um externe Dyspareunie handelt, kann die Frau oft auf diese Weise ganz genau lokalisieren, wo der Schmerz ausgelöst wird. Wird der empfindliche Bereich hierbei nicht gefunden, führt man den Finger gerade noch in den Introitus ein, um gegebenenfalls dort die empfindliche Stelle zu finden. Besonders fühlt man vorne in der Gegend der Urethra.

Dann wird vorsichtig ein Spekulum eingeführt. Es wird reichlich mit Gleitmittel versehen und mit dem Handgriff nach links eingeführt, damit es so wenig Platz wie möglich einnimmt. Danach dreht man das Spekulum mit dem Handgriff nach unten. Das Spekulum löst selten Schmerzen aus, wenn es unter festem Druck nach unten gehalten wird. Man kann nun die Scheidenhaut inspizieren, und man sieht u. U. Infektionssymptome (Ausfluß, Rötungen, Beläge, Ödeme).

Nach vorsichtiger Einführung des Depressors kann die Portio dargestellt werden. Man erkennt, ob die Portio krankhaft verändert ist, ob sich als Zeichen einer Zervizitis im Orificium externum uteri purulenter Schleim befindet. Man macht Abstriche zur Untersuchung auf Gonokokken, Trichomonaden und Pilze. Der hormonelle Status wird nach dem Zustand der Schleimhaut und der Konsistenz des Zervikalsekrets beurteilt.

Die Instrumente werden nun aus der Scheide entfernt, und man erklärt der Frau, daß man jetzt die Gebärmutter und die übrigen inneren Geschlechtsorgane untersuchen will. Die Palpation muß ebenfalls mit größter Umsicht durchgeführt werden, um keine Schmerzen auszulösen, die dazu führen können, daß die Frau die Muskeln so heftig spannt, daß man nichts fühlen kann. Bei der Palpation muß die Frau die Lokalisation des Schmerzes so genau wie möglich angeben. Insbesondere versucht man zu klären, ob die Schmerzen an der Portio, seitlich des Uterus oder im Douglas-Raum lokalisiert sind. Findet man ein Retroflexio uteri, versucht man, ob man den Uterus aufrichten kann oder ob er in retroflektierter Position fixiert ist. Besteht der Verdacht einer Endometriose muß man die Untersuchung prämenstruell vornehmen (s. Abschn. 5.1.2.2).

Gynäkologen mit besonderem Interesse für sexologische Behandlung sehen

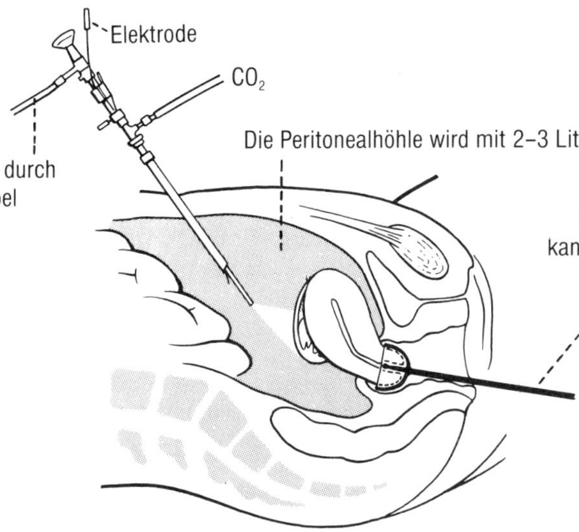

Abbildung 5-2:
Laparoskopie
Das Laparoskop wird nach Insufflation von CO_2 in die Bauchhöhle durch einen kleinen Schnitt unter dem Nabel eingeführt.

in ihrer Praxis oft Frauen, die bei früheren gynäkologischen Untersuchungen unangenehme Erfahrungen gemacht haben, und nicht selten weigert sich die Frau, sich untersuchen zu lassen. Es ist wichtig, sich für die gynäkologische Untersuchung von Frauen mit Dysfunktionen viel Zeit zu nehmen. Dies gilt vor allem für Frauen mit Vaginismus, wo man u. U. 30 bis 45 Minuten für die Untersuchung braucht, ohne vielleicht so weit gekommen zu sein, ein Instrument in die Scheide einführen zu können. Meint man, daß die Einführung eines Instrumentes nicht möglich ist, ohne die Frau zu erschrecken, soll man dies fürs erste unterlassen und lediglich versuchen, vorsichtig die Spitze eines Fingers einzuführen, vielleicht auch nur versuchen, die Labia minora mit einem Finger zu berühren, um die Frau an das Gefühl der Berührung zu gewöhnen und ihr zu zeigen, daß es nicht schmerzt. Erst bei einer späteren Untersuchung können die Instrumente eingeführt werden, nachdem die Frau ihre Zustimmung gegeben hat und mit dem Untersucher vertraut ist.

Ergab die allgemeine gynäkologische Untersuchung der Frau mit somatischer sexueller Dysfunktion nichts Besonderes, kommen spezielle Untersuchungen in Frage. Es handelt sich um die *Hysterosalpingographie* (HSG), bei der man ein Kontrastmittel in die Gebärmutter einspritzt, von wo es in die Tuben gepreßt wird, die sich röntgenologisch als dünne Stränge darstellen. Man muß auch den Abfluß des Kontrastmittels in die Bauchhöhle sehen können. Entzündliche Veränderungen stellen sich als Kontrastmittelstopp oder als sackförmige, kontrastmittelgefüllte Erweiterung der Eileiter dar. Eine andere Methode ist die *Laparoskopie,* bei der man unmittelbar unterhalb des Nabels ein optisches Instrument einführt, nachdem die Bauchhöhle mit CO_2 erweitert wurde (Abb. 5-2). Durch das Instrument, das Laparoskop, kann man die Gebärmutter, die Eileiter, die Eierstöcke und ihre Umgebung beobachten und frische und chronische Veränderungen, die zu Schmerzen Anlaß geben können, sehen.

Der Eingriff wird im allgemeinen in Lokalanästhesie, manchmal aber auch in Vollnarkose vorgenommen, damit bei Bedarf eine Operation angeschlossen werden kann.

5.1.2 Dyspareunie

Unter Dyspareunie* versteht man Schmerzen beim Koitus. Bei Frauen spricht man von externer Dyspareunie, an den äußeren Genitalien und am Scheideneingang lokalisiert, und von interner Dyspareunie, ausgelöst von den inneren Genitalien, besonders von der Portio.

Ist der Schmerz beim Koitus stark, wird die weitere sexuelle Stimulation der Frau blockiert werden; bei wiederholten schmerzhaften Koitusversuchen wird die Frau die Lust am Koitus verlieren und möglicherweise allen sexuellen Kontakten gegenüber Angst entwickeln. Im schlimmsten Falle kann die Dyspareunie bewirken, daß die Frau einen *Vaginismus* entwickelt. Der Vaginismus ist in Abschn. 4.12.2.4 genau beschrieben. Die Dyspareunie kann dazu führen, daß die Frau eine primär somatisch bedingte „Frigidität" entwickelt. Hat die Dyspareunie lange bestanden, bevor die Frau wegen der Dysfunktion in Behandlung kam, dann hat sie vielleicht eine primäre Ursache (und deren somatischen Kern) vergessen, so daß der Versuch einer psychologischen Behandlung mißglücken muß. Deshalb ist es wichtig, daß Frauen mit sexuellen Dysfunktionen immer somatisch untersucht werden, bevor eine sexologische Behandlung begonnen wird.

* Dyspareunie gibt es auch bei Männern, z. B. bei stark ausgeprägter Phimose oder bei zu kurzem Frenulum praeputii. Beides ist operativ leicht zu korrigieren. Ferner bei Wunden oder Narben am Penis oder bei Affektionen der Glans penis und des Praeputiums (Pilzinfektionen, Allergien u. ä.). Die Schmerzen werden dann meist bei Einführung des Penis und durch Koitusbewegungen ausgelöst. Entzündungen von Harnröhre, Blase, Prostata oder der Testes können Schmerzen im Anschluß an die Ejakulation mit sich führen. Traumen des erigierten Penis, besonders Hyperflexion, können Risse der Tunica albuginea der Corpora cavernosa mit Bildung großer schmerzhafter Hämatome zur Folge haben. In einem solchen Fall ist akute Behandlung erforderlich, um fibröse Umwandlungen und Penisdeformität zu vermeiden (s. auch Abschn. 6.12).

Tabelle 5-1 gibt eine Übersicht über die häufigsten Ursachen externer und interner Dyspareunie der Frau.

Klagt also eine Frau über Dyspareunie, ist eine gründliche somatische Untersuchung vorzunehmen; mit sorgfältiger, aber vorsichtiger gynäkologischer Untersuchung ist vor allem die Lokalisation der Schmerzen festzustellen, die durch Koitus oder Koitusversuch hervorgerufen werden.

Bevor die Frau auf den gynäkologischen Untersuchungstisch kommt, ist es wichtig, von ihr zu erfahren, wo sie subjektiv die Schmerzen empfindet und was insbesondere die Schmerzen auslöst; denn eine solche Information kann sehr präzise und für die zugrundeliegende Ursache charakteristisch sein. Statt „blind" zu palpieren, ist eine genaue Beschreibung vorzuziehen, die oft die Vermutung auf eine bestimmte Ursache nahelegt und eine schonende und schnelle Untersuchung ermöglicht.

5.1.2.1 Externe Dyspareunie. Eine externe Dyspareunie wird ausgelöst bei dem Versuch, den Penis in die Scheide einzuführen, und ihre Ursache befindet sich im Bereich des Scheideneinganges, der äußeren Genitalien, der Scheidenhaut oder der Harnröhre.

Das *Hymen* führt selten zu Problemen; es gibt aber Fälle von sehr dickem fibrösem Hymen und Fälle, wo das Hymen, abgesehen von kleineren Perforationen, erhalten ist. In diesen Fällen legt man unter Lokalanästhesie oder Vollnarkose einen kleinen Schnitt ins Hymen. In den letzten Jahren haben einzelne Verfasser (Sarrel, 1978, Masters und Johnson, 1973) angegeben, daß ganz kleine, sehr empfindliche, knötchenartige Verdickungen (Granulationen) am Hymenalrand nach der Defloration entstehen und zu Beschwerden bei der Einführung des Penis führen können. Die Behandlung besteht in operativer Entfernung oder besser in schrittweiser Erweiterung des Scheideneinganges, um die Granulationen zu „sprengen".

Etwa eine von tausend Frauen haben angeborene Deformitäten der Geschlechtsorgane, z. B. Aplasie oder Hypo-

Tabelle 5–1:
Häufige Ursachen externer und interner Dyspareunie der Frau

Externe Dyspareunie	Interne Dyspareunie
– Anatomische Ursachen (z.B. dickes, fibröses Hymen, mangelhafte Scheidenentwicklung) – Krankheiten von Klitoris und Umgebung – Urethritis und Zystitis – Bartholinitis – Kolpitis (akute oder chronische Infektionen, Reizung der Vaginalauskleidung und Labien) – Mangelhafte Lubrikation – Allergie – Zustände nach Episiotomie – Zustände nach radiologischer Behandlung	– Cervicitis acuta et chronica – Salpingitis und Oophoritis acuta et chronica – Endometriosis – Retroflexio uteri – Parametropathia spastica (gespannte Venen, starke Blutüberfüllung in den Parametrien) – Zustände nach Geburten (Allen-Masters-Syndrom) – Zustände nach Operationen der inneren Genitalien

plasie von Scheide und inneren Genitalorganen, unvollkommene Verschmelzung der Geschlechtsanlagen oder fehlende Kanalisierung beziehungsweise direkter Verschluß von Vagina, Uterus oder Tuben. Oft liegen gleichzeitig Mißbildungen von Vagina und Uterus vor. Die meisten Mißbildungen werden erst zur Zeit der Pubertät oder in den darauffolgenden Jahren entdeckt. Am häufigsten suchen diese Frauen den Arzt wegen Amenorrhöe oder wegen einer Dyspareunie auf.

Ein *Septum vaginae* wird recht oft beobachtet, entweder als totale Teilung in zwei Vaginae oder als Scheidewand im mittleren Teil der Vagina, die sich von der Hinterwand zur Vorderwand erstreckt mit größeren oder kleineren Öffnungen zwischen den beiden Vaginae. Septum vaginae kommt häufig zusammen mit Uterus didelphys vor, d. h. als zwei Uteri mit getrennten Uterinkavitäten und zwei Portiones uteri, die in der Mittellinie verwachsen sind. Erfahrungsgemäß werden die Mißbildungen bei der gynäkologischen Untersuchung leicht übersehen, selbst wenn die Frau wegen einer Dyspareunie kommt. Erst wenn die Frau dann wiederholte Aborte hatte oder es ihr nicht gelang, schwanger zu werden, oder wenn in der Schwangerschaft oder bei der Geburt Komplikationen auftreten, wurde die korrekte Diagnose gestellt, entweder durch HSG oder durch eine Sonographie (Ultraschall-Untersuchung).

Diese Mißbildungen sollen nur behandelt werden, wenn sie zu Beschwerden führen. Hat die Frau Beschwerden beim Verkehr, entweder Schmerzen oder weil die Scheide zu eng ist, ist es relativ einfach, das Septum in Vollnarkose operativ zu entfernen. Der Eingriff hinterläßt gelegentlich Narben, die schmerzhaft sein können.

Aplasie von Vagina und Uterus ist selten, kommt aber vor (Rokitansky-Küster-Syndrom). Durch chirurgische Intervention kann eine Scheide gebildet werden, die voll funktionsfähig ist, aber die Frauen können natürlich nicht schwanger werden. Bei sorgfältiger Anleitung können sie erreichen, ein befriedigendes Geschlechtsleben zu führen.

Frauen mit Geschlechtschromosomenanomalien, z. B. mit *Turner-Syndrom*, bei dem die Ovarien fehlen, bilden keine Östrogene. Darum unterbleibt die normale Entwicklung der Geschlechtsorgane, und die Scheide kann sehr eng sein. Unter Östrogenbehandlung kann die Scheide funktionsfähiger werden. Kommen die Frauen mit Turner-Syndrom erst spät zur Behandlung, kann es nötig sein, die Scheide mit Dilatatoren steigender Größe zu behandeln (s. Abschn. 4.12.2.4).

Eine seltene Form von externer Dyspareunie sieht man, wenn die Haut, die die Klitoris bedeckt, zu stramm ist. Man spricht von einem *Praeputium clitoridis,* einer Klitorisvorhaut, analog der Vorhaut des Penis. Es liegt also eine Art „Vorhautverengung" vor. Sie stört bei der Erektion der Klitoris, wenn deren kräftige Volumenvergrößerung die Vorhaut ausdehnt. Es kann sich auch um eine Vorhautadhäsion oder -verklebung handeln. Dieses Leiden ist, wie gesagt, selten und wird vom Gynäkologen behandelt. Zuerst wird festgestellt, ob nur eine Verklebung vorliegt, die nach Einreibung mit einem Gleitmittel gelöst werden kann. Ist die Region sehr empfindlich, muß diese Lösung in Vollnarkose vorgenommen werden. Eine operative Behandlung ist nur in extrem seltenen Ausnahmefällen nötig.

Eine oft übersehene Ursache einer externen Dyspareunie ist die *Urethritis*. Die Diagnose ergibt sich, wenn die Überempfindlichkeit in der Mitte vor dem Scheideneingang lokalisiert ist und sich nach oben, längs dem Verlauf der Harnröhre, verfolgen läßt. Manchmal kann man etwas trübe Flüssigkeit oder Eiter aus der Urethra exprimieren. Die Urethritis kann Teil einer allgemeinen Harnwegsinfektion sein, allerdings auch isoliert vorliegen. Sie kann schwierig zu behandeln sein. Man verordnet Breitbandantibiotika, z. B. Ampizillin oder Tetrazyklin. Bei älteren Frauen kann eine gleichzeitige Östrogenbehandlung oft die antibiotische Behandlung unterstützen, insbesondere wenn auch eine *Zystitis* vorliegt.

Eine rezidivierende Zystitis ohne andere nachweisbare Ursache kann bei Frauen daran liegen, daß das Paar erst mit dem analen Koitus beginnt und der Penis vor der anschließenden Einführung in die Scheide nicht sorgfältig gereinigt wurde. Hierdurch entsteht für Urethra, Vesica und Vagina das Risiko einer Infektion mit Darmbakterien.

Chronische Entzündungen in der Umgebung des Scheideneinganges verursachen auch Schmerzen. Es kann sich um rezidivierende *Bartholinitis* oder um eine *Vulvitis* handeln. Die Bartholinitis ist oft bakteriell bedingt, u. a. durch Neisseria gonorrhoeae. Die akuten Stadien werden antibiotisch behandelt; ist ein Abszeß entstanden, durch Inzision. Bei rezidivierender Bartholinitis wird man in einer Intervallphase die ganze Drüse exstirpieren. Nach spontan verlaufenden und operativ behandelten Infektionen der Glandulae Bartholini können Narben entstehen, die zu einer Dyspareunie führen. Man kann dann durch eine plastische Operation das schmerzempfindliche Gebiet exstirpieren.

Entzündungen der Vulva können akut oder chronisch sein. Die akuten sind im allgemeinen Teil einer allgemeinen Unterleibsinfektion und werden antibiotisch behandelt. Man gibt Breitbandantibiotika, z. B. Ampizillin. Man muß aber an Mykosen denken, die durch Penzillinbehandlung verschlimmert werden können. Die chronischen Infektionen sind meist mit einer *Kolpitis* verbunden. Sie können bakteriell oder durch Trichomonas vaginalis hervorgerufen sein. Mykosen sind auch häufig, besonders während der Schwangerschaft, bei Diabetikern und bei Frauen, die hormonelle Antikonzeption anwenden. Ein Teil der Vulvovaginitiden ist wahrscheinlich auch durch Viren oder Mykoplasma hervorgerufen, aber diese ätiologischen Faktoren sind schwer zu identifizieren.

Die Diagnose Vulvitis ist leicht zu stellen. Die Schleimhaut ist geschwollen, gerötet und gereizt. Die Vulva ist sehr empfindlich, und die Untersuchung kann sehr schmerzhaft sein. Bei den bakteriellen Vulvovaginitiden findet man zähen, gelblichen, übelriechenden Fluor. Eine bakterielle Untersuchung ist zumeist zwecklos, da man eine Mischflora findet. Abstriche oder Urethra und der Zervix können jedoch nachweisen, ob eine gonorrhoische Infektion vorliegt. Bei mykotischen Infektionen präsentiert sich die Schleimhaut leicht blutend mit festsitzenden weißen Belägen. Die Haut um die Vulva herum ist gerötet und empfindlich, die Frau klagt über Brennen und Jucken. Der Fluor bei Trichomonasinfektion wird als leicht grüngelb und schäumend beschrieben. Pilze und Trichomonaden können durch Abstrich und Züchtung auf Nährböden nachgewiesen werden, aber auch durch direkte Mikroskopie.

Dyspareunie, bedingt durch eine Vulvovaginitis, ist leicht zu behandeln. Die unspezifische bakterielle Infektion kann durch lokale chemotherapeutische Mittel behandelt werden, ergänzt durch allgemeine antibiotische Behandlung, mykotische Infektionen durch Antimykotika in Form von Vaginalzäpfchen oder -creme.

Gleichzeitig empfiehlt sich oft eine allgemeine antimykotische Behandlung, weil in der Regel gleichzeitig eine mykotische Infektion des Darmes besteht. Auch gegen Trichomonas hat man spezifische Medikamente. Der männliche Partner muß immer gleichzeitig behandelt werden, damit er nicht die Frau reinfiziert.

Übertriebenes Waschen der Vulva mit Seife wird leicht chronische Hautirritationen verursachen, die nicht selten von einer Mykose kompliziert werden. Man muß von zu häufigem Waschen abraten und die Behandlung mit einem Öl empfehlen.

Die *Scheide* ist normalerweise nicht steril, sie hat eine bakterielle Flora von Milchsäurebakterien, die für den Zustand der Scheidenauskleidung von Bedeutung ist. Das entscheidende Substrat der Milchsäurebakterien ist Glykogen, das sich unter Östrogeneinwirkung im Oberflächenepithel der Vaginalhaut bildet. Die Milchsäurebakterien rufen eine leicht saure Reaktion hervor, die gegen andere Mikroorganismen schützt. Mangel an Milchsäurebakterien führt u. U. zu einer Sekundärinfektion. Man beobachtet das bei Frauen, die Scheidenspülungen vornehmen; deshalb ist hiervon abzuraten, es sei denn, es läge eine besondere Indikation vor. In diesem Falle muß die Frau nicht mit reinem Wasser, sondern mit physiologischer Kochsalzlösung oder mit 0,5%iger Milchsäurelösung spülen.

Die Einführung des Penis erfordert eine ausreichende *Lubrikation* der Scheide. Ist die Scheidenwand durch akute oder chronische Entzündung verändert, kann diese Lubrikation nicht eintreten, und trotz des entzündlichen Fluors empfindet die Frau die Scheide als trocken und empfindlich. Die Funktion der Scheidenhaut kann auch aus anderen Ursachen Schaden leiden, z. B. durch eine *Überempfindlichkeitsreaktion gegen Gummi* (Pessar oder Kondom) oder gegen Stoffe in spermiziden Agenzien. Nach *radiologischer Behandlung* ist die Scheidenhaut auch recht trocken und funktionsbehindert. Dies kann jedoch auch teilweise auf einem Hormonmangel beruhen und wird durch Östrogenbehandlung gebessert.

Bei *Östrogenmangel* wird die Zellproliferation herabgesetzt. Die Scheidenhaut wird dünn, glatt, blank und pergamentartig, leicht verletzlich, blutend und schmerzend. Die Zellen enthalten nur minimale Glykogenmengen, und die schützende Milchsäurebakterienflora kann nicht gedeihen, eine Sekundärinfektion tritt leicht ein. Bei einigen Frauen nach dem Klimakterium und bei Frauen, bei denen die Ovarien operativ entfernt oder durch Bestrahlung inaktiviert wurden, findet man mangelnde Lubrikation und empfindliche Scheidenhaut. Eine Östrogenbehandlung bewirkt eine schnelle Besserung. Östrogene können entweder allgemein in Form von Tabletten oder Injektionen oder lokal in Form östrogenhaltiger Vaginalzäpfchen gegeben werden. Die Scheidenhautsymptome sind oft Teil eines generellen Östrogenmangels. Dieser wird z. B. mit Östradiol 2 mg täglich behandelt, oder mit einer Kombination von Östradiol 2 mg und Östriol 1 mg täglich. Eine kontinuierliche Behandlung mit Östrogen kann aber dazu führen, daß die Frau unkontrollierbare Blutungen bekommt, weil allmählich eine dicke Uterusschleimhaut aufgebaut worden ist. Vielleicht kann eine kontinuierliche Östrogenbehandlung das Risiko für ein Uteruskarzinom erhöhen. Diesem Risiko wird durch Unterbrechung der Östrogenbehandlung nach ein bis drei Monaten und in den Tagen vor der Pause durch eine zusätzliche Gestagengabe begegnet. Dies ist das Prinzip der Sequenzbehandlung. Hat die Frau durch die vorausgehende Östrogenbehandlung eine Schleimhaut im Uterus aufgebaut, wird diese jetzt durch eine kurze Blutung abgestoßen.

5.1.2.2 Interne Dyspareunie. Für die interne Dyspareunie ist charakteristisch, daß die Frau Schmerzen empfindet, wenn der Penis des Partners an das obere Scheidenende anstößt, d. h. gegen die seitlichen und hinteren Fornices und den Gebärmutterhals.

Bei Beginn des Koitus, wenn der Penis in die Scheide eingeführt wird, bestehen keine Probleme, erst allmählich entstehen die Schmerzen, nehmen mehr und mehr zu und machen den Abschluß des Koitus unmöglich. Viele Frauen haben einen leichten Grad von tiefer beziehungsweise interner Dyspareunie erlebt, z. B. zum Zeitpunkt des Eisprungs in der Mitte des Menstruationszyklus oder ein paar Tage vor oder bei der Menstruation, aber sie beachten es nicht weiter. Wenn aber die tiefe Dyspareunie dauernd besteht und heftig ist, kann die Folge natürlich sein, daß die Frau Angst hat, den Koitus auszuführen, und wegen der Stärke der Schmerzen keinen Orgasmus bekommt, und schließlich, daß ihre Libido schwindet und sie eventuell einen Vaginismus entwickelt.

Chronische Entzündungen des Gebärmutterhalses (Cervicitis chronica) sind typische Ursachen tiefer Dyspareunie. Oft ist die chronische Zervizitis ein Residuum einer abgelaufenen akuten Zervizitis. Das Orificium externum uteri ist von einer roten, leicht blutenden Schleimhaut umgeben, und aus dem Zervikalkanal kommt trübes oder eitriges Sekret. Beim Berühren der Portio wird derselbe Schmerz wie beim Koitus hervorgerufen. Der Zustand ist oft schwierig zu behandeln. Man gibt Breitbandantibiotika, z. B. Ampizillin 350 mg 3 x täglich ein bis zwei Wochen lang. Hilft das nicht, kann es daran liegen, daß die Infektion durch Chlamydia hervorgerufen wurde; in diesem Fall gibt man Erythromycin in entsprechenden Dosen. Außerdem können Elektrokoagulation oder Lapispinselungen nötig sein. Führen die angegebenen Behandlungen zu keinem Resultat, kann es notwendig sein, durch eine Konisation ein kegelförmiges Stück aus der Portio zu entfernen.

Die chronische Zervizitis ist oft mit einer *chronischen Endometritis* kombiniert. Die Symptome und ihre Behandlung folgen den gleichen Prinzipien: Bestimmung der Art der Infektion und Behandlung mit einem passenden Antibiotikum.

Eine der häufigsten Ursachen von plötzlich entstandener tiefer Dyspareunie ist eine *gonorrhoische Infektion*. Es ist wichtig, daß sie sofort behandelt wird, weil Entzündungen der Eileiter und Eierstöcke schwer zu heilen sind und nach einer abgeschlossenen Behandlung leicht wieder aufflammen, insbesondere wenn die Behandlung nicht rechtzeitig einsetzte. Dazu kommt, daß eine solche Infektion über das Risiko einer tiefen Dyspareunie hinaus chronische Veränderungen der Eileiter verursacht. Sie verdicken sich, füllen sich mit Flüssigkeit, und die lateralen Mündungen verschließen sich, was Sterilität zur Folge hat. Die Symptomatik ist aber hyperakut mit plötzlichem hohen Fieber, kräftigem, übelriechendem Ausfluß und kräftigen Unterleibsschmerzen, so daß bei den meisten Frauen kein Wunsch nach einem Koitus besteht und sie schnell in Behandlung kommen.

Bei *rezidivierenden Entzündungen* ist die Lage eine andere. Hier liegen chronische Veränderungen mit akuten Exazerbationen vor. Auch in ruhigen Phasen findet man empfindliche Verdickungen der Parametrien und der Adnexe. Die Eileiter werden chronisch verändert, verdickt und mit Flüssigkeit gefüllt (Saktosalpinx, Hydrosalpinx). Die Frauen haben oft Schmerzen, nicht nur beim Koitus.

Diese Diagnose ist wahrscheinlich bei einer Krankengeschichte mit häufigen Anfällen von Fieber, Ausfluß und Unterleibsschmerzen. Bei der gynäkologischen Untersuchung kann man schmerzempfindliche Verdickungen der Parametrien finden. Vielfach ist die Diagnose jedoch nicht so einfach, und die speziellen Untersuchungen HSG und Laparoskopie sind indiziert.

Chronische Schmerzen können auch eine *Operationsfolge* darstellen, z. B. nach Entfernung des Appendix oder einer Ovarialzyste oder auch nach Sterilisation. Man wird in diesen Fällen oft zögern, erneut zu operieren, weil neue Narbenbildungen nur weitere Schmerzen bewirken.

Endometriose ist eine Krankheit, die schwer zu diagnostizieren sein kann und oft die Ursache für eine tiefe Dyspareunie darstellt. Die Krankheit kann so entstehen, daß kleine Partikel der Gebärmutterschleimhaut durch die Eileiter in die Bauchhöhle gelangen, wo sie sich festsetzen, am häufigsten an der Gebärmutter hinter den Eileitern und im Douglas-Raum. Diese Partikel der Gebärmutterschleimhaut stehen genau wie die Schleimhaut der Gebärmutter unter Hormoneinfluß, d. h. daß sie dieselben zyklischen Schwankungen mitmachen (Abb. 5-3).

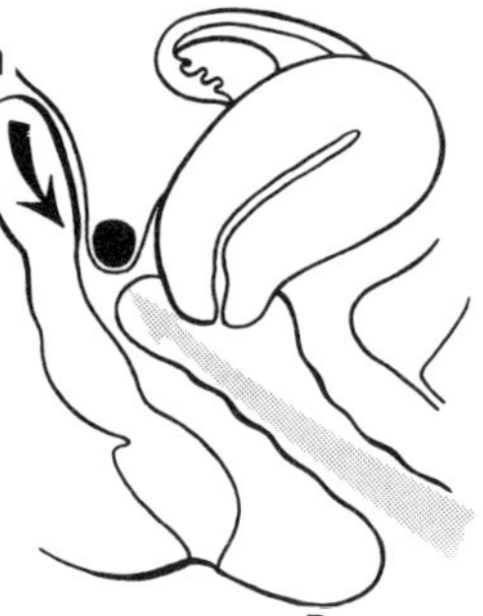

Abbildung 5-3:
Endometriose
Endometriose zwischen Uterus und Dickdarm kann zu Koitusschmerzen und Defäkationsschmerzen führen. Solche Schmerzen sind prämenstruell am ausgeprägtesten.

Es ist daher charakteristisch für diese Krankheit, daß die Frau in der zweiten Hälfte des Menstruationszyklus zunehmende Unterleibsschmerzen und ausgesprochene Dyspareunie bekommt. Uterusschleimhaut und Endometrioseelemente befinden sich dann unter Einwirkung von Östrogen und Gestagen in der Sekretionsphase, sind geschwollen und flüssigkeitsreich. Die Schmerzen kulminieren mit der Menstruation, und in den nächsten 14 Tagen bestehen keine Beschwerden, bis sie nach dem Eisprung und dem Beginn der Sekretionsphase erneut einsetzen. Manchmal erfolgt eine Einwanderung kleiner „Inseln" von Gebärmutterschleimhaut in die Muskelfasern der Gebärmutter, und Schmerzen und Unbehagen können noch stärker werden. Dieser Zustand, Endometriosis interna uteri, ist besonders schwer zu diagnostizieren. Oft werden die Beschwerden als psychisch verursacht mißverstanden, nachdem zahlreiche Untersuchungen keine somatische Ursache ergaben.

Ergibt die Anamnese den beschriebenen charakteristischen zyklischen Verlauf, dann kann eine gynäkologische Untersuchung kurz vor der Menstruation Hinweise auf die Ursache der Beschwerden geben, und oft bestätigt die Laparoskopie die Diagnose. Man kann die Endometriose hormonell behandeln, indem man den Eintritt der Sekretionsphase, bei der die Schleimhaut dick und flüssigkeitsreich ist, zu verhindern sucht. Meist werden hormonelle Kontrazeptiva der Kombinationspräparate angewandt. Die Behandlung soll sich über sechs Monate erstrecken. Eine andere Behandlungsart stellt das antigonadotrope Danazol dar, das FSH und LH hemmt. Dadurch wird die Stimulation der Ovarien so stark gehemmt, daß sie kein Östrogen oder Gestagen mehr bilden. Damit fehlt Endometriosen und Adenomyosen der hormonale Impuls, und sie bilden sich zurück. Diese Methode scheint sehr effektiv zu sein, ist aber teuer und hat eine Reihe von Nebenwirkungen. Dazu kommt, daß Danazol auch einen antiandrogenen Effekt hat und somit auf die Libido dämpfend wirkt. Oft wird man auch operieren und – besonders bei Adenomyosis uteri – hysterektomieren.

Eine *Retroflexio uteri* wird oft als Ursache einer tiefen Dyspareunie angegeben und kann es auch in einigen Fällen sein. Die Retroflexio uteri ist aber eine normale Variante der Lagerung des Uterus. Sie findet sich bei 15 bis 20% aller Frauen und gibt meist keinen Anlaß zu Beschwerden. Man muß deshalb vorsichtig sein, die Retroflexio als Ursache von Beschwerden anzunehmen, bevor andere Untersuchungen vorgenommen wurden.

Wahrscheinlich ist die Ursache der Dyspareunie häufiger in einer *Parametropathia spastica* zu suchen, einem Zustand mit stark erweiterten und gewundenen Venen der Parametrien und am Uterus, begleitet von Schwellung, Sukkulenz und Schmerzhaftigkeit. Die Retroflexio ist hier nur ein Nebenbefund und nicht die Ursache der Schmerzen. Durch operative Aufrichtung des Uterus kann die Venenfüllung jedoch entlastet werden, und die Schmerzen können sich bessern.

Das sog. *Allen-Masters-Syndrom* erinnert sehr an die Parametropathia spastica. Es entsteht nach schweren, protrahierten Partus oder nach Sturzgeburt eines großen Kindes mit Verletzung der Geburtswege. Bei diesem Syndrom wird der uterine Bandapparat beschädigt, und dies kann Koitusschmerzen auslösen. Die Behandlung besteht in operativer Anteflektierung des Uterus durch Verstärkung der Ligamenta teres, Reparation des lädierten Aufhängeapparates des Uterus und Schließung der Peritonealdefekte an der Rückseite des Uterus. Die Ergebnisse der operativen Eingriffe sind nicht immer befriedigend. Dies liegt wohl daran, daß bei vielen dieser Frauen außerdem eine Reihe anderer Faktoren. u. a. psychische, vorliegen, die zu der sexuellen Dysfunktion beitragen und durch die Operation nicht beseitigt werden.

5.1.2.3 Symptomatische Behandlung der Dyspareunie. Manchmal findet man trotz genauer Untersuchung keine Erklärung für die Dyspareunie. Die symptomatische Behandlung kann u. a. darin bestehen, der Frau Koituspositionen zu zeigen, die nicht so leicht eine Dyspareunie hervorrufen. In der Regel wird eine Seitenlage eine zu tiefe Penetration verhindern, und sie ist deshalb bei tiefer Dyspareunie zu empfehlen. Der Mann muß an der Besprechung teilnehmen und erfahren, wie er am besten Rücksicht nehmen kann. Es kann nötig sein, für eine Zeitlang vom Koitus abzuraten und statt dessen Petting oder Masturbation zu empfehlen.

In den Fällen, bei denen eine somatische Erklärung fehlt, muß man an eine andersartige Genese denken. Die Dyspareunie kann Ausdruck einer bewußten oder unbewußten Abwehrhaltung gegen den Koitus sein, vielleicht auch nur gegenüber einem bestimmten Partner. Sie kann an fehlender Sympathie liegen, oder die Frau fürchtet sich vor einer Schwangerschaft.

Fehlende Sympathie für den Partner kann auch zu unzureichender Lubrikation führen, die wiederum eine externe Dyspareunie mit sich führt. Diese Zusammenhänge sind bei der körperlichen Untersuchung des Arztes nicht zu klären, sondern ergeben sich erst im Laufe mehrerer Gespräche.

In anderen Fällen erreicht die Frau, daß der Partner rücksichtsvoller wird. Dies ist z. B. von Bedeutung bei Frauen, die in jüngeren Jahren an schweren Menstruationsschmerzen litten und erfahren hatten, in welchem Maße die Umgebung damals auf sie Rücksicht nahm. Viele Formen von Dyspareunie sind schwer zu klären, besonders für einen Arzt, der eine überwiegend somatische Ausbildung als Gynäkologe oder Chirurg erhielt (s. Kap. 4).

5.1.3 Sexuelle Dysfunktionen nach gynäkologischen Operationen

Es ist nicht verwunderlich, daß Operationen am Genitale zu sexuellen Dysfunktionen führen können. Die Kausalzusammenhänge sind aber schwierig zu klären. Eine Dysfunktion kann durch eine Krankheit verursacht sein, die eine Operation notwendig machte; in diesem Fall liegt die Dysfunktion nicht am operativen Eingriff, sondern an der Krankheit, die die Frau zum Arzt führte.

In anderen Fällen ist es leichter, die Dyspareunie als direkte Folge eines operativen Eingriffes zu erkennen, z. B. wenn man unabsichtlich die Scheide so eng machte, daß der Koitus erschwert und schmerzhaft wurde. Es kann sich auch um hormonelle Störungen nach Entfernung der Ovarien handeln. Nur ausnahmsweise entstehen nach gynäkologischen Operationen sexuelle Probleme, meist wird das Sexualleben eher gebessert. Hat die Frau lange an Blutungsstörungen oder Schmerzen gelitten, kann eine Hysterektomie zu Schmerzfreiheit führen und das Geschlechtsleben wiederaufgenommen werden. In Fällen von schwerem Descensus uteri (Prolaps) kann der Koitus schwer durchführbar sein. Auch hier kann eine Operation dazu führen, daß ein befriedigendes Geschlechtsleben wiederaufgenommen werden kann. Bei der Beurteilung der Sexualfunktion nach Unterleibsoperationen muß man bedenken, daß ein Teil der Patienten und Partner schon älter sind. Der Bedarf älterer Menschen an sexueller Aktivität kann herabgesetzt sein, und sie können die Operation als Anlaß dazu nehmen, das Geschlechtsleben ganz einzustellen. Außerdem muß eine Reihe psychologischer Faktoren berücksichtigt werden. Hat eine Frau wegen eines malignen Tumors eine Unterleibsoperation durchgemacht, werden sich ihre Gedanken auf den weiteren Verlauf der Krankheit konzentrieren, auf die Frage, ob sie geheilt ist oder nicht. Solche Gedanken beeinflussen natürlich ihr sexuelles Verlangen, und sie hat möglicherweise keine Kraft für sexuelle Aktivitäten übrig.

Operationen an den Genitalien greifen vielfach in das Selbstverständnis der Frau ein, und Entfernung eines oder mehrerer Geschlechtsorgane wird von manchen Frauen als Identitätsverlust empfunden und kann Anlaß für beträchtliche psychische Probleme geben. Das gilt vor allem für Frauen im fertilen Alter, aber auch lange nach der Menopause kann der Verlust von Uterus und Eierstöcken zu einem Problem werden. Frauen geben manchmal an, daß der Uterus das Zentrum ihres Orgasmus sei, und sie sind der Auffassung, daß ihre sexuellen Funktionen ohne den Uterus beeinträchtigt würden. Viele glauben, daß Hysterektomie zu schnell eintretender Menopause führt, auch wenn die Ovarien unberührt blieben. Für andere ist die monatliche Blutung, so unbehaglich und beschwerlich sie auch sein mag, eine Voraussetzung dafür, daß sie sich selbst als Frau akzeptieren. Es ist deshalb nicht verwunderlich, daß die schlecht informierte Frau nach einer Unterleibsoperation leichter sexuelle Dysfunktionen entwickelt.

Man muß es sich zur Regel machen, der Frau, die sich einer Operation unterziehen soll, den Umfang der Operation und ihre Konsequenzen, auch in sexueller Hinsicht, genau zu erklären. Diese Information muß in aller Ruhe vor sich gehen, im Gespräch, nicht wenn die Frau entkleidet auf dem Untersuchungstisch liegt, sondern wenn man sich auf gleicher Ebene gegenübersitzt. Man muß sich vergewisssern, daß die Frau alles verstanden hat, und man muß u. U. Zeichnungen, Abbildungen oder Modelle zu Hilfe nehmen. Es ist wünschenswert, daß der Frau die mündlich gegebene Informationen auch schriftlich übergeben wird, damit sie in ihrer eigenen Umgebung die Möglichkeit hat, alles zu durchdenken und ihre Probleme mit dem Ehemann oder anderen Angehörigen zu besprechen.

Wenn die Frau operiert worden ist, und sie wieder erfassen kann, was man ihr sagt, soll man ihr genau den Operationsbefund und den Umfang der Operation erklären, und bei der abschließenden Untersuchung vor der Entlassung muß sie Gelegenheit haben, die Probleme, die vielleicht inzwischen aufgetaucht sind, zur Sprache zu bringen.

Bei dieser Gelegenheit müßte auch die Sexualfunktion angesprochen werden. Viele Frauen sind sehr zurückhaltend, wenn von ihrem Sexualleben die Rede ist, und es muß deshalb die Aufgabe des Arztes sein, auf neutrale, vorurteilsfreie Weise über alles Wichtige zu informieren, z. B. auch, wann das Geschlechtsleben, besonders der Koitus, wiederaufgenommen werden darf und welche Positionen als die schonendsten und geeignetsten in der ersten Zeit empfohlen werden können. Nach einer Hysterektomie, nach der sich in der Tiefe der Vagina eine Wunde befindet, sind Schmerzen beim Koitus möglich. Hier muß man die Frau beruhigen, daß die Beschwerden nicht von Dauer sind, ihr erklären, wie lange sie eventuell dauern werden, und ihr Vorschläge für alternative sexuelle Verhaltensweisen geben, bis die Beschwerden verschwunden sind. Die folgende Krankengeschichte ist ein Beispiel dafür, welche Folgen unzureichende oder fehlende Information für die Frau und ihren Partner haben kann.

Fallbeispiel:

Hysterektomie: Eine 51jährige Frau wird zur Sexualtherapie überwiesen. Im Alter von 43 Jahren wurde sie auf Grund eines Carcinoma colli uteri in situ hysterektomiert und ist seither in dieser Hinsicht ohne Beschwerden. Sie kam in eine medizinische Klinik wegen eines leichten Diabetes mellitus, der ohne Schwierigkeiten reguliert wurde. In den Jahren nach der Operation war sie mehrfach wegen leichterer Erkrankungen in verschiedenen Kliniken, und ein halbes Jahr vor der jetzigen Klinikaufnahme war sie gynäkologisch untersucht worden. Man konstatierte eine erhebliche Atrophie der Scheidenhaut und enge Platzverhältnisse in der Scheide. Sie berichtete von schwerer Dyspareunie, und man empfahl Dilatation und Hormonbehandlung, aber die Behandlung wurde nicht durchgeführt. Anläßlich des jetzigen Aufenthalts in der medizinischen Klinik wurde routinemäßig eine gynäkologische Untersuchung wegen des früheren Karzinoms vorgenommen. Man fand eine sehr enge Scheide, aber sonst nichts Besonderes. Auf der Basis dieses Befundes wurde eine genaue sexologische Anamnese erhoben, bei der sie bald heftig weinte und sich sehr erregte. Man verabredete jetzt ein ruhiges

Gespräch und eine Behandlung mit dem Ehemann zusammen.

Man hatte sie bei der Entlassung aus der gynäkologischen Klinik überhaupt nicht beraten, auch nicht, als sie später ein paar Mal bei Kontrolluntersuchungen versucht hatte, ihre Probleme anzusprechen. Sie fühlte sich abgewiesen und fragte nicht mehr. Seither hatte das Geschlechtsleben der Partner darin bestanden, daß sie ihn zweimal pro Woche bis zur Ejakulation stimulierte. Er hatte versucht, sie an den Brüsten und den Geschlechtsorganen zu liebkosen, ohne daß es je gelang, sie zu einem Orgasmus zu stimulieren. Schließlich hatten sie jede sexuell betonte Gemeinsamkeit aufgegeben, sie ekelte sich vor sich selbst und fühlte sich zunehmend frustriert, und die Spannungen zwischen den Partnern nahmen zu. Darüber war sie sehr traurig, denn sie hatten sich gern. Sie glaubte, daß sie zu einem befriedigenden Geschlechtsleben kommen und Orgasmus erleben würde, wenn sie nur die richtige Stimulationsweise finden würde.

Nach diesem Gespräch wurde eine Dilatation der Scheide bis Hegarstab Größe 30 vorgenommen, und die Patientin wurde angewiesen, diesen Dilatator jeden Abend eine halbe Stunde lang unter Zuhilfenahme von reichlich Gleitmittel einzuführen. Eine Woche später kam das Paar zum Gespräch. Er bestätigte, was sie erzählt hatte. Er fühlte sich genauso frustriert wie sie. Er empfand es als demütigend und degradierend, sie bei einem sexuellen Beisammensein nicht befriedigen zu können. Danach wurden die Ursachen der zu engen Scheide eingehend besprochen, und man versicherte ihnen, daß mit dem Koitus kein Risiko verbunden sei. Das war für das Paar eine große Erleichterung. Am Schluß des Gespräches wurde die Scheide ohne Schwierigkeiten mit einem Hegarstab Größe 36½ dilatiert, und dem Ehemann wurde gezeigt, wie eine solche Dilatation vor sich geht.

Die Behandlung folgte jetzt dem üblichen Muster (s. Kap. 4).

- Instruktion in nongenitalem Sensualitätstraining
- Genitales Sensualitätstraining
- Anleitung zu geeigneten Koituspositionen
- Koitus

Parallel dazu dilatierte die Frau ihre Scheide mit Dilatatoren von zunehmender Größe. Nach drei Konsultationen im Laufe von drei Wochen war die Behandlung abgeschlossen. Es gab keine Komplikationen irgendwelcher Art, abgesehen von den ersten drei bis vier Koitusversuchen, bei denen die Frau vorher den Dilatator anwenden mußte. Bei der abschließenden Beratung erzählten sie, daß sie jetzt dreimal wöchentlich Koitus bei gleichzeitigem Orgasmus während des Koitus haben. Beide waren überglücklich, sie fanden, daß ihr Dasein sich total verändert hatte. Ihre einzige Klage war eine immer noch vorhandene „Trockenheit“, und da sie noch nie Hormonsubstitution bekommen hatte, wurde ein Östrogenpräparat für vorläufig drei Monate verordnet und eine mögliche Verlängerung der Hormonbehandlung durch den Hausarzt besprochen. Beide erklärten spontan, daß sie keine sexologische Beratung mehr nötig haben, und der Dilatator wurde zurückgegeben.

Im Folgenden werden einige gynäkologische Eingriffe, die zu sexuellen Problemen führen können, besprochen. Da eine Besprechung sämtlicher Unterleibsoperationen über den Rahmen des Buches hinausgeht, werden hier nur die Folgen der häufigsten Operationen, Geburtsfolgen, Folgen radiologischer Behandlung bei malignen Tumoren der Gebärmutter, der Scheide, des Scheideneinganges und Folgen der Operation bei Brustkrebs besprochen (Tab. 5-2).

5.1.3.1 Hysterektomie. Die Entfernung der Gebärmutter, gleichgültig, ob der Eingriff abdominal oder vaginal vorgenommen wird, sollte nur eine vorübergehende Unterbrechung der sexuellen Aktivität mit sich führen. Bei der Hysterectomia totalis wird auch die Portio mitentfernt, so daß am oberen Ende der Vagina eine Wunde entsteht. Diese Wunde heilt im Laufe von vier bis sechs Wochen, und da man nur ein kleines Stück der Scheide entfernt hat, wird diese kaum kürzer. Bei der Hysterektomie wegen eines malignen Tumors (oder eines Vorstadiums), wird ein größeres Stück der oberen Scheide mit entfernt. Diese Verkürzung der Scheide hat aber selten eine Bedeutung für ihre Funktion.

Tabelle 5–2:
Operationen, die erfahrungsgemäß zu sexuellen Problemen führen können

- Hysterektomie
- Doppelseitige Ovarektomie
- Operation wegen Zystozele, Rektozele, Prolapsus uteri (et vaginae)
- Episiotomien, andere Eingriffe nach Geburten
- Einseitige oder doppelseitige Mastektomie
- Operationen bei malignen Tumoren von Uterus und Vulva
- Kolostomie

Tabelle 5-3:
Sexuelle Funktion nach Hysterektomie (n = 61). In Klammern die Anzahl der Patienten, die postoperativ eine Östrogenbehandlung erhielten. Nach LARSEN und JENSEN, 1982

Sexualfunktion	Patienten insgesamt	**Hysterektomie**		
		ohne Ovarektomie	mit einseitiger Ovarektomie	mit doppelseitiger Ovarektomie
unverändert	32 (13)	18 (4)	8 (4)	6 (5)
gebessert	21 (10)	13 (4)	3 (2)	5 (4)
verschlechtert	8 (3)	3 (0)	2 (1)	3 (2)

Auch ist die Entfernung des Gebärmutterhalses unerheblich für die Lubrikation. Sie entsteht, wie früher erwähnt, durch Flüssigkeitsaustritt durch die Scheidenwand.

Wenn die Operation und die postoperative Periode komplikationslos verliefen und die Wunde in der Scheide verheilt ist, müßte die Frau nach vier bis sechs Wochen ein normales Geschlechtsleben führen können. Dauert die Heilung der Wunde länger, kann es an nicht resorbiertem Nahtmaterial oder an einer chronischen Infektion liegen, die auch in Verbindung mit einem Hämatom am oberen Scheidenende vorkommt.

Obgleich die Hysterektomie eine äußerst verbreitete Operation ist und man damit das größte weibliche Geschlechtsorgan, oft zusammen mit einem oder beiden Adnexen, entfernt, gibt es nur wenige Untersuchungen über die Auswirkungen dieser Operation auf das Sexualleben.

LARSEN und JENSEN (1982) fanden bei einer prospektiven Untersuchung von 61 Frauen mit einem Durchschnittsalter von 43 Jahren sechs Monate nach der Hysterektomie die sexuelle Funktion bei 55% unverändert, was Libido, Koitusfrequenz und Orgamusfähigkeit anbelangt, bei 34% gebessert und bei 13% verschlechtert. Es ergab sich, daß die gleichzeitige Entfernung von einem oder beiden Adnexen zu keiner größeren Inzidenz von sexuellen Dysfunktionen führte. Eine postoperative Östrogenbehandlung hatte keine bessere Sexualfunktion zur Folge (Tab. 5-3).

Die Resultate dieser Verfasser sind besser als früher mitgeteilte, aber es wird betont, daß mit allen Frauen *vor* der Operation ein Gespräch geführt wurde, bei dem mit Rücksicht auf die Abheilung des oberen Scheidenendes für die ersten sechs Wochen *nach* der Operation vom Koitus abgeraten wurde. Bei dem Gespräch wurde hervorgehoben, daß die Entfernung des Uterus gewöhnlich keinen Einfluß auf die Sexualfunktion hat. Im Gegenteil, meistens könnte man nach Verschwinden der Unterleibsbeschwerden mit einer Besserung der Sexualfunktion rechnen.

Viele Jahre war es üblich, den ganzen Uterus zu entfernen, wenn eine Hysterektomie nötig war. Inzwischen gibt es jedoch Untersuchungen, aus denen hervorgeht, daß weniger sexuelle Dysfunktionen auftreten, wenn man nur eine *supravaginale Hysterektomie* ausführt, also das Collum uteri nicht mitentfernt. Viele Frauen sind der Auffassung, daß die Portio der zentrale Sitz der sexuellen Stimulation beim Koitus und besonders des Orgasmus sei, und da eine supravaginale Hysterektomie meistens technisch leichter ist, spricht vieles dafür, sie der totalen Hysterektomie vorzuziehen.

5.1.3.2 Doppelseitige Ovarektomie. Eine Entfernung beider Eierstöcke wird bei malignen Erkrankungen (Ovarien, Uterus) vorgenommen, oder wenn schwere Veränderungen nach entzündlichen Erkrankungen vorliegen, besonders wenn diese zu chronischen Schmerzen führen. Bei malignen Erkrankungen wird außerdem meistens auch der Uterus entfernt, damit der Tumor sich nicht dorthin ausbreitet, vor allem auch weil man dann hormonelle Substitution geben kann, ohne daß es zu

Blutungsstörungen seitens des Endometriums kommt.

Bei Hysterektomien kurz vor dem Klimakterium wird man oft auch beide Ovarien mitentfernen, weil man dabei ein – wenn auch geringes – Risiko eines malignen Tumors der Ovarien ausschaltet und davon ausgehen kann, daß die Funktion der Ovarien als hormonproduzierende und blutungssteuernde Organe erschöpft ist. Eine Entfernung der Ovarien nach solchen Gesichtspunkten muß natürlich vor der Operation mit der Frau abgesprochen werden.

Bei Frauen im geschlechtsreifen Alter sind die Folgen der bilateralen Ovarektomie viel größer: Die Frau wird kastriert. Der plötzliche Fortfall der Östrogene führt meistens zu schweren Ausfallerscheinungen, wie bei einem plötzlichen Eintritt des Klimakteriums. Es treten Hitzewellen, Schweißausbrüche, Depressionen und Reizbarkeit auf. Auf längere Sicht führt der Östrogenmangel zu Schleimhaut- und Bindegewebsveränderungen der Genitalien. Die Scheide wird schlaff, die Scheidenhaut atrophisch und überempfindlich und der Koitus schmerzhaft.

Deshalb ist es wichtig, daß, sofern keine Kontraindikation besteht, ovarektomierten Frauen sofort eine Substitutionsbehandlung mit weiblichen Geschlechtshormonen gegeben wird. Eine effektive Behandlung ist z. B. genuines Östrogen in der doppelten Erhaltungsdosis (z. B. Östradiol 4 mg tägl.) gleich nach der Operation. Nach kurzer Zeit kann man zu einem Sequenzpräparat aus Östrogenen und Gestagenen in einer Kombination, die der natürlichen Sequenz so nahe wie möglich kommt, übergehen (Estrifam®, Estrifam forte®, Novo). Die Patientin muß Gelegenheit haben, die Probleme eingehend durchzusprechen, insbesondere muß man ihr erklären, daß die verordneten „reinen" Hormone völlig die Hormone, die früher im Eierstock gebildet wurden, ersetzen können.

Bei der postklimakterischen Frau wird die Entfernung der Eierstöcke keine hormonellen Veränderungen zur Folge haben. Eventuellen sexuellen Beschwerden, wie Trockenheit der Scheide, kann durch passende Gleitmittel abgeholfen werden. Eine herabgesetzte Libido liegt *nicht* am Wegfall der Hormonproduktion, sondern hat andere Ursachen. Obgleich nicht viele Untersuchungen darüber vorliegen, scheint es doch sicher zu sein, daß Östrogengaben an die hysterektomierte bzw. ovarektomierte Frau keinen Einfluß auf die Libido haben, aber dazu dienen können, Trockenheit und Atrophie der Scheidenhaut entgegenzuwirken.

5.1.3.3 Zystozelen- und Rektozelenoperation, Prolapsus uteri (et vaginae). Während die anatomischen Probleme nach abdominalen Operationen – wie angeführt – selten sind, sieht man nach vaginalen Operationen oft sexuelle Probleme. FRANCIS und JEFFCOATE (1961) führten eine Nachuntersuchung von 140 vaginal operierten Frauen durch. Die Untersuchung fand mindestens zwei Jahre nach der Operation statt, und es zeigte sich, daß nur die Hälfte der Frauen angaben, regelmäßigen Geschlechtsverkehr zu haben. Von diesen 70 Frauen hatten vier wahrscheinlich nicht die Wahrheit gesagt, denn bei ihnen fand man die Scheide so eng, daß es fast unmöglich schien, einen Koitus durchzuführen. Aber die anderen 70 Frauen hatten den Koitus aufgegeben, 52 ganz, 18 hatten erhebliche Beschwerden bei jedem Koitusversuch. Man muß natürlich in Betracht ziehen, daß ein Teil der Frauen älter war, doch nur 21 waren älter als 60 Jahre.

Die Operationstechnik ist von ausschlaggebender Bedeutung. Bei der erwähnten Nachuntersuchung war bei 43 der 70 Frauen ohne geschlechtliche Aktivität die Scheide so eng, daß man bei der Untersuchung nur einen Finger einführen konnte, und bei weiteren sieben fand man deutliche narbige Veränderungen oder Verengungen der Scheide und des Scheideneinganges.

Manchmal lehnt die Frau weitere Sexualbetätigung ab aus Angst, das Operationsresultat zu gefährden. Anderen kommt die Situation gelegen, weil die Libido aus anderen Gründen bei der Frau oder bei ihrem Partner abgenommen hat. In der genannten Untersuchung war etwa ein Fünftel aller Frauen, die wegen Prolapsus genitalis operiert worden waren, mit der

Sexualfunktion nach der Operation unzufrieden.

Die Operationsmethode hängt von der Art des Prolapsus ab. Oft handelt es sich um eine Zystozele, bei der die Blase nach unten gezogen wird und Harnwegssymptome im Vordergrund stehen, besonders Inkontinenz bei Husten oder Niesen (Streßinkontinenz). Bei der Vorderwandplastik wird die Haut der Scheidenvorderwand eröffnet und reseziert und die Blase versenkt. Dadurch entsteht an der Scheidenvorderwand eine Narbe, und die Scheide kann etwas verkürzt werden. Gleichzeitig wird oft der untere Teil des Collum uteri amputiert und eine Straffung der Seitenligamente vorgenommen. Das Orificium externum uteri bildet sich neu, aber es können narbige Veränderungen am oberen Ende der Scheide entstehen. Zum Schluß wird oft noch eine Hinterwandplastik ausgeführt, besonders bei einer Rektozele. Bei dieser Operation wird die Schleimhaut gerafft und die Levatoren des Beckenbodens und das Perineum verstärkt. Dabei entsteht eine Narbe an der hinteren Scheidenwand. Es kann geschehen, daß das Perineum so hoch und so unnachgiebig ausfällt, daß dadurch der Scheideneingang zu sehr verengt wird.

Die Wunden in der Scheide heilen innerhalb von vier bis sechs Wochen. Will die Frau das Geschlechtsleben wiederaufnehmen, muß es zu diesem Zeitpunkt geschehen, nämlich bevor degenerative Veränderungen eintreten. Frauen, die nach dem Klimakterium operiert werden, sollten mit Östrogenen vor- und nachbehandelt werden. Die Scheidenhautdurchblutung wird so verbessert, die Operation erleichtert, die Heilung beschleunigt und Schrumpfungsprozesse verlaufen gegebenenfalls weniger ausgeprägt.

Man muß die Frau beruhigen, daß der Koitus das Operationsresultat nicht gefährdet, wenn sie nur wartet, bis die Wunden verheilt sind. Es können anfangs leichtere Schmerzen auftreten, die durch Lokalanästhetika oder Gleitmittel gelindert werden. Treten weiterhin Schmerzen auf, muß man versuchen, durch eine gynäkologische Untersuchung die empfindliche Stelle so genau wie möglich zu lokalisieren. Finden sich Strikturen oder von der Operation zurückgebliebene Fäden, ist eine operative Korrektur möglich. Ein verengter Scheideneingang kann relativ einfach erweitert werden. Dagegen sind Verengungen im tieferen Bereich der Scheide sehr viel schwer zu behandeln. Manchmal kann man durch geduldige und schonende Dilatation mit Dilatatoren zunehmender Größe Fortschritte erzielen.

Harninkontinenz bei Frauen mit Prolaps der Scheidenwände kann auch anders operativ behandelt werden, z. B. mit einem abdominellen Zugang, bei dem Scheide und Blase mit anderen Strukturen vernäht werden. Operationen dieser Art ergeben selten sexuelle Dysfunktionen und sind, sofern indiziert, vaginalen Operationen vorzuziehen.

5.1.3.4 Komplikationen nach Schwangerschaft und Entbindung, Episiotomien. Schwangerschaften, Geburten und Wochenbett sind normale physiologische Vorgänge. In diesen Perioden wird aber das normale Dasein der Frau, physisch und psychisch, so stark verändert, daß ihr Sexualleben dadurch beeinflußt wird. Im allgemeinen kann man sagen, daß die sexuelle Aktivität bei den meisten Schwangeren im Laufe der Schwangerschaft gleichmäßig abnimmt (s. auch Abschn. 3.11).

Das *Prostaglandin* ist ein Hormon, das Wehen hervorrufen kann. Es wird deshalb zur Einleitung von Aborten und an einigen Kliniken zur Einleitung der Geburt angewandt. Das Spermaplasma enthält Prostaglandine, und es ist eine offene Frage, ob der Prostaglandingehalt des Ejakulats zu einer Frühgeburt führen kann. Prostaglandin wird auch bei Kontraktion des Uterus aus der Uterusmuskulatur freigesetzt, und man weiß, das der Orgasmus bei der Frau Uteruskontraktionen und Herzfrequenzveränderungen des Kindes auslösen kann (GOODLIN et al., 1972).

WAGNER et al. (1976) befragten 260 Frauen und konstatierten, daß zwischen häufigen Orgasmen früh in der Schwangerschaft und Frühgeburten möglicherweise ein Zusammenhang bestand. Die Zahlen sind aber nicht schlüssig, und eine Untersuchung von PERKINS (1979) spricht gegen diese Hypothese. PERKINS hat 155

Geburtsverläufe überprüft. 25 Frauen gebaren vorzeitig, aber ein signifikanter Zusammenhang mit ihrer sexuellen Aktivität konnte nicht nachgewiesen werden. Frauen, die Orgasmen bekamen, und Frauen, die masturbierten, scheinen ein geringeres Risiko für Frühgeburten zu haben als andere Frauen. PERKINS' Schlußfolgerung lautet: „Sexuelle Aktivität scheint während der ganzen Schwangerschaft bei fast allen Patienten gefahrlos zu sein."

Im ganzen muß man zu dem Schluß kommen, daß man auf der Basis klinischer Erfahrungen während einer normal verlaufenden Schwangerschaft nicht von sexueller Aktivität abraten kann, abgesehen jedoch vom Infektionsrisiko beim Koitus nach erfolgtem Blasensprung. Viele Schwangere behalten wahrscheinlich ihre sexuellen Aktivitäten bei aus Rücksicht auf den Partner, vermutlich weniger aus eigener Motivation, und man darf die Schwangere nicht durch Erwähnung undokumentierter Gefahren belasten.

Es gibt Schwangerschaftskomplikationen, die ein Verbot des Koitus und anderer sexueller Aktivitäten, die zum Orgasmus führen, verlangen. Das gilt für die *Placenta praevia,* bei der der Penis beim Koitus zu Blutungen und/oder Ablösung der Plazenta führen kann. Der Orgasmus könnte dasselbe bewirken.

Auch Schwangere, die auf Grund drohender Frühgeburt oder weil sie späte Aborte gehabt hatten, mit einer *Cerclage* um das Collum uteri behandelt wurden, müssen sexuell zurückhaltend sein.

Die Geburt führt zu erheblicher Erweiterung des Gebärmutterhalses, der Scheide und des Beckenbodens, und oft treten bei der Entbindung größere oder kleinere Läsionen dieser Strukturen auf. Beim Durchtreten des Kopfes wird oft eine *Episiotomie* angelegt (in Dänemark bei 41% der Gebärenden), ein meist schräg verlaufender Schnitt ins Perineum, um die Passage zu erleichtern. Gleich nach der Entbindung werden die Läsionen nach Episiotomien vernäht, und die Wunden verheilen in wenigen Wochen.

Eine korrekte Technik ist wichtig, weil es bei schlecht verheilten Episiotomien und bei Heilung schlecht adaptierter Wundränder oft zu Narbenbildungen kommt, die oft als Ursache für Dyspareunien nach der Geburt angegeben werden. Bei korrekter Technik sind die anfänglichen Beschwerden geringfügig, und die Schmerzen werden schnell verschwinden; wenn die Frau drei bis fünf Wochen nach der Entbindung ihr Geschlechtsleben wiederaufnimmt, wird sie keine Angst vor Schmerzen zu haben brauchen. Eine korrekte Technik vermindert die Zahl der Wundinfektionen und insbesondere das Risiko der Bildung von festem, unelastischem und empfindlichem Narbengewebe.

GEERDSEN und LAURITZEN (1975) fanden bei 95 Frauen fünf Monate nach der Geburt ein hohes Vorkommen von Beschwerden. Die wichtigsten sind:

- Unterleibsschmerzen 17
- Dyspareunie 40
- Herabgesetzte Koitusfrequenz 25
- Psychische Instabilität 34

Diese Daten stimmen mit anderen entsprechenden Untersuchungen überein. Mehrere Untersucher beobachteten, daß kein direkter Zusammenhang zwischen dem Heilungsergebnis einer Episiotomie und der Entstehung einer Dyspareunie nach der Geburt besteht. Dagegen scheint ein gewisser Zusammenhang zwischen Dyspareunie, kurzer Stillzeit und jüngerem Alter der Gebärenden zu bestehen.

Heute werden 12 bis 15% aller Geburten durch Kaiserschnitt beendet. Es gibt keine Untersuchungen über den Einfluß dieser Operation auf das Geschlechtsleben der Frau. Sie kann das Geschlechtsleben drei bis vier Wochen nach der Operation wiederaufnehmen. Das Infektionsrisiko ist kaum erhöht, ganz im Gegenteil. Der Uterus heilt schnell nach der Geburt, und selten bestehen Beschwerden über die normale Wochenbettzeit hinaus.

Es ist wichtig, die Wöchnerin sexologisch zu beraten, bevor sie die Klinik verläßt. Es liegen keine Untersuchungen darüber vor, wie lange nach einer Entbindung vom Koitus abgeraten werden muß. Die meisten Gynäkologen scheinen sich darüber einig zu sein, vom Koitus abzuraten, so lange kräftige Lochien bestehen. Erst wenn wieder ein Schleimpfropf in der Zervix entstanden ist, besteht kein Infektionsrisiko mehr. Länger als zwei bis drei

Wochen braucht man kaum zu warten. Zu diesem Zeitpunkt werden die Blutungen nach der Geburt entweder ganz aufgehört oder stark abgenommen haben, und eventuelle Scheidenrisse und Episiotomien sind dann so gut verheilt, so daß die Gefahr einer Ruptur gering ist.

Gleich nach der Geburt fällt der Östrogenspiegel des Blutes stark ab, und dies bewirkt, daß die Scheidenhaut in den ersten sechs bis acht Wochen nach der Geburt dünn, atrophisch, glatt und empfindlich ist. Erst später erreicht die Scheidenhaut wieder ihre gewöhnliche Dicke und Fältelung. Auch der Progesteronspiegel fällt. Man hat angenommen, daß die abnehmenden Konzentrationen von Östrogen und Progesteron auf die Libido einwirken würden, dies wurde aber nie bewiesen. (Über den Einfluß von Hormonen und anderen Substanzen auf das Geschlechtsleben s. auch Abschn. 3.7.)

Die meisten Frauen nehmen das Geschlechtsleben drei bis fünf Wochen nach der Geburt wieder auf, und mehrere Untersuchungen haben ergeben, daß fast 100% sechs Wochen nach der Geburt wieder regelmäßigen Geschlechtsverkehr haben, entweder aus eigenem Antrieb oder auf Druck des Partners. Wenn auch alle das Geschlechtsleben schnell wiederaufnehmen, so kann es lange dauern, bis das spontane Bedürfnis und die Befriedigung beim Koitus den früheren Stand erreicht haben. Mehrere Untersuchungen haben ergeben, daß stillende Frauen am schnellsten und mit mehr Befriedigung das Geschlechtsleben wiederaufnehmen.

Beratung über Kontrazeption und Information darüber, wann die Frau ihre erste Menstruation nach der Geburt erwarten kann, ist natürlich nötig. Bei etwa 80% der Frauen wird die Regel im Laufe von drei Monaten wieder eintreten; wenn die Frau stillt, kann sie bis zu einem Jahr ausbleiben, ohne daß etwas Unnormales vorliegt. Es muß aber nachdrücklich betont werden, daß die Frau sehr wohl erneut schwanger werden kann, auch wenn sie stillt und die Regel nach der Geburt noch nicht eingetreten war.

5.1.3.5 Brustkrebs (Carcinoma mammae). Der Brustkrebs ist das häufigste Krebsleiden der Frau. 7 bis 10% aller Frauen erkranken an Brustkrebs, und die Häufigkeit neuer Fälle steigt, besonders in der Altersgruppe von 45 bis zu 54 Jahren. Mehr als die Hälfte der erkrankten Frauen sind unter 55 Jahren.

Brustkrebs ist eine ernste Erkrankung mit hoher Mortalität, und die Prognose ist während der letzten 30 Jahren nicht wesentlich verbessert worden. In Dänemark (5,5 Mill. Einwohner) werden etwa 2200 neue Brustkrebsfälle pro Jahr diagnostiziert. Allein schon wegen der großen Zahl bedarf es größter Anstrengungen, eine frühzeitige Diagnose und Behandlung zu ermöglichen, und die Forschung über die Probleme dieser Krankheit ist sehr intensiv.

Viele Untersuchungen haben ergeben, daß das emotionale Trauma, das mit dem Brustkrebs verbunden ist, ebenso vernichtend für das Dasein der Frau sein kann wie die physischen Folgen der Erkrankung. Noch viele Jahre nach erfolgreicher physischer Behandlung klagen viele Frauen über unbestimmte Beschwerden, wie Schlaflosigkeit, Alpträume, Appetitlosigkeit, Konzentrationsschwäche, Schwierigkeiten bei der Bewältigung des Haushalts und plötzliche Anfälle von Weinen.

Die schwersten psychischen Behinderungen bei diesen Frauen sind jedoch Depressionen, verändertes Körperbewußtsein und sexuelle Dysfunktionen. Viele Untersuchungen haben gezeigt, wie wichtig es ist, von Anfang an diesen Beschwerden vorzubeugen, denn sie haben nicht nur Einfluß auf die Lebensqualität der Frau, sondern scheinen auch von Bedeutung zu sein für ihre Chancen, physisch geheilt zu werden.

Entfernt man einer Frau unversehens eine Brust, verändert sich die Auffassung, die sie von sich selbst als einer normalen und sexuell attraktiven Frau hat, radikal. Die Kultur der westlichen Welt legt einen enormen Wert auf die Brüste als Ausdruck echter Weiblichkeit und als sexuelles Symbol, ob es uns nun recht ist oder nicht, und dieser Tatbestand hat Einfluß auf beide Geschlechter. Viele Untersuchungen haben ergeben, daß das positive Bild, das eine Frau von sich selbst hat, von ihrem Idealbild einer Frau bestimmt ist, und zu diesem Idealbild gehören normale Brüste. Eine Mastektomie stellt deshalb ein schweres narzistisches Trauma dar.

Die daraus resultierende negative Selbsteinschätzung hat einen tiefgreifenden Einfluß auf die Sexualfunktion der Frau, und es zeigt sich, daß sexuelle Dysfunktionen bei Frauen mit einem Krebsknoten viel häufiger sind als bei Frauen, bei denen ein benigner Knoten entfernt wurde. Das größte Problem der mastektomierten Frauen geht aber über das rein Sexuelle hinaus und betrifft vor allem die Angst, die emotionale Unterstützung seitens der nächsten Angehörigen, besonders des Partners, zu verlieren. Die Reaktion des Partners trägt hierzu in hohem Maße bei, weil sich auch beim Partner die Einschätzung seiner Frau negativ verändern kann.

Die Standardbehandlung des Brustkrebses war viele Jahre lang die totale Mastektomie, gefolgt von einer Röntgenbestrahlung des Operationsfeldes, der Achselhöhle und der Halslymphdrüsen. In den letzten Jahrzehnten ist diese traumatisierende Behandlung modifiziert worden, und man hat weniger abschreckende Operationen vorgeschlagen, z. B. werden heute immer häufiger Eingriffe vorgenommen, bei denen die Brust so weit wie möglich erhalten bleibt. Die Begründung dafür ist einmal, daß nicht bewiesen werden konnte, daß die radikale Mastektomie bessere Heilungschancen bietet als weniger umfassende Eingriffe, zum anderen aber auch, daß die Frauen zunehmend gegen allzu radikale Eingriffe protestierten.

Entscheidend für das Resultat der Behandlung scheint zu sein, daß man die Frau über alles, was und warum es geschehen soll, informiert, daß man alles mit ihr durchspricht und ihr selbstverständliches Recht, bei der Wahl der Behandlungsmethoden mitzubestimmen, akzeptiert. Die positive Einstellung der Frau zur Behandlung und ihre aktive Mitwirkung sind für ein gutes Resultat wichtig. Eine solche Zusammenarbeit kann bis zu einem gewissen Grade den negativen psychologischen Folgen, die die Lebensqualität und das Sexualleben der Frau beeinträchtigen können, vorbeugen oder diese vermindern. Die Minimalforderung an die behandelnde Klinik ist, die operative Behandlung, sobald diese beschlossen ist, mit der Frau durchzusprechen. Dies bezieht sich in erster Linie auf den Umfang des Eingriffes, und schon jetzt muß auch besprochen werden, was dieser Eingriff u. U. für die Selbsteinschätzung der Frau bedeuten könnte. Der Ehemann beziehungsweise der Partner müssen soweit möglich am Gespräch teilnehmen, sofern die Frau es wünscht. Man darf nicht vergessen, dies ausdrücklich der Frau anzubieten. Es geht nicht an, den Partnern nur dann hinzuzuziehen, wenn die Frau erst von sich aus den Wunsch zu erkennen gibt.

Nach der Operation und spätestens bei der Entlassung muß der Frau Gelegenheit gegeben werden, sich beraten zu lassen. Für viele wird es emotional belastend sein, ihr verändertes Aussehen zur Kenntnis zu nehmen, und als Behandler muß man sich darüber im klaren sein, daß viele Frauen gerade zu diesem Zeitpunkt Hemmungen haben, Fragen über ihr zukünftiges Geschlechtsleben zu stellen, obgleich diese Fragen gerade zu diesem Zeitpunkt für sie ganz oben an liegen. Es ist deshalb die Aufgabe des Therapeuten, auf einfühlsame, aber nicht aufdringliche Weise die Frau darauf hinzuweisen, daß der Therapeut auch diese Probleme neben der weiteren pflegerischen und sonstigen Behandlung mit ihr zu besprechen gewillt ist.

Viele sehen es als vorteilhaft an, daß der Partner dabei ist, wenn der Verband zum ersten Mal abgenommen wird. Mancher Angst und Unwissenheit bei beiden und der Angst der Frau, sich später dem Partner mit entblößter Brust zu zeigen, kann vorgebeugt werden, wenn diese erste Entblößung im Rahmen der „geborgenen“ Atmosphäre der Klinik vor sich gehen kann. Sowohl die Frau wie ihr Partner sollen aufgefordert werden, die Narbe und ihre Umgebung zu betasten, um ihre natürliche Abwehrreaktion zu „desensibilisieren“.

Alle diese Probleme sollen bei den Nachuntersuchungen besprochen werden, insbesondere innerhalb der ersten drei Monate nach der Entlassung und im Laufe des ersten Jahres nach der Operation.

In den meisten westlichen Ländern gibt es eine „Wie früher leben"-Organisation, die ökonomisch und ideell von Einrichtungen zur Krebsbekämpfung unterstützt wird. Die dänische „Wie früher leben"-Organisation besteht aus etwa 150 Beratern, alles Frauen, die selbst mastektomiert wurden. Sie bietet allen Frauen, die wegen Brustkrebs operiert wurden, Rat und Hilfe an. Die Organisation hat Kontakt mit etwa 90% aller Kliniken in Dänemark, die Brustkrebs operieren, und man berät 1100 bis 1200 Frauen jährlich. Durch häufige Kurse und Konferenzen hält man sich über Fortschritte in Forschung und Behandlung auf dem laufenden, und bei den Beratungen nehmen psychologische Aspekte einen breiten Raum ein. Hinzu kommt Beratung über soziale Probleme, Hilfe bei Anschaffung von Brustprothesen, individuell gefertigter Kleidung u. ä. Alle Beraterinnen arbeiten freiwillig und ohne Entgelt, alle müssen mindestens zwei Jahre nach der Operation rezidivfrei gewesen sein, bevor sie zur Ausbildung als Beraterin zugelassen werden. Erst in den späteren Jahren sind sexuelle Fragen bei den Beratungen erörtert worden und das auch nicht überall in Dänemark.

5.1.3.6 Kollumkarzinom (Carcinoma colli uteri). Das Kollumkarzinom ist nach dem Brustkrebs die häufigste Krebserkrankung der Frau in Dänemark. Die Zahl der Neuerkrankungen geht zwar etwas zurück, aber es werden immer noch etwa 900 neue Fälle pro Jahr festgestellt. Ausgehend von der Ausdehnung der Erkrankung unterscheidet man vier Stadien. Die Fünf-Jahres-Überlebensrate übersteigt wesentlich 60%, und bei den frühen Stadien (Ia, Ib, IIa), die zusammen 70 bis 75% aller Fälle ausmachen, liegt die Überlebensrate (nach fünf Jahren) bei über 90%.

Die Krankheit hat also eine recht gute Prognose, die sich Jahr für Jahr verbessert, da die Zahl der Patientinnen, die erst in späteren Stadien zur Behandlung kommen, abnimmt.

Die Behandlungsmethoden wechseln, aber drei Prinzipien sind vorherrschend:
- Operative Behandlung allein,
- Kombinierte Operation und Nachbestrahlung und
- Bestrahlung allein.

Die operative Behandlung allein wird nur im Stadium Ia angewandt, während die Kombinationsbehandlung (Operation und Nachbestrahlung oder Bestrahlung allein) für die Stadien Ib und IIa in Frage kommt. Bei weiter fortgeschrittenen Stadien kommt nur die Bestrahlung allein in Betracht.

Im Stadium Ia wird eine einfache Hysterektomie vorgenommen. Im Stadium Ib und IIa werden außerdem Eileiter und Eierstöcke, die Parametrien mit den Lymphdrüsen in der Umgebung des Uterus und das obere Drittel der Scheide entfernt, so daß die Scheide postoperativ verkürzt ist (Wertheim-Operation).

Bestrahlt werden entweder die Beckenorgane von innen durch radioaktives, in der Scheide und im Zervikalkanal angebrachtes Material oder der Unterleib der Frau von außen durch ein Hochvoltgerät.

Viele Untersuchungen haben ergeben, daß die Ergebnisse bei den Stadien Ib und IIa bei Bestrahlung allein und bei der Kombinationsbehandlung von Operation und Bestrahlung gleichwertig sind. Die Folgen der beiden Vorgehensweisen, besonders für das Geschlechtsleben der Frau, unterscheiden sich aber markant. Mehrere Untersuchungen haben ergeben: Wählt man die Bestrahlung allein, wird ein Drittel der Frauen oder mehr schwere sexuelle Probleme bekommen, während dies nur bei einem Viertel der Fall ist, wenn man die Kombinationsbehandlung wählt. Die Beschwerden sind teils physischer Natur in Form von Schmerzen, Blutungen und Trockenheit, teils psychischer in Form von verminderter oder fehlender Libido, von Orgasmusunfähigkeit und Angst vor Schmerzen sowie vor einem Rezidiv. Die physischen Beschwerden sind die Folge der Bestrahlungen der Scheidenhaut, während die psychischen Beschwerden vor allem davon abhängen, was die Frau von ihrer Krankheit weiß und wie sie mit ihrem Therapeuten und ihrem Partner über die auftretenden Beschwerden sprechen kann.

Aufgrund der Erfahrungen der letzten Jahre ist entscheidend, daß zwei gleich wichtige Faktoren beachtet werden:

1) Die Kombinationsbehandlung soll nur im Stadium Ib und IIa angewandt werden, es sei denn, daß wesentliche Umstände dagegen sprechen.
2) Die Frau soll eine eingehende Information über ihre Krankheit erhalten, über die Behandlungsweise und das Leben nach Abschluß der Behandlung. Eine neuere dänische Untersuchung ergab, daß alle Frauen wußten, daß sie Krebs hatten, obgleich nur wenige es von ihrem Therapeuten erfahren hatten, und sie empfanden die fehlende Information über ihre Überlebenschance als ein Todesurteil. Dabei ist die Prognose des Kollumkarzinoms wesentlich besser als für andere Krankheiten, bei denen wir ohne Zögern die Diagnose klar mitteilen, z. B. beim Herzinfarkt. Die Untersuchung ergab auch, daß die sexuellen Probleme der Frauen mit der mangelhaften Information zusammenhingen und daß es insbesondere wichtig war, zu folgenden zwei Zeitpunkten zu beraten:
   - Erstens vor der Klinikeinweisung, also wenn die Diagnose und der Behandlungsverlauf festgelegt werden sollen, damit die Frauen verstehen, was jetzt geschehen wird und warum, und welche Konsequenzen dies für ihr späteres Leben haben kann.
   - Zweitens nach Abschluß der Behandlung, insbesondere etwa zwei Monate danach, wenn die meisten Frauen ihr Geschlechtsleben wiederaufnehmen und zu ihrer Arbeit zurückkehren. Wichtig ist vor allem, daß die Partner der Frauen an den Beratungen vor und nach der Behandlung teilnehmen.

Das Kollumkarzinom tritt am häufigsten bei sexuell aktiven Frauen auf und selten bei Frauen ohne Geschlechtsleben. Es scheint ein Zusammenhang zwischen der Häufigkeit des Kollumkarzinoms und der Anzahl der Sexualpartner zu bestehen, und bei Prostituierten findet man z. B. eine unverhältnismäßig hohe Frequenz. Man hat über diesem Zusammenhang viele Theorien entwickelt, z. B. ob das talgartige *Smegma,* von den Drüsen an der Glans penis produziert, vielleicht einen krebserregenden Stoff enthält oder ob es an schlechter Hygiene liegen könne. Ein sicher krebserregender Faktor wurde jedoch nicht nachgewiesen.

5.1.3.7 Korpuskarzinom (Carcinoma endometriale). Diese Krebsform unterscheidet sich wesentlich vom Gebärmutterhalskrebs. Die Häufigkeit ist etwa halb so groß, in Dänemark etwa 450 Fälle jährlich. Die Krankheit trifft meistens Frauen etwas höheren Alters, vor allem in den 60er und 70er Jahren. Der Verlauf, die Stadieneinteilung und die Prognose unterscheiden sich auch vom Kollumkarzinom. Die Behandlung besteht entweder in Operation, Operation und Nachbestrahlung oder, bei fortgeschrittenen Stadien, in Bestrahlung allein. Die sexuellen Konsequenzen sind denen des Kollumkarzinoms ähnlich. Auch wenn die Frauen einer wesentlich höheren Altersgruppe angehören, ist es wichtig, auch mit ihnen die sexuellen Konsequenzen der Erkrankung durchzusprechen.

5.1.3.8 Ovarialkarzinom (Eierstockkrebs). Das Ovarialkarzinom ist relativ selten, aber erfaßt doch etwa 5% der Frauen, d. h. in Dänemark etwa 500 Frauen jährlich. Die Prognose ist schlecht, weil es meistens erst so spät erkannt wird, daß es bereits metastasiert hat. Die Behandlung ist entweder Operation, gefolgt von Chemotherapie, oder – wenn eine Radikaloperation unmöglich ist – nur Chemotherapie, u. U. kombiniert mit Bestrahlungen, falls der Tumor strahlensensibel ist. Obgleich das Ovarialkarzinom meist nach der Menopause auftritt, kommt es doch nicht selten bei jungen Frauen vor. Bei der Operation werden Eierstöcke, Eileiter und Gebärmutter entfernt. Wenn die Frau noch menstruiert, wird dies zu einer sofortigen Verschiebung der Hormonbalance führen. Das Klimakterium tritt mit Macht ein, die Frau wird heftige Hitzewellen und Schweißausbrüche bekommen zusammen mit all den übrigen Beschwerden, die mit dem Eintritt des Klimakteriums verbunden sind. Dazu kommen die unangenehmen Nebenwirkungen der Chemotherapie, wie z. B. Übelkeit, Haarausfall u.a.m.

Die Krankheit als solche hat keinen großen Einfluß auf die Sexualfunktion der Frau, aber die Behandlung und ihre Nebenwirkungen können einen sehr negativen Effekt haben, wenn die Frau und ihr Partner nicht genau beraten und über die Ursachen der verminderten Libido u. ä. informiert werden. In späteren Stadien der Erkrankung kann eine Testosteronbehandlung in Frage kommen. Man muß dann die Frau darüber informieren, daß dadurch eine Libidosteigerung entstehen kann, obgleich die Frau im übrigen durch die Krankheit entkräftet ist.

5.1.3.9 Vulvakarzinom. Von allen Krebserkrankungen hat keine einen so vernichtenden Einfluß auf das Sexualleben wie das Vulvakarzinom, weil der nötige operative Eingriff so umfassend ist, daß der Geschlechtsverkehr meist unmöglich wird.

Das Vulvakarzinom ist relativ selten, aber die Zahl der Erkrankungen in Dänemark steigt, etwa 120 Frauen erkranken jährlich daran. Das Durchschnittsalter ist 62 Jahre, aber auch ganz junge Frauen können an einem Vulvakarzinom erkranken. Die Prognose ist gut. 85% überleben mehr als fünf Jahre, und die Behandlungsresultate werden immer besser, aber es handelt sich um ausgedehnte chirurgische Eingriffe.

Die Behandlung besteht in einer Vulvektomie (s. auch Abb. 5-4). Man exstirpiert die ganze Vulva, d. h. die Labia majora und minora, die Klitoris und das Gewebe um den Introitus vaginae. Bei der radikalen Vulvektomie werden darüber hinaus der untere Teil der Scheide, der untere Teil der Urethra, dazu das Perineum bis zum Anus und die regionalen Lymphdrüsen der Leisten und der Innenseite der Femora entfernt.

Der Eingriff ist stark verstümmelnd. Die Scheide wird verkürzt, der Introitus ganz eng. Man hat das Aussehen der Frau nach dem Eingriff mit dem einer Schaufensterpuppe verglichen (s. Abb. 5-5). Es ist klar, daß so schwere Veränderungen des Aussehens und die Einschränkung der Koitusmöglichkeit zu sexuellen Dysfunktionen führen werden, wenn die Frau und ihr Partner nicht Gelegenheit bekommen, vor und nach der Operation die Situation mit ihrem Therapeuten durchzusprechen. Trotzdem war es bisher kaum üblich zu beraten.

Eine Untersuchung (Andreasson et al., 1986) hat gezeigt, daß mehr als die Hälfte der operierten Frauen nach der Operation keinen Geschlechtsverkehr mehr hatten. Mehr als ein Drittel litt an Dyspareunie, und alle litten an sexuellen Dysfunktionen irgendwelcher Art. Vor allem aber waren die Frauen auf Grund ihres radikal geänderten Aussehens deprimiert, und die Depression war begleitet von vermindertem Selbstbewußtsein, vom Nichthinnehmen des eigenen Aussehens und dem Gefühl, keine richtige Frau mehr zu sein. Hinzu kam noch allgemeine Müdigkeit. Diese Reaktionen hat man als typisch somato-psychisch bezeichnet.

Nicht nur die Frauen, auch ihre Partner waren deprimiert und klagten über verminderte Libido und andere sexuelle Dysfunktionen. Die Untersuchung ergab auch: Wenn die Frauen ihr Geschlechtsleben nicht eineinhalb bis drei Monate nach der Operation wiederaufgenommen hatten, geschah es später nicht mehr. Die Schlußfolgerung aus dieser Untersuchung ist: Wenn auch die Resultate der Behandlung des Vulvakarzinoms in den letzten Jahren verbessert wurden, ist eine Revision der operativen Technik angeraten, um die großen, mutilierenden Eingriffe zu vermeiden, weil man auch die Lebensqualität der Frau nach dem Eingriff mitbedenken muß. Will man die Frau ohne allzu schwere somato-psychische Reaktionen und ohne ein zerstörtes Sexualleben durch die Behandlung führen, ist es entscheidend, daß sie und ihr Partner vor und nach der Operation eingehend beraten werden.

5.1.3.10 Kolostomie. Bei verschiedenen Leiden der inneren Geschlechtsorgane und des Magen-Darm-Trakts, z. B. bei Karzinomen des Eierstocks oder des Dickdarms, bei jüngeren Frauen außerdem bei einer Colitis ulcerosa (blutenden Dick-

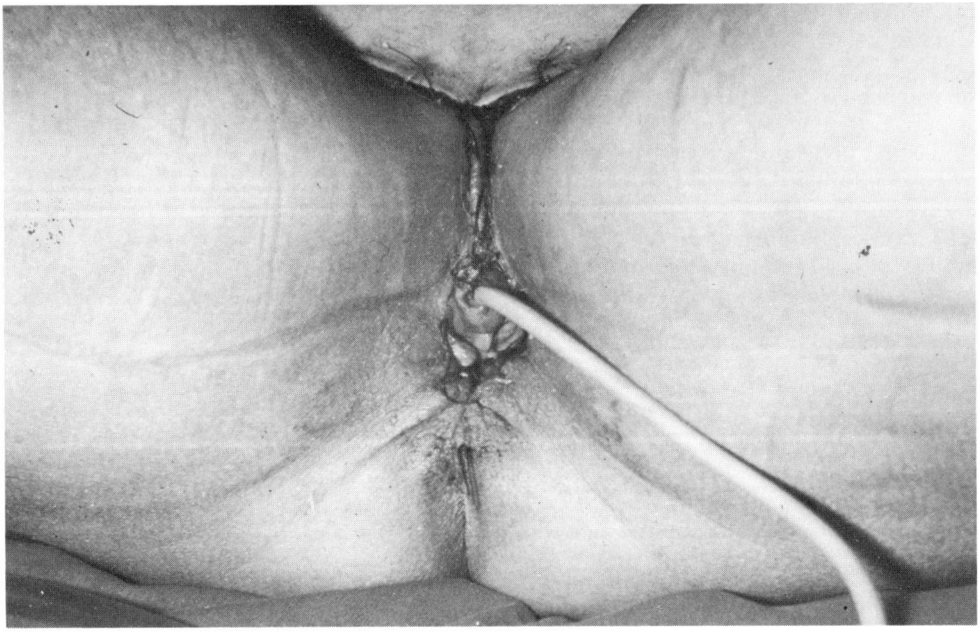

Abbildung 5-4:
Zustand nach Vulvektomie

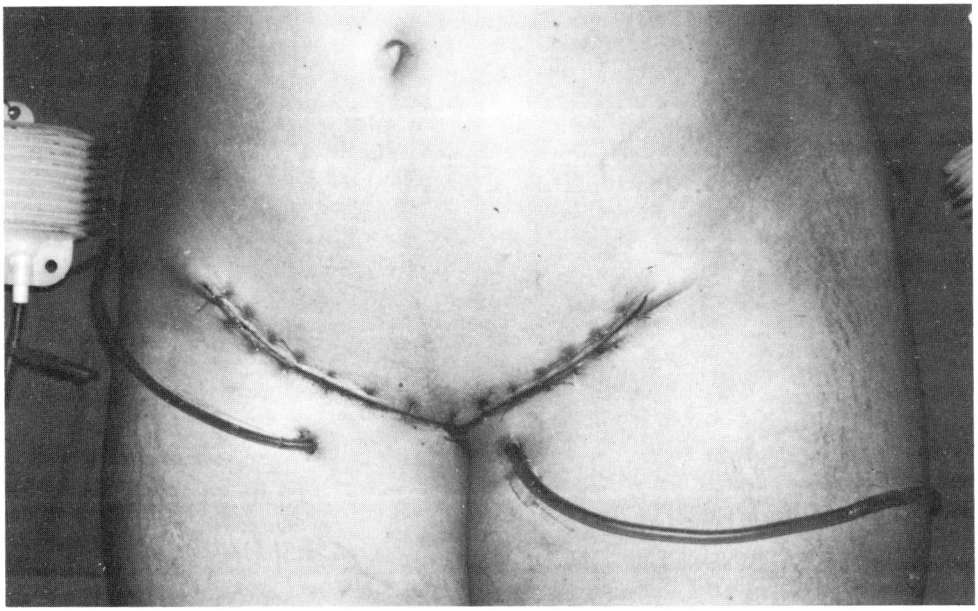

Abbildung 5-5:
Vulvektomie
Die Labia majora, Labia minora, Klitoris und der Mons pubis sowie die inguinalen Lymphdrüsen sind entfernt worden. Die Patientin hat einen Katheter in der Blase und eine Dränage in der Wunde, die bald nach der Operation entfernt werden. Infolge der Operation ist die Vaginalöffnung jetzt ganz klein (Krankenhaus Herlev, Kopenhagen).

darmentzündung) kann die Anlegung eines künstlichen Darmausganges (Anus praeter) angezeigt sein. Eine solche Kolostomie ist an sich ohne Einfluß auf die Sexualfunktion der Frau, kann aber die Frau und ihren Partner sexuell hemmen. Das Problem muß mit der Frau und ihrem Partner bei der Krankenhausentlassung und bei eventuellen Nachuntersuchungen besprochen werden, damit man einen Eindruck davon bekommt, ob eine sexologische Beratung erforderlich ist, wie die folgende Krankengeschichte zeigt (s. auch Abschn. 6.6):

Eine 51jährige Frau wird mit Klagen über Dyspareunie an eine gynäkologische Klinik überwiesen. Vor einem halben Jahr wurde sie wegen eines Rektumkarzinoms mit Rektumexstirpation, Verschluß des Anus und einer Kolostomie behandelt. Sie wurde intravaginal nachbestrahlt. Sie überstand Operation und Nachbestrahlung gut, klagte aber über Dyspareunie. Die chirurgische Klinik nahm an, daß ihre Koitusschmerzen durch Schrumpfung der Scheide und Trockenheit nach der Bestrahlung verursacht waren und überwies an die gynäkologische Klinik zwecks eventueller Dilatation.

Die gynäkologische Untersuchung ergab im großen und ganzen normale Verhältnisse, allerdings jedoch geringfügige, durch Strahlen verursachte Veränderungen der Scheide. Eine Dilatationsbehandlung mit Dilatatoren bis Größe 36 war ohne Schwierigkeiten möglich. Trotzdem klagte die Frau unverändert über Schmerzen bei der Einführung des Penis, Beschwerden während des Koitus, verminderte Libido und über fehlende sexuelle Befriedigung. Erst nach fünf bis sechs Dilatationsbehandlungen kam heraus, daß ihr Hauptproblem darin bestand, sich selbst nicht akzeptieren zu können. Sie fand, daß ihr Wert als Frau nach Anlegung des Anus praeter stark herabgesetzt sei. Früher war sie mit ihrem Aussehen zufrieden, jetzt fand sie sich häßlich. Sie mochte sich nicht „untenherum“ anschauen, sich selbst nicht berühren, weil sie meinte, häßlich und gänzlich verändert zu sein.

Nach mehreren Anläufen berichtete sie, daß früher die für sie optimale Stimulation genitooral gewesen war, hierauf hatte sie multiorgastisch reagiert, und auch der Ehepartner hielt dies für die beste sexuelle Variante. Früher konnte sie auch durch manuelle Stimulation Orgasmus erreichen. Seit der Operation wagte sie jedoch nicht, sich so zu betätigen und wies den Ehemann ab, als er es ein einziges Mal versuchte. Sie war sehr bedrückt darüber und glaubte, ihr Mann sei es auch, sie konnte sich jedoch nicht entschließen, mit ihm darüber zu sprechen. Die Hauptursache ihrer Koitusschmerzen war, daß sie sich nicht sexuell stimuliert fühlte. Es trat keine Lubrikation auf, und sie war an dem Punkt angelangt, wo sie sich sagte: „Ich möchte es so schnell wie möglich hinter mich bringen“. Das Resultat war für beide Teile enttäuschend.

Sie empfand wohl, daß es viel besser wäre, wenn er sie vor dem eigentlichen Koitus lange genug liebkosen und zunächst für kurze Zeit den Penis ruhig in der Scheide halten würde, bevor er mit den Koitusbewegungen begann, aber sie konnte sich nicht dazu überwinden, es ihm zu sagen, sondern forderte ihn nur auf, so schnell wie möglich fertig zu werden.

Beim ersten Gespräch versuchte man, sie dazu zu bewegen, sich als Frau wieder mehr zu akzeptieren. In Verbindung mit der gynäkologischen Untersuchung gab man sich Mühe, ihr zu zeigen, daß sie völlig normal gebaut war, abgesehen von der verschlossenen Enddarmöffnung. Man bekam den Eindruck, daß es ihr sehr half. Darauf forderte man sie auf, zu Hause in aller Ruhe den Dilatator zu gebrauchen, aber auch, sich genau zu betrachten und vor allem sich selbst „unten“ zu berühren; das versprach sie. Man forderte sie auch auf, mit dem Ehemann über ihre Probleme zu sprechen. Das sah sie aber als unmöglich an, dazu sei sie zu verschämt. So lud man beide Partner zu einem Gespräch ein mit der Begründung, daß ein Dritter als Vermittler dienen könnte. Sie wollte es sich überlegen.

Bei dem nächsten Gespräch drei Wochen später war ihre Situation verändert. Sie hatte sich inspiziert und festgestellt, daß ihre Genitalien unverändert und wie früher waren, und sie hatte mit ihrem Mann über ihre Probleme gesprochen. Ein paar Male hatte sie vor dem Koitus den Dilatator gebraucht, danach gelang der Koitus ohne Probleme, und sie hatten beide Orgasmus erreicht. Er hatte sie manuell und oral liebkost, und sie hatte multiorgastisch reagiert. Sie fühlte sich wie ein neuer Mensch voll überschüssiger Kraft. Sie hatte die „Größe des Ehemannes“ mit dem Dilatator verglichen und war der Auffassung, daß eine weitere Dilatation nicht nötig war, aber sicherheitshalber wollte sie gern den Dilatator noch etwas behalten. Sie gab ihn ein halbes Jahr später zurück und war problemfrei.

5.2 Hypogonadismus bei Männern

Svend G. Johnsen

Unter Hypogonadismus masculinus wird jede Unterfunktion der Testes verstanden, ungeachtet ihrer Art und ihrer Ursache.

Als Hypogonadismus bezeichnet man eine Unterentwicklung der äußeren Geschlechtsorgane.

Es gibt viele Formen von männlichem Hypogonadismus, und um den Mechanismus dahinter verständlich zu machen, ist eine kurze Beschreibung der Hodenfunktion nötig.

Was die Anlage der Hoden beim Fötus betrifft, wird auf Kapitel 1 verwiesen.

Die Hoden sind ein Doppelorgan mit zwei verschiedenen, teilweise voneinander unabhängigen Systemen. Das eine System ist das der Spermatogenese, das in den Tubuli seminiferi des Hodens liegt. Hier findet eine lebhafte Teilung von Keimzellen statt, und nach den Teilungen reifen die Zellen zu Spermatozoen heran. Von den Tubuli seminiferi gelangen sie in die Nebenhoden, wo sie weiter reifen und gelagert werden.

Das andere System ist das hormonproduzierende System. Die Hormonproduktion geht in den Leydig-Zellen zwischen den Tubuli seminiferi vor sich, und das wichtigste Hormon ist das männliche Geschlechtshormon Testosteron. Da die Testosteronbildung zwischen den Tubuli seminiferi erfolgt, ist die Testosteronkonzentration in den Tubuli sehr hoch, was für die Spermatogenese von Bedeutung ist.

Da der Hoden zwei Systeme beherbergt, muß es auch zwei verschiedene Stimulationen zu ihrer Regulierung geben; dies sind die zwei Gonadotropine der Hypophyse, das follikelstimulierende Hormon (FSH) und das luteinisierende Hormon (LH). Die Hypophyse bildet diese zwei Hormone, wenn sie durch ein Hormon des Hypothalamus, des LHRH (LH-Releasing-Hormon) bzw. FSHRH stimuliert wird.

LH aus der Hypophyse stimuliert die Leydig-Zellen zur Bildung von Testosteron, das in der Blutbahn an Plasmaproteine gebunden wird, besonders an das SHBG (Sex Hormone Binding Globulin), während das Testosteron in den Tubuli seminiferi an das androgenbindende Protein ABP gebunden wird. Die Funktion dieser Proteine ist nicht völlig bekannt, aber das freie Testosteron ist der physiologisch aktive Faktor, während das gebundene wahrscheinlich als Reservoir dient. Das Testosteron wird von dem Enzym 5-Alpha-Reduktase, das sich in einer Reihe von androgenempfindlichen Geweben befindet, zu dem noch potenteren Dihydrotestosteron (DHT) umgewandelt. Besonders die Entwicklung und Funktion der Genitalien sind abhängig von DHT. Testosteron wandert über die Blutbahn zum Hypothalamus, wo es die Abgabe von LHRH hemmt, so daß die Abgabe von LH durch die Hypophyse abnimmt. Wir haben hier ein komplettes Rückkopplungssystem (Feedback) vor uns. Es bedeutet, daß wir bei niedrigem Testosteronniveau im Serum eine starke LH- Erhöhung bekommen, z. B. wenn keine Testes vorhanden sind oder wenn sie nicht funktionieren.

FSH aus der Hypophyse stimuliert die Spermatogenese in den Tubuli seminiferi, und auch hier gibt es ein Feedback. Wir bekommen eine FSH-Erhöhung, wenn die Spermatogenese wegfällt oder unvollkommen ist. In welcher Weise die Rückkopplung von der Spermatogenese zur Hypophyse erfolgt, ist nicht ganz geklärt. Einige Forscher sind der Auffassung, daß die Spermatogenese ein besonderes Hormon, Inhibin, freisetzt, das das FSH hemmt.

Hieraus ergibt sich, daß Krankheiten der Hoden eine Erhöhung der Gonadotropine LH oder FSH oder beider auslösen – vorausgesetzt, daß Hypophyse und Hypothalamus normal funktionieren. Man bezeichnet diesen Zustand als hypergonadotropen Hypogonadismus. Sind aber Hypophyse und Hypothalamus erkrankt, und sind die Hoden aus diesem Grunde nicht funktionsfähig, sind die FSH- und LH-Werte erniedrigt. So entsteht ein hypogonadotroper Hypogonadismus. Bluthormonanalysen auf FSH und LH haben deshalb große Bedeutung beim Hypogonadismus. Man erfährt, welchen Sitz das Leiden hat.

Es wurde erwähnt, daß das männliche Geschlechtshormon, das Testosteron, das wichtigste Hormon der Hoden darstellt. Das Testosteron bewirkt, daß der Junge sich in der Pubertät zum Mann entwickelt, und ein erwachsener Mann hat zehnmal mehr Testosteron im Blut als eine Frau. Aber die Hoden bilden in recht großem

Umfange auch weibliche Geschlechtshormone, und wahrscheinlich haben auch diese Bedeutung für die Pubertät und die Funktion des Mannes. Möglicherweise bewirken weibliche Geschlechtshormone die Rückkopplung zur Hypophyse und regulieren dadurch die FSH-Produktion. Sowohl der Serumtestosteron- wie der Serumöstradiolspiegel können bestimmt werden.

Im ersten Kapitel ist die Entwicklung der Geschlechtsorgane beim Fötus beschrieben worden, und es wurde beschrieben, daß die Entwicklung der Geschlechtsorgane in männliche Richtung durch männliche Hormone bewirkt wird, die in den Hoden produziert werden. Es sei hinzugefügt, daß dieselbe Hormonproduktion den Deszensus der Hoden in das Skrotum bewirkt. Fehlender Deszensus der Hoden (Retentio testis) kann also ein Symptom dafür sein, daß die Hormonproduktion der Testes beim Fötus nicht in Ordnung war (fötaler Hypogonadismus).

Die Spermatogenese ist bei einem normalen Mann fein reguliert, mit einer konstanten Produktion von 50 bis 100 Mill. Spermien täglich. In den Epididymes (Nebenhoden) können sie ein paar Tage gelagert werden. Man muß deshalb bei einer Spermauntersuchung dafür sorgen, daß drei bis fünf Tage seit dem letzten Samenerguß vergangen sind. Es ist sehr schwierig gewesen, Normalwerte für eine Spermauntersuchung festzulegen, aber man nimmt an, daß sich in einem normalen Ejakulat mindestens 60 Mill. Spermien befinden, von denen die Hälfte beweglich ist und zwei Drittel die richtige Form haben.

Schließlich wird auf die Beschreibung des Pubertätsverlaufes bei Jungen in Kapitel 2 verwiesen. Man muß darauf achten, daß die Vergrößerung der Hoden das erste Pubertätszeichen eines Jungen darstellt und daß eine fehlende Testisvergrößerung das sicherste Symptom eines Hypogonadismus darstellt. Dagegen hat das Alter bei Eintritt der Pubertät kaum Bedeutung, da es sehr stark variieren kann. Nimmt man eine große Gruppe normaler 15jähriger Jungen und stellt sie in eine Reihe nach dem Grad der Pubertätsentwicklung, wird man an dem einen Ende ganz kindliche Jungen finden, bei denen die Pubertätsentwicklung fast noch nicht begonnen hat, und am anderen Ende Jungen, die fast wie erwachsene Männer wirken.

Eine Pubertät kann auf Grund einer Hormonstörung abnorm früh eintreten: Pubertas praecox. Sie kann verursacht sein durch eine Überproduktion männlicher Hormone in den Nebennieren. Schon im frühen Kindesalter kann Schambehaarung auftreten (Adrenogenitales Syndrom – AGS). Aber es handelt sich nicht um eine richtige Pubertät, denn die Hoden arbeiten nicht und es entsteht kein Geschlechtstrieb. Die abnorme Nebennierenrindenfunktion kann mit Kortison behandelt werden, und der Zustand ist (wenn er nicht direkt angeboren ist) gutartiger Natur. Bei der richtigen Behandlung tritt im richtigen Alter die Pubertät ein. Eine komplette, aber abnorm frühe Pubertät mit Gonadotropinerhöhung, Testisvergrößerung und sexueller Funktion ist enorm selten und wird meistens durch ein Gehirnleiden ausgelöst.

Von abnorm verspäteter Pubertät, Pubertas tarda, kann man erst sprechen, wenn bei einem 16jährigen noch keine Pubertätszeichen aufgetreten sind. Dies braucht gar nichts zu bedeuten, denn es kommt vor, daß eine sonst ganz normale Pubertät erst mit 17–18 Jahren in Gang kommt (vgl. Abb. 5-6). Oft ist aber eine fehlerhafte Funktion der Hoden oder der Hypophyse schuld an der nicht eingetretenen Pubertät.

5.2.1 Androgenausfallsymptome beim Mann

Viele glauben, daß die Potenz eines Mannes von der Anwesenheit von Testosteron abhängt. Aber so ist es nicht, jedenfalls längst nicht immer. Symptome, bedingt durch Mangel an männlichem Geschlechtshormon, hängen in hohem Maße davon ab, in welchem Alter der Androgenmangel einsetzt.

Wenn Testosteron von der Pubertät an ganz gefehlt hat, entwickelt sich der Junge nicht zum Mann. Die Stimme wird nicht tief, es entwickelt sich nur geringe Scham- und sekundäre Körperbehaarung,

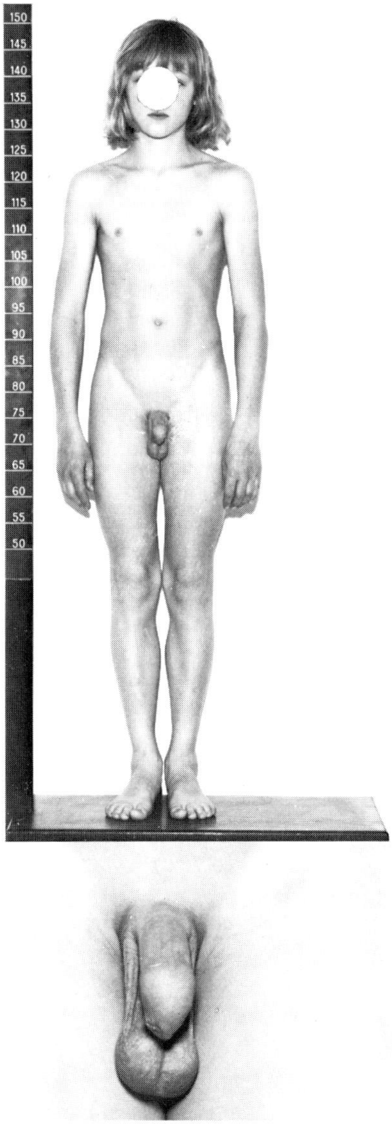

Abbildung 5-6:
15jähriger Junge mit verspäteter Pubertät
Die Geschlechtsbehaarung fehlt. Der Stimmbruch ist noch nicht eingetreten. Aber die Hoden haben sich deutlich vergrößert. Dem Jungen fehlt nichts, er ist nur ein Spätentwickler.

und die Geschlechtsorgane bleiben klein. Der Junge bekommt lange Extremitäten, die Muskulatur wird schwach, die Psyche bleibt oft kindlich, und es entsteht kein Geschlechtstrieb.

Wenn aber ein Mann erst nach voll ausgebildeter männlicher Entwicklung, d. h. nach dem Alter von 20 bis 25 Jahren, die testikulären Androgene verliert, sind die Folgen geringer. Der Mann behält sein männliches Gepräge, der Bartwuchs geht weiter, aber die sekundäre Körperbehaarung kann etwas reduziert werden. Bei etwa einem Drittel bleiben Geschlechtstrieb und Potenz trotz Fortfall des männlichen Hormons aus den Testes erhalten. Bei den übrigen treten Potenzstörungen auf, insbesondere in Form von Erektionsstörungen.

Fehlt Testosteron, kann im Laufe von zehn bis dreißig Jahren eine Entkalkung und leichtere Zerbrechlichkeit der Knochen, wie bei älteren Frauen, auftreten.

Eine fehlende oder unzureichende Testosteronproduktion kann man bei einem Patienten leicht substituieren, denn es gibt ausgezeichnete Testosteronpräparate. Testosteron kann als Injektion gegeben werden; es gibt Mischungen mehrerer Testosteronester, die schnell und über längere Zeit wirken; die Normaldosis beträgt 250 mg alle zwei bis drei Wochen. Einige Patienten brauchen die doppelte Dosis. Freies Testosteron kann in Tablettenform (100 mg) verabreicht werden. Die normale Dosis ist 200 mg 2 x tägl. Im Handel gibt es Kapseln mit Testosteronundecanoat (1 Kapsel = 32 mg Testosteron). Die Normaldosis ist: 2 Kapseln 3 x tägl. Außerdem gibt es für peroralen Gebrauch mehrere Testosteronderivate, z. B. Mesterolon, 10 beziehungsweise 25 mg pro Tablette (Proviron®). Normaldosis 3 Tabl. à 25 mg tägl.

Es sei ausdrücklich darauf hingewiesen, daß eine Testosteronbehandlung nur wirkt, wenn der Patient an Testosteronmangel leidet. Vor einer Behandlung muß deshalb gegebenenfalls der Serumtestosteronspiegel bestimmt werden. Eine einzige Blutentnahme am Vormittag reicht aus. Behandlung mit Testosteron ist nur bei vermindertem Serumtestosteron indiziert. Ist der Testosteronspiegel normal, hat weitere Testosteronzufuhr überhaupt keine Wirkung, und die Behandlung bedeutet nur Geld- und Zeitvergeudung.

Die folgende Einteilung des männlichen Hypogonadismus basiert auf dem Alter, in dem die Krankheit entdeckt wird oder erkannt werden kann.

5.2.2 Chromosomale Störungen

Sie wurden in Abschn. 1.4 besprochen. Hier soll nur das Klinefelter-Syndrom mit dem Karyotyp 47XXY, einer der häufigsten Formen von männlichem Hypogonadismus, genannt werden. *Das Klinefelter-Syndrom* zeigt sich erst in der Pubertät: Die Hoden vergrößern sich nicht, weil das spermatogenetische Gewebe zugrunde gegangen ist. Einige Klinefelter-Patienten bekommen in der Pubertät eine Gynäkomastie. Andere haben eine zu geringe Testosteronproduktion und können Eunuchen gleichen. Beim Klinefelter-Syndrom ist das FSH stark erhöht, und die Diagnose wird durch die Chromosomenanalyse gestellt. Patienten mit einem Klinefelter-Syndrom haben ein feminines Gepräge, sie sind aber nicht homosexuell. In jüngeren Jahren ist der Geschlechtstrieb normal, aber man hat festgestellt, daß der Geschlechtstrieb schon mit 30 bis 35 Jahren abnehmen kann. Bei Klinefelter-Patienten soll man immer das Serumtestosteron bestimmen, und wenn es zu niedrig ist – was oft der Fall ist –, müßte man eine Testosteronbehandlung versuchen. Klinefelter-Patienten reagieren aber leider schlechter auf Testosteronbehandlung als andere Patienten. Da das spermatogenetische Gewebe immer zugrunde gegangen ist, sind Patienten mit einem Klinefelter-Syndrom zeugungsunfähig, und eine Behandlung ist nicht möglich.

5.2.3 Störungen bei der Ausbildung der Gonaden und der Genitalien

Es gibt Patienten ganz ohne Hoden. In der Fötalperiode müssen aber Hoden vorhanden gewesen sein, sonst hätte der Patient sich nicht zu einem Mann entwickeln können (s. Kap. 1). Die Hoden müssen aber später zugrunde gegangen sein. Die Krankheit wird (also zum Teil zu Unrecht) *Aplasia gonadalis* genannt. Sie zeichnet sich aus durch fehlende Hoden im Skrotum, ausbleibende Pubertät und dadurch, daß bei Stimulation mit Gonadotropinen keine Androgensteigerung erfolgt. Bei dieser Krankheit soll die Substitutionsbehandlung mit Testosteron in der Pubertät anfangen und lebenslang fortgesetzt werden (s. Abschn. 5.2.1).

Bei der Anlage der Geschlechtsdrüsen im Fötus wandern die Geschlechtszellen in die Drüsenanlage hinein, sie stammen nämlich vom Hinterdarm und sind wie Amöben durch den Fötus gewandert, bis sie die Geschlechtsdrüsenanlage gefunden haben, um sich dort niederzulassen. Das geschieht, wenn der Fötus 8 mm lang ist. Diese Keimzelleninvasion kann ausbleiben. Wir haben dann einen Hoden ohne Keimzellen vor uns. Der Zustand ist nicht ganz selten und wird als *Germinalaplasie* oder als *„Sertoli-only-cell"-Syndrom* bezeichnet. (Sertoli-Zellen sind Stützzellen des testikulären Kanalystems. Da die Spermatogonien fehlen, kleiden allein Sertoli-Zellen die Hodentubuli aus.) Ein Mann mit dieser Krankheit hat nie Spermatozoen in seinem Sperma (Azoospermie) und ist zeugungsunfähig. Aber davon abgesehen, ist er ein vollständig normaler Mann mit normaler Geschlechtshormonproduktion. Die Infertilität ist nicht behandelbar.

5.2.3.1 Hypospadie. Im ersten Kapitel ist die Differenzierung und Entwicklung der äußeren Geschlechtsorgane bei beiden Geschlechtern besprochen worden. Beim Jungen soll die Urethra an der Unterseite des Penis aus einer doppelten Anlage so zusammenwachsen, daß sie an der Spitze des Penis mündet. Dieses Zusammenwachsen kann ganz oder teilweise ausbleiben, so daß die Urethra irgendwo an der Unterseite des Penis mündet: Hypospadie. Die Ursache kann in mangelnder Androgenproduktion der fötalen Hoden liegen, und man beobachtet auch, daß die Hoden bei Patienten mit Hypospadie oft eine mangelhafte Funktion aufweisen. Es gibt einzelne Hypospadie-Patienten mit schwer beschädigten Testes, bei denen in der Pubertät eine Vergrößerung der Brustdrüsen (Gynäkomastie) eintritt. Plastische Operationen bei schwereren Graden von Hypospadie sind schwierig. Man muß mehrfach operieren, bis man erreicht, daß die Harnröhre an der Spitze des Penis mündet, und es glückt längst nicht immer. Erwachsene Hypospadie-Patienten haben in der Regel eine normale Testosteronproduktion und eine normale Potenz. Wenn aber die Urethra nicht an der Spitze des Penis mündet, gelangt das Sperma nicht in den Uterus. Man muß gegebenenfalls eine Insemination vornehmen, um eine Gravidität zu ermöglichen.

5.2.3.2 Retentio testis (Kryptorchismus). Unter Retentio testis versteht man, daß ein oder beide Hoden sich nicht im Skrotum befinden. Wie früher besprochen sorgen die Hoden selbst durch ihre Androgenproduktion dafür, daß sie in das Skrotum hinabsteigen. Retentio testis ist deshalb ein Symptom dafür, daß die Hoden schon von der Fötalperiode her nicht in Ordnung sind. Damit erklärt sich das sonst unverständliche Faktum, daß auch bei einseitiger Retentio testis oft beide Hoden unterentwickelt sind.

2–3% der neugeborenen Jungen haben eine Retentio testis, die meisten Hoden deszendieren jedoch schnell ins Skrotum. Im Schulalter haben nur 0,8% eine Retentio testis.

Soweit man weiß, schadet es den Hoden nicht, im Kindesalter retiniert zu sein; deszendieren sie aber nicht in der Pubertät, geht das spermatogene Gewebe zugrunde (wahrscheinlich weil die Hoden zu hohe Temperaturen nicht vertragen). Ist die Retentio testis doppelseitig, wird der Mann also steril (und bekommt erhöhte FSH-Werte). Dagegen wird die Testosteronproduktion durch die Retentio nicht beeinträchtigt. Ein Mann mit Retentio testis hat ein normales viriles Aussehen, und seine sexuelle Potenz ist meistens normal. Es gibt jedoch einzelne Patienten, bei denen die Testosteronproduktion an der unteren Grenze liegt und bei denen Libido und Potenz herabgesetzt sind (RABOCH et al., 1977). Da das spermatogene Gewebe der Hoden bei Retentio testis zugrunde geht, wird man versuchen, durch eine Behandlung einen Deszensus in das Skrotum zu bewirken. Dafür gibt es verschiedene Mittel. Das Hauptmittel ist Behandlung mit Choriongonadotropin. Man gibt in der Regel 1500 I E i.m. 2 mal pro Woche, im ganzen 20 bis 30 Injektionen vor und während der Pubertät. Bei dieser Behandlung gelangt die Hälfte der retinierten Testes ins Skrotum. In neuerer Zeit hat man kleinen Jungen auch das Hypothalamushormon LHRH als Nasentropfen gegeben. Dadurch wird die LH-Produktion angeregt, LH stimuliert die Hoden zu Testosteronproduktion, welche wiederum den Deszensus stimuliert. Der erfolgte Deszensus stellt keine Garantie dafür dar, daß die Hoden funktionstüchtig sind. Oft bleibt die Fertilität mehr oder weniger reduziert, wahrscheinlich weil die Hoden schon zur Fötalzeit mangelhaft angelegt waren.

Man kann die Hoden durch eine Operation (Orchidopexie) ins Skrotum bringen, es muß aber davon abgeraten werden, da die operierten Hoden fast nie eine befriedigende Spermatogenese aufweisen werden. Die Ursache ist vielleicht, daß operierte Hoden nicht die notwendige Temperaturregulierung erhalten (das Skrotum ist ein sinnreich aufgebautes Kühlsystem mit einem Thermostaten, und die Hoden müssen im Skrotum frei beweglich sein, damit es funktioniert).

5.2.3.3 Kastration. Es kommt vor, wenn auch selten, daß ein Patient beide Hoden verliert und Kastrat wird. Die häufigste Ursache ist die Testistorsion, bei der Hoden und Samenstrang so stark rotiert werden, daß alle Blutgefäße abgeklemmt werden und der Hoden zugrunde geht und entfernt werden muß. Testistorsion kann in beiden Hoden nacheinander auftreten, und der Kranke wird Kastrat. Geschwülste können, wenn auch seltener, in beiden Hoden auftreten, so daß beide entfernt werden müssen, und man kann schließlich beide Hoden bei einem Unfall verlieren. Es gibt also eine gewisse Zahl von Kastraten in der Gesellschaft. Früher wurden Sittlichkeitsverbrecher kastriert. Das ist in Skandinavien nicht mehr der Fall.

Einem Kastraten fehlt das männliche Geschlechtshormon Testosteron, und es muß ihm bis zu seinem Lebensende zugeführt werden. Geschieht das, kann der Kastrat ein normales Leben als Mann und ein normales Geschlechtsleben führen. Als Ersatz für die fehlenden Hoden kann man Testisprothesen aus Plastik, die wie natürliche Hoden erscheinen, ins Skrotum einlegen.

5.2.4 Störungen der Pubertätsentwicklung

5.2.4.1 Eunuchoidismus. Darunter versteht man einen Zustand, bei dem die Hoden bei der Pubertät zu überhaupt keiner Funktion kommen und bei dem der Kranke, bleibt er unbehandelt, zu einem Kastraten (Eunuchen) wird. Es gibt zwei Gruppen solcher Patienten:

Bei der ersten Gruppe funktionieren die Hoden nicht, und die Gonadotropine FSH und LH sind stark erhöht *(hypergonadotroper Eunuchoidismus)*.

Bei der zweiten Gruppe, der häufigeren, funktionieren die Hoden nicht, weil FSH und LH aus der Hypophyse fehlen *(hypogonadotroper Eunuchoidismus)*. Die Störung liegt im Hypothalamus, der kein LHRH bildet. Auch andere Hirnteile können defekt sein, da diese Patienten oft keinen Geruchssinn haben. Das klinische Bild beider Gruppen ist gleich: Es tritt keine Pubertät ein, und der Patient bekommt sehr lange Gliedmaßen. In einigen Fällen tritt zur Zeit der Pubertät eine Pubesbehaarung auf, aber dies wird von der Nebennierenrinde induziert und ist kein Zeichen wirklicher Pubertät (s. Abb. 5-7 und 5-8). Die Stimme bleibt kindlich (hoch), die Pubesbehaarung spärlich, und der Patient bekommt keinen Geschlechtstrieb. Er wirkt also völlig wie ein Kastrat.

Genau wie Kastraten können Eunuchen testosteronbehandelt werden und dadurch eine Pubertätsentwicklung, Libido und Potenz bekommen. Aber die Hoden bleiben klein, es tritt keine Spermiogenese und damit keine Fertilität ein. Der hypogonadotrope Eunuchoidismus kann mit Gonadotropinen behandelt werden, und da man sowohl über FSH- wie LH-Präparate verfügt, ist es – theoretisch – möglich, den Kranken fertil zu machen. Praktisch ist dies jedoch fast nie gelungen, und da eine Gonadotropinbehandlung so-

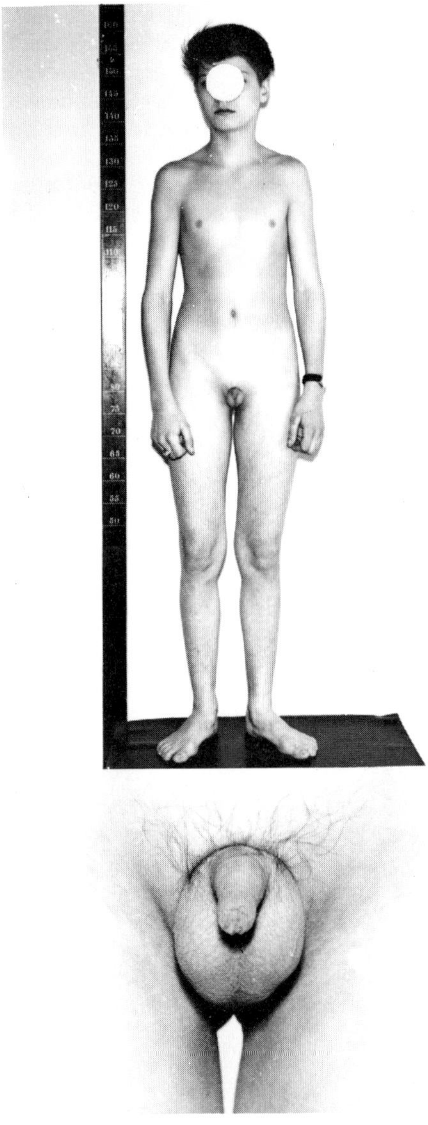

Abbildung 5-7:
19jähriger junger Mann mit Eunuchoidismus
Keine Pubertät. Keine Gonadotropine aus der Hypophyse. Die Testes sind kindlich und ohne Funktion. Der Patient ist langbeinig.

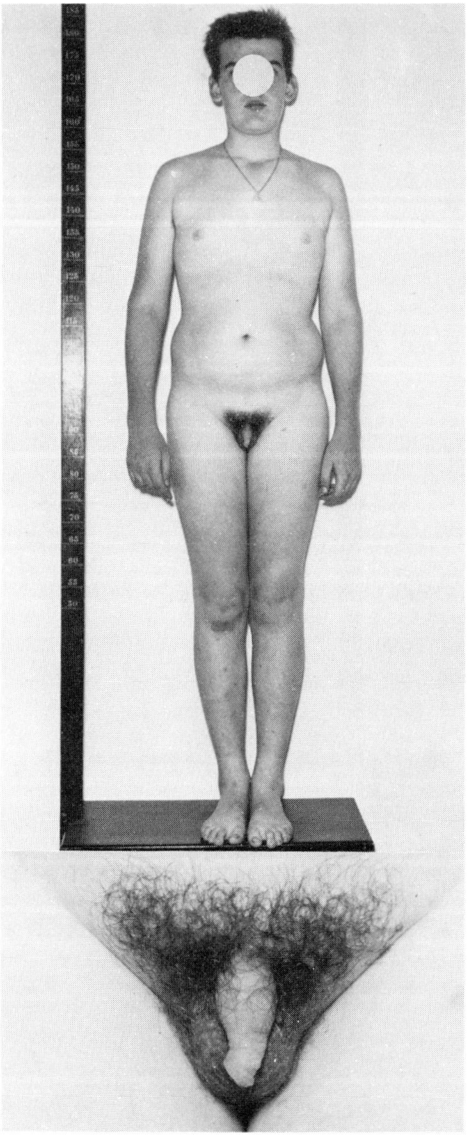

Abbildung 5-8:
Eunuchoidismus
17jähriger junger Mann. Man sieht Pubertätszeichen, aber die Pubertät ist nicht echt. Die Schambehaarung ist durch Nebennierenrindenhormone induziert. Die Testes sind winzig und ohne Funktion. Der Patient hat keine Gonadotropine und ist Eunuch.

wohl kostspielig wie beschwerlich ist, bleibt es meist bei einer Testosteronbehandlung der hypogonadotropen Form.

Eine andere Form der Störung der Pubertätsentwicklung wird beim *Infantilismus* beobachtet, bei dem der Kranke in jeder Hinsicht – Aussehen, Körpergröße, Knochenentwicklung u. ä. – für sein Alter viel zu kindlich ist, z. B. so, daß ein 16jähriger Junge in jeder Weise wie ein normaler 11jähriger wirkt. Die Ursache des Zustandes ist unbekannt, es handelt sich aber wahrscheinlich um ein Leiden im Hypothalamus. In einigen Fällen trifft die Pubertät von selbst ein, nur viel zu spät, und da es für die meisten Patienten als unerträglich empfunden wird, unter Gleichaltrigen unnormal kindlich zu erscheinen, wird man oft eine Gonadotropinbehandlung versuchen. In einigen Fällen bleibt der gewünschte Behandlungserfolg aus, und es gibt Patienten, die ihr Leben lang physisch kindlich bleiben. Ein solcher Patient hat im allgemeinen einen geringen oder gar keinen Geschlechtstrieb.

5.2.4.2 Adipöse feminine Jungen. Im Hypothalamus gibt es Zentren für die Sexualfunktion wie für die Appetitregulation, und es können von diesen Zentren aus Zustände, bei denen Fettsucht und schlechte Testisfunktion kombiniert sind, ausgelöst werden. Die Krankheit heißt seit alters Dystrophia adiposogenitalis. Sie kann angeboren sein, und von Geburt an besteht dann eine gewisse Fettsucht und gleichzeitig oft eine Retentio testis. Die Krankheit kann auch zwischen dem 7. und 12. Lebensjahr beginnen. Das Fett ist bei dieser Krankheit feminin verteilt. Man beobachtet Brüste, fette Schenkel, und die äußeren Genitalien sind ganz klein (Abb. 5-9). Das Aussehen der Patienten kann, verglichen mit Normalen, grotesk und lächerlich wirken, und sie sind oft unglaublichen Neckereien in der Schule ausgesetzt. Zumeist tritt eine gewisse Pubertätsentwicklung ein, und es kann geschehen, daß die Fettsucht ganz schnell verschwindet und der Patient gesund wird. Aber in schwereren Fällen ist die Pubertät unzureichend, die Testes bleiben weiterhin zu klein, und die Patienten werden nicht fertil. Es kann schwierig sein, die Krankheit zu erkennen, denn Fettsucht bei sonst normalen Jungen kann sehr wohl ein gewisses feminines Gepräge haben, und Fettpolster können sehr wohl die Geschlechtsorgane zum Teil so verbergen, daß sie als zu klein erscheinen. Die echte Dystrophia adiposogenitalis soll in den Pubertätsjahren mit Gonadotropinen behandelt werden, und die Behandlung hilft oft gut. Es gibt aber auch Patienten, die ihr ganzes Leben mit feminin verteiltem Fett leben müssen. Wenn nur ihre Testisfunktionen einigermaßen ausreicht, werden sie sexuell voll potent.

5.2.4.3 Andere Ursachen für feminines Aussehen. Es ist oben erwähnt worden, daß Patienten mit Klinefelter-Syndrom vergrößerte Brüste (Gynäkomastie) und überhaupt ein feminines Gepräge haben können. Aber eine Gynäkomastie kann auch bei anderen Patienten vorkommen. In der Pubertät bekommen manche Jungen eine Vergrößerung der Brustdrüsen, die aber wieder von selbst verschwindet. Aber in einigen Fällen ist die Brustvergrößerung viel ausgeprägter und schwindet nicht. Eine Ursache wird meistens nicht gefunden, und man muß das Drüsengewebe operativ entfernen. Das kann unsichtbar durch einen Schnitt längs dem Rand der Papille geschehen.

Gewisse Formen von Hormonbehandlung und gewisse hormonproduzierende Tumoren können zu Gynäkomastie führen. Bei großem Bierkonsum tritt gleichzeitig mit dem „Bierbauch" eine Fettanhäufung in den Brüsten auf, so daß sie sehr groß erscheinen. Eine Gynäkomastie kann auch bei alkoholischer Leberzirrhose vorkommen.

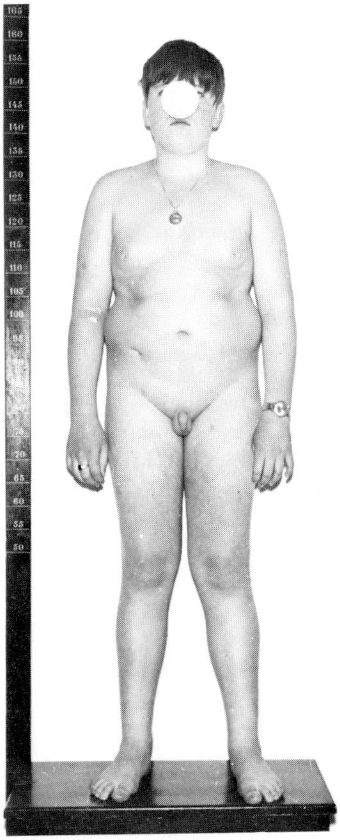

Abbildung 5-9:
Dystrophia adiposogenitalis
13jähriger Junge mit leichterer Dystrophia adiposogenitalis.
Die Fettverteilung ist feminin, er hat „Brüste". Die Oberschenkel sind bläulich marmoriert, er ist blaß, kann keine Sonnenbräune erreichen. Er hat Genua valga, und die äußeren Geschlechtsorgane sind klein.

5.2.5
Fertilitätsstörungen beim Mann

Jede achte Ehe ist ungewollt kinderlos (s. auch Abschn. 6.9). Die allgemeine Auffassung ist, daß bei 45% der Grund dafür beim Mann, bei 45% bei der Frau und bei 10% bei beiden gleichzeitig zu finden ist. In Wirklichkeit bedeuten diese Zahlen aber wenig, denn die Zeugungsfähigkeit darf nicht isoliert gesehen werden, sondern versteht sich als die Summe der Fertilität beider Partner. Es gibt Frauen, die enorm fruchtbar sind, so fruchtbar, daß sie ohne Probleme mit einem Mann, dessen Fertilität nach all unseren Kriterien als sehr gering angesehen werden muß, Kinder bekommen können. Andere Frauen sind eher durchschnittlich fruchtbar und müssen einen fertileren Mann haben, um schwanger zu werden. Es gibt auch Frauen, bei denen alle Untersuchungen normal sind und die, ohne daß wir die Ursache dafür kennen, so wenig fruchtbar sind, daß sie nur mit einem überdurchschnittlich fertilen Mann schwanger werden können.

Hierdurch wird unterstrichen, daß man fast nie bei einem kinderlosen Paar sagen kann: Hier liegt es am Mann, hier liegt es an der Frau. Nur wenn der Mann überhaupt keine Spermien in der Samenflüssigkeit hat, kann man sagen, er ist zeugungsunfähig. Und nur wenn eine Frau überhaupt keine Eisprünge aufweist oder einen totalen Verschluß beider Eileiter hat, kann man sagen, es liegt an ihr, wenn sie keine Kinder bekommt. In allen anderen Fällen liegt die Zeugungsunfähigkeit bei den Partnern gemeinsam, und wenn keine Schwangerschaft eintritt, so liegt es daran, daß die Fertilität der Frau, ergänzt durch die Fertilität des Partners und umgekehrt – wie oben beschrieben – nicht ausreicht.

5.2.5.1 Azoospermie (Aspermie). Sie besagt, daß in der Samenflüssigkeit überhaupt keine Spermien zu finden sind. Man beobachtet die Azoospermie bei völligem Zugrundegehen des tubulären Systems der Hoden wie z. B. beim Klinefelter-Syndrom, nach Orchitis (nach Parotitis epidemica bzw. Mumps bei Erwachsenen) und wenn das tubuläre System überhaupt nicht entwickelt wurde wie bei den Eunuchen. Man stellt sie auch bei vollausgebildeten Testes fest, sofern die Spermatogonien (Urgeschlechtszellen) einfach fehlen: *Aplasia germinalis* (s. Abschn. 5.2.1).

Schließlich kann eine Azoospermie bei ganz normalen Testes und normaler Spermienproduktion vorliegen, wenn die Ausführungskanäle für das Sperma verschlossen sind. Der Verschluß kann im Nebenhoden oder in den Samenleitern liegen, oder die Samenleiter sind nicht vorhanden (Aplasie). Die Ursache der Azoospermie kann durch eine Testisbiopsie festgestellt werden. Ergibt sich dabei, daß der tubuläre Apparat der Testes zugrunde gegangen ist oder daß die Spermatogonien fehlen, ist die Infertilität nicht zu beheben. Bei normalen Testes mit Verschluß der Ausführungsgänge kann man operativ versuchen, die Ausführungsgänge der Nebenhoden wiederherzustellen, aber dies ist enorm schwierig, denn die Kanäle sind sehr eng, und nur selten wird man erreichen, daß Spermien in die Samenflüssigkeit gelagen. So muß man oft aufgeben und das Paar auf Adoption oder, wenn beide es wünschen, auf heterologe Insemination verweisen (Donorinsemination) (s. Abschn. 6.9).

5.2.5.2 Oligospermie. In sehr vielen Fällen ungewollter Kinderlosigkeit findet man bei der Untersuchung des Spermas, daß es Spermien enthält, d. h. daß die Fertilität nicht gleich Null ist. Aber die Zahl der Spermien ist zu gering, und zu viele haben nicht die richtige Form oder die genügende Beweglichkeit. Wir rechnen damit, daß in einem Ejakulat, wenn seit der vorhergehenden Ejakulation drei bis fünf Tage verstrichen sind, mindestens 60 Millionen Spermien sein müssen. Bei dem Mann eines kinderlosen Paares findet man vielleicht nur fünf Millionen Spermien. Der Patient könnte nun entgegnen: Fünf Millionen! Aber es ist doch nur ein Spermium nötig! Man muß es so verstehen: Die Natur löst das scheinbar unlösbare Problem, daß ein Spermium den phantastisch langen Weg bis zum Ei zurücklegen kann, dadurch, daß sie die Zahl der Spermien enorm erhöht. Wenn die Zahl groß genug ist, glückt es immer. Ist die Zahl der Spermien zu klein, sinkt die statistische Wahrscheinlichkeit für eine Befruchtung; und wenn die Spermien darüber hinaus abnorme Formen haben oder schlechte Beweglichkeit aufweisen, fällt die Chance noch weiter. Rein praktisch werden die Chancen auch dadurch begrenzt, daß die Frau nur ca. 13 Eier pro Jahr entläßt, und im Laufe von drei Jahren ergeben sich somit vierzig Gelegenheiten. Man sieht: Die Fertilität braucht nicht sehr stark herabgesetzt zu sein, um das Paar mit dem Problem der Kinderlosigkeit zu konfrontieren.

Was findet man denn bei einem Mann mit Oligospermie? Zuerst sei festgestellt, daß die Geschlechtshormonproduktion des Mannes ganz normal ist. Der Mann ist also völlig normal entwickelt, und oft findet man Oligospermie bei sehr eleganten, virilen Männern. Auch ihre Potenz ist in Ordnung. Aber die Testes sind oft nicht sehr groß und nicht selten recht weich. Bei der Testisbiopsie erkennt man, daß die Spermiogenese unvollkommen ist, mit regelrechten Stockungen in der Zellentwicklung. Leider ist die Ursache schwer festzustellen, denn wir kennen nicht die feineren Mechanismen der Spermatogenese. Im allgemeinen ist das FSH bei unvollkommener Spermatogenese erhöht, und dann wissen wir, daß die Hypophyse das Ihrige getan hat, um die Spermatogenese zu stimulieren, und daß weitere Hormonzufuhr zwecklos ist. In einigen Fällen findet man niedrige FSH-Parameter trotz unvollkommener Spermatogenese, und hier liegt die Vermutung nahe, daß eine schlechte Hypophysenfunktion die Ursache der Oligospermie sein könnte. Man wird dann versuchen, mit HMG (Human Menopausal Gonadotropine) zu behandeln. Dieses wird aus dem Harn älterer Frauen gewonnen und besitzt überwiegend FSH-Aktivität. Man gibt 75 IE 2 x in der Woche i.m. (entweder allein oder zusammen mit Choriongonadotropin, 1500 IE) mindestens drei Monate lang. Die Behandlung ist sehr kostspielig und hilft nicht immer. Clomifen, das wahrscheinlich auf die Östrogenrezeptoren des Hypothalamus wirkt und die FSH-Produktion erhöht, kann zur Vermehrung der Spermienzahl führen. Man gibt 50 bis 100 mg täglich, mindestens drei Monate lang. Auch diese Behandlung ist kostspielig. Die Zahl der Spermien erreicht selten normale Werte, und nur in wenigen Fällen wird die Partnerin schwanger.

Besonders in den USA hat man versucht, Oligospermie mit Testosteron zu behandeln. Man gibt Testosteron drei bis sechs Monate lang in so großen Dosen, daß die Spermatogenese unterdrückt wird und der Patient eine Aspermie bekommt, z. B. Testosteron als 5%-Injektionsflüssigkeit, 100 mg i.m. jeden zweiten Tag. Nach dem Erreichen einer Aspermie wird die Behandlung unterbrochen, die Spermatogenese kehrt zurück und pendelt sich auf ein höheres Niveau als vor der Behandlung ein (Rebound-Phänomen). Viele stehen dieser Behandlung skeptisch gegenüber und haben die genannten Resultate nicht bestätigen können.

Infertilität kann an fehlender Sensibilität für Testosteron bei gewissen Zellen liegen (AIMAN et al., 1979). Wie oft das vorkommt, weiß man nicht, und der Zustand ist keiner Behandlung zugängig.

Es gibt Männer mit normaler Spermienzahl, bei denen aber fast alle Spermien abnorme Formen aufweisen. Die Ursache ist unbekannt, und es gibt keine Behandlungsmöglichkeit. Man sieht auch Männer, bei denen der Fehler nur darin besteht, daß die Spermien schlecht beweglich sind (Asthenospermie). Dies kann in seltenen Fällen an zu niedriger Testosteronproduktion liegen. Man kann in solchen Fällen Testosteronbehandlung versuchen, aber darüber hinaus besteht keine Behandlungsmöglichkeit bei der Asthenospermie.

Im ganzen stellt die Behandlung des virilen Mannes mit abnormem Sperma ein dunkles Kapitel dar. Aber man darf doch nicht von vornherein aufgeben. Es gibt Fälle, in denen eine Behandlung möglich ist, und deshalb müssen bei jedem Patienten mehrere Spermauntersuchungen, Hormonanalysen und gegebenenfalls eine Testisbiopsie vorgenommen werden. Vielleicht ergibt sich doch noch eine Behandlungsmöglichkeit. Der Verfasser behandelte einen Patienten, dessen Hypophyse auf Grund einer Geschwulst entfernt wurde. Die Gonadotropine FSH und LH verschwanden, und die Hoden stellten ihre Funktion ein. Aber durch Gonadotropinbehandlung kehrten bei dem Kranken nicht nur Geschlechtstrieb und Potenz zurück, auch die Spermatogenese kam in Gang, und unter Dauerbehandlung wurde er Vater von drei Kindern. Es kann also glücken!

Schließlich hat der virile, aber infertile Mann noch eine große Behandlungschance, nämlich wenn er eine Varikozele hat. Es handelt sich hierbei um erweiterte Venen im Skrotum über dem linken Hoden. Ungefähr 90% der Varikozelen treten auf der linken Seite auf, wahrscheinlich weil die linke Vena testicularis rechtwinklig in die linke Nierenvene mündet, im Gegensatz zur schrägen Einmündung der rechten Vena testicularis in die untere Hohlvene. Es gibt aber auch rechtsseitige oder bilaterale Varikozelen (SMOLEV und FORREST, 1987). Soweit man weiß, behindert die Varikozele die Temperaturregulation im Skrotum, und die Spermatogenese wird oft beeinträchtigt mit der Folge von Oligospermie, abnormen Spermienformen und Infertilität. Aber es ist ein leichtes, die Varikozele zu operieren (man unterbindet einige Venen in der Leiste). In den meisten Fällen wird die Spermatogenese danach besser und die Partnerin schwanger. Indes um eine Varikozele nach Möglichkeit zu finden, soll man infertile Männer genau untersuchen.

Die tiefere Ursache dafür, daß wir nur selten die Infertilität des Mannes erfolgreich behandeln können, liegt darin, daß wir nur sehr wenig darüber wissen, was alles auf die Fertilität des Mannes einwirken kann. Wir wissen, daß die Spermiogenese leicht beeinflußbar ist. Eine schwere Erkältung oder eine Grippe können dazu führen, daß ein Mann für einige Monate steril ist. Streß spielt vielleicht auch eine Rolle. Die Hoden können zu viel Wärme nicht vertragen (zu enge Hosen!), und die Spermatogenese ist stark abhängig von einer guten Sauerstoffversorgung der Hoden.

Verschiedene Gifte spielen eine Rolle, und die Hoden reagieren hochempfindlich auf Alkohol! Auf diesem Hintergrund kann man vielleicht besser das merkwürdige Faktum begreifen, daß es über 20% aller Männer nicht auf ausreichende Normalwerte bei der Qualität ihrer Spermien bringen. Hierdurch wird deutlich, daß die Hoden etwas ganz Besonderes darstellen, denn schlechte Nieren-, Leber- oder Herzfunktion findet man nicht bei 20% aller Männer. Bedenklich ist, daß mehrere gute Untersuchungen darauf hindeuten, daß die Fertilität der Männer in Europa und in den USA stark im Abnehmen begriffen ist. Die Werte der Spermienqualität, die man in den 40er Jahren fand, als man ernsthaft anfing, das Sperma zu untersuchen, kann der Mann der 80er Jahre nicht erreichen. Vielleicht können die Hoden die Lebensform, das Milieu und den Streß der modernen Gesellschaft nicht ertragen.

Viele Paare kämpfen also, wie man sehen kann, mit ungewollter Kinderlosigkeit. Kann man etwas dagegen unternehmen, wenn trotz Kinderwunsch keine Schwangerschaft eintritt? Amerikanische Gynäkologen sind der Auffassung, daß die Befruchtungschancen durch eine Koitustechnik verbessert werden können, bei der die Gebärmutter so tief wie möglich gelagert ist, so daß der Samen in die Gebärmutter hineinlaufen kann. Das ist vor allem durch zwei Koituspositionen zu erreichen: einmal, indem man bei Rückenlage der Frau ihr ein oder zwei dicke Kissen unter das Gesäß schiebt, damit das Gesäß in eine möglichst hohe Lage kommt. Beim Koitus sollen die Beine stark angewinkelt und abduziert werden.

Bei der anderen Position liegt die Frau auf den Knien mit der Brust ganz auf der Unterlage. Der Koitus wird dann von hinten ausgeführt, und anschließend legt sich die Frau ganz ruhig auf den Rücken. Beim Koitus soll der Mann nach der Ejakulation den Penis bewegungslos tief in der Scheide halten, bis die Erektion sich verliert. Wenn es auf Konzeption ankommt, darf man nur Positionen wählen, bei denen das obere Scheidengewölbe so tief wie möglich gelagert ist, also keine Positionen, bei denen die Frau oben liegt. Koitus jeden zweiten Tag ist für die Konzeption am günstigsten. Bei regelmäßigen Menstruationen kann man damit rechnen, daß die größte Konzeptionschance 15 Tage vor dem ersten Tag der zu erwartenden Menstruation liegt. Koitus täglich oder alle zwei Tage um diesen Zeitpunkt herum sollte die bestmögliche Chance einer Konzeption ergeben.

Männer mit Fertilitätsstörungen und besonders solche mit abnorm geformten Spermien fragen oft, ob ein größeres Risiko besteht, daß sie mißgebildete Kinder bekommen könnten oder daß ihre Frau eine Fehlgeburt haben wird. Dies ist in den USA gründlich untersucht worden, und es läßt sich klar sagen, daß dies nicht der Fall ist. Das Risiko, mißgebildete Kinder zu bekommen, oder das Risiko, daß die Frau eine Fehlgeburt hat, ist nicht größer als im Durchschnitt. Es besteht kein Zusammenhang zwischen schlechter Spermaqualität und mißglückter Gravidität. Es liegt wahrscheinlich daran, daß nur normalgeformte und gesunde Spermien den langen Weg in den Genitalien der Frau zurücklegen können und damit eine Chance haben, das Ei zu befruchten. Es erfolgt hier eine enorm große Selektion unter den Spermien, und nur die besten gewinnen den Wettlauf.

5.2.6 Hypogonadismus bei anderen Krankheiten

Wie oben besprochen sind die Hoden gegenüber Einflüssen von außen sehr sensibel, und ihre Funktion wird durch viele Krankheiten beeinträchtigt. Bei jeder länger dauernden ernsthaften Erkrankung, die den Allgemeinzustand verschlechtert, kann die Hodenfunktion beeinträchtigt werden. Am leichtesten trifft es die Spermatogenese und damit die Fertilität. Aber auch die Produktion von männlichem Geschlechtshormon kann herabgesetzt werden. Es ist allerdings selten, daß der Mangel an Geschlechtshormonen bei allgemein erkrankten Männern zu Impotenz führt. Die normale Sexualfunktion erfordert Wohlbefinden, und es gehört nicht viel Unpäßlichkeit dazu, damit die sexuelle Lust verlorengeht. Dies geschieht lange, bevor die Testisfunktion durch die Krankheit beeinflußt wird. Tritt das ein, so wird die Sexualfunktion noch schlechter.

Gewisse Krankheiten beeinträchtigen besonders die Hoden. Starke Unterernährung, z. B. bei Krebsleiden, setzt die Testisfunktion herab. Bei starker Überernährung (sehr großer Fettsucht) wird die Umsetzung der Geschlechtshormone anormal: Der Testosteronspiegel im Blut sinkt, und der Östrogenspiegel steigt. Dies erklärt vielleicht, warum sehr fette Männer oft impotent sind.

Die Testisfunktion nimmt bei schwereren chronischen Nierenleiden ab, und Dialysepatienten sind oft gänzlich impotent. Kranke mit Leberzirrhosen haben eine abnorme Umsetzung der Geschlechtshormone und sind oft impotent. Chronische Vergiftungen schädigen die Hoden. Alkohol hat eine direkt schädigende Wirkung auf die Hoden, und chronische Alkoholiker sind oft impotent. Narkotikamißbrauch führt zu Impotenz. Chemotherapie (bei malignen Erkrankungen) hat eine stark toxische Wirkung auf die Hoden und führt zu Impotenz.

Verminderte oder aufgehobene Testisfunktion kommt bei Hypophysenleiden, die die Gonadotropinproduktion schädigen, und bei abnormer Geschlechtshormonproduktion in der Nebennierenrinde vor. Eine abnorm große Prolaktinproduktion der Hypophyse führt zu Impotenz und schlechter Testisfunktion. Bei Hypothyreoidismus (Myxödem) kann die Testisfunktion leiden. Ein Drittel aller Patienten mit Diabetes mellitus hat eine herabgesetzte Potenz (s. auch Abschn. 6.4). Sie beruht in diesem Fall wahrscheinlich auf ungenügender Behandlung und Beeinträchtigung des Allgemeinbefindens. Beim Diabetes mellitus ist die Produktion von männlichen Geschlechtshormonen meistens normal.

Eine Reihe von neurologischen Erkrankungen kann zu Impotenz und außerdem zu schlechter Testisfunktion führen, z. B. Encephalomyelitis disseminata und Rückenmarksschäden. Dasselbe beobachtet man auch bei Arteriosclerosis universalis.

Schließlich sei erwähnt, daß Östrogeneinnahme die Hodenfunktion blockiert und meistens auch Impotenz hervorruft. Das wird therapeutisch beim Carcinoma prostatae ausgenutzt, bei dem man die Testisfunktion unterbinden möchte, um das Wachstum der Geschwulstzellen zu hemmen.

Jede Krankheit also, die das Allgemeinbefinden schwächt, kann zu Impotenz führen (s. auch Kap. 6 und 8). Jedes schwerere Allgemeinleiden kann die Testisfunktion beeinträchtigen. Darum muß jeder Mann, der früher normal potent war, der aber seine sexuelle Lust oder seine Erektions- und Ejakulationsfähigkeit eingebüßt hat, zuerst zu seinem Arzt gehen, um gründlich untersucht zu werden, ob ihm etwas fehlt. Erst wenn das geschehen ist und andere Krankheiten ausgeschlossen wurden, soll man nach anderen Ursachen für den Verlust der Potenz fahnden. Wenn eine Krankheit, die zu Impotenz führte, unheilbar ist, kann man versuchen, mit Testosteron zu behandeln. Das hilft aber nur bei herabgesetztem Serumtestosteron, das daher vorher bestimmt werden sollte.

5.2.7 Männliches Klimakterium (Climacterium virile)

Einige Männer erleben, daß sexuelle Lust und Potenz zwischen dem 40. und 60. Lebensjahr abnehmen. Das gilt besonders für die Erektion, die unvollständig wird oder u. U. ganz versagt, was dazu führen kann, daß der Mann letztlich impotent bleibt. Gleichzeitig beobachtet man Müdigkeit, Verstimmungen, Gereiztheit und gelegentlich sogar Tendenz zu Hitzewellen. Aus solchen Gründen haben Ärzte untersucht, ob es beim Manne ein Klimakterium gibt wie bei der Frau. Alle Untersuchungen haben aber ergeben, daß unter normalen Verhältnissen beim Mann im mittleren Alter keine Änderung der Testisfunktion eintritt. Die Testes gehen nicht zugrunde wie die Eierstöcke der Frau. Im Gegenteil, die Spermienproduktion setzt sich bis ins hohe Alter fort, und alte Männer können sehr wohl Kinder zeugen. Auch die Testosteronproduktion geht weiter, wenn sie auch im Laufe der Zeit etwas abnimmt. Männer im mittleren Alter erleben auch nicht die große Gonadotropinsteigerung, wie wir sie bei der Frau im Klimakterium beobachten. Es gibt also kein Climacterium virile in dem Sinne, daß die Geschlechtsdrüsen ihre Funktion verlieren.

Man kann sich nun fragen, was denn eigentlich dem Mann, der über nachlassende Potenz klagt, fehlt. Wenn es auch kein Climacterium virile gibt, kann sich die Hormonproduktion beim einzelnen natürlich sehr wohl verändern, und man muß daher den Serumtestosteronspiegel bestimmen. Ist er zu niedrig, kann man eine Testosteronbehandlung versuchen (s. Abschn. 5.2.1). Aber meist ist das Serumtestosteron normal. Eine gründliche ärztliche Untersuchung, die immer erfolgen muß, ergibt vielleicht auch nichts, es bleibt also die Frage, warum der Mann in mittleren Jahren denn impotent wird.

Es zeigt sich nun, daß die Ursache fast immer in Überbeanspruchung und Streß zu finden ist. Die Kräfte des Mannes nehmen mit dem Alter sehr stark ab; das wollen nicht alle einsehen. Ein 50–60jähriger Mann kann normalerweise nicht annähernd das leisten, was die 20–30jährigen können. Leider ist es aber so, daß die Erwartungen an den Mann in mittleren Jahren am Arbeitsplatz, in der Freizeit, im Gesellschaftsleben u. ä. steigen. Insbesondere gilt dies, wenn die Partnerin jünger als er und voller Kraft ist. Eines schönen Tages übersteigen die Erwartungen seine Kräfte, und er gerät in einen Zustand dauernder Überbelastung und Müdigkeit, und das erste Symptom hiervon ist oft die nachlassende Potenz. Vielleicht versucht er, sich mit Stimulanzien, Alkohol, Tabak, Kaffee oder Tabletten verschiedener Art auf der Höhe zu halten, aber er befindet sich in einer Zwickmühle, die alles schlimmer macht. Will man so einem Patienten helfen, muß er erst einsehen lernen, daß die Forderungen, die er an sich stellte, zu hoch waren. Er muß umsatteln. Ist dies nicht am Arbeitsplatz möglich, muß es in der Freizeit geschehen. Läßt es sich bewerkstelligen, müßte er mit Extraferien in ruhiger Umgebung beginnen. Nötig sind: rechtzeitige Bettruhe, ein Minimum an Geselligkeit und so wenig Alkohol wie möglich. Wenn die Kräfte sich erholt haben und alles wieder ins Lot gekommen ist, wird der Patient im allgemeinen die Erfahrung machen, daß Libido und Potenz wiederkehren und bis ins hohe Alter erhalten bleiben.

5.3 Somatisch bedingte Impotenz

Jørgen Ebbehøj

Das Interesse für somatische Ursachen männlicher Impotenz war früher gering. Für einen somatisch orientierten Arzt ist es schwer verständlich, daß die meisten Fehlleistungen in einem so komplexen Vorgang wie dem der Erektion psychisch bedingt sein sollten. Eine Reifenpanne führt doch auch zu einem Autoschlosser!

Dieser Abschnitt beschäftigt sich mit „Mechanik und Hydraulik".

5.3.1 Normale Erektion

Um Anomalien verstehen zu können, muß man die normale Funktion kennen.

Leider gibt es keine Funktionsbeschreibung, die widerspruchsfrei alle Normalfunktionen und alle bekannten Abweichungen vom Normalen beschreibt. Die grobe Übersicht, die sich aus den Abbildungen 5-10 und 5-11 ableitet, ist unvollständig, aber auch nicht falsch.

Zu einem geglückten Koitus muß der Penis eine angemessene Steife haben, die aber nur eintreten kann, wenn der Blutdruck in den Corpora cavernosa über 70 mm Hg beträgt. Um einen Blutdruck von 70 mm Hg in den Corpora cavernosa zu erreichen, muß der mittlere Blutdruck in den Arterien, die die Corpora cavernosa versorgen, mindestens 70 mm Hg betragen, und die Arterien müssen so beschaffen sein, daß der mittlere Blutdruck nicht unter 70 mm Hg fällt, auch wenn die Durchblutung stark ansteigt, d. h. sie müssen frei von Stenosen sein.

Die Aufrechterhaltung eines ausreichenden penilen Blutdruckes setzt eine gute Pumpfunktion des Herzens voraus; der systemische mittlere arterielle Blutdruck muß in Ordnung sein, auch im lokalen Bereich. Eine gute Erektion setzt voraus, daß alle psychischen und neurologischen Kontrollmechanismen, wie immer sie beschaffen sein mögen, in Ordnung sind.

Selbstverständlich kann in einem Penis ohne erektives Gewebe keine Erektion entstehen. Dennoch werden mir Patienten überwiesen, die Jahre ihres Lebens und bedeutende Summen für psychologische Behandlungen ihrer erektiven Dysfunktion vergeudet haben, obgleich in fibrösem Narbengewebe eine Erektion nicht erreichbar war.

Ich bin deshalb der Auffassung, daß es von größter Bedeutung für die Patienten ist, daß die Ärzte die Mechanik der Erektion und die rein mechanischen Fehler, die zur mangelhaften Erektion führen, kennen.

Die normale Erektion beginnt mit einer Entspannung der Muskulatur der Corpora cavernosa, dadurch wird das feste Gewebe weicher. Die arterielle Blutzufuhr nimmt zu und der venöse Abfluß ab. Es steht nicht fest, ob diese drei Stufen bei allen Männern in der gleichen Reihenfolge ablaufen. Unsere Untersuchungsergebnisse deuten auf große interpersonelle Variationen hin.

Wenn die Corpora cavernosa ungefähr das maximale Volumen erreicht haben – und erst dann! – steigt der intrakavernöse Druck, und diese Drucksteigerung bewirkt, daß die Corpora cavernosa steif werden.

Bei Versuchen mit visueller sexueller Stimulation haben wir nachgewiesen, daß eine Drucksteigerung erst erfolgt, wenn das volle Volumen erreicht ist. Vorher wird sogar oft ein Druckabfall beobachtet, der wahrscheinlich durch die Muskelentspannung bewirkt wird.

Bei den gleichen Versuchen haben wir mit Hilfe von Röntgenkontrastuntersuchungen nachgewiesen, daß der venöse Rücklauf aus den Corpora cavernosa zu Beginn der Erektion abnimmt (s. Abb. 5-10).

Beim Hervorrufen einer künstlichen Erektion beobachtet man ganz andere Verhältnisse, denn hier spielen die normalen Regulationsmechanismen nicht herein, sondern man infundiert Kochsalzlösung in die Corpora cavernosa. Bei Beginn der Infusion steigt der Rücklauf und hält sich auf einem höheren Niveau als bei nichterigiertem Penis und fällt erst, wenn die Erektion eingetreten ist. Normaler-

Abbildung 5-10: Schnitt durch den Penis mit den wichtigsten Blutgefäßen. Die Pfeile geben die Strömungsrichtung an.

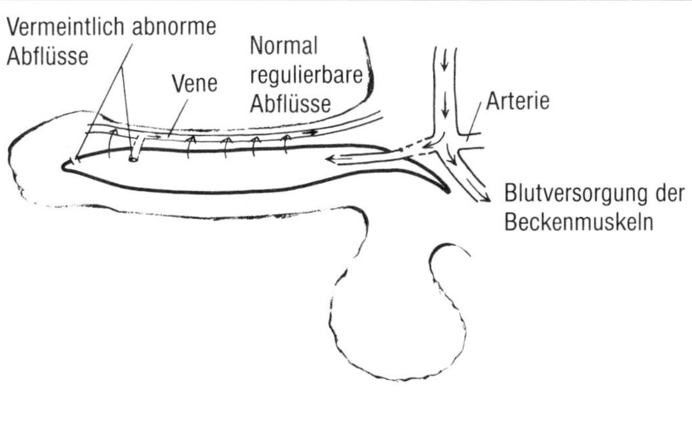

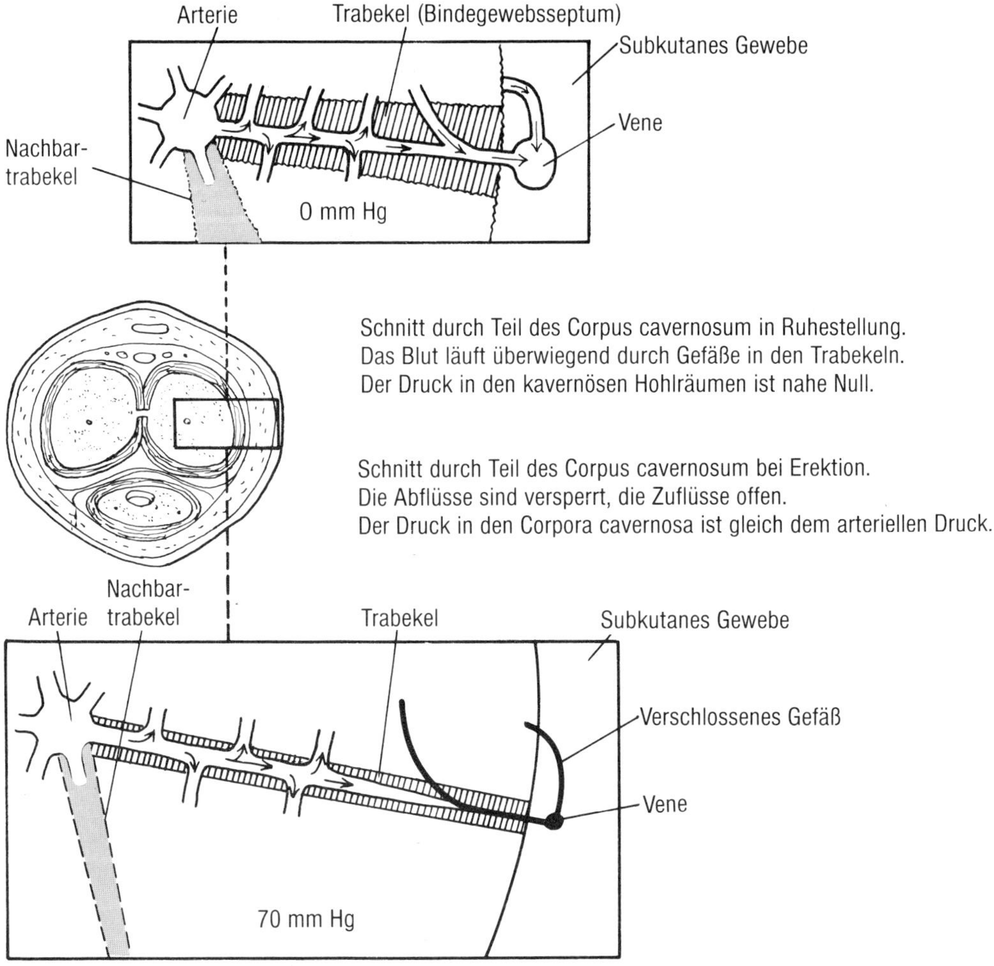

Abbildung 5-11:
Penisquerschnitt, schematische Detailvergrößerung

weise ergibt sich folgendes: Um eine Erektion hervorzurufen, müssen über 100 ml pro Minute infundiert werden, und zur Aufrechterhaltung einer Erektion sind dann noch einmal etwa 50 ml pro Minute erforderlich, manchmal jedoch viel weniger.

Dieses Versuchsergebnis *kann* so gedeutet werden: Es liegen zwei Mechanismen zur Unterbrechung des venösen Rückflusses vor: erstens ein aktives, durch Muskelkontraktion bedingtes Ventil, das bewirkt, daß der venöse Rückfluß bei sexueller Stimulation sofort abnimmt, zweitens ein passiver Mechanismus, der den Rückfluß bremst, sobald der Druck in den Corpora cavernosa eine gewisse Höhe erreicht hat. Nach unserem Eindruck sind die beiden Mechanismen bei verschiedenen Männern von unterschiedlicher Bedeutung für die Erektion. So hat sich z. B. gezeigt, daß bei jungen Männern mit angeborener Verkrümmung des erigierten Penis ein wesentlich größerer Durchfluß zur Erreichung einer Erektion nötig ist (s. Abschn. 5.3.3.1) als bei älteren Männern mit Verkrümmung auf Grund von Induratio penis plastica (s. Abschn. 5.3.3.2).

Im Vergleich zur Ruhedurchblutung steigt der arterielle Zufluß um ein Vielfaches an, bis eine volle Erektion erreicht ist. Danach wird der Zufluß reduziert, und es wird ein in etwa konstanter Druck von der Größenordnung des lokalen mittleren arteriellen Druckes aufrechterhalten. Kontraktion der Mm. bulbocavernosi kann eine Druckerhöhung zur Folge haben, wahrscheinlich aber nur für kurze Zeit. Es ist bislang nicht geklärt, wie in einem offenen Gefäßsystem auf lokaler Ebene ein höherer Druck aufrechterhalten werden kann. In den Arterien sind keine Klappenmechanismen nachgewiesen worden, die erklären könnten, wie es dazu kommt, daß der periphere Blutdruck größer ist als der zentrale (Abb. 5–11).

Bei Versuchen mit medikamentös induzierter Erektion, z. B. bei intrakavernöser Injektion von Papaverin (s. Abschn. 6.18), beobachtet man, daß der Zufluß für ein paar Minuten zunimmt. Wenn in diesem Zeitraum eine Erektion eintritt, wird sie lang anhalten, tritt sie aber während des größeren Zuflusses nicht ein, wird sie überhaupt nicht eintreten.

5.3.1.1 Soma/Psyche. Es ist nicht möglich sicher zu bestimmen, wie das Zahlenverhältnis zwischen psychisch und somatisch bedinger Impotenz ist. Der einzelne Untersucher kann sich ein Urteil bilden, wie es sich damit bei seiner Klientel verhält, aber mir ist völlig klar, daß die Patienten weitgehend den Therapeuten aufsuchen, von dem sie annehmen, daß gerade er ihnen helfen kann, und oft wählen sie richtig. Der Versuch, verschiedene größere Patientengruppen gemeinsam zu beurteilen, hat meines Wissens weder Klarheit noch eine eindeutige Beantwortung ergeben.

Wie schwierig es ist, die „Wahrheit" zu finden, zeigt folgende Erfahrung: Durch eine Fernsehsendung im Jahre 1984 wurde bekannt, daß die angeborene Penisverkrümmung und die Verkrümmung des Penis bei Induratio penis plastica geheilt werden könnten. Bis dahin hatte man diese für seltene Erkrankungen gehalten, aber jetzt tauchen sie in großer Zahl auf, und alleine ich operiere in jeder Woche fünf Patienten. Die Häufigkeit der Penisverkrümmung (allgemeine dänische Bezeichnung: „Krummerik") beträgt 1:1500 bei neugeborenen Jungen. Wenn nach der Bekanntmachung im Fernsehen im Laufe von zwei Jahren so entscheidende Wandlungen eintreten können, muß es als zweitrangig angesehen werden, daß komplexere Fragestellungen vorläufig ungeklärt sind.

5.3.1.2 Über die Mitteilungen des Patienten. Viele Patienten sind – ebenso wie viele Ärzte – davon überzeugt, daß ihre Worte mehr Gewicht bekommen, wenn sie mit lateinischen oder anderen fremden Brokken untermischt sind, und dies kann zu den merkwürdigsten Mißverständnissen führen. Fängt der Patient an zu latinisieren, so zitiert er entweder, was andere ihm auf unzureichender Grundlage mitgeteilt haben, oder er erfindet Geschichten. Unterbrechen Sie ihn und fragen Sie ihn auf deutsch: „Was kann der Penis nicht? Wann kann der Penis nicht? Kann er nicht steif werden, geht er in eine falsche Richtung, kann er die Steife nicht halten, wird er schlaff, oder schmerzt er beim Geschlechtsverkehr?" Die meisten Patienten sind erleichtert, wenn sie sich in der Umgangssprache ausdrücken können, und ihre Angaben werden dann viel ergiebiger.

5.3.2 Behandlungsmöglichkeiten der somatisch bedingten Impotenz

Entscheidend für die Indikation chirurgischer Behandlung ist:

– daß man die Krankheit für somatisch bedingt hält,
– daß man animmt, daß dieser „Maschinenschaden" durch die intendierte Behandlung angegangen werden kann.

Der Chirurg kann sich mit Sexologen mit psychiatrisch-psychologischer Grundorientierung beraten. Sie sehen oft weitere wichtige Aspekte. Mitunter ist es aber wegen der jeweils verschiedenen Ausbildung schwierig, zu einer einhelligen Beurteilung zu kommen!

Unklare Fälle mit sogenanntem „psychischem Überbau" soll der Chirurg auf keinen Fall, allein auf seine eigene Indikationsstellung gestützt, operieren.

Im folgenden sollen einige Fälle mit chirurgisch zu behandelnder Impotenz beschrieben werden.

5.3.3 Grobe anatomische Abweichungen des Penis

5.3.3.1 Penisverkrümmung. Der erigierte Penis kann eine Form haben, die einen Koitus unmöglich macht, obgleich die Erektion, was die Steife betrifft, gut ist und Libido und Phantasie vorhanden sind. Die häufigste Ursache dafür ist eine angeborene Deformität, die auf dänisch „Krummerik" genannt wird. Der Penis ist, nur wenn er steif ist, krumm. Die Tendenz der Ärzte, Fremdworte zu gebrauchen, ist hier besonders unglücklich, denn das griechische „kyrton peos" und das lateinische „Penis arcuatus" kann nichteingeweihte Kollegen zu der Vorstellung verführen, daß die Abnormität auch am nicht erigierten Penis sichtbar sei. Dieser ist im schlaffen Zustand aber ganz normal. Einige Chirurgen nennen den Zustand: Urethra brevis (= kurze Harnröhre). Aber: wie wären dann Verkrümmungen nach oben oder zur Seite zu erklären?

Die Abweichung gibt es in leichterer und schwererer Form. Der schwerste Fall, den ich gesehen habe, wies einen Winkel von 100° auf, d. h. daß der erigierte Penis nach unten und rückwärts verbogen war. Meistens ist die Krümmung sehr viel geringfügiger, aber schon bei einer kombinierten Verkrümmung von 30° zur Seite und nach unten klagen die Partnerinnen über Schmerzen beim Koitus. Hier hilft keine Überweisung zum Gynäkologen wegen Dyspareunie, sondern nur eine Begradigung des Penis. Für plastische Chirurgen ist es ein einfacher, in der Regel ambulant auszuführender Eingriff (Abb. 5-12, 5-13 und 5-14).

Die meisten Fälle von Penisverkrümmungen weichen nach unten und links ab, weniger als ein Viertel der Abweichungen verteilen sich auf die anderen Richtungen. In der amerikanischen Literatur wird eine Nachbehandlung durch ein sexologisches Team empfohlen, damit die Patienten lernen, mit ihrer „Restdeformität" zu leben. Dies halten wir in Dänemark nicht für erforderlich, denn es ist einfach, die Deformität zu eliminieren.

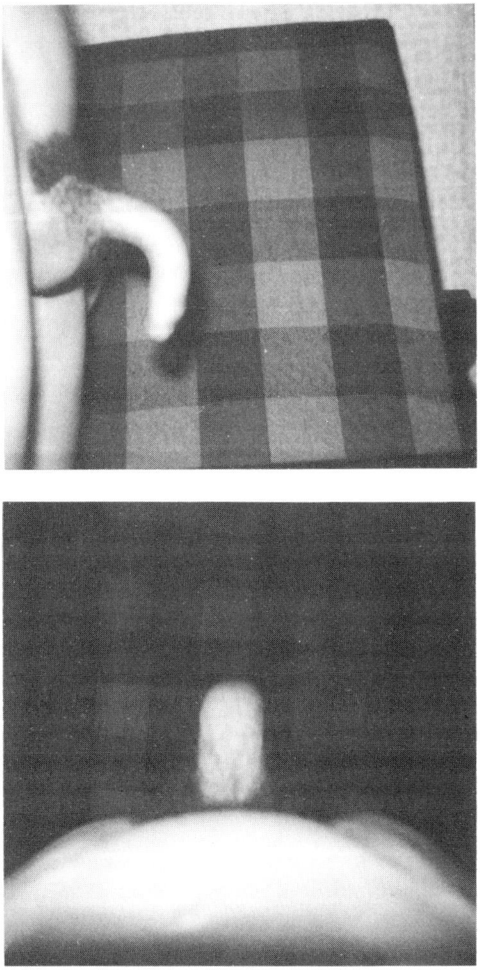

Abbildung 5-12:
Typische Penisverkrümmung (dänisch: „Krummerik")
Für die richtige Beurteilung des Operateurs müssen die Photographien in Standardprojektionen gemacht werden und bei maximaler Erektion.

5.3.3.2 Induratio penis plastica (Peyronie-Krankheit). Die Ursache ist unbekannt. Ohne erkennbaren Anlaß entsteht in den Corpora cavernosa ein entzündliches Infiltrat, das zu Vernarbung und Schrumpfung führt. Oft wird ein Trauma als Ursache der Erkrankung angeführt, und heute scheint es mir wahrscheinlich, daß Traumen eine ätiologische Bedeutung haben können, obgleich ich den Hergang nicht erklären kann.

Das narbige Gewebe ist meist asym-

Ein karierter Hintergrund ist vorzuziehen. Man kann eine Polaroidkamera leihen. Schreiben Sie Namen, Geburtstag und Datum auf die Bilder.

Von der Seite

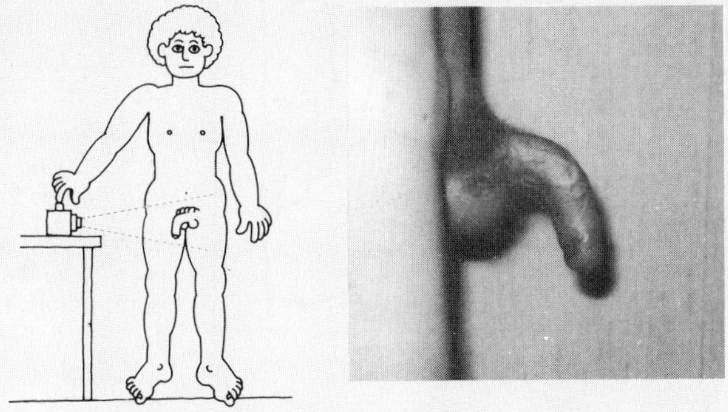

Von oben

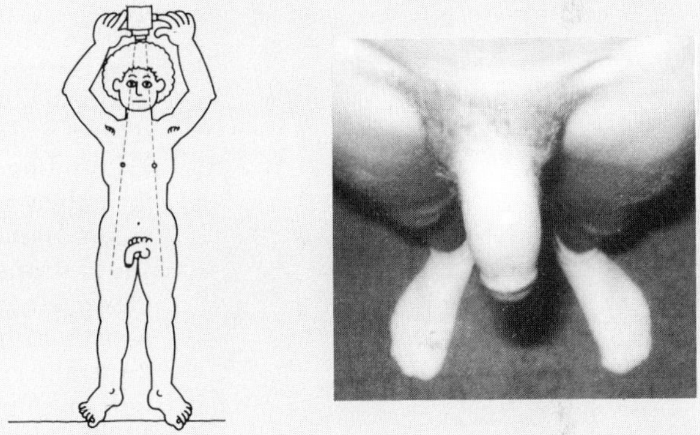

Abbildung 5-13:
Merkblatt für Patienten
Das Merkblatt ist mit folgendem Begleitschreiben versehen:
„Ohne Fotos keine Operation". Kommentar: Von 300 Patienten behaupteten drei, daß sie nicht in der Lage waren zu photographieren. Zwei operierte ich trotzdem, aber mit schlechtem Resultat.

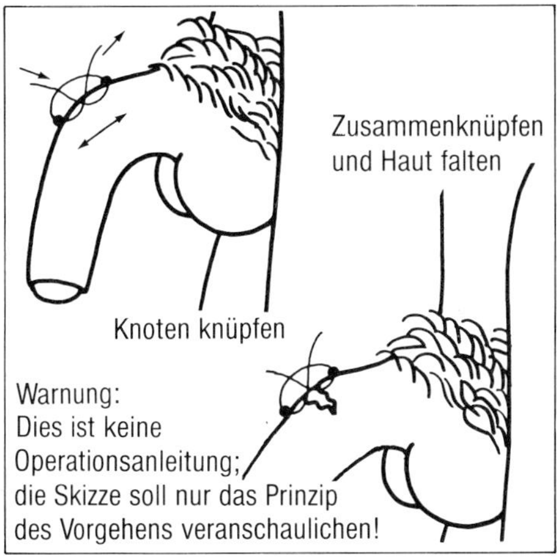

Abbildung 5-14:
Schematische Darstellung des Operationsprinzips bei Penisverkrümmung. Die Operation wird in Lokalanästhesie vorgenommen. Der Patient beteiligt sich an der Operation, indem er die Infusionspumpe bedient und nach der Begradigung das Ergebnis beurteilt.
Vor und nach Anlegen der Falten wird durch Infusion von Kochsalzlösung unter Druck eine artifizielle Erektion hervorgerufen. Unakzeptable Restkrümmung und Überkorrektion können korrigiert werden.
Ich halte baldige Aufnahme von Geschlechtsverkehr für wichtig und „verordne“ Koitus nach zwei Wochen. Es schmerzt sicher etwas, aber die Schmerzen verschwinden im Laufe von ein paar Wochen. Der offizielle Name der Operation ist: Plicatura fasciae. Der Name ist falsch, nicht die Faszie wird gefaltet, sondern die Tunica albuginea. Ich nenne die Operation: „Krummerikoperation, Fältelung“. Lieber richtig als ausländisch!

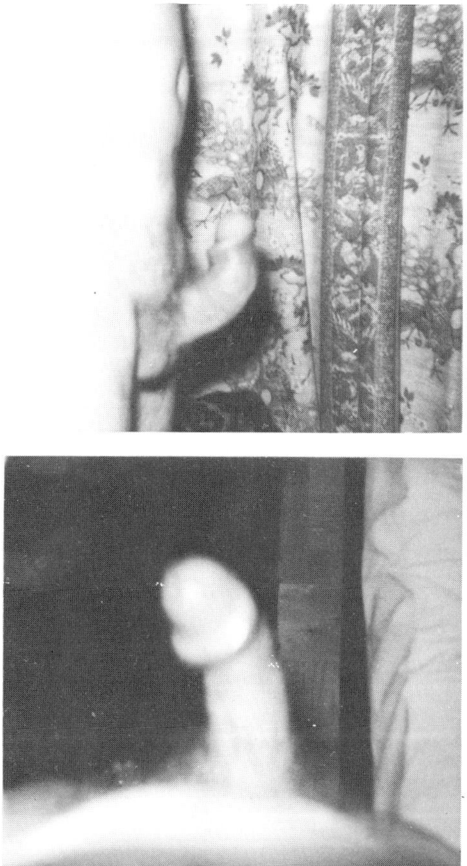

Abbildung 5-15:
Peyronie-Krankheit mit Aufwärtskrümmung (häufigste Form)

metrisch in den Corpora cavernosa verteilt und führt deshalb zu einer Verkrümmung des Penis. Diese Verkrümmungen unterscheiden sich von den angeborenen Verkrümmungen dadurch, daß sie erst später im Leben auftreten und daß man immer, sofern man nur sorgfältig genug palpiert, Indurationen oder Plaques im erektilen Gewebe nachweisen kann. Ist die glatte Muskulatur um die Corpora cavernosa kontrahiert, ist die Palpation erschwert und man muß Geduld haben, bis sich die Muskulatur entspannt hat. Es mag dem Patienten merkwürdig vorkommen, wenn man so lange und gründlich palpiert, aber seine abwartende Haltung weicht Erleichterung, wenn man ihm den „Knoten“ als Ursache seiner Klagen demonstrieren kann.

Da die Verkrümmung bei Peyronie-Krankheit oft nach oben zeigt (Abb. 5-15), führt dies, außer der Koitusbehinderung, auch dazu, daß die erste Blasenentleerung am Morgen eine akrobatische Übung erfordern kann, da viele Männer, wie bekannt, oft mit einer Erektion aufwachen, die erst nach Entleerung der Blase schwindet.

Verursacht die Verkrümmung bei Peyronie-Krankheit Beschwerden, kann sie auf dieselbe Weise begradigt werden wie bei der angeborenen Verkrümmung.

Am besten wartet man mit der Operation, bis sich der Grad der Verkrümmung etwa ein Jahr lang konstant gehalten hat, da man vorher nicht wissen kann, ob sich die Verkrümmung nicht noch weiter verschlimmert; denn es ist eine vollständige Begradigung anzustreben. Die Schrumpfung des Narbengewebes führt unweigerlich zu einer Penisverkürzung, vor allem bei wiederholten Attacken. Die Verkürzung als solche wird vom Patienten kaum bemerkt, meistens ist er der Auffassung, daß der Penis länger geworden sei. Das liegt daran, daß die Spitze des Penis nach der Operation weiter vom Körper abliegt als zuvor.

Das erste Symptom von Peyronie-Krankheit ist oft ein Schmerz bei der Erektion. Er kann so stark sein, daß der Koitus dadurch unmöglich wird. Der Schmerz wird wirksam durch die Gabe von Azetylsalizylsäure 1 g eine halbe Stunde vor dem Koitus bekämpft. Die Schmerzen schwinden spontan nach einem halben bis einem Jahr und sind wahrscheinlich durch die entzündliche Schwellung des Gewebes bedingt.

In der Umgebung der Plaques kann man verstärkten venösen Ablauf beobachten. Dieser kann die Ursache für herabgesetzte Gliedsteife sein.

Die fibrösen Indurationen als solche sind keine ausreichende Indikation für eine Operation. Man hat solche Fibrosen bei einem im übrigen potenten Mann entfernt mit dem Resultat, daß er nachher impotent war. Im einzelnen Falle ist es schwer zu entscheiden, ob diese iatrogene Impotenz durch eine Arterienläsion oder durch ein Leck durch die Tunica albuginea bedingt ist.

5.3.3.3 Fibrose. Bei verschlepptem Priapismus ist das Gewebe der Corpora cavernosa so fibrös wie Achillessehnengewebe. Es besteht keine Möglichkeit, die normale Funktion wiederherzustellen, aber durch Implantation einer Prothese in die Corpora cavernosa kann eine brauchbare Koitusfunktion erreicht werden. Das Prinzip besteht darin, das schlaffe, sehnenartige Gewebe durch eine Plastikprothese zu ersetzen, wodurch der Penis dauerhaft etwa halbsteif erigiert wird. Er wird bei der sogenannten „Missionarsstellung" perfekt funktionieren, nicht aber bei anderen Positionen, bei denen die Schwerkraft nicht die recht bescheidene „Erektion" verstärkt; die durch das Corpus spongiosum zustande kommt.

Der Nachteil der Prothese ist ihr provozierendes Aussehen. An Badestränden sind Bermuda-Shorts zu empfehlen.

Ich habe keine Bedenken, bei verschlepptem Priapismus Prothesen zu implantieren, es muß nur ein Jahr vergehen, denn die Fibrose muß sich erst etwas von der Tunica albuginea gelöst haben, die Operation ist sonst zu schwierig.

Es gibt keine eindeutige „Wahrheit", was die Implantation von Prothesen betrifft; sie hängt von vielen Faktoren ab. Was aber Patienten mit verschlepptem Priapismus betrifft, habe ich keine Bedenken. Es sind meist junge Männer, die von einem Tag zum anderen impotent wurden, und die Prothese ist die einzig wirksame Behandlung. Prothesenbehandlung bei anderen Indikationen ist etwas völlig anderes, zu dem ich nicht gerne allein Stellung nehme. Über Prothesenbehandlung bei anderen Zuständen siehe auch die Abschnitte 5.3.8 und 6.18.

5.3.3.4 Priapismus. Unter Priapismus versteht man eine anhaltende maximale und schmerzhafte Erektion der Corpora cavernosa, also ohne Erektion des Corpus spongiosum und der Glans, ohne Libido und ohne Lustgefühl (Abb. 5-16).

Die Ursache ist unbekannt. In den meisten Fällen, die ich gesehen habe, war die Erektion beim morgendlichen Erwachen schon vorhanden, die Schmerzen kamen vier bis sechs Stunden später. Ohne Behandlung persistieren die Schmerzen ein paar Tage, und wenn sie spontan verschwinden, liegt meistens eine Nekrose der Corpora cavernosa vor. Das nekrotische Gewebe wird im Laufe einiger Monate durch undifferenziertes Narbengewebe ersetzt.

Der Priapismus kann geheilt und die Fibrose verhindert werden, wenn nur die Blutzirkulation im Gewebe so schnell wie möglich wiederhergestellt wird. Dies geschieht durch Anlegung einer Fistel von der Glans zu den Corpora cavernosa

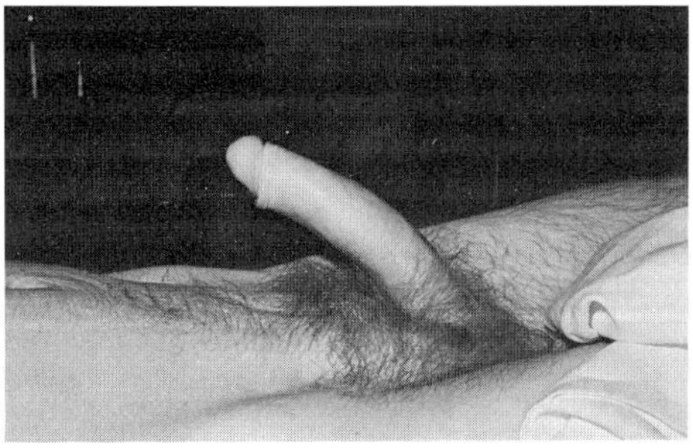

Abbildung 5-16:
Priapismus, der 24 Stunden bestanden hat
Man sieht die maximal erigierten Corpora cavernosa und die nicht erigierte Glans penis.

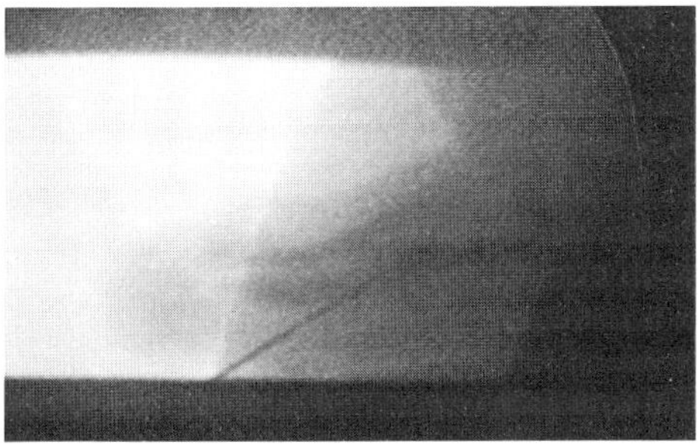

Abbildung 5-17:
Kavernographie bei einem Patienten, der nach unbehandeltem Priapismus impotent wurde
Er wurde nach fünf Tagen operiert. Man sieht das Kontrastmittel in einer dünnen Lage um das fibröse Narbengewebe herum. Dieses Narbengewebe kann durch eine Prothese ersetzt werden.

(glando-kavernöse Fistel) innerhalb von 36 Stunden nach Beginn der Erkrankung. Priapismus ist meistens von einem vollständigen oder fast vollständigen Durchblutungsstopp der Corpora cavernosa begleitet. Dieser ist wahrscheinlich die Ursache der ischämischen Nekrose und der darauf entstehenden Fibrose. Da Impotenz nach verschlepptem Priapismus die einzige Form von Impotenz ist (s. Abb. 5-17), die der Prophylaxe zugänglich ist, und jeder Arzt sie beherrschen müßte, wird die Operation kurz beschrieben (s. Abb. 5-18). Bei der Dichte unseres Krankenversorgungssystems wird es freilich praktisch immer möglich sein, rechtzeitig einen Arzt für Urologie zu konsultieren bzw. den Patienten in die entsprechende Fachabteilung eines Krankenhauses einzuweisen.

Nach stumpfen Traumen des Penis beobachtet man einen priapismus-ähnlichen Zustand mit *fast* maximaler Erektion. Da hier oft ein Teil der Durchblutung erhalten ist, hat es mit der Operation keine so große Eile, aber es käme mir herzlos vor, nicht so schnell wie möglich zu operieren.

Die in den USA häufigste Ursache des Priapismus, die hämolytische Krise bei Trägern des Sichelzellanämie-Gens, ist in Dänemark so gut wie unbekannt. Den in der Literatur erwähnten Zusammenhang zwischen Priapismus und Leukosen gibt es, er kommt aber selten vor.

5.3.4
Neurogen bedingte erektive Insuffizienz

Sowohl intraspinale wie periphere Läsionen des Nervensystems können zum Verlust des Erektionsvermögens führen. Eine kausale Behandlung gibt es nicht, aber durch Beratung kann das Leben des Patienten erleichtert werden.

Nach größeren Operationen im Beckenbereich tritt in einigen Fällen Impotenz auf. Man kennt die genaue Zahl solcher Operationen nicht und weiß nichts Genaues darüber, bei welchen Operationsverfahren diese Komplikationen eintreten. Ebenso ist unbekannt, ob die Erektionsinsuffizienz durch eine Läsion der Arterien oder der Nervenstränge oder beider verursacht wurde.

Eine Erklärung für diese Unwissenheit kann darin liegen, daß man Patienten im allgemeinen vor einer großen und hoffentlich lebensrettenden Operation nicht nach ihrem Geschlechtsleben und ihrer Potenz fragt. Man befragt sie auch selten kurz nach der Operation. Wenn nun eine gewisse Zahl von Patienten später über Erektionsstörungen klagt, ist die Bedeutung der Klage schwer zu beurteilen, da man nichts darüber weiß, wie die Potenz vor der Operation beschaffen war.

5.3.5
Arteriell bedingte erektive Insuffizienz

Können die Arterien auf Grund angeborener oder erworbener Stenosen nicht die genügende Blutmenge pro Minute zur

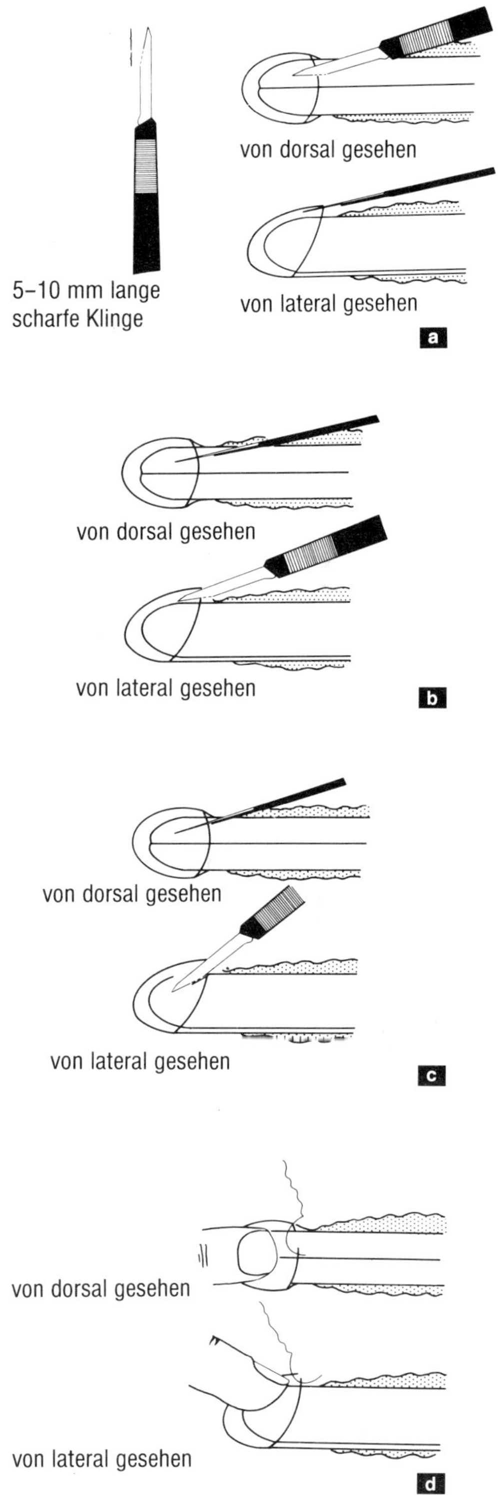

Abbildung 5-18:
Operation bei Priapismus. Anastomosis glandocavernosa
Sie wird unter Lokalanästhesie mit Adrenalin subkutan rund um den Penisschaft ausgeführt. Die Region um das Frenulum praeputii ist nicht mitbetäubt, aber sie ist auch nicht in die Operation einbezogen.
a) Man nimmt ein spitzes Messer, dessen Schneide nur 5 bis 8 mm lang sein darf. Der Rest der Schneide soll mit Hilfe eines Instruments, z.B. der Spitze eines Nadelhalters, stumpf gemacht werden. Man führt das Messer dorsal in die Corona glandis in distaler Richtung 1 bis 1 1/2 cm in die Glanssubstanz hinein.
b) Das Messer wird um 90° gedreht.
c) Die Tunica albuginea wird perforiert, das Messer wird entfernt.
d) Die hergestellte Anastomose wird komprimiert, die Einstichwunde, die bei der Kürze der Schneide nicht größer sein soll, als daß nur eine Naht erforderlich ist, mit resorbierbarem Material verschlossen. Wenn das Blut herausspritzt, pflegt der Patient zu sagen: „Das erleichtert sehr!“ Denn in dem Augenblick verschwinden seine Schmerzen.
Der Patient soll den Arzt informieren, falls die Schmerzen wiederkommen; er müßte dann noch einmal operiert werden.
Ich empfinde es nicht als merkwürdig, wenn eine Krankheit, von deren Ursache wir keine Ahnung haben, rezidiviert. Es gibt Patienten mit zahlreichen Rezidiven.

Etablierung eines ausreichenden intrakavernösen Drucks transportieren, ist der Betreffende impotent.

Männer mit gut funktionierenden Schließmechanismen auf der venösen Seite kommen mit geringerem arteriellen Druck aus, als wenn der Schließmechanismus weniger gut funktioniert. Dies ist wohl die Erklärung dafür, daß es schwierig ist, bei ausschließlicher Berücksichtigung der arteriellen Druckverhältnisse anzugeben, was normal ist. Im allgemeinen verhält es sich so: Liegt der Blutdruck am Penis unter drei Viertel des Blutdruckes am Arm, so ist das u.U. ein Indiz für eine arteriell bedingte Impotenz. Die Wahrscheinlichkeit erhöht sich, wenn der penile Blutdruck bei Muskeltätigkeit der Becken- und Gesäßmuskulatur fällt.

Die Stenosierung der afferenten Arterien der Corpora cavernosa kann durch selektive Angiographie der Aa. pudendae objektiviert werden. Es handelt sich um eine komplizierte Röntgenuntersuchung, die von nur wenigen Radiologen beherrscht wird.

Patienten mit arteriell bedingter Impotenz geben oft an (wenn man sie danach fragt!), daß die Erektion etwas mehr Zeit erfordert als in jüngeren Jahren, dann aber bei Beginn der Koitusbewegungen abnimmt. Das Symptom nennt man „Gluteal-Steal-Syndrome“ (in Anlehnung an das Subclavian-Steal-Syndrome).

Es kann dem Patienten helfen, wenn man ihm rät, sich passiver zu verhalten, manchmal durch Anwendung eines Penisringes. Ein Gummiband, um die Peniswurzel gelegt, wird bei der Erektion strammer und setzt, wenn die Erektion erst etabliert ist, den Bedarf an arterieller Blutzufuhr herab. Der Penisring verbessert die Erektion nicht nur distal vom Ring, sondern auch proximal. Das Blut, das wegen des Ringes nicht mehr zur Erhaltung der Erektion distal des Ringes benötigt wird, steht nun für den proximalen Teil der Corpora cavernosa zur Verfügung. Ein Penisring darf nicht länger als eine Stunde in situ bleiben, er kann so stramm sitzen, daß die Blutzirkulation unterbrochen wird.

Es gibt verschiedene Methoden zur Revaskularisierung der Corpora cavernosa des Penis:

- Anlage eines Shunts von der A. epigastrica inferior oder einem anderen Zweig der A. femoralis zum Corpus cavernosum direkt durch die Tunica albunginea,
- Anlage eines Shunts zu einer oder mehreren Penisarterien und
- Anlage eines Shunts zum distalen Ende einer Penisvene.

Alle drei Methoden sind erfolgreich, die Erfolgsquote liegt bei etwa 90%. Sie erfordern alle große gefäßchirurgische Übung.

Die Dauer des Heilerfolgs variiert; man muß bedenken, daß es sich um einen Wettlauf mit Altersveränderungen handelt, die ja trotz der geglückten Operation weitergehen.

Hat der Patient eine Hypertonie, riskiert man, daß eine im übrigen indizierte und erfolgreiche Behandlung eine penile arterielle Insuffizienz demaskiert und der Patient so durch die Behandlung impotent wird. Es scheint, daß manche antihypertensive Medikamente leichter eine Impotenz hervorrufen als andere. Dieser Effekt steht auch in Beziehung zum blutdrucksenkenden Effekt (s. auch Abschn. 8.2).

5.3.6
Venös bedingte erektive Insuffizienz

Wird der Blutablauf aus den Corpora cavernosa unzureichend gebremst, muß der arterielle Druck des Zulaufes dementsprechend größer sein, um die Erektion aufrechtzuerhalten. Ein zu großer venöser Rückfluß (venöse Insuffizienz) kann in jedem Lebensalter vorkommen, als angeborene Impotenz oder später, durch Arteriosklerose provoziert.

Einige wenige Patienten mit venöser Insuffizienz berichten, daß sie bei beginnender Erektion eine prall gefüllte subkutane Vene am Penis bemerken und daß die Erektion durch Kompression dieser Vene verbessert wird. Da der Patient dies oft erwähnt, bevor der behandelnde Arzt von einer solch venös bedingten Insuffizienz gesprochen hatte, kann man solche Angaben nicht als unwesentlich abtun.

Die meisten haben nur die eine Klage: „Die Erektion ist immer nur schwach.“

Der Nachweis venöser Insuffizienz als Ursache einer Impotenz kann auf dreierlei Weise geschehen:

1) Kavernographie bei Stimulation: Röntgenkontrastmittel wird langsam in die Corpora cavernosa infundiert, und es werden Röntgenbilder auf Videoband aufgezeichnet. Wenn der Steady state erreicht ist, wird mit sexueller Stimulation, z. B. durch einen Pornofilm, begonnen. Bei Normal-Potenten beobachtet man jetzt in der Regel einen vollkommenen Abflußstopp aus den Corpora cavernosa, der bis zur Erreichung des normalen Erektionsdruckes in den Corpora cavernosa anhält. Danach kann man manchmal einen geringfügigen Abfluß feststellen. Bei Männern mit venös bedingter Impotenz bemerkt man dagegen entweder von Beginn der Stimulation an oder etwas später einen ver-

stärkten Abfluß. Diesen beobachtet man entweder an mehreren Punkten der Tunica albuginea, in Form von pulsatiler Strömung in einzelnen Venen oder in Form von diffuser Kontrastmittelpassage zur Glans penis mit Ablauf durch Venen ebenso wie durch das Corpus spongiosum (s. Abb. 5-19).

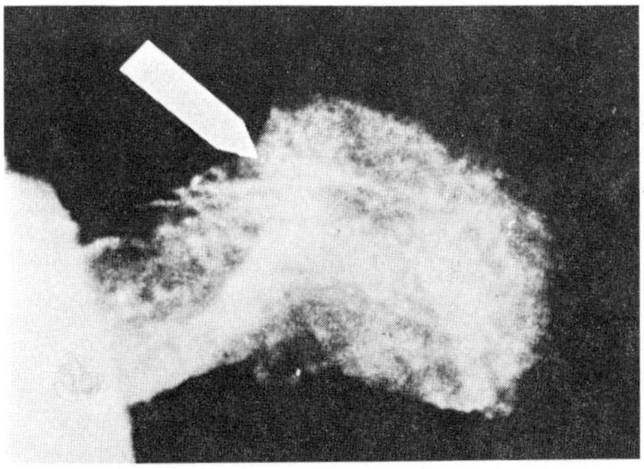

Abbildung 5-19:
Kavernographie nach Priapismus - mit Leckage
Kavernographie bei einem Patienten, der auf Grund von Priapismus ein Jahr zuvor operiert worden war. Schlechte Erektion auf Grund einer Leckage (siehe Pfeil), durch die das Kontrastmittel vom Corpus cavernosum in die Glans penis übergeht.
Bildqualität: primitive Technik.

2) Xenon flow-Messung bei Stimulation: Ein Xenon-133-Depot wird im Corpus cavernosum angebracht. Wenn die Größe des venösen Abflusses beim Steady state feststeht, beginnt man mit sexueller Stimulation. Bei Normalen tritt eine Abbremsung des Abflusses ein, bei venös Insuffizienten tritt eine Erhöhung des Abflusses entweder sofort oder später während der Tumeszenzphase ein.
3) Artefizielle Erektion: Durch Infusion von Kochsalzlösung kann bestimmt werden, wieviel Flüssigkeit pro Minute infundiert werden muß, um die Erektion aufrechtzuerhalten. Bei Normalen wird eine vollständige Erektion im allgemeinen bei Infusion von 100 ml pro Minute erreicht, und die Erektion wird aufrechterhalten durch Zufuhr von 50 ml pro Minute.

Bei venös Impotenten betragen beide Parameter ein Vielfaches (s. Abb. 5-20, 5-21

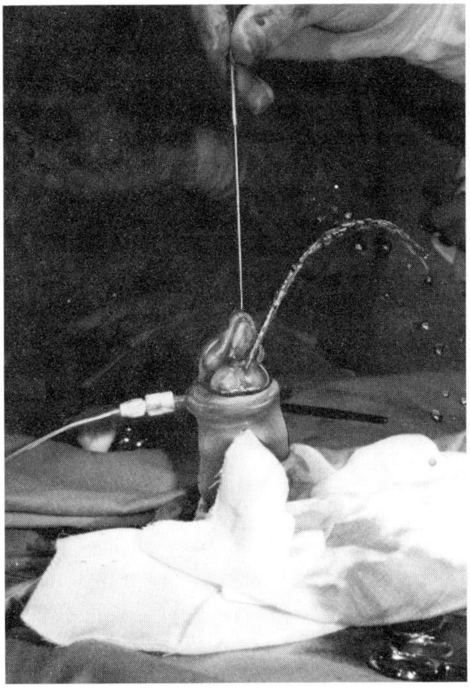

Abbildung 5-20:
Operativer Fistelverschluß
Die glando-kavernöse Fistel pflegt sich spontan zu schließen. Manchmal geschieht es nicht, dann muß sie operativ geschlossen werden. Die Glans ist von der Spitze des Corpus cavernosum abgelöst. Die Fistel wird durch intrakavernöse Infusion von blaugefärbter Kochsalzlösung dargestellt.
Diese Operationen erweckten mein Interesse für kongenitale Fisteln als Ursache von Impotenz.

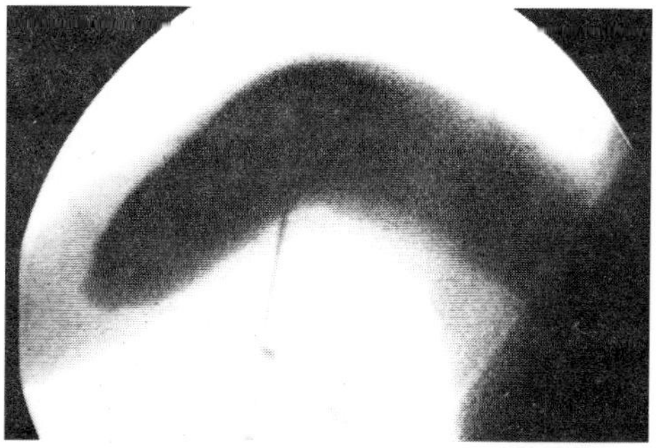

Abbildung 5-21:
Infusionskavernographie bei Penisverkrümmung
Infusionskavernographie bei Erektion (durch Pornofilm stimuliert) bei einem Patienten mit Penisverkrümmung. Kein Kontrastmittel in der Glans. Keine Venen außerhalb der Corpora cavernosa sichtbar.

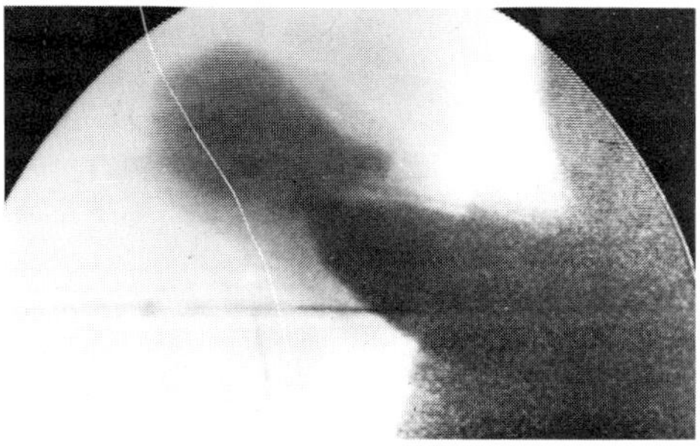

Abbildung 5-22:
Angeborene Fistel als Ursache von Impotenz
Infusionskavernographie bei einem Patienten mit angeborener Impotenz, d.h., daß der Patient als junger Mensch nie Erektionen gehabt hatte. Die einfache Kavernographie war normal. Nach Vorführung eines Pornofilms trat eine Drucksteigerung bis zu 40 mm Hg ein mit Ablauf zur Glans. Man sieht in der Glans Kontrastmittel von geringerer Dichte als in den Corpora cavernosa, Ablauf von der Glans zur Vena dorsalis penis und schwachen Kontrast im Corpus spongiosum urethrae. Diese angeborene Fistel war die Ursache der Impotenz.

und 5-22). Ideal wäre es, *alle* bekannten Untersuchungen an einer größeren Zahl Männer durchzuführen und die Impotenten den Ergebnissen entsprechend zu behandeln. Dies ist aber praktisch nicht möglich. Das im Augenblick beste Untersuchungs- und Behandlungsangebot ist die Durchführung einer artefiziellen Erektion unter Lokalanästhesie, das Aufsuchen von Leckagen durch direkte Beobachtung und ihre Unterbindung oder Umstechung.

Das Vorgehen hat den Vorteil, daß man die Änderungen der Durchblutung direkt beim Entstehen der Erektion und bei der Erhaltung der Erektion beobachten kann.

Es hat den Nachteil, daß man eine Behandlung ohne sichere Diagnose und ohne eine sichere Lokalisation der Abnormität, der man abhelfen möchte, einleitet.

Nach Versorgung der gefundenen Leckagen ist die Erektion meist so stark verbessert, daß der Patient für eine eventuelle Wiederholung der Operation gewonnen werden kann, und längeranhaltende Heilungen sind auch noch nach der zweiten und dritten Operation beobachtet worden. In unseren ersten Reihen mit dem skizzierten (idealen?) Untersuchungsprogramm war unsere Erfolgsquote 50%.

Man kann sich darüber Gedanken machen, wieviel es bedeutet, daß es ökonomisch nicht immer möglich ist, das ganze Untersuchungsprogramm durchzuführen. Es ist jedoch weniger zeit- und personalaufwendig, alle Patienten mit Verdacht auf venöse Leckage zu operieren, statt sie alle durchzuuntersuchen und dann die 60 bis 70% von ihnen, bei denen man die Leckage nachweisen und lokalisieren kann, zu operieren.

Der Versuch, gefäßverschließende Stoffe ins Corpus cavernosum zu injizieren, fiel günstig aus. Die Erektionen wurden verbessert, aber die Besserung hielt sich nur während der biologischen Lebensdauer des injizierten Stoffes (ein Granulat aus steriler, absorbierbarer Gelatine zur lokalen Applikation hielt sich drei bis sechs Wochen). Wir wagen nicht, permanent gefäßverschließende Stoffe zu injizieren. Die Erfahrungen von intraarterieller Embolisation bei inoperablem Krebs können nicht auf die Behandlung impotenter Männer übertragen werden. Diese sind ja prinzipiell gesund mit normaler Lebensprognose, es wäre also eine Katastrophe, wenn Okklusionsmaterial mit dem Blutstrom irgendwohin geführt würde, wo es Schaden anrichten kann. Außerdem wird die Injektion ins Corpus cavernosum ja an der venösen Seite durchgeführt, von wo das Material direkt in die großen zentralen Blutgefäße geführt würde, wohingegen bei Krebspatienten in die Arterien injiziert und im Kapillarnetz des Tumors abgebremst wird.

5.3.7
Defekte Erektion der Glans

Einige Männer klagen darüber, daß die Glans penis nicht an der Erektion teilhat. Sie lassen sich nicht immer durch Hinweise auf Männer, die nach Verlust der Glans ein ausgezeichnetes Geschlechtsleben haben, trösten. Wir haben es fünfmal gewagt, die Glanserektion durch Anlegen einer kleinen glando-kavernösen Fistel zu verbessern (Abb. 5-20). Vier von diesen Patienten gaben an, geheilt worden zu sein.

Wir wissen nicht, wie häufig diese Klage vorkommt. Die Abnormität ist noch nie anderwärts publiziert worden. Wir ahnen nicht, wie sie zu erklären ist. Aber man muß sich zuvor besonders genau vergewissern, daß die Corpora-cavernosa-Erektion wirklich erstklassig ist, bevor man wagen darf, Blut aus den Corpora cavernosa zu anderen Zwecken abzuleiten.

5.3.8 Penisprothesen

Jeder Penis kann durch Implantation intrakorporaler Prothesen koitusfähig gemacht werden. Die Operation ist nicht schwierig mit den semirigiden, festen Prothesentypen, etwas komplizierter mit den verschiedenen aufpumpbaren Typen, bei denen man durch Kompression einer Pumpe im Skrotum Flüssigkeit aus einem Reservoir hinter dem M. rectus abdoiminis durch Silikonschläuche ins Corpus cavernosum pumpt (s. Abb. 5-23).

Die Schwierigkeit liegt bei der Auswahl der Patienten, denen mit einer Implantation wirklich geholfen ist. Kein Zweifel besteht beim verschleppten Priapismus, aber diese Erkrankung ist so selten geworden, daß sie fast ohne Bedeutung ist. Alle anderen impotenten Männer, denen anderweitig nicht zu helfen ist, sind wahrscheinlich „Prothesenkandidaten“. Ist man nach langen diagnostischen und therapeutischen Bemühungen mit dem Patienten darüber einig, daß eine Prothese die richtige Behandlung darstellt, so ist dies wohl der richtige Weg, und ich habe die Operation nie bereut, die Patienten angeblich auch nicht (s. Abb. 5-24).

Es handelte sich bei meinen Patienten um Männer, die nach anderen Eingriffen, wie z. B. der Schließung einer Leckage durch Operation oder durch Injektion nur wenig oder nur kurzfristig Besserung erfahren hatten. Dagegen erscheint es nicht ratsam zu implantieren, nur „weil der Pa-

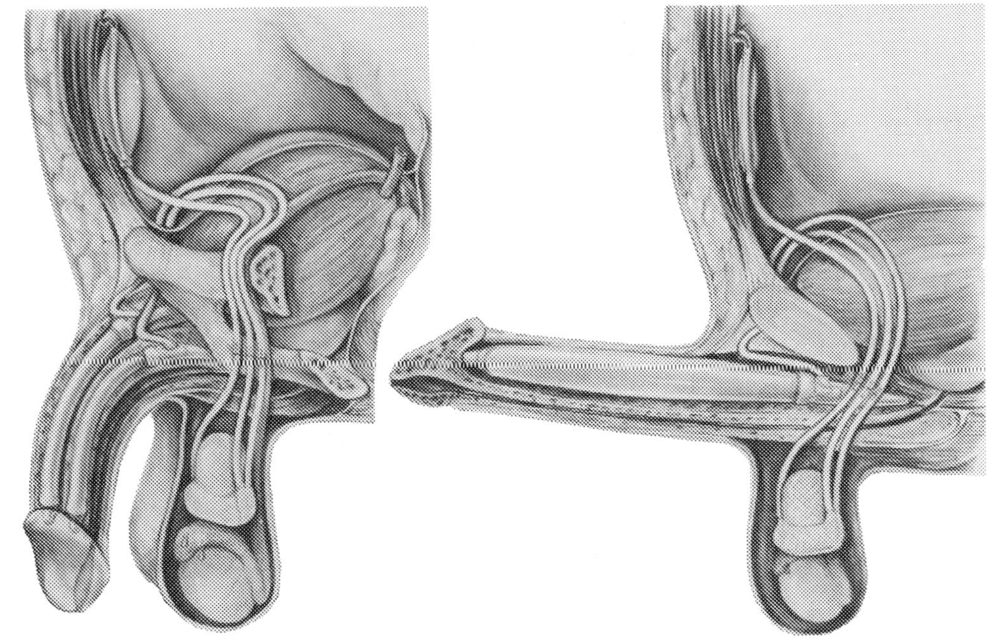

Abbildung 5-23:
Penisprothese mit Pumpmechanismus
Aufpumpbare Prothesen. Dünnwandige Zylinder aus Silikongummi füllen beide Corpora cavernosa. Sie werden aufgepumpt aus einem Reservoir, das hinter der Bauchwand angebracht wird. Die Pumpe liegt im Skrotum wie ein „dritter Hoden“.
Die Methode ist in den USA populär. Ich hielt eine solche Prothese in Bereitschaft, aber kein Patient in Dänemark war daran interessiert (s. SCOTT et al., 1979).

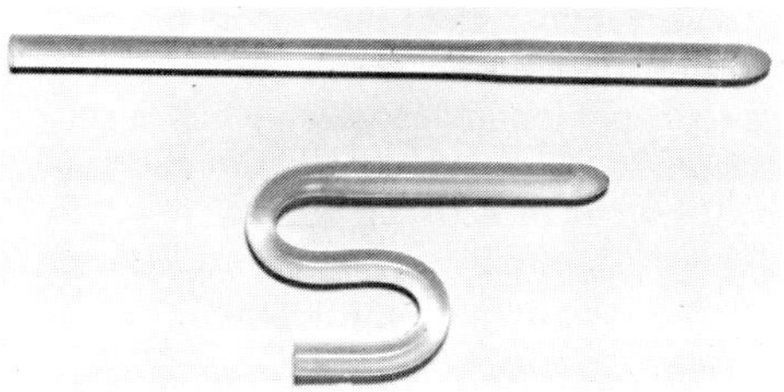

Abbildung 5-24:
Penisprothese aus elastischem Material nach Subrini. Halbsteife Stäbe aus Silikongummi, die genau den Corpora cavernosa angepaßt werden. Die distalen 8 cm sind bedeutend steifer als der proximale Teil. Nach der Implantation befindet sich der Penis permanent in halberigiertem Zustand in einem Winkel von 30° zur Vertikale.

tient es verlangt". Er weiß ja aus gutem Grund nicht, wovon er spricht. Ein auf sich selbst gestellter Chirurg darf sich auf keinen Fall unter Druck setzen lassen, sondern er kann mit Hilfe von Psychiatern und Psychologen herausfinden, welche Vorstellungen den Patienten bewegen, und dadurch verhindern, daß die Nichterfüllung unrealistischer Vorstellungen das qualvolle Dasein des Patienten noch mehr verschlechtert (s. auch Abschn. 6.18).

5.4 Literatur

AIMAN, J., GRIFFIN, J. E., GAZAK, J. M., WILSON, J. D. & MACDONALD, P. C. (1979): Androgen Insensitivity as a Cause of Infertility in Otherwise Normal Men. N. Engl. J. Med. **300:** 223–227.

ALBESCU, J. Z., BERGADA, C. & CULLEN, M. (1971): Male Fertility in Patients Treated for Cryptorchidism before Puberty. Fertil. Steril. **22:** 829–833.

ALLEN, M. & MASTERS, W. H. (1955). Traumatic Laceration of Uterine Support. Am. J. Obstet. Gynecol. **70:** 507–513.

ANDREASSON, B. (1986): Invasive and intraepithelial neoplasia of the vulva. Dan. med. bull. **33:** 184–196.

ANDREASSON, B., MOTH, I., BUUS JENSEN, S. & BOCK, J. E. (1986): Sexual Function and Somatopsychic Reactions in Vulvectomy – operated Women and their Partners. Acta Obst. Gynecol. Scand. **65:** 7–10.

BENNETT, A. H. (ed.) (1982): Management of Male Impotence. Baltimore: Williams & Wilkins: Ch. 16.

BORS, E. & COMARR, A. E. (1960): Neurological Disturbances of Sexual Function with Special Reference to 529 Patients with Spinal Cord Injury. Urol. Survey. **10:** 191–122.

BRASEL, J. A., WRIGHT, J. C., WILKINS, L. & BLIZZARD, R. M. (1965): An Evaluation of Seventy-five Patients with Hypopituitarism Beginning in Childhood. Amer. J. Med. **38:** 484–498.

BROWN, J. S. (1976): Varicocelectomy in the Subfertile Male: A Ten-year Experience. Fertil. Steril. **27:** 1046–1053.

BUVAT-HERBAUT, M., LEMAIRE, A., DEHAENE, J. L. & BUVAT, J. (1986): A Critical Study of the Organic Significance of the Venous Leakage Syndrome. In: VIRAG, R. & VIRAG, H. (eds.): Proceedings 1st World Meeting on Impotence. Paris: Editions du CERI: 179–184.

CARTER, J. N., TYSON, J. E., TOLIS, G., VAN VLIET, S., FAIMAN, C. & FRIESEN, H. G. (1978): Prolactinsecreting Tumors and Hypogonodism in 22 Men. N. Engl. J. Med. **299:** 847–852.

CONTI, G. (1952): L'erection du penis humain et ses bases morphologicovasculaires. Acta Anatomica **14:** 217–262.

CRESPO, E., SOLTANIK, E., BOVE, D. & FARRELL, G. (1982): Treatment of Vasculogenic Sexual Impotence by Revascularizing Cavernous and/or Dorsal Arteries using Microvascular Techniques. Urology **20:** 271–275.

EBBEHØJ, J. (1975): A New Operation for Priapism. Scand J. Plast. Reconstr. Surg. **8:** 241–242.

EBBEHØJ, J. & WAGNER, G. (1979) Insufficient Penile Erection Due to Abnormal Drainage of the Cavernous Bodies. Urology **13:** 507–510.

EBBEHØJ, J., UHRENHOLDT, A. & WAGNER, G. (1980): Infusion Cavernosography in the Human in the Unstimulated Situations and its Diagnostic Value. In: ZORGNIOTTI, A. W. & ROSSI, G. (eds.): Vasculogenic Impotence. Springfield: Charles C. Thomas Publ.: 191–196.

EBBEHØJ, J. & METZ, P. (1984): Penil protese-operation for erektil impotents med kompleks ætiologi. (dän.) Prothesenoperation am Penis bei erektiver Impotenz mit komplexer Ätiologie. Nordisk Sexologi **2:** 143–145.

EBBEHØJ, J. & METZ, P. (1985): Lacking Tumescence of Glans during Penile Erection. J. Urol. **134:** 1220.

ELLENBERG, M. (1971): Impotence in Diabetes: The Neurological Factors. Ann. Int. Med. **75:** 213–219.

FINNEY, R. P. (1982): Rigid and Semirigid Penile Prostheses. In: BENNET, A. H. (ed.): Management of Male Impotence. Baltimore: Williams & Wilkins: Ch. 16.

FLANIGAN, D. P., SCHULER, J. J., KEIFER, T., SCHWARTZ, J. A. & LIM, L. T. (1982): Elimination of Iatrogenic Impotence and Improvement of Sexual Function after Aortaloiliac Revascularization. Arch. Surg. **117:** 554–550.

FORSBERG, L., GUSTAVII, B., HØJERBACK, T. & OLSSON, A. M. (1979): Impotence Smoking and Beta-Blocking Drugs. Fertil. Steril. **31:** 589–591.

FRANCH, P., HEILSKOV, N. S. C., HØSTRUP, H., JEPSEN, P. L. & SØGAARD, H. (1978): Fertiliteten ved Ectopia Testis behandlet med Orkiopeksi senest i 11 års alderen. (dän.) Die Fertilität bei Ektopia testis mit Orchidopexie behandelt. Ugeskr. Læg. **29:** 1748–1751.

FRANCIS, W. & JEFFCOATE, T. N. A. (1961): Dyspareunia Following Vaginal Operations. J. Obstet. Gynecol. Br. Commonw. **68:** 1.

FRANK, D., DORNBUSH, R. L., WEBSTER, S. K. & KOLODNY, R. C. (1978): Mastectomy and Sexual Behavior. Sexuality and Disability **1:** 16–26.

FRØLAND, A. (1969): Klinefelter's Syndrome. Dan. Med. Bull. **16**, Suppl. **6:** 1–108.

GEERDSEN, I. & LAURITZEN, K. (1975): Gener i post partum perioden. (dän.) Beschwerden in der Zeit nach der Geburt. Ugeskr. Læg. **137:** 893–897.

GERSTENBERG, TH. & BRADLEY, W. E. (1983): Nerve Conduction Velocity Measurement of Dorsal Nerve of Penis in Normal and Impotent males. Urology **21:** 90–92.

GINESTINE, J. F. & ROMIEU, A. (1976): L'exploration radiologique de l'impuissance. Maloine s.a. Editeur Paris.

GINESTINE, J. (1980): Results of Revascularization of the Corpus Cavernosum. In: ZORGNIOTTI, A. W. & ROSSI, G. (eds.): Vasculogenic Impotence. Springfield: Charles C. Thomas Publ.: 135–139.

GOLDSTEIN, I., SIROKY, M. B., NATH, R. L., MCMILLIAN, T. N., MENZOIAN, J. O. & KRANE, R. J. (1982): Vasculogenic Impotence: Role of Pelvic Steal Test. J. Urol. **128:** 300–306.

GOODLIN, R. C., SCHMIDT, W. & CREEVY, D. C. (1972): Uterine Tension and Heart Rate during Maternal Orgasm. Obstet. Gynecol. **39:** 125–128.

GRABER, B. & KLINE-GRABER, G. (1979): Clitorial Foreskin Adhesions and Female Sexual Function. J. Sex. Research **15:** 205–212.

HAPP, J., KOLLMANN, F., KRAWEHL, C., NEUBAUER, M., KRAUSE, U., DEMISCH, K., SANDOW, J., VON RECHENBERG, W. & BEYER, J. (1978): Treatment of Cryptorchidism with Pernasal Gonadotropin-Releasing Hormone Therapy. Fertil. Steril. **29:** 546–551.

HELLINGA, G. (1976): Clinical Andrology. William Heinemann Medical Books, Ltd. London.

JOHNSEN, S. G. (1957): Clinical Manifestation of Adiposogenital Dystrophy in Adult Men: Results of a Followup Study of Fat, Feminine Boys. Acta Endocr. Supp. **31:** 191–197.

JOHNSEN, S. G. & AGGER, P. (1978): Quantitative Evaluation of Testicular Biopsies before and after Operation for Varicocele. Fertil. Steril. **29:** 58–63.

JONAS, U. & JACOBI, G. H. (1980): Silicone-Silver Penile Prosthesis. J. Urol. **123:** 865–867.

JUHAN, C. M., PADULA, G. & HUGHET, J. H. (1982): Angiography in Male Impotence. In: BENNETT, A. H. (ed.): Management of Male Impotence. Baltimore: Williams & Wilkins: Ch. 6.

KAPLAN, H. S. (1974): The New Sex Therapy, Brunner/Mazel, New York.

LABHART, A. (1978): Testis. In: LABHART, A. (ed.): Klinik der inneren Sekretion 3. Aufl. Springer-Verlag, Berlin, pp. 447–524.

LANGE, J. (1934): Kastration vom Standpunkt des Psychiaters. Med. Klin. **30:** 1081–1084.

LARSEN, K. E. & JENSEN, H. K. (1982): Aendringer i seksualfunktionen efter hysterektomie. (dän.) Veränderungen der Sexualfunktion nach Hysterektomie. Ugeskr. Læg. **144:** 2933–2935.

LERICHE, R. (1940): Le syndrome de l'obliteration termino-aortique par arterite. La Presse Medicale **48:** 601–604.

LIPSHULTZ, L. I. (1976): Cryptorchidism in the Subfertile Male. Fertil. Steril. **27:** 609–620.

LUND, K. & EBBEHØJ, J. (1980): Results of Glando-Cavernous Anastomosis in 18 Cases of Priapism. Scand. J. Plast. Reconstr. Surg. **14:** 269–272.

LYNGDORF, P., METZ, P., & EBBEHØJ, E. (1983): Ubehandlet Peyronie's sygdom. (dän.) Unbehandelte Peyronie-Krankheit. Ugeskr. Læg. **145:** 3489–3491.

MASTERS, W. S. (1978): persönliche Mitteilung.

MASTERS, WILLIAM H. & JOHNSON, VIRGINIA E. (1967): Die sexuelle Reaktion, Akad. Verl. Ges., Frankfurt.

MASTERS, WILLIAM H. & JOHNSON, VIRGINIA E. (1973): Impotenz und Anorgasmie. Zur Therapie funktioneller Sexualstörungen. Goverts-Krüger-Stahlberg, Frankfurt.

MCGHEE, R. D. (1982): Psychogenic Complications Following Revascularization Surgery for Vasculogenic Impotence. At: 3rd International Conference on Corpus Cavernosum Revascularization, Copenhagen.

METZ, P. & EBBEHØJ, J. (1986): Further Studies of the Cavernous Drainage. In: VIRAG, R. & VIRAG, H. (eds.): Proceedings of the 1st World

Meeting on Impotence. Paris. Editions du CERI, 155–158.
METZ, P. & EBBEHØJ, J. (1986): The „Finilec" Treatment in Vasculogenic Impotence. In: VIRAG, R. & VIRAG, H. (eds.): Proceedings of the 1st World Meeting on Impotence. Paris. Editions du CERI, 313–316.
METZ, P. & MATHIESEN, F. R. (1979): External Iliac Syndrom, Leading to a Defect in Penile Erection and Impotence. Vascular Surgery **13:** 70–72.
METZ, P. & WAGNER, G. (1979): Impotence Due to Vascular Disorders. Mdsk. Prak. Lægeg.: 395–408.
METZ, P. & BENGTSSON, J. (1981): Penile Blood Pressure. Scand. Urol. Nephrol. **15:** 161–164.
METZ, P. & WAGNER, G. (1981): Penile Circumference and Erection. Urology **18:** 268–270.
METZ, P., VESTERGAARD, A. S. & BRUNNER, S. (1982): Arteriographic Findings and Erectile Function in Men with Occlusive Arterial Disease in the Legs. Europ. J. Radiol. **2:** 109–112.
METZ, P. & FRIMODT-MØLLER, C. (1983): Epigastricocavernous Anastomosis in the Treatment of Arteriogenic Impotence. Scand. J. Urol. Nephrol. **17:** 271–275.
METZ, P., FRIMODT-MØLLER, C. & MATHIESEN, R. R. (1983): Erectile Function before and after Reconstructive Arterial Surgery in Men with Occlusive Arterial Leg Discease. Scand. J. Thor. Cardiovasc. Surg. **17:** 45–50.
METZ, P. (1983): Erectile Function in Men with Occlusive Arterial Disease in the Legs. Dan. Med. Bull. **30:** 185–189.
METZ, P., EBBEHØJ, J., UHRENHOLDT, A. & WAGNER, G. (1983): Peyronie's Disease and Erectile Failure. J. Urol. **130:** 1103–1104.
METZ, P., CHRISTENSEN, J., MATHIESEN, F. R. & OSTRI, P. (1983): Ultrasonic Doppler Pulse Wave Analysis versus Penile Blood Pressure Measurement in the Evaluation of Arteriogenic Impotence. VASA **12:** 363–366.
METZ, P. & HERNING, M. (1984): Impotence and Aorto-Iliac Disease with Special Reference to the Pelvic Steal Syndrome. Int. Angiol. **3:** 259–262.
METZ, P. & EBBEHØJ, J. (1986): Erectile Impotence after Priapism. In: VIRAG, H. (eds.): Proceedings of the 1st World Meeting on Impotence, Paris. Editions du CERI, 355–358.
MICHAL, V., KRAMAR, R., POSPICHAL, J. & HEJHAL, L. (1973): Direct Arterial Anastomosis on Corpora Cavernosa Penis in the Therapy of Erective Impotence. Rozhl. Chir. **52:** 587–590.
MICHAL, V., KRAMAR, R., POSPICHAL, J. & HEJHAL, L. (1977): Arterial Epigastricocavernous Anastomosis for the Treatment of Sexual Impotence. J. Surg. **1:** 515–520.
MICHAL, V., KRAMAR, R., POSPICHAL, J. (1978): External Iliac „Steal" Syndrome. J. Cardiovasc. Surg. **19:** 355–357.
MICHAL, V., POSPICHAL, J & BLAZKOWA, J. (1980): Arteriography of the Internal Pudendal Arteries and Passive Erection. In: ZORGNIOTTI, A. W. & ROSSI, G. (eds.): Vasculogenic Impotence. Springfield: Charles C. Thomas Publ.: 169–179.
MICHAL, V. (1982): Arterial Disease as a Cause of Impotence. Clin. Endocrin. Metabol. **11:** 717–739.
MICHAL, V., SIMANA, J., REHAK, J. & MASIN, J. (1983): Haemodynamics of Erection in Man. Physiologia Bohemoskovaca **32:** 497–499.
NANKIN, H. R., CASTANEDA, E. & TROEN, P. (1977): Endocrine Profiles in Oligospermic Men. In: TROEN, P. & NANKIN, H. R.: Testis in Normal and Infertile Men. Raven Press, New York, pp. 529–537.
ODELL, W. D. & SWERDLOFF, R. S. (1976): Male Hypogonadism. West. J. Med. **124:** 446–475.
PERKINS, R. P.(1979): Sexual Behavior and Response in Relation to Complications of Pregnancy. Am. J. Obstet. Gynecol. **134:** 498–505.
RABOCH, J., MELLAN, J. & STARKA, L. (1977): Adult Cryptorchids: Sexual Development and Activity. Arch. Sex. Beh. **6:** 413–419.
SARREL, L. J. & PHILIP, M. (1979) Sexual Unfolding. Little, Brown and Comp., Boston.
SARREL, P. (1978): persönliche Mitteilung.
SCOTT, BRANDLEY F., BYRD, GARY L., KARACAN, ISMET, OLSSON, PETER, BEUTLER, LARRY F. & ATTIA, SAMUEL L. (1979): Erectile Impotence Treated with an Implantable, Inflatable Prosthesis. JAMA **241:** 2609–2612.
SKAKKEBAK, N. E., BANCROFT, J., DAVIDSON, D. W. & WARNER, P. (1981): Androgen Replacement with Oral Testosterone Undecanoate in Hypogonadal Men: A Double Blind Controlles Study. Clin. Endocrin. **14:** 49–61.
SMOLEV, JAMES & KATHERINE FORREST: Infertilität beim Manne. In: SWANSON, JANICE M. & FORREST, KATHERINE A. (Hrsg.): Die Sexualität des Mannes 140–151, Deutscher Ärzte-Verlag Köln 1987.
SOLBERG, D. A., BUTLER, J. C. & WAGNER, N. N. (1973): Sexual Behavior in Pregnancy. New Engl. J. Med. **288:** 1098–1103.
SOTILE, W. M. (1979): The Penile Prosthesis: A Review. J. Sex. Marit. Ther. **5:** 90–102.
STEINBERGER, E. (1978): The Etiology and Pathophysiology of Testicular Dysfunction in Man. Fertil. Steril. **29:** 481–491.
THEILGAARD, A., NIELSEN, J., SØRENSEN, A., ERØLAND, A. & JOHNSEN, S. G. (1971): A Psychological-Psychiatric Study of Patients with Klinefelter's Syndrome. Acta Jutlandia **43:** 1–148.

VELEEK, D., SNIDERMAN, K. W., VAUGHAN, E. D., SOS, T. S. & MUECKE, E. C. (1980): Penile Flow Index Utilizing a Doppler Pulse Wave Analysis to Identify Penile Vascular Insufficiency. J. Urol. **123:** 669–673.

VIRAG, R. (1981): Pelvic Steal Syndrome. VASA **10:** 304–307.

VIRAG, R., ZWANG, G., DERMANGE, H. & LEGMAN, M. (1981): Vasculogenic Impotence: A Review of 92 Cases with 54 Surgical Operations. Vascular Surgery **15:** 9–17.

VIRAG, R., SPENCER, P. P. & FRYDMAN, D. (1984): Artificial Erection in Diagnosis and Treatment of Impotence. Urology. **24:** 147–161.

VIRAG, R., FRYDMAN, D., LEGMAN, M. & VIRAG, H. (1984): Intracavernous Injection of Papaverine as a Diagnostic and Therapeutic Method in Erectile Failure. Angiology **35:** 79–87.

VIRAG, R., VIRAG, H. & LAJUIE, J. (1985): A New Device for Measuring Penile Rigidity. Urology **25:** 80–81.

WAGNER, N. N., BUTLER, J. C. & SANDERS, J. P. (1976): Prematurity and Orgasmic Coitus during Pregnancy. Fertil. Steril **27:** 911–915.

WAGNER, G. & UHRENHOLDT, A. (1980): Blood Flow Measurement by the Clearance Method in the Human Corpus Cavernosum in the Flaccid and Erect States. In: ZORGNIOTTI, A. W. & ROSSI, G. (eds.): Vasculogenic Impotence. Springfield: Charles C. Thomas Publ.: 41–46.

WAGNER, G. & GREEN, R. (1981): Impotence. New York: Plenum.

WINTER, C. C. (1978): Priapism Cured by Creation of Fistulas between Glans Penis and Corpora Cavernosa. J. Urol. **119:** 227–228.

ZORGNIOTTI, A. W., SHAW, W. W., PADULA, G. & ROSSI, G. 1984): Impotence Associated with Pudendal Arteriovenous Malformation. J. Urol. **132:** 128–130.

ZORGNIOTTI, A. W. & LEFLEUR, A. (1985). Auto-Injection of the Corpus Cavernosum with a Vasoactive Drug Combination for Vasculogenic Impotence. J. Urol. **133:** 39–41.

6
Sexuelle Dysfunktionen bei bestimmten Behinderungen und Krankheiten

6.1
Einleitung

Die Einstellung zum Geschlechtsleben anderer Menschen steht in sehr enger Beziehung zur Bewertung der eigenen Geschlechtlichkeit. Der physisch oder psychisch Behinderte ist in ganz besonderer Weise von der Beurteilung anderer Menschen auf diesem Gebiet abhängig.

Erst in den letzten Jahren wurde es üblich, daß Behinderte ebenso wie Pflegepersonen und Therapeuten sexuelle Probleme erörterten.

Eigentlich kann man bei Behinderten nicht von einer Gruppe sprechen; denn Behinderte sind individuell verschieden wie andere Menschen auch. Einige haben überhaupt keine sexuelle Probleme, gleichgültig, ob Sexualfunktion oder Libido intakt sind oder nicht. Ein sexuelles Problem kann man nur subjektiv erleben, beschreiben und bewerten.

Während man früher leicht übersah, daß Behinderte genauso wie andere Menschen sexuelle Gefühle und Bedürfnisse haben, besteht vielleicht jetzt die Gefahr, daß man in guter Absicht, aber in taktloser Weise diesen Menschen gegenüber aufdringlich wird und sie dadurch kränkt. Der Grundsatz „Respekt vor den Menschen" wird leicht zu einer Phrase, er muß einen Inhalt bekommen und erfordert auf diesem Gebiet einen ganz persönlichen Standpunkt.

Die sexuellen Probleme der Behinderten können folgendermaßen eingeteilt werden:

1) Probleme, die mit dem Einfühlungsvermögen und der Einstellung der Umgebung zusammenhängen. Es handelt sich hier um die Einstellungen von Eltern, Pflegepersonal, Beratern, Sozialbehörden und Sexualpartnern. Dies gilt vor allem für Behinderte, die von anderen Menschen abhängig sind und vielleicht jahrelang oder ihr ganzes Leben bei den Eltern oder in Institutionen verbringen müssen oder die isoliert in ihren Wohnungen leben mit wenig Möglichkeiten, anderen Menschen unter natürlichen Bedingungen gesellschaftlich zu begegnen.
2) Probleme, die sich aus der eigenen Einstellung der Behinderten ergeben, nicht nur was die Sexualität betrifft, sondern auch in anderen Bereichen. Diese Probleme wären einzuteilen in allgemein psychologische – sie betreffen das Informationsniveau, Minderwertigkeitsgefühle, Kontaktschwierigkeiten – und spezifische Probleme wie Intelligenzdefekte, geistige Reduktion, Psychose u. ä.

   Der Zeitpunkt der Entstehung der Behinderung ist von Bedeutung. Besteht sie seit der Geburt oder der frühen Kindheit, ist die Situation eine andere, als wenn sie zu einem Zeitpunkt eintrat, an dem der Betreffende seine allgemeine und sexuelle Lebensorientierung schon erreicht hatte und seine Möglichkeiten kannte. Ist der Behinderte in einer Institution aufgewachsen und hatte er keine oder fast keine Möglichkeit zu erfahren, wie das Gemeinschaftsleben mit Eltern und Geschwistern im Guten wie im Bösen erlebt wird, sind seine Voraussetzungen anders als bei solchen, die normal aufgewachsen sind. Junge Menschen, die in Institutionen aufwachsen, sind in ihrer psychosexuellen Entwicklung meist gehemmter als andere Gleichaltrige.
3) Probleme, die direkt mit der Behinderung zusammenhängen.
   - Probleme bei intakter Funktion der Geschlechtsorgane.
   - Probleme bei beschädigter Funktion der Geschlechtsorgane.

Generell kann man sagen, daß die allgemeinmenschlichen und sexuellen Probleme der Gesellschaft, in der die Behinderten leben, die Behinderten in besonderen Weise belasten. Es gibt darum keine fertigen, leichten Lösungen dieser Fragen, und die Diskussion darüber kann nie als ein für allemal abgeschlossen gelten, sondern muß immer weitergehen. Wenn der soziale und informative Status der Gesellschaft hoch genug ist, wenn die allgemeine Einstellung dem Geschlechtsleben gegenüber einigermaßen sachlich und positiv ist und wenn die psychische Integrität der Behinderten ausreichend ausgeformt und erhalten ist, haben sie bessere Möglichkeiten, sexuell zufrieden zu leben, als wenn diese Bedingungen nicht erfüllt sind. Das Thema kann in diesem Buch nicht annähernd ausreichend besprochen werden. Es wird deshalb auf Spezialliteratur verwiesen, z. B. die Schriften von AKHØJ (1971), ENBY (1972), GREENGROSS (1976), KATZ (1971), NESTIUS (1971).

Im folgenden sollen drei Fragenkomplexe, die in diesem Zusammenhang besonders wichtig sind, kurz besprochen werden:

- Art der Institutionen
- Probleme des Personals
- Sexueller „Samariterdienst".

Art der Institutionen: Kleine Institutionen mit Personal beiderlei Geschlechts, von denen bestenfalls einige mit den Bewohnern gleichaltrig sind, haben Vorrang. Ghettos sind zu vermeiden, d. h. die Institutionen müssen, was die Arbeits- und Freizeitbedingungen anbelangt, in die sie umgebende Gesellschaft integriert sein. Abschließbare Einzelzimmer, respektiert vom Personal und von anderen Bewohnern als der persönliche Bereich des Bewohners, müssen eine Mindestforderung sein. Behinderte dürfen ebensowenig wie andere Menschen entmündigt werden. Eine solche Entmündigung kann auf verschiedene Weise geschehen, durch eine distanzierte, „korrekte" und kühle Haltung ebenso wie durch ein zu stark beschützendes und aufdringliches Verhalten.

Probleme des Personals: Was die Sexualität der Behinderten betrifft, kann sich das Personal verunsichert und von Behörden und vorgesetzten Dienststellen im Stich gelassen fühlen. Das Personal muß sich sicher fühlen. Unsicherheit führt leicht zu überflüssigen Reglementierungen und unnötigen Restriktionen. Alle müssen einen gewissen Spielraum haben, auch den, Fehler zu machen. Das Personal muß ein hohes Informationsniveau haben und die Möglichkeit, über Verhaltensfragen zu diskutieren. Z. B. ist die Einstellung zu sexuellen Äußerungen der Bewohner (Zudringlichkeit, Masturbation) zu besprechen, und es muß abgeklärt werden, was man antworten soll, wenn das Personal nach dem eigenen Geschlechtsleben gefragt wird (s. Kap. 9). Manchmal wird eine „normale", aber keine „abweichende" Sexualität akzeptiert, eine unsichtbare, aber keine offenkundige Sexualität. Das Personal muß wissen, wieviel über das Geschlechtsleben der Bewohner mündlich oder schriftlich protokolliert werden soll, und es ist wichtig für die Bewohner, daß sie sich auf die Loyalität des Personals verlassen können. Sonst wagt der Behinderte nicht, seine sexuellen Probleme anzusprechen.

Sexueller „Samariterdienst". In welchem Umfang muß das Personal Sexualaufklärung erteilen, Hilfestellung bei der Beschaffung von Verhütungsmitteln oder sexuellen Hilfsmitteln geben (Vibratoren, Penisattrappen u.ä.)? Darf das Personal Bewohnern beim Sexualakt beistehen? Darf das Personal in gewissen Fällen mit einem Bewohner Geschlechtsverkehr haben? Oder darf es dafür sorgen, daß der Betreffende mit einer Prostituierten Kontakt bekommt?

Das sind Probleme, die täglich in vielen Institutionen vorkommen, sie sind viel diskutiert worden und schwierig zu lösen. Wie werden diese Probleme die Bewohner, wie werden sie das Personal emotional beeinflussen?

Einige Behinderte haben zum Ausdruck gebracht, daß sie direkte sexuelle Assistenz als kränkend empfinden, weil Behinderte wie alle anderen Menschen auch nicht nur physische Auslösung suchen, sondern Zärtlichkeit und Liebe. Andere Behinderte waren aber sehr dankbar, daß nicht nur die allgemeinen Bedürfnisse befriedigt wurden, sondern auch die direkt sexuellen (s. Abschn. 6.16).

Es gibt viele Probleme, aber nur wenige Lösungsvorschläge. Das kann auf diesem Gebiet nicht anders sein. Die Probleme dürfen aber nicht vernachlässigt werden, und große Verantwortung ruht auf den Politikern, auf der breiten Bevölkerung, die die Politiker zum Handeln beauftragt, auf Behindertenorganisationen, den einzelnen Behinderten, auf den Personalvertretungen und den einzelnen Angestellten. Einige eher ökonomische Probleme können bei gutem Willen gelöst werden. Z. B. sollten Institutionen, die von ihrer Raumaufteilung her ein Privatleben unmöglich machen, nicht mehr gebaut werden, und die Institutionen sollen in die Gesellschaft integriert werden. Das Informationsniveau kann erhöht werden, und eine Reihe von Einstellungsproblemen können bearbeitet werden. Hier könnte man ansetzen und sehen, wie weit man kommt, bevor man speziellere, subtilere Fragen zu lösen versucht.

6.2 Somatische Krankheit und sexuelle Dysfunktion

Eine Reihe von Krankheiten wirken sich direkt oder indirekt auf die Sexualfunktion aus, meist in Form einer Hemmung. Aber auch das Umgekehrte kommt vor. Patienten können ebenso wie Ärzte daraus vorschnell den Schluß ziehen, daß die Krankheit die Ursache des veränderten sexuellen Erlebens sei. Sie vergessen, daß niemand, auch kranke Menschen nicht, in einem sozial und psychologisch leeren Raum leben, und daß psychosoziale Faktoren auch bei Kranken eine Rolle spielen, ja mehr noch als bei Gesunden. Eine Folge der Krankheit ist – außer den Einschränkungen, die die Krankheit als solche mit sich bringt –, daß man sich im Vergleich zu vorher als weniger attraktiv empfindet, an Minderwertigkeitsgefühlen leidet, und daß der Kranke in der Familie nicht mehr den früheren Stellenwert zu haben meint. Dies alles kann auch das Geschlechtsleben prägen.

Viele Patienten neigen aber dazu, ihre Symptome nur als somatisch bedingt zu interpretieren, als etwas somatisch Abnormes. Sie haben eine Übung darin, mit emotionalen Belastungen fertig zu werden, sie sind sozusagen alexithym. Da viele Ärzte – wahrscheinlich aus Mangel an entsprechendem Training – ebenfalls in somatischen Kategorien denken und alexithym sind, wird ein Teil der sexuellen Dysfunktionen bei körperlichem Leiden oder bei Behinderungen unzweckmäßig behandelt. Sowohl Arzt wie Patient reagieren vielleicht zu resignativ und unternehmen nichts, obgleich gewisse Ratschläge und Maßnahmen Abhilfe schaffen könnten. Oder Dysfunktionen mit stark psychosozialem Einschlag werden so behandelt, als wenn nur ein „Maschinenschaden" vorläge. Dagegen wäre nichts einzuwenden, wenn diese Behandlungsmethoden nur wirksam oder jedenfalls unschädlich wären (was sie aber nicht sind). Besonders die erektive Dysfunktion wird oft als reiner „Maschinenschaden" aufgefaßt und ohne Indikation z. B. mit einem Implantat, das dem Penis größere Steife geben soll, einer sogenannten Penisprothese, behandelt (ausführliche Besprechung s. Abschn. 6.18). Der Traum vieler Männer von einer beständigen, stabilen Erektion wird damit scheinbar erfüllt, Patient wie Chirurg spiegeln sich gegenseitig in ihren megalomanen Vorstellungen. Nur der Ordnung halber sei erwähnt, daß bei dieser Behandlung starke ökonomische Interessen hereinspielen. Aber auch ohne ökonomischen Anreiz floriert der Somatisierungstrieb bei Gelehrten und Ungelehrten, das „Maschinenschaden-Modell" wird weit über Gebühr strapaziert zum Nachteil für den Patienten, zur geistigen Verarmung des Behandlers.

Eine weitere Folge einer überzogenen somatischen Einstellung ist, daß der Patient sich unnötig vielen somatischen Untersuchungen unterziehen muß und somatisch überbehandelt wird. Der Patient soll natürlich ordentlich untersucht werden, eben ordentlich. Das heißt aber nicht, daß er ohne ausreichende Indikation durch ein enormes Untersuchungsprogramm hindurch muß. Manche Untersucher haben jedoch wenig Zutrauen zu den Berichten der Patienten und zu dem, was sie selbst dadurch erfahren könnten. Sie richten sich nur nach dem „Objektiven", d. h. nach dem, was diverse Apparate und Analysen ergeben. Aber gerade die Anamneseerhebung, was der Patient sagt und was er nicht sagt, die Art und Weise, wie er berichtet usw., sind eine gute Richtschnur für die Auswahl der notwendigen objektiven Untersuchungen beziehungsweise solcher Untersuchungen, die aller Wahrscheinlichkeit nach entbehrlich sind. ABEL (1980) – dem man schwerlich übertriebenen Hang zur Psychologisierung vorwerfen kann – formuliert fünf Fragen, von denen er meint, daß man damit in zwei Drittel der Fälle entscheiden kann, ob eine erektive Dysfunktion aller Wahrscheinlichkeit nach psychogen oder somatogen ist:

1) Trat das Symptom plötzlich auf, oder hat es sich über einen längeren Zeitraum entwickelt?
2) Besteht das Symptom konstant oder intermittierend?
3) Macht sich die Dysfunktion nur beim Koitus bemerkbar oder auch in anderem Zusammenhang?
4) Bestehen morgendliche Erektionen?
5) Sind Libido und sexuelles Interesse erhalten?

Bei neurogener Dysfunktion kann es z. B. mit Problemen verbunden sein, die Erektion überhaupt in Gang zu setzen. Wird zwar Tumeszenz, aber keine Rigidität erreicht, kann es sich um eine arteriell bedingte erektive Dysfunktion handeln. Werden sowohl Tumeszenz wie Rigidität erreicht, aber fällt es dem Patienten schwer, die Erektion aufrechtzuerhalten, wird der Verdacht primär auf eine venöse Insuffienz gelenkt.

Langsames, allmähliches Einsetzen, konstante Symptome, die in allen möglichen Situationen auftreten, fehlende oder schwache Morgenerektionen und erhaltene Libido sprechen natürlich für eine überwiegend somatisch bedingte Dysfunktion. Diese Fragen sind so einfach und schnell zu beantworten, daß sie unter allen Umständen gestellt werden sollten. Noch weiter käme man durch weitere fünf Fragen:

6) Steht das sexuelle Problem in einem Zusammenhang mit der Behinderung, der Krankheit, mit den verordneten Medikamenten, dem Verhältnis zum Partner oder zu anderen Menschen?
7) Welche Hilfe wäre im Augenblick die wichtigste?
8) Welches ist nach Ansicht des Patienten die Ursache des vorliegenden Problems?
9) Was ist bis jetzt dafür getan worden, die Situation zu verbessern, und was müßte nach Ansicht des Patienten geschehen?
10) Was erwartet der Patient? Was kommt in Frage, wenn die vorliegende Situation nicht gebessert wird?

Schließlich müssen auch der Partner und gegebenenfalls andere Angehörige angehört werden.

Klinische Sexologie ist zu einer Auseinandersetzung mit einer falschen dualistischen Auffassung des Menschen sehr geeignet. Weder Somatiker noch Psychologen/Psychiater können mit einem „Entweder-Körper-oder-Seelenmodell" zufrieden sein. Sie müssen sich darin üben, ein „Sowohl-als-auch-Modell" zugrunde zu legen, bei dem man versucht, die Situation des Patienten in all ihren Aspekten zu ergründen.

Die enge kausale Auffassung muß durch eine systemorientierte Sichtweise abgelöst werden.

Es gibt einen großen ungedeckten Bedarf an sexologischer Beratung. Führt eine Krankheit oder eine Behinderung zu sexuellen Problemen, die nicht beseitigt werden können, wird es doch meistens als Hilfe empfunden, sie nüchtern durchzusprechen, statt in Ungewißheit zu verharren. Auch wenn die Genitalfunktion lädiert ist, schließt das nicht aus, daß die Partner sexuelle Gemeinschaft miteinander haben. Dies muß nur auf eine andere Art vor sich gehen als früher. Aber auch hier betrachten viele Ärzte und Patienten das Geschlechtsleben scheinbar unter dem Gesichtspunkt Entweder-Oder und übersehen, daß Körperkontakt an sich schon von großer Bedeutung für viele Menschen aller Altersstufen ist und daß das Geschlechtsleben mehr ist als Koitus mit dem Penis in der Scheide.

Die nötige Beratung sollte möglichst von dem gegeben werden, der den direkten Kontakt mit dem Patienten und seinen Angehörigen hat. Nur ausnahmsweise sollte ein sexologischer Facharzt in Anspruch genommen werden. Es zeigt sich nämlich, daß viele Kranke und Behinderte eine sexologische Beratung als Glied der gesamten therapeutischen Situation bevorzugen, und das ist sicher auch das Richtige. Da viele Kranke und Behinderte nur ungern sexuelle Fragen stellen, liegt es am Arzt und den übrigen Kontaktpersonen, ein psychisches Milieu zu schaffen, in dem solche Fragen ganz von selbst gestellt werden, u. U. muß der Arzt von sich aus diese Fragen anschneiden (über „Permission" s. auch Abschn. 4.2). Es muß natürlich mit dem nötigen Takt und Gespür für die Situation geschehen, und man muß sich darüber im klaren sein, daß Änderungen der Sexualfunktion vom Kranken und seinem Partner nicht immer als etwas Negatives aufgefaßt werden, sondern daß Krankheit und Behinderung die Veranlassung sein können, das Geschlechtsleben einzuschränken oder ganz einzustellen. Der Kranke allein bestimmt, ob eine vorliegende Dysfunktion ein Problem darstellt.

Im folgenden werden sexuelle Reaktionen bei einer Reihe von Krankheiten und Behinderungen besprochen. Einige sexuelle Reaktionen sind spezifisch, andere eher Folge eines chronischen Krankheitsverlaufes. Wie man auf eine Krankheit oder eine Behinderung reagiert, hängt nicht nur von den somatischen Symptomen ab, sondern in hohem Maße mit der Persönlichkeit, dem Alter, der Ausbildung, den Lebensumständen und vielem anderen zusammen. William Osler soll gesagt haben: „Es ist wichtiger zu wissen, was für ein Patient eine Krankheit hat, als was für eine Krankheit ein Patient hat".

6.3 Sexualfunktion und neurologische Erkrankungen

6.3.1 Einleitung

Eine Reihe von neurologischen Erkrankungen führen zu sexuellen Funktionsstörungen. Diese zeigen sich besonders bei Männern. Außerdem werden Männer mehr als Frauen von neurologischen Erkrankungen, besonders traumatischer Art, betroffen. Das liegt teils daran, daß die männliche Sexualfunktion von einer Reihe von Funktionsabläufen abhängiger ist als die weibliche, teils, weil die männliche Fertilität bei neurologischen Störungen leichter verletzlich ist als die weibliche.

Die Nervenversorgung der männlichen und weiblichen Geschlechtsorgane ist im großen und ganzen identisch, doch ist zweifelhaft, ob es bei der Frau analog den Erektions- und Ejakulationszentren des Mannes spinale Reflexzentren gibt. Auf jeden Fall ist es eine Tatsache, daß die weibliche Sexualfunktion unter spinalen Läsionen weniger leidet als die männliche. Was die Fertilität betrifft, so führt die Denervierung der Hoden zu Störungen der Spermiogenese, und viele Behinderte sind trotz erhaltener Potentia coeundi oft infertil. Demgegenüber scheint eine Denervierung der Ovarien die Eireifung nicht zu behindern, und selbst schwer invalidierte Frauen können oft schwanger werden, Schwangerschaft und Geburt durchstehen, und von invalidierten Frauen zur Welt gebrachte Kinder haben nur ein gering erhöhtes Mortalitätsrisiko.

Folgende Probleme treten bei beiden Geschlechtern auf: Genitalinfekte und Harnwegsinfekte, reflektorische Muskelspasmen, trophische Störungen, die zu Druckbeschädigungen, zu Dekubitalulzera und zu sekundären Gelenkveränderungen führen können. Man beobachtet bei beiden Geschlechtern außerdem autonome Hyperreflexie, Schweißausbrüche, Bradykardie, Hypertension und Kopfschmerzen. Solche Reaktionen werden oft nur in speziellen Situationen ausgelöst und verschwinden wieder nach Abbau der Reizsituation. Abnehmende Libido stellt man bei beiden Geschlechtern fest, jedoch behindert dies den Mann beim Geschlechtsleben mehr als die Frau. Vielen Männern fällt es schwerer als Frauen, sich auf die durch eine Invalidität bedingten veränderten Verhältnisse, auf die größere sexuelle Passivität und eine eventuelle Vertauschung der traditionellen Geschlechtsrollen u. a. umzustellen.

Es soll aber nochmals ganz deutlich hervorgehoben werden: auch eine durch eine Behinderung lädierte Sexualfunktion wird von dem Betroffenen oder dem Partner nicht immer als ein Problem empfunden, und man soll auf keinen Fall Probleme induzieren, wo offenkundig keine bestehen.

LUNDBERG (1976, 1978) hat eine kurzgefaßte instruktive Übersicht über eine Reihe von neurologischen Erkrankungen verfaßt, die zu sexuellen Störungen beim Manne führen, und er beschreibt, auf welche klinisch-neurologische Untersuchungstechnik man besonderen Wert legen muß, um den Sitz der Läsion zu ermitteln.

In tabellarischer Form führt er die häufigsten neurologischen Erkrankungen an, die zu erektiver Dysfunktion führen, oft auch zu Ejakulationsstörungen, Einschränkungen der Spermiogenese und Änderungen der Libido. Es sind folgende:

- Tumoren und andere Erkrankungen des Hypothalamus und der Hypophyse
- Fokale Läsionen anderer Gehirnteile (mit oder ohne Epilepsie)
- Paraplegien und Tetraplegien
- Multiple Sklerose
- Diabetische Polyneuropathie
- Periphere Nervenläsionen, insbesondere bedingt durch pelvine oder retroperitoneale chirurgische Eingriffe
- Eine Reihe von seltenen neurologischen Erkrankungen.

Die neurologische Untersuchung muß folgende Punkte berücksichtigen:

a) Ausführliche Anamneseerhebung, gegebenenfalls unter Mithilfe des Partners
b) Allgemeine neurologische Untersuchung
c) Untersuchung der Funktion der sakralen Segmente
- Beurteilung der Sensibilität, insbesondere des Vibrationssinnes
- Beurteilung der willkürlichen Kontraktionsfähigkeit des M. sphincter ani und des M. levator ani
- Beurteilung der Genitalreflexe: Skrotalreflex, Kremasterreflex, Bulbokavernosusreflex, superfizieller Analreflex, Sphincter-ani-Reflex

d) Spezielle urologische Untersuchung (Zystometrie)
e) Elektromyographie der Beckenbodenmuskulatur
f) Regionale kutane Reaktionen: die Thermoregulation, vasomotorische und sudomotorische Reaktionen
g) Eventuell rektale Untersuchung, bei Frauen gynäkologische Untersuchung.

Es wird z. B. auf LUNDBERG (1976), BOLLER und FRANK (1982) verwiesen.

Insbesondere Para- und Tetraplegien führen zu einer Reihe von sexuellen Problemen, u. a. weil oft gerade junge Menschen davon betroffen werden (Verkehrsunfälle, Unfälle am Arbeitsplatz, Kriegsschäden u. ä.). Früher hatten sie eine intakte Sexualfunktion und müssen nun durch einen schweren Umstellungsprozeß hindurch. Maßnahmen, die Sexualfunktion solcher Betroffener zu bessern, sollen zuerst und am detailliertesten besprochen werden. Sie können auch bei einer Reihe von anderen Behinderungen, die nur summarisch erwähnt werden, nützlich sein.

6.3.2 Spinale Querschnittsläsionen

NORMELL (1974) zufolge geht man davon aus, daß in Schweden (bei einer Bevölkerungszahl von etwa 10 Mill.) etwa 150 neue Fälle von Para- und Tetraplegien jährlich auftreten und daß es in Schweden zwischen 5000 und 10 000 Menschen mit Querschnittslähmungen gibt, die Hälfte davon traumatischen Ursprungs. In der Bundesrepublik Deutschland dürfte die entsprechende Zahl das Fünf- bis Sechsfache betragen.

Durch Zusammenfassung mehrerer, vorwiegend amerikanischer Studien hat man Informationen über 1296 Männer mit Para- oder Tetraplegien gesammelt. Es ergab sich, daß bei drei Viertel die Erektionsfähigkeit erhalten war, wenn auch nicht immer vollständig. Ein Drittel konnte einen Koitus durchführen, ein Zehntel konnte ejakulieren, aber nur 3% waren fertil (NORMELL, 1974).

Generell ergibt sich: Je höher der Sitz der Querschnittsläsion, desto größer ist die Chance, daß die Erektionsfähigkeit erhalten bleibt, während das Umgekehrte für die Ejakulationsfähigkeit gilt. Bei Läsionen im Bereich des Zervikalmarkes beobachtet man volle oder teilweise Erektionsfähigkeit bei über 90%, bei sakralen Läsionen nur bei 50%. Bei schlaffen Paresen nach peripherer Läsion sakraler Nerven ist die Erektionsfähigkeit erloschen. Männer mit Kaudasyndrom haben in der Regel keine Erektionsfähigkeit, die Emissionsfähigkeit ist aber oft noch intakt, weil die Hoden und die Samenblasen sympathisch innerviert sind.

Nach einer Querschnittsläsion kehrt die Erektionsfähigkeit nach ein bis drei Monaten wieder zurück, aber vor allem bei hochsitzenden Läsionen kann es ein Jahr und noch länger dauern. Es handelt sich um reflektorisch ausgelöste Erektionen ohne begleitendes sexuelles Lustgefühl, aber sie sind von großer psychologischer Bedeutung, sowohl für den Mann wie für die Partnerin.

Erektionen können jedoch zu unpassenden Zeitpunkten ausgelöst werden, z. B. wenn das Pflegepersonal den Kranken aus- oder anzieht, beim Waschen u. ä. Bei tiefsitzenden Läsionen, bei denen sich die Erektion reflektorisch nicht auslösen läßt, kann sie manchmal durch psychische Stimulation ausgelöst werden. Die Erektionen können oft schnell entstehen und schnell verschwinden und, wie erwähnt, inkomplett sein. Manchmal können ein Pubisring, ein Stützkondom, ein gewöhnliches, um die Peniswurzel herum gelegtes Kondom und andere mechanische Verfahren eine Hilfe darstellen. Aber es besteht die Gefahr einer Druckbeschädigung, und Pubesringe usw. dürfen nicht länger als jeweils eine Stunde angewandt werden. Dazu kommt, daß eine fehlende Handfunktion den Gebrauch solcher Hilfsmittel erschweren kann.

Die Ejakulationsfunktion ist viel verletzlicher als die Erektion. Sie ist bei 15% der sakralen Läsionen erhalten, aber nur bei 3% der zervikalen Läsionen. Dies liegt vielleicht daran, daß die Sympathikusfunktion bei tiefliegenden Läsionen nicht vollständig aufgehoben ist. In einigen Fällen mit erhaltener Sympathikusfunktion kann eine intakte Testissensibilität beobachtet werden, auch wenn die Hautsensibilität des Skrotums aufgehoben ist. Oft stellt man retrograde Ejakulation mit Samenerguß in die Blase fest.

Bei partiellen Läsionen ist die Chance einer intakten Ejakulationsfunktion weit größer als bei totalen Läsionen. Erhaltene Ejakulationsfähigkeit beobachtete man bei einem Drittel der Patienten mit partiellen Läsionen der zentralen motorischen Neurone und bei zwei Drittel der Patienten mit partiellen Läsionen der peripheren motorischen Neurone. In diesen Fällen ist die Fertilität auch häufiger erhalten. Ist die Sensibilität für Nadelstiche bilateral an der Penis- und Skrotalhaut und perianal erhalten geblieben, ist die Chance für psychogene Erektionen und Ejakulationen größer, als wenn diese Gebiete hypo- oder anästhetisch sind. Ungestörte Sensibilität ist oft ein Zeichen dafür, daß auch die autonome Nervenversorgung intakt ist. Erhaltener Sphincter-ani-Tonus ist auch als gutes Prognostikum anzusehen (COMARR und VIGUE, 1978).

Erreicht der Behinderte beim Koitus keinen Orgasmus, so kann er ihn manchmal durch Masturbation, Gebrauch eines Vibrators oder durch orale Stimulation erreichen. Die Fähigkeit, einen genitalen Orgasmus zu erleben, ist nur in sehr wenigen Fällen erhalten. Es kann sich aber sekundär die Fähigkeit herausbilden, zu einer Art psychischem Orgasmus, der als sehr befriedigend beschrieben wird, zu gelangen. Bei einigen Behinderten entwikkeln sich neue erogene Zonen in den Segmenten unmittelbar oberhalb des Sitzes der Läsion, und sie können durch Stimulation dort große sexuelle Befriedigung erleben. So können bei Männern Brust und besonders die Brustwarzen eine neue Aktualität bekommen. Bei einigen Frauen kann Stimulation der Lippen, der Ohrläppchen oder der Brüste zu Orgasmen führen, die nicht durch genitale Stimulation zu erzielen sind. Frauen mit kompletter Querschnittsläsion können manchmal trotzdem eine tiefe Penetration fühlen. Auch wenn der Behinderte das subjektive Lustgefühl beim Koitus entbehren muß, ist die psychologische Bedeutung, einen Koitus durchführen zu können oder in anderer Weise den Partner zu befriedigen, für viele sehr groß.

Die Libido ist bei einem Viertel der totalen Querschnittsläsionen erhalten.

Wie erwähnt, ist die Fertilität im allgemeinen stark beeinträchtigt. In einigen Fällen kann durch Gebrauch eines Vibrators an der Glans penis eine Ejakulation hervorgerufen werden (Brindley, 1980). Dasselbe kann man durch intrathekale Prostigmininjektionen erreichen, aber man ist im großen und ganzen von dieser Methode abgekommen, weil dabei ein großes Risiko für die Entstehung einer schweren autonomen Hyperreflexie mit Blutdrucksteigerung und die Gefahr einer Subarachnoidalblutung besteht. Man hat auch rektale Elektrostimulation versucht (Crenshaw et al., 1978; Brindley, 1980). Andere Versuche zielten darauf ab, das gewonnene Ejakulat zu homologer Insemination zu benutzen, aber es ist vom Volumen her meist zu wenig, und die Resultate sind schlecht. Von den genannten Verfahren ist der Vibrator am ungefährlichsten und angenehmsten. Außerdem kommt es bei Anwendung des Vibrators seltener zu retrograder Ejakulation. Bei häufiger Stimulation, z. B. einmal die Woche, kann die Ejakulatmenge größer und die Spermienqualität verbessert werden. Vielleicht erreicht man auch eine bessere Spermaqualität, wenn man bald nach Entstehen der Querschnittsläsion beginnt, Ejakulationen hervorzurufen.

Ephedrin 50 mg per os eine bis zwei Stunden vor der Ejakulation kann in einigen Fällen einer retrograden Ejakulation entgegenwirken. Dasselbe gilt für Desipramin 50 bis 100 mg per os 3 bis 24 Stunden vor dem Ejakulationsversuch (Sigusch, 1979).

Bei Frauen ist die Fertilität dagegen oft erhalten. Die Menstruation tritt im allgemeinen einige Monate nach dem Trauma wieder ein, und es sind Fälle von paraplegischen und tetraplegischen Frauen berichtet worden, die ein oder auch zwei Kinder bekamen. Die Geburt ist oft normal. Liegt die Läsion aber höher als Th XII., bemerkt die Frau die Wehen nicht, und die beginnende Geburt wird von der Frau nicht registriert, geschieht z. B. im Schlaf. In einigen Fällen ist ein Kaiserschnitt indiziert. Diese Frauen neigen besonders zu Infektionen und zu Anämien.

Koitus: Für die Männer ist es, wie erwähnt, schwieriger, einen Koitus durchzuführen, als für die Frauen. Im folgenden wird vorausgesetzt, daß der Partner gesund ist. Ungeachtet, ob der Mann oder die Frau behindert ist, muß die Blase unmittelbar vor dem Verkehr völlig entleert werden, im allgemeinen durch suprapubischen Druck, und ein eventuell vorhandener Katheter muß entfernt werden. Manchmal wird Querschnittsgelähmten eine Blasenhalsresektion empfohlen, um eine vollständige Blasenentleerung zu ermöglichen. In einem solchen Fall muß den Beteiligten vorher gesagt werden, daß dieser Eingriff zu retrograder Ejakulation und Infertilität führen kann. Auch andere Eingriffe an den männlichen Harnwegen können zu verschlechterten sexuellen Funktionen führen.

Liegt der Gelähmte beim Koitus auf dem Rücken, muß man ein Kissen unter das Gesäß legen, um Druckläsionen vorzubeugen. Für beide Geschlechter gilt, daß muskuläre Spasmen (bei der Frau besonders Adduktorspasmen der Oberschenkel) und autonome Hyperreflexie den Koitus erschweren und unmöglich machen können. Vorherige Diazepam- oder Barbituratgaben können dem entgegenwirken, andererseits aber auch die Sexualfunktion selbst hemmen. Manchmal kann der autonomen Dysreflexie durch ein erhöhtes Kopfende entgegengewirkt werden, oder der Koitus kann sitzend erfolgen. Auch Lokalanästhetika können helfen, z. B. Instillation von 0,25%iger Tetrakainlösung in die Blase, 15 bis 20 Minuten vor dem Koitus. Phenoxybenzamin, ein Sympathikolytikum, per os, kann auch versucht werden (Comarr und Vigue, 1978).

Der Koitus bei männlichen Tetraplegikern kann nur in Rückenlage erfolgen (u. U. sitzend), und die Frau muß die Koitusbewegungen ausführen. Die Möglichkeit, die Erektion des Mannes aufrechtzuerhalten, ist oft von der Effektivität der Koitusbewegungen der Frau und der Stimulation des Penis durch die Vagina abhängig. Ein Stützkondom oder eine Penisattrappe können nützlich sein. Einige Männer mit Harnwegs- oder genitalen Infektionen wenden ein Kondom an, um den Partner nicht zu infizieren. Männliche

Paraplegiker können den Koitus sowohl in Rückenlage wie bei Rückenlage der Frau ausführen.

Gymnastische Übungen und Förderung des Allgemeinzustandes mindern oft Beschwerden, die beim Koitus auftreten können. Umgekehrt spürt ein Teil der Patienten noch eine Zeitlang nach dem Koitus eine allgemeine Erleichterung und eine verbesserte Muskel- und Gelenkfunktion.

Viele Therapeuten mit besonderer Erfahrung in der Behindertenproblematik unterstreichen, wie wichtig es ist, nicht einseitig den genitalen Kontakt im Blick zu haben, sondern auch andere Formen sexuellen Kontaktes einzuüben. Behinderte tun sich oft schwer, bei sexuellen Kontakten zu improvisieren, sie brauchen viel Zeit, sich vorzubereiten und sich darauf einzustellen. Das Sehen muß oft an die Stelle der fortgefallenen Sensibilität treten; darum ist es wichtig, daß der Behinderte die Möglichkeit hat, zu sehen, was geschieht.

Eheprobleme: Es liegen mehrere Untersuchungen an großen Patientengruppen vor über Ehen und Scheidungen bei Querschnittsgelähmten. SILVER (1975) zitiert eine amerikanische Untersuchung. In dieser waren von 1000 Patienten 20% vor und nach dem Trauma unverheiratet, 26% heirateten nach dem Trauma, und 48% waren vor und nach dem Trauma verheiratet. Die Scheidungsfrequenz lag bei 20%. In einer englischen Untersuchung lag die Scheidungshäufigkeit unter 10%. In beiden Untersuchungen ergab sich, daß die Scheidungsquote nur wenig über der der Allgemeinbevölkerung lag. Insbesondere waren jene Ehen beständig, die vor dem Trauma eingegangen worden waren.

ANDERSON und COLE (1975) heben hervor, daß sowohl der Behinderte wie seine Berater bedenken müssen, daß
- fehlende Sensibilität nicht gleichbedeutend ist mit fehlenden Emotionen,
- fehlende Potenz nicht gleichbedeutend ist mit fehlender sexueller Funktion,
- das Fehlen der Genitalien nicht sexuellen Kontakt unmöglich macht.

Erfahrungen mit Behinderten machen sehr deutlich, wie komplex und vielseitig das menschliche Liebesleben ist und daß es nicht auf genitale Funktionen reduziert werden darf.

6.3.3 Spina bifida und Myelozele

Leichte Fälle brauchen keinen Einfluß auf das Geschlechtsleben zu haben, aber in schwereren Fällen beobachtet man dieselben Störungen wie bei Querschnittsläsionen. Da es sich bei der Spina bifida und der Myelozele jedoch um angeborene Behinderungen handelt, ist der Hintergrund ein anderer. Diese Patienten sind oft gehemmter und zurückhaltender als Patienten mit traumatischen Querschnittsläsionen.

6.3.4 Zerebrale Läsionen

LUNDBERG (1974) hat die folgende Übersicht über traumatische Gehirnläsionen und ihre möglichen sexuellen Folgen verfaßt:
- Grobe Kopftraumen mit apallischem Syndrom führen zu Hypersexualität, Pansexualität, Exhibitionismus und Fetischismus, kombiniert mit Impotenz und Hypogonadismus.
- Leichtere Kopftraumen führen zu herabgesetzter Libido und Potenz und zu Amenorrhöe.
- Läsionen des Lobus frontalis führen zu sexueller Hemmungslosigkeit.
- Läsionen des Lobus temporalis führen zu herabgesetzter Libido und Potenz, selten zu Hypersexualität, exzessiver Masturbation und Fetischismus.
- Läsionen des Hypothalamus führen zu herabgesetzter Libido, zu Impotenz, Hypogonadismus, selten zu Hypersexualität.
- Läsionen im Bereich des Cingulums und Hippocampus (limbisches System) führen zu Aggressivität.

Hypophysäre Insuffizienz: Libido und Potenz sind geschwächt. Bei Männern wird eine Testosteronbehandlung im allgemeinen zu normaler Libido und Potenz führen. Ist sie ohne Wirkung, kann ein hypophysärer Tumor vorliegen, der in den ventralen Teil des Hypothalamus hineinwächst und das „Libidozentrum" des Menschen zerstört.

Contusio cerebri kann zu herabgesetzter Libido und bei Frauen zu Amenorrhöe führen, wahrscheinlich durch Beschädigung von Hypophyse oder/und Hypothalamus bedingt.

Fokale zerebrale Läsionen führen oft zu herabgesetzter Libido und Potenzstörungen. Verstärkte Libido und Priapismus können vorkommen.

Thrombosis cerebri und *Hämorrhagia cerebri* erfassen vor allem ältere Menschen und führen im allgemeinen zu Schwächung und Erlöschen der Sexualfunktion (z. B. SJÖGREN, 1982; HUMPHREY, 1983).

Epilepsie: Hier wird oft herabgesetzte Libido und sexuelle Dysfunktion beobachtet. Antiepileptika als solche können, wie viele Psychopharmaka auch, die Sexualfunktion hemmen und die Fertilität herabsetzen (s. auch TOONE, 1986).

Zerebralparese (Spastik): Libido und Potenz sind oft normal. Bei sexueller Erregung werden die Muskelspasmen und die Mitbewegungen häufig verschlimmert. Außerdem liegen oft Kontrakturen und Gelenkveränderungen vor, die die Sexualfunktion einschränken. Nicht selten leidet der Patient an einer Ejaculatio praecox. Besondere Koituspositionen, im Sitzen oder in Rückenlage, können bei den beschriebenen Schwierigkeiten hilfreich sein. Während einer Geburt kann die Spastizität entweder größer oder auch kleiner werden, und es können plötzlich sehr schmerzhafte Wehen auftreten.

6.3.5 Multiple Sklerose (Encephalomyelitis disseminata)

Schon in frühen Stadien können sexuelle Störungen auftreten, aber meistens nur vorübergehend. Schreitet die Krankheit fort, nehmen sie zu und persistieren.

Bei Frauen beobachtet man herabgesetzte Libido, erschwerten Orgasmus, Dys-, Par- und Anästhesie des Genitalbereiches und trockene Genitalhäute. Bei Männern beobachtet man herabgesetzte Libido, erschwerte Erektion und Ejakulation und Sensibilitätsstörungen wie bei der Frau. Die reflektorische Erektion ist oft länger erhalten als die psychogene.

Bei beiden Geschlechtern tritt beim Orgasmus oft eine verstärkte, quälende Spastizität auf.

LUNDBERG (1978, 1980) weist darauf hin, daß ein psychogenes Moment oft hineinspielt, und daß es wichtig ist, durch eine verfeinerte neurologische Untersuchungstechnik abzuklären, wie groß der organische Anteil ist. Hormonelle Kontrazeption ebenso wie Schwangerschaft und Geburt können die Grundkrankheit verschlimmern. Deshalb kann ein Abortus artificialis angezeigt sein.

6.3.6 Neurosyphilis

Tabes dorsalis als Symptom des tertiären Stadiums der Syphilis kann bei Männern zu erektiver Dysfunktion und Priapismus führen, bei Frauen zu herabgesetzter Sensibilität im Genitalbereich.

6.3.7 Poliomyelitis und Dystrophia musculorum progressiva

Bei diesen Erkrankungen sind Libido und Sexualfunktion im allgemeinen nicht beeinträchtigt, aber Vorspiel und Koitus sind oft nur in bestimmten Positionen möglich, und Kontrakturen und Gelenkveränderungen können störend sein. Schwangerschaft und Geburt können bei verstärkter Lendenlordose oder Schwäche der Abdominal- und Beckenmuskulatur beeinträchtigt sein.

6.3.8 Periphere Neuropathien

Auch sie können zu sexuellen Dysfunktionen führen. Sie kommen vor bei Diabetes mellitus (s. Abschn. 6.4), Urämie (s. Abschn. 6.7), Amyloidose, bei gewissen hereditären neurologischen und bei toxisch bedingten Leiden, z. B. durch Alkohol (s. Abschn. 8.3), Schwermetalle u. ä.

6.3.9 Folgezustände nach chirurgischen Eingriffen

Bei Operationen im Beckenraum, z. B. bei Rektumexstirpation (s. auch Abschn. 5.1.3 und Abschn. 6.6) oder bei retroperitonealen Operationen, z. B. lumbalen Gangliektomien, kann es zu sexuellen Dysfunktionen kommen, bedingt durch Denervierung der Geschlechtsorgane. Thorakale Gangliektomien führen seltener zu sexuellen Störungen.

6.3.10
Orgastischer Kopfschmerz

Sexuelle Aktivität, insbesondere der Orgasmus, kann bei beiden Geschlechtern zu Kopfschmerz führen, entweder zu schweren Formen, z. B. zu Subarachnoidalblutungen mit fokalen Symptomen, Nackensteife, Übelkeit, Bewußtseinsstörungen und blutigem Liquor, oder zu gutartigen Formen ohne neurologische Ausfallsymptome.

Der sogenannte benigne orgastische Kopfschmerz ist meist kräftig, kommt wie ein Knall unmittelbar vor oder beim Orgasmus, kann klopfend, sprengend oder dumpf sein, kann verschieden lokalisiert, einseitig oder doppelseitig sein. Er kann Minuten, Stunden oder Tage andauern und tritt oft ganz unerwartet ein, ohne daß sonst eine Tendenz zu Kopfschmerzen besteht. Er kann später bei Anstrengungen oder sexueller Aktivität erneut auftreten, um nach kürzerer oder längerer Zeit ganz zu verschwinden. Außer Beruhigung des Patienten ist eine Behandlung nicht erforderlich. Patienten mit benignem orgastischen Kopfschmerz scheinen keinem erhöhten Risiko einer Subarachnoidalblutung ausgesetzt zu sein. Die Ätiologie ist wahrscheinlich manchmal myogen, in anderen Fällen vasomotorisch (s. auch Abschnitt 6.3.2).

6.4
Diabetes mellitus

Diabetes mellitus kommt bei 2% aller Menschen vor, die meisten erkranken erst nach dem 40. Lebensjahr. Die sexuellen Störungen können das Initialsymptom darstellen, verschwinden dann bei Regulierung der Krankheit, oder sie können vorübergehend in Perioden schlechter Regulierung auftreten. Verschiedene Infektionen, Vaginitiden, Balanitiden und Harnwegsinfektionen können die Sexualfunktion zeitweise beeinträchtigen. Dauerhafte sexuelle Symptome sind abhängig vom Ausmaß der peripheren Neuropathie und dem Alter des Patienten. Dagegen spielen Dauer der Erkrankung und andere Komplikationen diesbezüglich offenbar keine Rolle. Die Bedeutung psychogener Faktoren darf man – wie auch sonst – keinesfalls unterschätzen. Dies hat JENSEN an Diabetikern, die im Abstand von sechs Jahren zweimal untersucht wurden, überzeugend nachgewiesen. Mehrfach besserte sich die Sexualfunktion nach Umstellung der Lebensbedingungen, und dies trotz unveränderter oder sogar zunehmender somatischer Komplikationen (JENSEN, 1986). Sexuelle Dysfunktionen traten bei 25% der Frauen und 33 bis 50% der Männer auf (s. z. B. JENSEN, 1981; FAIRBURN et al., 1982). Bei beiden Geschlechtern wird herabgesetzte Libido beobachtet, bei Männern erektive Dysfunktion, die jedoch nicht massiv und regelmäßig aufzutreten braucht, in einigen Fällen retrograde Ejakulation, sickernder Samenerguß und verändertes Lustgefühl in Verbindung mit der Ejakulation. Die diabetische Neuropathie kann auch zu Blasenlähmung und verminderter Hodensensibilität führen, sofern das autonome Nervensystem mitbetroffen ist. Die Bedeutung der arteriosklerotischen Gefäßveränderungen, die den Diabetes begleiten, ist ungeklärt.

In JENSENs Untersuchung wünschten die meisten Patienten, auch bei sexuellen Problemen von ihrem festen Therapeuten beraten zu werden, nur wenige wünschten, hierfür an einen Sexologen, Psychiater oder Gynäkologen überwiesen zu werden. Eine solche Beratung muß den Kranken und seinen Partner umfassen.

6.5
Sexualfunktion und Gelenkerkrankungen

Chronische Gelenkerkrankungen befallen oft Menschen in jüngerem oder mittlerem Lebensalter. Außer Schmerzen, eingeschränkter Beweglichkeit und verminderter Kraft leiden sie an Müdigkeit, oft an Depressionen, verändertem Körpergefühl und herabgesetztem Selbstvertrauen. Dazu kommen gegebenenfalls Nebenwirkungen der Medikamente. Dies alles kann die Sexualfunktion beeinträchtigen, insbesondere die Bewegungseinschränkungen der Hände, der Hüft- und Kniegelenke, die Schmerzen und das Empfinden, mißgestaltet und häßlich zu sein.

Beim Sjögren-Syndrom (chronische Polyarthritis, Keratokonjunctivitis sicca und Schwellung der Speicheldrüsen) werden nicht nur die Schleimhäute in Nase, Mund und Rachen, sondern oft auch die Genitalhäute trocken. Bei gewissen Kollagenosen kommen Ulzerationen der Mundhöhle und der Genitalregion vor.

Vielen dieser Beschwerden kann physiotherapeutisch, medizinisch oder chirurgisch oder durch gute Beratung abgeholfen werden. Am wichtigsten ist jedoch, daß der Therapeut an die sexuellen Komplikationen denkt und die Initiative ergreift, sie mit dem Patienten und seinem Partner durchzusprechen. Sexualverkehr hat manchmal einen günstigen Einfluß auf Schmerzen und Beweglichkeit.

6.6 Sexuelle Probleme bei Patienten mit operativ angelegtem Stoma

Unter einem Stoma versteht man eine operative Verbindung zwischen einem Organ (meistens dem Darm, seltener der Harnwege) und der Körperoberfläche, meistens der Bauchwand, zum Zwecke der Entlastung eines kranken Organs (meistens bei Entzündungen oder malignen Tumoren). Am häufigsten kommt die Kolostomie, seltener die Iliostomie oder die Nephrostomie vor.

Einige Kolostomien werden nur vorübergehend angelegt, z. B. bei leichteren Fällen von Colitis ulcerosa, und die natürliche Darmpassage wird nach der Heilung wiederhergestellt. Die meisten Kolostomien werden auf Dauer angelegt, z. B. bei angeborenen Mißbildungen und bei malignen Tumoren. Stuhlgang und Darmluft werden in Beuteln unterschiedlicher Art aufgefangen.

Mit einer Kolostomie (oder einem anderen Stoma) zu leben, kann zu einem psychischen Trauma werden. Es zeigt sich jedoch, daß die meisten Patienten mit einer Kolostomie (oder einem anderen Stoma) im allgemeinen, und auch sexuell, ein normales Leben führen können. Auftretende Beschwerden können physisch oder psychisch sein und beziehen sich auf das Stoma oder die zugrunde liegende Operation. Je größer der Eingriff und je älter der Patient, desto größer ist das Risiko, daß Beschwerden auftreten. Viele Beschwerden können jedoch durch zielstrebige Behandlung erleichtert werden. Beratung erhält man bei seinem Arzt oder durch geeignete Lektüre (z. B. KJÆRGÅRD und OTTSEN, 1984). Man kann sich auch an Selbsthilfegruppen für Stomaträger wenden.

Die direkten Stomabeschwerden sind bei beiden Geschlechtern die gleichen. Es kann sich um Hautreizungen und Ekzeme um die Stomaöffnung herum handeln, der Beutel kann undicht sein, es können Schmerzen und unangenehmer Geruch auftreten. Psychisch führt das Stoma zu verändertem Körpergefühl, Minderwertigkeitskomplexen, man schämt sich, sich dem Partner und anderen, z. B. beim Baden, beim Sport u. ä. zu präsentieren.

Folgen des operativen Eingriffs zeigen sich insbesondere nach Exstirpation des Rektums. Bei Frauen entsteht eine Deformierung und Verengung der Scheide, sie klagen über Ausfluß, Schmerzen beim Koitus und Trockenheit der Scheide, u. U. über verminderte Fertilität. Bei Männern treten Erektionsstörungen, Ausbleiben der Ejakulation oder retrograde Ejakulation in die Blase auf. Bei beiden Geschlechtern beobachtet man vorübergehend oder auf Dauer verminderte Libido. Diese Beschwerden haben ihre Ursache teils in einer beschädigten Durchblutung und einer Beschädigung der Innervation der Geschlechtsorgane, teils in Narbenbildung und Schrumpfungen, und außerdem können die psychischen Verhältnisse natürlich eine Rolle spielen. Es scheint, daß die reproduktiven und sexuellen Folgen der Rektumexstirpation unabhängig vom Anlaß der Operation (colitis ulcerosa oder Karzinom) sind. Natürlich muß die Operation so ausgeführt werden, daß die Nerven- und Blutgefäßversorgung zu den übrigen Beckenorganen so weit wie möglich intakt bleiben. Besonders ist aber das Alter des Patienten für die sexuellen Komplikationen von Bedeutung, sie treten bei Männern seltener vor dem 50. Lebensjahr, sehr viel häufiger nach dem 50. Lebensjahr auf. Im ganzen wird die Sexualfunktion jedoch nicht beeinträchtigt.

Eine Reihe neuerer Untersuchungen hat ergeben, daß etwa 15% der Männer vorübergehende sexuelle Dysfunktionen aufweisen, 5 bis 10% werden auf Dauer impotent. Eine ebenso große Zahl hat erektive und ejakulative Probleme. Die vorübergehenden Beschwerden treten meist im ersten Halbjahr nach der Operation auf, aber es sind Fälle beschrieben worden, bei denen die Potenz erst nach zwei bis vier Jahren zurückkehrte.

Bei Frauen kann die Rektumexstirpation zu einer Retroflexio uteri führen, weil das Rektum nicht mehr den Raum hinter der Scheide ausfüllt. Die Hinterwand der Scheide wird durch Narbengewebe fixiert, und die Schließung der Analöffnung kann den Scheideneingang verengen und die Funktion der Beckenbodenmuskulatur beeinträchtigen. All dies kann zu Dyspareunie und Fertilitätsstörungen führen. Bleibt die Frau fertil kann sie jedoch eine Schwangerschaft in gewöhnlicher Weise austragen. Mehr als 25% der Frauen in einer Untersuchung über Patienten mit Colitis ulcerosa wurden postoperativ schwanger und gebaren Kinder. Etwa 10% der Frauen mit einem Stoma bekommen postoperativ erhebliche sexuelle Probleme: unzureichende Libido, Vaginalstenosen, schwere Dyspareunie, Harninkontinenz u. a. In verschiedenen Untersuchungen klagten ein Drittel bis die Hälfte der Frauen über eine gewisse, meist vorübergehende Dyspareunie, ohne daß die Koitushäufigkeit dadurch wesentlich reduziert wurde.

Bei beiden Geschlechtern ist die Einstellung des Partners zum Stoma von entscheidender Bedeutung dafür, wie der Patient allgemein und sexuell mit seinem Dasein als Stomaträger fertig wird. Scheidungen nach Anlegung eines Stomas scheinen selten zu sein, und mehrere Patienten haben erst nach Anlegung des Stomas geheiratet.

In einer schwedischen Untersuchung (NORMELL, 1974) wird unterstrichen, daß viele sexuelle Probleme von Stomaträgern durch Unsicherheit und die Befürchtung, unästhetisch zu wirken, hervorgerufen werden. Viele Patienten klagen, daß niemand vor der Entlassung aus dem Krankenhaus über mögliche sexuelle Probleme mit ihnen gesprochen hat. Da die Patienten oft zu sehr gehemmt sind, solche Fragen anzuschneiden, muß das Personal die Initiative ergreifen.

Es ist wichtig, daß Stomaträger sich nicht isolieren und daß sie mit Fachkräften, mit den nächsten Angehörigen, insbesondere dem Partner über die Probleme ihres Stomas zu sprechen wagen.

Alle Koituspositionen kommen in Frage, bei einigen Positionen ist der Stomabeutel jedoch sichtbarer als bei anderen. Normaler Körperdruck gegen das Stoma als solches ist harmlos, dies zu wissen ist für beide Partner wichtig. Zu kräftiger Druck auf den Beutel kann aber dazu führen, daß er undicht wird, deshalb sollte er vor dem Koitus entleert werden. Der Beutel kann bei Bedarf durch einen Überzug oder ein Kleidungsstück bedeckt werden, und sollte es stören, daß er lose hängt, kann man ihn aufrollen, ihn mit einem Pflaster befestigen oder ihn gegen einen kleineren Beutel austauschen. Handelt es sich um sexuelle Beziehungen zu einem neuen Partner, kann man negativen Eindrücken vielleicht durch vorherige Information vorbeugen.

6.7 Niereninsuffizienz

Ein großer Teil der Patienten mit schwerer Niereninsuffizienz bekommt sexuelle Probleme in Form von Reduktion von Libido, Potenz und Orgasmusfähigkeit. In einer amerikanischen Untersuchung (LEVY, 1978) hatten die Hälfte der Männer und etwa ein Drittel der Frauen bei zunehmender Urämie mit dem Koitus aufgehört. 60% der Männer litten an partieller oder totaler erektiver Dysfunktion und viele Frauen an reduzierter Orgasmusfähigkeit. Trotz Durchführung regelmäßiger Dialyse wurde die Sexualfunktion nur bei wenigen verbessert. ABRAM et al. (1978) fanden, daß 80% der Männer mit chronischer Niereninsuffizienz Potenzprobleme hatten. Gelang eine Nierentransplantation, wurden 40% wieder sexuell funktionsfähig. Männer unter 30 Jahren hatten weniger sexuelle Probleme als ältere.

Der körperliche Zustand solcher Kranker ist oft schlecht, ihr Hormon- und Mineralstoffwechsel ist gestört, sie werden leicht anämisch und entwickeln eine Neuropathie. Sie sind meistens müde, depressiv, ängstlich und durch die chronische Krankheit geprägt, sie haben das Vertrauen zu ihrem eigenen Körper verloren, fühlen sich weniger attraktiv, und einige Männer sehen sich in ihrer Männlichkeit beeinträchtigt, weil sie kaum noch auf gewöhnliche Weise Wasser lassen (da die Nierenfunktion durch die Dialyse ersetzt wurde).

Man wird diesen Menschen für ihre Sexualfunktion wahrscheinlich nur wenig Hilfe anbieten können, und ihr Interesse daran ist sicher begrenzt. Man muß versuchen, den Allgemeinzustand möglichst weitgehend zu erhalten, und so realistisch wie möglich mit dem Kranken und seinem Partner über die reduzierte Libido und Potenz sprechen. Manchmal können Psychopharmaka die Stimmungslage verbessern.

Bei Hyperprolaktinämie soll Bromokriptin die sexuellen Funktionen dialysierter Personen sehr verbessern können. Als Nebenwirkung kann eine so schwere Hypotension auftreten, daß diese Behandlung aufgegeben werden muß (BOMMER et al., 1979). Bei Zinkmangel kann Zinkzufuhr manchmal eine sexuelle Dysfunktion bessern.

6.8 Prostatahypertrophie

Prostatahypertrophie ist ein häufiges Leiden. Nach englischen und amerikanischen Statistiken werden 10% der Männer deswegen operiert. Benigne Prostatahypertrophie als solche hat keine Auswirkung auf die Sexualfunktion. Da das Leiden vor allem ältere Männer betrifft, wird schon präoperativ ein Teil von ihnen sexuell inaktiv oder impotent sein. Laut einer amerikanischen Untersuchung an Männern mit einem Durchschnittsalter von 66 Jahren, waren etwa 60% bereits präoperativ impotent, während nur ein paar Prozent erst nach der Operation impotent wurden. In einer anderen Studie, die 3400 Prostataektomierte umfaßte, war man der Auffassung, daß die Operation in keinem Fall zu Impotenz geführt hatte. In einzelnen Fällen führte die Operation sogar zu Potenzsteigerung, vielleicht als Folge eines verbesserten Allgemeinzustandes.

In einer dänischen Studie von 167 Männern mit einem Durchschnittsalter von 67 Jahren wurde die eine Hälfte total prostatektomiert und die andere Hälfte einer transurethralen Resektion (TUR) unterworfen. Vor der Operation waren 72% sexuell aktiv, 69% waren sechs und zwölf Monate nach der Operation weiterhin sexuell aktiv. Von diesen hatte die Hälfte retrograde Ejakulation in die Blase.

Als Ergebnis ist festzuhalten: Präoperative sexuelle Aktivität und vorhandene Sexualpartner haben für die weitere sexuelle Aktivität mehr Bedeutung als die Menge des Prostatagewebes, das entfernt wird.

Selbst beim Prostatakarzinom können etwa zwei Drittel der präoperativ sexuell Aktiven mit sexueller Funktion nach einer TUR rechnen.

Eine Reihe von Untersuchungen läßt den Schluß zu, daß postoperative Impotenz vor allem mit dem Alter des Kranken in Beziehung steht. Außerdem spielen oft psychogene Faktoren eine Rolle. Auftreten von Schlaferektionen deuten darauf hin, daß eine postoperative erektive Impotenz ganz oder teilweise psychogen bedingt ist.

Ist eine Operation angezeigt, ist die häufigste Operationsmethode die transurethrale Prostataresektion (TUR). Einige Männer wurden suprapubisch operiert, während die perineale Methode, die meist zu Impotenz führt, fast ganz aufgegeben wurde. Da der innere Sphincter urethrae bei der Operation oft verletzt wird, werden viele, aber nicht alle, postoperativ an retrograder Ejakulation leiden. Durchtrennung des Vas deferens (des Samenleiters) wird oft in Verbindung mit einer Prostataoperation vorgenommen, um einer komplizierenden Epididymitis (Entzündung der Nebenhoden) vorzubeugen. Der Mann wird dadurch steril.

Man muß sich präoperativ einen Eindruck darüber verschaffen, wieviel Gewicht der Kranke und seine Partnerin auf ihr Geschlechtsleben legen, und man muß ihnen sagen, daß die Operation nur vorübergehend ihr Geschlechtsleben unterbricht und heute fast nie die Potenz verschlechtert, daß sie aber oft zu retrograder Ejakulation und zu Sterilität führen kann.

Hämospermie, Blutbeimischung zur Samenflüssigkeit, kommt nicht selten bei Prostatahypertrophie vor und beunruhigt die Patienten sehr. Sie ist aber selten ein Symptom einer ernsten Erkrankung. Eine Behandlung ist nicht erforderlich, sondern nur beruhigende Information.

6.9 Infertilität

Von Infertilität spricht man, wenn nach zweijährigem regelmäßigem Geschlechtsverkehr ohne Gebrauch empfängnisverhütender Mittel keine Schwangerschaft eingetreten ist. In Dänemark sind etwa 15% aller Paare auf Dauer kinderlos, davon etwa 10% unfreiwillig. Die Ursachen betreffen beide Geschlechter gleichermaßen, fertilitätsbeeinträchtigenden Faktoren findet man bei 20% beider Geschlechter.

Bei Kinderlosen ist die Scheidungsfrequenz etwa doppelt so groß wie bei Paaren mit Kindern.

In einer dänischen Untersuchung wurde bei 40% der Frauen, die wegen Infertilität zur Behandlung kamen, eine Schwangerschaft erzielt, in keinem Fall durch heterologe Insemination.

Nach einer anderen dänischen Studie, in der auch Donorinsemination angewandt wurde, wurde gut die Hälfte der Frauen, die selbst keinerlei fertilitätsmindernde Faktoren aufwiesen, schwanger (Detlefsen und Starup, 1977).

Man hat Überlegungen angestellt, ob infertile Paare sich in ihrer Persönlichkeit von fertilen Paaren unterscheiden, ob es etwa Fälle von psychogener Infertilität gäbe. Die vorliegenden Untersuchungen erlauben uns keine Schlußfolgerung.

Wir wissen wenig darüber, inwieweit ungewollte Kinderlosigkeit das Geschlechtsleben eines Paares beeinflußt. Eine dänische Untersuchung (Rosenkvist, 1979) gibt jedoch einige Informationen. Die Untersuchung umfaßte Paare, die ihre Kinderlosigkeit durch Donorinsemination zu lösen versucht hatten. Bei diesen entsprach die Koitushäufigkeit der der Allgemeinbevölkerung. Die meisten waren mit ihrem Geschlechtsleben zufrieden, sexuelle Dysfunktionen kamen nicht häufiger als sonst vor, und keiner hatte sich wegen einer solchen Dysfunktion in Behandlung begeben. Aber in dem Zeitraum, in dem die Fertilität untersucht wurde, und besonders wenn festgestellt wurde, daß die Spermaqualität des Mannes schlecht war, kamen mehr sexuelle Dysfunktionen vor. Während der Inseminationszeit, die sich über mehrere Monate erstreckte, gab der größte Teil der Paare an, daß das gegenseitige Verhältnis als unverändert, eher sogar als gefestigt empfunden worden sei. Eine kleinere Zahl gab an, daß ihr Geschlechtsleben in dieser Zeit weniger befriedigend gewesen sei, besonders weil die Libido der Frau abnahm. Die Neigung zu sexuellen Dysfunktionen nahm in dieser Zeit jedoch ab.

Zur Frage der Auswirkungen der Infertilität auf das Geschlechtsleben sind weitere Untersuchungen nötig (s. auch Abschn. 5.2.5).

6.10 Carcinoma testis (Hodenkrebs)

Länger bestehende Schwellung eines Hodens kann durch Krebs bedingt sein. Carcinoma testis macht 2% der Krebsleiden der Männer aus, aber bei 15- bis 44jährigen stellt es mit 25% aller Krebsfälle in dieser Altersgruppe die häufigste Krebsform dar. Die Inzidenz hat sich – aus welchen Gründen, ist nicht klar –, im Laufe der letzten 40 Jahre verdoppelt (Østerlind, 1986). Bei der Hälfte der Fälle liegt ein Seminom vor, in den übrigen andere, oft malignere Tumoren. Die Prognose ist für alle Formen gut; die Überlebensrate liegt bei 90%. Natürlich ist eine frühzeitige Behandlung wichtig, aber viele Männer warten aus mißverstandenem Schamgefühl ab. Die Behandlung besteht in der Orchidektomie und Ausräumung der lokalen Lymphdrüsen. Bei Seminomen wird lokal nachbestrahlt, bei den übrigen Formen wird außerdem eine Ausräumung des retroperitonealen lymphatischen Gewebes vorgenommen und eine Chemotherapie angeschlossen.

Bei den meisten Männern ist nur der eine Hoden erkrankt, und der zweite Hoden reicht vollkommen für die Hormonproduktion und Samenbildung. Der Verlust eines Hodens führt jedoch oft zu Beeinträchtigungen des Selbstwertgefühls. Bei Kastraten soll die Einlegung von Testisprothesen deshalb immer angeboten werden.

Sowohl die Erkrankung wie die Behandlung können das Reproduktionsvermögen und die Sexualfunktion beeinträchtigen.

Bei einigen Männern wird schon vor Beginn der Behandlung eine herabgesetzte Fertilität festgestellt. In den Fällen, in denen die Spermaqualität einigermaßen gut ist, kann eine Deponierung von eingefrorenem Sperma erwogen werden, und diese Möglichkeit muß mit dem Mann und gegebenenfalls mit seiner Partnerin besprochen werden. Überhaupt müssen Männer mit einem Testiskarzinom und ihre Partnerinnen vor der Behandlung genau über die Krankheit, ihre Behandlung und mögliche Folgen informiert werden, damit unnötige Ängste vermieden werden und kompensierende Maßnahmen erwogen werden können. Diese Beratungen sollen von dem vorgenommen werden, der die Behandlung leitet und häufigen Kontakt mit dem Patienten und seiner Partnerin hat.

Ungeachtet, ob die Fertilität erhalten bleibt oder nicht, wird das Spermavolumen bei vielen im Anschluß an die Behandlung zurückgehen. Das ist besonders dort der Fall, wo das retroperitoneale Lymphgewebe ausgeräumt wurde, weil dies zu Läsionen der sympathischen Nervenversorgung durch den Plexus hypogastricus führen kann. Dies führt zu Hemmung bzw. Aufhebung der Emission und mitunter zu retrograder Ejakulation. Einige Zeit nach Abschluß der Behandlung kann man bei einigen beobachten, daß das Ejakulationsvolumen wieder zunimmt und die Fertilität sich bessert. In den Fällen, bei denen die Ejakulation unzureichend bleibt, kann eine Behandlung mit Alpha-Sympathomimetika (z. B. Imipramin 25 mg 3 x tägl.) manchmal die Ejakulationsfähigkeit und das Lustgefühl heben. Während der Nachbestrahlungen und der Chemotherapie und weitere sechs Monate danach wird von einer Schwangerschaft abgeraten. Es ist deshalb wichtig, mit dem Paar über Antikonzeption zu sprechen. Fötale Schäden als Folge eines Carcinoma testis und seiner Behandlung sind nie festgestellt worden.

Bei einigen treten Probleme des Geschlechtslebens und der Paarbeziehung auf. Die Ursachen hierfür können physisch oder psychisch sein. Zu den physischen Ursachen gehört eine reduzierte Androgenproduktion, die natürlich medikamentös kompensiert werden muß (s. Abschn. 5.2.1). Läsion der Nervenversorgung des Penis kann Erektionsprobleme zur Folge haben. Ist die erektive Dysfunktion durch Nervenläsion hervorgerufen und permanent, kommt eine Penisprothese in Frage, aber damit hat es keine Eile (s. auch Abschnitt 6.18). Oft sind die Probleme aber ganz oder teilweise psychogen. Die Krankheit und ihre Behandlung stellen als solche schon eine bedeutende Belastung dar und können – wie erwähnt – das Selbstwertgefühl des Mannes beeinträchtigen. Er findet sich sexuell weniger attraktiv, mag sich nicht nackt zeigen und hat Hemmungen, neue sexuelle Beziehungen einzugehen. SCHOVER und ESCHENBACH (1984, 1985) untersuchten 121 Männer mit nichtseminomatösem Carcinoma testis fünf Jahre nach der Orchidektomie (119 unilaterale, 2 bilaterale) und retroperitonealer Lymphadenektomie. Darüber hinaus war etwa ein Drittel der Männer entweder nachbestrahlt oder mit Chemotherapie behandelt worden. Zum Zeitpunkt der Untersuchung bei einem medianen Alter von 32 Jahren hatten 10% eine erektive Dysfunktion, 6% erreichten schwer einen Orgasmus, 38% klagten über vermindertes orgastisches Lustgefühl, 11% waren ohne geschlechtliche Aktivität, 9% hatten Koitus höchstens einmal im Monat oder seltener. Bei über 80% war das Ejakulatvolumen stark reduziert, etwa 60% hatten oft „trockenen" Orgasmus. Im Laufe der Jahre nahm das Volumen des Ejakulats jedoch meist etwas zu, und die Anzahl der „trockenen" Orgasmen nahm ab. Elf Männer waren Väter geworden. Bei nur wenigen wurde ein zu niedriges Serumtestosteron-Niveau gefunden. Viele von diesen Männern wurden von Unruhe, Angst und Minderwertigkeitsgefühlen geplagt und hatten Probleme mit ihrem Partner. Beratung und gegebenenfalls Therapie, wie bei psychogenen Dysfunktionen üblich, sind angezeigt.

6.11
Carcinoma penis

Das Peniskarzinom ist eine seltene Erkrankung. In Dänemark (5,5 Mill. Einwohner) werden etwa 30 neue Fälle pro Jahr festgestellt. Zur Zeit der Diagnosestellung sind die meisten Männer älter, jedoch etwa ein Fünftel ist jünger als 50 Jahre. Die Behandlung ist meist chirurgisch und führt bei vielen zu teilweiser oder völliger Amputation des Penis. Es zeigt sich, daß viele Patienten nach der Operation trotzdem sexuell gut zurechtkommen. Ist ein Penisstumpf von 6 cm oder mehr, von der Symphyse aus in schlaffem Zustand gemessen, erhalten, können 90% den Koitus durchführen, 50% zur vollen Befriedigung beider Partner. Aber selbst bei kürzerem Penisstumpf können 25% einen für beide befriedigenden Koitus durchführen. Es gibt mehrere Berichte von Carcinoma penis-Patienten, die nach der Amputation Väter wurden (JENSEN, 1976).

6.12
Fractura penis (Ruptura penis)

Durch stumpfe Gewalteinwirkung auf den erigierten Penis kann es zu einseitigen oder doppelseitigen Rissen der Tunica albuginea und in einigen Fällen zu einer Verletzung des Corpus cavernosum penis kommen. Solche Läsionen nennt man Fractura penis. Die Verletzung ist selten, es sind kaum 100 Fälle beschrieben worden, aber weniger schwere Fälle, die nicht zu ärztlicher Behandlung führen, sind sicher nicht ganz so selten.

Bei schlaffem Penis ist die Tunica albuginea etwa 2 mm dick, bei Erektion aber viel dünner, 0,25 bis 0,5 mm, und sie reißt deshalb leichter. Etwa ein Drittel der Fälle entstand beim Koitus. Bei anderen wird als Ursache angegeben, daß der Penis während einer Erektion im Schlaf sich in einer Falte des Bettlakens oder des Bettbezuges verfangen hatte und frakturierte als der Mann sich im Bett umdrehte. Bei anderen geschah es beim Masturbieren oder als der Mann durch Abknickung des Penis nach unten oder hinten eine Erektion unterbrechen wollte. Auch Fälle nach Vergewaltigung sind beschrieben worden. Die Anamnese ist charakteristisch: Der Mann fühlt einen Knacks und einen heftigen Schmerz, es entwickelt sich ein großes Hämatom und die Erektion verschwindet. Bei einseitiger Fraktur kann der Penis später abgewinkelt erscheinen. Ist auch das Corpus spongiosum lädiert, tritt durch die Urethra Blut aus (Dysurie).

Die Fractura penis kann konservativ oder operativ behandelt werden. Konservative Behandlung umfaßt Anlegung eines Suspensoriums, kalte und warme Packungen, schmerzstillende, eventuell antiinflammatorische Medikamente und eine sekundäre Hämatomentleerung, um einer Gangrän und einer Infektion vorzubeugen.

Bei operativer Behandlung wird das Hämatom akut ausgeräumt und der Riß in der Tunica albuginea genäht. Beide Behandlungsformen führen zu guten Resultaten. Die Symptome sind nach wenigen Wochen ohne Funktionseinbußen verschwunden. Spätkomplikationen sind Winkelbildung des Penis bei der Erektion, erektive Dysfunktion und urethrale Strikturen (ANDERSEN und PLESS, 1976).

6.13
Sexuelle Aktivität nach Herzinfarkt

Herz- und Kreislauferkrankungen sind häufig bei Menschen mittleren Alters und können das Geschlechtsleben sehr beeinträchtigen. HELLERSTEIN und FRIEDMAN (1970) haben genau untersucht, wie groß die Belastung für einen Mann mittleren Alters beim Koitus ist. Sie verglichen 48 Männer mit überstandenem Herzinfarkt mit einer Kontrollgruppe von 43 Männern ohne nachweisbares Herzleiden. Alle waren verheiratet, gehörten der Mittelschicht an und waren durchschnittlich 50 Jahre alt. Bei allen wurde untersucht beziehungsweise gemessen: EKG, Puls, Blutdruck, Respiration, Sauerstoffaufnahme in Ruhe und bei unterschiedlicher Belastung. Bei einigen wurde mit Hilfe von Telemetrie 24 bis 48 Stunden lang ein kontinuierliches EKG aufgezeichnet, u. a. bei schnellem Gang, Treppensteigen, sportlicher Betätigung, Geschäftsbesprechungen, Kartenspiel und während des Koitus mit der Ehefrau zu Hause, also unter ganz allgemeinen Bedingungen.

Vor dem Herzinfarkt war die Koitusfrequenz in der Infarktgruppe wie in der Kontrollgruppe etwa zweimal pro Woche, was zu erwarten war. Nach dem Herzinfarkt nahm die Koitushäufigkeit auf 1,6 mal pro Woche ab, und dieser Unterschied ist signifikant. Das Geschlechtsleben wurde durchschnittlich 14 Wochen nach dem Infarkt wiederaufgenommen. Männer mit aktivem Sexualleben vor dem Infarkt nahmen es am schnellsten wieder auf. Die physische Konstitution der meisten war nicht sehr gut. Neun Männer, d. h. 20% der Herzgruppe, hatte beim Koitus Angina-Pektoris-Anfälle gehabt, andere unangenehmes Herzklopfen. In der Kontrollgruppe hatte nur ein Mann beim Koitus Angina-Pektoris-Beschwerden bekommen und nur sehr wenige hatten Herzklopfen gehabt. Die wenigsten unterbrachen den Koitus wegen solcher Beschwerden. Nitrolgyzerin und Betablocker waren in der Lage, vorbeugend zu wirken, und wenn die physische Kondition durch Training verbessert wurde, nahm die Zahl der Anfälle ab. Als Grund für die verminderte sexuelle Aktivität nach einem Herzinfarkt wurde Depression, verminderte Libido und Angst vor Herzanfällen angegeben, oder sie geschah auf Drängen der Ehefrau. Herzsymptome beim Koitus und ärztliche Warnungen wurde dagegen selten als Grund angegeben. Keiner der Männer wurde impotent, aber in anderen Untersuchungen wurden zwischen 10% und 30% Impotente nach Herzinfarkt angegeben.

Verglich man die Belastung beim Koitus mit anderen physischen und psychischen Belastungen des Alltages, ergab sich, daß die Belastung beim Koitus, sowohl was seine Zeitdauer als auch was die Werte bei Registrierung von Puls, Blutdruck, Sauerstoffverbrauch u. ä. anbelangt, geringer oder höchstens anderen täglichen Belastungen äquivalent war. Man muß also zu dem Schluß kommen: Können die Patienten ihren alltäglichen Anforderungen gerecht werden, können sie auch ein normales Geschlechtsleben führen, ohne daß dies zu einer Bedrohung für sie wird. Hellerstein und Friedman erwähnen den sogenannten „Sexercise Tolerance Test". Es handelt sich hierbei um telemetrische Elektrokardiogramme, die während eines gewöhnlichen Koitus aufgenommen werden. Löst der Koitus ischämische EKG-Veränderungen aus, können sie durch allgemeines physisches Trainung zum Schwinden gebracht werden, und das Geschlechtsleben braucht deshalb nicht aufzuhören.

Mackey (1978) weist darauf hin, daß folgende Symptome zur Vorsicht mahnen:

- Brustschmerzen während und nach dem Koitus
- Herzklopfen, das mehr als eine Viertelstunde nach dem Koitus anhält
- Atemnot, die länger als eine Viertelstunde nach dem Koitus anhält
- Schlaflosigkeit durch sexuelle Anstrengungen
- Gefühl der Erschöpfung am Tage nach dem Verkehr.

Nemec et al. (1976) sind der Frage nachgegangen, ob es für gesunde Männer belastender sei, über der Frau zu liegen als auf dem Rücken. Bei acht 24- bis 40jährigen Männern wurden Puls und Blutdruck bei beiden Positionen gemessen, es wurde kein Unterschied festgestellt.

Es gibt eine japanische und eine amerikanische, breit angelegte Untersuchung über die Ursachen eines plötzlichen Todes. Beide kommen zu dem Resultat, daß nur etwa ein halbes Prozent dieser Todesfälle mit sexueller Aktivität zusammenhing, und von diesen wiederum traten (nach der japanischen Untersuchung) vier Fünftel bei außerehelichen (sic!) Beziehungen ein. Die Bedeutung dieser Angaben ist freilich fraglich.

Derogatis und King (1981) kommen bei kritischer Beurteilung der Literatur zu der Auffassung, daß der Koitus eher für 2,5% der plötzlichen Todesfälle (bei Patienten mit Koronarsklerose) verantwortlich gemacht werden kann. Sie fordern zu weiterer Forschung auf.

WABRECK und BURCHELL (1980) haben sich für die Sexualfunktion *vor* dem Herzinfarkt interessiert. Bei 66 Männern im Alter von 30 bis 59 Jahren fanden sie bei 60% Erektionsschwierigkeiten vor dem Infarkt. Das sind viel mehr als in einer gesunden Vergleichsgruppe. Ihr Resümee: „Die Genitalien können ein Baromter der Emotionen sein, sexuelles Versagen und Frustration sind ebensosehr Ursache wie Spiegelbild emotionaler Spannungen und Belastungen".

Alle zitierten Untersuchungen umfassen nur Männer, haben aber wahrscheinlich auch Gültigkeit für weibliche Herzpatienten. SCALZI et al. (1977) beschreiben eine 60jährige Frau mit so schwerem ischämischem Herzleiden, daß ein koronarer Bypass angelegt werden mußte. Später erlitt ihr 55jähriger Ehemann auch einen Herzinfarkt. Dieses Paar entwickelte psychogene Dysfunktionen, sie eine Dyspareunie auf Grund unzureichender Lubrikation, er eine erektive Dysfunktion. Sie wurden nach den Prinzipien der Sexualtherapie erfolgreich behandelt. Der Fall zeigt deutlich, wie Körper und Psyche zusammenspielen.

6.14 Sexuelle Probleme bei Alkoholikern

Menschen mit einem lange bestehenden, großen Alkoholverbrauch klagen oft über sexuelle Probleme. Es kann sehr schwierig sein festzustellen, welcher Anteil hierbei psychogen ist, wieviel an toxischen Alkoholschäden, falscher Ernährung, Polyneuropathie u. ä. liegt und wieviel möglicherweise der medikamentösen Behandlung zuzuschreiben ist.

In einer großen amerikanischen Untersuchung über Männer, die wegen schweren Alkoholismus in eine Klinik aufgenommen worden waren (LEMERE und SMITH, 1973), klagten knapp 10% über Impotenz, und bei der Hälfte der Betreffenden besserte sich die Potenz trotz mehrjähriger Alkoholabstinenz nicht.

CHRISTENSEN (1973), CHRISTENSEN et al. (1984) fanden in einer dänischen Untersuchung einen ähnlichen Prozentsatz sexueller Probleme, konnten aber darüber hinaus nachweisen, daß Disulfiram nicht Ursache der Probleme war. Die mit Placebo behandelten Personen hatten nämlich mehr Probleme als die mit Disulfiram behandelten. Diese Feststellung ist deshalb von großer Bedeutung, weil sexuelle Beschwerden oft als Begründung für eine Unterbrechung einer notwendigen Disulfiram-Behandlung genannt werden. Es ist kein Wunder, daß Ehefrauen von Alkoholikern auch häufig sexuelle Probleme haben. Mehrere ausländische Untersuchungen zeigen, daß Frauen von Alkoholikern oft über Frigidität und Aversion gegen den Koitus klagen, insbesondere wenn der Partner betrunken ist. Viele Frauen sind jedoch bereit, die sexuelle Beziehung fortzusetzen in der Hoffnung, den Alkoholkonsum des Mannes dadurch begrenzen zu können, oder aus Furcht vor dem Ehemann. Ein Teil der Ehefrauen von Alkoholikern konsumiert selbst in erheblichem Ausmaß Alkohol.

JENSEN (1984) fand bei jüngeren Frauen mit Alkoholmißbrauch, daß etwa 25% über sexuelle Dysfunktionen, insbesondere über reduzierte Libido, klagten. Man findet aber dieselbe Häufigkeit bei Frauen, die keine Alkoholikerinnen sind. Weitere Untersuchungen über mögliche sexuelle Probleme weiblicher Alkoholabhängiger sind nötig.

JENSEN (1977) hat dänisches Material aus einem Kopenhagener Alkoholambulatorium veröffentlicht. Von 100 Männern mit einem Durchschnittsalter von knapp 40 Jahren hatten die meisten seit ihren jungen Jahren getrunken. Zum Zeitpunkt der Untersuchung waren alle in Disulfirambehandlung. Die Hälfte hatte ein festes sexuelles Verhältnis. Fast alle hatten sehr früh sexuelle Kontakte aufgenommen, oft mit einem wesentlich älteren Partner. 63% gaben bei der Untersuchung sexuelle Probleme an und 40% gaben an, daß diese Probleme sich verschlimmert hatten, als sie zu trinken aufhörten; nur etwa 10% fanden, daß ihre sexuellen Probleme abgenommen hatten. Die Hälfte hatte die Erfahrung gemacht, daß Alkohol sexuell aufreizend wirkte, und ebenso viele hatten weniger sexuelle Probleme, wenn sie angetrunken waren. Drei Viertel hatten den Koitus regelmäßig im Rausch ausgeübt.

Gut 15% klagten zum Untersuchungszeitpunkt über völlige Impotenz, also mehr als in den oben zitierten Untersuchungen. Bei den übrigen ergab sich, daß sie zum Untersuchungszeitpunkt durchschnittlich jeden zweiten bis dritten Tag zu einer sexuellen Auslösung (durch Masturbation oder Koitus) gelangten. Dies entspricht auch den Angaben gleichaltriger Nichtalkoholiker. Dennoch waren sie mit ihrem Geschlechtsleben unzufrieden. Ihre Klagen waren folgende: Etwa ein Drittel hatte verminderte Libido, davon die Hälfte bei erhaltener Potenz. Etwa jeder Zweite klagte über Potenzstörungen, die sich ungefähr zu gleichen Teilen auf Erektionsschwierigkeiten, Ejakulationsschwierigkeiten und zu schnellen Samenerguß verteilten. Mit zunehmendem Alter stieg die Zahl der sexuellen Probleme. Dagegen schienen die Dauer des Alkoholmißbrauches und seine Intensität keine entscheidende Rolle zu spielen. Es machte auch keinen Unterschied, ob sie in einer festen Partnerbeziehung oder alleine lebten.

Zusammenfassend kann man sagen, daß Disulfirambehandlung keine ursächliche Bedeutung für die sexuellen Probleme von Alkoholikern hat. Diese Probleme haben eine starke psychogene Komponente und sind Ausdruck der allgemeinen Kontaktprobleme und Minderwertigkeitsgefühle von Alkoholikern. Die sexuellen Probleme von Alkoholikern nehmen mit dem Alter zu (s. auch Abschn. 8.3).

6.15 Sexuelle Probleme bei Schizophrenen

Sexuelle Konflikte, die bei Schizophrenen vor oder zur Zeit des Ausbruchs der Psychose entstehen können, sind unspezifisch und werden auch bei Nichtschizophrenen beobachtet.

Früher waren die Psychiater der Auffassung, daß Schizophrene sexuell nicht sehr interessiert seien und keinerlei größere sexuelle Probleme hätten, und man meinte, das läge an der Anhedonie der Schizophrenen. Retrospektiv ist es wahrscheinlich so, daß ihr fehlendes sexuelles Interesse in den Verhältnissen begründet lag. Viele Schizophrene mußten ohne wesentliche Stimulation in gleichgeschlechtlichen Krankenhausabteilungen leben ohne jede Möglichkeit sexueller Entfaltung. Tatsache ist, daß Schizophrene heutzutage oft ein sexuelles Interesse bekunden, aber in höherem Maße als die Normalbevölkerung in sexuelle Konflikte geraten.

Arieti (1975) beschreibt folgende, wie gesagt, für Schizophrene nicht spezifische, aber sie vielleicht besonders belastende sexuelle Probleme:

1) Während der Initialphase der Schizophrenie wird oft promiskuöses, unkritisches sexuelles Verhalten beobachtet. Das wird besonders deutlich bei Menschen, die bisher sexuell unauffällig lebten. Die Erklärung dieser Veränderung liegt kaum in erhöhtem Sexualtrieb, sondern eher in einer abgeschwächten Kontrollfunktion, in einem Streben nach Identität, dem Versuch, aus einem Gefühl der Isolation herauszukommen, und in der Kontaktschwäche, unter der die Schizophrenen leiden.
2) Viele Präschizophrene und Schizophrene haben Geschlechtsidentitätskonflikte, die Teil ihrer allgemeinen Identitätsproblematik sind. Sie können Zweifel haben, welchem Geschlecht sie eigentlich angehören, oder sie zweifeln an ihrer Geschlechtsidentität. Arieto meint, daß diese Geschlechtsidentitätskonflikte sich aus dem Empfinden des präschizophrenen Kindes, von den Eltern abgelehnt worden zu sein, herleiten und daß das Kind nun die Eltern ablehnt und es ihm schwerfällt, sich mit einem von ihnen zu identifizieren. In der Pubertät erreicht der Präschizophrene eine gewisse Geschlechtsidentität, wenn auch unsicher und verletzlich. Aber bei Ausbruch der Psychose wird der Geschlechtsidentitätskonflikt manifest und kann sich in den Bildern Schizophrener von menschlichen Gestalten darstellen, die entweder die Merkmale beider Geschlechter tragen oder gar keine genauen Geschlechtsunterschiede erkennen lassen. Geschlechtsidentitätskonflikte sind vielleicht das häufigste sexuelle Problem bei Schizophrenen.

3) Am zweithäufigsten beobachtet man homosexuelle Konflikte. Sie zeigen die allgemeine Problematik, die man auch bei Nichtschizophrenen beobachten kann, mit der Schizophrene aber auf Grund ihrer schwachen und unzureichenden Abwehrmechanismen besonders schwer fertig werden. Während man in frühen psychoanalytischen Arbeiten annahm, daß homosexuelle Empfindungen einen ätiologischen Faktor in der Entwicklung der Schizophrenie, insbesondere der paranoiden Form, darstellten, ist man heute der Auffassung, daß homosexuelle Angst und homosexuelle Ausdrucksweisen nur eine Facette ihrer Krankheit darstellen. Die im Grunde normalen homosexuellen Empfindungen bewirken bei den Schizophrenen, daß sie ihren Mangel an Identität als drohend und schmerzlich empfinden und den Wunsch haben, ihre Identität wiederzufinden, besonders in Anbetracht der allgemeinen negativen Einstellung der Gesellschaft zur Homosexualität. ARIETI ist der Auffassung, daß dieser psychosexuelle Konflikt bei den Schizophrenen in einer hypothetischen homosexuellen Gesellschaft nicht den bedrohlichen Charakter wie in unserer Gesellschaft annehmen würde (s. auch Kap. 7).
4) Einige Schizophrene befürchten, als Sexualpartner nicht zu genügen. Diese Furcht ist ein Teilaspekt ihres Empfindens allgemeiner Unzulänglichkeit. Einige haben so viel Angst vor sexueller Entfaltung, daß sie ganz aufhören, sexuelle Befriedigung zu erstreben. Andere reagieren mit ausgesprochener Autosexualität, ohne Kontakt mit anderen zu suchen. ARIETI hebt hervor, daß einige Schizophrene das Empfinden haben, daß niemand sich von ihnen angezogen fühlt, geschweige denn sie lieben könnte. Mit solchen Empfindungen zu leben, scheint schwer erträglich und führt manchmal zu unkritischem, promiskuösem Verhalten. Damit möchte der Schizophrene sich selbst beweisen, daß jemand an ihm als Sexualpartner interessiert ist.

Während die sexuellen Gefühle und Probleme früher übersehen wurden, besteht heute eher die Gefahr, daß man sich zuviel um die Sexualität der Schizophrenen kümmert. Schizophrene leiden oft unter dem Empfinden von Kontaktarmut und Einsamkeit, sind sich aber im klaren darüber, daß sie anders als andere Menschen sind, auch wenn sie ebenso starke Triebe und Bedürfnisse haben, und sie wagen es nicht, aus ihrer Isolation auszubrechen. Es kommt vor, daß sie Menschen begegnen, die sie in bester Absicht dazu auffordern, ihre sexuelle Zurückhaltung aufzugeben, obgleich es besser wäre und dem Wohl des Kranken mehr dienen würde, ihnen zu bestätigen, daß sie wahrscheinlich richtiger handeln, wenn sie sich nicht sexuell engagieren trotz der Entbehrungen, die damit verbunden sind. Der wohlmeinende Berater, sei es ein Familienmitglied, ein Freund oder professioneller Berater, deutet die Zurückhaltung des Betreffenden als Ausdruck allgemeiner Scheu, von Minderwertigkeitsgefühlen u. ä., welche er nur überwinden müßte. Seine wohlgemeinten, aber falsch verstandenen Aufforderungen können den Patienten leicht noch mehr verwirren, während man ihm hätte helfen können durch Respektierung der Erkenntnis, zu der der Kranke selbst gekommen ist.

Wird man in solchen Situationen um Rat gefragt, tut man gut daran, vorsichtig zu Werke zu gehen und nicht mehr oder weniger modeabhängige Steckenpferde sexualevangelischer Observanz zu reiten, insbesondere nicht dort, wo man nicht selbst den Preis für einen freimütigen Rat, der hier fehl am Platz wäre, zu bezahlen hat. Feinfühligkeit gegenüber den Äußerungen des Kranken, eine nuancierte Stellungnahme und Respekt vor den eigenen Normen und Erkenntnissen des Kranken sind erforderlich.

Viele Schizophrene finden Geschlechtspartner und bedürfen hierzu keinerlei Ratschläge. Aber in den Fällen, in denen man zu sexueller Zurückhaltung raten muß, liegt in diesem Rat keinerlei Andeutung von moralistischer Haltung oder repressiver Einstellung, sondern einzig und allein die Erkenntnis, daß psychische Eigentümlichkeiten einige daran hindern können, das allgemein Übliche zu verwirklichen.

Viele Neuroleptika hemmen Libido, Erektion und Ejakulation. Es wird auf Kap. 8 verwiesen (s. auch z. B. NESTOROS et al., 1982; MITCHELL und POPKIN, 1983; COLLINS und KELLNER, 1986).

6.16 Sexuelle Probleme bei Oligophrenen

Jørgen Buttenschøn

Oligophrene – oder geistig Behinderte, wie die korrekte Bezeichnung lauten müßte – haben Sexualtrieb und sexuelle Gefühle wie die meisten Menschen. Früher war man bis in Fachkreise hinein überzeugt, daß diese Gruppe keine oder nur geringfügige sexuelle Bedürfnisse habe. Aber für den, der sich eingehend mit Oligophrenen befaßt und ihr Verhalten beobachtet, ist deutlich, daß ihre sexuellen Bedürfnisse denen anderer Menschen entsprechen. Aber die Art und Weise, wie sie ihre sexuellen Bedüfnisse zu befriedigen versuchen, unterscheidet sich vom sogenannten normalen Verhalten. Zu einem Teil liegt dies daran, daß es ihnen aus Intelligenzmangel schwerfällt, die sexuellen Impulse, wenn sie sich melden, zu verstehen, und daß es schwierig für sie ist, sich Wissen und Erfahrung anzueignen. Zum anderen fiel es uns, die wir ihre Helfer sein sollten, den Eltern, Mitarbeitern, der ganzen öffentlichen Meinung, bis heute schwer, ihr Recht auf ein Geschlechtsleben anzuerkennen.

Der Ordnung halber muß festgestellt werden, daß Oligophrene im Besitz aller bürgerlichen Rechte sind – es sei denn, sie seien ihnen gerichtlich aberkannt – und natürlich das Recht haben, sich sexuell auf eine ihren Verhältnissen angepaßte Weise einzurichten.

Seit 1980 gilt in Dänemark als vordringliches Ziel, die Integration der Oligophrenen zu fördern und so viele wie möglich aus den großen Anstalten heraus und unter andere Menschen zu bringen, genau so wie die meisten von ihnen heute Sonderschulunterricht erhalten.

Der enge Kontakt mit der Normalbevölkerung hat den meisten klargemacht, daß Oligophrene gewöhnliche sexuelle Gefühle haben. Diese engen Kontakte nötigen jetzt aber ihrerseits die Oligophrenen, „legitime Wege" zu sexuellem Kontakt und sexueller Befriedigung zu beschreiten. Andererseits ist es sicher schwerer für sie, geeignete Kontakte zu finden.

Die Integration hat dazu geführt, daß die Gesellschaft sie als Behinderte akzeptiert, doch nicht unbedingt so, daß man Beziehungen zu ihnen haben muß, und schon gar nicht sexuelle.

Ein debiler 14jähriger Junge besuchte als einziger eine normale Volksschule. Wie alle anderen Jungen wollte er gerne Mädchenkontakte haben, aber keines der gleichaltrigen normalbegabten Mädchen wollte etwas von ihm wissen. Er machte sich nun an 10- bis 11jährige Mädchen einer niedrigeren Klasse heran, die aber lachten ihn nur aus und liefen davon, als er sie anzufassen versuchte. Da er keine andere Möglichkeit mehr sah, aber weiterhin sehr an Mädchen interessiert war, griff er sich ein 7jähriges Mädchen aus der 1. Klasse und zog ihr die Kleidung vom Leibe, wahrscheinlich um zu sehen, „wie Mädchen aussehen". Die Sache war eigentlich recht banal, sie bekam aber zunächst eine ernste Wendung und endete dann damit, daß er in eine Sonderschule kam. Hier fand er schnell Freunde und mehrere „Jugendlieben", so wie es in dem Alter zu sein pflegt.

Das Beispiel ist ganz typisch und wird mitgeteilt, um zu zeigen, wie wichtig es für Oligophrene ist – so lehrreich und entwicklungsfördernd es sein mag, integriert zu werden –, auch die Möglichkeit zu haben, mit Gleichgestellten zusammenzukommen. Denn unter diesen wird er gegebenenfalls Freundinnen und Ehepartner finden müssen. Zu diesem Zweck hat man in den letzten Jahren in Dänemark eine Reihe von Initiativen zur Schaffung von Kontaktmöglichkeiten ergriffen: Sportveranstaltungen, Theateraufführungen, Jugendclubs, damit Oligophrene einander begegnen können.

Die Oligophrenen sind keine homogene Gruppe. Es gibt alle Grade, von den etwas schwach Begabten und Verwirrten bis zum hilflosen Idioten, der physisch und psychisch erloschen scheint. Was ihre sexuellen Verhältnisse anlangt, kann man *drei Gruppen* unterscheiden:

1) Oligophrene, die von ihrer Lebenssituation etwas begreifen und durch sozialpädagogischen Einsatz und Sonderunterricht gefördert werden und etwas lernen können.
2) Oligophrene, die deutlich sexuelle Bedürfnisse haben, sie aber nicht begreifen und sie nicht erfüllen können.
3) Oligophrene, scheinbar ohne Sexualtrieb, die unter keinen Umständen zu einer zielgerichteten Sexualaktivität imstande wären.

Gruppe 1: Diese Gruppe ist die größte. Sie hat sexuelle Bedürfnisse wie alle anderen Menschen. Oligophrene Kinder durchlaufen dieselben Entwicklungsphasen wie andere Kinder, aber ihr Selbstverständnis ist von ihrer schwachen Intelligenz und ihrem niedrigen Abstraktionsniveau bestimmt. Wenn sich die ersten sexuellen Signale melden, verstehen sie sie nicht richtig. Sexuelle Phantasien, Unruhe im Magen, Erröten, Unsicherheitsgefühl im Beisein bestimmter Personen, Kribbeln im Unterleib erleben sie nicht immer als etwas Schönes, sondern setzen es in Verbindung mit Unpäßlichkeit oder Krankheiten, die sie kennen. Sie haben auch keine Möglichkeit, diese Gefühle mit anderen zu besprechen, wie es bei Normalen der Fall ist. Sie haben auch keine Fähigkeit, durch Lektüre, Film u. ä. Informationen zu erwerben. So sind sie schwerlich in der Lage, die aufkommende Sexualität zu verstehen, wenn sie sich zur Zeit der Pubertät meldet.

Zugleich ist zu bedenken, daß ihre Umgebung sie nur selten als Personen mit sexuellen Bedürfnissen verstanden und akzeptiert hatte. Ihr Verhältnis zu den Oligophrenen war davon bestimmt, daß sie nur ihr mentales Alter berücksichtigte und nicht ihr biologisches Alter, das wesentlich höher als ihr mentales Alter lag. Man übersieht dann leicht, daß sich ihr Körper auf einer ganz anderen Entwicklungsstufe befindet, als es dem Hirn entspricht.

Will man Oligophrene richtig verstehen, muß man darauf achten, daß ihre Entwicklung in viel höherem Maße als bei anderen Menschen durch Erwachseneneinwirkung bestimmt wird.

Für sie existiert nicht die Subkultur der Kameradengruppe, die in hohem Maße einen jungen Menschen beeinflußt und für seine Entwicklung wichtig ist. Sie sind fast ununterbrochen mit Eltern oder Personal in Kontakt, werden von ihnen beschäftigt und überwacht. So wird das, was wir ihnen beibringen, zu ihrer Wirklichkeit, die sie in ihrem eigenen Milieu kaum nachprüfen können.

Wenn wir sie als Mitmenschen mit sexuellen Bedürfnissen akzeptieren, wenn wir mit ihnen in vernünftiger und fördernder Weise sprechen und ihnen die Möglichkeit geben, ihre Sexualität zu praktizieren, sei es als Masturbation, sei es als sexuelle Beziehung oder Liebschaft mit einem Partner, werden sie diese Möglichkeiten für ein reicheres Leben ausnutzen können. Es liegt also weitgehend an uns, ob die Oligophrenen die Chance eines ihren Möglichkeiten angepaßten Sexuallebens haben werden. Man muß ihnen natürlich gründliche Instruktionen und Unterstützung in allen Einzelheiten, was Hygiene, Prävention und Sexualpraxis anbelangt, geben und – wohl das Allerwichtigste – ihnen die grundlegenden Regeln für sexuelles Verhalten und sexuellen Kontakt beibringen, damit sie nicht unnötig gegen die allgemeinen Normen der Gesellschaft verstoßen.

Gruppe 2: Man hat in Fachkreisen lange diskutiert, wie man sich zu Oligophrenen, die starke sexuelle Bedürfnisse haben, ohne imstande zu sein, sie selbst zu erfüllen, verhalten soll. Viele von ihnen reißen und zerren vergebens an ihren Genitalien herum, um einen Orgasmus zu erreichen, von dem sie nicht wissen, was er ist. Sie sind auf Grund ihrer schwachen Intelligenz nicht in der Lage, ihren Geschlechtstrieb in einen anderen, legitimeren Bereich zu sublimieren. Aus dieser Frustration heraus kann ihr Verhalten anderen und sich selbst gegenüber aggressiv werden.

Die Problemstellung wird kompliziert durch eine Diskrepanz zwischen dem dänischen sozialen Beistandsgesetz, das die Mitarbeiter anweist, den Patienten in *allen* Bedürfnissen beizustehen, und dem Strafgesetz, das unter Strafe stellt, zu einem

Patienten sexuelle Beziehungen zu haben. Sicherlich will das Strafgesetz nicht einer nötigen sexuellen Hilfe im Wege stehen, sondern nur den Patienten vor Mißbrauch durch das Personal schützen. Wegen dieser Unklarheit weigern sich viele Mitarbeiter, solche Aufgaben zu übernehmen, und die Patienten bleiben mit ihren sexuellen Problemen sich selbst überlassen. Für Eltern und Mitarbeiter an Institutionen, die sich an diese Aufgaben heranwagen wollen, habe ich folgendes vierstufiges Arbeitsmodell ausgearbeitet:

1) Der Patient wird sehr genau beobachtet, bevor die Diagnose „unbefriedigte sexuelle Bedürfnisse" gestellt wird.
2) Ein genauer Behandlungsplan mit programmiertem Unterricht beziehungsweise Hilfe zum Abbau der sexuellen Spannung wird erarbeitet.
3) Dieses Programm muß mit dem ganzen Personal durchgesprochen und von *allen* gutgeheißen werden. Es geht nicht an und ist u. U. sogar gefährlich, wenn eine kleine Gruppe engagierter Mitarbeiter ohne die Zustimmung des ganzen Personals mit der Lösung der Aufgaben beginnt.
4) Man muß sich vergewissert haben, daß Eltern oder Angehörige mit dem Behandlungsplan einverstanden sind.

Oligophrene können nur schwer bis zur Auslösung masturbieren. Es fehlt einerseits an der richtigen Masturbationstechnik und andererseits ist Masturbation schwerlich ohne gleichzeitige sexuelle Phantasien durchführbar.

Bei der ersten Schwierigkeit sind eventuell sexuelle Hilfsmittel angezeigt: verschiedene Massageapparate, Prothesen von Geschlechtsorganen (Penis oder Vagina), aufblasbare Puppen von normaler Körpergröße u. ä. Viele Mitarbeiter haben aus verständlichen Gründen Bedenken, solche Gegenstände in Gebrauch zu nehmen. Sie waren bisher leider nur in pornographischen Geschäften erhältlich. Einzelne kommunale Hilfsmittelzentralen in Dänemark sind jedoch dazu übergegangen, solche Hilfsmittel vorrätig zu halten.

Im Hinblick auf die zweite Schwierigkeit kann man sich überlegen, wodurch man dem Patienten erotische Begeisterung einflößen könnte: z. B. durch Musik, Bilder, Filme, Kleidung, Gegenstände. Man muß aber bedenken: Was den Therapeuten vielleicht stimuliert, kann beim Patienten wirkungslos sein. Man muß ausprobieren, was dem einzelen angemessen ist.

Um überhaupt mit Patienten mit schwach ausgeprägtem Abstraktionsniveau in Kontakt zu kommen, muß man die von ihnen abgegebenen Signale zu verstehen lernen: Körpersprache, Mimik, Gesten u. ä., und man muß lernen, selbst mit solchen nonverbalen Signalen zu arbeiten. Bei sexuellen Filmen und Bildmaterial handelt es sich meistens um Aufklärungsmaterial; entweder ist es klinisch oder steril – oder superpornographisch und exotisch. Der Oligophrene ist meistens nicht in der Lage, sich mit den dargestellten Personen zu identifizieren, und faßt das Ganze auf als etwas, das ihn nicht betrifft. Um hier weiterzukommen hat man angefangen, Bildbände, Dias und Filme herzustellen, in denen Oligophrene die Hauptrollen spielen. Es gibt einen Videofilm über Masturbation bei Männern. Er zeigt in mehreren Sequenzen Männer, die verschiedene Techniken zur Erreichung einer Ejakulation vorführen. Eltern oder Personal müssen nun versuchen, die Sequenz (die Filmperson) ausfindig zu machen, mit der sich der Patient wohl am ehesten identifizieren oder vergleichen könnte, und dem Patienten diese Sequenz mehrere Male vorführen.

In einigen Fällen haben Mitarbeiter nach diesem Arbeitsmodell Behandlungspläne entwickelt und sie in solcher Weise durchgeführt, daß der Patient den gewünschten Orgasmus erreichte. In einigen Fällen hat der Oligophrene die Technik erlernt und selbst übernommen.

Gruppe 3: Es gibt Oligophrene, die scheinbar ganz ohne sexuelle Bedürfnisse sind und die von sexuellen Stimuli nicht beeinflußt werden. Bei genauem Hinsehen sind es aber nur wenige. Die häufigsten feststellbaren sexuellen Manifestationen können leicht während des Schlafes beobachtet werden. Das Abstreiten sexueller Bedürfnisse ist meistens ein Ausdruck von Verdrängung, und die Vorurteile stecken so tief, daß eine Erektion durch Bezeichnungen wie „Krämpfe", „Jucken der Geschlechtsregion" u. ä. beschrieben wird.

Bei den nur leichter Kranken kann es sich auch darum handeln, daß sie der Moral nachkommen, die die Umgebung von ihnen erwartet, und daß sie es ihren Erziehern recht machen wollen. Das Problem ist jedoch ohne große Schwierigkeiten lösbar: dem Oligophrenen die Möglichkeit zu geben, wie andere zu leben, und selbst zu entscheiden, ob er sexuell zu leben wünscht oder nicht.

Fertilität der Oligophrenen: Gelegentlich lebt die Debatte wieder auf, ob Oligophrene das Recht auf Nachkommen haben. Eine effektive Kontrolle ist nicht möglich, da die Patienten nicht registriert werden. Auch die Gesetzgebung ist unvollständig. So ist den Oligophrenen nach dänischem Recht das Eingehen der Ehe verboten, wenn sich nicht der eine oder beide sterilisieren lassen, aber sie können unbestritten in eheähnlichen Gemeinschaften leben.

Es gibt noch keine größere Untersuchung über die Fertilität von Oligophrenen. Man ist der Auffassung, daß die Fertilität mit abnehmender Intelligenz auch abnimmt. Margareta Mikkelsen (persönliche Mitteilung) teilt mit, daß es in der ganzen Welt nur 35mal vorkam, daß Frauen mit Down-Syndrom schwanger wurden, und es sind keine Fälle bekannt, in denen mongoloide Männer Frauen geschwängert hätten.

Es ist ethisch, ästhetisch und juristisch gleich schwierig, sich mit der Sexualität von Oligophrenen zu befassen und eine Behandlung oder sexuelle Erziehung einzuleiten. Man berührt hierdurch die intimen Verhältnisse anderer Menschen und riskiert, beschuldigt zu werden, entweder auf diese Weige eigene sexuelle Bedürfnisse zu befriedigen, die Intimsphäre des Patienten zu verletzen oder sich gefühlsmäßig in fataler Weise an den Patienten zu binden. Trotzdem ist es aber nach meiner Auffassung unzulässig, die sexuellen Bedürfnisse dieser Gruppe weiterhin zu übersehen.

Es werden jetzt Fortbildungskurse auf unterschiedlichem Niveau durchgeführt, um das Personal in die Lage zu versetzen, ihren Patienten bei ihren sexuellen Bedürfnissen beizustehen. Sexologie und Behindertensexologie werden in Zukunft feste Bestandteile mehrerer Grundausbildungen werden.

Ich habe vorgeschlagen, sexologische Berater einzustellen, die in der Lage sind, Eltern und Personal zu beraten und die Supervision übernehmen zu können. Dem dänischen Parlament liegt eine Reihe von Gesetzesvorlagen vor, die die Lebensverhältnisse von Behinderten in vielfacher Hinsicht verbessern sollen.

6.17 Kontrazeption bei Behinderten

Viele Behinderte können eine Reihe allgemein gebräuchlicher kontrazeptiver Mittel auf Grund eingeschränkter Beweglichkeit, Handdeformitäten, motorischer Unruhe u. ä. nicht anwenden. Bei Frauen mit veränderter Sensibilität kann die Anwendung von Intrauterinpessaren bedenklich sein, da Schmerzen nicht gespürt werden und die Frauen deshalb auf Komplikationen nicht aufmerksam werden. Hormonelle Antikonzeption führt bei Menschen mit Beweglichkeitseinschränkungen oder Teillähmungen zu erhöhtem Thromboserisiko und kann möglicherweise die Krankheit selbst verschlimmern. Manchmal wird eine Sterilisation die beste Lösung sein. Man muß Kontrazeption mit dem Behinderten und seinem Partner sehr genau durchsprechen. Zur Sterilisation sollte man nicht zu schnell greifen, denn viele Behinderte haben ihre Umgebung damit überrascht, wie gut sie gegen alle Erwartung Schwangerschaft, Geburt und Kinderpflege meisterten.

6.18 Penisimplantate (Penisprothesen), „chemische Prothesen"

Man schätzt, daß seit den 70er Jahren etwa 30 000 Männer, insbesondere in den USA, versucht haben, ihr Erektionsproblem durch Einlegung einer sogenannten Penisprothese in die beiden Corpora cavernosa zu lösen (Pompeius, 1984). Man verwendet entweder semirigide Plastikstäbe (von denen es verschiedene Typen gibt) oder aufpumpbare Hohlraumsysteme (s. Abb. 5-23 und 5-24).

Während einige Chirurgen wenig Bedenken haben, Penisimplantate einzulegen, und sich vor allem dafür interessierten, was technisch machbar war (s. z. B. SMALL, 1978; SCOTT et al., 1979), haben Psychiater, Psychologen und andere Sexualtherapeuten schon früh Bedenken gegen solche Implantate geäußert (s. z. B. RENSHAW, 1979; SPENGLER, 1979) und die Einwände haben seither eher zugenommen. LOPICCOLO (1985) nennt folgende Bedenken: „Erstens zeigen neuere Untersuchungen, daß solche Prothesen weitaus häufiger als tolerabel chirurgische und mechanische Komplikationen mit sich bringen. Zweitens werden natürlich auftretende Erektionen, zu denen der Mann eventuell trotzdem fähig ist, durch den chirurgischen Eingriff und die vom Implantat ausgehenden narbigen Veränderungen behindert oder sogar ganz unmöglich gemacht. Schließlich habe ich die Erfahrung gemacht, daß die Patienten zwar typischerweise mit großem Nachdruck nach einer Prothese verlangen und sich bei kurzfristigen Nachuntersuchungen auch sehr zufrieden darüber äußern, daß aber bei längerfristigen Nachuntersuchungen in einigen Fällen die Ergebnisse ausgesprochen unbefriedigend sind. Vernünftigerweise muß man wohl davon ausgehen, daß ein Mann, der infolge verschiedener psychologischer, partnerschaftlicher und sexualtechnischer Probleme eine erektive Dysfunktion entwickelt hat, nach Implantation einer Prothese noch genau dieselben Probleme hat, jetzt freilich mit einem künstlich versteiften Penis. Man wird kaum erwarten dürfen, daß sexuelle Aktivitäten in solchen Fällen häufig vorkommen oder als besonders befriedigend erlebt werden."

Männer, die ein Penisimplantat wünschen, stellen keine zufällige Auswahl von Männern mit Erektionsproblemen dar. BERG et al. (1984) untersuchten 13 Männer mit Implantat. Nur einer war frei von neurotischen Zügen, sieben hatten leichte bis moderate und fünf deutliche bis schwer neurotische Züge. Trotzdem wurde das Resultat, was sexuelle und allgemeine Anpassung betraf, ein Jahr nach dem Eingriff bei neun der dreizehn Männer (69%) als gut bezeichnet.

Ein gutes Resultat ist von folgenden Faktoren abhängig:

- Die Erektionsstörung muß eine organische Ursache haben.
- Man muß sich über die ambivalenten Gefühle gegenüber dem Eingriff im klaren sein.
- Die Erwartungen an den Eingriff müssen realistisch sein.
- Man muß vor dem Eingriff sexuell aktiv gewesen sein.
- Die Beziehung zum Partner muß stabil sein.

Ein schlechtes Resultat stand zu folgenden Faktoren in Beziehung:

- Vorliegen hysterischer Persönlichkeitszüge.
- Verleugnung der Ambivalenz gegenüber dem Eingriff.
- Unrealistische Erwartungen an das Operationsresultat.
- Geringe sexuelle Aktivität vor dem Eingriff.
- Der Eingriff erfolgte zur Überwindung von Schuldgefühlen.

Die vorliegenden Untersuchungen zeigen, daß chirurgische Prothesenbehandlung schwerer, organisch bedingter erektiver Dysfunktion vorbehalten bleiben muß. Psychogene Beschwerden sollten *nie* mit Einlegung eines Implantats behandelt werden, was leider immer wieder gemacht wird. Es geschieht, weil manche Männer diese scheinbar leichte Lösung verlockend finden, eine somatische, d. h. passive Behandlung, einer psychotherapeutischen vorziehen, die vom Patienten selbst wie vom Partner persönlichen Einsatz fordern. Außerdem waren Information und Beratung vor dem Eingriff oft ganz unzureichend. Auch wenn eine ausschließlich organisch bedingte erektive Dysfunktion vorliegt, ist nicht von vornherein klar, daß ein Implantat eingelegt werden muß. Vor- und Nachteile müssen genau mit *beiden* Partnern durchgesprochen worden sein, und der Persönlichkeitscharakter beider muß genau beurteilt werden. Alternative sexuelle Kontakte, bei denen man ohne Peniserektion auskommt, sind einem Implantat oft vorzuziehen. Eine künstlich erzeugte Penissteife ist keineswegs mit einer physiologischen Erektion gleichzusetzen und wird auch ganz anders erlebt.

Es gibt nur wenige Untersuchungen darüber, wie die Partnerinnen den Eingriff beurteilen. Oft ist die Partnerin nur oberflächlich oder gar nicht mit zu Rate gezogen worden. Es ist bekannt, daß Männer mit einer technisch gut geglückten Implantation trotzdem enttäuscht waren, sich nur selten oder gar nicht an den Koitus heranwagten und mit ihrem Partner nicht über die vorliegenden Schwierigkeiten sprechen wollten.

Schover und Eschenbach (1985a) nennen einige Gründe für die Enttäuschung über ein Penisimplantat:

- Keine organische Genese der erektiven Dysfunktion.
- Beim Manne beobachtet man außer der erektiven noch andere Dysfunktionen.
- Auch die Frau leidet an sexuellen Dysfunktionen.
- Schwere Konflikte zwischen den Partnern.
- Unrealistische Erwartungen an den Eingriff.
- Widerwillen seitens der Partnerin.
- Die Partnerin hat den Mann zu dem Eingriff gedrängt.
- Schlechte sexuelle Kommunikation; die kurzsichtige Auffassung, daß Sexualität mit Einführung des Penis in die Vagina gleichzusetzen sei.

Besteht ein Risiko für ein psychologisch schlechtes Operationsergebnis, schlagen Schover und Eschenbach vor, dem Paar vor dem Eingriff eine Behandlungsserie von drei bis fünfzehn Konsultationen anzubieten, bei denen man nach den Regeln der Sexualtherapie (s. Kap. 4) vorzugehen hätte. Damit soll erreicht werden: bessere gegenseitige Kommunikation, Sensualitätstraining, Abbau negativer sexueller Haltungen, Behandlung von eventuell anderen Dysfunktionen, von Libidoproblemen und von Dyspareunie, Bearbeitung nichtsexueller Konflikte u. ä. Alleinstehende Männer sollen lernen, mit Frauen auf natürliche Weise Kontakt aufzunehmen. Mit diesem Vorgehen sollen die sexuelle Flexibilität gesteigert und die Erwartungen an das Ergebnis einer Prothesenimplantation realistisch gestaltet werden. Ein Implantat kann ein nützliches Hilfsmittel sein, nie aber die Lösung eines sexuellen Problems.

Nach solcher vorbereitender Sexualtherapie werden einige Paare auf eine Operation verzichten, entweder weil sich die spontane Erektionsfähigkeit bessert oder weil das Paar auf andere Weise zu gegenseitiger sexueller Befriedigung gelangt. Viele Männer werden jedoch weiterhin auf der Einlegung eines Implantats bestehen. Schon wenige Tage nach dem Eingriff muß das Paar Gelegenheit haben, mit dem Therapeuten folgende Punkte zu besprechen:

- Die emotionale Reaktion auf den Eingriff
- Reaktionen auf das veränderte Aussehen des Penis
- Notwendige postoperative Maßnahmen
- Angst vor Wiederaufnahme sexueller Kontakte
- Koitustechnik
- Wahrnehmung sexueller Erregung, nachdem die Erektion kein Signal mehr darstellt
- Keine überstürzte Wiederaufnahme des Koitus
- Abschluß des Koitus nach der Ejakulation
- Gebrauch wasserlöslicher Gleitmitel.

Schover und Eschenbach schlagen vor, einen Monat nach Wiederaufnahme des Geschlechtsverkehrs eine Nachuntersuchung vorzunehmen. Bei dieser Gelegenheit können Enttäuschungen über die Prothese, Schmerzen, weiterbestehende Dysfunktionen, sexuelle Befriedigung, Konflikte zwischen den Partnern u. a. besprochen werden. Wenn nötig, kann eine weitere sexologische Betreuung in Frage kommen. Nachuntersuchungen nach sechs und zwölf Monaten sind anzuraten.

Laut einer Literaturübersicht über die Ergebnisse von Penisimplantationen (Collins und Kinder, 1984) werden in 64 bis 100% der Fälle einigermaßen gute Resultate erzielt. Aber die verschiedenen Studien sind kaum vergleichbar und die Daten meist unvollständig. Die dänischen, noch recht spärlichen Erfahrungen bestätigen, daß beide Partner vor *und* nach Einlegung eines Penisimplantats eingehender Beratung bedürfen (IWANOUW und SIDENIUS, 1986). Trotz eingehender Beratung hatte ein Paar nach Einlegung einer semirigiden Prothese eine Reihe unerwarteter Klagen.

Die Glans war nicht mehr durch die Vorhaut bedeckt. Dies störte den Mann besonders, als er anfing, nach dem Krankenhausaufenthalt wieder Hosen zu tragen und zur Arbeit zu gehen. Seine Unterhosen waren ihm zu eng, er mußte sie umgekehrt anziehen oder größere kaufen. Bei gewissen Körperstellungen, z. B. mit übergeschlagenen Beinen, hatten die eingelegten Stäbe die Tendenz, ein „X“ zu bilden, wodurch der Penis wie „um seine Achse rotiert“ wurde. Es dauerte einige Zeit, bis er sich darauf eingestellt hatte. Kälteeinwirkung löste anfangs heftige Penisschmerzen aus, denn das Implantat verhinderte das physiologische Schrumpfen des Penis bei Abkühlung. Er hatte es zum ersten Mal erlebt, als er von einer Badebrücke ins Meer sprang und sich vor Schmerzen kaum an Land schleppen konnte. Beide Partner waren überrascht vom veränderten Aussehen des Penis, der Schaft war so dünn, während die Glans bei sexueller Stimulation anschwoll. Trotz dieser Beschwerden waren beide Partner mit dem Operationsresultat zufrieden, unterstrichen, daß ihnen viele Probleme erspart geblieben wären, wenn sie noch besser auf sie vorbereitet gewesen wären.

„Chemische“ Prothesen: Durch direkte Injektion einer Reihe vasoaktiver Substanzen, wie z. B. Phentolamin, Papaverin und vasoaktives intestinales Peptid (VIP), ins Corpus cavernosum penis kann bei organisch bedingten ebenso wie psychogenen erektiven Dysfunktionen eine Erektion hervorgerufen werden. Die Methode wird zur diagnostischen Klärung benutzt, u. a. um vaskuläre Anomalien festzustellen, aber sie wird auch therapeutisch angewandt. Die Injektion kann in der Sprechstunde vorgenommen werden, aber auch zu Hause vom Patienten oder dessen Partner nach ausreichender Instruktion. Die Methode wird als „chemische Penisprothese“ bezeichnet. In einigen Fällen treten nach solchen Injektionen wieder spontane Erektionen auf. Man braucht eine dünne Kanüle und ein kleines Volumen von Injektionsflüssigkeit, und die unmittelbaren Beschwerden sind unbedeutend. Die Methode hat aber Nachteile. Einmal wird wahrscheinlich nur eine begrenzte Zahl von Injektionen anzuraten sein, u. a. wegen des Risikos einer Fibrosierung und der Entstehung einer Penisverkrümmung. Außerdem können die Erektionen – je nach Medikament und dessen Konzentration – sehr lange anhalten und manchmal schmerzhaft sein. Sie schwinden u. U. erst nach vielen Stunden oder müssen durch Injektion eines gefäßkontrahierenden Stoffes, wie z. B. Noradrenalin oder eines anderen Sympathikomimetikums unterbrochen werden. Das Risiko für Priapismus ist groß, nicht nur bei nicht sachgerechter Anwendung (Überdosierung) der Medikamente. Eventuell muß chirurgisch eingegriffen werden (s. Abschn. 5.3.3.4). Es gibt noch andere Spätkomplikationen. Die Zukunft wird zeigen, in welchem Umfang diese und andere Substanzen weiter diagnostische und therapeutische Anwendung finden werden (s. BRINDLEY, 1983; ZORGNIOTTI und LEFLEUR, 1985; WAGNER, 1985).

6.19 Sexuelle Hilfsmittel

Viele Menschen sind zu scheu, um sich über sexuelle Hilfsmittel, für die sie vielleicht Bedarf hätten, zu informieren, z. B. Vibratoren verschiedener Art („Massageapparate“), Penisattrappen, Stützkondome, Pubisringe u. a. Darum muß der Therapeut darüber Bescheid wissen, welche Hilfsmittel es auf dem Markt gibt, wie sie funktionieren und wo ihre Grenzen liegen, was sie kosten und wo man sie erhält. Auch der Partner des Patienten muß in die Beratung miteinbezogen werden, und beide müssen Gelegenheit haben, die Sache unter vier Augen zu besprechen. Es gilt hier wie auch sonst: Man darf dem Patienten nicht die eigene Auffassung aufdrängen, weder eine positive noch eine negative.

Vibratoren, Penisattrappen und Vaginaattrappen können manchmal für Alleinstehende eine Hilfe sein, besonders wenn sie schüchtern sind und isoliert leben. Der Therapeut (oder das Pflegepersonal) müssen bei Beratung über solche Probleme viel Feingefühl aufbringen und müssen auf alle Kommentare, verbale oder nonverbale, verzichten, wenn sie sich darüber klarwerden, daß z. B. Behinderte solche Mittel gebrauchen.

Sexuelle Hilfsmittel gibt es in vielen Variationen. Nicht alle erfüllen die in sie gesetzten Erwartungen. Viele sind von schlechter Qualität, aber fast immer sind sie sehr teuer. Man muß bei der Anschaffung sehr umsichtig sein und versuchen, Geschäfte zu finden, in denen das Personal auch beraten kann und in denen Preis und Qualität in einem vernünftigen Verhältnis zueinander stehen. Tabus führen nur dazu, daß solche Hilfsmittel kritiklos gekauft werden. Die Illustrationen sollen dazu dienen, ein nüchternes Verhältnis zu den Hilfsmitteln zu bekommen.

Vibratoren, Massageapparate u. ä.: Stabmassageapparate gibt es in vielen Formen und Größen, stilisierte und naturgetreue. Sie können mit verschiedenem Zubehör verbunden und mit Überzügen versehen werden, die sie weicher machen, die Reinigung erleichtern oder die Stimulation erhöhen sollen.

Der in Abbildung 6-1 gezeigte Massageapparat der Firma Sanovit mit dazugehörigen Pelotten wird an eine Steckdose angeschlossen, ist stufenweise regulierbar und geräuscharm. Er kann mit Vagina- oder Penisattrappen kombiniert werden.

Der Sanovit Massageapparat, Modell „Supergut", ist kombiniert mit einem überdimensionierten Dildo und mit Klitorisstimulatoren versehen (Abb. 6-2).

Vibrator „Nondoctor" mit zugehörigen Pelotten (Abb. 6-3). die Pelotte ganz links in der Abbildung ist schalenförmig und besonders zur Stimulation der Glans penis geeignet, z. B. bei Ejaculatio retarda oder bei Querschnittsgelähmten. Dieses Modell wird mit Batterien betrieben.

Vibrator für anale Stimulation. Der querliegende Griff verhindert, daß der Vibrator ins Rektum hineingleitet. Batteriebetrieb (Abb. 6-4).

Stabmassageapparat in Penisform mit Gummiüberzug. Batteriebetrieb (Abb. 6-5).

Pubisring aus Gummi mit Aluminiumverstärkung, komprimiert nicht die Urethra. Der Ring wird um die Peniswurzel gelegt und leicht gespannt. Kann bei mangelhafter Erektion manchmal eine Hilfe sein, jedoch kaum bei Männern, deren Penis überhaupt nicht erigiert (Abb. 6-6).

Stützkondome, Penis- und Vaginaattrappen: Stützkondom aus kräftigem Gummi mit Stützen aus Metall, Stützplatte und Gürtel zur Befestigung um den

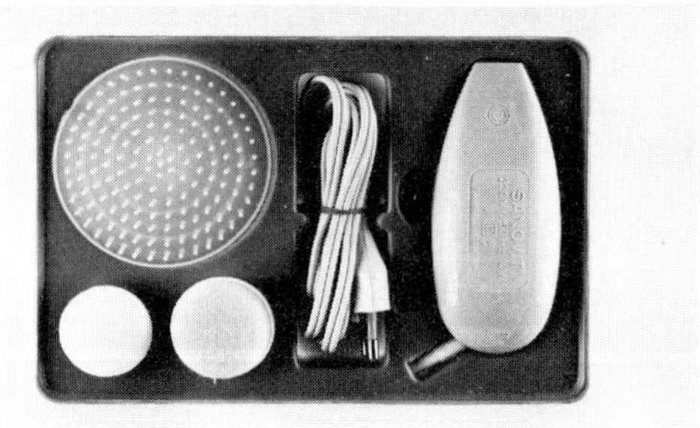

Abbildung 6-1:
Massageapparat der Firma Sanovit

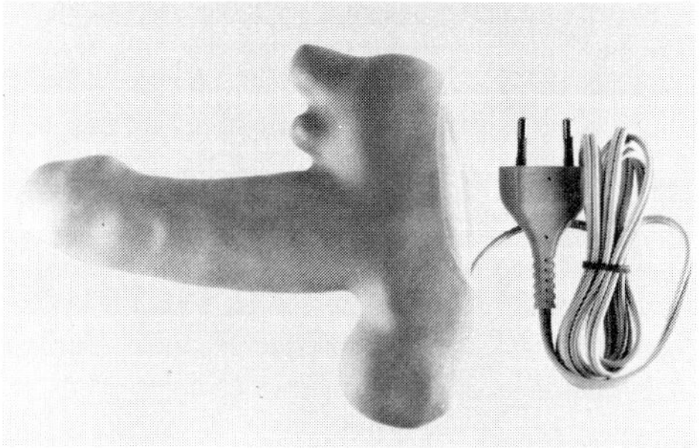

Abbildung 6-2:
Dildo, kombiniert mit Massageapparat

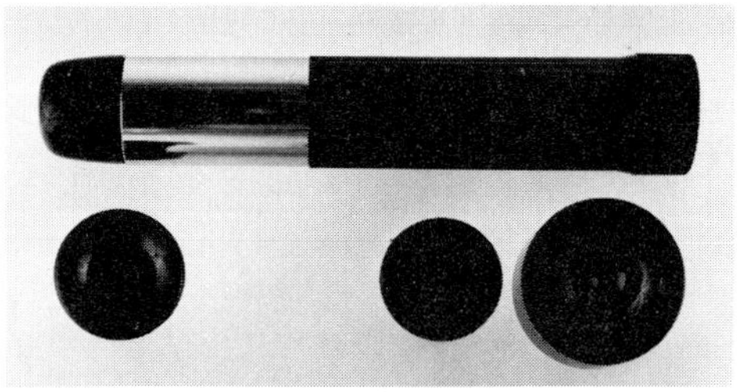

Abbildung 6-3:
Vibrator mit Pelotten

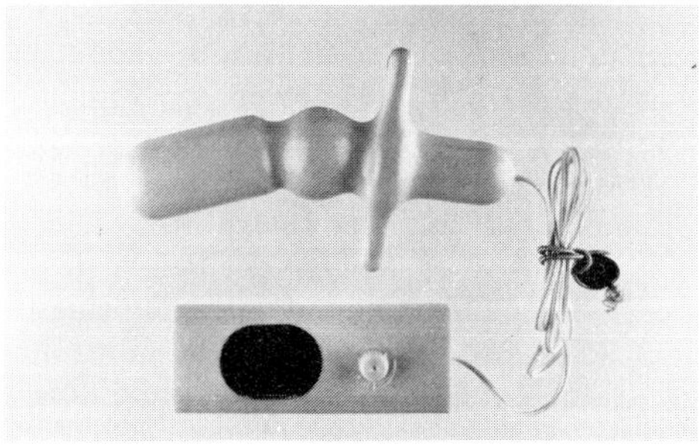

Abbildung 6-4:
Vibrator für anale Stimulation

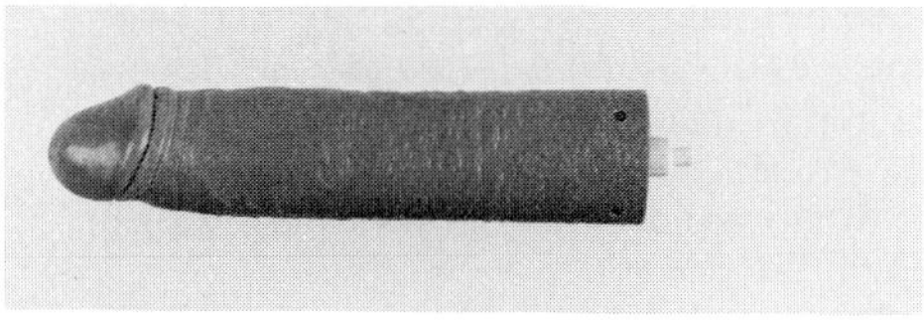

Abbildung 6-5:
Penisförmiger Vibrator

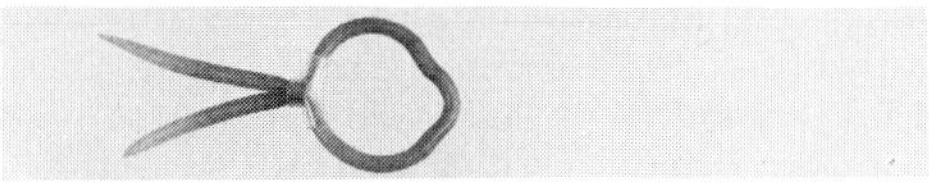

Abbildung 6-6:
Pubisring

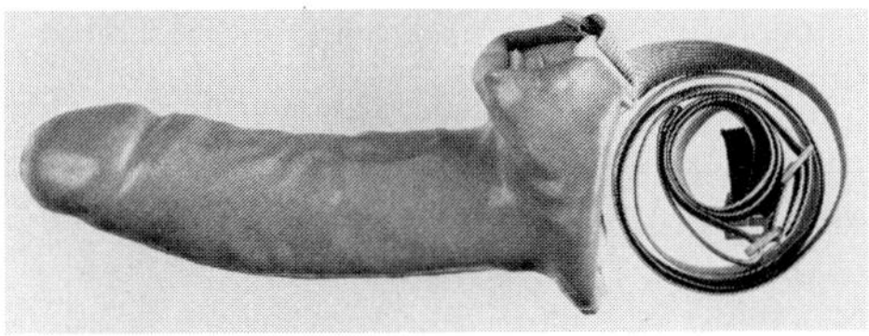

Abbildung 6-7:
Vakuumapparat

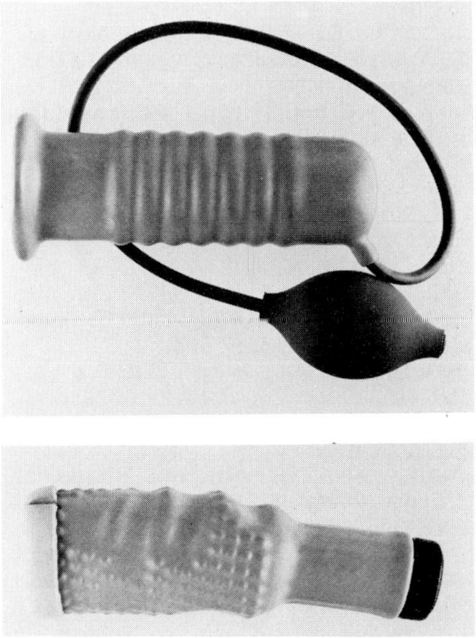

Abbildung 6-8:
Vaginalattrappen

Bauch. Kann von Männern mit mangelhafter Erektion angewandt werden, liegt in mehreren Größen vor. Diese Art von Stützkondomen müssen eine solche Größe haben, daß der Penis sich darin etwas hin und her bewegen kann.Dadurch entsteht eine gewisse Stimulation und u. U. eine verbesserte Erektion, da während der Benutzung ja kaum Stimuli von außen kommen. Billigere Formen von Stützkondomen ohne Stützplatte usw. rutschen leicht ab und enttäuschen oft. Verschiedene Modelle eines ausgestopften Dildo von gleichem Aussehen können von Männern ohne Penis oder von Frauen benutzt werden. Die Erektion kann auch durch diverse Vakuumapparate, die über den Penis gestülpt werden, verbessert werden. Ist die Erektion maximal, wird ein dickes Gummiband um die Peniswurzel gelegt, um die Erektion aufrechtzuerhalten. Dieses Gummiband muß spätestens nach einer Stunde entfernt werden (Abb. 6-7).

Zwei Modelle einer künstlichen Vagina. Die erste ist mit batteriebetriebenem Vibrator versehen. Beide sind innen mit Rillen und außen mit Vertiefungen ausgestattet, damit man sie gut im Griff hat (Abb. 6-8).

6.20 Literatur

ABEL, GENE (1980): Personal communication to Boller, Francois & Frank, Ellen (Sexual Dysfunction in Neurological Disorders, Raven 1982).

ABRAM, HARRY S., HESTER, LARRY, R., SHERIDAN, WILLIAM F. & EPSTEIN, GERALD M. (1978): Sexual Functioning in Patients with Chronic Renal Failure. In: LOPICCOLO, J. & L. (eds.): Handbook of Sex Therapy 411–419, Plenum Press, N. Y. & London.

AKHØJ, KAREN (1971): Seksualundervisning for særgrupper. (dän.) Sexualkundeunterricht für Sondergruppen. In: HERTOFT, PREBEN, HOFFMEYER, HENRIK & LYKKEBO, ELSE (eds.): Pædagogisk Sexologi **II**, Gyldendal, Kbh.

ANDERSEN, BO LASTHEIN & PLESS, JØRGEN (1976): Fractura penis. Ugeskr. Læg. **138:** 1034–1035.

ANDERSON, THOMAS P. & COLE, THEODORE M. (1975): Sexual Counseling of the Physically Disabled. Postgrad. Med. **58:** 117–123.

ARIETI, SILVANO (1975): Sexual Problems of the Schizophrenics and Preschizophrenis. In. SANDLER, MERTON & GESSA, G. L. (eds.): Sexual Behavior: Pharmacology and Biochemistry. Raven Press N. Y.

BERG, ROLAND, MINDUS, PER, BERG, GUNILLA & GUSTAFSON, HANS (1984): Penile Implants in Erectile Impotence: Outcome and Prognostic Indicators. Scand. J. Urol. Nephrol **18:** 277–282.

BOLLER, FRANCOIS u. FRANK, ELLEN: Sexual Dysfunction in Neurological Disorders. New York, Raven Presss, 1982.

BOMMER, JÜRGEN, RITZ, EBERHARD, POSO, EMILIO DEL & BOMMER, GUDRUN (1979): Improved Sexual Function in Male Haemodialysis Patients on Bromociptine. Lancet **8:** 496–497.

BOYARSKY, SAUL & ROSE (1978): Prostatectomy, Sexual Disabilities and their Management. In: COMFORT, A., a.a.O., 133–152.

BRINDLEY, G. S. (1980). Electroejaculation and the Fertility of Paraplegic Men. Sexuality Disability **3:** 223–229.

BRINDLEY, G. S. (1983): Cavernosal Alpha-Blockade: A New Technique for Investigating and Treating Erectile Impotence. Brit. J. Psychiat. **143:** 332–337.

BURNHAM, W. R., LENNARD-JONES, J. E. & BROOKE, B. N. (1977): Sexual Problems among Married Ileostomists. Gut: **18:** 673–677.

BUTTENSCHØN, JØRGEN (1981): Åndssvage har også et sexualliv. (dän.) Oligophrene haben auch ein Geschlechtsleben. Sexualpolitik **9:** 18–21.

BUTTENSCHØN, JØRGEN (1984): Sexualitet er følelser. Åndssvage: sexualitet og socialpædagogik. Jubilæmbsskrift, (dän.) Sexualität bedeutet Gefühle. Festschrift. Københavns Socialpædagogiske Seminarium.

BUTTENSCHØN, JØRGEN (1985): Hvad gør vi ved vore børn og unges sexuelle behov? (dän.) Was tun wir für die sexuellen Bedürfnisse unserer Kinder und Jugendlichen? Evnesvages Vel Nr. 3, Kbh.

CHRISTENSEN, JENS-KNUD (1973): Bivirkninger efter disulfiram (Antabus®). (dän.) Nebenwirkungen bei Behandlung mit Disulfiram. Ugeskr. Læg. **135:** 1457–1459.

CHRISTENSEN, J. K., RØNSTED, P. & VAAG, U. H. (1984): Side Effects after disulfiram. Acta psychiat. scand. **69:** 265–273.

CHRISTIANSEN, PETER, DEIGAARD, JAN & LUND, MOGENS (1975): Potens, Fertilitet og Kønshormonudskillelse hos yngre mandlige epilepsilidende. (dän.) Potenz, Fertilität und Ausscheidung von Geschlechtshormonen bei jüngeren männlichen Epileptikern. Ugeskr. Læg. **137:** 2404–2405.

COLLINS, GENE F. & KINDER, N. (1984): Adjustment Following Surgical Implantation of a Penile Prosthesis: A Critical Overview. J. Sex Marit. Ther. **10:** 255–271.

COLLINS, A. COWAN & KELLNER, ROBERT (1986): Neuroleptics and Sexual Functioning. Integr. Psychiatry **4:** 96–108.

COMARR, A. ESTIN & VIGUE, MARJORIE (1978): Sexual Counseling among Male and Female Patients with Spinal Cord and/or Cauda Equina Injury Am. J. Phys. Med. **57:** 107–112 & 215–227.

COMFORT, ALEX (ed.) (1978): Sexual Consequences of Disability. George F. Stickley Comp., Philadelphia.

CRAFT, MICHAEL & ANN (1978): Sex and the mentally handicapped. Routledge & Kegan Paul, London.

CRENSHAW, ROBERT T., MARTIN, DAVID E., WARNER, HAROLD & CRENSHAW, THERESA L. (1978): Organic Impotence. In: COMFORT, A., a.a.O., 25–30.

DENGROVE, EDVARD (1973): The Mechanotherapy of Sexual Disorders. Curr. Psychiat. Ther. **13:** 131–140.

DEROGATIS, LEONARD R. & KING, KATHERINE M. (1981): The Coital Coronary: A Reassessment of the Concept. Arch. Sex. Beh. **10:** 325–335.

DETLEFSEN, GERD & STARUP, JØRGEN (1977): Erfaring med donorinsemination i 436 tilfælde. (dän.) Erfahrungen bei Donorinsemination. Ugeskr. Læg. **139:** 2264–2268.

DEYOE, FRANK S. (1972): Marriage and Family Patterns with Long-Term Spinal Cord Injury. Paraplegia **10:** 219–224.

DHABUWALA, C. B., KUMAR, ANIL & PIERCE, J. M. (1986): Myocardial Infarction and its Influence on Male Sexual Function. Arch. Sex. Beh. **15:** 499–504.

ENBY, GUNNEL (1972): Vi måste få älska. (schwed.) Wir müssen lieben dürfen. Prisma, Stockholm.

EHRLICH, GEORGE (1978): Sexual Problems of the Arthritic. In: COMFORT, A., a.a.O., 61–83.

FAIRBURN, CHRISTOPHER G., MCCULLOCH, DAVID K. & WU, F. C. (1982): The Effects of Diabetes on Male Sexual Function. Clin. Endocr. Metabol. **11:** 749–767.

FASTH, S., FILIPSSON, S., HELLBERG, R. HULTÉN, L., LINDHAGEN, J. & NORDGREN, S. (1978): Sexual Dysfunction following Protocolectomy. Ann. Chir. Gyn. **67:** 8–12.

FINKLE, JOAN, PAUL & ALEX (1975): Encouraging Preservation of Sexual Function Postprostatectomy. Urology **6:** 697–702.

FOSSÅ, SOPHIE D. OUS, S. ÅBYHOLM, T. & LOEB, M. (1985): Post-treatment Fertility in Patients with Testicular Cancer. Brit. J. Urol. **57:** 204–209.

GHATIT, AHMED Z. EL. & HANSON, RICHARD W. (1976): Marriage and Divorce after Spinal Cord Injury. Arch. Phys. Med. Rehab. **57:** 470–472.

GOLIGHER, J. C., DE DOMBAL, F. T., WATTS, J. MEK, & WATKINSON, G. (1968): Ulcerative Colitis, 288–289, 304–307, 326–327. Bailliere, Tindall and Cassell, London.

GREENGROSS, WENDY (1976): Entitled to Love. The sexual and emotional needs of the handicapped. Malaby Press, London.

GRUNER, OLA-PETTER N., NASS, REIDAR, FRETHEIM, BJARNE & GJONE, EGIL (1977): Marital Status and Sexual Adjustment after Colectomy. Scand. J. Gastroent. **12:** 193–197.

HARGREAVE, T. B. & STEPHENSON, T. P. (1977): Potency and Prostatectomy. Brit. J. Urol. **49:** 683–688.

HELLERSTEIN, HERMAN K. & FRIEDMAN, ERNEST H. (1970): Sexual Activity and the Postcoronary Patient. Arch. intern. Med. **125:** 987–999.

HESLINGA, K., SCHELLEN, A. & VERKUYL, A. (1974): Not Made of Stone, Stafleu's Scientific Publ. Comp., Leyden.

HIGGINS, GLENN E. (1979): Sexual Response in Spinal Cord Injured Adults: A Review of the Literature. Arch. Sex. Beh. **8:** 176–196.

HUMPHREY, MICHAEL (1983): Sexual Consequences of Cerebrovascular Accident. J. Royal Soc. Med. **78:** 388–390.

IVANOUW, JAN & SIDENIUS, KATRINE (1986): persönliche Mitteilung.

JENSEN,. MOGENS SCHARLING (1976): Cancer penis. FADL's forlag, Kbh. (dän.)

JENSEN, S. BUUS (1977): Seksualvaner og seksuelle problemer hos alkoholister. (dän.) Sexualverhalten und sexuelle Probleme bei Alkoholikern. Ugeskr. Læg. **139:** 35–40.

JENSEN, S. BUUS (1981): Diabetic Sexual Dysfunction: A Comparative Study of 160 Insulin Treated Diabetic Men and Women and an Age-Matched Control Group. Arch. Sex. Beh. **10:** 493–504.

JENSEN, S. BUUS (1984): Sexual Function and Dysfunction in Younger Married Alcoholics. Acta psychiat. scand. **69:** 543–549.

JENSEN, S. BUUS (1986): Sexual Dysfuntion in Insulin-Treated Diabeties: A Six-Year Follow-up Study of 101 Patients. Arch. Sex. Beh. **15:** 271–283.

JENSEN, S. BUUS (1986): The Natural History of Sexual Dysfunction in Diabetic Women. Acta Med. Scand. **219:** 73–78.

KATZ, GREGOR (ed.) (1971): Samlevnads-och Sexualfrågor hos psykiskt utvecklingsstörda. (schwed.) Probleme des Geschlechtslebens bei geistig Behinderten. Svenska Föreningen för psykisk hälsovård, Stockholm.

KÆRGAARD, JOHAN & OTTSEN, BIRGIT (1984): Stomi. Schultz, Kbh. (dän.)

KRAFT, MORTEN (1979): Benign koital cefalalgi. (dän.) Gutartiger koitaler Kopfschmerz. Ugeskr. Læg. **141:** 2454–2455.

KRAULAND, W. (1976): Unerwarteter Tod. Sexualmedizin **5:** XX–XXIII.

LEMERE, F. & SMITH, J. M. (1973): Alcohol-induced Sexual Impotence. Amer. J. Psychiat. **130:** 213–213 (cit. nach BUUS, JENSEN).

LEVY, NORMAN B. (1978): Sexual Function in Hemodialysis Patients. In: COMFORT, A., a.a.O., 99–106.

LOPICCOLO, JOSEPH (1985): Diagnosis and Treatment of Male Sexual Dysfunction. J. Sex Marit. Ther. **11:** 215–232.

LUNDBERG, PER OLOV & NORDQVIST, INGER (ed.) (1974): Sex och Handikap. (schwed.) Sexualität und Behinderung. SVCR's skriftserie, nr. 15, Stockholm.

LUNDBERG, PER OLOV (1976): Sexual Functions in Males with Neurological Disorders. In: HAFEZ, E. S. E. (ed.): The Human Semen and Fertility Regulation in the Male. Mosby Publ., St. Louis, USA.

LUNDBERG, PER OLOV (1978): Sexual Dysfunction in Patients with Multiple Sclerosis. Sexuality Disability **1:** 218–222.

LUNDBERG, PER OLOV (1980): Neurological Disorders in Andrology. In: BAIN, J. & HAFEZ, I. (eds.): Diagnosis in Andrology, 195–213, Martinus Nighoff, Haag.

MACKEY, FRANCIS G. (1978): Sexuality and Heart Disease. In: COMFORT, A., a.a.O., 107–119.

MITCHELL, JAMES & POPKIN, MICHAEL (1983): The Pathophysiology of Sexual Dysfunction Associated with Antipsychotic Drug Therapy in Males: A Review. Arch. Sex. Beh. **12:** 173–183.

NEMEC, ELEANOR D., MANSFIELD, LOUISE & KENNEDY, J. WARD (1976): Heart Rate and Blood Pressure Responses during Sexual Activity in Normal Males. Am. Heart. J. **92:** 274–277.

NESTIUS, HANS (ed.) (1971): Sex, Ömhet, Utarmning. (schwed.) Sexualität, Zärtlichkeit, Verarmung. Pockettidningen R, nr. 3, Prisma, Stockholm.

NESTOROS, J. N., LEHMANN, H. E. & BAN, T. A. (1981): Sexual Behavior of the Male Schizophrenic. Arch. Sex. Beh. **10:** 421–442.

NORDQVIST, INGER (1970): Samlevnad. Rörelsehindrades Vilkor. (schwed.) Geschlechtsleben Bewegungsbehinderter. SVCR's skriftserie, nr. 14, Stockholm.

NORMELL, LARS (1974): Sexualfunktionsrubbningar och Sexuella Problem. (schwed.) Sexualfunktionsstörungen und sexuelle Probleme. In. LUNDBERG & NORDQVIST 1974, a.a.O.

PEARLMAN, CARL K. & KOBASHI, LUIS L. (1972): Frequency of Intercourse in Men. J. Urol. **107:** 298–301.

POMPEIUS, ROLF (1984): Proteskirurgi vid erektiv dysfunktion. (schwed.) Prothesenchirurgie bei erektiver Dysfunktion. Nord. Sex. **2:** 115–123.

RENSHAW, DOMEENA C. (1979): Inflatable Penile Prosthesis. JAMA **241:** 2637–2638.

ROSENKVIST, HANS (1979): Sociale, psykologiske og psykiatriske aspekter ved donorinsemination. (dän.) Soziale, psychologische und psychiatrische Aspekte bei Donorinsemination.

FADL's Forlag, Kbh.
SCALZI, CYNTHIA C., LAYA, FRED & GOLDEN, JOSHUA S. (1977): Sexual Therapy with Patients with Cardiovascular Disease. West J. Med. **120:** 237–244.
SCHOVER, LESLIE R. & ESCHENBACH, ANDREW C. VON (1984): Sexual and Marital Counseling with Men Treated for Testicular Cancer. J. Sex. Marit. Ther. **10:** 29–40.
SCHOVER, LESLIE R. & ESCHENBACH, ANDREW C. VON (1985a): Sex Therapy and the Penile Prosthesis: A Synthesis. J. Sex Marit. Ther. **11:** 57–66.
SCHOVER, LESLIE R. & ESCHENBACH, ANDREW C. VON (1985b): Sexual and Marital Relationships after Treatment for Nonseminomatous Testicular Cancer. Urology **25:** 251–255.
SCOTT, BRANTLEY F. BYRD, GARY J., KARACAN, ISMET, OLSSON, PETER, BEUTLER, LARRY E.& ATTIA, SAMUEL L. (1979): Erectile Impotence treated with an Implantable, Inflatable Prosthesis. JAMA **241:** 2609–2612.
SIGUSCH, VOLKMAR (1979): Sexuelle Funktionsstörungen. Sexualmedizin **11:** 462–466.
SILVER, J. R. (1975): Sexual problems in disorders of the nervous system. Brit. Med. J. **3:** 480–482.
SJÖGREN, KERSTIN (1982): Sexuality and Leisure after Stroke. Umeá Univ. Med. Dissertations, no. 79, Umeá.
SMALL, MICHAEL P. (1978): Small-Carion Penile Prosthesis: A Report on 160 Cases and Review of the Literature. J. Urol. **119:** 365–368.
SPENGLER, ANDREAS (1979): Psychological, Social and Medical Situation of Patients Requesting a Penile Prosthesis – First Results. 5th Annual Meeting of the International Academy of Sex Research, Prague.
TFLET-HANSEN, PEER & THERKELSEN, JØRGEN (1979): Benign orgastisk hovedpine. (dän.) Gutartiger orgastischer Kopfschmerz. Ugeskr. Læg. **141:** 2452–2453.
TOONE, BRIAN K. (1986): Hyposexuality among male epileptic patients; clinical and hormonal correlates. In: TRIMBLE, M. R. & BOLWIG, T. G. (eds.): Aspects of Epilepsy and Psychiatry, John Wiley & Sons Chichester.
UENO, M. (1963): The so-called Coition Death. Jap. J. Legal Med. **17:** 333–340.
WABREK, ALAN & BURCHELL, R. CLAY (1980): Male Sexual Dysfunction Associated with Coronary Heart Disease. Arch. Sex. Beh. **9:** 69–75.
WAGNER, GORM (1985): Penile erection provoked by vibration and intracorporeal injection. Nord. Sex. **3:** 113–118.
WAGNER, NATHANIEL N. (1977): Sexual Behavior and the Cardiac Patient. In: MONEY, J. & MUSAPH, H. (eds.): Handbook of Sexology, 959–967, Excerpta Medica, Amsterdam, London & N.Y.
WEINSTEIN, MANDEL & ROBERTS, MORTON (1977): Sexual Potency following Surgery for Rectal Carcinoma. Ann. Surg. **185:** 295–300.
ZORGNIOTTI, ADRIAN W. & LEFLEUR, RICHARD S. (1985): Auto-Injection of the Corpus Cavernosum with a Vasoactive Drug Combination for Vasculogenic Impotence. J. Urol. **133:** 39–41.
ØSTERLIND, ANNE (1986): Testikelcancer i Danmark 1943–82. (dän.) Hodenkrebs in Dänemark. Ugeskr. Læg. **148:** 418–421.

7 Sexuelle Minoritäten

7.1 Sexuell normal – sexuell abweichend

Das menschliche Geschlechtsleben hat eine große Variationsbreite, was die Stärke des Sexualtriebes ebenso wie die Äußerungsformen der Sexualität anbelangt. Die Sexualfunktion beim Menschen steht nicht nur im Dienste der Reproduktion. Dies ist nur eine Teilfunktion, subjektiv gesehen nicht einmal die wichtigste.

Diese Faktoren, die großen individuellen Variationen und die Vielseitigkeit der Sexualfunktionen erschweren es, eine Grenze zwischen dem, was als „normal", und dem, was als „abweichend" anzusehen ist, anzugeben. Es gibt Lehrbücher der Sexologie, die den Begriff „Sexuelle Deviationen" ganz umgehen und statt dessen nur von „Minoritätsgruppen" sprechen, oder die nicht einmal diese Bezeichnung verwenden wollen, sondern sich mit der Bezeichnung „sexuelle Variationen" begnügen. Durch solche Erwägungen wird ein Fragezeichen hinter eine Katalogisierung gesetzt, die oft auf einer emotionalen und kulturellen Grundlage beruht (s. auch Kap. 9). Andererseits riskiert man eine Nivellierung und Verwässerung der Begriffe.

Was soll man tun, wenn man seine Begriffswelt strukturieren möchte, weil man sich auf unsicherem Grund fühlt, oder wenn ein Patient fragt: Ist dieses oder jenes abnorm? Ob der Patient damit zufrieden sein wird, wenn der Arzt antwortet: „Hier liegt nur eine kleine Variation vor"? Wird er nicht eine solche scheinbar wertfreie und „fortschrittliche" Bemerkung als Abweisung empfinden, als Ausdruck dessen, daß man sein Problem nicht ernst nimmt? Man kann leicht pseudoliberal sein, das hat aber nichts mit wirklicher Einsicht zu tun. Wenn man sexuelles Verhalten von Menschen strukturieren möchte, muß man einen oder mehrere wahrscheinlich komplementäre Referenzrahmen als Ausgangspunkt finden. Man kann eine philosophische oder religiöse Grundlage wählen (ein Begriff wie „widernatürlicher Verkehr" hat einen philosophischen Hintergrund), doch dies führt in diesem Zusammenhang zu weit. Oder man kann von konkreten Beobachtungen ausgehen, z. B. kann man versuchen, davon auszugehen, wie die Tiere leben. Man wird aber schnell entdecken, daß man durch solche Beobachtungen Bestätigungen für fast alle Verhaltensweisen bekommen kann, z. B. daß es eigentlich „natürlich" sei, seinen Sexualpartner nach beendeter Kopulation aufzufressen. Dasselbe gilt für Studien, die ihren Ausgangspunkt im Vergleich verschiedener Kulturen nehmen, gleichgültig, ob es sich nun um historische oder heutige Entwicklungen handelt. Sie können, je nach Intention des Verfassers, alles bestätigen oder entkräften. Man kann auch von statistischen Beobachtungen ausgehen, wie oft dieses oder jenes Verhalten vorkommt. Davon ist die Kinsey-Gruppe ausgegangen, ein Vorgehen, das Vorteile hat, aber auch Fallgruben enthält.

Von einem ärztlichen Blickwinkel sind insbesondere zwei Referenzrahmen, die bis zu einem gewissen Grade komplementär sind, fruchtbar und einsichtig. Den einen kann man den psychobiologischen nennen. Er ist in Kapitel 1 über die Entwicklung von Geschlecht und Geschlechtsidentität skizziert worden. Der zweite Referenzrahmen wurde von Freud und seinen Nachfolgern ausgearbeitet, und man könnte ihn als das psychodynamische Modell bezeichnen (s. Kap. 2 und das nun Folgende).

Statt der Dichotomie „normal – abweichend" zu folgen, kann man fragen: Bei welchen Formen sexuellen Verhaltens fühlt das Individuum sich wohl, und welche bereiten ihm Probleme? Die Ursache dafür, daß eine sexuelle Verhaltensweise zu Problemen führt, kann beim Individuum selbst gesucht werden (psychische Belastungsfähigkeit, ausreichende Selbständigkeit bei der Wahl eigener Normen, Gefühl von Scham, Abscheu oder Angst u. a.) oder bei der Umgebung (Partner, Risiko sozialer Deklassierung, Sanktionen seitens der Gesellschaft u. a.). Gewisse Formen sexuellen Verhaltens sind an sich nicht abweichend, können aber doch zum Eingreifen der Umgebung führen, z. B. das Verhältnis eines erwachsenen Mannes zu einem minderjährigen, sonst aber geschlechtsreifen Mädchen, gewisse Formen von Vergewaltigung u. ä. Nicht alle sogenannte Sexualkriminalität ist also mit abweichendem Sexualverhalten identisch. Umgekehrt werden manche Verhaltensweisen, die man traditionellerweise als abweichend auffaßt, in einer Reihe von Ländern nicht als kriminell angesehen (z. B. homosexuelle Beziehungen zwischen Partnern oberhalb einer gewissen Altersgrenze bei beiderseitiger Zustimmung, Transvestitismus, Zoophilie u. a.), geben aber Anlaß zu unangenehmen Reaktionen, wenn sie der Umgebung bekannt werden. Man darf auch nicht vergessen, daß abweichendes Verhalten nicht der Ausdruck einer abweichenden Haltung zu sein braucht. Teilnahme an einem abweichenden Verhalten kann eine Ersatzbefriedigung sein, wenn Möglichkeiten, sogenannte normale Beziehungen zu etablieren, fehlen (Viehpfleger und Kuh, homosexuelle Betätigung in Einrichtungen mit gleichgeschlechtlichen Bewohnern, Personal oder in gewissen Lebensabschnitten). Einige Oligophrene oder altersschwache Menschen können sich auf Beziehungen einlassen, die ihre Ursache nicht in einer abweichenden Haltung haben, sondern auch als Ersatzbefriedigung oder als Ausdruck mangelnder Urteilsfähigkeit und fehlender Hemmungen bei im übrigen normalen Sexualimpulsen angesehen werden können.

Menschen, die Probleme mit ihrer Sexualität haben, kommen zum Arzt entweder aus eigenem Antrieb oder auf Druck von außen (Ehepartner, Eltern, soziale Pressionen, Anklagebehörde). Was kann der Arzt tun? Selten kommt eine kausale Behandlung in Frage. Der Arzt muß klar erkennen, daß er nur dem Patienten dazu verhelfen kann, so gut wie möglich nach innen und nach außen mit seiner besonderen Veranlagung zu leben. Früher griff man, wenn auch nur ausnahmsweise, zu gewaltsamen Eingriffen, z. B. Kastration oder stereotaktischen Eingriffen an den Hypothalamuskernen. In anderen Fällen hat man hormonelle oder andere medikamentöse Behandlungsformen und verschiedene Formen von Psychotherapie versucht. Die Behandlungsmethoden werden später besprochen. Wenn es sich um sexuelle Deviationen handelt, muß man sich aber immer vor Augen halten, daß das abweichende sexuelle Verhalten dem Patienten seine Triebbefriedigung ermöglicht, z. B. zieht ein Exhibitionist das Exhibieren dem Koitus mit seiner im übrigen attraktiven Frau vor, und rationale und ethische Argumente haben selten großes Gewicht. Die sexuelle Abweichung ist ebenso unbegreiflich für den Betreffenden wie für seine Umgebung, wenn auch unwiderstehlich für den Betroffenen. Er hat keine Wahl, es ist für ihn gewählt worden.

7.2 Zum psychodynamischen Modell

In den „Drei Abhandlungen zur Sexualtheorie" von S. Freud (1905, 1942) gilt als Norm für erwachsene, reife Sexualität die Vereinigung der Genitalien, die Lösung der sexuellen Spannung und das zeitweilige Erlöschen des Sexualtriebes. Aber, wird hinzugefügt, die Wege zum Ziel sind verschlungen, selbst bei Normalen finden sich Ansätze zu Phänomenen, „deren Ausbildung zu den Abirrungen führt, die man als Perversionen beschrieben hat". Freud ist der Auffassung, daß es kaum einen gesunden Menschen gibt ohne irgendeinen Wesenszug, den man als pervers bezeichnen könnte. Dieser Tatbestand allein zeigt, wie unzweckmäßig es ist, der Bezeichnung Perversion einen herabsetzenden Charakter zu geben. Gerade auf sexuellem Gebiet stößt man auf besondere, nicht ohne weiteres lösbare Schwierigkeiten, wenn man eine scharfe Grenze zwischen bloßer Variation innerhalb des physiologischen Spektrums und krankhaften Symptomen ziehen will.

Schon im Jahre 1905 hatte das Wort „pervers“ also einen suspekten Klang, und damals wie heute war es mit unlösbaren Schwierigkeiten verbunden, eine scharfe Grenze zwischen „normal“ und „abnorm“ zu ziehen.

Trotzdem gibt es Zustände, die die meisten, auch die, welche an ihnen leiden, als abnorm, abweichend, pervers oder wie man sich auch sonst ausdrücken mag, bezeichnen. Viele dieser Bezeichnungen sind recht unangenehm und müssen, falls man sie gebraucht, taktvoll und umsichtig benutzt werden. Man kann natürlich statt der alten neue Bezeichnungen bilden, aber man wird bald feststellen, daß auch diese schnell einen unangenehmen Beigeschmack bekommen werden.

In der früher besprochenen amerikanischen Diagnosenliste DSM III. (s. Abschn. 4.1) umfaßt die Bezeichnung Paraphilia die beiden Begriffe Deviation und Perversion. Gewisse Psychiater wollen nicht gern auf den Begriff Perversion verzichten, jedenfalls zum internen Gebrauch. So schreiben z. B. SCHORSCH et al. (1985): „Von Devianz, Deviation sprechen wir, wenn es um die äußere *Beschreibung eines Verhaltens* geht, von Perversion, wenn aus der psychodynamischen Perspektive eine *intrapsychische Symptombildung* gekennzeichnet werden soll.“

FREUD spricht ferner über ein „vorläufiges Sexualziel“ – alles was zum Vorspiel gehört und was sexuell erregend wirken kann, aber auf das „endgültige Sexualziel“, den Koitus, hinzielt. Eine Perversion kann man hiernach so definieren:

a) Stehenbleiben bei den vorläufigen Sexualzielen oder
b) Anatomische Überschreitungen „der zur eigentlichen Sexualvereinigung bestimmten Körperteile“.

Ob man heute noch diese Abgrenzung anerkennen kann, scheint zweifelhaft. Sie beruht auf FREUDs Auffassung vom Kind als „polymorph pervers“, das seine sinnliche Befriedigung durch eine Reihe von „Partialtrieben“ anstrebt (s. auch Kap. 2). Erst im Laufe einer „regelrechten“ Entwicklung nähert sich das Individuum einer überwiegend genital orientierten Sexualität. Beim „Normalen“ bleiben die Partialtriebe jedoch wirksam, wenn sie auch mehr als bei Perversen eine Rolle im Hintergrund spielen, und gelegentlich ungewöhnliche Handlungen können noch nicht als Perversion bezeichnet werden. FREUD erklärt dann auch, was Perversionen vom Normalen unterscheidet: Wenn die Perversionen in allen Situationen das Normale verdrängen und ersetzt haben. Charakteristisch sind also die *Exklusivität* und die *Fixierung* der Perversion. Diese Aussage kann auf jeden Fall eine gute Richtschnur für den Arzt oder den Psychologen sein, der von einem Patienten oder Angehörigen gefragt wird, ob dieses oder jenes als abweichend angesehen werden muß. SCHMIDT (1986a) sagt u. a. über FREUDs Abgrenzung: „Damit war gesagt: perverse Sexualität überbetont extrem einen in jedem Menschen vorhandenen Teiltrieb der Sexualität – damit war die Perversion der Normalität nähergerückt; und jeder Mensch hat in schwacher Form und zugeordnet auf die genitale Sexualität alle Perversionen in sich – damit war die Normalität den Perversionen nähergerückt.“ SCHMIDT glaubt nicht, daß FREUDs Partialtriebbegriff ein ausreichendes Erklärungsmodell darstellt und schreibt u. a.: „Die meisten Perversionen sind vielmehr hochkomplexe Rituale, in denen man eben nicht nur einen Partialtrieb erkennen kann, sondern ein ganzes Bedingungs- und Interaktionsgefüge, das hergestellt werden muß, damit Lust und Orgasmus erlebt werden können.“

Abweichende Sexualität wird u. a. durch folgende Gesichtspunkte charakterisiert:

1) Stereotypes, ritualisiertes sexuelles Verhalten.
   Dasselbe Ritual muß immer erneut durchgespielt werden, oft in identischen Sequenzen, und nur dadurch wird ermöglicht, daß die sexuelle Begegnung zur Befriedigung führt.
2) Der Partner wird zum Objekt.
   Der Partner hat keine eigene Existenzberechtigung, sondern nur als Figur in einem Mythos, in der Vorstellungswelt des Devianten. Die individuellen Bedürfnisse und eigenen sexuellen Äußerungen sind zweitrangig und werden nur akzeptiert, wenn sie den Erwartungen des Devianten entspre-

chen, sonst werden sie als Störungen, die die Illusion zerstören, empfunden. Vom Partner wird erwartet, daß er eine bestimmte Rolle spielen soll, er darf nicht er selbst sein. Das Zusammensein vollzieht sich innerhalb des vom Devianten abgesteckten Rahmens.

3) Das sexuelle Verhalten ist oft von regressiven Zügen geprägt.
Sexuell weist das Verhalten oft auf frühkindliche Züge zurück, die bei „Normalen" viel weniger deutlich sind oder gar nicht mehr vorkommen.
4) Die orgastische Befriedigung, sowohl physisch wie psychisch, wird nur unter den ganz speziellen Bedingungen, die für die Abweichung charakteristisch sind, erreicht, nicht dagegen beim gewöhnlichen Koitus. Dieser wird als ein Surrogat aufgefaßt.

Charakteristisch für die Deviationen ist also ihr *Mangel an Flexibilität*. Darum haben sie es auch schwer, einen Sexualpartner zu finden, der alle ihre strikten Forderungen erfüllen kann. So ist das Ergebnis oft ein vergebliches Suchen nach Erlösung. Es ist nicht verwunderlich, daß Deviante oft mißmutig und resigniert sind. Der Graben zwischen der Phantasiewelt des Kindes und der aktuellen Libido des Erwachsenen kann so tief sein, daß ein Brückenschlag unmöglich ist. Hinzu kommt, daß es für den Devianten, wie für andere, nicht nur um Sexualität, sondern auch um den Wunsch nach Liebe geht, ein Wunsch, der bei einer Deviation noch schwieriger zu erfüllen ist als sonst.

Sicher sind viele Formen „normalen Verhaltens" auch stereotyp, ritualisiert und geprägt davon, daß der Partner mehr zum Objekt als zu einem gleichwertigen Subjekt wird. Unsere Normalitätsvorstellungen entsprechen vielleicht mehr einem Ideal als der Realität.

Nach FREUDs Auffassung – die von vielen geteilt wird, die im übrigen von einem ganz anderen Referenzrahmen ausgehen – werden die sexuellen Deviationen also im Laufe der ersten Lebensjahre angelegt, wenn sie sich auch erst nach der Pubertät klar manifestieren (s. auch Kap. 2). Wird die psychosexuelle Entwicklung entscheidend gestört, so kann das – abhängig von der Art und der Stärke der Traumen und von der Widerstandskraft und der Reaktionsweise des Individuums – zu folgenden Ergebnissen führen:

a) Die Fähigkeit, sexuellen Impulsen zu folgen, ist geschwächt, die Triebrichtung und die Objektwahl bleiben aber „normal". Die Störung kann sich in diesen Fällen als „sexuelle Dysfunktion" manifestieren (Frigidität, Impotenz u. a., s. Kap. 4).
b) „Normale" Impulse und Verhaltensweisen werden in eine Richtung verändert, die man als Deviation bezeichnet.

Man kann sexuelle Dysfunktionen und sexuelle Deviationen als verschiedene Versuche, ungelöste Konflikte zu lösen, ansehen. Wie gesagt, glaubt man, daß diese Konflikte früh im Leben begründet wurden. Für wahrscheinlich alle Gesellschaften ist es charakteristisch, daß man die Sexualität des Kindes zu kanalisieren versucht, ausgehend von den jeweils bestimmenden Normen, so daß einige Manifestationen akzeptiert und gefördert, andere modifiziert oder auch unterdrückt werden. Hierin liegt nichts Merkwürdiges. Auch andere Äußerungen des Kindes, z. B. seine Aggressivität, versucht man in akzeptable Formen zu bringen. Aber hierdurch entsteht der Anlaß für Konflikte zwischen dem Kind und seiner Umgebung, vor allem zwischen Kind und Eltern. Auch Konflikte brauchen nicht von Übel zu sein, das Gegenteil kann der Fall sein, wenn sie nur befriedigend gelöst werden. Eine zweckmäßige Lösung hängt natürlich sowohl vom Kind wie von der Umgebung ab.

Der springende Punkt ist wohl, welche Reaktionen allgemein und individuell als zweckmäßig angesehen werden können und welche nicht. Am leichtesten zu registrieren sind die Reaktionen der Eltern auf die direkten sexuellen Äußerungen des Kindes, sein Interesse für die eigenen wie für die Genitalien anderer, seine sexuellen Annäherungsversuche an andere, an den einen oder beide Elternteile, seine „Doktorspiele" u. ä.

Aber auch indirektere Reaktionen sind von Bedeutung, die Einstellung der Eltern zu Körperkontakt, zu den Sinnen überhaupt, zu den Ausscheidungsfunktionen u. ä. Sie sind aber schwerer registrierbar, besonders retrospektiv. Das Kind kann allein durch sein Dasein eventuelle Geschlechtsidentitätsprobleme der Eltern, ihren internen Machtkampf u. a. aktivieren und dadurch Konfliktsituationen heraufbeschwören, die sonst nicht entstanden wären. Diese Interaktionen zwischen Eltern und Kindern können ganz undurchschaubar sein. Hinzu kommt, daß sie sich ja nicht nur auf verbaler Ebene äußern, sondern auch nonverbal und indirekt, manchmal in einer Weise, daß eine große Diskrepanz besteht zwischen dem, was die Eltern sagen, und dem, was sie faktisch tun.

Die meisten Kinder kommen wohl einigermaßen mit heiler Haut durch diese Lebensphase. Aber manchmal wird das Kind so gehemmt und verwirrt, daß die „planmäßige" Entwicklung zum Stillstand kommt oder entgleist. Das Kind, abhängig wie es ist von den Eltern (und gegebenenfalls anderen Schlüsselpersonen), wird versuchen, Wege zu finden, um die Spannungen, die auf libidinösem Gebiet zwischen den eigenen Wünschen und denen der Umgebung bestehen, abzubauen. Es befürchtet die Sanktionen der Eltern, den Verlust ihrer Liebe oder die direkte Strafe. Hierdurch ist die Grundlage gelegt für etwas, was sich beim geschlechtsreifen Individuum zu einer sexuellen Dysfunktion oder einer Perversion entwickeln könnte.

Der englische Psychoanalytiker Rosen (1979) hat seine Ansichten über sexuelle Abweichungen so formuliert: „Sexuelle Perversionen stellen das Ausleben von Teilen kindlicher Verhaltensweisen dar, die in der Persönlichkeit zu dem Zweck bewahrt wurden, andere, weniger wünschenswerte Elemente in Schach zu halten oder das Individuum gegen Kastrationsdrohung oder die Folgen von Objektverlust zu schützen... Die Perversionen gestatten es, ausgewählte Elemente frei zum Ausdruck zu bringen, z. B. Exhibitionismus oder Voyeurismus, während tiefere inzestuöse Wünsche, Kastrationsangst und primitive sadistische Wünsche, vor allem oralsadistische Wünsche in Schach gehalten werden."

Teilt man diese Auffassungen, dann versteht man, warum es einem Patienten erfahrungsgemäß schwerfällt oder unmöglich ist, seine Perversion zugunsten eines „normalen" Verhaltens aufzugeben. Der Weg zu diesem scheinbar so unkomplizierten Verhalten ist versperrt, weil der Patient – unbewußt – die Konfrontation mit quälenden, schreckenden intrapsychischen Inhalten fürchtet. Die Perversion ist, trotz der Probleme, die sie mit sich bringt, manchmal auch sozial trotz allem das geringere Übel, das die psychische Integrität des Individuums weiterhin einigermaßen sichert.

Schmidt (1986) faßt das perverse Ritual auf als einen Traum, der nicht geträumt wird, sondern realisiert wird, durchgespielt wird. Es handelt sich um einen sexualisierten Konfliktlösungsversuch, der das Individuum schützen und einen psychischen Zusammenbruch verhindern soll. Da es sich aber nur um eine symbolische Konfliktlösung und nicht um eine wirkliche Konfliktbearbeitung handelt, muß das Ritual ständig wiederholt werden. Das eigentliche Ziel des Rituals ist nicht sexuelle Auslösung, sondern Angstreduktion, Erleben von Geborgenheit, Schutz gegen Verzweiflung und Ohnmacht, triumphale Überwindung das Gedemütigtwerdens. Da diese Ingredienzen nun die Nahrungsquelle der Perversion darstellen, bekommt die perverse Handlung auch das Gepräge von Aggressivität und Haß. Nach Schmidt sind die Perversionen also nicht immer harmlos, sondern können zu nach innen und außen gerichteten Aggressionen führen. Er fügt aber hinzu, daß die meisten ihre abweichende Sexualität als etwas Ich-syntones erleben und selten einen Arzt oder Psychologen konsultieren, sondern sich mit ihrer ungewöhnlichen Sexualität „arrangieren". Meine persönliche Auffassung ist, daß sexuell Deviante selten eine Gefahr für andere darstellen.

Wenn auch kein Anlaß besteht, sich vor den meisten sexuellen Devianten zu fürchten, so wäre es ein genauso großer Irrtum, sie als Mitglieder einer besonderen Avantgarde anzusehen, die Deviation als Ausdruck besonderer Vielseitigkeit und Befreiung von konventionellen Normen zu betrachten. Der Deviante weiß selbst allzu genau, daß das Umgekehrte der Fall ist. Er fühlt seine Gebundenheit und seinen Mangel an Flexibilität. Und doch ist seine Deviation die einzige Weise, auf die er Triebbefriedigung erfährt. Er muß sich also gegen jede Form von „Behandlung" wehren, die – ohne daß etwas anderes an die Stelle träte – zum Ziel hat, die Form von Triebbefriedigung, die er sich trotz allem erkämpft hat, aufzugeben. Bedenkt man außerdem die intrapsychischen Zwecke der Perversion, besteht viel Anlaß, alle Behandlungsversuche sehr kritisch zu beurteilen. Sexuell Deviante sind in den letzten hundert Jahren nicht wenigen Übergriffen – unter dem Etikett Therapie – ausgesetzt gewesen (s. auch Kap. 9).

Ich weiß nicht, ob das oben skizzierte Erklärungsmodell auf alle Formen abweichender Sexualität angewandt werden kann. Ohne Zweifel gibt es uns die Möglichkeit, zu verstehen oder jedenfalls einen Einblick zu bekommen in das, was sich hinter vielen Deviationen verbirgt. Problematisch ist es besonders bei einigen Formen der Homosexualität. Für einige Homosexuelle trifft es zweifellos zu, aber nicht für alle. Vielleicht ist es auch eine Überforderung, alle sexuellen Deviationen aus ein und demselben Erklärungsmodell herzuleiten. Wie unscharf die Grenzen sind, weiß jeder, der sich mit diesen Dingen befaßt hat. Wir wollen deshalb behutsam sein, aber gleichzeitig nüchtern, und uns nicht verführen lassen durch gewisse Formen von Pseudoliberalität und Pseudodemokratie. Dadurch würden wir nur neue Erkenntnisse und neues Verständnis für gewisse Seiten des menschlichen Daseins, die weiterhin immer noch dunkel und schwer überschaubar sind, blockieren.

Viele der allgemein üblichen Bezeichnungen für sexuell Deviante, wie z. B. Spanner, Mitschnacker, Sadist u. a., haben etwas Unheimliches an sich, weil sie den Eindruck vermitteln, man stünde vor einer Gruppe gefährlicher, unheimlicher Personen. Der Mensch ist am Abgrund, sagt Woyzeck. Auch einige seiner sexuellen Äußerungen sind unheimlich und grotesk. Spricht man aber mit diesen Menschen, hat man selten den Eindruck, abstoßenden oder grauenerweckenden Personen gegenüberzustehen. Im Gegenteil, es fällt auf, daß diese Menschen von fundamentaler Melancholie und Friedfertigkeit geprägt sind. Man kann, wie gesagt, selten ihr Geschlechtsleben so ändern, daß es weniger frustrierend und flexibler wird. Aber sie empfinden es oft als große Hilfe, wenn man ihnen zuhört, ihnen einen Freiraum gibt, wo sie sich so geben dürfen, wie sie sind. Es kann auch eine Hilfe für sie sein, wenn man mit ihnen zusammen einige Grenzen aufzuzeigen sucht, damit sie nicht beim Suchen nach unerfüllbarem „Glück" sich selbst und andere in Gefahr bringen. Ich denke hier an gewisse Sadomasochisten und gewisse Transsexuelle. Die folgenden Ausführungen, besonders wohl die sogenannten klinischen Beispiele, können hoffentlich verdeutlichen, was gemeint ist. Eine allgemeinere Hilfe kann auch gegeben werden, wenn man, wo dies möglich ist, auf unangemessene Restriktionen und Sanktionen seitens der Umgebung aufmerksam macht und durch Gesetzesänderungen, vermehrte Information von Fachgruppen und allgemeine Volksaufklärung ihre Verhältnisse zu erleichtern sucht. Mit der Zeit lernen wir hoffentlich, den am meisten traumatisierenden Deviationen vorzubeugen. Aber bis dahin ist der Weg noch weit.

7.3 Rubrizierung sexueller Abweichungen

Eine umfassende Rubrizierung der sexuellen Deviationen ist schwierig, vielleicht unmöglich. Folgt man FREUDs Aufteilung und teilt sie ein nach Abweichungen vom Sexualziel (z. B. Exhibitionismus) oder nach Abweichungen vom Sexualobjekt (z. B. Pädophilie) führt das dazu, daß so ungleiche Begriffe wie Zoophilie und Homosexualität in die gleiche Gruppe gehören müßten, was völlig unangemessen wäre. Transvestitismus und Transsexualität passen kaum in diesen Begriffsrahmen und werden heute als eine Gruppe für sich unter dem Begriff „Veränderungen der Geschlechtsidentität" eingeordnet.

Keine der gebräuchlichen Diagnosenlisten hat die Rubrizierungsaufgabe zufriedenstellend gelöst.

In der folgenden Liste wird neben der Deviation der Name des Urhebers und das Ursprungsjahr der Bezeichnung, soweit man es kennt, angeführt (im übrigen wird auf Abschn. 9.2.2 verwiesen):

Exhibitionismus (LASÈGUE, 1877):
Das Bedürfnis, sich zu entblößen.

Voyeurismus, Skopophilie:
Lustgefühl beim Belauern anderer.

Sadomasochismus (KRAFFT-EBING, 1886), Algolagnie (SCHRENCK-NOTZING):
Lustgefühl bei Demütigung und beim Gedemütigtwerden.

Saliromanie, Koprophagie, Koprolalie:
Lustgefühl, das mit den Exkreten des Körpers in Verbindung steht.

Fetischismus (BINET, 1888):
Lustgefühl beim Sehen von oder Kontakt mit besonderen Gegenständen, Materialien, peripheren Körperteilen u. a.

Kleptomanie:
Sexuell bedingter Drang zum Stehlen.

Pyromanie:
Sexuell bedingter Drang zu Brandstiftung.

Nekrophilie:
Sexueller Bezug zu Leichen.

Zoophilie (KRAFFT-EBING, 1886), crimen bestiale:
Sexuelle Beziehungen zu Tieren.

Homosexualität (KERTBENY/BENKERT, 1869), Homophilie (HEIMSOTH, 1925, FOGEDGAARD, 1950):
Sexuelle Beziehung zu Personen des gleichen Geschlechts.

Pädophilie (KRAFFT-EBING, 1902):
Sexuelle Beziehungen zu Kindern.

Transvestitismus (HIRSCHFELD, 1910), Eonismus (ELLIS, 1920):
Der Drang, die Kleidung des anderen Geschlechts zu benutzen.

Transsexualität (HIRSCHFELD, 1918; CAULDWELL, 1949) Gender Dysphoria:
Der Drang, das Geschlecht zu wechseln.

Es wird noch einmal betont, daß mehrere dieser Bezeichnungen ungenau sind – dies wird weiter unten eingehend kommentiert –, daß es sich nicht um scharf voneinander getrennte Zustände handelt und daß die Begriffe sexuelle Deviationen und Sexualkriminalität sich nur teilweise decken. Einige Deviationen kommen nur selten vor, andere sehr häufig, einige sind für die Gesellschaft von großem Interesse, andere nur von geringerem. Einige Deviationen treten am häufigsten oder ausschließlich bei Männern auf, z. B. Exhibitionismus, Voyeurismus und Transvestitismus.

Überdurchschnittliche Libido, als Satyriasis bei Männern und Nymphomanie bei Frauen (LEVINE, 1982) beschrieben, sind in der Übersicht ausgelassen worden, obgleich sie manchmal den sexuellen Deviationen zugerechnet werden.

7.4 Exhibitionismus und Voyeurismus

Einige sexuelle Deviationen versteht man am besten, wenn man ihre Gemeinsamkeit beachtet. Dies gilt ganz besonders beim Exhibitionismus und Voyeurismus.

Der Ausdruck Exhibitionismus wird oft sehr unpräzise gebraucht, fast als ein Synonym für das Aussenden sehr direkter sexueller Signale. Daher kommt es, daß man im täglichen Sprachgebrauch Frauen mit weitausgeschnittenem Kleid, mit sehr kurzen Röcken, oder sonstwie „herausfordernd" gekleidet, als Exhibitionisten bezeichnet. Parallel dazu wird man Männer, die in sehr engen Hosen gehen, oder anderweitig ihre sexuellen Charakteristika hervorzuheben versuchen, als Exhibitionisten bezeichnen. Dieses Verhalten kann Ausdruck einer gewissen Aggressivität sein, einer Freude zu reizen, um dann, wenn die Wirkung eintritt, eine sexuelle Annäherung abzulehnen. All dies hat aber mit Exhibitionismus, sexologisch verstanden, nichts zu tun.

Ein Exhibitionist ist eine Person mit dem unbezwingbaren repetitiven Drang, seine Geschlechtsorgane zu entblößen, meist ganz Fremden gegenüber, und dadurch eine psychische Entlastung zu erfahren, die anders nicht erreicht werden kann. So definiert kommt Exhibitionismus nur bei Männern vor. In Verbindung mit dem Exhibieren hat der Mann manchmal eine Erektion oder eine Ejakulation, aber längst nicht immer.

Dieser Trieb manifestiert sich nach der Pubertät und bleibt das ganze Leben bestehen. Viele Exhibitionisten hoffen durch Eingehen einer Ehe oder durch ein stabiles eheähnliches Verhältnis, ihr Bedürfnis, sich zu entblößen, abschwächen zu können. Sie entdecken aber, daß nur der Exhibitionismus ihnen Triebbefriedigung gewährt und daß der Koitus nur ein Surrogat darstellt.

Die meisten Fälle von Exhibitionismus bleiben der Polizei unbekannt. Trotzdem gehört der Exhibitionismus zu den am häufigsten angezeigten und abgeurteilten Formen von Sexualkriminalität. In Dänemark ist die Zahl der angezeigten Fälle in den letzten Jahren stark zurückgegangen. Dies liegt kaum daran, daß die Zahl der Exhibitionisten abgenommen hat, sondern daran, daß auf Grund einer gewissen Einstellungsänderung (KUTCHINSKY, 1973) weniger Anzeigen erfolgen. Exhibitionisten sind im allgemeinen völlig harmlos, sie fliehen, sobald sie ihr Ziel erreicht haben, und die ganze Angelegenheit dauert nur wenige Minuten.

Eher bedrohen sie sich selbst durch ihren unwiderstehlichen Drang zu exhibieren, als daß sie andere bedrohen. Solche Menschen z. B. durch Inhaftierung zu bestrafen, erlaubt die Gesetzgebung der meisten Staaten, hilft aber natürlich gar nicht weiter. Vielleicht wäre allen Teilen am besten geholfen, wenn diese Abweichung nicht unter das Strafgesetz, sondern unter die lokale Polizeiverordnung fiele und nur unter gewissen Umständen mit einer Geldbuße belegt würde. Dadurch würden viele soziale Schäden für den einzelnen Exhibitionisten umgangen (KENTLER und SCHORSCH, 1987).

Ein jetzt 40 Jahre alter gut ausgebildeter Mann hat im Laufe der letzten 20 Jahre mehrfach wöchentlich exhibiert. In diesem Zeitraum wurde er siebenmal festgenommen. Nach zwei Verurteilungen zu jeweils sechs und neun Monaten Gefängnis auf Bewährung wurde er das dritte Mal zu zwei Monaten ohne Bewährung, die er verbüßte, verurteilt. Als er, 20 Jahre alt, zum vierten Male festgenommen wurde, versuchte er, Suizid zu begehen, war kurz in einer psychiatrischen Klinik, und das Gericht machte ihm zur Auflage, sich psychiatrischer Behandlung zu unterziehen. Es vergingen oft mehrere Monate zwischen den Konsultationen. Es gelang nicht, ihn vom Exhibieren abzubringen. Er selbst ist zufrieden mit der Behandlungsauflage, aber das Gericht hält daran fest.

Im allgemeinen wird der Trieb zum Exhibieren durch besondere „Signale" erregt. Es kann sich z. B. um besondere Altersgruppen (Kinder oder Erwachsene), eine besondere Haarfarbe, Frisur oder Kleidung, besondere Bevölkerungsgruppen u. a. handeln. Einige exhibieren in Treppenhäusern, andere in Parks oder vor ihrem Auto – sie warten, bis jemand vorbeikommt. Das Verhalten ist für den einzelnen Exhibitionisten oft sehr stereotyp. Einige planen genau ihre exhibitionistischen Exkurse, andere sind impulsiver und exhibieren nur in besonderer psychischer Verfassung oder wenn ihr Interesse plötzlich von einem Passanten angefacht wird. Exhibitionismus kommt in allen sozialen Gruppierungen vor und ist keineswegs ein Ausdruck von besonderer „Primitivität", „Verrohung" oder Verantwortungslosigkeit. Im Gegenteil: viele Exhibitionisten sind tief unglücklich über ihren Trieb zu exhibieren, einmal wegen des damit verbundenen sozialen Risikos für sie und ihre Familie, und dann aus der Erkenntnis, daß diese Form von Sexualität einen isoliert; sie ist arm und enthält keinen Raum für Gegenseitigkeit und für emotionale Aspekte wie die normale Sexualität. Der Exhibitionist fühlt daher selbst, daß bei ihm etwas „verkehrt" ist, daß er abnorm ist, insbesondere fühlt er es, wenn ihm aufgeht, daß seine Partnerin, die er liebt und schätzt, ihm nicht die sexuelle Befriedigung geben kann, die er nur unter den besonderen Umständen des exhibitionistischen Aktes erreichen kann.

Unter *Voyeurismus* oder Skopophilie (frz. voir, gr. skopein – sehen) versteht man den Drang, andere, meist fremde Personen, wenn sie sich ausziehen, beim Geschlechtsverkehr oder gegebenenfalls wenn sie Stuhlgang haben oder urinieren, zu belauern. Es gehört zu dieser Definition, daß dieser Trieb den Wunsch, selbst etwa an geschlechtlichen Aktivitäten teilzunehmen, völlig überschattet.

Befriedigung allgemeiner sexueller Neugier, die heute überall möglich ist, ist ein allgemein menschlicher Zug und kein Ausdruck von Voyeurismus.

Voyeurismus kommt nur bei Männern vor. Es kommt wohl kaum vor, daß Frauen ihren Sexualtrieb auf solche Weise befriedigen, indem sie etwa bei Militärlagern herumstreifen, um die Soldaten zu belauern. Auch der Voyeur ist ein Opfer seines unwiderstehlichen und repetitiven Dranges, andere durch Fenster, Türschlitze, in öffentlichen Toiletten, in Parks, Wäldern oder an Stränden zu belauern. Auf diese Weise erreicht er seine eigentliche Triebbefriedigung.

Wie der Exhibitionist ist der Voyeur im allgemeinen ungefährlich und flieht erschreckt, wenn er entdeckt wird. Manchmal ist das „Opfer" nicht ganz unschuldig an dem Geschehenen, es hat sich z. B. in einem erleuchteten Zimmer ausgezogen, ohne die Vorhänge vorzuziehen. Einige Voyeure beklagen sich dann auch darüber, nicht ohne Berechtigung, dauernd provoziert zu werden. Manchmal gibt sich der Voyeur, im allgemeinen nachdem er sich heftig stimuliert fühlt, zu erkennen, exhibiert, oder er bittet das Mädchen ihn zu berühren, eventuell ihn zu masturbieren. Es sind auch Fälle beschrieben worden, wo der Voyeur versuchte, sein Opfer zum Koitus zu zwingen. Dies gehört jedoch zu den Ausnahmen.

Besteht die Möglichkeit engen physischen Kontaktes, z. B. in Bussen, vor Kinos u. a., finden einige Männer Befriedigung dabei, mit Frauen in enge Berührung zu kommen, während sie gleichzeitig durch Masturbation einen Orgasmus erreichen, doch ohne mit der Frau in verbalen Kontakt zu kommen. Solche Fälle könnte man als *Frotteurismus* bezeichnen.

Viele Exhibitionisten und Voyeure berichten, daß sie in ihrer Kindheit Wärme und Geborgenheit entbehrt haben und daß ihnen selbst die Fähigkeit abgeht, sich einem anderen Menschen hinzugeben und dabei geborgen zu fühlen. Häufig klagen sie darüber, daß sie sich nicht männlich genug fühlen, und sind der Auffassung, dies müßte die Umgebung auch bemerken. Wenn sie sich mit Exhibitionismus und Voyeurismus begnügen, machen sie sich nicht abhängig von anderen und entgehen dem Risiko, abgewiesen und dadurch noch weiter frustriert zu werden. Das Element von Aggressivität, das sich hinter Exhibitionismus und Voyeurismus verbirgt, soll zweifelsohne das mangelhafte Maskulinitätsgefühl stärken.

Die naheliegende Vorstellung, daß Exhibitionisten und Voyeure durch gegenseitige Unterstützung eine Lösung ihres Problems finden könnten, ohne andere zu beeinträchtigen, erweist sich in der Praxis als nicht stichhaltig. Die Illegalität, das Risiko, die Furcht vor Erniedrigung, das Überraschungsmoment, der Drang zu schockieren sind selbst Teile der sexuellen Stimulation bei Exhibitionisten wie Voyeuren. Überhaupt gilt, daß der Versuch rationaler Lösungen solcher Probleme selten Frucht trägt. Wenn es so einfach wäre, würde die menschliche Sexualität nicht so oft, wie es der Fall ist, zu Schwierigkeiten führen und für die Betreffenden zum Verhängnis werden.

Fallbeispiele:

Jüngerer Mann mit Exhibitionismus: 32 Jahre alter Mann, verheiratet, in „liberalem" Beruf tätig, geboren und aufgewachsen in einer Stadt in der Provinz. Er war der älteste von zwei Jungen. Das Elternhaus war von der chronischen Erkrankung der Mutter geprägt, sie war oft lange Zeit nicht zu Hause, und die Kinder waren sich selbst überlassen; er empfand sein Elternhaus als „trübselig" und „kalt".

Als Junge war er von Minderwertigkeitsgefühlen gegenüber anderen Jungen geprägt, er fand, daß sie besser gekleidet waren und besser aussahen als er. Mädchen gegenüber fühlte er sich scheu und unterlegen. Er kam zur normalen Zeit in die Pubertät, hatte aber die erste heterosexuelle Beziehung erst im Alter von 21 Jahren, fand selbst, daß dies sehr spät war; er hatte immer einen starken Geschlechtstrieb gehabt.

Nach dem Abitur absolvierte er sein Studium ohne Verzögerungen, kam sozial gut zurecht. Im Alter von 25 Jahren heiratete er eine etwas jüngere Frau. Es wurden drei Kinder geboren. Er hält viel von Frau und Kindern. Sie wußte nichts von seinem Exhibitionismus, als sie einander kennenlernten, ist jetzt aber darüber orientiert und hat Verständnis für ihn. Dies hat ihn gerührt und überrascht.

Er exhibierte zum erstenmal mit 14 Jahren vor einem 12jährigen Mädchen mit langen blonden Haaren. Seitdem hat er häufig exhibiert, oft täglich, manchmal aber auch seltener. Im ganzen ist er zehnmal angezeigt worden. Er nimmt mit den Mädchen Kontakt auf, spricht etwas mit ihnen und fragt sie dann, ob sie „ihn" sehen wollen. Er öffnet die Hose und zeigt seinen erigierten Penis, den die Mädchen dann bewundern sollen. Dann masturbiert er bis zum Orgasmus und eilt fort. Manchmal masturbiert er erst zu Hause. Das ganze dauert selten mehr als ein paar

Minuten. Manchmal hat er jedoch mit demselben Mädchen mehrfach Kontakt gehabt, und dann kann die Handlung bis zu einer halben Stunde dauern. Er unterstreicht, daß die Mädchen oft sehr interessiert seien und daß ein 12- bis 13jähriges Mädchen seine Adresse herausbekam und ihn oft besuchte, allein oder mit einer Freundin, um „ihn" zu sehen, wobei sie begeistert kicherten. Dieser Kontakt wurde von ihm unterbrochen, weil seine Frau die Besuche bemerkt hatte. Das Mädchen war beleidigt, daß sie nicht mehr kommen durfte und drohte, ihren Eltern zu sagen, was geschehen war. Er hat auch vor erwachsenen Frauen exhibiert, zieht aber Mädchen in der Präpubertät vor. Er unterstreicht, daß es ihm nicht einfallen würde, jemandem Schaden zuzufügen.

Er hält viel von seiner Frau und leidet wegen seines Exhibitionismus an schweren Gewissensqualen. Manchmal ist er deprimiert, manchmal verbittert über die Einstellung der Gesellschaft zu seiner Abweichung, die er (nach eigenen Worten) für harmlos hält.

Er hat zahlreiche Geldstrafen bekommen, aber nie eine Gefängnisstrafe. Nun bittet er um Behandlung, er hat Angst, ins Gefängnis zu kommen, weil er wieder bei der Polizei gemeldet wurde. In den letzten zwei Monaten wurde er mit Cyproteronacetat (Diane®) behandelt (s. Kap. 8), wodurch sein Geschlechtstrieb stark reduziert wurde. Zur Zeit entbehrt er weder denGeschlechtsverkehr mit der Ehefrau noch das Exhibieren, aber er weiß, daß er sich nicht auf Dauer damit abfinden kann, „ausgeschaltet" zu sein, dann wolle er lieber das Urteil annehmen. Die Ehefrau erklärte, sie könne das Sexualleben gut eine Zeitlang entbehren, wenn er nur „gesund" würde.

Exhibitionismus: Ein anderer Patient, den wir seit langem kannten, kam eines Tages und zeigte uns eine Annonce, die er in einer Tageszeitung aufgegeben und auf die er viele Antworten bekommen hatte. „Ich bin ein junger Mann, dessen größte und tiefste Befriedigung darin liegt, ‚ihn' Damen und jungen Mädchen zu zeigen. Das ist ein Zwang seit meinen Pubertätsjahren. Vielleicht wurde ich so, weil ich als Kind und Heranwachsender mit niemandem über meine Triebe sprechen konnte und mich deshalb schämte. Ich war verlegen und schüchtern, und wenn ich mit Mädchen zusammen war, wagte ich nicht, sie anzufassen. Es blieb bei einem oder zwei Küssen. Aber wenn ich anonym auf einer Straße oder in einem Treppenhaus war, ließ ich ‚ihn' auf volle Größe kommen. Anfangs war es nur ein schwacher Trost, ‚ihn' beim Masturbieren vorzuzeigen. Viel lieber hätte ich ein Mädchen umarmt und sie ‚geliebt', aber das wagte ich nicht. Trotzdem habe ich geheiratet. Wenn ich auch mit meiner Frau glücklich bin, so ist es meine größte Lust, ‚ihn' vor den Augen eines fremden Mädchens hervorzuholen. Es ist ja gefährlich, Leute so zu erschrecken, und manche glauben, dies sei mein eigentliches Ziel. Das ist aber bei mir nicht der Fall. Ein paar Mal wurde ich akzeptiert, und ich denke oft an das junge Mädchen mit den warmen braunen Augen, die stehenblieb und sagte: ‚Der ist aber toll!' Dann ging sie ruhig weiter, ich aber empfand einen unendlichen Glücksrausch. Nachher war es mir unangenehm, denn ich begriff, daß es sich um etwas ‚Kindliches' handeln mußte, dem zu entwachsen mir nicht gelang. Es tat mir leid, wenn ich ein Mädchen schockierte. Ich fühle mich wie Dr. Jekyll und Mr. Hyde. Es wird auch immer schlimmer, weil ich einen so starken Trieb habe; am liebsten sollte mehrmals täglich etwas Sexuelles ‚passieren'. Ich bin auch sehr gut ‚ausgerüstet', da ist wirklich etwas zu sehen, und nun komme ich zur Sache: Gibt es ein Mädchen oder ein paar Freundinnen, die Lust hätten zu sehen, wie ‚er' groß und mächtig wird und wie ich mit ihm spiele: Möchtest Du ‚ihn' zu etwas mehr gebrauchen als zum Anschauen, will ich Dich gern ‚lieben' oder etwas anderes machen, das Dir gefällt. Ich bin 25 Jahre alt, liebe Musik, spiele selbst, gehe gern in Cowboyzeug. Wie Du sieht, bin ich sehr romantisch und sehr frech. Wenn Du neugierig bist, schreibe ruhig an mich. Ich bin glücklich über eine Antwort, denk Dir, was es heißt, jemand mit seinem ‚Auftritt' erfreuen zu können."

Jüngerer Mann, Voyeur: 36 Jahre alter Geschäftsmann, lebt in guter Ehe mit seiner gleichaltrigen Frau und ist sozial gut gestellt. Seine Kindheit beschreibt er als trübsinnig, die Eltern wurden geschieden, nachdem die Mutter viele Jahre lang außereheliche Beziehungen hatte.

Gleich nach der Pubertät begann er mit sexuellen Beziehungen, hat viele Frauen „gehabt", ist sehr „populär" bei Frauen und hat keine Kontaktschwierigkeiten. Er hält sich selbst für einen sehr potenten Sexualpartner, der großes Gewicht auf Lustgewinn beider Partner legt.

Er hatte nie Potenzprobleme, wird durch den Koitus voll befriedigt, möchte am liebsten täglich Koitus vollziehen.

Seit dem 20. Lebensjahr treten Perioden von mehrmonatiger Dauer auf, in denen er den unwiderstehlichen Drang spürt, am Abend herumzustreifen, in der Hoffnung, Frauen, die sich ausziehen, beobachten zu können. Am Beobachten von Paaren beim Koitus war er nicht interessiert. Beim Anblick einer nackten Frau wird er aber sexuell stark erregt, bekommt gleich eine Erektion und masturbiert. Dann läuft er weg. Er schämt sich dessen sehr, fürchtet, daß die Ehefrau oder Bekannte darüber etwas erfahren könnten. Seine

Befriedigung beim „Belauern" (sein Ausdruck) von Frauen und beim Koitus mit seiner Frau sind etwa gleich groß. Der Drang zum „Belauern" tritt vor allem auf, wenn er sich „gestreßt" fühlt oder wenn er in besonders guter Laune ist. Er hat während langer Perioden seinen Drang beherrschen können, insbesondere aus Angst, entdeckt zu werden.

Er will „behandelt" werden, lehnt aber eine Reduktion seines Geschlechtstriebes ab, will zunächst aber abwarten, da er sich zur Zeit in einer „ruhigen" Periode befindet.

7.5 Sadismus und Masochismus (Algolagnie)

Bei elektrischer Stimulation einer Reihe von Punkten im Hypothalamusgebiet kann man entweder sexuelle oder aggressive Impulse auslösen.

Dies stellt ganz oder teilweise das neurophysiologische Substrat für die allgemeine Erfahrung dar, daß Sexualität und Aggressivität eng beieinander liegen. Frustrierte Sexualität kann in Aggressivität umschlagen, umgekehrt wohnt den aggressiven Phantasien und Verhaltensweisen oft ein sexuelles Moment inne. Eine geglückte sexuelle Beziehung verlangt die Fähigkeit beider Partner, sich unterordnen zu können, sich hinzugeben, Freude daran zu haben, zu empfangen – aber auch der Fordernde, der Aktive, der Forsche zu sein. Ist diese notwendige Balance aus verschiedenen Gründen nicht vorhanden, kann das zu sadomasochistischer Sexualität führen.

Der österreichische Autor Leopold von Sacher-Masoch schrieb 1870 den Roman „Venus im Pelz", in dem die Hauptperson psychisch und physisch willenlos einer herrschsüchtigen und grausamen Frau unterlegen ist und diese Situation ausgesprochen lustvoll erlebt. Der französische Adelige Donatien Alphonse de Sade beschrieb in mehreren Romanen, u. a. dem berühmten Roman „Justine" (1791, 1797), das sexuelle Lustgefühl im Zusammenhang mit der Erniedrigung und Demütigung anderer, beim Zufügen von Schmerzen, bei Verstümmelung und unter Umständen sogar Tötung anderer.

Bei beiden Abweichungen handelt es sich um wildwuchernde Aggressivität, die sich nach außen richten kann (Sadismus) oder nach innen (Masochismus). Sadismus und Masochismus sind zwei Seiten des gleichen Sachverhalts, und man spricht deshalb im allgemeinen von Sadomasochismus, wenn auch Sadismus und Masochismus getrennt auftreten können.

Bei einigen Menschen lösen selbst moderate aggressive Impulse eine so starke Angst und so starke Schuldgefühle aus, daß sie diese als unerträglich empfinden und die Schuldgefühle statt dessen gegen sich selbst richten (Masochismus). Durch solche Erniedrigung kann sich das Individuum sehr erleichtert fühlen, wobei die sexuelle Befriedigung weniger wesentlich ist. Umgekehrt kann der Sadismus innere Unsicherheit und Unvermögen verdecken, und diese werden durch sadistische Entfaltung kompensiert.

Eine sadomasochistische Beziehung hat ein Ritual, bei dem beide Partner bestimmte Regeln genau einhalten müssen. Der dominante Partner muß sich mit seiner Rolle identifizieren, sonst merkt es der Partner, und das Ganze bricht zusammen. Die Unterwerfung des masochistischen Partners ist ganz real, gerade davon hängt ja das Lustgefühl ab, er ist aber deshalb nicht „rechtlos". Er bestimmt die Grenze, bis wie weit man gehen darf und wie intensiv die Schmerzen sein dürfen. Die Kunst besteht darin, die Grenzen zu respektieren. Eine Masochistin beklagte sich darüber, daß ihr männlicher Partner sie fast nie „verstand" und nur an sich selbst dachte, d. h. er setzte sich über die stillschweigend vereinbarten Grenzen hinweg und „schlug nur drauf los". Darum fand sie, daß er sie „mißbrauchte" und sie nicht „liebte". War sie in einen Partner wirklich „verliebt", konnte sie jedoch immer mehr aushalten.

Für viele Beziehungen gilt, daß das Verhältnis von Dominanz und Unterwerfung auf das Sexuelle begrenzt bleibt und nicht den Alltag prägt. Sadomasochismus kommt bei heterosexuellen und bei homosexuellen Beziehungen vor. Wie früher hervorgehoben, wird man von einer Abweichung nur dann sprechen, wenn sadomasochistische Verhaltensweisen das eigentliche Sexualziel darstellen. Im Geschlechtsleben vieler Menschen gibt es moderate sadomasochistische Züge, ohne daß man diese Menschen deshalb als deviant bezeichnen würde.

Vergewaltigung kann sadistische Elemente enthalten. Über die Reaktion von Opfern von Vergewaltigung siehe z. B. GROTH (1979). Der sexuelle Lustmord ist – nach den Beschreibungen von de Sade u. a. – der äußerste Punkt des Sadismus. SCHORSCH (bei SPENGLER, 1979) betont aber, *daß Sadomasochisten sich ausgesprochen selten der Gewalt, der Tötung u. ä. schuldig machen und daß umgekehrt Gewaltverbrecher, Totschläger u. a. selten Sadomasochisten sind.* Bücher und Filme mit sadomasochistischen Beschreibungen haben ein großes Publikum, dasselbe gilt für pornographische Beschreibungen mit der Bezeichnung „Bondage" (eigentlich = Sklaverei, die Bezeichnung wird insbesondere verwendet, wenn ein Partner gefesselt wird) und „Spanking" (Strafe, Auspeitschung). Einige Menschen suchen Prostituierte oder besondere Klubs auf, wo sie ihre sadomasochistischen Impulse ausleben können.

SPENGLER (1979) führte bei 245 sadomasochistischen Männern, mit denen er durch sadomasochistische Blätter, Klubs u. ä. in Kontakt gekommen war, eine Fragebogenuntersuchung durch. Die Rücklaufquote betrug 28%. Außerdem führte er Gespräche mit einem Teil von denen, die den Fragebogen beantwortet hatten. Da nur wenige Untersuchungsberichte dieser Art vorliegen, werden einige seiner Ergebnisse mitgeteilt. Etwa die Hälfte bezeichnete sich als heterosexuell, der Rest als bi- oder homosexuell. Die meisten verbargen ihre sadomasochistische Neigung vor anderen, von den verheirateten hatte nur ein Drittel ihren Frauen berichtet. Die Männer ließen sich in drei etwa gleich große Gruppen unterteilen, die sich selbst als aktive, passive, oder als sowohl aktive wie auch passive Gruppe bezeichneten. Die bi- und homosexuelle Gruppe fand viel leichter Partner als die heterosexuelle. Mehrere Forscher sind der Auffassung, daß sadistisch eingestellte Frauen eine Seltenheit darstellen, z. B. sagt GEBHARD (1969), „daß weibliche Sadisten so hoch bewertet werden, daß Masochisten Hunderte von Kilometern reisen, um ihnen zu begegnen." Sowohl die heterosexuelle wie die bi- und homosexuelle Gruppe von Sadomasochisten besaßen Subkulturen in der Form von Zeitschriften, Klubs, Restaurants u. a., aber die homosexuelle sadomasochistische Subkultur war fester strukturiert und Außenstehenden weniger zugänglich als die heterosexuelle sadomasochistische Subkultur.

Unter den von SPENGLER befragten Männern hatten nur 10% wegen ihrer Deviation einen Arzt oder einen Psychologen aufgesucht. 9% hatten Suizid versucht, diese sind aber nicht mit den vorher genannten 10% identisch, und die Suizidversuche hatten ihre Ursache eher in allgemeinen Problemen als in der sadomasochistischen Einstellung.

Im Anschluß an Masturbation kommen sadomasochistische Arrangements vor, bei denen der Betreffende sich in eine gefährliche Situation bringt, um sein sexuelles Lustgefühl zu erhöhen, gelegentlich mit Todesfolge. Auf die Beschreibung solcher Fälle in gerichtsmedizinischen Lehrbüchern wird hingewiesen, außerdem auf LITMAN und SWEARINGEN (1972). Seit 1979 gibt es in Dänemark einen Verein für Sadisten und Masochisten, der auch Beratungen durchführt.

Fallbeispiele:

Masochistische Frau: 30 Jahre alte, unverheiratete Frau. Das Verhältnis zur Mutter war immer gespannt, weil sie sich nach Angaben der Patientin dauernd in alles einmischte. Nach dem Schulbesuch kaufmännische Ausbildung. Wirtschaftlich gut gestellt, hat eigene gut ausgestattete Wohnung.

Sie hat sich immer etwas nervös gefühlt, stottert leicht, meint, daß es an der Mutter liegt, die dominierte, sich immer einmischte und ungeduldig war, die oft ihre drei Kinder strafte und der niemand etwas rechtmachen konnte. Erste sexuelle Erfahrungen im Alter von 17 Jahren. Anfang der Zwanziger lebte sie ein paar Jahre mit einem älteren Mann zusammen, der sie gern geheiratet und mit ihr Kinder gehabt hätte, aber sie wollte nicht, ohne so recht zu wissen warum, nur, daß sie sich von ihm nicht „wirklich" angezogen fühlte. Später wurde es ihr klar. Sie hat zunehmend erkannt, daß sie ungewöhnliches Interesse daran hatte, über Krieg, Vergewaltigung, Folter und Bestrafung zu lesen, und sie erinnert sich, schon als Kind bei Bestrafung sexuelle Erregung empfunden zu haben. Wenn sie masturbiert, stellt sie sich vor, unterdrückt und gedemütigt zu werden. Mitte der Zwanziger kam sie über eine Annonce mit einem „Herrscher" in Kontakt, und danach hat sie ein paar kürzere und längere Beziehungen zu Männern gehabt, die sie fesselten und auspeitschten, und dies vermittelte ihr eine unerklärliche Form von Befriedigung. Sie bekam immer schwer einen Orgasmus. Die wenigen Male, in denen sie ihn erreichte, geschah es im Anschluß an sadistische Praktiken nach vorausgegangenen, längeren Demütigungen, die ein ganzes Wochenende dauern konnten. Sie erzählte ganz sachlich, welche Fesseln und Peitschen sie vorzieht und wie man die Peinigungen bis aufs äußerste treiben kann, ohne daß es an ihrem Körper Spuren hinterläßt.

Der Anlaß ihres Besuches in der Klinik war, daß sie einen besonders harten Partner gehabt hatte, der sie so gewaltsam behandelte, daß sie um ihr Leben bangen mußte. Dies schien nach dem, was sie berichtete, durchaus glaubhaft, aber gleichzeitig fühlte sie sich von ihm sexuell stark angezogen. Obgleich sie mehrfach vor ihm geflohen war, nachdem sie unter großen Anstrengungen sich von ihren Fesseln befreit hatte, und sich zerschlagen und erschöpft fühlte, hatte sie ihn doch immer wieder aufgesucht. Sie befürchtete, einen bleibenden Schaden davontragen zu können oder von ihm totgeschlagen zu werden.

Sie sagte, daß sie ihren Masochismus nicht aufgeben wolle, nur lernen möchte, ihn etwas besser zu beherrschen, denn sie war über die jüngsten Ereignisse sehr erschrocken. Was die sadistischen Impulse anlangte, konnte sie sich vorstellen, die Rollen gelegentlich zu vertauschen, doch wußte sie in ihrem Innersten, daß sie sich nicht eignete, die Rolle der Dominierenden zu spielen.

Man schlug ihr eine Behandlung mit einem starken Neuroleptikum (in niedriger Dosierung) vor. Dies wurde ein halbes Jahr lang durchgeführt, und die Frau war sehr zufrieden. Sie fand, daß sie ihre sadomasochistischen Phantasien besser beherrschen konnte und sich nur auf Beziehungen einließ, bei denen keine Gefahr für sie bestand. Ohne bekannten Grund unterbrach sie die Behandlung, obgleich sie keine Nebenwirkungen gehabt hatte. Sie klagte über Einsamkeit, wurde arbeitsmäßig instabiler als früher trotz sozialer Unterstützung verschiedener Art. Nach mehreren Suizidversuchen gelang es ihr, sich das Leben zu nehmen.

Sadomasochistischer Mann: 40 Jahre alter, geschiedener Mann, vom Hausarzt überwiesen, weil ihm sein Geschlechtstrieb so viel Qual bereitete und die einzige Lösung „wohl Kastration sei".

Aus seiner Kindheit war nichts Auffälliges zu berichten, und er war sozial gesehen stabil. Er war einige Jahre mit einer gleichaltrigen Frau verheiratet und hatte mehrere Kinder. In den letzten Jahren lebte er ohne Trauschein mit einer jüngeren Frau zusammen.

Seit seiner Pubertät hatte er einen sehr starken Geschlechtstrieb, erstrebte, wenn möglich, vier- bis fünfmal täglich eine Auslösung. Er hat zu vielen Frauen Beziehungen gehabt, aber nie zu Männern.

Als jüngerer Mann fand er eine gewisse Befriedigung dabei, seine Partner zu demütigen und zu strafen, sie zu fesseln, ihnen mit brennenden Zigaretten zu drohen usw. Ab und zu rief er fremde Frauen an und rief ihnen obszöne Worte zu, aber dies war etwas, das keine zentrale Bedeutung für ihn hatte. Dagegen hat er sich die letzten Jahre sehr von selbstquälerischen Spekulationen bedroht gefühlt, die während langer autoerotischer Seancen hervortraten. Hierbei peitscht, brennt und sticht er sich selbst, hängt sich selbst an Lederriemen auf und empfindet starke Lust dabei, sich selbst zu strangulieren. Beim letzteren erlebt er eine starke Erektion und einen starken Orgasmus wie sonst nie, und der Orgasmus kommt ohne genitale Stimulation. Er glaubt nicht, daß er sich je in Lebensgefahr gebracht hat, vielmehr hätte er immer „Sicherheitsvorkehrungen" getroffen.

Er ist ein extrovertierter, fröhlicher Mann, der das Leben genießt. Aber er fühlt, daß er fast an nichts anderes denken kann als an Sex, und schämt sich sehr wegen dieser Abweichung. Er hatte ernsthaft die Kastration erwogen, wollte ohne weiteres auf jede sexuelle Befriedigung verzichten, wenn er nur Ruhe findet. Aber er fürchtet, träge und fett zu werden wie ein Kastrat. Er war begeistert, als er von der Behandlung mit Cyproteronacetat hörte.

Seit drei Jahren wird er jetzt mit wechselnden Dosen behandelt. Er lebt sexuell zufrieden mit seiner festen Partnerin, braucht aber keine autoerotischen und masochistischen Seancen mehr. Er ist im seelischen Gleichgewicht, wie er es bislang nicht für möglich gehalten hatte. Er hat versucht, das Cyproteronacetat abzusetzen, jedoch jedesmal mit dem Resultat, daß die Sexualität wieder überhandnahm. Er ist schnell wieder zu großen Dosen Cyproteronacetat übergegangen, um zur Ruhe zu kommen. An Nebenwirkungen traten nur leichte Thoraxschmerzen und Verlangsamung des Haarwuchses auf. Er will die Behandlung fortsetzen, und die Partnerin ist sehr zufrieden.

7.6 Saliromanie, Koprophagie, Koprolalie

Kleinkinder sind oft damit beschäftigt, mit ihrem Urin und ihrem Stuhlgang zu spielen, und wollen dieselben gerne untersuchen und schmecken. Das ist Teil der Erforschung ihrer Selbst und ihrer Umgebung. Die „anstößigen" Worte kommen dann erst später hinzu. Einige Erwachsene bleiben weiterhin sexuell mit Urin, Stuhl und Schmutz beschäftigt. Nimmt diese Neigung stärkere Ausmaße an, spricht man von Saliromanie (frz. salir – beschmutzten) – „Besudelungstrieb".

Diese Neigung kann auf verschiedene Weise zum Ausdruck kommen, z. B. als ein Interesse, andere urinieren und defäkieren zu sehen. Der anonyme Verfasser der sicherlich authentischen viktorianischen Autobiographie „My secret life" (vgl. WALTER, 1986) beschreibt mehrfach genau, wie er seinen diesbezüglichen Trieb befriedigt, indem er sich in Toiletten versteckt oder Prostituierte dazu veranlaßt, in seiner Gegenwart zu urinieren. Einige gehen noch weiter, sie wollen Gelegenheit haben, andere anzuurinieren oder -defäkieren, oder sie wollen selbst Opfer solcher Handlungen sein. Einige empfinden Lust dabei, die Exkremente anderer zu verzehren. Man nennt das Koprophagie (gr. kopros – Kot, phagein – essen, verzehren). Manchmal werden in sogenannten Kontaktannoncen entsprechende Wünsche vorgebracht.

Es ist deutlich, daß diese Abweichungen mit Sadomasochismus, Exhibitionismus und Voyeurismus eng verwandt sind, und der regressive Charakter ist offensichtlich. Einige Menschen empfinden starke sexuelle Lust dabei, Vulgärausdrücke zu benutzen, z. B. in Telefongesprächen mit Fremden, beim Schreiben von Briefen mit sehr grobem sexuellen Inhalt, oder dabei, Straßenpassanten mit obszönen Ausdrücken anzurempeln. Dies nennt man Koprolalie (gr. lalein – sprechen).

Fallbeispiel:
Mann, der sexuell stimuliert wird, wenn er die Defäkation von Frauen beobachten kann: Ungelernter, jüngerer, verheirateter Mann, der Klinik seit Jahren bekannt. Aufgewachsen auf dem Lande in einem armen, aber guten Elternhaus. Er und seine Geschwister wurden „milde" erzogen. Als Kind war er schüchtern und verlegen, mochte sich nicht in Gegenwart anderer Jungen ausziehen, fühlte sich vor und nach der Pubertät genital unterentwickelt. Trotzdem hat er seiner Wehrpflicht genügt.

Als Erwachsener litt er viel an nervösen Symptomen in Form von Angst vor Kellern, Treppen, Gedränge u. a.. Er mochte zeitweise nicht unter Menschen gehen und wurde von Angstträumen verfolgt. Insbesondere wurde er so stark von Phantasien gequält, bei denen Fäzes, die eigenen und die anderer, im Mittelpunkt standen, daß er nicht seiner Arbeit nachgehen konnte und lange Zeit krankgeschrieben war. Er ist oft in psychiatrischen Kliniken eingehend untersucht worden. Er wirkt intellektuell etwas unterentwickelt, ichbezogen und primitiv und ist bei der Kontaktaufnahme unbeholfen. Testpsychologisch ist er normal begabt, aber sehr unreif und anal fixiert, er hat keine psychoseverdächtigen Züge, weder klinisch noch testpsychologisch. Er ist groß und kräftig, sein Karyotyp ist 47XYY. Das Serumtestosteron liegt an der unteren Grenze der Norm. Er hat normale Genitalien.

Er begann spät zu masturbieren und hat nie Erektionsprobleme gehabt, aber oft tritt keine Ejakulation ein, und das Ejakulat ist spärlich. Er lebt mit seiner Ehefrau zusammen, sie haben keine Kinder.

Seit dem Pubertätsalter, vielleicht schon etwas früher, richteten sich alle seine Gedanken auf Urin und Fäzes, die eigenen und die anderer Menschen. Als Jüngerer fand er Befriedigung dabei, Pakete mit Fäzes und von Urin durchtränkt irgendwo an öffentlichen Stellen abzulegen. Insbesondere ist er interessiert daran, Toilettenbesuche von Frauen zu beobachten. Er schleicht sich deshalb in die Damentoilette und versteckt sich in einer leeren Kabine. Es erregt ihn stark, wenn er hört, daß die Fäzes ins Klosett fallen. Außerdem möchte er die Frauen gern sehen, lugt deshalb über die Trennwände der Kabinen oder bohrt Löcher hinein. Er bekommt dabei eine Erektion, masturbiert, erreicht aber nicht immer eine Ejakulation. Er will gerne anwesend sein, wenn seine Ehefrau die Toilette besucht. Sie hat sich damit abgefunden, aber selbst empfindet sie keine Lust dabei. Geschlechtsverkehr möchte er am liebsten im Anschluß an die Defäkation der Frau ausüben und möchte gern mit ihren und seinen eigenen Fäzes spielen. Er genießt es, wenn fremde Frauen ihn beim Defäkieren beobachten, er schließt deshalb auch selten die Tür ab, ja läßt oft die Tür offen – es könnte ja gerade eine Frau vorbeikommen.

Allmählich ist sein Drang, der Defäkation von Frauen beizuwohnen, so quälend für ihn geworden, daß er sich fast nicht mehr auf seine Arbeit und anderes konzentrieren kann. Er ist nie der Polizei gemeldet worden.

Mehrere Jahre hat man versucht, ihn mit verschiedenen Psychopharmaka zu behandeln, aber ohne Effekt. Vor ein paar Jahren wurde er einige Monate lang mit Cyproteronacetat behandelt. Dabei schwand seine Potenz, aber nicht der Drang, Frauen defäkieren zu sehen, und er war noch genauso nervös. Nun behandelte man ihn neuroleptisch, und nach einigen Wochen fühlte er sich viel ruhiger, die nervösen Symptome verschwanden fast ganz, er konnte sich wieder unter Menschen begeben, wirkte optimistisch und froh, konnte wochenlang seinen Drang, in Damentoiletten zu gehen, beherrschen. Er war aber weiterhin an der Defäkation seiner Frau interessiert und sah sich pornographische Filme an, in denen Defäkationszenen gezeigt wurden, aber andere Formen von Pornographie interessierten ihn überhaupt nicht. Geschlechtsverkehr mit seiner Frau hatte er zwei- bis viermal im Monat, außerdem masturbierte er fast täglich. Nach zweijähriger neuroleptischer Behandlung rezidivierte sein Drang, andere Frauen bei Toilettenbesuchen zu belauern, und die Behandlung wurde durch Cyproteronacetat ergänzt. Nach einigen Monaten hörte er mit beiden Präparaten auf, weil sein Drang, die Defäkation anderer Frauen zu belauern, unverändert war.

7.7 Fetischismus

Ein Fetisch ist ein Gegenstand, dem übernatürliche Fähigkeiten zugeschrieben werden und der verehrt wird (port. feitico – Amulett). Der Teddybär, das Nuckeltuch usw. können als geborgenheitsstiftende Fetische aufgefaßt werden.

Fetischisten – meist Männer – lassen sich durch nichtgenitale Züge des Sexualpartners (Haare oder Füße) oder durch besondere Bekleidungsstücke und Materialien (Unterwäsche, Korsetts, Schuhe, Stiefel, Gummi, Plastik, Leder, blanke oder besonders weiche Stoffe u. a.) sexuell erregen.

Sadomasochistische Praktiken sind oft mit fetischistischer Einbeziehung von Stiefeln, Schuhen und Bekleidungsstükken aus Leder oder aus Gummi verbunden. Ein wesentlicher Aspekt des Transvestitismus (s. Abschn. 7.13.1) besteht darin, daß der Transvestit in fetischistischer Weise von der weiblichen Garderobe und von der Frau als solcher fasziniert ist. Gewisse Menschen fühlen sich sexuell von Behinderten in fetischistischer Weise angezogen.

Fallbeispiele:

Mann mit Waschleder-Fetischismus: Unverheirateter Mann, Mitte der 40er, wohnt mit seiner Mutter zusammen, die jetzt Witwe ist. Die Kindheit war ohne Besonderheiten. Er erlernte ein Handwerk, hatte aber aufgrund von Selbstunsicherheit einige berufliche Probleme gehabt. Er war jedoch noch nie arbeitslos.

Er war immer etwas scheu und verschlossen, fühlte sich nicht selbstsicher und hatte wenig menschliche Kontakte, war aber bei Kollegen und Familie wohl angesehen. Er wandte sich an die Klinik, weil er sich einsam fühlte, Kontaktschwierigkeiten und eine Reihe von sexuellen Problemen hatte. Seit seiner Jugend hat er homosexuelle Beziehungen gehabt, schämt sich sehr darüber. Er hat ab und zu Beziehungen zu Frauen gehabt – um es „zu versuchen" oder wenn „es nicht anders ging", aber ihm liegt nichts an ihnen. Die größte sexuelle Befriedigung erreicht er bei Masturbation mit einem Waschleder einer ganz bestimmten Machart. Diese Vorliebe reicht zurück bis in seine frühe Kindheit. Er erinnert sich, daß er als 6–7jähriger Junge ein Waschleder aus dem Küchenschrank seiner Mutter entwendete und eine merkwürdige Lust dabei verspürte, es in seiner Hose anzubringen. Während einer längeren Erkrankung ein paar Jahre später bekam er eine Erektion, wenn er ein Waschleder mit ins Bett nahm. Er versuchte, dies alles zu verheimlichen, er glaubte zu spüren, daß es etwas Verbotenes war, und er glaubt nicht, daß die Mutter es je entdeckt hat.

Wenn er in späteren Jahren jemanden mit solch einem Waschleder beim Fensterputzen beobachtete, oder es in einem Geschäft ausgestellt sah, so bekam er eine Erektion, gelegentlich auch eine Ejakulation. Er masturbiert nur mit einem Waschleder. Seine sexuellen Präferenzen sind deutlich hierarchisch strukturiert: An erster Stelle steht die Masturbation mit Waschleder, an zweiter Beziehungen zu jüngeren Männern und erst an dritter Stelle Beziehungen zu Frauen. Mit Frauen kann er nur sexuell aktiv werden, wenn er gleichzeitig von Waschleder phantasiert oder sich vorstellt, daß der Partner ein Mann ist. Er hat mehrfach versucht, weibliche und männliche Partner zum „kleinen Weihnachtsspiel" zu überreden, es klappte aber nur kurze Zeit, bis der Partner dazu keine Lust mehr hatte, und er hat nie sexuelle Beziehungen gehabt, die sich über längere Zeit erstreckten.

In den letzten Jahren fiel es ihm schwer, die besondere Art Waschleder, die er vorzog, zu beschaffen, und darüber war er sehr unglücklich. Er hat lange Reisen unternommen, um solches Waschleder zu erhalten. Andere Typen haben nicht dieselbe Wirkung, Plastiktücher überhaupt nicht. Er spricht herablassend von Lederfans und Gummifetischisten, „so etwas" hat ihn nie interessiert.

Eine Behandlung wurde nicht eingeleitet, aber er war froh, über seine Probleme sprechen zu können, und man hat ihn bei seinen verschiedenen beruflichen Problemen beraten.

Er ist groß, schlank, etwas traurig aussehend, sehr beharrlich und leidet gleichzeitig an Minderwertigkeitsgefühlen. Er ist äußerst vorsichtig bei allem, was er unternimmt, tut am liebsten nichts von sich aus. Sein Karyotyp ist 47XYY.

Mann, geplagt von regressiver Sexualität: Jüngerer, unverheirateter Mann, der seit dem 2. bis 3. Lebensjahr Lustgefühle bekam, wenn er Windeln anhatte und in sie urinieren und defäkieren konnte.

Er ist unter guten Verhältnissen in einem liebevollen Elternhaus aufgewachsen. Als er klein war, konnte er sehr eifersüchtig werden, wenn jemand die Aufmerksamkeit der Mutter von ihm ablenkte.

Er erinnert sich an sexuell betonte Spiele mit Windeln, Windelhöschen und Gummiunterlagen. Nach der Pubertät anhaltende Masturbationen unter Benutzung von Windeln, Windelhöschen und der Vorstellung, von einer liebevollen, aber strengen Mutter gewickelt zu werden.

Er hat Beziehungen zu Frauen gehabt und hat gleichzeitig versucht, seine besondere Lust zu befriedigen. Seine eigentliche Befriedigung erlebte er immer *dabei*, während Orgasmus beim Koitus nur möglich war mit Hilfe gleichzeitiger Phantasien von Windeln usw.

Die „ideale" sexuelle Situation stellt er sich folgendermaßen vor: Er legt sich nackt auf eine Gummiunterlage, nur mit Windeln und Windelhöschen bekleidet. Dann uriniert er in die Windeln, eventuell defäkiert er. Die Partnerin schilt ihn und gibt ihm ein paar „Klapse auf den Hintern". Jetzt bekommt er eine starke Erektion, und die Partnerin muß ihn dann masturbieren.

Mehrere seiner Partner haben dieses Spiel mitgemacht, konnten es aber nicht mit dem nötigen Ernst tun. Er hat nun eingesehen, daß er wohl nie das finden kann, was er bei diesen Ritualen sucht, daß es sich um einen Traum handelt, der sich nicht realisieren läßt. Diese Erkenntnis hat ihn traurig gemacht. Lange Zeit fühlte er sich bedrückt und unkonzentriert, konnte sich nicht zum Arbeiten zusammennehmen. In einer solchen Phase suchte er die Klinik auf. Er hält sich im übrigen für normal, hält seinen Geschlechtstrieb für durchschnittlich stark. Er hat viele Freunde und kommt leicht mit Frauen in Kontakt.

Er machte einen begabten, etwas zaghaften und weichen Eindruck und konnte sich gut ausdrücken. Der formelle und der emotionale Kontakt waren völlig befriedigend. Er wirkte weder kindlich noch unreif. Eine Behandlung wurde nicht eingeleitet.

7.8 Kleptomanie und Pyromanie

Diese zwei Begriffe werden meistens recht unpräzise als Bezeichnungen für unverständliche, scheinbar sinnlose Diebereien und Brandstiftungen benutzt (gr. kleptein – stehlen; gr. pyros – Feuer).

In der Sexologie versteht man unter Kleptomanie einen Stehlzwang, der einen sexuellen Lustgewinn auslöst. Es wird behauptet, daß vor allem Frauen solchen Zwängen unterliegen, besonders an bestimmten Tagen des Menstruationszyklus oder im Klimakterium.

In den Fällen, wo Brandstiftung von sexueller Erregung begleitet ist, kann es sich um eine Perversion handeln. Bei den meisten pyromanen Handlungen ist die Entstehung sicher anders zu erklären, z. B. durch Rachemotive oder Heimwehreaktionen.

7.9 Nekrophilie

Sexuell betontes Interesse für Leichen (gr. nekros – Leiche), sexuellen Umgang mit Toten, das Essen von Fleisch von Toten bezeichnet man als Nekrophilie. Das Korrelat hierzu ist die Vorstellung von Vampiren, Toten, die Lebende aufsuchen und sie aussaugen. DE RIVER (1951) hat mehrere Fälle von Nekrophilie beschrieben (s. auch ALLEN, 1969; TRIDON et al., 1984).

7.10 Zoophilie

Sexuelle Beziehungen zu Tieren, auch Crimen bestiale genannt (lat. crimen – Verbrechen; bestia – Tier) oder, weniger passend, Sodomie (nach dem biblischen Sodom), können Ausdruck einer sexuellen Abweichung sein. Der Ausdruck Sodomie wird jedoch meistens als Synonym für analen Koitus gebraucht. Meistens liegt wohl ein Art Ersatzbefriedigung mangels eines menschlichen Sexualpartners oder Drang nach Abwechslung vor.

Zoophilie wurde früher als ein so schweres Verbrechen angesehen, daß die Todesstrafe darauf stand, und auch das Tier wurde meistens getötet. Heute wird Zoophilie nach den Bestimmungen über Tiermißhandlungen bestraft. Zoophilie hat angeblich oft Beziehungen zum Sadismus (s. auch GEBHARD et al., 1965).

7.11 Homosexualität

7.11.1 Einleitung

Aus der Beschreibung z. B. des Exhibitionismus und anderer sexueller Abweichungen geht deutlich hervor, daß es sich um sehr isolierte Formen von Sexualität handelt. Die Rücksicht auf den Partner spielt keine Rolle, es liegt keine Gegenseitigkeit vor, geschweige denn ein Liebesverhältnis. Der sexuelle Akt selbst unterscheidet sich stark von gewöhnlichen sexuellen Beziehungen. Exhibitionisten, Voyeure u. a. klagen oft darüber, daß sie sich abnorm fühlen.

Bei landläufigen homosexuellen Beziehungen verhält es sich aber anders, sie ähneln mehr den heterosexuellen Beziehungen. Homosexuelle Beziehungen können emotional genauso gediegen sein wie heterosexuelle, von denen sie sich rein sexuell nicht wesentlich unterscheiden. Es ist deshalb nicht überraschend, daß sich viele Homosexuelle keineswegs als „abnorm" empfinden und sich gekränkt fühlen, auf eine Stufe gestellt zu werden mit bizarren Formen von Sexualität, wie z. B. Zoophilie und Nekrophilie. Während es schwierig oder unmöglich sein kann, die Gefühlswelt einer Reihe sexuell Abnormer zu begreifen, können die meisten – wenn sie es sich selbst nur gestatten – sehr wohl nachvollziehen, daß man sich von einem Menschen des eigenen Geschlechts angezogen fühlen kann. Dagegen fällt es vielen schwer zu begreifen, daß Homosexuelle am anderen Geschlecht überhaupt kein Interesse haben. Über Bisexualität s. Abschn. 7.11.3.

Es gibt Menschen, insbesondere Homosexuelle, die dafür plädieren, daß die Homosexualität eine der Heterosexualität gleichrangige Lebensform sei. Andere, insbesondere Psychiater, betrachten Homosexualität als das Resultat einer fehlgegangenen heterosexuellen Entwicklung. Es gibt zahlreiche Argumente für beide Auffassungen (GREEN, 1972). Ein Mangel bei diesen Diskussionen ist es im allgemeinen, daß Homosexualität ohne weiteres als eine Einheit aufgefaßt wird, obgleich es sich deutlich um eine sehr heterogene Gruppe handelt. Welche Einstellung man heute auch haben mag, in jedem Fall handelt es sich bei der Homosexualität wohl um die Sexualitätsform, die der Heterosexualität am nächsten steht. Das ist sicher der Grund dafür, daß sie bei vielen Menschen zu Angst und Animosität Anlaß gibt.

7.11.2 Begriffliche Abgrenzung

Beschäftigt man sich mit Homosexualität, ist es nötig, genau zu präzisieren, worüber man spricht, und zwischen homosexuellen Handlungen und homosexueller Einstellung kein Gleichheitszeichen zu setzen.

Unter einer homosexuellen Handlung versteht man eine Beziehung zwischen zwei geschlechtsreifen Personen des gleichen Geschlechts – hier sind sich alle einig. Schwieriger wird es, wenn man versucht, die Menschen in zwei abgegrenzte Gruppen – Homosexuelle und Heterosexuelle – aufzuteilen (gr. homos = gleich, gr. heteros = verschieden). Kann man Menschen als Homosexuelle bezeichnen, nur weil sie homosexuelle Antriebe verspüren? Die genannte Aufteilung wäre vielleicht berechtigt, wenn bei überwiegend Heterosexuellen nur selten homosexuelle Antriebe vorkämen. Wir wissen aber heute, daß das nicht der Fall ist. Dieses Wissen haben wir teils aus Verhaltensstudien, von denen die der Kinsey-Gruppe die umfassendste und bekannteste ist, teils aus einer Reihe psychoanalytischer Abhandlungen. Im folgenden werden wir untersuchen, wie weit diese zwei Referenzrahmen zu einer Einigkeit über die

Beurteilung menschlicher Homosexualität geführt haben und an welchen Punkten sie divergieren.

7.11.2.1 Rubrizierung der Kinsey-Gruppe. KINSEY et al. (1954, 1955) haben, ausgehend vom sexuellen Verhalten und bis zu einem gewissen Grad von der sexuellen Einstellung der Interviewpersonen, folgendes heterosexuell-homosexuelles Kontinuum aufgestellt (s. Tab. 7-1):

Von diesem Einteilungsprinzip ausgehend fanden KINSEY et al. in einem repräsentativen Ausschnitt der weißen amerikanischen Bevölkerung folgende Häufigkeit für das Vorkommen von Homosexualität (s. Tab. 7-2 und 7-3):

Wie aus der Tab. 7-2 hervorgeht, war es nicht möglich, vergleichbare Zahlen für die zwei Geschlechter aufzustellen.

Die Zahlen erweckten bei ihrer Veröffentlichung großes Aufsehen und führten zu vielen Fehlschlüssen. KINSEY et al. unterstrichen selbst, daß man aus diesen Zahlen nicht den Schluß ziehen kann, daß eine stattliche Zahl amerikanischer Männer und Frauen „eigentlich homosexuell seien", sondern daß eine scharfe Unterscheidung zwischen Heterosexuellen und Homosexuellen nicht mehr aufrechtzuerhalten sei. Prinzipiell müßte ein Individuum sich im Bereich des Kontinuums bewegen können, rein praktisch jedoch bewegt es sich nur in einem begrenzten Ausschnitt desselben.

KINSEYS et al. Rubrizierung hat deutliche Vorteile, sie ist leicht anzuwenden (jedoch nicht so leicht, daß es KINSEY et al. gelang, die Männer- und Frauengruppen vergleichbar zu synchronisieren), sie löst viele praktische Probleme, sie ist ohne Werturteil und kann so zu einer wün-

Tabelle 7-1:
Heterosexuell-homosexuelle Zuordnungsskala nach KINSEY et al. (1955)

0: Ausschließlich heterosexuell ohne jede Homosexualität
1: Vorwiegend heterosexuell, nur vereinzelte Homosexualität
2: Vorwiegend heterosexuell, stärkere Homosexualität
3: Heterosexualität und Homosexualität zu gleichen Teilen
4: Vorwiegend homosexuell, stärkere Heterosexualität
5: Vorwiegend homosexuell, nur vereinzelte Heterosexualität
6: Ausschließlich homosexuell

Tabelle 7-2:
Häufigkeit homosexueller Erfahrungen nach KINSEY et al. (1954, 1955)

	♂ 16 Jahre bis ins Alter	♀ 45 Jahre alt
– Homosexuelle Neigung, aber keine Erfahrung	13%	15%
– Homosexuelle Erfahrungen als Erwachsene	37%	13%
– Exklusiv homosexuell	4%	2–3%

Tabelle 7-3:
Häufigkeit homosexueller Erfahrungen nach KINSEY et al. (1954, 1955)

	Skala entsprechend Tab. 7-1	♂ 16–55 Jahre alt, im Laufe einer Periode von 3 Jahren	♀ 20–35 Jahre alt
– Gelegentliche homosexuelle Erfahrungen	1–6	30%	11–20%
– Öfter homosexuelle Erfahrungen	2–6	25%	6–14%
– Gleich viele homosexuelle und heterosexuelle Erfahrungen	3–6	18%	4–11%
– Vorwiegend homosexuelle Erfahrungen	4–6	13%	3– 8%
– Fast nur homosexuelle Erfahrungen	5–6	10%	2– 6%
– Ausschließlich homosexuelle Erfahrungen	6	8%	1– 3%

schenswerten Entdramatisierung bei der Einstellung zu homosexuellem Verhalten mitwirken. Sie hat auch große Verbreitung gefunden. In gewissen Zusammenhängen ist sie aber unzureichend, und dies wird man als Arzt oft erfahren. Man muß dann zu einem anderen Referenzrahmen greifen, z. B. dem psychoanalytischen.

7.11.2.2 Psychoanalytisches Modell. Diese Schule ist mit der Kinsey-Gruppe darin einig, daß homosexuelles Handeln als solches sehr wenig über die mögliche homosexuelle Einstellung des betreffenden Menschen aussagt. Homosexuelle Erfahrungen, jedenfalls in Form von Träumen und Phantasien und in Form einer gewissen Anziehungskraft gegenüber dem eigenen Geschlecht, kommen bei so vielen Menschen vor, daß es sich um normale Persönlichkeitszüge handeln muß. Darüber hinaus gibt es aber eine kleinere Gruppe, bei KINSEY et al. in den Gruppen 5 bis 6 rubriziert, die eine Sonderstellung einnimmt, nicht so sehr auf Grund ihres sexuellen Verhaltens, sondern durch eine besondere Entwicklung und Einstellung. Sie ist ausgezeichnet durch ihr fehlendes heterosexuelles Interesse. Diese Menschen können ganz gewiß ohne Schwierigkeiten den Koitus mit einer Person des anderen Geschlechts durchführen, aber eigentliche Befriedigung erreichen sie nur bei Beziehungen zu einer Person des gleichen Geschlechts. Sie sind die „eigentlichen" Homosexuellen und haben im Gegensatz zu den meisten Menschen keine Wahl zwischen heterosexueller und homosexueller, physischer und psychischer Befriedigung. Diese fehlende Wahlmöglichkeit unterscheidet sie von den anderen, die jedenfalls prinzipiell selbst entscheiden können, ob sie heterosexuelle oder homosexuelle Beziehungen eingehen wollen und die bei beiden volle Befriedigung erlangen können.

Während nach Auffassung von KINSEY et al. alle Menschen in das gleiche hetero-homosexuelle Kontinuum gehören und sich der Übergang zwischen den Stufen prinzipiell gleitend über das volle Spektrum des Kontinuums bewegen kann, gehören nach psychoanalytischer Auffassung die „eigentlichen" Homosexuellen gar nicht hierher und befinden sich sozusagen auf ihrem eigenen Kontinuum.

Es besteht kein Grund, die zwei Anschauungsweisen gegeneinander auszuspielen, um abzuwägen, welche vorzuziehen sei. Beide haben ihre Begrenzung.

Im Folgenden sind mit den Bezeichnungen Homosexualität und Homophilie solche Formen homosexueller Einstellung und homosexuellen Verhaltens gemeint, die in der Kinsey-Skala der Gruppe 5–6 entsprechen. Vor der weiteren Besprechung der Homosexualität soll der Begriff Bisexualität näher untersucht werden.

7.11.3 Bisexualität

Die Bezeichnung Bisexualität ist eine Art Modewort geworden. Die Definition ist einfach: Wenn ein Mensch gleichermaßen psychisch und physisch an beiden Geschlechtern interessiert ist, ist er bisexuell. Gibt es solche Menschen? Vielleicht, aber sicher seltener als behauptet. Persönlich bin ich nicht mit Sicherheit einem wirklich bisexuellen Menschen begegnet.

Es gilt für eine Reihe von biologischen und psychologischen Phänomenen, daß sie kaum präzise abzugrenzen sind und daß man sich in diesem Zusammenhang damit begnügen muß, Kerngruppen von Menschen zu beschreiben, die sich auf Grund gewisser Kriterien deutlich von anderen Kerngruppen abheben. Eine Reihe von Zwischenformen und Grenzfällen muß man dann entweder einer der Kerngruppen zurechnen, es sei denn, daß sie so klare eigene Kriterien haben, daß sie eine Gruppe für sich bilden können.

Teilt man nun die Menschen nach sexueller Präferenz ein, gehören sie entweder zur Kerngruppe der Heterosexuellen oder zur Kerngruppe der Homosexuellen. Von theoretischen Erwägungen ausgehend, könnte man meinen, es müsse auch noch eine dritte Kerngruppe existieren: die Bisexuellen. Soweit ich aber sehe, ist es fast immer möglich, wenn man ausreichende Daten besitzt und angemessene Kriterien benutzt, zu entscheiden, ob ein Mensch überwiegend hetero- oder homosexuell ist, so daß der Begriff Bisexualität damit meistens überflüssig wird.

Wir wissen heute, daß Heterosexuelle

ebenso wie Homosexuelle sexuelle Beziehungen zum eigenen wie zum anderen Geschlecht haben können und daß man zwischen sexuellen Handlungen und sexuellen Einstellungen kein Gleichheitszeichen setzen kann. Es läßt sich nicht leugnen, daß vielfach eine Übereinstimmung zwischen sexueller Einstellung und sexuellem Verhalten besteht. Aber in mehr Fällen, als man sich früher eingestehen wollte, zeigen Heterosexuelle ein homosexuelles Verhalten und umgekehrt. Dadurch wird es aber nicht nötig, daß man einen dritten Begriff Bisexualität einführt. Man ist aber genötigt, seine Auffassung des Begriffes Heterosexualität zu revidieren und zu erweitern, sozusagen seinen Normalitätsbegriff zu erweitern. Dies geschieht jetzt allmählich in der westlichen Welt. Gleichzeitig mit der Erweiterung des Normalitätsbegriffes muß man auch bedenken, daß homosexuelle Einstellung nicht heterosexuelle Beziehungen ausschließt, daß also der Begriff Homosexualität nicht zu eng gefaßt werden darf. Dies führt jedoch nicht dazu, daß man zwischen Heterosexualität und Homosexualität ein Gleichheitszeichen setzen darf, sondern nur zu der Erkenntnis, daß der entscheidende Unterschied in der Einstellung liegt, weniger im Verhalten.

Warum wurde nun Bisexualität zu einem Modewort? Warum wird es so häufig gebraucht?

Es liegt an der wachsenden Erkenntnis, daß viele Heterosexuelle sich auch von ihrem eigenen Geschlecht angezogen fühlen. Es ist jedoch wenig dabei gewonnen, wenn man Heterosexuelle „mit normalen homosexuellen Neigungen“ (VANGGAARD, 1962) unter der besonderen Bezeichnung Bisexualität von den anderen Heterosexuellen abgrenzt, denn zwischen dieser Gruppe und den anderen Heterosexuellen gibt es keine prinzipiellen Unterschiede. Es werden aber die in ihrer Persönlichkeit Stärksten, die Flexibelsten und Selbständigsten unter ihnen am ehesten ihr homosexuelles Potential erkennen. Die einzige angemessene Konsequenz unserer vermehrten Erkenntnisse auf diesem Gebiet muß sein: den Normalitätsbegriff zu erweitern – wie schon beschrieben – jedoch keinesfalls, ihn einzuschränken oder dahin zu ändern, daß Normalität mit Bisexualität gleichgesetzt wird.

Ein anderer Anlaß für die zunehmende Verbreitung des Begriffes Bisexualität liegt vielleicht darin, daß viele Homosexuelle vor sich und vor anderen lieber als bisexuell gelten wollen statt als homosexuell. Sie rücken dadurch dem „Normalen“ näher, werden mehr akzeptiert, das Wort Bisexualität wird als weniger diskriminierend empfunden, es wird zu einer Art Euphemismus. Es ist verständlich, wenn Homosexuelle das Wort bisexuell so gebrauchen, denn es ist eine Konsequenz der meistens negativen Einstellung unserer Kultur zu allem Homosexuellen und der – von den Heterosexuellen immer wieder zum Ausdruck gebrachten – eingeengten Auffassung von dem, was Homosexualität eigentlich darstellt, einer Auffassung, der die meisten Homosexuellen (noch) nicht widersprechen.

Beispiel für den Gebrauch des Wortes bisexuell: Zwei Männer, Anfang der 30er, der eine verheiratet, der andere unverheiratet, sprachen darüber, wie sie sich zur Frau des Verheirateten verhalten sollten. Sie hatten mehrere Jahre ein festes homosexuelles Verhältnis gehabt, trafen sich mehrfach jede Woche und übernachteten zusammen. Der verheiratete Mann erklärte sich für bisexuell, der unverheiratete schien das zu akzeptieren, bezeichnete sich selbst allerdings als völlig homosexuell. Der verheiratete Mann begründete seine angebliche Bisexualität mit guter Potenz der Frau gegenüber, sie hatten regelmäßig Koitus und er schätzte seine Frau ebenso wie seinen Freund. Er hatte früher keine sexuellen Beziehungen zu anderen Frauen gehabt. Der klar Homosexuelle hatte als jüngerer sexuelle Beziehungen zu Frauen gehabt, wußte aber, daß er homosexuell war. Der verheiratete Mann erzählte, daß seine Frau sehr eifersüchtig auf den Freund des Mannes war und daß sie versuchte, sie auseinanderzubringen. Er hatte ihr erklärt, daß durch eine Trennung vom Freund wenig gewonnen sei, da er homosexuelle Beziehungen nicht entbehren kann. Er würde dann – wie vor der Bekanntschaft mit dem Freund – im Park andere Männer aufsuchen, das könne er nicht unterlassen. Trotzdem drohte die Frau, ihn mit den Kindern zu verlassen, wenn er sich nicht von dem Freund trennte. Gefragt, ob er andere Frauen aufsuchen wird, wenn die Frau mit ihrer Drohung ernst macht, antwortete er prompt: ganz entschieden nein. Dabei lächelte er. Danach bezeichnete er sich nicht mehr als bisexuell. Die Reaktion des Freundes war undeutlich, aber scheinbar wurden seine Ahnungen bestätigt.

Das Beispiel soll zeigen, daß uns die Einführung des Begriffes Bisexualität – wie bereits gesagt – in eine schiefe Lage bringt, da Bisexualität auf jeden Fall zwei prinzipiell verschiedene Kerngruppen umfaßt: eine Gruppe von Heterosexuellen und eine von Homosexuellen. Hat das irgendeine Bedeutung?

Entscheidend ist, in welchem Zusammenhang man die Bezeichnung braucht, welchen Sinn man den Worten beilegt, ob man sie ernst nimmt oder nicht. Der Begriff Bisexualität ist aus dem täglichen Sprachgebrauch kaum auszumerzen, es zu versuchen, wäre Kraftvergeudung, man wird – wie es anderen Sprachpflegern geschah – eher belächelt.

Man muß aber Ordnung in seinen Begriffen haben. Der Begriff Bisexualität bezeichnet – so wie er im allgemeinen gebraucht wird – nichts Präzises, er ist eher zweideutig, man könnte sagen zwittrig. Er verschleiert die Wirklichkeit, statt sie zu beleuchten, schwächt die Aufmerksamkeit, statt sie zu schärfen. Ebensogut könnte man rechts als links bezeichnen, Rückschritt als Fortschritt, so geschieht es ja auch.

Deshalb soll man in Zusammenhängen, in denen präzise Begriffe wichtig sind, die Bezeichnung Bisexualität den sehr wenigen Fällen eigentlicher Bisexualität vorbehalten und sie nicht unpräzise, unverbindlich und euphemistisch, wie heute meist üblich, benutzen.

Meine Bedenken bei der Bezeichnung Bisexualität liegen nicht an einem Widerwillen gegen bisexuelles Verhalten, denn ich meine ja, daß bisexuelles Verhalten ein normalpsychologisches Potential darstellt, das unsere Kultur zum Schaden für den einzelnen und die Gesellschaft unterdrückt. Auch wenn ich persönlich wirklich solch einen Widerwillen besäße, wäre er ja ganz nebensächlich, wenn die Welt wirklich von bisexuell eingestellten Frauen und Männern wimmelte. Ich habe sie gesucht und nicht gefunden, und die von anderen angeführten Fälle haben mich nicht von dem häufigen Vorkommen der Bisexualität überzeugt. Das betrifft jedenfalls bisexuelle Männer, dagegen scheint es mir noch unentschieden, wie häufig bisexuelle Einstellung bei Frauen vorkommt.

Ich würde nie bestreiten, daß bisexuelles *Verhalten* trotz aller Unterdrükkung häufig bei Heterosexuellen ebenso wie bei Homosexuellen vorkommt. Aber das steht nicht zur Debatte. Denn bisexuelles Verhalten macht weder Heterosexuelle noch Homosexuelle zu Bisexuellen. Das wissen sie beide im Grunde genau. Wenn ich gegen die Bezeichnung bisexuell bin, so nicht um sich bedrängt fühlende Homosexuelle daran zu hindern, sich heute hinter der Bezeichnung bisexuell zu verstecken. Eher wird diese Zwischenkategorie viele Heterosexuelle, die ihre homosexuellen Impulse verdrängen, in noch größere Schwierigkeiten bringen. Diese frustrierten Menschen werden jetzt nämlich zu den „Normalen", die Bisexuellen und Homosexuellen zu den „Anderen" gerechnet. So wird der Begriff Bisexualität zu einem Hemmklotz für den erweiterten Normalitätsbegriff, den wir alle, Heterosexuelle wie Homosexuelle, so sehr nötig haben.

Einige Autoren, z. B. TRIPP (1975), SINGER (1977), WOLFF (1977) und KLEIN (1978) verstehen Bisexualität anders, als oben definiert. MASTERS und JOHNSON (1979) schreiben, daß das Etikett Bisexualität Verschiedenes beinhaltet, je nachdem, was der Benutzer des Wortes hineinlegen möchte. Das macht eine Diskussion des Begriffes keineswegs leichter. MASTERS und JOHNSON verwenden die Bezeichnung Bisexualität gar nicht und beschreiben statt dessen sechs Männer und sechs Frauen, die sie als ambisexuell bezeichnen: „Nach (unserem) Sprachgebrauch sind ein Mann oder eine Frau ambisexuell, wenn sie auf jedwede sexuelle Gelegenheit ohne alle Rücksichtnahme auf das Geschlecht des Sexualpartners eingehen sowie niemals Interesse an einer festen Zweierbeziehung zeigen, die sie ja zumindest zeitweise auf eine bestimmte sexuelle Präferenz festlegen würde." Die von MASTERS und JOHNSON beschriebene Kategorie ist nicht uninteressant, aber ob die von ihnen eingeführte Kategorie Ambisexualität irgendwelche Vorteile bietet, mag man bezweifeln.

7.11.4
Ursachen der Homosexualität

Man hat bisher nicht erklären können, warum einige Menschen homosexuell werden. Wahrscheinlich weil nicht nur *ein* auslösender Faktor vorliegt, sondern eine Vielzahl von Faktoren, von denen einige biologisch sind, andere milieuabhängig. Das einzige, was man mit Sicherheit weiß, ist, daß Homosexualität sehr früh im Leben begründet wird, innerhalb der ersten Lebensjahre, und nicht etwa in der Pubertät oder danach erworben wird, wenn sie auch erst in den Jahren nach der Pubertät deutlich erkennbar ist.

Einige Homosexuelle stellen sich auf den Standpunkt, daß die Frage nach den möglichen Ursachen der Homosexualität uninteressant, irrelevant und diskriminierend sei. Hier käme eine Voreingenommenheit zum Ausdruck, die Auffassung, daß Homosexualität etwas Pathologisches sei, und dies könnten die Homosexuellen nicht akzeptieren. Dem setzen sie entgegen, daß selten oder nie jemand fragt, warum Menschen heterosexuell seien, eine Frage, die genauso berechtigt wäre. Sie halten es für wichtiger, sich für die „Zwangsheterosexualisierung" und ihre Ursachen zu interessieren, von der unser Kulturkreis geprägt sei, und für die Einschränkungen und Unterdrückung, die diese bei hetero- ebenso wie bei homosexuellen Menschen mit sich führe.

Ganz im Unrecht sind sie nicht. Viele Diskussionen über Homosexualität endeten unergiebig, weil sie sich auf kausale Betrachtungen zentriert hatten. Vorurteile können sich hinter den merkwürdigsten Verkleidungen und hinter ganz „sachlichen" Fragen verbergen. Die möglichen Ursachen der Homosexualität ganz zu übergehen, ist aber auch nicht richtig, gleichgültig, wie es zu dieser Fragestellung kommt. Hinzu kommt, daß die Motive nicht so „bösartig" zu sein brauchen, wie viele meinen.

Im Folgenden soll kurz besprochen werden, was wir über die Bedeutung von genetischen, hormonellen, psychologischen und familiären Faktoren für die Entstehung der Homosexualität wissen und ob dem Begriff Verführung eine Bedeutung beigemessen werden kann.

7.11.4.1 Genetische Faktoren. Ihre Rolle ist ungewiß. Einige Forscher waren der Auffassung, daß die Plazierung in der Reihenfolge der Geschwister, das Geschlecht der übrigen Geschwister und das Alter der Eltern eine Rolle für die Entwicklung der Homosexualität spielen könnte. Ungewiß ist auch, ob das Erbgut oder das Milieu das Entscheidende darstellt (s. z. B. ABE und MORAN, 1969; BIEBER, 1962; SAGHIR, 1980; SLATER, 1962).

Die repräsentativsten männlichen Zwillingsstudien haben bei eineiigen Zwillingen 50% Konkordanz, bei zweieiigen 8,3% Konkordanz ergeben (ROSENTHAL, 1970). Bei weiblichen Homosexuellen spielen erbliche Faktoren vielleicht gar keine Rolle (ECKERT et al., 1986).

Man kommt heute der Bedeutung erbbiologischer Faktoren kaum näher als ROSENTHAL, wenn er schreibt: „Es ist schwierig, diese uneinheitliche Literatur zu beurteilen. Die Zwillingsstudien lassen vermuten, daß Erblichkeit eine bedeutende Rolle spielt bei der Frage, ob Männer homosexuell werden. Aber auch hier haben wir nur wenige kleine Stichproben, von denen man aber zumindest vermuten kann, daß sie möglicherweise nicht als voreingenommen zu beurteilen sind."

7.11.4.2 Hormonelle Faktoren. Man muß zwischen hormonellen Einflüssen in der Fötalperiode und später im Leben unterscheiden. Erwägt man überhaupt einen kausalen Zusammenhang zwischen hormonellen Bedingungen und Homosexualität, so muß man eher die fötale Entwicklungsphase untersuchen als spätere Lebensabschnitte (s. Kap. 1 über die Ausbildung von Geschlecht und Geschlechtsidentität).

Die Hormone der Pubertät scheinen vorzugsweise die Bedeutung zu haben, eine Entwicklung zu Ende zu bringen, die viele Jahre zuvor in Gang gesetzt wurde.

Es war lange bekannt, daß beim geschlechtsreifen Individuum das Testosteron – bei beiden Geschlechtern – die Libido verstärkt, aber nicht die Triebrichtung beeinflußt. Gibt man einem geschlechtsreifen, aber femininen Mann Testosteron, wird sein Wesen dadurch nicht weniger feminin. Ist er homosexuell, wird Testosteron seinen Trieb zu homosexuellen Beziehungen möglicherweise verstärken, aber nicht sein Interesse an Frauen. Östrogene, an maskuline, lesbische Frauen gegeben, ändern nicht deren homosexuelle Einstellung und machen sie nicht femininer.

Allgemeine Auffassung war lange, daß man zwischen heterosexuellen und homosexuellen Individuen keine biologischen Unterschiede nachweisen könnte. In den letzten Jahren haben nun mehrere Laboratorien mitgeteilt, daß man – jedenfalls bei einigen Homosexuellen – hormonelle Unterschiede im Vergleich zu Heterosexuellen nachweisen könne.

DÖRNER et al. (1975) haben in einer Reihe von Arbeiten die Hypothese aufgestellt, daß homosexuelle Einstellung bei Männern an einer neuroendokrinen Prädisposition läge, die im Fötalzustand begründet worden sei. Wie in Kapitel 1 beschrieben, wirken die Androgene des männlichen Fötus im 8. Fötalmonat auf den Hypothalamus in der Weise ein, daß er von zyklischer (weiblicher) zu kontinuierlicher (männlicher) Funktion umgestellt wird. Die Geschlechtsunterschiede können endokrinologisch und strukturell nachgewiesen werden (verschiedenartiger Aufbau des präoptischen Areals und des Nucleus ventromedialis). DÖRNER et al. stützen sich auf endokrinologische Argumente. Sowohl bei Tieren wie bei Menschen beobachtet man den sogenannten „Hohlweg-Effekt“: Eine Östrogeninjektion führt bei beiden Geschlechtern zu einem primären Abfall des Serum LH Niveaus, bei der Frau kommt es anschließend zu einem Anstieg des Serum-LH-Niveaus, nicht dagegen beim Mann. DÖRNER hat 20 homosexuelle Männer mit 20 heterosexuellen und fünf sogenannten bisexuellen Männern verglichen und bei den homosexuellen Männern einen positiven Östrogen-Feedback-Effekt (wie bei Frauen) beobachtet, nicht dagegen bei heterosexuellen und bisexuellen Männern (s. z. B. auch GLADUE, 1984). Gestützt auf ihre Tierversuche meinen DÖRNER et al., folgende Hypothese aufstellen zu können: Die Erhöhung des Androgenniveaus in Verbindung mit der Pubertät führt zu einer Aktivierung des im Fötalzustand nur mangelhaft männlich differenzierten Gehirns bei im übrigen genetisch und somatisch phänotypischen Männern, und dies könnte zu homosexuellem Verhalten führen.

Einige Forscher haben bei einer Gruppe homosexueller Männer niedrigere Testosteronwerte und höhere LH-Werte als bei einer heterosexuellen Kontrollgruppe gefunden. Bei einer Gruppe homosexueller Frauen beobachtete man höhere Androgen- und LH-Werte als bei einer heterosexuellen Kontrollgruppe. Ferner war das Verhältnis Androsteron/Ethiocholanolon bei homosexuellen Männern und Frauen anders als bei heterosexuellen (s. z. B. LORAINE et al., 1970; KOLODNY et al., 1971; MARGOLESE et al., 1973; PILLARD et al., 1974). Alle Forscher sind sehr zurückhaltend, aus diesen Unterschieden irgendwelche Schlüsse zu ziehen. MARGOLESE et al. begnügen sich damit zu sagen, daß ihre Untersuchung „die bereits früher aufgestellte Hypothese stützt, daß der Metabolismus, der zu einem relativ hohen Androsteronspiegel führt, bei beiden Geschlechtern mit sexueller Präferenz für Frauen einhergeht, während ein relativ niedriger Androsteronspiegel bei beiden Geschlechtern mit sexueller Präferenz für Männer verbunden ist.“

Daß man sehr vorsichtig sein muß, aus diesen Befunden irgendwelche Schlüsse zu ziehen, wird dadurch unterstrichen, daß andere Forscher keine hormonellen Unterschiede zwischen homo- und heterosexuellen Menschen fanden (s. z. B. BIRK et al., 1973, BARLOW, 1974; GRIFFITHS et al., 1974; TOURNAY et al., 1975).

Dazu kommt, daß veränderte Hormonkonzentrationen eine sekundäre Folge einer primär homosexuellen psychosozialen Orientierung sein könnten, die über die kortikalen Regionen auf den Hypothalamus und die Hypophyse einwirken können (s. auch Abschn. 3.7).

MONEY und EHRHARDT (1972) deuten an, daß die oben genannten Autoren nichts prinzipiell Neues über die Homosexualität gefunden hätten, daß sie aber vielleicht ein neues Syndrom beschrieben hätten, zu dem homosexuelles Verhalten und abweichende Geschlechtshormonwerte gehören.

MEYER-BAHLBURG (1984) ist alle vorliegenden Untersuchungen über einen möglichen hormonellen Hintergrund der Homosexualität durchgegangen und kommt zu dem Resultat, daß „die große Zahl hypothetischer neuroendokrinologischer Mechanismen, die bei der Forschung über die Ursachen der Homosexualität berücksichtigt werden müssen, es als unwahrscheinlich erscheinen läßt, daß ein einzelner Mechanismus allen Formen von Homosexualität zugrunde liegt... Will man Lehren aus der endokrinologischen Forschung bei Formen somatischer Intersexualität ziehen, so ist die endokrine Basis der Homosexualität – auch wenn sie nur für eine Untergruppe gilt – wahrscheinlich selbst multifaktoriell" (s. auch EHRHARDT et al., 1985).

7.11.4.3 Psychologische und familiäre Faktoren. Viele Forscher haben sich für die Bedeutung des Elternhauses für die sexuelle Entwicklung interessiert, sei sie heterosexuell oder homosexuell. Wenn die Forschungsresultate auch nicht eindeutig sind, hat man doch gewisse Familienkonstellationen hervorgehoben, die für die Entwicklung von Homosexualität bei Männern und Frauen besonders typisch sind. Man hat sich bedeutend intensiver mit der Erforschung der männlichen als mit der weiblichen Homosexualität befaßt.

BIEBER (1962) beschreibt die „klassische Dreieckskonstellation" bei der Entwicklung männlicher Homosexualität. Angeblich sind ihre wesentlichen Elemente:

- eine dominierende, überfürsorgliche Mutter,
- ein Vater, der als schwach und feindselig erlebt wird und der psychisch und physisch viel abwesend ist sowie
- ein Sohn, der als Kind sanfte Spiele vorzieht, gegen sportliche Betätigung und andere physische Entfaltung eingestellt ist, Schlägereien meidet und sich der Mutter eng verbunden fühlt. Das Verhältnis zu den Geschwistern ist oft gestört, so daß gegenseitige negative Gefühle zwischen dem Homosexuellen und insbesondere seinen Brüdern entstehen, manchmal auch im Verhältnis zu den Schwestern.

Viele Fragen bleiben aber offen: warum gerade dieser Sohn und nicht ein anderer aus der Familie? Sind es die Kinder selbst, die eine besondere Bindung an die Mutter anstreben und dadurch Vater und Geschwister zu einer Interaktion herausfordern? Die Untersuchungen deuten darauf hin, daß ein Zusammenwirken mehrerer Familienfaktoren den Hintergrund für eine homosexuelle Entwicklung bilden kann. Gehört die Mutter zu den dominanten, überfürsorglichen Typen, reagiert der Vater aber auf den Sohn nicht mit Ablehnung, sondern vermag er für ihn ein gutes Identifikationsobjekt darzustellen, ihm Wärme und Liebe zu geben, wird dies ein Gegengewicht gegen den Einfluß der Mutter sein. Ein gutes Verhältnis zwischen den Geschwistern scheint weitgehend einer homosexuellen Entwicklung entgegenzuwirken.

Auch für die Entwicklung der Homosexualität bei Frauen spielt die familiäre Konstellation vielleicht eine Rolle. Viele lesbische Frauen beschreiben ihr Elternhaus als konfliktreich, und doppelt so viele lesbische wie heterosexuelle Frauen beschreiben ihre Mutter als dominierend (53% bzw. 27%). Dagegen spielte der Vater im Elternhaus eine sekundäre Rolle (SAGHIR und ROBINS, 1973). In derselben Untersuchung gaben nur 25% der Lesbierinnen (entgegen 85% der heterosexuellen Frauen der Kontrollgruppe) an, daß sie als Kinder ein enges Verhältnis zur Mutter gehabt hätten, dagegen oft ein gutes Verhältnis zum Vater. Viele lesbische Frauen gaben an, sich als Kind mehr für die Tätigkeiten des Vaters als die der Mutter interessiert zu haben. Während viele homosexuelle Männer als Kinder feminin und weich waren, körperliche Aktivitäten scheuten, beschrieben zwei Drittel der lesbischen Frauen sich selbst in der Präpubertät als Draufgänger (tomboys), im Gegensatz zu nur 16% der Kontrollgruppe. Hinsichtlich weiterer Untersuchungen über Homosexualität bei Frauen wird auf BENE (1965) und LONELEY (1973) verwiesen.

Einige Homosexuelle, aller Erklärungsmodelle müde, antworten nur: „Bedenken Sie, daß die meisten Homosexuellen in einer heterosexuellen Kernfamilie großgeworden sind", und das ist ja wahr. Umgekehrt hat man sich dafür interessiert, was es für Kinder bedeutet, homosexuelle Eltern zu haben. Es scheint keine speziellen Probleme zu verursachen (s. z. B. GREEN et al., 1986; HARRIS und TURNER, 1986).

Eine oft diskutierte Frage ist, ob psychopathologische Phänomene, wie neurotische, psychopathische, psychotische Symptome, Alkoholmißbrauch u. a., häufiger bei homosexuellen als bei heterosexuellen Frauen und Männern vorkommen. Es gibt eine Reihe von Untersuchungen darüber, aber wie SAGHIR und ROBINS (1973) sagen, „werden in der Forschung über Homosexualität Schlüsse oft aus mit Voreingenommenheit belasteten Beispielen und unzureichenden Daten gezogen." Sie zitieren viele Untersuchungen und geben sich große Mühe, zur Klärung dieser Fragen beizutragen. Sie kommen zu dem Schluß, daß heterosexuelle und homosexuelle Frauen und Männern im großen und ganzen die gleichen psychopathologischen Wesenszüge aufweisen oder nicht aufweisen, abgesehen von einer gewissen Tendenz zum Alkoholmißbrauch bei homosexuellen Populationen, vornehmlich bei den Frauen. Bei den Eltern homosexueller Frauen und Männer fanden sie ein hohes Vorkommen von Alkoholismus, dreimal so hoch wie in der Normalbevölkerung.

Sozial behaupten sich Homosexuelle ebensogut wie Heterosexuelle (BELL und WEINBERG, 1981).

Wenn SAGHIRS und ROBINS' Untersuchungen so ausführlich zitiert wurden, so nicht, weil sie jeder Kritik standhalten, sondern weil sie Männer und Frauen umfassen, hetero- wie homosexuelle, und weil sie ihre Resultate immer mit denen anderer vergleichen. In der Besprechung ihres Buches schreibt VIOLET FRANKS (1974): „Es ist schon merkwürdig, daß auf einem so wichtigen Gebiet wie diesem viele sogenannte Experten glauben, schon alles zu wissen, und daß sie sich erst gar nicht mit den Tatsachen abgeben wollen. Es spricht für SAGHIR und ROBINS, daß sie ihre Schlußfolgerungen auf Daten stützen."

Man muß zu folgendem Schluß kommen: Es gibt noch viele unbeantwortete Fragen, wenn man sich damit beschäftigt, wie es kommt, daß einige Menschen homosexuell werden und andere nicht, und auf welchen Gebieten Homosexuelle sich von der ebenso bunten wie inhomogenen Gruppe, die unter dem Begriff der Heterosexuellen zusammengefaßt wird, unterscheiden und wo sie ihr gleichen.

7.11.4.4 Verführung. Viele Jahre lang nahm man an, daß Verführung eine Rolle bei der Entstehung von Homosexualität spiele. Heute sind sich alle, die etwas von homosexueller Problematik verstehen, darin einig, daß man durch Verführung nicht homosexuell werden kann. Unter Verführung versteht man in diesem Zusammenhang die Vorstellung, daß frühe homosexuelle Erfahrungen dazu beitragen können, eine vorwiegend heterosexuelle in eine vorwiegend homosexuelle Einstellung zu verändern.

Der Hintergrund für die Zählebigkeit der Verführungstheorie ist, daß Jungen in der Pubertät erfahrungsgemäß leicht zu homosexuellen Beziehungen zu überreden sind. Dadurch werden sie jedoch nicht auf Dauer homosexuell – wenn sie es nicht schon vorher waren. Eine zweite Begründung für die Aufrechterhaltung der Verführungstheorie ist die homosexuelle Prostitution, die – wie andere Formen der Prostitution auch – oft von Kriminalität unterschiedlichster Art begleitet wird. Viele Strichjungen haben, wenn sie in Schwierigkeiten waren, der Polizei gegenüber hervorgehoben, sie seien früh von homosexuellen Männern verführt worden. Aber die Strichjungen stellen selbst den besten Gegenbeweis gegen die Haltbarkeit der Verführungsthreorie dar. Denn die Strichjungen, die zu Beginn der Prostitutionsphase heterosexuell waren, bleiben auch nach deren Abschluß heterosexuell.

In der Gesetzgebung vieler Länder hat die Verführungstheorie dazu geführt, daß die gesetzliche Altersgrenze für homosexuelle Beziehungen höher angesetzt wurde als die für heterosexuelle Beziehungen. Dadurch wollte man Jungen vor homosexueller „Verführung" und vor den damit zusammenhängenden schädlichen

Folgen bewahren. Es hat sich gezeigt, daß Jungen häufig homosexuellen Kontaktversuchen ausgesetzt sind, aber auch, daß sie ausgezeichnet auf sich selbst achtgeben können und keines besonderen Rechtsschutzes bedürfen. Im Gegenteil: Manche junge Kriminelle haben den gesetzlichen Unterschied der Altersgrenze zwischen den homosexuellen und heterosexuellen Beziehungen dazu benutzt, die Homosexuellen, mit denen sie sich eingelassen hatten, zu erpressen. Als Konsequenz der Unhaltbarkeit der Verführungstheorie und auf Grund der unbeabsichtigten Folgen einer unterschiedlichen gesetzlichen Altersgrenze wurde in verschiedenen Ländern eine einheitliche gesetzliche Altersgrenze für homosexuelle und heterosexuelle Beziehungen eingeführt. In Dänemark wurde 1976 die einheitliche Altersgrenze von 15 Jahren eingeführt.

7.11.5
Homosexuelle Subkultur

7.11.5.1 Treffpunkte. In fast allen Ländern, insbesondere in größeren Städten, gibt es Treffpunkte mit Möglichkeiten für homosexuellen Kontakt, und solche Orte sprechen sich schnell bei denen herum, die sich dafür interessieren. Es handelt sich um Bars, Restaurants, Klubs, Badeanstalten, Kinos, Parks, Straßen, Bahnstationen, öffentliche Toiletten u.v.m. Ein festgefügtes System liegt natürlich nicht vor. Die Orte wechseln je nach Mode, nach der Aufmerksamkeit seitens der Polizei und der Kriminellen. Charakteristisch ist, daß diese Treffpunkte nur von homosexuell Interessierten ausgemacht werden und allen anderen nicht auffallen. Will man feststellen, was sich hier um einen herum abspielt, so muß man die besondere Sprache und das Signalsystem kennen, deren sich Menschen bedienen, die homosexuelle Kontakte suchen. Diese Zeichensprache ist nicht besonders mystisch, sie besteht oft nur aus Blicken (etwas längeren Blickkontakten als sonst zwischen Fremden üblich), kleinen Bemerkungen, die zu weiterem führen können, wenn der Angesprochene Interesse zeigt, besonderen Zeichen, die es dem Einverstandenen ermöglichen, die Wünsche seines Gegenübers zu erkennen, ohne jedoch von anderen verstanden oder überhaupt bemerkt zu werden (s. z. B. Hoffmann, 1968, Bell und Weinberg, 1981).

Dieses System rührt von der allgemeinen negativen Einstellung zur Homosexualität her und hat Vor- und Nachteile. Die Vorteile liegen darin, daß die Homosexuellen wissen, wohin sie gehen können und was sie tun müssen, um homosexuelle Kontakte zu finden. An vielen dieser Orte besteht die Möglichkeit für anonyme Kontakte. Viele Homosexuelle ziehen solche vor aus Rücksicht auf Familie, Arbeitsplatz usw. Andere Treffpunkte ermöglichen es den Homosexuellen, zu entspannen und sich zu geben, wie sie sind, ohne sich, wie sonst meistens, verstellen zu müssen. Die Nachteile liegen darin, daß es etwas Zeit erfordert, die Existenz dieser Subkultur kennenzulernen und mit ihr vertraut zu werden. Viele, besonders junge, wissen nicht, wo sie ich hinwenden können und werden abgeschreckt von den Möglichkeiten, von denen sie gehört haben. Die Gesellschaft tut wenig oder nichts, den Homosexuellen dabei zu helfen, ihre eigene Identität zu finden. Homosexualität wird zu einem Phänomen des Untergrundes, zu etwas Verstecktem, Verdächtigem. In kleineren Gemeinwesen gibt es so gut wie keine Kontaktmöglichkeiten. Deshalb begeben sich viele Homosexuelle in die größeren Städte. Ein anderer Nachteil ist die oft entstehende „Ghettomentalität". Viele fühlen sich nicht wohl an irgendeinem der Treffpunkte und wünschen sich andere Formen von Kontaktmöglichkeiten. Außerdem haben es Ältere schwer, sich dort Geltung zu verschaffen, weil an den Treffpunkten geradezu ein Kult um Jugendlichkeit getrieben wird. Sie sind meistens von Männern dominiert, abgesehen von einzelnen lesbischen Restaurants und Bars. Lesbische Frauen scheinen andere Kontakte, als sie bei Männern üblich sind, vorzuziehen. Es fällt ihnen vielleicht leichter als Männern, feste Beziehungen einzugehen, und sie brauchen deshalb solche Kontaktmöglichkeiten weniger. Außerdem gibt es möglicherweise weniger homosexuelle Frauen als Männer.

7.11.5.2 Sexuelles Verhalten. Viele sind der Auffassung, daß in einer homosexuellen Beziehung immer der eine die „Rolle der Frau“ imitiert, der andere die „Rolle des Mannes“ oder – wie BIEBER (1962) sich ausdrückt – entweder als „insertor“ oder „insertee“ auftritt. In einigen Fällen ist es unzweifelhaft so, aber wahrscheinlich werden bei den meisten homosexuellen Beziehungen die Rollen oft getauscht, oder die Partner agieren ganz ebenbürtig. Eine Person kann bei der einen Beziehung der „aktive“ Partner, bei einer anderen der eher „passive“ sein. Das ist u. a. auch vom Altersgefälle zwischen den Partnern abhängig.

Viele behaupten, es sei ein Vorzug homosexueller Beziehungen gegenüber heterosexuellen, daß kein Partner auf bestimmte Rollen festgelegt ist. Die Verhaltensweisen bei homosexuellen Beziehungen ähneln sehr den heterosexuellen. Bei Beziehungen zwischen Männern sind die am häufigsten angewandten „Praktiken“: mutuelle (gegenseitige) Masturbation, Fellatio (lat. fellare – saugen) und analer Koitus. Bei Beziehungen zwischen Frauen sind es: mutuelle Masturbation, Cunnilingus (lat. cunnus – weibliche äußere Genitalien, lingere – lecken) und Koitusimitationen mit oder ohne Anwendung eines Dildo (Penisattrappe). Es gibt viele Untersuchungen darüber, wie oft diese sexuellen Praktiken vorkommen (z. B. KINSEY et al., SAGHIR und ROBINS, BELL und WEINBERG u. a.).

SAGHIR und ROBINS (1973) fanden z. B. folgende Verteilung homosexueller Aktivitäten bei 89 homosexuellen Männern und 35 unverheirateten heterosexuellen Kontrollpersonen. 93% der homosexuellen Männer hatten an mutueller Masturbation teilgenommen, 23% in der Kontrollgruppe. Körper-zu-Körper-Kontakt mit Orgasmus hatten 51% der Homosexuellen erlebt. Die häufigsten Aktivitäten waren Fellatio und analer Koitus, fast alle homosexuellen Männer (99%) hatten oral-genitale Kontakte mit anderen Männern erlebt, aber nur 3% der Heterosexuellen. 93% der homosexuellen Männer hatten an mutueller Fellatio teilgenommen (nur ein einziger aus der Kontrollgruppe), 93% an analem Koitus. Fast alle hatten dabei beide Rollen, die aktive (93%) und die passive (85%) innegehabt. 9% hatten sich, wenn sie allein masturbierten, Gegenstände ins Rektum eingeführt. Die homosexuellen Erfahrungen der Kontrollgruppe stammten bei allen aus den Pubertätsjahren.

Bei 57 lesbischen Frauen fand sich folgende Verteilung der homosexuellen Aktivitäten (Vergleichszahlen zu einer heterosexuellen Kontrollgruppe fehlen hier fast ganz): Alle lesbischen Frauen hatten an manueller genitaler Stimulation teilgenommen. Körper-zu-Körper-Kontakt mit Orgasmus hatten 33% erlebt. Cunnilingus war eine der häufigsten Aktivitäten (98%), aber nur 66% hatten an mutuellem Cunnilingus teilgenommen. Fast alle waren bei oral-genitalen Kontakten in der aktiven (91%) und passiven (96%) Rolle gewesen. 27% hatten einen Gegenstand in die Scheide eingeführt (Dildo, Vibrator u. a.), entweder allein oder während des Beisammenseins mit anderen Frauen. Keine der heterosexuellen Frauen hatte dies versucht, weder allein noch während eines Beisammenseins mit einem Mann.

Über das Alter beim ersten sexuellen Kontakt, die Zahl der Partner, Dauer und Art der Beziehungen liegen einige Untersuchungen vor, auf die der Interessierte verwiesen wird. Zu den umfassendsten gehört die Untersuchung von BELL und WEINBERG (1981) aus San Francisco mit 686 Männern und 283 Frauen, überwiegend Weißen, und einer gematchten heterosexuellen Kontrollgruppe. Folgende Resultate werden referiert: Zwei Drittel der homosexuellen Männer und vier Fünftel der homosexuellen Frauen hatten heterosexuellen Koitus gehabt, innerhalb des letzten Jahres jedoch nur ein Fünftel der Männer und ein Viertel der Frauen. Ein Fünftel der Männer und ein Drittel der Frauen waren verheiratet gewesen, ein Drittel der Männer und die Hälfte der Frauen hatten weiterhin heterosexuelle Phantasien, Träume u. a. und fühlten sich heterosexuell angezogen. Heterosexuelle Gefühle waren also nicht ausgeschlossen, obgleich sich fast alle als homosexuell bezeichneten und weit überwiegend homosexuelle Beziehungen hatten. Fast alle hatten zu irgendeinem Zeitpunkt eine stabile homosexuelle Beziehung von 1- bis 3jähriger Dauer erlebt. Zum Zeitpunkt der Untersuchung hatte die Hälfte der Männer eine feste Beziehung, aber nur ein Drittel von ihnen wohnte mit dem Partner zusammen. Dagegen hatten drei Viertel der lesbischen Frauen eine feste Beziehung, und fast alle wohnten mit ihrer Partnerin zusammen. Partner und Parterinnen waren fast alle durchweg ebenbürtig, was Alter und sozialen Status betrifft.

Die Männer hatten weit mehr Sexualpartner gehabt als die Frauen. „Homosexuelle Männer haben meist viel mehr Partner als homosexuelle Frauen und neigen eher dazu, sexuelle Aktivitäten mit Personen aufzunehmen, die für sie eigentlich ganz fremd sind." Zwei Drittel der Männer, aber so gut wie keine Frauen, hatten Geschlechtskrankheiten gehabt. Sexuelle Dysfunktionen kamen so gut wie gar nicht vor.

Die Zahlenangaben aus dieser Untersuchung stimmen gut überein mit einer Reihe anderer englischer und amerikanischer Untersuchungen von nichtklinischen homosexuellen Populationen. Es gibt keine entsprechend umfassenden Untersuchungen über die Verhältnisse in Skandinavien.

7.11.5.3 AIDS. Das Auftreten von AIDS (Acquired Immuno Deficiency Syndrome) hat zu einer Reihe von Veränderungen in der homosexuellen Subkultur geführt, weil AIDS zunächst besonders bei männlichen Homosexuellen verbreitet war. Bekanntlich wird eine Reihe von Krankheiten durch direkten sexuellen Kontakt übertragen.Dies gilt u. a. für die sogenannten klassischen Geschlechtskrankheiten Gonorrhöe und Syphilis. Geschlechtskrankheiten werden in diesem Buch nicht besprochen. Es wird auf Spezialliteratur verwiesen.

Bis zu einem gewissen Grade gehört AIDS zu dieser Krankheitsgruppe, nimmt aber eine Sonderstellung ein, u. a. weil es sich um eine zum Tode führende Krankheit handelt, die erst seit 1981 bekannt ist und deren Konsequenzen noch keineswegs zu überschauen sind. Außerdem wurde AIDS – mit oder ohne Berechtigung – besonders zu homosexuellem Verhalten in Beziehung gesetzt. Deshalb sollen gewisse Aspekte von AIDS hier besprochen werden.

AIDS wird erworben durch Ansteckung mit dem sog. HIV-Virus (Human Immunodefect Virus), das in mehreren Formen vorkommt. HIV ist ein Sammelbegriff der Virusformen, die früher die Bezeichnung HTLV III oder LAV hatten. Man weiß weder, wie viele Menschen mit HIV infiziert sind, noch wie viele der Infizierten nach kürzerer oder längerer Zeit (vielleicht erst nach vielen Jahren) an AIDS erkranken werden. HIV selbst wird nicht als besonders infektiös angesehen, eine Infektion erfolgt nur durch direkte Übertragung in die Blutbahn. Danach befindet sich das Virus in zahlreichen Körperflüssigkeiten, u. a. im Sperma, während die Infektiosität des Speichels als gering angesehen wird. Schwangere, die mit HIV infiziert sind, können ihre Kinder anstekken (Intrauterin? Bei der Geburt?).

Drei „Risikogruppen" waren bisher besonders der HIV-Infektion ausgesetzt:

1) Drogenabhängige beiderlei Geschlechts, die bei Injektionen unsaubere Kanülen benutzen, die mit HIV-infiziertem Blut verunreinigt sind. Einige Drogenabhängige (Frauen und Männer) leben als Prostituierte und können deshalb die Infektion an andere Gruppen weiterübertragen.
2) Hämophile (Bluter, nur männliche Individuen), die mit Blutpräparaten behandelt wurden, die mit HIV infiziert waren. In Dänemark ist etwa ein Drittel der Bluterpatientengruppe infiziert. Jetzt werden diese Blutpräparate erhitzt, um eventuell vorhandene Viren abzutöten, und diese Infektionsquelle dürfte deshalb in einer Reihe von Ländern eliminiert sein. Um eine Infektion durch Blutkonserven (zur Bluttransfusion) zu vermeiden, sind eine Reihe von Kontrollen eingeführt worden. Bevor jemand als Blutspender zugelassen wird, muß z. B. ausgeschlossen worden sein, daß er mit HIV infiziert ist.
3) Homosexuelle Männer, die durch sexuelle Kontakte mit HIV infiziert wurden. Insbesondere der anale Koitus soll zur Ansteckung führen, und man

ist der Auffassung, daß HIV aus der Samenflüssigkeit durch kleine Läsionen der Rektalschleimhaut in den Organismus des Rezipienten eindringen kann.

Man muß zwischen HIV-Infizierten, die keine Krankheitssymptome aufweisen, und oft nicht wissen, daß sie infiziert sind, den sogenannten HIV-Poisitiven und den eigentlich Kranken unterscheiden, die entweder an Vorstadien zu AIDS, oft als ARC (AIDS Related Complex) bezeichnet, oder an voll entwickelter AIDS-Erkrankung leiden. Ursprünglich nahm man an, daß nur 10–20% der HIV-Positiven an ARC bzw. AIDS erkranken würden; es hat sich aber gezeigt, daß eine bedeutend größere Anzahl von Patienten Krankheitssymtpome entwickeln. Man hat noch keine kurativen Medikamente, wenn auch gewisse Medikamente den Verlauf mildern und verzögern können. Ob die Herstellung eines Impfstoffes gegen HIV gelingen wird, ist ungewiß.

HIV verbreitet sich vor allem unter sexuell aktiven, jüngeren Menschen. Um einer Ausbreitung der Infektion vorzubeugen, hat man in allen Medien umfassende Aufklärungskampagnen durchgeführt. U. a. hat man zum sogenannten „safe sex" geraten, zu sexuellen Umgangsformen, von denen man annahm, daß sie mit geringerem oder gar keinem Infektionsrisiko verbunden seien, z. B. gegenseitiger Masturbation. Insbesondere vom analen Koitus hat man abgeraten. Man hat zu konsequenter Kondombenutzung, sowohl bei vaginalem wie bei analem Koitus geraten, vor allem wenn der Partner einem nicht bekannt ist. Man ist der Auffassung, daß ein Kondom, in richtiger Weise angewandt, gegebenenfalls in Verbindung mit virustötenden chemischen Mitteln (Spermizide), eine HIV-Ansteckung effektiv verhindern kann.

Die Furcht vor HIV und AIDS hat zu einer Reihe verständlicher, aber übertriebener Reaktionen geführt, die sich gegen die genannten Risikogruppen, vor allem Drogenabhängige, die sich Injektionen geben, und homosexuelle Männer gerichtet haben. In Europa und in den USA wurden besonders diese Gruppen infiziert, in den zentralafrikanischen Ländern sieht man dagegen eine gleichmäßige Verteilung zwischen Männern und Frauen, Homosexuellen wie Heterosexuellen. Ob die Verhältnisse in Afrika – wo die sozialen und hygienischen Bedingungen und die Ernährungsverhältnisse zum Teil anders als in den entwickelten Ländern sind – ohne weiteres auf Europa und die USA übertragen werden können, scheint noch ungewiß. Statt von Risikogruppen zu sprechen mit allem, was daraus folgt, scheint es korrekter, den Ausdruck „Risikoverhalten" zu benutzen und mit allen denkbaren Mitteln dagegen einzutreten. Man muß aber gleichzeitig versuchen zu verhindern, daß die Furcht vor HIV zu übertriebener, allgemeiner Verängstigung und unzweckmäßigen Restriktionen führt.

Eine Reihe von Homosexuellen-Organisationen haben einen großen Einsatz geleistet, um über HIV/AIDS aufzuklären und HIV-Positiven und AIDS-Kranken mit Rat und Tat beizustehen, teils in Zusammenarbeit mit öffentlichen und privaten Institutionen, teils aber auch auf sich selbst gestellt. Dies hat in mehreren Ländern zu größerer Offenheit gegenüber sexuellen Bereichen geführt und bewirkt, daß die früher so weitverbreitete „conspiracy of silence" gegenüber der Homosexualität abgenommen hat. Einige Homosexuelle haben ihre Sexualgewohnheiten und ihre Sexualpraxis geändert und haben die Zahl ihrer zufälligen sexuellen Kontakte eingeschränkt. Man muß sich deshalb darüber im klaren sein, daß etliche sexologische Untersuchungen, die erst wenige Jahre alt sind, die aktuelle Situation nicht mehr korrekt wiedergeben.

Die gesamte HIV/AIDS-Situation wurde zum Anlaß heftiger Diskussionen und Kontroversen (s. u. a. Amendt, 1986; Dannecker, 1986; Haeberle und Bedürftig, 1987; Schorsch et al., 1987).

Vieles von dem, was über HIV/AIDS geschrieben wird, ist überholt, kaum daß es formuliert wurde, deshalb muß man sich laufend über diese Epidemie neu informieren, denn sie hat Konsequenzen für uns alle, ob wir uns nun einer „Risikogruppe" zurechnen oder nicht (s. z. B. Schmidt, 1986).

7.11.5.4 Homosexuelle Organisationen. Nach dem 2. Weltkrieg sind in einigen Ländern Organisationen entstanden, die die Interessen von Homosexuellen nach innen und außen wahrnehmen. In der Bundesrepublik Deutschland knüpften diese Organisationen zum Teil an frühere Traditionen aus der Weimarer Zeit und dem Kaiserreich an, vor allem an das von HIRSCHFELD 1897 gegründete Wissenschaftlich-humanitäre Komitee, dessen Einfluß weit über die Grenzen des Landes reichte. Wenn auch klein an Mitgliederzahl, haben sie doch große Bedeutung als Sammelpunkte und als Kampforganisation gehabt. Das Ziel solcher Organisationen ist der Kampf gegen die Diskriminierung, die Publikation aufklärerischer Schriften, die Abhaltung von Vortragsveranstaltungen und nach innen die Schaffung von Kontaktstellen und Beratungsbureaus für Homosexuelle, in denen diese Hilfe bei juristischen, ärztlichen, sozialen und religiösen Problemen erhalten können.

Für viele der älteren Organisationen war charakteristisch, daß sie auf der Basis der Bedingungen des bestehenden Systems versuchten, die Lage der Homosexuellen zu verbessern. In den späteren Jahren sind von militanten Organisationen radikalere Forderungen formuliert worden. Inspiriert von der Emanzipationsbewegung der Schwarzen in den Vereinigten Staaten von Amerika haben sie sich von den älteren Organisationen abgesetzt und wollen sich nicht mehr damit begnügen, zu den Bedingungen der Heterosexuellen toleriert zu werden. Die homosexuelle Lebensform soll in ihrem eigenen Recht zur Darstellung kommen. Schlagworte der Schwarzen wie „Black power" und „Black is beautifull" werden zu „Gay Power" (gay – homosexuell) und „Gay is good" umgemünzt. Älteren Homosexuellen fällt es schwer, die Methoden dieser radikaleren Gruppen zu billigen. Umgekehrt können viele jüngere Homosexuelle beiderlei Geschlechts schwer begreifen, wie massiv bis noch vor wenigen Jahren die Unterdrükkung Homosexueller war (s. auch Abschn. 9.2.2).

7.11.6 Einstellungen zur Homosexualität

Die Einstellung zur Homosexualität war lange wechselhaft, doch in den letzten hundert Jahren hat sie sich sehr verändert, vor allem seit dem Erscheinen der zwei Kinsey-Reporte 1948 und 1953 (deutsch 1954 und 1955), in denen klar gezeigt wurde, wie häufig homosexuelles Verhalten ist. Diese Einstellungsänderung hat in vielen Ländern zu Gesetzesänderungen geführt, so daß homosexuelle Beziehungen bei vollem Einverständnis beider Partner mehr oder weniger entkriminalisiert wurden. Es war jedoch immer so, daß der Gewinn eines Jahrzehnts sehr wohl im nächsten Jahrzehnt wieder verlorengehen konnte.

Z. B. hat das Auftreten von AIDS – wie oben beschrieben – wiederum die Furcht vieler Menschen vor Homosexuellen akzentuiert und zu erneuter Diskriminierung geführt.

Es fragt sich nun, ob eine äußere Legalisierung gleichbedeutend damit ist, daß die Animosität gegen Homosexuelle verschwindet. Es ist evident, daß die äußeren Sanktionen zur Aufrechterhaltung der Animosität beigetragen haben. Dagegen ist es nicht sicher, ob die Animosität jetzt verschwindet, nachdem die Sanktionen aufgehoben wurden. In diesem Zusammenhang muß man sich fragen: Warum erweckt gerade die männliche Homosexualität Animosität, während die weibliche Homosexualität kaum als Problem begriffen wird? Und warum werden gerade feminine homosexuelle Männer in der Bewertungsskala so niedrig eingestuft, und zwar sowohl von Heterosexuellen wie von Homosexuellen? Innerhalb dieses Rahmens ist es unmöglich, diese Fragen erschöpfend zu beantworten, aber es soll kurz beschrieben werden, welche Faktoren hier vielleicht eine Rolle spielen. Es liegt zum Teil daran, daß der feminine homosexuelle Mann als eine Art Schreckgespenst auf andere Männer wirkt. Dies hängt mit der an alle Menschen gestellten Forderung zusammen, im Leben ein Gleichgewicht zwischen Geben und Nehmen herzustellen, zwischen Submissivität und Dominanz.

Wie bei der Besprechung von Sadomasochismus kurz berührt, ist es für beide Geschlechter in vielen Lebenssituationen, u. a. in erotischen, notwendig einzulenken, sich einzuordnen, der empfangende (submissive) Partner zu sein, in anderen Situationen dagegen ist es notwendig, zu bestimmen, die Initiative zu ergreifen, die Verantwortung zu übernehmen, der Gebende (Dominante) zu sein. Erfahrungsgemäß fällt es den Männern schwerer als den Frauen, das richtige Gleichgewicht zwischen Submissivität und Dominanz zu finden, vielleicht weil sie unberechtigterweise ein Gleichheitszeichen zwischen Submission und Feminität und zwischen Dominanz und Maskulinität setzen. Viele Männer zweifeln an ihren eigenen dominanten („maskulinen") Fähigkeiten und fürchten, daß andere diese „Schwäche" bemerken und ausnutzen, um sie zu unterjochen (zu „feminisieren"). Homosexuelle Männer, vor allem der feminine Typ, werden von manchen selbstunsicheren Männern als warnendes Beispiel dafür aufgefaßt, wie übel die Sache bei ihnen ausgehen könnte. Sie versuchen, sich gegen diese Drohung zu wehren durch Abstandnahme, Abscheu und möglicherweise Aggressivität. Bei homosexuellen Frauen brauchen sie keine entsprechenden Befürchtungen zu haben, und sie haben sie auch nicht. Man versteht auch, daß Frauen im allgemeinen bei Konfrontationen mit Homosexuellen, welchen Geschlechts auch immer, nicht in solche Konfliktsituationen geraten.

Wenn es zutrifft, daß unsere eigenen Konflikte, insbesondere beim Dominanz-Submissionsproblem, unsere Einstellung zur Homosexualität bestimmen, ist es deutlich, daß eine äußere Legalisierung nicht ausreicht, um die allgemeine Einstellung zur Homosexualität zu ändern. Auch die Aufforderung, „Toleranz" zu zeigen, hilft nicht viel. Was soll denn eigentlich toleriert werden? Es scheint, daß es sich nicht so sehr darum handelt, die Homosexuellen zu tolerieren als vielmehr, sich selbst anzunehmen. Es kann auch nicht die Rede davon sein, daß es sich etwa um ein Minderheitenproblem handele oder eine besondere Gunst, die man einer Minderheit zukommen lassen möchte, sondern es ist eine allgemeine Problematik, die im Interesse aller so gut wie möglich gelöst werden sollte. Vielleicht sind wir schon auf dem Wege zum Verständnis dieser Problematik, als wichtige Voraussetzung dafür, daß echte Toleranz entstehen kann. Eine solche Einstellungsveränderung setzt u. a. voraus, daß man mit falschen Vorstellungen von Maskulinität und Feminität aufräumt und daß man die Angst, die bei Konfrontation mit homosexuellen Personen (und eigenen homosexuellen Empfindungen) auftritt, dazu benutzt, sich selbst näher kennenzulernen. Wir sollten in solchen Situationen lieber fragen: „Wovor habe ich Angst?", und man sollte nicht die Angst in Abscheu und Aggressivität umkehren. Nur so ist es möglich, daß die heute vorherrschende äußerliche Pseudotoleranz gegenüber der Homosexualität durch echte, auf Einsicht beruhende Akzeptierung abgelöst wird.

Es ist noch zu früh zu beurteilen, welche Rolle die HIV-Epidemie für dieses Problem spielen wird.

7.11.7 Arzt und homosexueller Patient

Versucht man, die Zahlen der Kinsey-Berichte von der nordamerikanischen auf andere Kulturen zu übertragen, muß man damit rechnen, daß in einem Land wie Dänemark mit etwa 5 Mill. Einwohnern zwischen 100 000 und 200 000 „eigentliche" Homosexuelle leben und darüber hinaus eine beträchtliche Zahl von Menschen mit homosexuellen Gefühlen und homosexuellen Erfahrungen. Die meisten Ärzte werden daher relativ häufig in Situationen um Rat gefragt werden, in denen Homosexualität eine größere oder kleinere Rolle spielt.

Homosexualität an sich braucht kein Problem zu sein oder zu Problemen Anlaß geben. Hiervon muß der Arzt bei der Beratung homosexueller Patienten ausgehen. Bell und Weinberg sagen: „Der Therapeut, der immer noch glaubt, er sei dazu verpflichtet, die sexuelle Orientierung eines homosexuellen Patienten zu verändern, hat keine Ahnung, worum es wirklich geht; darum nämlich, jedenfalls zunächst einmal, zu überlegen, weshalb eine bestimmte Person die Homosexualität als problematisch erlebt, und zu untersuchen, wie sein oder ihr Lebensstil zufriedenstellender gestaltet werden könnte."

Manche Homosexuelle suchen den Arzt in Krisensituationen auf, in denen ihr Selbstwertgefühl erschüttert wurde oder sie sogar einen richtigen Selbsthaß entwikkelt haben. Sie haben die negative Beurteilung der Homosexualität und der Homosexuellen durch ihre Umgebung übernommen.

Die primäre Aufgabe des Arztes ist hier, dem Patienten zu neuer Selbstachtung als Homosexuellem zu verhelfen. Er soll nicht viele Fragen stellen, er braucht keine Sympathiebekundungen abzugeben, geschweige denn Lösungsvorschläge zu machen. Man soll dem Patienten zuhören, sich einen Eindruck verschaffen und erst später, vielleicht nach mehreren Gesprächen, dazu Stellung nehmen, welche Hilfsmittel gerade dieser Patient und seine Umgebung haben und wie sie mobilisiert werden können.

In zahlreichen Arbeiten mit psychoanalytischem, aber auch mit verhaltenstherapeutischem Hintergrund wird behauptet, daß eine Umstimmung von Homosexualität zu Heterosexualität möglich sei. Meist handeln sie von homosexuellen Männern. Der Ausgangspunkt ist dieser: Das heterosexuelle Potential, das viele Homosexuelle besitzen, wird auf Kosten der homosexuellen Einstellung und des homosexuellen Verhaltens gefördert. So etwas kommt übrigens auch ohne das Eingreifen von Therapeuten vor. Es ist kaum überraschend, daß dies möglich ist, es sei denn, man beurteilte die Welt nach einem Entweder-oder-Modell. Es erstaunt auch nicht, daß manche Homosexuelle in Anbetracht der Einstellung der Umgebung solch eine Lösung anstreben. Aber solche Intentionen verführen leicht zu der Vorstellung, daß eigentlich alle Homosexuellen zu heterosexueller Einstellung und heterosexuellem Verhalten „umgestimmt" werden müßten. Immer mehr Therapeuten opponieren gegen diese Haltung, die sie für unethisch halten, für einen Ausdruck fehlenden Respekts. Andere Therapeuten lehnen sie aus eher pragmatischen Gründen ab, sie halten die Zielsetzung für eine Überforderung oder für undurchführbar. Selbst die eifrigsten Befürworter einer „Umstimmung" von Homosexuellen behaupten nicht, daß es möglich sei, einen ausschließlich homosexuellen Menschen von Grund auf zu ändern und in einen Heterosexuellen zu verwandeln.

Nur selten wenden sich Homosexuelle an einen Arzt, weil sie ihre sexuelle Orientierung ändern wollen – teils wahrscheinlich, weil sie sehr genau wissen, daß sich das meistens nicht machen läßt, und teils, weil sie solch eine Änderung auch gar nicht wünschen. Dagegen trifft man häufiger Menschen, die im Zweifel über sich selbst und über ihre sexuelle Identität sind. Hier hat der Arzt die wichtige Aufgabe, darauf hinzuweisen, daß die meisten Menschen sexuell nicht so sehr nach einem Entweder-oder-Modell ausgerichtet sind – wie früher angenommen – und daß ein gewisses homosexuelles Potential nicht bedeutet, daß der Betreffende homosexuell ist und damit von einem heterosexuellen Geschlechtsleben abgeschnitten ist. Vielen Patienten kann man dazu verhelfen, allmählich darüber klarzuwerden, wo sie hingehören und wie sie ihr Leben einrichten sollen. So wie die Verhältnisse heute sind, ist es meistens leichter, überwiegend als Heterosexueller zu leben, und der Arzt soll das keineswegs verschweigen. Andererseits muß er den Menschen, die sich ganz oder überwiegend als homosexuell empfinden, zu der Erkenntnis verhelfen, daß eine homosexuelle Lebensführung wohl andere Anforderungen stellt und andere Möglichkeiten eröffnet als eine heterosexuelle, daß man aber ein befriedigendes, reiches Leben führen kann, gleichgültig, ob man hetero- sexuell oder homosexuell ist.

Sollte der Patient den Arzt direkt um Rat fragen, ob er eine Ehe eingehen könne, muß der Arzt zu klären versuchen, ob der Patient sich ausschließlich als homosexuell erlebt. In diesem Falle muß von einer Ehe abgeraten werden, insbesondere, wenn der Patient sich Hoffnung macht, daß ihn die Ehe von der Homosexualität heilen könne. Vielfach wird der Arzt keine Stellungnahme abgeben können, sondern alle Aspekte der Problematik mit dem Patienten durchsprechen müssen, auch solche, an die der Patient gar nicht gedacht hat. Danach muß er dem Patienten klarmachen, daß dieser sich selbst entscheiden muß.

Man kann nicht generell dazu Stellung nehmen, ob ein verheirateter Homosexueller seinen Partner von seiner Homosexualität unterrichten soll. Manchmal ist es sicher das beste, in anderen Fällen könnte es mehr schaden als nützen. Auch hier kann eine offene, allseitige, vorurteilsfreie Besprechung dem Patienten eine Hilfestellung geben, selbst zu entscheiden. Oft fühlen diese Menschen sich mit ihrem Problem sehr isoliert und wagen nur, mit ihrem Arzt darüber zu sprechen. Allein darüber sprechen zu können, kann oft eine große Hilfe sein. Manchmal wird der Arzt gefragt, ob Homosexualität erblich sei (s. Abschn. 7.11.4). Vererbt wird allenfalls eine gewisse Disposition, ansonsten spielen psychologische Faktoren im frühen Kindesalter die entscheidende Rolle. Manche Homosexuelle fürchten, daß eine homosexuelle Veranlagung an ihre Kinder vererbt werden könne, und fühlen sich erleichtert, wenn sie erfahren: Wenn sie in der Lage sind, ihren heranwachsenden Kindern eine emotional geborgene Atmosphäre zu geben, so brauchen sie sich keine Sorgen zu machen.

Angehörige, die wegen der Homosexualität des Ehepartners oder eines Kindes um Rat fragen, sind häufig von Schuldgefühlen und Minderwertigkeitskomplexen geplagt. Sie meinen oft, daß ein Fehler von ihnen Ursache oder Mitursache dafür ist, daß es so kam. Sie unterstreichen, wie liebevoll und aufopfernd sie gewesen seien und daß sie sich nun hinters Licht geführt und abgelehnt vorkommen oder daß sie viel zu gutgläubig waren. Oft haben sie ganz unrealistische Vorstellungen davon, was es eigentlich bedeutet, homosexuell zu sein. Einige Angehörige reagieren vorwiegend aggressiv, andere eher depressiv. Mitunter sind sie vollkommen ratlos, wissen überhaupt nicht, wo sie Hilfe finden können oder wie sie mit der Situation fertig werden sollen. Manche bringen zum Ausdruck, daß es doch wohl eine Krankheit sein müsse, die in dem Falle wohl geheilt werden könne, oder daß ein Charakterdefekt vorläge, der im Zaum zu halten sein müsse.

Man muß zu allererst genau zuhören, ihnen Gelegenheit geben, sich auszusprechen und ihren Gefühlen Ausdruck zu geben. Dann muß man zu erkennen geben, daß man ihre Reaktion versteht, und mit ihnen durchsprechen, welche Konsequenzen die neue Situation erfordert. Danach kann man ihnen Informationen über Fakten geben, von denen sie nichts wissen. Man muß ihnen nahelegen, die aktuelle Situation so realistisch wie nur irgend möglich in Blick zu nehmen, sowohl was ihre eigene Lage wie die der übrigen Beteiligten angeht, und sie auffordern, genau zu erwägen, welche Konsequenzen sich aus den ihnen jetzt mitgeteilten Informationen ergeben könnten. Dagegen soll man sie nicht mit Informationen und guten Ratschlägen überhäufen, und man muß unterstreichen, daß man ihnen nur dabei helfen kann, selbst die notwendigen Entscheidungen zu treffen. Sie müssen die Möglichkeit haben, nochmals anzurufen oder wiederzukommen, wenn sie es wünschen.

In Scheidungssituationen, in denen bekannt wird, daß der eine Partner homosexuell ist, kann der Arzt befragt werden, wem man die Kinder zusprechen soll. Hierüber kann man nichts Generelles sagen. Der Arzt sollte aber vor allem die Gesamtpersönlichkeit der Eltern, ihre Lebensführung usw. berücksichtigen und erst in zweiter Linie ihre sexuelle Einstellung.

Homosexuelle junge Männer wünschen vom Arzt manchmal eine Bescheinigung zwecks Befreiung vom Wehrdienst. Bevor der Arzt eine solche Bescheinigung ausstellt, sollte er darauf aufmerksam machen, daß eine solche Bescheinigung dem Betreffenden später schaden könne, z. B. wenn er einen Beruf ergreifen will, in dem Homosexuelle ungern gesehen werden oder direkt unerwünscht sind. Viele Homosexuelle haben lieber ihren Wehrdienst abgeleistet, ohne ihre Homosexualität zu verraten. Die Homosexualität ist heute kein Hindernis mehr bei der Ableistung des Wehrdienstes.

Auch wenn es banal erscheint, muß darauf hingewiesen werden, daß Homosexuelle körperliche und seelische Erkrankungen haben können, die genau wie entsprechende Krankheiten bei Heterosexuellen behandelt werden müssen.

Es ist sehr wichtig, daß Therapeuten, die eine Behandlung von sexuellen Schwierigkeiten übernehmen, eine ausreichende fachliche Grundausbildung haben, damit sie nicht isoliert auf die sexuelle Problematik starren, sondern in der Lage sind, eine ganzheitliche Beurteilung vorzunehmen. So können bekanntlich als Stufe in der Entwicklung einer Schizophrenie Klagen über Geschlechtsidentitätsprobleme vorgebracht werden, oft formuliert in Form einer Befürchtung, daß sich eine homosexuelle Entwicklung anbahne, die vom Patienten und seiner Umgebung bemerkt würde. Eine solche Veränderung wird vom Patienten nicht selten als etwas Fremdes, Angsterregendes und Bedrohliches empfunden, manchmal begleitet von veränderten Körperwahrnehmungen. Junge schizophrene Frauen können z. B. darüber klagen, daß ihre Nase und ihrAdamsapfel größer würden, daß sie immer mehr einem Manne ähnlich würden und daß sie einen Penis wachsen fühlten. Junge schizophrene Männer können darüber klagen, daß ihre Gesichtszüge verwaschen und feminin würden, daß der Bartwuchs abnähme, daß ihre Brüste größer und ihre äußeren Genitalien kleiner würden. Bei beiden Geschlechtern wird über Gefühle von „Beeinflussung“ der Geschlechtsorgane geklagt. Klagen solcher Art müssen natürlich als Symptom einer schizophrenen Entwicklung verstanden, und nicht einer isolierten Beurteilung und Behandlung unterzogen werden.

7.11.8 Homosexualität aus der Sicht Betroffener

In dem Film „Die Gefühle sind die gleichen“ (Hartkopp und Hertoft, 1972) äußern Homosexuelle sich über ihre Einstellung.

Nina: Sich gegenseitig berühren, so lange wie möglich, ist einfach herrlich, dies, sich küsssen, sich nur berühren, sich gegenseitig an den Händen halten und sich in die Augen sehen. Das alles klingt wie, ja, wie eine Jungmädchenverliebtheit oder Ähnliches, aber so wird es bei mir immer sein. Den Verkehr so lange wie möglich auszudehnen, also nur eben dies herrliche, schwebende Gefühl, die Unruhe im Magen, wo man nur einander ansieht und sich berührt, und je länger man es hinauszieht, desto schöner ist es. So ist das Spiel. Geht es zu schnell, geht es kaputt. Wir waren einfach immer so zusammen, aber dann plötzlich dies, daß noch etwas mehr da war, als nur dasitzen und Händchen halten, daß wir zusammen ins Bett wollten. Ich wußte nicht, was los war, denn ich hatte es nie versucht.

Ich ahnte nicht, wie man sich mit einem Mädchen im Bett benahm – und das war sehr komisch – es ging mir erst auf, als ich auf der Bettkante saß, daß da etwas mehr war, es war also ganz lustig, aber auch erschreckend, denn ich wußte nicht, wie ich mich benehmen sollte, und es endete natürlich damit, daß ich lag und an Eiswaffeln und Teddybären dachte. Wenn ich einem anderen Mädchen erzählte, daß ich lesbisch bin, habe ich mehrfach erlebt, daß sie erschrak und glaubte, ich würde mich über sie werfen und sie vergewaltigen, und daß ich mit ihr ins Bett wollte, aber so ist das gar nicht bei mir. Das ist eben so, daß ich meine Vorstellung davon habe, wie ich einen anderen Menschen haben will, also, ich habe einen bestimmten Typ. Ich werfe mich doch nicht einfach auf alle möglichen Frauen, bloß weil ich lesbisch bin.

Ich war mehrfach im Wirtshaus, habe mich mit jungen Männern unterhalten, es war gemütlich und wir diskutierten über alles mögliche. So sprachen wir auch darüber, wie ich bin, und sie waren sehr tolerant. Aber als sie dann betrunken waren, wurden sie sehr aggressiv und wollten mich mit ins Bett haben und mich mit nach Hause nehmen, und obwohl wir gerade erst darüber gesprochen hatten, wie ich bin, wurden sie ganz anders, zogen und zerrten an mir und legten es darauf an, mit mir ins Bett zu gehen, und dann faselten sie etwas davon, sie wollten versuchen, sich wie Frauen zu verhalten. Und das heißt doch nur: die Rollen tauschen – dann ist da trotzdem einer, der bestimmen will, wie das Ganze vor sich gehen soll. Und das ist es tatsächlich: Wenn man mit einem Mädchen im Bett ist, da sind keine vorgegebenen Rollen, da macht man es sich nur zusammen schön, zwei Menschen, ohne daß es gleich eine Männer- oder eine Frauenrolle sein muß, bei der der Mann der Dominierende ist.

Ernst: Mir ging es erst auf, als ich 27 war. Ich war da mit einem Mädchen eineinhalb Jahre verlobt gewesen, aber dann sprach sie von Heirat, und ich dachte darüber nach und merkte, daß es nicht das richtige war. Wir lösten die Verlobung auf, kamen aber weiter zusammen. Denn fing ich allmählich an, in den kleinen verrufenen Gassen herumzulungern, um herauszufinden, was eigentlich los war. Es war eine ganz schreckliche Zeit für mich, ich wußte einfach nicht, auf welchem Bein ich stehen sollte, ich nahm ab und hatte diese und jene Wehwehchen. Als ich es dann erst ein paarmal ausprobiert hatte, sah ich, daß es eigentlich gar nicht so schlimm war und die Welt deswegen nicht einstürzte. Die Freunde, die ich vorher gehabt hatte, die blieben meine Freunde, auch als ich ihnen erzählte, daß ich nun „zum Feind übergegangen sei" – wie man sagt. Und ich kam allmählich wieder zur Ruhe.

Die folgenden Beispiele stammen aus der sexologischen Sprechstunde.

24 Jahre alter Mann, der zusammen mit einer etwas älteren Schwester bei der Mutter aufwuchs. Der Vater verließ die Familie, als der Patient Säugling war, und hat seitdem keinen Kontakt zu seinen Kindern gehabt.

Als Kind war er körperlich gesund, aber ängstlich, weinte leicht, erlebte sich oft als Außenseiter, konnte manchmal heftige Wutanfälle bekommen. Er kam früh mit der Welt des Theaters in Berührung und wollte jahrelang selbst Schauspieler werden. Er nahm Gesangsunterricht, Tanzunterricht u. a. und hatte immer wieder kurzfristig kleinere Rollen an Theatern und tanzte auch. Die Hoffnung auf eine Karriere am Theater hat er jedoch aufgegeben und fühlt sich als Blumenhändler wohl.

Als Kind hat die Mutter ihn oft vor homosexuellen Männern gewarnt, es wären schreckliche Leute. Im Alter von 12 Jahren verliebte er sich in einen Schauspieler und wurde sich darüber klar, daß er selbst homosexuell war. Die Verliebtheit war nur einseitig, jedenfalls entstand keinerlei Kontakt. Kurz darauf begann er eine Beziehung zu einem Jungen, der im gleichen Haus wohnte, und er hat seitdem mehrere Beziehungen zu gleichaltrigen und zu etwas älteren Männern gehabt. Erst kürzlich erzählte er der Mutter davon, sie nahm es sehr ruhig auf. Die Schwester hat seine Homosexualität voll und ganz akzeptiert.

Er hält sich für hundertprozentig homosexuell und akzeptiert sich völlig in dieser Rolle. Ein paar Jahre lang wohnte er mit einem drei Jahre älteren Werbegraphiker zusammen, in den er sehr verliebt war, von dem er sich aber völlig dominiert fühlte. Dies gab Anlaß zu zahlreichem Gezänk, ohne daß sich ihr gegenseitiges Verhältnis änderte. Ab und zu geht er in die Stadt, um andere Männer zu treffen, vor allem um den Freund eifersüchtig zu machen, denn im Grunde liegt ihm nichts an Gelegenheitsbegegnungen. „Damals, als ich Anfänger war, war es mir egal, mit wem ich ging, aber heute ist es anders." Er äußerte Verachtung für Teile der homosexuellen Welt, die er als verlogen beschrieb.

Der eigentliche Anlaß der Konsultation war sein Wunsch, vom Wehrdienst befreit zu werden, er meinte, er würde bei den Anforderungen, die das Militär stellte, zusammenbrechen. Außerdem fürchtete er sich vor Neckereien der anderen Wehrpflichtigen, wenn bekannt würde, daß er homosexuell ist. Er wußte, daß er dies nicht verbergen konnte. Er wurde vom Wehrdienst befreit, aber ein halbes Jahr später kam er wieder und bat um Hilfe, um ins Gleichgewicht zu kommen. Er hatte Angst vor dem vielen Streit mit dem Freund. Einerseits wollte er den Freund behalten, andererseits wollte er von ihm los kommen. Er wollte von ihm „respektiert" werden, machte sich aber gleichzeitig völlig von ihm abhängig und konnte nichts allein fertigbringen. Er klagte darüber, daß die Freunde ihn verließen, doch berichtete er gleichzeitig von mehreren Fällen, in denen die Freunde ihm tatsächlich zu helfen versucht hatten. Er sagte, daß er gern sexuelle Beziehungen mit Frauen aufnehmen wollte, aber Mutter und Schwester hatten sich „eingemischt" und es verhindert.

Sein Verhalten hatte stark appellativen Charakter. Wenn er sich unsicher fühlte oder Vorwürfe fürchtete, pflegte er ein entwaffnendes „strahlendes" Lächeln aufzusetzen. Seine Grundstimmung war melancholisch, von Ratlosigkeit geprägt. Er wirkte zart, etwas unreif und ohne große Möglichkeiten, mit Aggressionen und anderen Konflikten fertig zu werden. Man bekam den Eindruck, daß er bei Belastungen mit psychotischen oder psychose-ähnlichen Episoden reagieren könnte, denn seine Abwehrmechanismen schienen instabil und unzureichend.

Nach zwei Gesprächen wurde man sich einig, eine Pause einzulegen, daß er aber bei Bedarf wiederkommen dürfe.

39 Jahre alter, verheirateter Geschäftsführer kommt, um Probleme im Zusammenhang mit der Aufnahme mehrerer homosexueller Beziehungen im letzten Jahr zu besprechen.

Er ist mit vielen Geschwistern in einer kleinen Provinzstadt aufgewachsen. Das Elternhaus war streng und puritanisch. Mit 15 Jahren zog er aus dem Elternhaus aus. Es gelang ihm nicht, eine richtige Ausbildung abzuschließen, er hat sich aber sozial gut durchgesetzt und ist an seinem Arbeitsplatz wohlgelitten. Im Alter von 25 Jahren heiratete er eine zwei Jahre jüngere Frau, mit der er zwei Kinder hat, die keinerlei nennenswerte Schwierigkeiten bereiten. Die Ehefrau war nie berufstätig und hat sich große Mühe gegeben, Haus und Familie vorbildlich zu versorgen.

Der Patient hatte mit 20 Jahren die erste sexuelle Beziehung zu einer Frau, und im ganzen hatte er zwei Frauenbekanntschaften vor der Ehe. Er hatte nie Potenzprobleme, hatte regelmäßig Geschlechtsverkehr und glaubt, daß seine Frau immer befriedigt wurde, jedenfalls hat sie sich nie beschwert und ist nie sexuell abweisend gewesen. Er erinnert sich nicht, daß er sich als jüngerer Mann sexuell besonders unbefriedigt gefühlt hatte. Doch erst in den letzten Jahren ging ihm auf, daß Frauen ihn nicht im geringsten interessierten. Erst vor ein paar Jahren fand er den Mut und nahm eine Beziehung zu einem Mann auf, den er in einer Bar getroffen hatte. Seitdem hat er regelmäßig Beziehungen zu gleichaltrigen Männern gehabt, die er immer in einem bestimmten bescheidenen Restaurant, das als Treffpunkt für Homosexuelle bekannt ist, trifft. Die Ehefrau weiß nichts davon, und er wagt nicht, ihr etwas darüber zu erzählen, weil sie als wenig tolerant beschrieben wird und kaum wahrnimmt, was um sie herum vor sich geht. Er hat immer viel Arbeit und übernimmt viele Verpflichtungen, um den Problemen nicht ins Auge sehen zu müssen und von zu Hause wegzukommen.

Seine Frage ist: Kann ich von meiner homosexuellen Einstellung „geheilt" werden, und können meine Kinder die „Veranlagung" geerbt haben? Er fühlt sich elend und schuldbeladen und weiß nicht, mit wem er sprechen soll.

Er ist mittelgroß, sieht etwas düster aus und älter als er wirklich ist. Er macht den Eindruck eines Erwekkungspredigers, ist aber sonst unauffällig. Nach dem ersten Gespräch ist er etwas erleichtert und teilt mit, er wolle sich einen verheirateten Mann suchen, der die gleichen Probleme hat wie er.

Vier Monate später kommt er wieder, klagt über Konzentrationsschwäche, Schlaflosigkeit, Reizbarkeit und allgemeine Verspanntheit. Er hat einen geschiedenen Mann getroffen, dem er sich sehr verbunden fühlt. Die Hauptbedeutung liegt für ihn in der Freundschaft, den gemeinsamen Autofahrten, doch hat er auch Freude am sexuellen Beisammensein. Für den Freund ist das Sexuelle aber die Hauptsache, und damit ist der Patient nicht ganz zufrieden. Trotzdem will er die Beziehung vorläufig aufrechterhalten, sie allerdings nicht weiter ausbauen.

Vor drei Wochen hat er seiner Frau gesagt, wie es um ihn steht. Sie nahm es zunächst ruhiger auf, als er erwartet hatte, aber sie teilte es mehreren Familienmitgliedern mit, und darüber war er sehr verärgert. Nach ihrer Meinung handelt es sich entweder um eine Krankheit, die dann der Behandlung bedarf, oder um ein Problem, das mit Selbstbeherrschung und gutem Willen zu bewältigen sein muß. Er fühlte sich sehr elend und hatte ernsthaft an Suizid gedacht. Das Geschlechtsleben mit der Frau hat aufgehört, und er trug sich mit dem Gedanken, sie zu verlassen, wagte aber nicht, es ihr zu offenbaren; außerdem fürchtet er die ökonomischen Konsequenzen und die Einsamkeit.

Bei einem nun stattfindenden Gespräch mit der Ehefrau ist diese zunächst sehr verschlossen; denn nach ihrer Überzeugung steht der Therapeut in jeder Hinsicht auf der Seite des Mannes und ist gegen sie eingestellt. Sie betont, daß sie ihren Mann liebt, immer seine Wünsche erfüllt hat, obgleich er, wie sie meinte, von Natur schwierig ist, ein hartes, verschlossenes Wesen hat und es nicht leicht gewesen ist, mit ihm zusammen zu leben, das hätten auch die Kinder bemerkt. Sie sagt, daß sie keine anderen sexuellen Beziehungen zu Männern hatte und sich sexuell sehr an ihn gebunden fühlt; sie hält dies für den Teil ihrer Ehe, der am besten geglückt ist. Es war deshalb ein Schock für sie, als er ihr von seinen Beziehungen zu Männern erzählte, und sie war überzeugt, daß er nicht homosexuell ist „dazu ist er zu sehr Mann". Sie will konkret wissen, wie sie ihn „behandeln" soll, damit er wieder „gesund" wird. Sich scheiden lassen will sie nur sehr ungern. Sie fragt, ob es ihre „Schuld" ist, daß er „sich so entwickelt hat". Während des Gesprächs beruhigt sie sich etwas, man hat jedoch den Eindruck, daß sie sich ständig angegriffen fühlt, sich selbst aber in einer aggressiven Spannungslage befindet.

Beim folgenden Gespräch mit beiden Ehepartnern wird deutlich, daß sie sich weit voneinander entfernt haben und wenig Chancen für sie bestehen, bei ihren Differenzen auf einen Nenner zu kommen. Es wird verabredet, abzuwarten, ohne etwas Entscheidendes zu tun. Der Mann bittet um Beruhigungstabletten.

Ein paar Wochen später ruft er an und sagt, es ginge sehr auf und ab. Die Ehefrau ist überzeugt, daß alles wieder gut wird, wenn er erst "geheilt" ist, er selbst ist aber gar nicht hoffnungsvoll.

Einen Monat später ruft er wieder an und erzählt, daß er ein paar Tage mit seinem Freund zusammen gewesen war. In der Zeit brauchte er keine Medikamente, er war nicht angespannt, reizbar oder deprimiert, wohl hatte er immer ein schlechtes Gewissen. Er hatte eingesehen, daß er wohl ausziehen muß, wußte aber nicht, wie er es seiner Frau sagen sollte. Wiederum einen Monat später hat sich sein Zustand verschlimmert, er ist krankgeschrieben, fühlt sich zu Hause wie eingesperrt. Dem Freund hat er den Laufpaß gegeben, und er weiß weder aus noch ein.

Er kam in ein Nervensanatorium. Später hörten wir, daß er ausgezogen war, aber er hat sich nicht wieder an uns gewandt.

Ein Schulpsychologe bat um ein *Beratungsgespräch mit zwei miteinander lebenden Frauen und der 14jährigen Tochter der einen,* die Schulprobleme hatte.

Alle drei kamen zusammen zum Gespräch. Die Mutter des Mädchens war 37 Jahre alt, vor zwölf Jahren geschieden. Ein Sohn, jetzt 18 Jahre alt, war nach der Scheidung bei der Schwester des Vaters aufgezogen worden, während sie selbst die Tochter bei sich behielt. Weder sie selbst noch die Tochter hatten Verbindung zu dem geschiedenen Vater. Kurz nach der Scheidung war ihre jetzige Freundin eingezogen, offiziell als Untermieterin.

Die geschiedene Frau hatte sich mehrere Jahre mit Arbeit als Reinemachefrau und zeitweise durch Sozialhilfe ernährt. Sie hatte eine gute Sozialwohnung.

Über die Tochter erzählte sie, daß sie wortblind (Alexie) ist und Sonderunterricht bekommt. Es hatte einige Verhaltensprobleme gegeben, teils Diebereien, teils „Aufsässigkeit" gegen die Mutter, aber ihr Verhältnis zur Freundin, die „Hanse" genannt wurde, war gut. Die Mutter hatte gelegentlich erwogen, die Tochter in ein Heim zu geben, worüber die Tochter sehr erzürnt war.

Die Mutter schämte sich, mit einer Frau zusammen zu leben, und isolierte sich aus diesem Grunde von anderen Menschen. Sie hatte das Gefühl, daß man sie beobachtete und über sie sprach, sie war sich aber im klaren darüber, daß sie zu empfindlich ist, denn sie war nie schikaniert worden und wurde von den Nachbarn nett behandelt.

Das Mädchen war klein, schmächtig und sah kindlich aus. Sie wirkte etwas unterbegabt und altklug. Sie war unzufrieden mit dem Sonderunterricht, hielt die anderen Kinder für dümmer als sich, und sie räumte ein, daß ihr die Sache mit „Hanse" peinlich ist, doch ohne recht zu wissen, warum. Sie mochte „Hanse" aber sehr gern, sie meisterte alle Schwierigkeiten in der Schule und sonstwo. Sie erwog auszuziehen, aber erst in einigen Jahren. Sie war ärgerlich auf den Vater, „er könnte doch jedenfalls mal schreiben", und sie sagte, daß „Hanse" ihr faktisch mehr bedeutete als der Vater. Die Kameraden hatten sie oft gefragt, warum sie sich denn nach „Hanse" richtete, wo sie doch nur Untermieterin ist, und sie antwortete: „Ich glaube nicht, daß Mutter ohne sie kann." Spontan sagte sie, daß sie es sich nicht vorstellen kann, selbst mit einer Frau zusammen zu leben. Die Mutter hatte zuvor mitgeteilt, daß die Tochter mehrfach kleine Verliebtheiten mit Jungen gehabt hatte.

Zuletzt kam das Gespräch mit „Hanse". Sie war 40 Jahre alt, hochgewachsen, mager, mit Maurerhemd und Cowboyhosen bekleidet, hatte kurzgeschnittenes graues Haar. Ihre Beurteilung der Situation im Hause war sehr realistisch. Sie erzählte, daß die Freundin psychisch instabil, manchmal nachgebend, manchmal schroff ist, daß die Tochter sehr mürrisch und querköpfig sein kann, aber bestimmt nicht dumm ist. „Hanse" hatte manchmal erwogen, fortzuziehen, fühlte sich beiden jedoch eng verbunden und verantwortlich für die Aufrechterhaltung des Heimes. Sie arbeitete als Taxifahrerin und war damit zufrieden.

Nach Gesprächen mit allen dreien war man sich darüber einig, daß der Schulpsychologe sich mehr der Probleme der Tochter anzunehmen hatte, daß die Mutter ihre Scheu vor den Lehrern der Tochter und ihren Kameraden zu überwinden versuchen und sich mehr um die Probleme der Tochter kümmern sollte. Mit dem übrigen glaubten sie selbst fertig werden zu können, bei Bedarf wollten sie wieder Kontakt aufnehmen.

Ein Mann in mittleren Jahren, mit guter Ausbildung und wohlhabend, konsultierte uns von sich aus, weil er unter seinem starken Geschlechtstrieb litt. Er hat sich immer homosexuell gefühlt und viele Jahre lang täglich entweder mit einem Partner oder durch Selbstmanipulation Auslösung bekommen. Er hat zahlreiche homosexuelle Beziehungen gehabt und zieht 18- bis 20jährige Männer vor. Er war nie in Konflikt mit der Polizei gewesen, und er akzeptiert seine Homosexualität. Aber es quält ihn, daß er sich emotional zu stark an seine Partner bindet und immer wieder enttäuscht wird, weil seine Gefühle nicht erwidert werden, vielleicht weil er sich in einen besonderen Typ von Mann verliebt, von dem er nicht erwarten kann, daß er seine Gefühle erwidert. Hat er sich verliebt, kann er nicht schlafen, sich nicht konzentrieren, sich für nichts anderes interessieren. Er hat oft seine Zuflucht zum Alkohol genommen und mehrfach Suizid erwogen, um Frieden zu finden.

Er hofft, daß eine Antiandrogenbehandlung bewirkt, daß er sich besser auf seine „wirklichen Interessen" und sein Geschäft konzentrieren kann und dadurch mehr vom Leben hat.

Man behandelt ihn nun mit Cyproteronacetat 50 mg täglich, und nach 14 Tagen bemerkt er eine Reduktion seiner Libido, die er als angenehm empfindet. Junge Männer beunruhigen ihn nicht mehr, obgleich er sich weiterhin für sie interessiert. Er hat mehr Energie, wirkt jetzt aufgeschlossener und kann sich wieder für seine Mitmenschen interessieren. Die Behandlung bezeichnet er als „Wunderkur".

Weil er jedoch an Gewicht zunahm und Haarausfall bekam, wurde die Dosis versuchsweise auf 25 mg täglich reduziert. Daraufhin nahm seine Libido wieder zu, und das belastete ihn, so daß man wieder zu 50 mg Cyproteronacetat tägl. überging, jetzt ohne Nebenwirkungen. Er fühlt sich auch nach 18monatiger Cyproteronacetat-Behandlung wohl und will vorläufig nicht damit aufhören.

7.12 Pädophilie

Die Einstellung zu sexuellen Beziehungen zwischen Erwachsenen und Kindern ist in verschiedenen Kulturen sehr unterschiedlich gewesen. In einigen Kulturen werden solche Beziehungen akzeptiert, wenn sie nicht unter Zwang stattfinden und keine Körperverletzung mit sich führen. In unserem Teil der Welt werden solche Beziehungen meistens negativ beurteilt.

Zu einer solchen negativen Beurteilung von sexuellen Beziehungen zwischen Erwachsenen und Kindern kommt es u. a., weil man annimmt, daß das Kind das „unschuldige Opfer" eines „Übergriffs" des Erwachsenen sei und daß solche Beziehungen dem Kind schaden würden, wenn auch nicht körperlich, so jedenfalls seelisch. Der Erwachsene wird als „Sittlichkeitsverbrecher" eingestuft, der kein Verantwortungsgefühl kennt und am Kind nur sexuell interessiert ist.

Diese weitverbreitete Auffassung hält einer näheren Überprüfung aber nicht stand. Natürlich kommen gewaltsame sexuelle Übergriffe an Kindern vor, und für solche gibt es auch keinerlei Entschuldigungen. Diese sind aber keineswegs charakteristisch für die sexuellen Verhältnisse zwischen Kindern und Erwachsenen. Man darf auch den Mißbrauch von Kindern, der in der Kinderpornographie zum Ausdruck kommt, nicht mit gewöhnlichen pädophilen Beziehungen verwechseln. Kinderpornographie hat ebenso wenig mit der Wirklichkeit zu tun wie Erwachsenenpornographie.

Was über pädophile Beziehungen veröffentlicht wurde, ist begrenzt, und es ist über pädophile Beziehungen zwischen Männern und Jungen mehr geschrieben worden als über solche zwischen Männern und Mädchen. Man hat mehr über den erwachsenen Partner geschrieben als über das beteiligte Kind. Pädophile Beziehungen zwischen Frauen und Kindern sind offenbar eine Seltenheit. Eine Arbeit von MOHR et al. (1964) stützt sich auf forensische Daten aus Canada und zeichnet sich dadurch aus, daß sowohl „Opfer" wie „Täter" und sowohl Beziehungen mit Jungen wie mit Mädchen beschrieben werden. Gerichtliche und klinische Untersuchungen müssen natürlich ein schiefes Bild ergeben, u. a. weil die Dunkelziffer wahrscheinlich sehr groß ist. Nur eine kleine Zahl kommt zur Kenntnis der Behörden. Man muß jedoch davon ausgehen, daß solche Studien jedenfalls die „schwersten" Fälle umfassen. Ist diese Annahme richtig, bestärkt die vorliegende Literatur noch mehr die Auffassung, daß eine vorwiegend negative Beurteilung pädophiler Beziehungen mehr auf Vorurteilen als auf Tatsachen beruht.

Der amerikanische Theologe ROSSMAN (1976) hat viele Daten über homosexuelle pädophile Beziehungen gesammelt. Durch seinen Kontakt zur pädophilen Subkultur kam er in Verbindung mit 215 „Päderasten" und mit 300 Jungen, und er stützte sich außerdem auf „schriftliches Material" von 800 Personen. Die wenigsten waren mit juristischen oder ärztlichen Instanzen in Berührung gekommen, und sie stellten einen sehr breiten Ausschnitt aus der amerikanischen und teilweise der europäischen Bevölkerung dar.

Der holländische Psychologe BERNARD (1979) hat sich viele Jahre mit Pädophilie, und zwar mit Beziehungen zu Jungen wie zu Mädchen, beschäftigt. Sein Buch enthält eineReihe von Untersuchungen über Pädophilie, Beschreibungen pädophiler Beziehungen vom Blickpunkt des beteiligten Kindes wie dem des erwachsenen Partners, eine umfassende, chronologisch geordnete Bibliographie seit 1945 und Adressen pädophiler Organisationen in verschiedenen Ländern.

Ferner kann auf COOK und HOWELL (1981) und SANDFORT (1982) verwiesen werden.

Das Folgende bezieht sich auf diese Publikationen, die bei aller Verschiedenheit im großen und ganzen zu den gleichen Ergebnissen kommen.

Nach dem, was wir über die Sexualität von Kindern wissen, kann es nicht überraschen, daß Kinder selbst an sexuellen Beziehungen zu Erwachsenen interessiert sein können (s. auch Kap. 2), genauer gesagt: Bei dem Bedürfnis von Kindern nach engem Kontakt zu Erwachsenen scheint der Abstand zwischen allgemein engem psychischen und physischen Kontakt und der Kontaktform, die man – etwas künstlich – als sexuellen Kontakt bezeichnen könnte, nicht so groß zu sein.

Nach dem, was wir über Erwachsene wissen, ist es nicht besonders merkwürdig, daß manche Erwachsene sexuelle Beziehungen zu Kindern aufnehmen, ohne deshalb monströs oder verbrecherisch zu sein. VANGGAARD (1972) ist der Meinung, daß die gegenseitige Anziehung zwischen erwachsenen Männern und Jungen ein ganz allgemeines Phänomen sei, das in unserem Kulturbereich aber unterdrückt würde. Er schreibt: „Zwischen Männer und Jungen ... kommt eine Gefühlsbeziehung vor, die in Farbe und Intensität bei genauer Betrachtung ohne weiteres als sexuell bezeichnet werden müßte, obgleich das Genitale ganz außer Betracht und außerhalb des Bewußtseins der Partner liegt."

Er schreibt, es sei gar nicht so lange her, daß solche Beziehungen in unserer Kultur akzeptiert wurden: „Am Ende des 18. und Anfang des 19. Jahrhunderts – in der sogenannten Sturm-und-Drang-Periode – gibt es eine Unzahl intensiv gefühlsgeladener Liebesverhältnisse zwischen Männern, literarisch belegt und historisch bezeugt. Bei diesen Beziehungen kamen warme Gefühle zum Ausdruck, Küsse und Umarmungen wurden ausgetauscht. Freundschaftsverhältnisse und Schüler-Lehrer-Beziehungen waren von großer Bedeutung und wurden respektiert in einer Weise, die man heute nicht mehr recht versteht." Er beschreibt dann, „wie der durchschnittliche Junge oder Jüngling leicht in eine erotische Beziehung zu einem bewunderten Vorbild geraten konnte, ohne daß dies später zu Störungen in seinem Verhältnis zu Frauen zu führen brauchte." Aber in unserem Teil der Welt haben die meisten erwachsenen Männer „ihren Geschlechtstrieb ganz auf die Frau hin kanalisiert", eine Begrenzung, die ihren Preis kostete.

VANGGAARDS Gesichtspunkte werden von vielen, die die menschliche Psyche kennen, geteilt und lassen sich auf verschiedene Weise untermauern. Wir sehen also, daß es bei normalen Kindern und Erwachsenen eine Basis für gegenseitige sexuelle Beziehungen gibt, daß solche nicht „unnatürlich" sind, sondern daß kulturelle Bedingungen solche Beziehungen in ein zweifelhaftes Licht gerückt haben.

Es ist nicht die Absicht, mit diesen Zitaten für pädophile Beziehungen Propaganda zu machen oder zu unterstellen, daß wir letztlich alle pädophil seien. Es gibt Menschen, die sich von der Mehrheit dadurch unterscheiden, daß sie sich vorwiegend von Kindern und Jünglichen sexuell angezogen fühlen und bei diesen Beziehungen ihre eigentliche Triebbefriedigung erfahren. Es ist die Absicht, zum Nachdenken anzuregen und sich zu fragen: Sind solche Gefühle so fremdartig oder gar so „unnatürlich", wie oft behauptet wird? Handelt es sich um „Übergriffe" von Erwachsenen, und ist das Kind nur ein „passives" Opfer? Führen solche Beziehungen zu Beeinträchtigungen des Kindes? Kann es dadurch aus der Bahn kommen oder verbogen werden? Haben solche Beziehungen keine positiven Seiten?

Keiner weiß, wie häufig pädophile Beziehungen vorkommen. ROSSMAN (1976) meint, daß ein Achtel der Männer „pädophile Neigungen" hat. Pädophile Beziehungen zu Jungen sind wahrscheinlich häufiger als solche zu Mädchen. Je jünger das Kind ist, desto strenger wird man die Sache allgemein und strafrechtlich beurteilen. In Dänemark ist die Altersgrenze strafrechtlich 15 Jahre, Beziehungen zu Kindern unter 12 Jahren werden strenger beurteilt. Nach MOHR et al. (1964) kann man Pädophilie definieren als „das ausdrückliche Verlangen nach unreifer sexueller Befriedigung mit einem präpubertären Kind", und man kann von heterosexueller, homosexueller und undifferenzierter Pädophile sprechen.

ROSSMAN (1976) definiert Pädophilie als „erotische Anziehung und sexuelles Interesse für Kinder in der Vorpubertät", und er definiert einen Päderasten, einen Knabenliebhaber, als „einen Mann über 18, der sich von Jungen zwischen 12 (bzw. der Pubertät) und 16 Jahre angezogen fühlt oder sich mit ihnen einläßt."

Weder MOHRS noch ROSSMANS Definitionen sind ganz befriedigend. Einige Pädophile sind nicht nur an Kindern vor der Pubertät interessiert, und die Bezeichnung „unreife sexuelle Befriedigung" erscheint unpräzise und abwertend. BERNARD (1979) unterläßt es ganz, Pädophilie zu definieren, sondern schreibt nur: „Pädophilie – sexuelle Beziehungen zwischen Kindern und Erwachsenen – ist kein fest umrissener Begriff. Was ist ein Kind?" Und er fügt hinzu: „Heute glaube ich, daß jede Grenzziehung willkürlich ist und von den moralischen, politischen und religiösen Auffassungen des einzelnen abhängt."

Wie bei so vielen definitorischen Diskussionen läßt sich auch hier feststellen: Praktisch ist es nicht so schwierig zu entscheiden, was als Pädophilie zu bezeichnen wäre. Man könnte sie vielleicht so definieren: Ein Pädophiler ist eine Person (meistens, vielleicht immer, ein Mann), die sich von Personen vor, während, und kurz nach der Pubertät angezogen fühlt. Der Pädophile findet seine eigentliche sexuelle Befriedigung bei Beziehungen zu Kindern und jungen Menschen dieser Altersgruppe, wobei große individuelle Variationen in bezug auf die bevorzugte Altersgruppe bestehen. Charakteristisch ist, daß mit der zunehmenden körperlichen Entwicklung des jungen Menschen dessen Anziehungskraft auf den Pädophilen abnimmt.

Nach MOHR et al. (1964) sind Mädchen mit pädophilen Beziehungen meistens zwischen sechs und elf Jahre, während Jungen meistens zwischen zwölf und fünfzehn Jahre alt sind. Dieser Unterschied wird diskutiert und MOHR et al. weisen darauf hin, daß Mädchen früher als Jungen pubertieren, und daß die sekundären Geschlechtsmerkmale der Jungen nicht so deutlich sichtbar sind wie bei den Mädchen. Dies reicht als Erklärung des Altersunterschiedes jedoch nicht aus. Es hängt wahrscheinlich eher damit zusammen, daß „der pädophile Akt große Ähnlichkeit mit sexuellen Spielen unter Kindern hat", und nach KINSEY et al. (1955), daß „sexuelle Spiele bei Jungen bis zum 13. Lebensjahr zunehmen, wobei die Mehrzahl der Fälle zwischen 10 und 15 Jahre liegt", während es bei Mädchen so ist, daß „das Vorkommen aktiver sexueller Spiele vorwiegend zwischen 5 und 9 Jahre liegt und danach abnimmt." Es scheint nicht überraschend, daß pädophile Beziehungen sich oft wie sexuelle Spielereien von Kindern ausnehmen. Richtig ist sicher auch, wie MOHR et al. (1964) betonen, daß eigentlicher Koitus bei heterosexuellen pädophilen Beziehungen nur selten vorkommt. Wenn aber mehrere Autoren der Auffassung sind, daß analer Koitus bei homosexuellen pädophilen Beziehungen nur selten vorkäme, so stimmt das jedenfalls nicht mit anderen Berichten überein.

MOHR et al. heben hervor, daß man nur bei einem erheblichen Altersunterschied zwischen den Partnern – von mindestens fünf Jahren, besser sieben bis zehn Jahren – von pädophilen Beziehungen sprechen kann und daß man pädophile Beziehungen streng von Vergewaltigungen junger Mädchen abgrenzen muß. In MOHRS et al. Stichprobe verteilen sich die Pädophilen auf drei Altersgruppen:

- Teenager
- Personen in den Dreißigern
- Personen in den Fünfzigern.

Sie unterscheiden sich, was Intelligenz, soziale Schicht und Häufigkeit psychischer Erkrankungen betrifft, nicht von der Allgemeinbevölkerung. Doch nur wenige der homosexuellen Pädophilen waren verheiratet oder verheiratet gewesen. Viele Pädophile haben nur wenig Kontakte zu Erwachsenen und sind – was kaum überrascht – hauptberuflich oder in ihrer Freizeit mit Kinder- und Jugendarbeit beschäftigt.

Die meisten Beziehungen spielen sich in der Wohnung eines der Partner ab, und die Partner kennen sich meistens vorher. Pädophile Beziehungen zu Mädchen spielen sich meistens im engsten Bekanntenkreis ab, während Beziehungen zu Jungen eher zufälliger sind. MOHR et al., ROSSMAN und BERNARD sind sich darin einig, daß sich die Kinder oft aktiv an der Beziehung beteiligen, sexuellen und allgemeinen menschlichen Gewinn daraus ziehen und keinen Schaden davontragen, z. B. sagen MOHR et al., ausgehend von eigenen und fremden Untersuchungen, daß „das Kind sehr wohl ein bereitwilliger Partner, wenn nicht sogar der Anstifter einer sexuellen Handlung mit einem Erwachsenen sein kann", und daß die Kinder „durch die Zuneigung, Freundlichkeit und Anerkennung durch den Straftäter einen Gewinn haben, begleitet von dem Gefühl, daß ihre eigenen Eltern sie nicht genug anerkannten", und daß – „Fälle von Gewalt und Zwang, die glücklicherweise selten sind, ausgenommen – der Schaden – sofern ein solcher überhaupt vorliegt – primär von der psychischen Verfassung des Kindes abhängt und davon, wie sicher es sich in seiner Umgebung fühlt ... In vielen Fällen wird es schwierig sein zu unterscheiden, ob eine psychische Störung bereits vor dem Vergehen vorlag oder dessen Folge war." ROSSMAN glaubt nicht, daß die Kinder vornehmlich aus Elternhäusern kommen, in denen sie sich überflüssig vorkommen. Er betont, daß eine pädophile Beziehung oft sogar eine vorteilhafte Auswirkung haben kann, z. B. daß der Junge sich besser auf seine Schulaufgaben konzentriert, weniger dummes Zeug macht, umgänglicher wird, und daß solche Beziehungen unmittelbar kriminalitätsvorbeugend wirken können. Er zitiert einen pädophilen Mann, der sagt: „Kinder lieben Sex und sind froh, wenn sie sexuell glücklich sind. Es ist nicht einfach eine Rationalisierung, wenn ich sage, daß 90% der Schwierigkeiten, die wir mit Jugendlichen haben, das Ergebnis sexueller Frustrationen sind." Über seine aktuelle Beziehung sagt er: „Ich ziehe es vor, unsere Beziehung danach zu beurteilen, wieviel Glück, Zufriedenheit und Freude ich in seinen Augen sehe, und nach der Ungeduld in der Stimme, wenn er anruft und fragt, wann wir uns treffen können."

ROSSMAN bemerkt, daß Jungen mit solchen Beziehungen weder homosexuell noch neurotisch sind, nicht aus zerrütteten Elternhäusern kommen und sich aus allen Schichten der Gesellschaft rekrutieren. Er ist der Auffassung, daß sie physisch und psychisch eher als Plusvarianten statt als Minusvarianten anzusehen seien. Als Erwachsene heirateten die meisten und haben Kinder. Oft hält ein Junge die Verbindung mit dem pädophilen Mann Jahre nach Beendigung der Beziehung aufrecht, lädt ihn zu seiner Hochzeit ein und läßt ihn Pate seiner Kinder sein. BERNARD berichtet das Gleiche, und dänische Pädophile geben Auskünfte, die auf derselben Linie liegen.

Als Ergänzung zu den besprochenen ausländischen Untersuchungen wird eine Untersuchung von dem dänischen Kinderpsychiater TOLSTRUP (1969) an elf Mädchen im Alter von drei bis dreizehn Jahren besprochen, die nach Meinung der Öffentlichkeit einem „Sittlichkeitsverbrechen" ausgesetzt gewesen waren und in einer kinderpsychiatrischen Klinik untersucht wurden. Es zeigte sich, daß sich nur sechs Fälle verifizieren ließen, hiervon zwei Fälle von Vergewaltigung und ein Fall von Inzest durch den Vater. In drei Fällen war man im Zweifel, ob überhaupt eine sexuelle Handlung stattgefunden hatte, in zwei Fällen hatte kaum eine sexuelle Handlung stattgefunden; in einem davon war das „Sittlichkeitsverbrechen" ein Produkt der Phantasie der Mutter, ein Ausdruck ihrer groben Wahnvorstellungen mit sexuellem Inhalt, im anderen ein Produkt der Phantasie des Kindes. TOLSTRUP unterstreicht: Für viele Fälle, die zur Beurteilung in eine kinderpsychiatrische Klinik kommen, gilt, daß es schwierig ist, zu unterscheiden, ob ein Kind die Wahrheit spricht, lügt oder über Unzüchtiges phantasiert, und daß er geneigt wäre, den Begriff „Kinderlocker" bei gewissen Kindern durch den Begriff „Erwachsenenlocker" zu ergänzen. Er zitiert eine deutsche Untersuchung von 188 Mädchen (SCHÖNFELDER, 1968), von denen sich ein Drittel selbst aktiv an der „Unzuchtshandlung" beteiligt hatten. Er betont ebenso wie MOHR et al., daß die Untersuchungen und Verhöre, die solchen Handlungen folgen, mehr Schaden anrichten als die Handlung selbst. In seiner Stichprobe fand sich „kein Fall eines psychisch gesunden Kindes, welches im Anschluß an das Sittlichkeitsverbrechen psychisch krank geworden wäre". Man kann aber natürlich nicht „daraus schließen, daß ein Sittlichkeitsverbrechen für ein Mädchen ein nebensächliches Ereignis sei, das keine seelischen Spuren oder Leiden hinterließe". Er weist darauf hin, daß „psychiatrische Erfahrungen mit neurotischen erwachsenen Frauen einen weiteren Ausgangspunkt für die Bewertung der Nachwirkungen eines Sittlichkeitsverbrechens abgeben, bei denen es sich zeigt, daß ein sexuelles Trauma im Kindesalter nur ausnahmsweise eine wesentliche, ursächliche Rolle bei der Entwicklung der späteren Neurose spielt".

Für Patienten, die wegen einer sexuellen Dysfunktion in Behandlung kamen, galt bisher das Gleiche. In jüngster Zeit ist man jedoch immer mehr darauf aufmerksam geworden, daß Inzestbeziehungen eine wesentliche Bedeutung haben können (s. auch Abschn. 4.4).

TOLSTRUP diskutiert eventuelle prophylaktische Maßnahmen und sagt dazu: „Es lohnt sich, die Reaktion der Umgebung zu beachten. Ich bezweifle, daß man Maßnahmen vorschlagen kann, durch die die Häufigkeit von Sittlichkeitsverbrechen wesentlich vermindert werden kann. Aber die potentiellen Wirkungen des Verbrechens könnten wahrscheinlich vermindert werden, wenn es gelänge, die Reaktion der Umgebung zu dämpfen und in Grenzen zu halten. Schon die Information, daß kaum die Gefahr einer Beschädigung durch die Handlung besteht, wird die Eltern beruhigen und dazu beitragen, daß ihr natürliches Erschrecken und ihre Besorgnis keinen unangemessenen Umfang annehmen. Wir müssen versuchen anzustreben, daß die Reaktionen und die Sanktionen der Gesellschaft von Sachlichkeit und Augenmaß geprägt werden und in einem angemessenen Verhältnis zur Gefährlichkeit der Handlung, die meist geringfügig ist, stehen."

WEST (bei COOK und HOWELLS, 1981) sagt, „daß mit größerer Verbreitung von Information über kindliche Sexualität und größerer Würdigung der ungünstigen Wirkung der Maßnahmen traditioneller Kriminalgerichtsbarkeit auf Opfer und Straftäter sich mehr Fälle außerhalb des Justizsystems regeln ließen. Viele Fälle könnten innerhalb der beteiligten Familien geregelt werden, mit oder ohne Hilfe von Sozialarbeitern oder Ärzten... Fälle, die der Polizei zur Kenntnis gebracht werden, brauchen nicht unbedingt vor ein Gericht zu kommen ... Schließlich sollten die Gerichte dazu angehalten werden, in mehr Fällen eine Behandlung vorzuschreiben statt Gefängnisstrafen zu verhängen. Letztere sollten der kleinen Minderheit von bedrohlichen gewalttätigen und wirklich gefährlichen Verbrechern vorbehalten bleiben."

Von allgemeinen pädophilen Beziehungen müssen Prostitution und Inzest klar getrennt werden, obwohl es sehr oft nicht geschieht.

Die meisten pädophilen Beziehungen haben ebenso wenig mit Prostitution zu tun wie sexuelle Beziehungen im allgemeinen. Es liegt nur selten eine ausschließlich sexuelle Beziehung vor, sondern darüber hinaus eine gegenseitige gefühlsmäßige Bindung. Die Kinderprostitution ist nur ein Aspekt des Verhältnisses zwischen Erwachsenen und Kindern, und man darf nicht aus Untersuchungen über Kinderprostitution allgemein auf Pädophilie und ihre Folgen schließen.

Im allgemeinen haben Inzestbeziehungen einen anderen Hintergrund als pädophile Beziehungen als solche. Einmal sozialpsychologisch gesehen und dann, weil der erwachsene Teil selbst *nicht* pädophil ist, kein spezielles Interesse an Beziehungen zu Kindern hat. Auch für den Inzest gilt, daß die Dunkelziffer zweifellos sehr groß ist und daß wir nur einen kleinen Teil der Problematik kennen. Inzestbeziehungen, insbesondere zwischen Eltern und Kindern, haben sicher andere Folgen als gewöhnliche pädophile Beziehungen. TOLSTRUP (1969) ist der Auffassung, daß „vor allem die Rolle, die der Vater in der psychosexuellen Entwicklung des Kindes spielt ... zu besonders schweren psychischen Konflikten führen muß, von denen ein Kind bei Beziehungen zu einem fremden Mann nicht unmittelbar belastet wird..." Weitere Angaben zum Inzest finden sich bei BUTLER (1978), MEISELMAN (1979) , GOODWIN (1982), KUTCHINSKY (1984), BACKE et al. (1986) sowie HILDEBRAND und CHRISTENSEN (1986).

In manchen Ländern sind in den letzten Jahren Organisationen entstanden, die sich für „die sexuellen Rechte der Kinder" und für mehr Verständnis für Pädophile einsetzen (s. z. B. ROSSMAN, 1976, und BERNARD, 1979).

Es folgen Auszüge aus authentischen Berichten:

Rune und ich: Ich wurde an einer großen Schule einer Provinzstadt angestellt und wurde Klassenlehrer einer neuen Klasse. Rune war nicht in dieser Klasse, aber ich hatte in seiner Klasse einige Stunden, und er war auch neu in der Schule. Während der Stunden in seiner Klasse fesselten mich seine großen blauen Augen in seinem bleichen Gesicht. Während der Pause kam er zu mir ans Pult und erzählte spontan von sich, und ich mochte ihn nicht unterbrechen. Er erzählte, daß die Eltern geschieden waren, daß sein Vater in die USA verzogen war, und daß er nun mit seiner Mutter allein wohne, seine Schwester sei ausgezogen. Er hatte ein großes Bedürfnis, die Ehre seiner Familie zu verteidigen. Während die anderen Schüler bald nicht mehr zuhörten, entwickelte sich zwischen Rune und mir allmählich ein immer kameradschaftlicheres Verhältnis, aber nur in den Pausen. Privat begegnete ich ihm nicht, vorläufig jedenfalls.

Nach ein paar Monaten erkrankte er und kam in einer anderen Stadt ins Krankenhaus. Er fehlte mir, und ich erwog, ihn zu besuchen, tat es aber nicht. Was sollte sein Klassenlehrer, was seine Mutter denken? Inzwischen kam er aber wieder nach Hause, und unser Wiedersehen war herzlich. Rune strahlte, als er mich wieder traf. Etwas ungeschickt entfuhr es mir: „Ich hatte daran gedacht, Dich im Krankenhaus zu besuchen", und um die Situation zu retten, sagte ich: „Hättest Du Lust, Sonntag mit mir eine Tour zu machen?" Er war wild begeistert.

So wanderten wir den ganzen Sonntag durch Feld und Wald. Die anderen Schüler erfuhren nichts davon, und ich weiß nicht, ob Rune zu Hause davon erzählte. Beim Essen sprachen wir über die Schule, und Rune sagte, daß er sich Gedanken machte wegen seiner langen Abwesenheit von der Schule, er fand, daß ihm einzelne Fächer Schwierigkeiten machten. Ich schlug vor, ihm Nachhilfeunterricht zu geben, darauf hatte er wahrscheinlich gehofft. Er war sofort einverstanden, aber ich bat, er müsse seine Mutter darüber unterrichten. So kam er jede Woche zu mir und dies befestigte unsere Freundschaft. Runes Interesse für die Schule nahm allmählich zu, er bekam eine neue Einstellung zur Schule, und dies übertrug sich auch auf mehrere seiner Klassenkameraden. Jeden Mittwoch um 17 Uhr stand er pünklich vor meiner Tür. Wenn wir uns auch streng an die Schulaufgaben hielten, sprachen wir doch über dies und das und spielten etwas Karten. So vergingen einige Monate.

In der Schule wurde es mit meinem eigenen Unterricht auch besser, und ich kam gut mit meinen Kollegen aus. Aber nicht alles war eitel Freude. Die rastlose Pubertät der Jungen führte oft zu Konflikten mit den Unterrichtszielen. Man wurde als Lehrer nicht selten auf die Probe gestellt, und ich mußte oft tagelang darüber nachdenken, ob ich die Schüler auch fair behandelte, und oft saß ich abends zu Hause und dachte über die Schulsituation und den Umgang mit meinen Schülern nach.

An einem solchen Abend, an dem ich recht bedrückt war und etwas sentimentale Musik hörte, klingelte es an der Tür. Wer könnte das sein? Zwei große blaue Augen leuchteten mir entgegen. Rune hatte mir eine wichtige Mitteilung zu machen: Ich würde am Dienstag zu ihm nach Hause eingeladen. „Du kannst doch kommen, Edwin?"

Runes Mutter war ganz reizend. Ich war öfters dort zu Besuch und Rune des öfteren bei mir. Wir konnten über alles sprechen, und als ein Jahr vergangen war, kamen wir täglich zusammen.

Vor den Sommerferien veränderte sich unser Verhältnis. Seit längerem war ich gewohnt, daß Rune seinen Kopf an meine Schultern drückte, während wir zusammen in einem Buch lasen, und ich gewöhnte mich daran, meinen Arm um seine Schultern zu legen, wenn wir nebeneinander saßen. Mir wurde klar, daß meine Zuneigung von Rune erwidert wurde. Eines Tages machten wir eine lange Wanderung, waren verschwitzt und wollten unter die Brause. Wie selbstverständlich entkleideten wir uns beide, und mir wurde jetzt erst klar, wie entwickelt Rune schon war. Er hatte mit seinen 14 Jahren schon Beziehungen zu Mädchen gehabt und mehrere Mädchenfreundschaften hinter sich.

Als wir so unter derselben Brause standen, warf Rune sich mir um den Hals und schlang seine Beine um meinen Rücken. Eine heftige Freude durchfuhr mich, als ich seine glatte Haut an meinem Körper spürte. Seine Wangen drückten sich gegen die meinen. Was dann folgte, war eine spontane Fortsetzung der Spannung, die durch Runes Nähe ausgelöst worden war. Das Herz regierte, nicht die kalte Vernunft, ich war schwach geworden.

Durch mehrjähriges intensives Studium und das intensive Leben an der Schule hatte ich fast keine Kontakte gehabt, weder in Lokalen noch gesellschaftlich. Ich war mit keiner Frau befreundet. Was war mit meiner Libido geschehen? Mein ganzes Dasein war zwischen Schule und Rune aufgeteilt.

Er drückte sein Kinn an meine Schulter, ich hob die Hände und hielt sie über seinen Kopf. Das Wasser strömte durch Runes Haar, das wie an die Kopfhaut angeklebt war. Ich fühlte die Tränen in meinen Augen. Meine Hände glitten über seinen Nacken zu seinem Rücken, um ihn zu umarmen und ihn an mich zu drücken. Runes Beine glitten jetzt langsam nach unten, und als er den Fußboden erreicht hatte, umschlangen sie den Körperteil, der jetzt bei mir ganz groß geworden war. Bei Rune trat dieselbe Reaktion ein. Ich fühlte jetzt zwischen Runes Beinen die Auslösung, die dem Leben Sinn, Freude und Behagen gibt – ein Erlebnis, das unsere Kultur mißbilligt. Dieses Erlebnis wird in meinem Herzen weiterleben, die Vereinigung zweier Menschen, die einander lieben. Ich umarmte Rune fest, bei ihm trat bald seine „reife Reaktion" ein. Ich weinte, ich war überwunden, besiegt, hatte meiner tiefsten Leidenschaft Ausdruck gegeben. Ich konnte keinen vernünftigen Gedanken denken, konnte nicht handeln, konnte nur ruhen, dicht an Rune. Er stand geduldig und sah abwärts, wo mein Kopf ruhte.Er ließ seine zarten Hände meinen Kopf berühren. Das Wasser lief in Strömen, ich sah zu ihm hinauf. In seinem Gesicht stand Verwunderung, aber sein Blick war warm und ruhig. Ich fühlte mich überwältigt. Kein Wort wurde gesprochen, bevor wir wieder im Wohnzimmer waren.

Wir wollten miteinander zu Mittag essen. Ich erlebte Rune nun zutraulicher und wärmer als je zuvor. Ich erinnere alles bis in jede Kleinigkeit, was an diesem Tag geschah.

Während der Sommerferien sahen wir uns viele Wochen nicht. Rune war in den USA, ich in Schottland und bei meinen Eltern. Manch einsamen Sommerabend ging ich am Strand entlang und dachte an Rune. Was würde er seinem Vater erzählen, wie würde er reagieren? Sehnsucht, Angst und wirre Gedanken gingen mir durch den Kopf. Stand ich vor einem Skandal, der unsere Gemeinschaft erschüttern oder sogar zerstören könnte, mich fortjagen würde, mich vielleicht ins Gefängnis bringen?

Der Schulbeginn beantwortete diese Fragen sogleich. Ein überglücklicher Rune begegnete mir nach den langen Sommerferien, und unsere Beziehung entwickelte sich positiv. Die anderen Schüler gewöhnten sich daran, uns zusammen zu sehen, wunderten sich vielleicht, aber niemand reagierte negativ. Ich sorgte dafür, daß Rune nicht ganz von mir absorbiert wurde und den Kontakt mit seinen Gleichaltrigen behielt. Rune war sehr beliebt und nahm oft Kameraden mit sich zu mir ins Haus. Er hatte Führungstalent und war recht reif für sein Alter.

Manchmal unternahmen wir etwas zusammen, aber unsere gegenseitige Zuneigung kam hinreichend dadurch zum Ausdruck, daß Rune ab und zu in meinem Arm schlief. In den nächsten Ferien unternahmen wir mehrtägige Ausflugstouren.

Rune wurde älter und verliebte sich in mehrere Mädchen. Ich lernte sie alle kennen, und Runes und meine physische Intimität wurde weniger.

Es ist immer schwer für einen Lehrer, seine Aufmerksamkeit gleichmäßig allen Schülern zuzuwenden. Rune war nicht besonders eifersüchtig, wenn ich mich anderer Schüler annahm. Aber als ich eines Tages ein längeres Gespräch mit einer geschiedenen Frau hatte, deren Sohn Drogenprobleme hatte, lag der Ausdruck von Angst in seinem Gesicht, er könne mich verlieren. Als er merkte, wie lange das Gespräch dauerte, wurde er gereizt, ließ seine Kameraden stehen und ging ungeduldig und demonstrativ vor der Tür auf und ab. Hinterher fragte er etwas ironisch, ob ich gedächte, die Frau zu heiraten. Ich verstand seine Gefühle und lud ihn ins Kino ein.

Rune beendete seine Grundausbildung und wechselte die Schule. Wir sahen uns nur ein paarmal die Woche. Er hatte jetzt eine feste Freundin, aber es bestanden immer noch viele Gefühlsbande zwischen uns. Er wollte immer genau wissen, mit wem ich zusammenkam, und legte großen Wert darauf, daß ich bei jeder Geselligkeit in sein Elternhaus kam. Ich wurde zu mehreren Festen eingeladen und hoffe, dabeisein zu können, wenn er – sicherlich bald – heiraten wird, um ihm dazu Glück zu wünschen. Auch wenn zwischen Rune und mir keine physische Liebe mehr besteht, komme ich gut mit Rune und seiner Freundin aus. Ich hoffe, daß die menschlichen Bande, die sich zwischen uns gebildet haben, bleiben werden. Ich werde ihm immer gern helfen wollen, wenn Schwierigkeiten kommen, möchte aber auch gern an glücklichen Begebenheiten teilhaben.

In der Schule trat Rune in mein Leben. Unsere Freundschaft entwickelte sich so, daß wir eher Kameraden waren als Schüler und Lehrer. Emotional wuchsen wir so stark zusammen, daß beide unglücklich und flügellahm waren, wenn wir mal Streit miteinander hatten. Heute haben wir fast vergessen, daß wir einmal Lehrer und Schüler an derselben Schule waren.

Birger, 18 Jahre alt, wohnt im Elternhaus. Er erzählt: Als ich klein war, unternahmen wir, Jungen und Mädchen, oft merkwürdige Dinge und ich masturbierte oft. Als ich 11 Jahre alt war, wurde mein Glied sehr groß, und ich wurde in diesem Alter sicher geschlechtsreif. Ich mochte nicht mit den Schulkameraden zusammen baden, war verschämt, aber mein Geschlechtstrieb war sehr heftig. Ich versuchte nie sexuellen Kontakt mit Schulkameraden, hatte mehr Lust zu Kontakten mit Erwachsenen. Meine Eltern kontrollierten mich genau, aber einmal in der Woche ging ich zum Schwimmen und entdeckte dort gewisse Möglichkeiten. Unter der Dusche gab es vielleicht jemanden, der vorsichtig nach einem „griff" oder einen mit großen Blicken anstarrte. Ich war fasziniert von einem Mann in den Zwanzigern oder Dreißigern, und wenn er vorbei kam, stellte ich mich hin und starrte ihm nach. Eines Tages winkte er mir vorsichtig zu, und als er in eine Kabine ging, schoß ich hinter ihm her. Ich fand es sehr spannend, etwas Unerlaubtes zu tun, und ich war sehr darauf erpicht, ihn zu masturbieren, aber ich war nicht daran interessiert, daß er mich masturbierte, aber natürlich bekam er dazu die Erlaubnis, und ich mochte es auch gerne. Leider war ich zu scheu und zu verlegen, und so wurde nicht mehr daraus.

Ich ging weiterhin oft in die Schwimmhalle, schwamm auch ein wenig, brauchte aber die meiste Zeit dazu, nach interessierten Männern Umschau zu halten. Meistens endete es mit Masturbation, aber andere machten es auch mit dem Mund, und das mochte ich gern. Ich hätte es gern gehabt, wenn jemand in mich eingedrungen wäre, aber das wagte damals wohl niemand. Der älteste von ihnen war etwa 50 Jahre alt. Ich lernte schnell, die Männer, die interessiert waren, herauszufinden, denn ich hatte mein Aussehen für mich. Insofern ergriff ich die Initiative. Ich wagte aber nie, direkt etwas zu sagen, der Erwachsene mußte mir zuwinken, und ich wartete und gab mir Mühe zu zeigen, daß ich interessiert war.

Als ich 14 Jahre alt war, traf ich den 20- bis 30jährigen Mann von vor drei Jahren wieder. Zuerst erkannte er mich nicht, aber ich lächelte vorsichtig. Er war froh, mich wiederzusehen, lud mich zu sich nach Hause ein und gab mir seine Telefonnummer. Über lange Zeit rief ich ihn immer wieder an. Kam er, um mich zu holen, war ich sexuell so erregt, daß ich während der Autofahrt nach ihm tastete. Wir fuhren zu ihm nach Hause, und wenn das Sexuelle erledigt war, gab er mir gerne eine Cola und wollte mit mir sprechen. Aber da sie mich zu Hause weiterhin streng kontrollierten, mußte ich mir immer irgendeine Ausrede einfallen lassen, um ihn besuchen zu können, und ich wagte nicht, lange bei ihm zu bleiben. So hatten wir fast nur sexuellen Kontakt, aber zuinnerst liebte ich ihn, fühlte mich aber trotzdem gefühlsmäßig arm und unreif, oder wie man es nun beschreiben will, und ich wagte nicht, den Kontakt mit ihm zu vertiefen. Mein Geschlechtstrieb war enorm stark, und es war wohl vor allem das Sexuelle, das ich suchte. Ich war zu Hause ja geborgen und hatte es gut und hatte sozusagen keinen Bedarf für mehr. Aber ich erlebte eine Form menschlichen Kontaktes, wenn wir entspannt nebeneinander lagen. Er drang in mich ein, das mochte ich wohl, aber ich fand es ebenso befriedigend, wenn wir nur ganz eng beieinanderlagen.

Meine Eltern ahnen nichts, sie sind recht altmodisch. An so etwas denken sie wohl gar nicht. So lange sie nicht fragen, werde ich ihnen bestimmt nichts darüber erzählen.

Im folgenden erzählt *Bent,* jetzt 33 Jahre alt, über sein Verhältnis zu einem wesentlich älteren Mann:

Gus war Seemann und muß zwischen 55 und 60 Jahre alt gewesen sein, als ich ihm begegnete, ich war wohl etwa 12 Jahre alt. Bei einem umherziehenden Zirkus hatte ich einen kleinen Ring im Gras verloren, und Gus half mir, ihn zu suchen. Wir fanden ihn schließlich und machten dann zusammen eine Spaziertour. Ich spürte, daß hinter seiner Hilfsbereitschaft ein sexuelles Interesse lag, so etwas merken Jungen schnell. Er war aber sehr nett, und ich war froh, mit jemandem sprechen zu können, denn ich hatte an dem Tag keine Kameraden.

Als wir uns etwas ausruhen wollten, fanden wir eine versteckte Stelle an einem Abhang hinter Bäumen und wir sprachen über alles mögliche. Gus war vorsichtig, er strich über meine Beine – ich hatte kurze Hosen an – und dann über meinen ganzen Körper. Ich saß ganz ruhig und genoß den Kontakt mit seinen warmen Händen, ein Gefühl, an das ich mich noch heute erinnere.

Als wir uns trennten, verabredeten wir ein neues Treffen, ich kann aber nichts Genaues darüber erinnern. Aber wir gingen oft in meinem Geburtsort spazieren. Ich war auch an Bord seines Schiffes. Ich war es, der zuerst andeutete, ob wir uns nicht in seine Koje legen sollten. Ich erinnere nicht, ob ich damals geschlechtsreif war, ich war aber an sexuellen Dingen sehr interessiert. Es gefiel mir, ihn zu masturbieren und ihn an mich zu drücken. Einmal, als ich zu Hause masturbierte, drückte ich in meiner Phantasie Gus an mich. Ich war es wohl jedesmal, der darauf drängte, etwas zusammen zu machen. Eines Tages, als wir spazierengingen, bat ich ihn, mit mir in ein leeres Boot am Kai zu steigen. Sexuell machten wir Verschiedenes. Er benutzte einmal ein Kondom, und ich fand das spannend: Kondome waren nichts Alltägliches damals. Trinken taten wir nie zusammen, ich glaube, er hatte kein Geld, und Geld bekam ich nie von ihm. Für mich war er ein Kamerad. Ich fand es spannend, über sein Leben als Seemann zu hören, und ich konnte mit ihm über sehr vieles sprechen. Ich konnte all das loswerden, worüber ich zu Hause nicht zu sprechen wagte. Ich freute mich jedesmal, wenn sein Schiff in meinem Heimatort anlegte, es hatte eine feste Route. Wir hatten viel Spaß zusammen. Aber nach ein paar Jahren musterte er ab, und seitdem hatten wir keinen Kontakt mehr.

Ich hatte zumeist ein gutes Verhältnis zu meinen Eltern, aber über sexuelle Dinge sprach ich nie mit ihnen und erzählte ihnen nichts von Gus.

Als ich 12–13 Jahre alt war, lag ich das erstemal mit einem Mädchen zusammen, hatte aber nichts davon, zu diesem Zeitpunkt hatte ich sexuelle Erlebnisse vor allem mit Jungen. Die Mädchen waren meistens zurückhaltend, aber die Kameraden waren draufgängerisch. Die Mädchen mußten ja auf ihren Ruf achten. Einige Mädchen hatten es mit vielen Jungen, aber die meisten hielten sich zurück.

Im großen und ganzen verschwand mein Interesse für das eigene Geschlecht in der Gymnasialzeit, aber noch in den Zwanzigern mochte ich mich wohl an gewissen homosexuellen Praktiken mit Gleichaltrigen beteiligen. Aber zu tieferen emotionalen Bindungen kam es nicht. Ein verheirateter Kamerad war sehr an gegenseitiger Fellatio interessiert, und das mochte ich wohl, aber zarte Liebkosungen, geschweige denn Küsse, kamen nicht vor. Für mich und meine hetero-homosexuellen Kameraden war folgendes typisch: wohl Sex, aber keine weichlichen Liebkosungen, vielen Dank! Am meisten war ich nun mit Mädchen zusammen.

Manchmal, wenn ich heute einige von denen treffe, mit denen ich seinerzeit ein homosexuelles Verhältnis hatte, kommt es mir so vor, als stünden sie mir näher als viele andere. Wir trinken vielleicht ein Bier zusammen, aber sprechen nie über unsere damaligen Aktivitäten. Aber „wir haben einen Funken“ in unseren Augen.

wiederzuerwerben, indem ich das Kind bald wieder betreuen durfte. Ich sagte zu, aber nicht mit derselben Freude wie früher. Ich fühlte mich von den klaren Maßregeln der Eltern vor der Abreise entwürdigt. Ich schrieb nieder: „Ich habe sie wieder betreut. Diesmal aber ohne das Gefühl von Freiheit und Entspannung, das ich früher erleben durfte. Heute Abend wies man sie an, in ihrem Bett zu bleiben und nicht zu mir ins Wohnzimmer zu kommen. Weil es ihr in meiner Gegenwart gesagt wurde, fühlte ich mich kontrolliert, entmündigt, ins Unrecht gesetzt. Ein Abend und eine Nacht so nahe und doch so fern."

Ich bin immer noch oft mit ihr zusammen. Sie ist jetzt 9 Jahre alt und immer noch so zutraulich zu mir wie früher. Ich habe noch die gleichen Gefühle für sie, aber ich habe nie wieder gewagt, sie so klar zu zeigen wie das eine Mal, an dem Abend und in der Nacht, die sie sicher schon längst vergessen hat, aber nach der ich mich jedesmal sehne, wenn ich ihr über die Haare streichele oder ihr einen Gutenachtkuß gebe. Ich glaube, daß sie immer noch, ohne zu zögern, ja sagen würde, in meinen Armen zu schlafen, und sich ebensosehr über meine Liebkosungen freuen würde wie in der Nacht vor so langer Zeit. Ich würde es aber nie wagen, unter irgendwelchen Umständen sie danach zu fragen. Ich kann nur zuschauen, wie sie heranwächst und zu ihrer eigenen und der Sexualität anderer dasselbe etwas kichernde und unsichere Empfinden von Abstand bekommt, wie es bei den meisten Kindern der Fall ist. Sexuelle Gefühle auszudrücken ist nicht verboten, aber meistens auch nicht erlaubt. Das Kind hat es jetzt innerhalb des sogenannten normalen Rahmens schwerer, die Liebe zwischen Mann und Frau zu verstehen, als es der Fall gewesen wäre bei einem freien – von Verantwortlichkeit geprägten – Verhältnis zwischen uns.

Lisa und Vagn: Als ich 18 Jahre alt war, zog ich von zu Hause fort und bekam Arbeit in der nahegelegenen Stadt und wohnte bei einer verheirateten Cousine. Meine Cousine hatte eine 17jährige Tochter, und diese hatte eine Reihe gleichaltriger Freundinnen. „Sie kommen sehr viel öfter seit deinem Einzug", sagte die Cousine mit einem vielsagenden Blick. Das war eine spannende Geschichte mit all den jungen Mädchen, und ich fühlte mich geschmeichelt von ihrem Interesse. Aber in keine von ihnen verliebte ich mich besonders. Dies geschah erst, als eines der Mädchen, Marie, eines Tages ihre 10jährige Schwester Lisa mitbrachte.

Diesem Geschwisterpaar konnte ich nicht widerstehen. Heute räume ich gern ein, daß es gemein war, sich um ein Mädchen zu bemühen, nur weil man in ihre kleine Schwester verliebt ist. Zu meiner Verteidigung muß ich anführen, daß ich damals noch jung und unerfahren und mir meiner innersten Gefühle nicht sicher war. Ich glaubte, ich sei in beide verliebt. Mein Verhältnis zu Marie wurde schnell enger, und ich wurde bald in ihr Elternhaus eingeladen und lernte ihre Eltern kennen. Mit dem Vater ergab sich kein ungezwungenes Verhältnis, die Mutter war entgegenkommender. Mit der kleinen Schwester Lisa war ich vom ersten Augenblick an auf der gleichen Wellenlänge.

Maries Zimmer oben lag direkt neben Lisas. Ihre Betten standen beide an derselben Wand. Wenn ich abends bei Marie war, konnte ich Lisa im anderen Zimmer hören. Manchmal ging ich zu ihr hinein, wenn Marie irgendwohin sollte, oder Lisa kam herein und sagte, sie wolle mir nur etwas zeigen. Meistens mußte ich vorsichtig sein, damit andere nicht mein Interesse an Lisa bemerken sollten. Marie begann auch, die Tür abzuschließen, um zu verhindern, daß Lisa uns in einem unpassenden Augenblick überraschen könne. Wenn nun Marie und ich zusammen in ihrem Bett lagen und ich wußte, daß Lisa nebenan in ihrem Bett lag, stellte ich mir vor, daß sie gewissermaßen mit bei uns lag, daß nur eine ganz dünne Wand uns trennte.

Die Eltern hatten ein Ferienhaus, um das wir im Spätsommer für ein Wochenende baten. Die Mutter hatte Bedenken, erlaubte es aber, wenn wir Lisa mitnähmen. Marie protestierte heftig, wie konnte die Mutter nur auf solch einen Gedanken kommen. Ich versuchte einzuwenden, daß das doch nichts ausmache. Schließlich gab Marie widerstrebend nach. Lisa war überglücklich.

Im Ferienhaus waren zwei Schlafräume, und Marie wählte für uns das Elternschlafzimmer. Aber sollte Lisa hier in dieser Einsamkeit allein im Zimmer sein? Das wollte Lisa nicht gern, und ich gab ihr recht, sie dürfe doch nicht im Bett liegen und Angst haben. Warum sollten wir nicht alle drei im Doppelbett schlafen? Das sah ich kommen, sagte Marie, so ist es, wenn die Kleinen mit am Ausflug teilnehmen. Aber dann hatte sie doch Mitleid mit ihr und nahm sie mit ins Doppelbett. „Aber du liegst und schläfst!", sagte sie.

Kaum hatte sie sich unter der Decke verkrochen, verschloß sie die Augen und tat, als ob sie schliefe. Zum ersten Mal konnten Marie und ich zusammen sein, ohne daran zu denken, daß Vater und Mutter unten säßen und horchten, ob das Bett knarrte. Nur an Lisa mußten wir denken, aber die schlief – hoffentlich. Tat sie es? Schließlich war es Marie egal, ob sie schlief, wenn nicht, wäre sie ja selbst schuld.

Als es überstanden war, ging Marie zur Toilette nach draußen. Ich blieb liegen und betrachtete Lisa im Halbdunkel der Sommernacht, ob sie wirklich schlief.

Mir schien, daß ihre Wangen etwas gerötet waren. Um mich zu vergewissern, drückte ich leicht ihre Hand unter der Decke. Eine große Freude durchfuhr mich, als ich bemerkte, daß Lisa den Händedruck erwiderte. Dann schlug sie die Augen weit auf. Sie hatte gar nicht geschlafen. Einen Augenblick lagen wir ganz ruhig, hielten uns an den Händen, sahen uns in die Augen. Dann beugte ich mich über sie, gab ihr einen flüchtigen Kuß auf die Wange – da kam Marie zurück. Schläft sie noch, fragte sie als erstes. Lisa hatte die Augen wieder verschlossen. Ich murmelte mit undeutlicher Stimme: ja, ich glaube.

Allmählich wurde das Verhältnis zwischen Marie und mir schlechter, Marie war sehr unzufrieden, daß Lisa immer bei uns war. Eines abends kam Marie zu mir und gab mir einen Ring, den ich ihr geschenkt hatte, zurück mit den Worten, ihr neuer Freund warte unten, sie wollten ins Kino. Ich wünschte ihnen viel Vergnügen, das war alles.

Ich radelte sogleich zu dem Haus, in dem Marie und Lisa wohnten. Ich mußte einfach hin, ahnte nicht, womit ich es begründen wollte.

Lisa öffnete. Komm herein, ich bin allein zu Hause. Sie bat mich, mit in ihr Zimmer zu kommen. Auf der Treppe sagte ich ihr, daß es mit Marie aus sei. Ich weiß es, antwortete sie. Das ist aber ärgerlich, dann kann ich dich nicht mehr besuchen. Sie antwortete nichts darauf. Es war schön mit ihr in ihrem Zimmer, aber ich war unruhig, denn die Mutter konnte jeden Augenblick nach Hause kommen, und ich fragte Lisa, was die Mutter wohl sagen würde. Gar nichts, entgegnete sie, du warst ja schon früher hier. Lisa war jetzt 11 Jahre, hatte eine rosa Strickbluse an, und fing an, Brüste zu bekommen.

Ich setzte mich an ihre Bettkante und sagte: Lisa, ich gehe nun bald, aber setz dich vorher zu mir. Ohne nach dem Grund zu fragen, setzte sie sich mit gespreizten Beinen auf meinen Schoß mit dem Gesicht zur mir gewandt. Warum ist diese Welt nur so verpfuscht, daß es Altersgrenzen dafür gibt, in wen man sich verlieben darf? Daß ich mir diese Augenblicke mit Lisa immer erstehlen muß? Nun waren keine Augenblicke mehr zu erhaschen.

Weißt du, wen in der Welt ich am meisten liebe, fragte ich sie, nachdem ich sie ein paarmal auf die Nasenspitze geküßt hatte. Ich weiß es nicht, oder vielleicht doch? antwortete Lisa. Wen glaubst du? Ist es Marie? Nein, rate noch einmal. Bin ich es? Ja, Lisa, dich liebe ich wie nichts auf der Welt, ist das nicht merkwürdig? Ja, das ist merkwürdig, sogar sehr merkwürdig, sagte sie, während ihre Augen vor Freude strahlten. Dann schlug sie ihre Arme um meinen Nakken und drückte sich an mich, und wir wiegten uns hin und her wie auf einem Schaukelstuhl. Als ich im Gehen begriffen war, kam die Mutter nach Hause und fragte, ob Marie zu Hause sei. Ich erzählte, was geschehen war. Ach, das war schade, sagte die Mutter, aber ihr seid ja noch so jung. Wir mochten dich so gern. Sogar Lisa war von dir begeistert, nicht wahr, Lisa?

Ich sagte, es sei wohl am besten zu verschwinden, ehe Marie nach Hause käme und vielleicht ihren neuen Freund mit sich brächte, damit meine Anwesenheit nicht zu einer Verstimmung führe.

Im Spätsommer, nachdem die Blätter an den Bäumen schon zum zweiten Male gelb geworden waren, seit Lisa in mein Leben getreten war, fuhr ich eines Tages zu dem Ferienhaus, um den Ort zu besuchen, wo wir damals übernachtet hatten. Dort verfaßte ich dieses Gedicht:

Ich fuhr hinaus,
nicht um Dich zu finden
sondern um zu sehen,
daß Du hier nicht warst.

Dieses ist das schönste Gedicht, das ich jemals verfaßt habe.

7.13 Störungen der Geschlechtsidentität

7.13.1 Transvestitismus

Es gibt Männer, die eine starke Befriedigung dabei empfinden, sich weiblich zu kleiden und in jeder Weise wie Frauen aufzutreten. Man nennt das Transvestitismus (lat. trans – jenseits, vestitus – bekleidet). Diese Bezeichnung wurde von HIRSCHFELD Anfang dieses Jahrhunderts eingeführt, aber in der älteren Literatur wurde Transvestitismus (und Transsexualität) unter den Bezeichnungen „Eonismus“ (nach dem französischen Diplomaten d'Eon, der zeitweise als Frau lebte) und „Konträre Sexualempfindung“ beschrieben.

Hindert man einen Transvestiten (einen „TV“, wie sie sich oft selbst bezeichnen, im Gegensatz zu Transsexuellen, die sich als „TS“ bezeichnen) daran, seinem Trieb zu folgen, ist ihm unwohl, er fühlt sich unkonzentriert, bedrückt, aber er kommt ins Gleichgewicht, sobald er seinem Trieb folgen kann. Transvestitismus kann in verschiedenen Graden auftreten, aber die meisten Transvestiten streben zweifellos danach, möglichst wie Frauen auszusehen, mit durchgehend weiblicher

Bekleidung, Gebrauch von Brustprothesen, Perücken, Schminke usw.

Diese Neigung wird früh im Leben begründet. Manchmal sind mehr oder weniger massive Demaskulinisierungsversuche seitens naher Schlüsselpersonen bekannt, welche ohne Zweifel selbst Geschlechtsidentitätsprobleme hatten, wenn auch weniger offensichtlich. Z. B. berichten viele Transvestiten, daß sie früh im Leben Mädchenkleidung tragen sollten – als Strafe, anläßlich eines Karnevals, unter dem Vorwand, daß keine Jungenkleidung zur Verfügung wäre u. dgl. – und daß dieses Erlebnis einen unauslöschlichen Eindruck oft ambivalenten Charakters auf sie gemacht hätte, entweder daß sie sich gedemütigt oder verunsichert oder auch von der Veränderung angezogen und angeregt fühlten. So ein einzeln dastehendes Erlebnis mag kaum entscheidend gewesen sein, ist aber besonders deutlich in der Erinnerung, während andere eher indirekte Beeinflussungen vergessen wurden oder gar nicht ins Bewußtsein rückten.

In den Fällen, in denen der Junge sich wohl der Übermacht beugt, aber doch so viel psychische Widerstandskraft besitzt, sich nicht ganz zu unterwerfen, sondern im Kern sich noch als Junge beziehungsweise als Mann fühlt, kann Transvestitismus das Resultat sein. Unterwirft er sich ganz, kann daraus eine transsexuelle Entwicklung resultieren (s. Abschn. 7.13.2).

Transvestitismus und Transsexualität können sich bereits in der Kindheit als besonderes Interesse für Mädchen- und Frauenkleidung, Modejournale, Schminke u. a. manifestieren. Bei anderen treten sie erst nach der Pubertät in Erscheinung. Meistens besteht Transvestitismus auf Lebenszeit.

Biologisch sind Transvestiten ganz normale Männer, und Transvestitismus kommt auch bei Chromosomenanomalien, bei hormonellen Störungen und intersexuellen Zuständen nicht gehäuft vor. In den ersten Jahren ist das Anlegen weiblicher Kleidung meist sexuell stimulierend und wird von sexuellen Phantasien und Masturbation begleitet. Der Transvestitismus hat fetischistische Züge. Später hat die direkte sexuelle Stimulation beim Anlegen weiblicher Kleidung nicht mehr dieselbe Bedeutung. Sie vermittelt jetzt nur ein Gefühl von Geborgenheit und „innerer Harmonie“, das nur so erreicht werden kann. Transvestiten lehnen es energisch ab, homosexuelle Impulse zu haben, und möchten keineswegs mit Homosexuellen verwechselt werden. Einige Transvestiten haben nur einen schwachen Geschlechtstrieb, aber die meisten sagen, daß sie einen ganz normalen, auf Frauen gerichteten Geschlechtstrieb hätten und normal potent seien. Was das Testosteronniveau und die übergeordneten Geschlechtshormone anlangt, unterscheiden sie sich – wie zu erwarten – nicht von anderen Männern (Buhrich et al., 1979). Sie suchen feste heterosexuelle Beziehungen, viele weil sie hoffen, dadurch ihren Transvestitismus loszuwerden. Darum verbergen sie ihre Neigung vor ihrem Partner, und wenn die Beziehung stabiler wird, trennen sie sich von ihren weiblichen Utensilien. Aber nach einiger Zeit, nach Monaten oder Jahren, bricht der Trieb, sich wie Frauen zu kleiden, wieder mit solcher Macht durch, daß er nicht beherrscht werden kann. Einige Transvestiten verbergen ihre Neigung den Nächsten gegenüber das ganze Leben. Andere werden „entlarvt“ (sorgen u. U. selbst dafür) oder erzählen es der Ehefrau. Die Reaktionen der Frauen sind unterschiedlich. Einige können das Verhalten ihres Partners überhaupt nicht akzeptieren, wollen geschieden werden oder stellen als Bedingung für die Aufrechterhaltung der Ehe, daß der Mann seinen Transvestitismus ganz aufgibt, andere finden sich damit ab, wieder andere unterstützen den Ehepartner in seiner Neigung, helfen ihm bei der weiblichen Kleidung, bei Perücken, Schminke usw. und begleiten ihn zu Treffen mit anderen Transvestiten und ihren Ehepartnern. Wir wissen sehr wenig darüber, welche Folgen es für Kinder hat, in einem Haus aufzuwachsen, in dem der Vater Transvestit ist.

Transvestiten sind nicht psychotisch, wenn der Transvestitismus wie andere Geschlechtsidentitätsstörungen auch Symptom einer Psychose sein kann. Sie wissen, daß sie, biologisch gesehen, Männer sind, und sie haben Verständnis dafür, daß andere Menschen sie mit Befremden betrachten und sich nicht in ihre Lage versetzen können. Sozial kommen sie meistens gut zurecht,, sowohl zu Hause wie am Arbeitsplatz. Sie begreifen jedoch schwer, welch eine Belastung ihr Transvestitismus für ihre Nächsten darstellen kann, und sind geneigt, die Schwierigkeiten zu bagatellisieren und die Reaktionen der Umwelt nicht ernst zu nehmen. Einige Transvestiten verstehen sich sehr gut auf die Frauenrolle, anderen fehlt es an Gespür, zu merken, wie sie auf ihre Umgebung wirken. Entweder übertreiben sie die Frauenrolle, oder sie fallen unversehens aus ihr heraus, so daß dann kein Zweifel darüber besteht, daß man einen verkleideten Mann vor sich hat.

Mit der Zeit bekommen die meisten doch einige Übung darin, sich im Stil des Frauentyps, mit dem sie sich zu identifizieren wünschen, zu kleiden und zu agieren. Viele Transvestiten behaupten, sie hätten eine besondere Fähigkeit, sich in „die weibliche Psyche" hineinzuversetzen, eine Auffassung, die ihre Ehepartner kaum teilen werden. Man kommt der Wahrheit sicher am nächsten, wenn man sagt: Sie versuchen ihre Vorstellung davon, was es heißt, „eine Frau zu sein", zu verwirklichen mit all den Irrtümern, die Männern im allgemeinen hierbei unterlaufen, wenn sie glauben, daß dies möglich sei. Viele Transvestiten erscheinen deshalb, wenn sie als Frauen auftreten, wie altmodische, konventionelle, nicht sehr zeittypische Frauen. Als ein Transvestit einmal gefragt wurde, was er tun würde, wenn es keine Frauen mehr geben würde, die so aussähen wie er, antwortete er: „Dann will ich ein Beispiel dafür abgeben, wie eine ‚richtige Dame' aussehen soll."

Tritt der männliche Transvestit als Mann auf, fällt er meistens nicht auf, hat keine besonderen femininen Züge in seinem Wesen oder seiner Kleidung. Der geübte Beobachter wird jedoch oft spüren, einen Transvestiten vor sich zu haben.

Es gibt homosexuelle Männer, die sich gern weiblicher Kleidung bedienen. Ob man sie als Transvestiten bezeichnen soll, ist bis zu einem gewissen Grade eine Abgrenzungs- und Definitionsfrage, und es ist klar, daß es hier Übergangsformen gibt. Diese Männer hassen oft die Frauen als solche, und ihr Auftreten als Frauen hat gewöhnlich einen deutlich parodistischen Einschlag, der nicht zum Bild des „eigentlichen" Transvestiten gehört, jedenfalls nicht absichtlich. In der Vergnügungsbranche kann man sogenannte „female impersonators" oder „drags" antreffen, Männer, die als Frauen auftreten. Einige sind zweifelsohne Transvestiten, andere feminisierte Homosexuelle, einige sind Transsexuelle, einige sind nichts von alledem, sondern sie bedienen sich besonderer Fähigkeiten und nutzen gewisse kulturelle Tendenzen aus.

Von Transvestitismus bei Frauen ist im allgemeinen nicht die Rede. Bei keiner Frau, die sich als heterosexuell versteht, wurde der unwiderstehliche Drang, als Mann aufzutreten, beobachtet. Aber wie allgemein bekannt, haben einige Frauen eine Vorliebe dafür, sich wie Männer zu kleiden, aber hier handelt es sich entweder um besondere Typen von Homosexuellen oder um Transsexuelle – in ganz seltenen Fällen kann auch eine Psychose vorliegen.

Was man unter weiblichen und männlichen Eigenschaften und was man unter weiblicher und männlicher Bekleidung versteht, ist kulturell zu verschiedenen Zeiten verschieden. Die Tatsache, daß Frauen im westlichen Kulturbereich in gewissem Ausmaß männliche Bekleidungsstücke (Hosen, Hemden u. a.) annektiert haben, hat mit Transvestitismus nichts zu tun (die umgekehrte Tendenz wird auch beobachtet, aber sie ist nicht so stark). Die Begründung dafür, daß eine Frau z. B. lieber Hosen trägt, ist nicht in einer latenten transvestitischen Tendenz zu suchen, sondern die Frau findet das Bekleidungsstück praktisch und kleidsam, sie will gegen die traditionelle Frauenrolle protestieren u. a. Eine bedeutsame Folge der heutigen Tendenz, gegen ein allzu starres und undifferenziertes Geschlechtsrollenverständnis zu opponieren (eine Tendenz, die von der Modeindustrie, der Unterhaltungsbranche gefördert wird), ist sicher, daß sich manche sexuellen Minderheitsgruppen, darunter auch die Transvestiten, nicht mehr so deutlich wie früher von den anderen unterscheiden und wohl auch in höherem Maße akzeptiert werden.

Ob aber die erhöhte Akzeptanz nur einen Vorteil darstellt, scheint fraglich. Es ist jedenfalls eine Tatsache, daß einige Transvestiten es heute schwer haben, sich damit zu begnügen, nur Transvestiten zu sein, sie wollen „voll und ganz" Frauen werden, wollen das „Geschlecht wechseln". Das wäre ja nicht weiter aufregend, wenn die Lösung die richtige für sie wäre, aber meistens wird das nicht der Fall sein.

Früher war es in den meisten Ländern verboten, sich öffentlich in der Bekleidung des anderen Geschlechts zu zeigen. Nachdem man erkannt hat, daß dies keineswegs die Rechtssicherheit bedroht und nicht mehr „die öffentliche Scham" verletzen kann, wurden die Bestimmungen vielfach dahin geändert, daß Transvestiten u. a. sich jetzt frei bewegen können, Zeitschriften und Bücher herausgeben und Organisationen bilden dürfen, in denen sie Erfahrungen austauschen, gemeinsamen Interesse nachgehen und Gleichgesinnte treffen können. Transvestitismus ist nicht selten, aber keiner weiß genau, wie viele Transvestiten es gibt.

Im Folgenden handelt es sich um Auszüge aus der Autobiographie eines Transvestiten, die in einer Vereinszeitschrift veröffentlicht wurde. Sie wird mit Erlaubnis des Verfassers und der Zeitschrift wiedergegeben.

Ich bin in einer Provinzstadt aufgewachsen. Ich war etwa sechs Jahre alt und spielte mit den Mädchen und Jungen aus der Nachbarschaft. Eines Tages balancierte ich auf der Kante eines Wasserbehälters, fiel hinein und wurde klitschnaß. Meine Eltern waren nicht zu Hause und hatten mich, den sie „Würmchen" nannten, Frau Hansens Fürsorge übergeben. Sie kam heraus, holte mich aus dem Wasser, zog mich aus und trocknete mich ab, während sie mich mit mütterlichem Zureden und etwas Kuchen tröstete. Dann holte sie ein Kleid, Unterwäsche, Mädchenhosen und Mädchenstrümpfe und zog sie mir an, dazu Emmys Sonntagsschuhe und schickte mich wieder hinaus zu den anderen Kindern.

Ich wurde mit Jubel empfangen, wurde gleich „Gerda" getauft (eine Umschreibung meines Vornamens) und das Spiel ging weiter, bis meine Eltern nach Hause kamen und mir sofort anderes Zeug anziehen wollten.

Sowohl die Mädchen wie auch ich protestierten – sie fanden, ich wäre ein so süßes „Mädchen", und ich verspürte eine unbegreifliche Freude dabei, in diesem leichten, luftigen Zeug zu gehen, das offenbar meinem mageren Körper gut stand.

Dies war mein erstes Erlebnis als Transvestit, und viele folgten in den nächsten Jahren, denn es zeigte sich, daß die Mädchen auf dem Hofplatz verlangten, daß ich „Mädchen" sein sollte, wie sie sagten, wenn sie mit mir spielen wollten, und Frau Hansen, die mich jeden Vormittag beaufsichtigte, zog mir gern Emmys Zeug an. Jedesmal, wenn sie mich so umgekleidet hatte, nahm sie mich in den Arm und sagte: „Du bist mein süßestes Mädchen."

Ich lebte als frohes, glückliches „Mädchen", bis ich in die Schule kam. Als ich acht Jahre alt und wie ein Mädchen gekleidet war, versuchte ein 15jähriges Mädchen, mich in einem Zelt zu „verführen". Es war mein erstes sexuelles Erlebnis. War dies die Ursache für die ständige Sehnsucht, den Geschlechtsverkehr mit einer Frau später immer in Frauenkleidung durchzuführen? Ich weiß es nicht, das müssen die Psychologen beurteilen. Als ich 40 Jahre später genau in der genannten Weise einen Koitus durchführen konnte, als Frau gekleidet, mit einer herrlichen Frau, die meinen Trieb akzeptierte, hatte ich zum erstenmal wirklichen Orgasmus und das Gefühl tiefen Friedens, das ich weder früher noch später je wieder erlebt habe. Ich weiß nicht, ob mein Drang, mich als Frau zu kleiden, damals entstand, als ich als Sechsjähriger zum ersten Male in Mädchenkleidung ging – aber ich glaube es nicht. Die tiefe Freude, die ich damals verspürte, als „Mädchen" gekleidet zu gehen, muß von etwas gekommen sein, das seit meiner Geburt tief in mir verankert war. Psychologen mögen eine andere Auffassung haben – ich bin fest überzeugt, daß es sich um eine *angeborene* Eigenschaft handelt.

Mein „merkwürdiger" Drang hat mich nicht gehindert, als Mann zu leben, ich möchte fast sagen „im Gegenteil". Ich habe in meinem Leben zu vielen Frauen Beziehungen gehabt und habe ihnen sehr nahegestanden, und ich glaube, daß dies nur möglich war auf Grund meines besonderen Einfühlungsvermögens in die weibliche Psyche und meines Verständnisses für ihre Einstellung zu den Problemen des Daseins.

Einmal Transvestit, immer Transvestit. Wenn auch der Lebensgenuß und die großen Leidenschaften mit den Jahren abgenommen haben, so verspüre ich gelegentlich immer noch die große Freude, „in meinen eigenen Kleidern" zu gehen. Ich bin ein Mann, bin froh darüber, aber ist es nicht ein Glück, die Welt auch auf andere Weise zu erleben?

So beschreibt dieser Mann seine Situation, und viele Transvestiten bringen dasselbe zum Ausdruck. Aber nicht alle. So sagte ein Patient:

„Man darf es keinesfalls bagatellisieren, ein Transvestit zu sein. Es ist tatsächlich ein Fluch, und wenn ich wüßte, wie ich aus dem ‚System' herauskommen könnte, würde ich alles Erdenkliche dafür tun. Transvestitismus ist ein Hemmschuh, zu der Erkenntnis bin ich nach zehn Jahren gekommen. Ich erlebe es als nervliche Belastung, ich bin nicht in der Lage, einer Berufstätigkeit mit dem Einsatz nachzugehen, wie ich es gern täte, wenn meine Gedanken nur um das ‚Umkleiden' kreisen."

Der Patient war auch nicht der Auffassung, daß Transvestiten mehr Einfühlungsvermögen in die weibliche Psyche hätten als andere Menschen auch.

7.13.2 Transsexualität

Manche Menschen, Frauen wie Männer, empfinden ein so starkes Mißverhältnis zwischen ihrem biologischen Geschlecht und ihrem Geschlechtszugehörigkeitsempfinden (z. B.: „Die Seele einer Frau im Körper eines Mannes"), daß es nur eine Lösung dieses belastenden Problems gibt, nämlich durch hormonelle, operative und kosmetische Eingriffe eine Übereinstimmung zwischen ihrem Geschlechtszugehörigkeitsempfinden und ihrem körperlichen Erscheinungsbild herzustellen, also eine Geschlechtsumwandlung vorzunehmen.

Die Bezeichnung Transsexualität wurde erst im Laufe der 50er Jahre allgemein gebräuchlich, insbesondere, nachdem ein junger Amerikaner, Georg Jorgensen durch eine Reihe hormoneller und chirurgischer Eingriffe in Kopenhagen in den Jahren 1950–1952 zu Christine Jorgensen wurde. Seine Geschichte machte in vielen Zeitungen in der ganzen Welt Schlagzeilen. Er oder sie veröffentlichte mehrere Bücher und wirkte in einem Film über sein/ihr Leben mit.

In der älteren Literatur muß man Transsexualität unter anderen Bezeichnungen suchen, u. a. natürlich unter Transvestitismus. Es herrscht immer noch Begriffsunklarheit auf diesem Gebiet. Dies ist nichts Merkwürdiges, da es sich um eine sehr heterologe Menschengruppe handelt, die das gemeinsam hat, daß sie den intensiven Wunsch hat, „das Geschlecht zu wechseln" (s. z. B. Meyer und Hoopes, 1974; Person und Ovesey, 1974a, 1974b).

1973 tauchte eine neue Bezeichnung auf: „Gender Dysphoria Syndrome", am ehesten mit „Geschlechtsidentitätsstörung" zu übersetzen. Bei dieser Bezeichnung wird der Nachdruck auf den Geschlechtsidentitätskonflikt gelegt. Sekundär kann man dann Zusätze machen, die etwas über den Hintergrund der Geschlechtsidentitätsstörung aussagen, z. B. Masochismus, Transvestitismus, Homosexualität, Grenzpsychosen, Psychopathie. Bei diesem Sprachgebrauch wird man z. B. einen Transvestiten, der nach mehreren Jahren nicht mehr damit zufrieden ist, „nur" Transvestit zu sein, sondern den immer stärkeren Wunsch nach Wechsel des Geschlechts hat, so bezeichnen: Gender Dysphoria Syndrome transvestitischer Genese. Es handelt sich hier nicht um sprachliche Spitzfindigkeiten, sonder um den Versuch, die heterologe Gruppe „Transsexualität" in kleinere Gruppen aufzuteilen und dadurch die, wahrscheinlich kleine Gruppe, bei der eine Geschlechtsumwandlung indiziert sein könnte, abzugrenzen von der großen Gruppe von Patienten mit Geschlechtsidentitätsstörungen, bei denen von hormonellen und chirurgischen Eingriffen nach bisherigen Erfahrungen abgeraten werden muß.

Es besteht kein Zweifel, daß eine Geschlechtsidentitätsstörung ein quälender Zustand ist, der früher unterschätzt, oft auch lächerlich gemacht wurde, und daß die Patienten ärztlichen Beistand brauchen. Dies bedeutet aber nicht, daß die Lösung nur in einer umfassenden hormonellen, chirurgisch-kosmetischen Geschlechtsumwandlungsoperation besteht, wie dringlich der Patient diesen Wunsch auch vorbringen mag. Denn es handelt sich ja um irreversible große Eingriffe, die weitere jahrelange hormonelle Substitution erfordern.

Wenn man mit solchen Patienten zu tun hat, ist es äußerst wichtig, ihnen einerseits deutlich zu machen, daß man sie versteht, daß man ihre Klagen ernst nimmt, daß man sich darüber im klaren ist, wie belastend sie ihren Zustand erleben. Andererseits gilt es, den Patienten zu der

Einsicht zu führen, daß die Hilfe, die sie brauchen, nicht einfach identisch ist mit einem Wechsel des Geschlechts, sondern daß Arzt und Patient gemeinsam die geeignetste Behandlungsmethode finden müssen. Man muß versuchen zu vermeiden, daß der Kontakt zwischen Arzt (oder einem anderen Therapeuten) und Patient zu einem Tauziehen ausartet, bei dem jeder dem anderen Teil zeigen möchte, daß er der Stärkere ist. Ein Teil der Patienten ist jedoch so fixiert auf den Wunsch nach Geschlechtsumwandlung, daß es unmöglich ist, wie man auch verfährt, sich mit dem Patienten zu verständigen, es sei denn, daß man ihm nachgibt. Solche Patienten werden von Arzt zu Arzt gehen, bis sie einen finden, der sie „versteht", d. h. auf ihren Wunsch nach Wechsel des Geschlechts eingeht. Sie können auch den Arzt zu erpressen suchen mit Selbstmorddrohungen, Selbstmordversuchen und verstümmelnden Eingriffen an ihren Genitalien. Manchmal können die Aktionen des Patienten so verzweifelt werden, daß man sich ihm fügt, obgleich man im Zweifel ist, ob es richtig ist.

Es ist sicher am leichtesten, absolute Beschlüsse zu fassen, entweder bei allen, die es wünschen, einen Geschlechtswechsel vorzunehmen, oder jede Mitwirkung an einem Wechsel des Geschlechts abzulehnen.

In einigen Ländern mit kleinen medizinischen Kapazitäten kann es nötig sein, anderen dringenderen Aufgaben den Vorrang zu geben. Ist man aber in der Lage, die Aufgabe zu bewältigen, so gibt es zweifelsohne einige Menschen, bei denen das Mißverhältnis zwischen biologischer und psychologischer Geschlechtszugehörigkeit so groß ist, daß es kaum für die Betreffenden zu ertragen ist, und bei denen ein Wechsel des Geschlechts zu einem harmonischeren Dasein verhelfen kann. Die Indikationsstellung ist aber sehr zeitaufwendig und schwierig, und es gibt keine Laboruntersuchungen, psychologischen Tests oder andere standardisierte Untersuchungsmethoden, die mit hinreichender Sicherheit die Gruppe der „echten" Transsexuellen von den übrigen Patienten, die auf einen Wechsel des Geschlechts drängen, zu unterscheiden erlaubt. Ein ganz zentraler Aspekt bei der Indikationsstellung ist eine längerfristige psychotherapeutisch-psychiatrische Begleitung des Patienten, um im Verlauf besser beurteilen zu können, wie realistisch oder unrealistisch die Erwartungen des Patienten an eine Geschlechtsumwandlung sind und wie er die damit im Zusammenhang stehenden psychischen, familiären, beruflichen und sozialen Probleme zu bewältigen in der Lage ist. Die Indikation wird meistens von Psychiatern und/oder Psychologen gestellt. Einige wollen eine operative Geschlechtsumwandlung jenen vorbehalten, die seit früher Kindheit ausgesprochen feminine Züge darboten und es immer noch tun, die weder Respekt noch Freude an ihren Genitalien haben und die wirklich Frauen werden, nicht nur intermittierend wie Frauen aussehen wollen. Als absolute Kontraindikationen gelten psychotische und grenzpsychotische Zustände. Relative Kontraindikationen sind folgende: wenn der Patient verheiratet ist oder war, im Geschlechtsleben zu Erektion und Orgasmus befähigt war oder in anderer Weise als Erwachsener genitale Lustgefühle erlebt hat, ferner wenn der Patient ein ausgesprochen maskulines Aussehen hat und seine Freude an der Frauenrolle fetischistische Züge trägt.

Was weibliche Transsexuelle betrifft, gilt, daß ein Wechsel des Geschlechts vor allem in Frage kommt bei ausgesprochen maskulinen Zügen seit der frühen Kindheit, und wenn diese Maskulinität nach der Pubertät zum Ausdruck kommt in Lebensstil, Bekleidung, Wahl des Berufes u. a. Die absoluten Kontraindikationen entsprechen den für biologische Männer geltenden, dasselbe gilt entsprechend für die relativen Kontraindikationen.

Andere, die sich mit der Indikationsstellung für einen Wechsel des Geschlechts beschäftigen, werden kaum so rigoristisch in ihren Bedingungen sein. Aber unter allen Umständen muß die Indikationsstellung solchen Ärzten vorbehalten bleiben, die durch lange Erfahrungen Einsicht in die Problematik dieser schwer zu beurteilenden Patientengruppe erworben haben.

Eine große Erschwernis entsteht dadurch, daß viele Ärzte auf der Basis sehr magerer oder ganz fehlender Indikation Patienten mit Geschlechtsidentitätsstörungen mit Hormonen behandeln, mit Östrogenen für biologische Männer, Androgenen für biologische Frauen. Wenn sie formell dazu auch berechtigt sind, muß man *hiervon jedoch sehr energisch abraten.* Kommen solche Patienten später in eine Spezialklinik, führt dieses fait accompli zu bedeutenden Schwierigkeiten, wenn man der Auffassung ist, dem Patienten von einem Geschlechtswechsel abraten zu müssen. Ein Problem ist auch, daß man in manchen Ländern (z. B. Marokko) die Möglichkeit zur Durchführung einer Geschlechtsumwandlungsoperation hat, wenn man nur dafür bezahlen will, und es handelt sich meistens um große Summen.

Der Kontakt mit dem Patienten wird auch dadurch erschwert, daß die Transsexuellen genau wissen, was sie vorbringen müssen, um den Arzt dazu zu zwingen, sich ihrem Wunsch zu fügen, und Auswege kennen, um ihr Vorhaben durchzusetzen, falls sie eine Ablehnung erfahren.

Aus allen diesen Gründen zieht man es heute vor, die Beobachtung und Behandlung an ganz wenigen Kliniken zu realisieren, und rät zu einer frühzeitigen Überweisung. Voraussetzung für eine gründliche Beobachtung und eine erfolgreiche Behandlung ist ein vollausgebautes Krankenhaus und eine gut funktionierende Teamarbeit zwischen verschiedenen Fachgebieten und Behandlergruppen sowie ein ausreichendes Nachbehandlungsprogramm. Die Beobachtungsphase muß sich über mindestens zwei Jahre erstrekken, die Nachbehandlungsphase kann noch länger dauern, nämlich bis der Patient somatisch, psychisch und sozial im Gleichgewicht ist.

Die operative Behandlung soll kurz beschrieben werden. Wenn der Patient über längere Zeit (mindestens ein Jahr) in der gewünschten Geschlechtsrolle gelebt hat und sich im Verlauf der dazu parallel durchgeführten regelmäßigen psychotherapeutisch-psychiatrischen Behandlung eine deutliche Stabilisierung seiner psychischen Beschwerden abzeichnet, wird zunächst eine Hormonbehandlung von mindestens einjähriger, oft mehrjähriger Dauer durchgeführt. Bei beiden Geschlechtern wird eine Kastration vorgenommen (bei einigen Frauen gegebenenfalls nur eine Sterilisation). Biologische Männer werden dann demaskulinisiert, und aus den übriggebliebenen Weichteilen werden die Labia und eine artifizielle Scheide gebildet. Man kann sehr befriedigende Resultate erzielen, sowohl kosmetisch wie sexuell, so daß der Patient als weiblicher Partner einer geschlechtlichen Beziehung auftreten kann (Abb. 7-1). Einige behaupten, daß die Orgasmusfähigkeit erhalten bleibe, und dies ist durchaus möglich. Bei Geschlechtsumwandlung von Frau zu Mann sind die kosmetischen Resultate kaum so befriedigend. Meistens werden beide Mammae entfernt, es sei denn, die Brüste seien so klein, daß dieser Eingriff überflüssig ist. Die inneren Geschlechtsorgane werden in der Regel entfernt, manchmal begnügt man sich jedoch mit einer Sterilisation, manchmal wird die Scheide ganz oder teilweise verschlossen, obwohl dies eigentlich überflüssig ist. Man hat gelegentlich versucht, eine Penisnachbildung zu konstruieren (Abb. 7-2), aber die Resultate sind bisher meist wenig überzeugend, sowohl kosmetisch wie funktionell. Meistens rät man von solchen Eingriffen ab, und die meisten transsexuellen Frauen akzeptieren das, wenn man sie über das faktisch Mögliche informiert. Die rein sexuelle Funktion nach dem Geschlechtswechsel zum Mann ist meistens recht gut, weil die Klitoris ja erhalten bleibt und als Folge der Androgenbehandlung etwas gewachsen ist und größere Sensibilität erreicht hat.

Oft müssen mehrere Operationen vorgenommen werden, bevor das Resultat befriedigend ist.

Es wird im übrigen auf Spezialliteratur über Transsexualität verwiesen, u. a. EICHER (1984) und STEINER (1984).

Nachuntersuchungen von Transsexuellen sind schwierig. Es liegt aber inzwischen eine Reihe brauchbarer Nachuntersuchungen vor. Es wird verwiesen auf RANDELL (1969), MONEY und EHRHARDT (1970), MONEY (1970), HOENIG et al. (1971), WÅLINDER und THUWE (1975), KÖNIG et al. (1978), SØRENSEN (1981a und b),

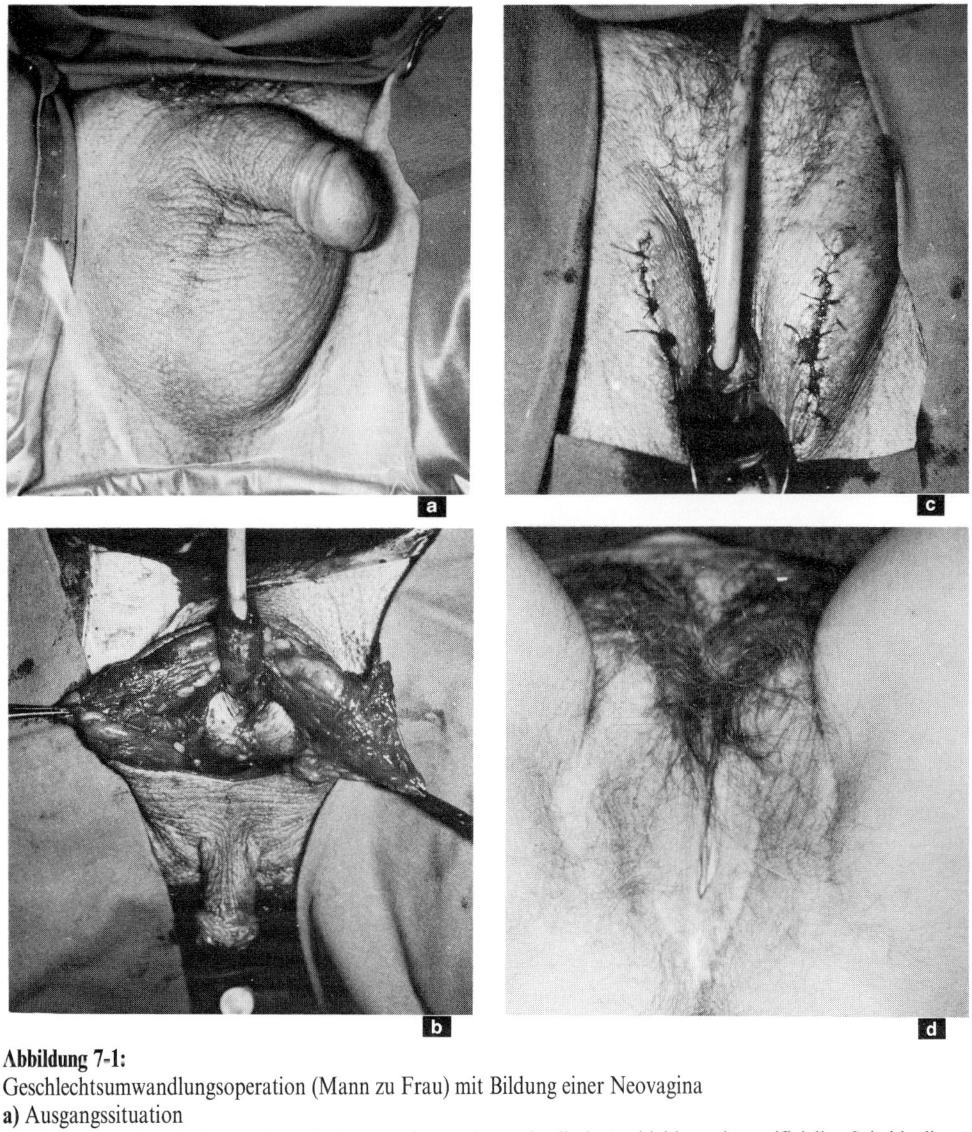

Abbildung 7-1:
Geschlechtsumwandlungsoperation (Mann zu Frau) mit Bildung einer Neovagina
a) Ausgangssituation
b) Die Penishaut ist freipräpariert, wird später eingestülpt und soll als Auskleidung der artifiziellen Scheide dienen. Die Corpora cavernosa sind amputiert, in der Blase liegt ein Katheter.
c) Die Labia majora sind aus der Skrotalhaut gebildet worden. Die Operation ist abgeschlossen.
d) Resultat nach einigen Monaten.
Oft müssen sich die Patienten mehreren Operationen unterziehen, bevor die Scheide genügend weit und tief und auch das Übrige befriedigend ist.
Auch beim besten Operationsresultat können postoperativ Probleme beim Koitus entstehen, u.a. auf Grund des weiterhin engeren männlichen Beckens mit spitzem Winkel der Rami ossis pubis. Die Wand zwischen der artifiziellen Vagina und dem Rektum ist oft sehr dünn, und es können Rektovaginalfisteln entstehen, die eine sehr unangenehme Komplikation darstellen und in Einzelfällen die vorübergehende Anlegung eines Anus praeter erforderlich machen.

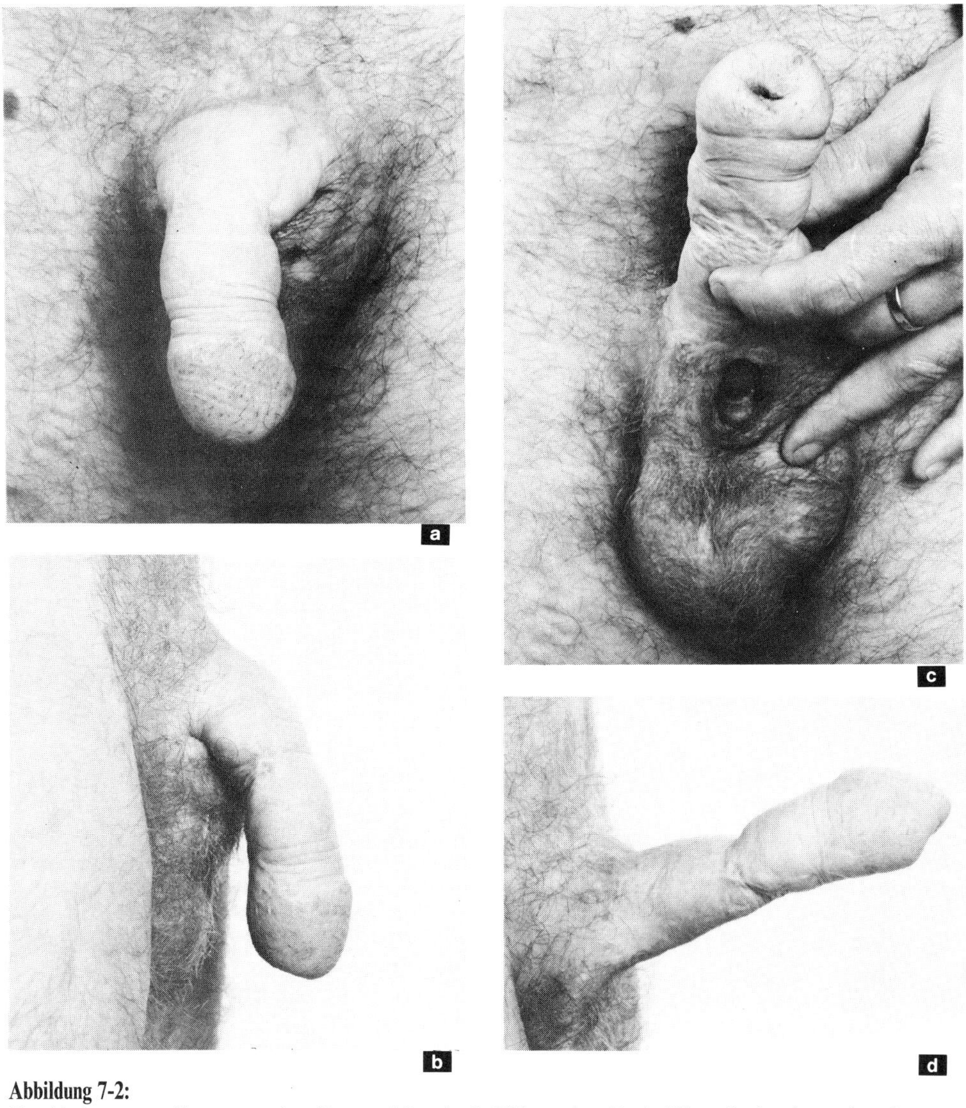

Abbildung 7-2:
Geschlechtsumwandlungsoperation (Frau zu Mann) mit Bildung eines Penis. Dieser Patient hatte einen lange bestehenden, intensiven Wunsch, einen Penis zu bekommen, der zum Koitus zu gebrauchen wäre, es wäre dagegen nicht nötig, die Urethra durch den Penis zu führen. (Dies ist technisch auch sehr kompliziert.)
Vagina, Urethra und Klitoris wurden unverändert belassen, und der Patient muß weiterhin im Sitzen die Blase entleeren. Der Penis ist in mehreren operativen Schritten aus Haut und Weichteilen vom Abdomen gebildet worden. Auf den Bildern sieht man das Endergebnis. **a/b)** Der Penis im „Ruhezustand". **c/d** Ein Plastikstab ist in eine Hauttasche eingeführt und ermöglicht den Koitus mit einer Frau. Die Klitoris des Patienten kann durch den eingeführten Plastikstab stimuliert werden. Der Penis selbst ist ohne sexuelle Sensibilität. Außerdem hat der Patient eine Narbe nach suprapubischem Querschnitt nach Hysterektomie. Das Resultat muß den Umständen nach (den technischen Möglichkeiten, den Hautverhältnissen usw.) als gut bezeichnet werden.
Der Patient war sehr zufrieden mit dem Resultat, wies besonders auf die psychologische Bedeutung hin, wäre jetzt zur Ruhe gekommen und fürchtete nicht mehr, „entlarvt" zu werden, weder bekleidet noch unbekleidet.
In Dänemark sind nur wenige Operationen dieser Art durchgeführt worden. Bei den meisten Geschlechtsumwandlungsoperationen von Frau zu Mann wurde auf die plastisch-chirurgische Konstruktion eines Penoids verzichtet.

LUNDSTRÖM et al. (1984), KUIPER (1985), JUNGE (1987) sowie FAHRNER et al. (1987).

Da diese Untersuchungen in verschiedener Hinsicht übereinstimmen, werden nur die schwedische (WÅLINDER und THUWE, 1974) und die dänische (SØRENSEN, 1981a und b) Nachuntersuchung näher besprochen.

Die schwedische Nachuntersuchung umfaßt 13 Männer und 11 Frauen, die dänische 29 Männer und 10 Frauen, von denen 23 Männer und 8 Frauen nachuntersucht werden konnten. In beiden Gruppen lag eine durchschnittliche Observationszeit nach dem Geschlechtswechsel von sechs Jahren vor.

Was die soziale Funktion betrifft, stimmen die zwei Gruppen überein. Von den Männern war vor dem Geschlechtswechsel je ein Drittel ohne Beschäftigung und lebte von Sozialhilfe, nach dem Geschlechtswechsel die Hälfte. Von den Frauen war in der schwedischen Gruppe ein Drittel vor und nach dem Geschlechtswechsel ohne Beschäftigung, in der dänischen die Hälfte vor und nach dem Geschlechtswechsel. Der Geschlechtswechsel bewirkt also keine Resozialisierung in bezug auf die Arbeitsfähigkeit.

Was eine längerdauernde Lebensgemeinschaft nach dem Geschlechtswechsel betrifft, kamen die biologischen Frauen in beiden Gruppen besser zurecht als die biologischen Männer. So hatten 9 der 11 schwedischen biologischen Frauen und 5 der 8 dänischen biologischen Frauen nach dem Geschlechtswechsel einen festen Partner. Von den biologischen Männern heirateten zwei Drittel der schwedischen Gruppe nach dem Geschlechtswechsel oder gingen ein festes Paarverhältnis ein, in der dänischen Gruppe nur ein Fünftel, jedoch hatte ein Drittel einen Partner über sechs Monate hinaus gehabt.

Was die notwendige sexuelle Anpassung nach dem Geschlechtswechsel anlangt, ergaben sich Probleme für beide Geschlechter (s. Tab. 7-4).

Alles in allem sind WÅLINDER und THUWE der Auffassung, daß die Resultate bei objektiver wie subjektiver Betrachtung in 80% der Fälle gut waren. Vergleicht man den Zustand der Patienten vor dem

Tabelle 7–4:
Ergebnisse von Geschlechtsumwandlungsoperationen

	biolog. Männer schwedisch	biolog. Männer dänisch	biolog. Frauen schwedisch	biolog. Frauen dänisch
Zufrieden	1/6	1/3	1/4	0
Gewisse Schwierigkeiten	1/2	1/3	1/2	2/3
Unzufrieden, kein Geschlechtsleben	1/3	1/3	1/4	1/3

Geschlechtswechsel mit dem Zustand danach, kommen die Autoren zu dem Ergebnis, daß diese Eingriffe sowohl ärztlich wie ethisch zu verantworten sind. SØRENSEN kann sich im großen und ganzen dieser Auffassung anschließen. In der schwedischen Gruppe nahm sich ein Mann nach dem Geschlechtswechsel das Leben, in der dänischen drei Männer und eine Frau.

LUNDSTRÖM et al. (1984) stellen fest, daß man die Unzufriedenen besonders – wie zu erwarten – bei den biologischen Frauen mit unbefriedigender Phalloplastik findet, bei den sogenannten „alternden Transvestiten" und anderen sekundären Transsexuellen sowie unter psychisch und sozial instabilen Personen.

Die Häufigkeit von Transsexualität wird sehr verschieden angesetzt. Zahlen aus den USA geben die Prävalenz mit 1:100 000 Männer und 1:400 000 Frauen an, aber dies ist wahrscheinlich zu niedrig angesetzt. WÅLINDER (1967) gibt die Prävalenz in Schweden mit 1:37 000 Männer und 1:103 000 Frauen an. Der jährliche Zugang von Transsexuellen über 15 Jahre in Schweden wurde auf 0,2/100 000 berechnet, was dänischen und englischen Berechnungen entspricht. Nach WÅLINDER (1971) nähert sich das Verhältnis Männer/Frauen 1:1, was überraschen mag. In Dänemark war das Verhältnis in den 70er Jahren 2,8:1 (SØRENSEN und HERTOFT, 1980a). Bisher wurden knapp 100 Dänen einer Geschlechtsumwandlungsoperation unterzogen.

Die Indikationsstellung für eine Geschlechtsumwandlung setzt in Skandinavien, der Bundesrepublik Deutschland und in einer Reihe anderer europäischer Staaten eine voraufgehende genaue Beobachtung und die Erstellung eines eingehenden Gutachtens voraus. Nach dem Geschlechtswechsel erhält der Betreffende im allgemeinen alle Rechte und Pflichten, die mit der neuen Geschlechtszugehörigkeit verbunden sind, z. B. Wahl des Vornamens, Änderungen der Personenkennziffer, das Recht, eine Ehe einzugehen u. a. In mehreren Ländern gibt es ein besonderes Transsexuellengesetz. Was das Transsexuellengesetz der Bundesrepublik Deutschland von 1980 betrifft, wird auf PFÄFFLIN (1987) verwiesen.

Fallbeispiele:
Patient, biologisch ein Mann, hat das Geschlecht gewechselt, kommt gut zurecht: Aufgewachsen auf dem Lande mit Brüdern und in bescheidenen aber guten Verhältnissen. Die Eltern waren geduldig und zufrieden. Er war als Kind sehr still und vorsichtig, machte sich nie dreckig, nahm nie an wilden Spielen teil, saß gerne drinnen und spielte mit Puppen und Glanzbildern und half der Mutter bei der Hausarbeit. Als Kind kam ihm oft zu Ohren, daß er ein Mädchen hätte sein sollen, später hörte er, daß die Mutter sich ein Mädchen gewünscht hatte. Aber er findet nicht, daß die Mutter je das Maskuline an ihm unterdrückt hatte. Er war nur anders als die übrigen Kinder, und das akzeptierten die Eltern.

Nach Besuch der Schule wurde er als Handwerker ausgebildet und war viele Jahre Facharbeiter, hat sich immer sozial behauptet.

Er war immer physisch und psychisch gesund, jedoch bis zum 18. Lebensjahr Bettnässer.

Schon mit 5 Jahren hatte er das Bedürfnis, in weiblicher Kleidung zu gehen, aber erst als er in die Lehre kam und von zu Hause fortzog, konnte er insgeheim diesem Trieb folgen. Als er 18 Jahre alt war, traf er ein gleichaltriges Mädchen, nach ein paar Jahren heirateten sie, weil sie schwanger war. Das Sexuelle hat nie sehr viel für ihn bedeutet, aber Potenzprobleme hatte er nie. Sie bekamen nur dies eine Kind. Zu anderen Frauen hatte er nie Beziehungen. Er fühlte sich weder homosexuell, noch hatte er Beziehungen zu Männern gehabt. Einige Jahre später entdeckte die Ehefrau seinen Drang, in weiblicher Kleidung zu gehen, und sie lehnte dies ab.

Sie lernte später einen anderen Mann kennen, sie entfremdeten sich und wurden geschieden. Er hat aber weiterhin Kontakt mit seiner jetzt erwachsenen Tochter, die unglücklich war über seinen Wunsch nach einer Geschlechtsumwandlungsoperation, sich dann aber damit abfand und ihn voll und ganz als Frau akzeptierte.

Viele Jahre glaubte er, daß er der einzige Mann in der Welt war, der den Wunsch hatte, weiblich gekleidet zu gehen. Zufällig entdeckte er eine Transvestitenzeitschrift und meldete sich bei einem Transvestitenverein an. Er fühlte sich dort aber nicht wohl, es war ihm nicht genug, sich nur weiblich zu kleiden, er wollte sein Geschlecht ganz wechseln. Er suchte eine psychiatrische Klinik auf, wurde grüdlich untersucht, und sein Wunsch nach Geschlechtsumwandlung wurde abgewiesen. Damit fand er sich ohne Auflehnung ab. Er fühlte sich zunehmend „als halber Mensch oder eigentlich als zwei Menschen“ und „nur durch Geschlechtsumwandlung erreiche ich größere innere Harmonie“. Er hatte aber nicht den Wunsch, mit einem Mann zusammenzuleben, das reizte ihn nicht.

Fünf Jahre nach der Ablehnung durch die psychiatrische Klinik begann sein – neuer Hausarzt eine Behandlung mit weiblichen Geschlechtshormonen. Gleichzeitig begann er, ausschließlich in weiblicher Bekleidung zu gehen. „Dann fühle ich mich mehr mit mir selbst identisch, ich habe oft als Mann versagt.“ Er mußte aber weiterhin in Männerkleidung zur Arbeit gehen, empfand diese „Komödie“ als peinlich. Ein halbes Jahr später wandte er sich an unsere Klinik, trug ein schickes Kostüm, wirkte weiblich, aber etwas abgearbeitet, hatte ein ruhiges, nicht manieriertes Wesen, brauchte keine Schminke, außer was nötig war, um den Bartwuchs zu verbergen, trug keinen Schmuck. Man schlug ihm vor, noch ein Jahr zu warten, was er akzeptierte. Danach kam er wieder, bestand weiter auf Geschlechtsumwandlung, war sich „mehr denn je dessen sicher“, daß er als Frau leben wollte. Würde er aber erneut abgelehnt, wollte er sich nicht im Ausland operieren lassen, und er drohte nicht mit Selbstmord, „denn ich habe ein ruhiges Gemüt“. Er hatte jetzt eine Arbeit, die er als Frau gekleidet ausführen konnte, und kam sozial gut zurecht. Niemand an seinem Arbeitsplatz ließ sich etwas anmerken.

Ein Gespräch mit seinem Bruder bestätigte die Auskünfte des Patienten, ohne etwas wesentlich Neues zu ergeben. Er unterstützte den Wunsch des Bruders nach Geschlechtsumwandlung. Nun begann eine Hormonbehandlung unter der Regie der Klinik.

Nach gut einem halben Jahr reichte er ein Gesuch um Kastration ein, sie wurde genehmigt, und er wurde mit gutem Resultat operiert. Etwas später wurde noch eine kleine korrigierende Operation vorgenommen. Er nahm einen anderen Namen an, der Bart wurde durch Elektrolyse entfernt, er behielt seine Arbeit, zog jedoch in eine andere Wohnung.

Seitdem sind einige Jahre vergangen. Der Patient (jetzt sie) ist wohlauf, sie ist zufrieden mit der Geschlechtsumwandlung, hat es, wie sie sagte, nie bereut, im Gegenteil. Sie wohnt allein, hat einen Kreis guter Freunde, macht ihre Arbeit pünktlich und hat ihre Stellung verbessert. Sie präsentiert sich als hübsche Frau, sieht jedoch etwas älter aus, als dem biologischen Alter entspricht. Die Stimmlage ist weiterhin tief, sie weiß es, findet sich damit ab, und es macht ihr keine Probleme. Die Familie hat ihren neuen Status akzeptiert, am Arbeitsplatz hat sie keinerlei Probleme, weder mit gleichgestellten noch mit übergeordneten Arbeitskollegen.

Eine Krankengeschichte, die mit Selbstmord endete: Es handelte sich um einen 30 Jahre alten unverheirateten Mann, ausgebildet in einem „kreativen" Beruf, aber sozial war es mit ihm abwärts gegangen.

Seit seiner Kindheit hatte er sich für Frauenkleidung und Schminke interessiert. Bei der Masturbation und bei sexuellen Beziehungen zu beiden Geschlechtern war er in seiner Phantasie eine Frau. Zeitweise lebte er promiskuös und hatte sadomasochistische und fetischistische Erfahrungen. Aber er fühlte sich nie glücklich.

Nachdem er einen Film über Chris Jorgensen gesehen hatte, war er vom Gedanken besessen, selbst das Geschlecht zu wechseln. Anfangs wirkte er sehr ambivalent, schwankte von Woche zu Woche, behauptete dann aber, daß er, gleichgültig was wir sagten oder was sonst geschehen könnte, eine Geschlechtsumwandlung durchsetzen wollte. Wir versuchten, ihn dazu zu überreden, von dem Wunsch Abstand zu nehmen, denn er wirkte viel zu unausgewogen, ambivalent und unrealistisch, als daß es gut ausgehen könne. Als Beispiel seiner Ambivalenz sei angeführt: Nachdem er angefangen hatte, nur in weiblicher Bekleidung zu gehen und schon mit weiblichen Geschlechtshormonen behandelt wurde, schwängerte er ein junges Mädchen, beschäftigte sich viel damit, ob sie wohl die Schwangerschaft austragen würde, war aber nachher weder an ihr noch an ihrem Kind interessiert.

Weder klinisch noch testpsychologisch wies er psychotische Züge auf, war aber geprägt von Narzißmus, Unreife und der Unfähigkeit, seine Impulse in der Gewalt zu haben.

Vor dem Hintergrund einer langen Beobachtung bekam er den Bescheid, daß man seinen Wunsch nach einer Geschlechtsumwandlungsoperation nicht unterstützen könne. Man besprach es sehr gründlich mit ihm und versprach, ihn in jeder Weise zu unterstützen. Er nahm die Entscheidung scheinbar ruhig an, aber einige Wochen darauf versuchte er zweimal, sich selbst zu kastrieren, das zweite Mal sehr radikal, wenn auch ohne vollen Erfolg. Er wurde übel zugerichtet in ein Krankenhaus eingeliefert. Freunde und Bekannte warfen uns Hartherzigkeit und Mangel an Verständnis vor.

Nachdem er wiederhergestellt war, erklärte er, er werde sich suizidieren, falls sein Wunsch nach einer Geschlechtsumwandlungsoperation erneut abgelehnt würde. Damit hatte er früher gedroht, und wir hatten die Drohung durchaus ernst genommen, aber wir glaubten nicht, daß wir uns erpressen lassen dürften. Auf Grund des bisherigen Verlaufes waren wir der Auffassung, daß seine Prognose schlecht sei, mit oder ohne Geschlechtsumwandlung; da er aber fortfuhr, eine Geschlechtsumwandlung zu verlangen, meinte man, nicht mehr ablehnen zu können. Die Geschlechtsumwandlungsoperation wurde durchgeführt, und die ersten Monate war er überglücklich, erzählte, daß ein Mann um seine Hand angehalten hatte, alles schien gut, endlich war er (jetzt sie) am Ziel.

Ein paar Monate später schrieb sie einen langen Brief, worin sie von ihren vielen Problemen berichtete, wie sie mißverstanden und von verschiedenen Partnern mißbraucht wurde, wie sie den Partnern immer „alles gäbe", aber nur Hohn erntete und weder Liebe noch Verständnis, die sie so nötig brauchte, fand.

„Nun glauben Sie vielleicht, daß ich den Eingriff bereut habe, aber das stimmt nicht ganz." Aus dem 24 Seiten langen Brief ging aber deutlich hervor, wie enttäuscht sie war, und daß sie sich in jeder Hinsicht als der Verlierer vorkam. Wir luden sie ein, zu uns zu kommen, aber sie kam nicht. Vier Monate später beging sie überraschend Selbstmord. Bekannte von ihr erzählten, daß sie wenige Tage zuvor noch froh und optimistisch gewesen war und Zukunftspläne geschmiedet hatte. Seit der Geschlechtsumwandlungsoperation waren zehn Monate vergangen.

Man muß nachdrücklich betonen, daß Suizid nach Geschlechtsumwandlungsoperationen nur selten vorkommt. In einem anderen Fall, nach einer Geschlechtsumwandlungsoperation von Mann zu Frau im Ausland, bereute die Patientin die Operation schon im Flugzeug nach Hause. Sie kam in eine psychiatrische Klinik und suizidierte sich später. Alle mit Erfahrung auf dem Gebiet der Geschlechtsidentitätsprobleme sind sich darin einig, daß eine Geschlechtsumwandlung nur in wenigen Fällen indiziert ist (s. z. B. LEVINE und LOTHSTEIN, 1981; LOTHSTEIN und LEVINE, 1981).

Patientin, biologisch Frau, die sich seit der frühen Kindheit als Mann gefühlt, als Erwachsene als Mann gelebt und einen männlichen Beruf ausgeübt hat. Die Patientin ist jetzt Mitte 40, ist unter schwierigen Verhältnissen aufgewachsen, überwarf sich früh mit der Mutter und verlor den Kontakt zum Vater. Nach dem Schulbesuch ging sie in eine Handwerkerlehre in einem typischen Männerberuf und hat hier ihren Unterhalt verdient, wenn es in den letzten Jahren auch schwierig war, den physischen Anforderungen nachzukommen.

Viele Jahre hatte sie sexuelle Beziehungen zu Frauen, wollte aber keine Bindung eingehen. Physisch war sie immer gesund. Psychisch war sie zunehmend nervös, von Alpträumen verfolgt, von Schlaflosigkeit und innerer Unruhe, aber nach außen wirkte sie immer robust. Kein Medikamenten- oder Alkoholmißbrauch. Sie war bei den Kunden und Bekannten immer beliebt und nie Schikanen ausgesetzt.

Seit dem 7. Lebensjahr ging sie, wenn es möglich war, gern in der Kleidung des Bruders, spielte am liebsten mit Jungen und wurde von ihnen akzeptiert. Seit dem 18. Lebensjahr ging sie nur in Männerkleidung, hatte aber Schwierigkeiten, ihre stark entwickelte Brust zu verbergen, mußte sich einschnüren, und es quälte sie sehr.

Erst mit 15 bis 16 Jahren erkannte sie, daß sie „anders" war, verliebte sich in ein gleichaltriges Mädchen, sie küßten sich, hielten sich an den Händen – mehr wurde nicht daraus. Seit dem 18. Lebensjahr sexuelle Beziehungen immer zu heterosexuellen, aber sonst normalen Frauen. Sie war immer der „aktive" Partner und hat Geschlechtsverkehr „wie ein Mann" zur gegenseitigen Befriedigung durchgeführt. Sie hat aber keine großen sexuellen Bedürfnisse und hatte nie sexuelle Beziehungen zu Männern.

Sie hat normale Menstruationen ohne besondere Beschwerden. Sie hatte nie den Wunsch nach männlichen Genitalien oder nach operativen Eingriffen in dieser Richtung. Ihr Problem waren ihre großen Brüste. Ihr Hausarzt wollte von einer Mastektomie nichts wissen, „ihr fehle ja nichts", meinte er, und viele Jahre fand sie sich mit ihren großen Brüsten ab. Kurz vor der Überweisung zu uns hatte ein anderer Arzt beobachtet, wie gequält sie durch vieljährige Einschnürung der Brüste war, und daß sie an Ekzemen und tiefen Schnürfurchen litt. Er schickte sie zu einem plastischen Chirurgen, der sie mastektomierte und ihr sexualtherapeutische Beratung vorschlug. Sie bat hier nur darum als „Mann" legitimiert zu werden. Hormonelle oder chirurgische Eingriffe wünschte sie nicht. Sie erzählte, daß sie sich in jungen Jahren geschämt und schuldig gefühlt, aber mit den Jahren eingesehen hatte, daß sie sich ihr Schicksal ja nicht selbst ausgesucht hatte und daß sie ja niemandem damit Schaden zufüge. Sie fühlte sich nicht lesbisch, lesbische Frauen fühlten sich ja nicht als Männer, und sie hätte sich nie in homosexuelle Frauen verliebt, sondern nur in „ganz normale", die zuvor oft zu Männern Beziehungen gehabt und Kinder hatten, und sie hatten sie ganz als den männlichen Partner akzeptiert.

Objektiv wirkte sie wie ein korpulenter Mann mittlerer Größe, das Haar kurz geschnitten, mit einem gewöhnlichen Anzug bekleidet. Sie bewegte sich und gestikulierte wie ein Mann, ohne daß es übertrieben wirkte. Sie hatte eine dunkle Frauenstimme, am Gesicht fiel der fehlende Bartwuchs auf, und die Hände waren schmal und feingliedrig. Manchmal war sie schlagfertig und derb, manchmal wirkte sie selbstunsicher und von der Sorge um die Zukunft geprägt.

Nach einigen Jahren konnte sie die schwere körperliche Arbeit nicht mehr leisten und bekam eine Rente zuerteilt. Der plötzliche Tod einer nahen Freundin löste bei ihr Angstanfälle aus, die aber nach einem Erholungsaufenthalt wieder schwanden.

In einigen Fällen wurden die Frauen nicht nur mastektomiert, sondern auch kastriert mit nachfolgender Androgenbehandlung, und dies führte zu mehr oder weniger starkem Bartwuchs. Einige Patienten kamen gut zurecht, andere hatten verschiedene Probleme sozialer, persönlicher und hormoneller Art, u. a. Gewichtszunahme und „klimakterische" Beschwerden in Form von Schweißausbrüchen und Müdigkeit. Einige Patienten haben geheiratet und leben in stabiler Ehe, einzelne wurden wieder geschieden.

7.14 Prinzipien bei der Behandlung sexueller Abweichungen

Über das bereits Mitgeteilte hinaus soll nur noch eine kurze Übersicht über die Behandlungsmöglichkeiten gegeben werden. Dies müßte auch ausreichen, da sich die Behandlung hier in vieler Hinsicht nicht von anderen psychiatrischen Behandlungsmethoden unterscheidet. Es kommt darauf an – wie auch sonst – entweder Schäden vorzubeugen oder sie zu heilen beziehungsweise ihre Folgen abzumildern.

7.14.1 Prophylaxe

In dem Maße, in dem wir über die Faktoren Klarheit bekommen, die für die Entstehung sexueller Deviationen verantwortlich sind, müßten wir – jedenfalls theoretisch – größere Möglichkeiten bekommen, kausal einzugreifen. Wir wissen, daß die Grundlagen sexueller Abweichungen früh in der Kindheit gelegt werden und Produkt der Wechselwirkungen zwischen dem Kind und der Umgebung sind. Die Reaktionsweise der Umgebung ist wiederum ein Produkt der Bedingungen, unter denen die Schlüsselpersonen selbst aufgewachsen sind, und der damaligen Normen. Man kann also sagen, daß sexuelle Abweichungen zum Teil ein Produkt der Gesellschaft sind. Möchte man aus irgendwelchen Gründen eine solche Formulierung vermeiden, kann man sagen, daß sie kulturell bedingt seien. Jedenfalls muß der prophylaktische Ansatz Veränderungen der mikro- und makrosozialen Gesellschaftsstrukturen umfassen, die für die Entstehung sexueller Abweichungen von Bedeutung sind. Die prophylaktische Arbeit muß sich teils auf die für die Entwicklung des Kindes augenscheinlich so wichtigen Schlüsselpersonen erstrecken, muß aber auch die Bedingungen, unter denen wir alle leben, berücksichtigen. Denn was nützt es, wenn der einzelne vielleicht im Besitz des nötigen Wissens, der richtigen Intentionen und Fähigkeiten ist, wenn die gesellschaftlichen Verhältnisse ihn mehr oder weniger daran hindern, sein Wissen anzuwenden und seinen Intentionen entsprechend zu leben.

Es ist nicht möglich, in diesem Zusammenhang konkrete Anweisungen zu geben, wo die prophylaktische Arbeit ansetzen könnte und in welchen Zusammenhängen Ärzte besondere Voraussetzungen und deshalb besondere Verpflichtungen hätten, sich an dieser Arbeit zu beteiligen. Es soll hier nur darauf hingewiesen werden, daß die sexuellen Abweichungen nicht notwendigerweise etwas ein für allemal Gegebenes sind, etwas nicht zu Veränderndes, sondern Zustände, die man teilweise oder ganz verhindern können müßte.

Man darf sich aber nicht vorstellen, daß die prophylaktische Arbeit auf diesem Gebiet einfach und unkompliziert sei. Um so größer ist die Herausforderung. Voraussetzung, um auf diesem Gebiet von Prophylaxe zu sprechen, ist natürlich, daß man nur eigentlichen Deviationen vorbeugen und nicht die Vielfalt sexueller Entfaltungsmöglichkeiten gleichschalten will.

7.14.2 Behandlungsmöglichkeiten

Ist die Deviation manifest, kann man prinzipiell folgende Wege beschreiten:

a) Man kann versuchen, *das Zwanghafte* der Deviation durch verschiedene Formen analytischer Therapie oder durch andere psychologische Behandlungsmethoden *aufzulockern*. Solche Therapie kann dem Betreffenden Einsicht in die Ursachen seiner sexuellen Eigenart geben und ihm die Möglichkeit eröffnen, sein Verhalten zu ändern. Eine Reihe neuerer Untersuchungen (s. z. B. die Sammelarbeiten von SIGUSCH, 1980; SCHORSCH et al., 1985) zeigen, daß psychotherapeutische Individualbehandlung, Partnertherapie und in einigen Fällen Gruppentherape Hilfe für gewisse sexuelle Devianten bedeuten können. SCHORSCH et al. (1985) beschreiben die Behandlung von Männern, die wegen Exhibitionismus, Voyeurismus, Pädophilie und Notzucht mit dem Strafgesetz kollidierten. Bei ihnen war Psychotherapie über eine ein- bis zweijährige Zeitspanne mit 35 bis 60 Sitzungen hilfreich. In einigen Fällen wurden die Partner in die Behandlung einbezogen, was oft versäumt wird. Die Therapie wurde nach Beratung mit dem Patienten geplant und gründete auf psychodynamisch fundierten verhaltenstherapeutischen Techniken zur Förderung der Selbstkontrolle. Aversive Techniken wurden nicht verwandt. Bearbeitete Themen: Unsichere männliche Identität, Selbsthaß, Scham- und Schuldgefühl, Minderwertigkeitsgefühl, Gefühl innerer Leere, Probleme der Aggressionsbewältigung, Kontaktschwierigkeiten, dies selbstverständlich an die besonderen Bedürfnisse des einzelnen Patienten angepaßt.

Diese psychotherapeutische Aufgabe war schwierig, stellte große Anforderungen an den Behandler und an qualifizierte Supervision. Die Untersuchungen zeigen aber, daß sogar in aussichtslos erscheinenden Fällen Menschen mit Perversionen psychotherapeutisch zu einem befriedigenden Leben ohne erneute Kriminalität zu verhelfen ist.

b) Man kann den Sexualtrieb *dämpfen*, so daß die Impulse schwächer werden. Dies kann in reversibler und irreversibler Weise geschehen. Irreversibel sind Kastration und stereotaktische Eingriffe an den Hypothalamuskernen.

Kastration hat man in gewissem Umfang bei „Sittlichkeitsverbrechern" angewandt, die als so gefährlich galten, daß man sie nicht tolerieren zu können glaubte. Dieser Eingriff wird kaum noch durchgeführt. Was die Resultate betrifft, kann auf Bremer (1959), Stürup (1968) und Heim (1981) u. a. verwiesen werden.

Stereotaktische Eingriffe am Hypothalamus haben nie dieselbe Verbreitung gefunden, haben aber zeitweilig in Deutschland, u. a. pädophilen Homosexuellen gegenüber, Befürworter gefunden (Roeder et al., 1972 u. a.). In Dänemark sind diese Eingriffe unter dieser Indikation nie angewandt worden, und es wird auch kaum je der Fall sein, weil ein ausgesprochenes Mißverhältnis zwischen dem Ernst der „Kriminalität" und dem radikalen, traumatisierenden Charakter des Eingriffes besteht. Einige behaupten, daß die stereotaktischen Eingriffe die Triebrichtung ändern, aber die überwiegende Wirkung scheint eine Reduktion des Geschlechtstriebes zu sein.

„Unerwünschte Sexualität" mit Kastration oder stereotaktischen Gehirnoperationen zu behandeln, trifft auf steigenden Widerstand, vor allem bei deutschen Sexologen (Sigusch, 1978; 1979; Heim und Hursch, 1979; Heimann, 1979; Schmidt und Schorsch, 1981). Kastrationen auf Grund von Sexualkriminalität sind in Dänemark seit 1972 nicht mehr vorgenommen worden (Ortmann, 1979).

Reversible Methoden sind die Verabreichung von weiblichen Hormonen und Antiandrogenen.

Werden einem Mann genügend hohe Dosen von Östrogenen gegeben, wird seine Libido und Potenz im Laufe weniger Wochen stark reduziert und u. U. ganz aufgehoben. Diese Behandlung hat mehrere Nebenwirkungen: Die Brüste werden größer, die Fettverteilung am Körper ändert sich u.a.m.

Dieselben Wirkungen, aber mit weniger Nebenwirkungen, erreicht man durch Behandlung mit Antiandrogenen, z. B. Cyproteronacetat (Androcur®) (s. Abschn. 8.1.1). Einige Behandlungsbeispiele sind bereits erwähnt, weitere Beispiele finden sich im folgenden Kapitel.

Im Schutze der vorübergehenden Triebabschwächung können psychotherapeutische und unterstützende Maßnahmen in Frage kommen, in der Hoffnung, daß der Patient soviel Einsicht und Stärke gewinnt, daß er – wenn die Dämpfung seines Triebes wiederaufgehoben wird – dann seine sexuellen Impulse so zu kanalisieren versteht, daß der Trieb für ihn selbst wie für seine Umgebung akzeptabler wird. Oft geht es jedoch so, daß das abweichende Verhalten bei Abschluß der Antiandrogenbehandlung mit unverminderter Kraft zurückkehrt, und man muß vielleicht die Antiandrogenbehandlung jahrelang mit kleineren Dosen weiterführen.

Nach dem Absetzen von Cyproteronacetat kehren Libido und Potenz nach vier bis sechs Wochen zurück. Beschädigungen des Reproduktionsapparates sind selbst nach jahrelanger Behandlung mit Cyproteronacetat nicht beschrieben worden. Dagegen beobachtet man psychologische Nebenwirkungen, ähnlich denen, die bei der Kastration auftreten und die der Anwendung dieser Medikamente Grenzen setzen.

Die meisten Psychopharmaka haben keinerlei positive Auswirkung auf sexuelle Deviationen, sie wirken allenfalls im Sinne einer allgemeinen Antriebshemmung und das kann, in seltenen Ausnahmefällen, gewissen Patienten helfen, die abweichenden Impulse besser zu kontrollieren, freilich bei gleichzeitiger Inkaufnahme der allgemeinen Wirkungen und Nebenwirkungen dieser Medikamente.

c) Man kann versuchen, das abweichende Verhalten auf verschiedene Weise zu *mo-*

difizieren. Der älteste Modus sind diverse Strafen oder andere Sanktionen (soziale, religiöse u. a.). Die Wirkung ist zweifelhaft, die seelischen Folgen sind zahlreich. In einer Reihe von Ländern ist die Strafgesetzgebung auf sexuellem Gebiet dahingehend reduziert worden, daß nur noch Handlungen mit direkten Schadensfolgen bestraft werden. Es wäre wünschenswert, daß gewisse Handlungen, die als eine Kränkung der Scham empfunden werden (z. B. Exhibitionismus und Voyeurismus), nicht nach dem Strafgesetzbuch mit den daraus sich ergebenden unglücklichen sozialen und psychischen Auswirkungen bestraft, sondern durch Polizeiverordnungen in Grenzen gehalten würden. Eine weitere Modifikationsmöglichkeit stellt die Verhaltenstherapie dar. Durch ein System von Belohnung und Strafe, durch Entspannungsübungen, Verhaltenstraining u. a. versucht man, gewisse Handlungsweisen zu fördern, andere abzuschwächen. Es wird auf Spezialliteratur hierüber verwiesen, u. a. auf BANCROFT (1974), KOCKOTT (1983), SCHWARTZ und MASTERS (1983). Richtig angewandt und unter Mitwirkung des Patienten kann diese Behandlungsmethode zweifellos eine Hilfe sein, wenn andere Behandlungsversuche nicht ausreichen. Aber Verhaltenstherapie trifft auch auf viel Widerstand, und sie kann natürlich mißbraucht werden, indem man, statt Gesetzgebung und Gesellschaft zu reformieren, den einzelnen die Lasten tragen läßt.

Wenn man so früh eingreift, daß die Abweichung noch nicht voll entwickelt ist, kann man versuchen, die volle Manifestierung derselben zu verhindern. Bei gewissen Fällen von Homosexualität, Transvestitismus und Transsexualität kann man frühzeitig erahnen, welche Entwicklung sich anbahnt. In den USA hat man sich in einzelnen Observationskindergärten für ausgesprochen feminine Jungen interessiert und versucht, durch Modifikation ihres Verhaltens zu bewirken, daß sie nicht aus dem Kreis maskuliner Jungen ausgeschlossen werden und damit Identifikationsobjekte verlieren. Man hat ferner versucht, ob man durch eine psychotherapeutische Einwirkung auf die Eltern die einsetzende feminisierende Entwicklung abbremsen kann (s. z. B. GREEN, 1974, 1985; STOLLER, 1975). Man kann noch nicht entscheiden, ob diese Bestrebungen von Erfolg gekrönt sein werden, aber der Versuch ist interessant. Das Symptom als solches ist bereits vorhanden, es wird aber so früh eingegriffen, daß diese Form der Behandlung der Prophylaxe sehr nahekommt.

Zum Schluß nur dieses: Voraussetzung jedes Behandlungsversuches muß sein, daß der Betreffende ihn selbst wünscht, abgesehen von Handlungen mit Schadensfolgen (schwere sadistische Handlungen, Brandstiftung u. a.). Wie weit wirklich Freiwilligkeit vorliegt, kann manchmal fraglich sein. In Ländern mit einer restriktiven Einstellung zu sexuellen Abweichungen, in denen Deviante isoliert und ausgestoßen werden, ist Freiwilligkeit in bezug auf die Behandlung recht illusorisch. Übernimmt man die Behandlung sexuell Devianter, hat das zur Folge, daß man aufmerksam wird auf die Bedingungen, die diesen Menschen geboten werden, die oft unangemessen sind, weil sie mehr oder weniger auf Vorurteilen und Tabus beruhen. Darum fühlt man sich verpflichtet, an einer Veränderung solcher Verhältnisse mitzuwirken.

Für den Berater ist es wichtig, sein Fachgebiet so genau wie möglich zu kennen. Aber keiner war von Anfang an Experte, und Experte zu sein ist vielfach auch nicht erforderlich. Das in Abschn. 4.2 beschriebene PLISSIT-Modell ist auch im Umgang mit sexuellen Minderheiten anwendbar.

- *Permission* – zeigen, daß man bereit ist, mit dem Patienten über sexuelle Abweichungen und die daraus folgenden Probleme zu sprechen.
- *Limited information* – viele Ärzte können mit verhältnismäßig wenig Fachkenntnis bei Zweifelsfragen Abhilfe schaffen.
- *Specific suggestions* – erfordern etwas mehr Erfahrung, die aber erworben werden kann, wenn man sich nur mit den Problemen dieser Menschen auseinandersetzt, so daß nur
- *Intensive therapy* besonders Ausgebildeten überlassen bleiben muß.

Eine Voraussetzung ist aber, daß der Arzt dauernd seine eigene Einstellung und seine Vorurteile revidiert und sexuell Devianten weder mit Erschrecken noch mit Aggressivität gegenübertritt. Es liegen jetzt viele Fachpublikationen vor, die Einsicht in sexuelle Abweichungen vermitteln können. Aber auch die eigenen Zeitschriften und Bücher der Subkulturen mit ihrer Mischung aus Debatte, Information, Fiktion und Kontaktannoncen können eine wichtige Informationsquelle darstellen. Viele Treffpunkte und Vereine sind für interessierte Außenstehende offen und können nützliche Einsichten vermitteln, die anderweitig nicht zu erhalten sind.

Es gibt auf diesen Gebieten einen großen, unzureichend gedeckten Bedarf für ärztlichen Einsatz. Überwindet man seine Scheu vor diesem Teil seiner professionellen Verpflichtungen, wäre für den Therapeuten wie für den Patienten viel gewonnen.

7.15 Literatur

Abe, K. & Moran, P. A. P. (1969): Parental age of homosexuals. Brit. J. Psychiat. **115:** 313–317.

Allen, Clifford (1969): A Textbook of Psychosexual Disorders. Oxford Univ. Press, London.

Amendt, Günter (1986): Was ist los mit dem Sexuellen? Einige aktuelle Aspekte zum Verhältnis Sexualität und Politik. In: Sexualität, 39–59, Syndikat Taschenbücher, Frankfurt a.M.

Backe, L., Leick, N., Merrick, J. & Michelsen, N. (1986): Sexueller Mißbrauch von Kindern in Familien. Deutscher Ärzte-Verlag, Köln.

Bancroft, John (1974): Deviant Sexual Behaviour. Modification and Assessment, Clarendon Press, Oxford.

Barlow, D. H., Abel, G. G., Blanchard, E. B. & Mavissakalian, M. (1974) Plasma testosterone levels and male homosexuality: A failure to replicate. Arch. Sex. Beh. **3:** 571–575.

Bell, A. P., Weinberg, M. S.: Der Kinsey-Institut Report über weibliche und männliche Homosexualität. Goldmann, München 1981.

Bene, E. (1965): On the genesis of female homosexuality. Brit. J. Psychiat. **111:** 815–821.

Bernard, Frits (1979): Pädophilie – Liebe mit Kindern. Lollar, Achenbach.

Bieber, I. (1962): Homosexuality. A psychoanalytic study of male homosexuals. Basic Books Inc., New York.

Birk, Lee, Williams, Gordon H., Chasin, Marcia & Rose, Leslie I. (1973): Serum Testosterone Levels in Homosexual Men. New Engl. J. Med. **289:** 1236–1238.

Bremer, Johan (1959): Asexualization. MacMillan Comp., New York.

Brogersma, Edward (1970): Das verfemte Geschlecht. Lichtenberg, München.

Buhrich, N., Theile, H., Yaw, A. & Crawford, A. (1979): Plasma Testosterone, Serum FSH and Serum LH Levels in Transvestism. Arch. Sex. Beh. **8:** 49–53.

Butler, Sandra (1978): Conspiracy of Silence. The Trauma of Incest. New Glide Publ., San Francisco.

Cauldwell, D. (1949): Psychopathia transsexualis. Sexology **16:** 274–280.

Cook, Mark & Howells, Kewin (eds.) (1981): Adult Sexual Interest in Children. Academic Press, London.

Creutzfeld, O. D. (1979): Neurobiologische Grundlagen der Hypothalamotomie bei Sexualdeviationen. Nervenarzt, **50:** 671–681.

Dannecker, Martin (1986): AIDS und die Homosexuellen. In: Dannecker, M., Der Homosexuelle und die Homosexualität, 2. Aufl., 119–134, Syndikat Taschenbücher, Frankfurt a.M.

Dörner, Günther, Rohde, Wolfgang, Stahl, Fritz, Krell, Lothar & Masius, Wolf-Günther (1975): A Neuroendocrine Predisposition for Homosexuality in Men. Arch. Sex. Beh. **4:** 1–8.

Ebbesen, Peter, Melbye, Mads & Biggar, Robert J. (1984): Sex Habits, Recent Disease, and Drug Use in Two Groups of Danish Male Homosexuals. Arch. Sex. Beh. **13:** 291–309.

Eckert, Elke D., Bouchard, Thomas J., Bohlen, Joseph & Heston, L. (1986): Homosexuality in Monozygotic Twins Reared Apart. Br. J. psychiat. **148:** 421–425.

Ehrhardt, Anke A., Meyer-Bahlburg, Heino F. L., Rosen, Laura R., Feldman, Judith F., Veridiano, Norma P., Zimmerman, I. & McEwen, Bruce S. (1985): Sexual Orientation after Prenatal Exposure to Exogenous Estrogen. Arch. Sex. Beh. **14:** 57–75.

Eicher, Wolf (1984): Transsexualismus. Gustav Fischer Verlag, Stuttgart, New York.

Fahrner, Eva-Maria, Kockott, Götz & Duran, Gabriele (1987): Die psychosoziale Integration operierter Transsexueller. Nervenarzt **58:** 340–348.

Franks, Violett (1974): Besprechung von Sagir & Robins (1973): Male and Female Homosexuality, J. Homosexuality **1:** 131–134.

FREUD, SIGMUND (1905, 1942): Drei Abhandlungen zur Sexualtheorie. Ges. W. Bd., V: 29–145, Imago, London.

FREUND, KURT (1980): Therapeutic Sex Drive Reduction. Acta psychiat. scand. **62,** suppl. 287.

GEBHARDT, PAUL (1969): Fetishism and Sadomasochism. In: MASSERMANN, M. E. (ed.): Dynamics of Deviant Sexuality, New York and London (cit. bei Spengler 1979).

GEBHARDT, PAUL H., GAGNON, JOHN H., POMEROY, WARDELL B. & CHRISTENSEN, CORNELIA V. (1965): Sex Offenders. Harper & Row Publ. and Paul B. Hoeber Inc., Medical Books, New York.

GLADUE, BRIAN A. (1984): Neuroendocrine Response to Estrogen and Sexual Orientation. Science **225:** 1496–1499.

GREEN, RICHARD (1972): Homosexuality as a Mentals Illness. Int. J.Psychiatr. **10:** 77–98. Mit Diskussionsbeiträgen von Alan Bell, Lawrence Hatterer, Martin Hoffmann, Arno Karlen, Judd Marmor, Charles Socarides in derselben Zeitschrift: 99–128.

GREEN, RICHARD (1974): Sexual identity conflicts in children and adults. Basic books Inc., New York.

GREEN, RICHARD (1985): Gender Identiy in Childhood and Later Sexual Orientation: Follow-Up of 78 Males. Am. J. Psychiatr. **142:** 339–341.

GREEN, RICHARD, MANDAL, JANE, BARCLAY, HOTVEDT, MARY E., GRAV, JAMES & SMITH, LAUREL (1986): Lesbian Mothers and Their Children: A Comparison with Solo Parent Heterosexual Mothers and Their Children. Arch. Sex. Beh. **15** 167–184.

GRIFFITHS, P. D., MERRY, J., BROWNING, MARGARETH C. K., EISINGER, A. J., HUNTSMAN, R. G., LORD, E. J. A., POLANI, P. E., TANNER, J. M. & WHITEHOUSE, R. H. (1974): Homosexual Women: An Endocrine and Psychological Study. J. Endocr. **63:** 549–556.

GROTH, A. NICHOLAS (1979): Men who rape. Plenum Press, New York & London.

HAEBERLE, ERWIN J. & BEDÜRFTIG, AXEL (Hrsg.) (1987): AIDS – Beratung, Betreuung, Vorbeugung. Walter de Gruyter, Berlin, New York.

HARRIS, MARY B. & TURNER, PAULINE H. (1986): Gay and Lesbian Parents, J. Homosex. **12:** 101–113.

HEIM, NIKOLAUS (1981): Sexual Behavior of Castrated Sex Offenders. Arch. Sex. Beh. **10:** 11–19.

HEIM, NIKOLAUS & HURSCH, CAROLYN J. (1979): Castration for Sex Offenders: Treatment or Punishment? A Review and Critique of Recent European Literature. Arch. Sex. Beh. **8:** 281–304.

HEIMANN, H. (1979): Psychiatrische, psychologische, soziologische und ethische Implikationen psychochirurgischer Maßnahmen unter besonderer Berücksichtigung der Hypothalamotomie bei Sexualdeviationen. Nervenarzt **50:** 682–688.

HERZER, MANFRED (1985): Kertbeny and the Nameless Love. J. Homosex. **12:** 1–26.

HERZER (1986): persönliche Mitteilung.

HILDEBRAND, EVA & CHRISTENSEN, ELSE (1986): Familier med sexuelt misbrug af børn. (dän.) Familien, in denen die Kinder sexuell mißbraucht wurden. Hans Reitzels forlag, Kbh.

HOENIG, J., KENNA, J. C. & YOUD, ANN (1971): Surgical Treatment for Transsexualism. Acta psychiat. scand. **47:** 106–133.

HOENIG, J. & KENNA, J. (1973): Epidemiological aspects of transsexualism. Psychiat. Clin. **6:** 65–80.

HOENIG, J. & KENNA, J. (1974): The prevalence of transsexualism in England and Wales. Brit. J. Psychiat. **124:** 181–190.

HOFFMAN, M. (1968): The gay world. Basic Books Inc., New York.

JERSILD, JENS (1956): Boy Prostitution. Gad, Kbh.

JERSILD, JENS (1964): De Pædofile. (dän.) Die Pädophilen. Nyt Nordisk Forlag, Kbh.

JUNGE, ASTRID: Behandlungsverlauf und Katamnese von operierten weiblichen Transsexuellen. Diss. phil. Hamburg (1987).

KENTLER, HELMUT & SCHORSCH, EBERHARD (1987): Kein Strafrecht gegen exhibitionistische Handlungen. In: JÄGER, H. & SCHORSCH, E. (Hrsg.): Sexualwissenschaft und Strafrecht, Beitr. z. Sexualforsch., **62:** 105–114.

KINSEY, A. C., POMOROY, W. D. & MARTIN, C. E. (1955): Das sexuelle Verhalten des Mannes. Fischer, Berlin Frankfurt.

KINSEY, A. C., POMOROY, W. D., MARTIN, C. E. & GEBHARD, P. (1954): Das sexuelle Verhalten der Frau. Fischer, Berlin Frankfurt.

KLEIN, FRED (1978): The Bisexual Option. Arbor House, New York.

KOCKOTT, G. (1983): Verhaltenstherapie bei sexuellen Deviationen. Psychiatr. Praxis **10:** 78–82.

KÖNIG, M. P., CORNU F., BLASER, A., ZINGG, E., STIRNEMANN, H. & TROST, B. (1978): Transsexualismus. Schweiz. med. Wschr. **108:** 437–444.

KOLODNY, R. C., MASTERS, W. H., HENDRIX, J. & TORO, G. (1971): Plasma Testosterone and Semen Analysis in Male Homosexuals. New Engl. J. Med. **285:** 1170–1174.

KUBIC, LAWRENCE S.(1974): The Drive to Become Both Sexes. Psychoanal. Q. **43:** 349–426.

KUIPER, A. J.: Transseksualiteit en Hulpverlening. Een „ex post facto" onderzoek naar het effekt van de geslachtsaanpassende behandeling bij 143 transseksuellen. (niederl.) Behandlung der Transsexualität. Eine Nachuntersuchung über die Auswirkungen geschlechtsanpassender Behandlung bei 143 Transsexuellen. Rijksuniversitet Utrecht (1985).

KUTCHINSKY, B. (1973): The effect of easy availability of pornography on the incidence of sex crimes: The Danish experience. J. Social Issues **29:** 163–181.

KUTCHINSKY, BERL (1984): Incest – i kriminoligisk perspektiv. (dän.) Inzest in kriminologischer Perspektive. Agrippa **6:** 160–169.

LEVINE, STEPHEN B. (1982): A Modern Perspective on Nymphomania. J. Sex. Marit. Ther. **8:** 316–324.

LEVINE, STEPHEN B. & LOTHSTEIN, LESLIE (1982): Transsexualism or the Gender Dysphoria Syndromes. J. Sex. Marit. Ther. **7:** 85–113.

LITMAN, ROBERT E. & SWEARINGEN, CHARLES (1972): Bondage and suicide. Arch. gen. Psychiat. **27:** 80–85.

LLOYD, ROBIN (1976): For Money or Love. Balantine Books, New York.

LONELEY, J. (1973): Family dynamics in homosexual women. Arch. Sex. Beh. **2:** 343–350.

LORAINE, J. A., ADAMPOULUS, D. A., KIRKHAM, K. E., ISMAIL, A. A. A. & DOVE, G. A. (1971): Patterns of hormone excretion in male and female homosexuals. Nature **234:** 552–554.

LOTHSTEIN, LESLIE M. & LEVINE, STEPHEN B. (1981): Expressive Psychotherapy with Gender Dysphorie Patients. Arch. Gen. Psychiatr. **38:** 924–929.

LUNDSTRÖM, B., PAULY, I. & WALINDER, J. (1984): Outcome of sex reassignment surgery. Acta psychiatr. scand. **70:** 289–294.

MARGOLESE, M. S. & JANIGER, O. (1973): Androsterone Etiocholanolone ratios in male homosexuals. Brit. med. J. **3:** 207–210.

MASTERS, W. H. & JOHNSON, V. E. (1979): Homosexualität. Ullstein, Frankfurt Wien.

MEISELMAN, KARIN C. (1979): Incest. Jossey-Bass Publ., San Francisco.

MEYER, J. & HOOPES, J. J. (1974): The gender dysphoria syndromes. Plast reconstr. Surg. **54:** 444–451.

MEYER-BAHLBURG, HEINO F. I. (1984): Psychoendocrine Research on Sexual Orientation. Current Status and Future Options. In: DE VRIES, G. J. et al. (eds.) Progress in Brain Research, vol. 61. Elsevier, Amsterdam.

MOHR, J. W., TURNER, R. E. & JERRY, M. B. (1964): Pedophilia and Exhibitionism. Univ. of Toronto Press.

MONEY, JOHN (1971): Prefactory remarks on outcome of sex reassignment in 24 cases of transsexualism. Arch. Sex. Beh. **1:** 163–165.

MONEY, J. & EHRHARDT, A. A. (1970): Transsexuelle nach Geschlechtswechsel. Beitr. Sexualforsch. **49:** 70–87.

MONEY, J. & EHRHARDT, A. A. (1975): Männlich-weiblich. Rowohlt, Reinbek.

ORTMANN, JØRGEN (1979): Behandling af sexuelle lovovertrædere, duplikat, Herstedvester. (dän.) Behandlung sexueller Straftäter.

PERSON, E. & OVESEY, L. (1974a): The transsexual syndrome in males. I. Primary transsexualism. Amer. J. Psychother. **28:** 4–20.

PERSON, E. & OVESEY, L. (1974b): The transsexual syndrome in males. II. Secondary transsexualism. Amer. J. Psychother. **28:** 174–193.

PFÄFFLIN, FRIEDEMANN (1987): Fünf Jahre Transsexuellengesetz – eine Zwischenbilanz. In. JÄGER, H. & SCHORSCH, E. (Hrsg.): Sexualwissenschaft und Strafrecht, Beitr. z. Sexualforschung. **62:** 147–155, Ferdinand Enke Verlag, Stuttgart.

PILLARD, R. C., ROSE, R. M. & SHERWOOD, M. (1974): Plasma testosterone levels in homosexual men. Arch. Sex. Beh. **3:** 453–458.

RANDELL, J. (1969): Preoperative and postoperative status of male and female transsexuals. In Transsexualism and Sex Reassignment. (R. GREEN & J. MONEY, eds.) The Johns Hopkins Press, Baltimore.

RIVER, J., PAUL DE (1951): The Sexual Criminal. Charles C. Thomas Publ., Springfield, Illinois.

ROEDER, F., ORTHNER, H. & MÜLLER, D. (1972): The stereotaxic treatment of pedophilic homosexuality and other sexual deviations In: Psychosurgery (E. HITCHCOCK, L. LAITINEN & K. VÆRNET, eds.) Charles C. Thomas, Publisher, Springfield.

ROSEN, I. (1965): Looking and Showing. In Sexual Behavior and the Law. (R. SLOVENKO, ed.). Charles C. Thomas, Publisher, Springfield.

ROSEN, ISMOND (ed.) (1979): Sexual Deviation, sec. edit., Oxford University Press, Oxford, New York & Toronto.

ROSENTHAL, D. (1970): Genetic theory and Abnormal Behavior. McGraw Hill Book Comp., New York.

ROSSMAN, PARKER (1976): Sexual Experience between Men and Boys. Association Press, New York.

SAGHIR, MARCEL (1980): Homosexuality. In: Metholdology in Sex Research NIMH, Maryland.

SAGHIR, MARCEL T. & ROBINS, ELI (1973): Male and Female Homosexuality. Williams & Wilkins, Baltimore.

SANDFORT, THEO (1982): The Sexual Aspect of Paedophile Relations. Pan/Spartacus, Amsterdam.

SCHMIDT, G. & SCHORSCH, E. (1981): Psychosurgery of sexually deviant patients: Review and analysis of new empirical findings. Arch. Sex. Beh. **10:** 301–323.

SCHMIDT, GUNTER (1986a): Das große Der Die Das. Über das Sexuelle, 99–110. März Verlag, Herbstein.

SCHMIDT, GUNTER (1986b): AIDS, Moral und Volksgesundheit. In. SCHMIDT, G.: Das große Der, Die, Das, 149–167, März Verlag, Herbstein.

SCHORSCH, E., GALADARY, G., HAAG, A., HAUCH, M., LOHSE, H. (1985): Perversion als Straftat. Dynamik und Psychotherapie. Springer Verlag, Berlin, Heidelberg, New York, Tokyo.

SCHORSCH, E., DANNECKER, M., PFÄFFLIN, F., SCHMIDT, G. & SIGUSCH, V. (1987): Über den allgemeinen Umgang mit AIDS. Eine Erklärung der Deutschen Gesellschaft für Sexualforschung. In: PÄFFLIN, F. & SCHORSCH, E. (Hrsg.): Sexualpolitische Kontroversen, Beitr. z. Sexualforsch. **63:** 123–128. Ferdinand Enke Verlag, Stuttgart.

SCHWARTZ, MARK F. & MASTERS, W. H. (1983): Conceptual Factors in the Treatment of Paraphilias. J. Sex. Marit. Ther. **9:** 3–18.

SCHÖNFELDER, THEA (1968): Die Rolle des Mädchens bei Sexualdelikten. Beitr. z. Sexualforsch. **42:** Stuttgart (zit. nach Tolstrup 1969).

SIGUSCH, VOLKMAR (1978): Die Kastration des Mannes. Sexualmedizin **7:** 984–992 & 1012.

SIGUSCH, VOLKMAR (1979): Medizinische Experimente am Menschen. Das Beispiel Psychochirurgie. In: SIGUSCH, V. (Hrsg.): Sexualität und Medizin: 207–246, Kiepenheuer & Witsch, Köln.

SIGUSCH, VOLKMAR (Hrsg.) (1980): Therapie sexueller Störungen, 2. Aufl., Thieme, Stuttgart, New York.

SINGER, JUNE (1977): Androgony. Routledge & Kegan Paul, London.

SPENGLER, ANDREAS (1979): Sadomasochisten und ihre Subkulturen. Campus Verlag, Frankfurt & New York.

SLATER, E. (1962): Birth order and maternal age of homosexuals. Lancet **134:** 69–71.

STEINER, BETTY W. (ed) (1984): Gender Dysphoria. Plenum Press, New York & London.

STOLLER, ROBERT J. (1968): Sex and Gender. Hogarth Press, London.

STOLLER, ROBERT J. (1975): The Transsexual Experiment. Hogarth Press, London.

STÜRUP, GORG (1968): Treatment of Sexual Offenders in Herstedvester. Acta psychiat. scand., suppl. **204:** Munksgaard, Kbh.

SØRENSEN, THORKIL (1981a): A follow-up study of operated transsexual males. Acta psychiat. scand. **63:** 486–503.

SØRENSEN, THORKIL (1981b): A follow-up study of operated transsexual females. Acta psychiat. scand. **64:** 50–64.

SØRENSEN, THORKIL & HERTOFT, PREBEN (1980a): Sexmodifying operations on transsexuals in Denmark 1950–1977. Acta psychiat. scand. **61:** 56–66.

SØRENSEN, THORKIL & HERTOFT, PREBEN (1980b): Transsexualism as a nosological unit in men and women. Acta psychiat. scand. **61:** 135–161.

TINDALL, RALPH H. (1978): The Male Adolescent Involved with a Pederast Becomes Adult. J. Homosex. **3:** 373–382.

TRIDON, P., CROMBEZ, Y., VIDAILHET, C., PAUGAIN, M. & BOISSENIN, J. M. (1984): A propos d'un cas de nécrophilie approche structurale et psychopatologique. Ann. méd.-psychol. **142:** 1017–1024.

TOURNEY, GARFIELD, PETRILLI, ANTHONY J. & HATFIELD, LON M. (1975): Hormonal Relationships in Homosexual Men. Amer. J. Psychiat. **132:** 288–290.

TOLSTRUP, KAI (1969): Om skadevirkninger af sædelighedsforbrydelser mod piger. (dän.) Schadensfolgen von Sittlichkeitsverbrechen an Mädchen. Juristen: 253–262.

TRIPP, C. A. (1975): The Homosexual Matrix. McGraw-Hill Book Comp., New York.

VANGGAARD, THORKIL (1962): Normal homoseksualitet og homoseksuel inversion. (dän.) Normale und inverse Homosexualität. Ugeskr. Læg. **124:** 1427–1434.

VANGGAARD, THORKIL (1972): Phallos. A Symbol and its History in the Male World. Int. Universities Press, New York.

VANGGAARD, THORKIL (1979): Borderlands of Sanity. Munksgaard, Copenhagen.

WEST, D. J. (1981): Implications for social control. In: COOK & HOWELSS (eds.): Adult Sexual Interest in Children – se denne.

WOLFF, CHARLOTTE (1977): Bisexualität Goverts, Frankfurt.

WÅLINDER, J. (1967): Transsexualism. A study of fortythree cases. Akademiförlaget, Göteborg.

WÅLINDER, J. (1971): Incidence and sex ratio of transsexualism in Sweden. Brit. J. Psychiat. **119:** 195–196.

WÅLINDER, J. & THUWE, INGA (1975): A Social-Psychiatric Follow-up Study of Sex-Reasigned Transsexuals. Scandinavien University Books. Esselte Studium, Göteborg.

WALTER (1986): Viktorianische Ausschweifungen. Mit einem Essay von Steven Marcus. Greno. Nördlingen.

8
Pharmaka und Sexualfunktion

Eine Reihe von Pharmaka, von Genußmitteln und rauscherzeugenden Substanzen haben Auswirkungen auf das Triebleben und die sexuellen Funktionen. Solche Wirkungen können erwünscht sein oder mehr oder weniger unerwünschte Nebenwirkungen darstellen. Der Angriffspunkt ihrer Wirkungen kann eher zentral (zerebral) oder eher peripher (genital-autonom) liegen und die Wirkung kann hemmend oder fördernd sein. Meistens handelt es sich um eine hemmende Wirkung. Unsere Kenntnisse auf diesem Gebiet sind aber noch sehr unvollkommen.

Mittel zur Anregung des Geschlechtstriebes und der Potenz, *Aphrodisiaka,* haben seit langem und in vielen Kulturen Anwendung gefunden. Sie wurden von jüngeren gesunden Menschen benutzt, um ihre sexuelle Erlebnisfähigkeit zu verbessern, und von Menschen mit sexuellen Dysfunktionen und Älteren, die auf diese Weise hofften, ihre Potenz wiederzugewinnen.

Die aphrodisiatische Wirkung verdanken einige Mittel magischen und symbolischen Vorstellungen, so z. B. getrockneter Löwenpenis oder pulverisierte phallusähnliche Tierhörner. Dasselbe gilt für gewisse Nahrungsmittel, z. B. für bestimmte Wurzelknollen und bis zu einem gewissen Grad für Eier. Überhaupt hatten eine Reihe von Nahrungsmitteln, kostbare exotische und gewöhnliche, den Ruf, sexuell stärkend zu sein, und es gibt zahlreiche Kochbücher für ihre Zubereitung.

Unter den eigentlichen Drogen sind Cantharides, sogenannte spanische Fliegen, Yohimbin und Strychnin die bekanntesten. Cantharides reizt die Schleimhäute der Harnwege und der Geschlechtsorgane und steigert die Blutzufuhr zu den Geschlechtsorganen. Es hat aber so unangenehme und gefährliche Nebenwirkungen, daß abzuraten ist, mit diesem Mittel zu experimentieren. Yohimbin ist wahrscheinlich recht unschädlich, es führt zu Vasodilatation und zu einem gewissen parasympathischen Übergewicht. Die klinische Wirkung von Yohimbin ist nicht dokumentiert. Strychnin in minimalen Dosen erhöht die Exzitabilität der Neurone der Medulla spinalis und kann zu Priapismus führen.

In Skandinavien werden sicher nur wenige Aphrodisiaka angewandt, in Deutschland aber gibt es eine Reihe von Kombinationspräparaten, oft mit beschwörenden Namen (z. B. Afrodor). Sie enthalten Yohimbin, diverse Vitamine, gegebenenfalls getrocknete Gehirnmasse, getrocknete Testismasse (Repursan), eventuell ein wenig Strychnin (Testasa-e). Aphrodisiaka werden in diesem Zusammenhang nicht weiter besprochen, es wird auf TABERNER (1985) verwiesen. Am Schluß des Kapitels werden einige Substanzen, die als Aphrodisiaka benutzt werden, kurz besprochen.

Bei KAPLAN (1974) hat AVIDAT OFFIT eine schematische Übersicht über die Wirkung diverser Pharmaka und anderer Substanzen auf die Sexualfunktion ausgearbeitet. Teile dieser Übersicht sind in modifizierter Form in den Tabellen 8-1 und 8-2 wiedergegeben.

Darüber hinaus verfaßte OFFIT eine weitere Tabelle über die Wirkungen von Psychopharmaka und eine über die Wirkungen von „diversen Pharmaka“. Sie werden hier nicht wiedergegeben, Interessierte werden an KAPLAN (1974), BUFFUM (1982), WHEATLEY (1983), SEGRAVES et al. (1985), ABEL (1985), BUFFUM (1986) verwiesen.

In diesem Kapitel wird keine vollständige Übersicht dieses umfassenden Gebietes angestrebt, sondern es sollen nur folgende Themen besprochen werden.

- Medikamente, die heute sexologisch angewandt werden
- Wirkungen und Nebenwirkungen bestimmter Psychopharmaka und Neurotransmitter auf die Sexualfunktion
- Wirkungen gewisser Genußmittel, Rauschmittel und Narkotika.

Geschlechtshormone werden in den Kapiteln 3, 5 und 7 besprochen, Medikamente zur intrakavernösen Applikation in Abschnitt 6.18.

Die Wirkung von Disulfiram (Antabus®) wird in Kapitel 6 besprochen, hier

Tabelle 8–1:
Pharmaka, die Libido und Sexualfunktion hemmen. Mittel, die sich hemmend auf die Erektion des Penis auswirken, hemmen bei Frauen in der Regel die Lubrikation.

Vorwiegend zerebraler Angriffspunkt (Erhöhung des Serotonin-Spiegels, Blockierung der Dopamin-Rezeptoren)	Psychopharmaka	Benperidol Thioridazin Trizyklische Antidepressiva MAO-Hemmer
	Alkohol	
	Barbiturate	
	Antiandrogene	Cyproteronacetat Medroxyprogesteronacetat
Vorwiegend genitaler Angriffspunkt	Anticholinergika	Propantelin Metantelin Atropin
	Antiadrenerge Substanzen	Methyldopa Guanetidin Betanidin (Klonidin)
	Betablocker	

wird auch erwähnt, daß gewisse Antiepileptika sowohl Potenz wie Fertilität zu beeinträchtigen scheinen, doch liegen systematische Untersuchungen noch nicht vor (s. Christiansen et al., 1975, Kap. 6). In Kapitel 7 sind einige klinische Fallbeschreibungen zum Gebrauch von Antiandrogen bei Behandlung sexueller Abweichungen angeführt, später folgen noch andere Beispiele.

8.1 Medikamente in der sexologischen Therapie

Sieht man von Geschlechtshormonen ab, die in den Kapiteln 3 und 5 besprochen wurden, stehen nur wenige Medikamente zur Verfügung.

Tabelle 8–2:
Pharmaka, die Libido und Sexualfunktion steigern.

Vorwiegend zerebraler Angriffspunkt (Herabsetzung des Serotonin-Spiegels, Stimulation der Dopamin-Rezeptoren)	Geschlechtshormone	
	Neurotransmitter	Levodopa
	Stimulanzien	Amphetamin Kokain Strychnin Opiate
	Halluzinogene	LSD Marihuana Meskalin
Vorwiegend genitaler Angriffspunkt	Amylnitrat (wirkt vasodilatierend, vielleicht auch zentraler Effekt)	
	Cantharides (Schleimhautreizend)	

8.1.1 Antiandrogene (Cyproteronacetat)

Sowohl **Medroxyprogesteronacetat** wie Cyproteronacetat haben antiandrogene Wirkungen. Ersteres wird in den USA angewandt, während man in Europa das von Schering synthetisierte Cyproteronacetat (Androcur®) anwendet; nur dieses wird hier besprochen.

Antiandrogene bewirken eine chemische Kastration – dies ist die entscheidende Indikation –, aber die Wirkung ist selbst nach jahrelangem Gebrauch reversibel, alle Funktionen kehren nach Absetzen des Präparates wieder.

Das Folgende bezieht sich auf eine Übersicht bei Dein (1975) (s. auch Kockott, 1983). Cyproteronacetat hat eine Steroidstruktur, die den Gestagenen entspricht und an Testosteron erinnert. Durch kompetitive Verdrängung werden die Rezeptoren des Organismus, die auf Testosteron sensibilisiert sind, blockiert. Gleichzeitig beobachtet man eine zentrale antigonadotrope Wirkung, durch die über die Hypophyse eine kompensatorische Testosteronproduktion verhindert wird. Dieser doppelte Effekt ist in diesem Zusammenhang zweckmäßig.

Physiologisch führt Cyproteronacetat-Behandlung nach einigen Wochen zu verminderter oder aufgehobener Erektionsfähigkeit. Das Ejakulat wird wäßrig und spärlich, es kann ganz versiegen. Es kommt zu Hypo- oder Aspermie und vermehrt auftretenden, nicht ausgereiften Spermien. Die Behandlung hat keine Wirkung auf die Chromosomen, und man ist der Auffassung, daß von daher kein Risiko für eine Schädigung eines Föten besteht.

Gleichzeitig oder mit ein- bis zu mehrwöchiger Verzögerung kommt es zu einer Dämpfung beziehungsweise zum Fortfall der sexuellen Impulse.

Diese Wirkungen beobachtet man bei 80% der Behandelten, also etwa gleichhäufig wie bei chirurgischer Kastration (s. z. B. BREMER, 1959).

Manchmal ist selbst dann noch ein Effekt von Cyproteronacetat festzustellen, wenn die Kastration nicht zum Erfolg geführt hat. An Nebenwirkungen sind zu nennen: Gynäkomastie, die bei etwa 15% vorkommt, meist moderat und gelegentlich reversibel trotz fortgesetzter Behandlung. Bei etwa 10% treten Gewichtsveränderungen auf, meist Gewichtszunahmen. Das Kopfhaar wird feiner, und man beobachtet Haarausfall. Auch die Körperbehaarung kann dünner werden. Bei 5–10% machen sich depressive Reaktionen, eine gewisse psychische Verflachung und herabgesetzte Initiative bemerkbar. Ab und zu können Eifersuchtsreaktionen vorkommen, mitunter sehr heftiger und bedrohlicher Art, vor allem bei Personen mit entsprechender Veranlagung.

Alle bisherigen Erfahrungen deuten darauf hin, daß die somatischen ebenso wie die psychischen Nebenwirkungen reversibel sind.

Die Dosierung ist meist 50 mg 2 x tägl., evtl. bis zu 200 mg (selten 300 mg) tägl., manchmal auch weniger (25 bis 50 mg tägl.). Als Depotpräparat zur Injektion ist die Dosis: 300 mg alle zehn bis vierzehn Tage.

Das Indikationsgebiet stellen Patienten dar, die von ihrer – oft devianten – Sexualität schwer geplagt sind und eine Reduktion ihrer Libido anstreben. Es muß betont werden, daß es sich in der Regel um eine Behandlung handelt, die vom Patienten selbst gewünscht und nur dann angewandt werden soll, wenn der Betreffende schwer unter der drängenden Sexualität leidet, wenn sie möglicherweise für ihn und seine Umwelt eine Bedrohung darstellt und anderweitig nicht zu beherrschen ist. Ausländische wie dänische Erfahrungen deuten darauf hin, daß die Effektivität von Cyproteronacetat mehr von persönlichen Faktoren abhängig ist als von der Art der Deviation. DEIN (1975) weist darauf hin, daß die Aussichten für ein günstiges Behandlungsresultat bei einer sozial gut integrierten Persönlichkeit, die klar dazu motiviert ist, von der problematischen Sexualität wegzukommen, am besten ist, während Personen mit Charakterdefekten, Intelligenzdefekten, Psychosen oder zerebralen Schäden weniger Chancen haben, von der Behandlung zu profitieren. Die Chancen für ein positives Resultat sind jedoch auch bei diesen so groß, daß ein Behandlungsversuch wohlbegründet ist. Außer der Reversibilität besteht der größte Vorteil der Behandlung darin, daß sie graduiert werden kann, daß man unter Mitwirkung des Patienten die Dosis genau bestimmen kann, die der Patient braucht, um so viel Kontrolle über seine Sexualität zu bekommen, daß sie für ihn kein Problem mehr darstellt. So ist es gelungen, Patienten, die in einer Partnerschaft lebten, so zu behandeln, daß der Mann auf das von ihm innerlich abgelehnte Sexualverhalten verzichten konnte, aber ein normales Geschlechtsleben mit dem Partner aufrechterhalten konnte.

Manche Beobachtungen deuten darauf hin, daß durch eine etwa ein- bis zweijährige Behandlungszeit eine ziemlich dauerhafte Stabilisierung der Psyche zu erzielen ist, so daß man die Behandlung absetzen kann, ohne daß die unerwünschte Sexualität wiederkehrt.

Lebt der Patient in einer Partnerschaft, muß die Partnerin (oder der Partner) auf jeden Fall mit in die Behandlungsplanung einbezogen werden, damit sie genau weiß, wie die Behandlung wirkt, und ebenfalls in die Behandlung einwilligen kann. Oft hat die Partnerin mehr Verständnis für die Behandlung, als man zunächst erwarten würde.

Manchmal hat der Patient den Wunsch, die Behandlung geheimzuhalten. Das kann dazu führen, daß sie undurchführbar wird. Auch der Patient selbst muß die Konsequenzen der Behandlung genau kennen, und seine Erwartungen an dieselbe müssen realistisch sein. Es ist kein Wunder, daß manche Patienten dieser Behandlung gegenüber ambivalent reagieren.

Für die Behandlung mit Cyproteronacetat gilt, daß man sich nie mit der medikamentösen Behandlung begnügen darf, sondern engen Kontakt mit dem Patienten und seinen Angehörigen halten muß. Der psychotherapeutische und der soziale Teil der Behandlung sind genauso wichtig wie die medikamentöse Behandlung.

Ein besonderes Problem stellt sich bei der Behandlung von Kriminellen, die ihre Strafe verbüßen oder mit gerichtlich verhängten Auflagen leben. DEIN schreibt hierüber: „So ein Patient wird sicherlich eine Änderung seiner Sexualität akzeptieren, allerdings nicht unbedingt, weil er sie selbst als unerwünscht empfindet, sondern weil er damit erreicht, wieder in Freiheit leben zu können. Es wäre jedoch falsch, dem Patienten diese Hilfe, die in einer antiandrogenen Behandlung liegt, zu verweigern, nur weil man seine Motivation schwer beurteilen kann. Unter solchen Umständen die Behandlung abzulehnen, kann vielleicht dem Selbstrespekt des Arztes dienlich sein, aber es wäre auf Kosten des Patienten."

Antiandrogene dürfen nicht an Frauen im fertilen Alter verabreicht werden. Andere Kontraindikationen sind: akute Leberkrankheiten, maligne Tumoren, schwere Tuberkulose, thromboembolische Affektionen und schwere chronische Depressionen.

Außer bei sexuellen Abweichungen wurde Cyproteronacetat auch bei bestimmten androgenabhängigen Hautkrankheiten und bei Pubertas praecox angewandt. Außerdem wurde Cyproteronacetat versuchsweise als hormonelles Antikonzeptivum bei Frauen und Männern in wesentlich geringerer Dosierung angewandt (Männer 10 bis 20 mg tägl., Frauen 2 mg tägl.).

Außer den in Kapitel 7 angeführten Fällen, die mit Cyproteronacetat behandelt wurden, werden noch drei weitere Fälle beschrieben:

Fallbeispiele:

Mann, der trotz Kastration von pädophilen Tendenzen sehr gequält wurde, die erst nach Cyproteronacetat-Behandlung verschwanden: Unverheirateter Sozialhilfeempfänger in mittleren Jahren, mehrfach wegen Diebstahl, Betrug und sexueller Beziehungen zu Minderjährigen beiderlei Geschlechts vorbestraft. Vor etwa zehn Jahren war er kastriert worden, dies hatte aber keinerlei Wirkung auf die Stärke seines Geschlechtstriebes noch auf dessen Richtung, und er wurde nach der Kastration erneut mehrfach wegen Beziehungen zu Minderjährigen angeklagt und bestraft. Zum Überweisungszeitpunkt stand er wieder unter Anklage.

Er sagte, daß er sich von seinem Geschlechtstrieb förmlich gejagt fühlte, er wagte nicht, alleine unterwegs zu sein aus Angst, Minderjährigen zu begegnen, die ihn in Versuchung führen könnten. Er masturbierte mehrfach wöchentlich ohne Erektionsschwierigkeiten. Das Ejakulat war weniger als vor der Kastration, das Lustgefühl etwas reduziert, aber der Trieb unverändert stark. Er bat selbst um Cyproteronacetat-Behandlung.

Schon nach wenigen Tagen, bevor ein pharmakologischer Effekt zu erwarten war, sagte er, er sei enorm ruhig geworden, und einen Monat später erzählte er, er habe jetzt fast keine Erektionen mehr, fühlte keinen Drang mehr, zu masturbieren, und fühlte sich psychisch so wohl wie noch nie in den letzten Jahren. Er fand sich mit den Schweißausbrüchen, die mit der Behandlung zusammenhingen, ab und sah in ihnen den Preis für die Erleichterung, seine sexuellen Impulse los zu sein.

Während der folgenden Monate war sein Zustand weiter gut, er war weiterhin froh, daß seine Libido ganz aufgehört hatte. Dann aber klagte er über ein Gefühl der Einsamkeit, er fühlte sich deprimiert, geriet in einen Alkohol- und Medikamentenmißbrauch und versuchte mit einer Überdosis von Schlafmitteln Suizid. Er wollte weiter mit Cyproteronacetat behandelt werden, war er doch sehr froh, „Frieden" gefunden zu haben. Man half ihm, sozial zurechtzukommen, verhalf ihm zu einer besseren Wohnung, und er kam danach zu mehr Ruhe. Außer Gynäkomastie hatte er keinerlei somatische Nebenwirkungen, die Schweißausbrüche hatten wieder aufgehört. Er bekam anderthalb Jahre lang Cyproteronacetat mit guter Wirkung. Danach verzog er in einen anderen Landesteil, und die Klinik verlor den Kontakt mit ihm.

Mann, der darüber klagt, seinen Geschlechtstrieb nicht beherrschen zu können: Geschiedener Mann, Mitte der 30er, viele Jahre starker Alkoholmißbrauch, angeblich auf Grund von Kontaktschwierigkeiten. Er wuchs in sozial schlechten Verhältnissen auf, der Vater starb früh, und er hatte ein schlechtes Verhältnis zum neuen Partner der Mutter. Er arbeitete früh als Knecht auf verschiedenen Höfen, später wurde er Fabrikarbeiter.

Er hat sich gegenüber seinen Mitmenschen immer als anders empfunden, wie einer, der nur Zuschauer ist und der nur unter Alkoholeinfluß mit anderen in Kontakt kommen konnte.

Seit seiner frühen Kindheit litt er unter sehr starkem Geschlechtstrieb. Schon vor der Schulzeit konnte er beim Anblick einer erwachsenen Frau sexuell erregt werden. Er mochte sich nicht mit den Kameraden zusammen entkleiden, aus Angst, eine Erektion zu bekommen. Nach Eintritt der Pubertät masturbierte er zehn- bis fünfzehnmal täglich und bekam bei geringstem Anlaß lange anhaltende Erektionen. Er litt an starkem Schamgefühl Frauen gegenüber, und erst mit 20 Jahren hatte er seine erste Beziehung zu einer Frau. Anfang der 20er war er eine kurze Zeit verheiratet, die Ehefrau hatte die Initiative ergriffen, verließ ihn aber wieder, und er hat sie nie wieder gesehen. Sonst hat er keine längerdauernden Beziehungen zu Frauen gehabt, darunter litt er. Beim Koitus wird er voll befriedigt, aber auf Grund seiner Kontaktschwierigkeiten muß er sich meistens mit exzessiver Masturbation begnügen, „um Ruhe zu haben".

Objektiv wirkt er scheu, selbstunsicher und unreif.

Ihm wurde Cyproteronacetat-Behandlung angeboten, und in den nächsten zwei Jahren erhielt er 100 mg tägl., unterbrach die Behandlung jedoch mehrfach in Zusammenhang mit periodischer Trunksucht. In der Zeit, in der er regelmäßig Cyproteronacetat einnahm, wurde sein Geschlechtstrieb stark abgeschwächt, und das erlebte er als großen Fortschritt. Aber die Behandlung erleichterte nicht seine „anderen Probleme", und er wurde mehrfach schwer alkoholisiert in die Klinik gebracht. Zeitweilig bekam er auch verschiedene Psychopharmaka, jedoch ohne sicheren Effekt.

Mann, bei dem einige Monate nach Behandlungsbeginn mit Cyproteronacetat ein schwerer Eifersuchtswahn auftrat: Verheirateter Handwerker, Mitte der 30er. Seit seiner Jugend neigte er zu Exhibitionismus und Voyeurismus in so schwerem Maße, daß er seinen Beruf vernachlässigte und die Familie sozial abrutschte.

Sowohl auf väterlicher wie auf mütterlicher Seite bestand eine Disposition für paranoide Psychosen. Großvater, Vater und Onkel hatten episodische paranoide Psychosen gehabt, der Vater hatte sich in einem Anfall von Eifersuchtswahn suizidiert. Die Mutter war zeitweise paranoid und sehr mißtrauisch. Bei ihm selbst waren nie psychotische Symptome beobachtet worden. Er war ein großer, stattlicher Mann, der auf Frauen Eindruck machte, und er hatte viele außereheliche Beziehungen. Seine Ehefrau war eine nette, tüchtige Frau, die er ob ihrer Gradlinigkeit und Stärke bewunderte. Das Sexualleben war angeblich völlig befriedigend.

Er war bisher nie wegen seines Exhibitionismus und Voyeurismus bestraft worden, empfand den Trieb aber als so quälend, daß er mit seiner Ehefrau einig war, daß etwas unternommen werden müsse. Hinzu kam, daß er zu trinken angefangen hatte in der Hoffnung, damit seine Rastlosigkeit dämpfen zu können. Schließlich hatte die Ehefrau mit Scheidung gedroht. Sie wollte wohl das Geschlechtsleben ein bis zwei Jahre entbehren, wenn er nur zu trinken aufhörte und seiner Arbeit nachginge.

Man fing an, ihn mit Cyproteronacetat zu behandeln, und ein paar Monate ging es besser als erwartet. Er trank nicht mehr, ging zur Arbeit und brachte seinen Lohn mit nach Hause, wurde der Frau und den Kindern gegenüber ruhig und entspannt und war selbst sehr stolz darüber und bekam einen bisher nicht gekannten Respekt vor sich selbst. Das Geschlechtsleben mit der Frau nahm stark ab, er konnte jedoch mit einem Zwischenraum von mehreren Wochen den Koitus durchführen. Seine abweichenden Impulse schwanden völlig.

Nach dreimonatiger Behandlung erzählte er etwas verlegen lächelnd, daß er eifersüchtig geworden ist; er glaubte, daß Männer seiner hübschen Frau nachsahen und daß seine Frau nicht so abweisend reagiert, wie er es wünschte. Gleichzeitig meinte er aber, daß das wohl Unsinn ist und der Grund dafür darin zu sehen ist, daß er jetzt recht „kampfunfähig" ist. Er hielt jedoch die Vorteile der Behandlung für viel größer als die Nachteile.

Einige Wochen später berichtete er, daß seine Eifersucht zugenommen und er angefangen hat, die Ehefrau zu kontrollieren, ihr nachzuspionieren, wenn sie an ihrem Arbeitsplatz war. Er hatte versucht, ihr

Fallen zu stellen, deutete kleine tägliche Begebenheiten als versteckte „Zeichen", untersuchte ihre Unterwäsche auf Spermaflecke usw. Zugleich schüttelte er den Kopf über seine „verrückten Ideen".

Er wollte die Cyproteronacetat-Behandlung fortsetzen. Aber sein Eifersuchtswahn nahm zu. Die Ehefrau konnte kaum das Haus verlassen, und er litt unter Alpträumen, in denen er sie und ihre Liebhaber tötete. Daraufhin wurde die Cyproteronacetat-Behandlung abgesetzt und eine Behandlung mit Psychopharmaka versucht, die allerdings ohne Erfolg war. Erst ein halbes Jahr nach Absetzung des Cyproteronacetats war er ganz apsychotisch, doch immer noch mißtrauischer als früher. Er fing wieder an zu trinken und nahm seinen Exhibitionismus und Voyeurismus wieder auf; er kam nur selten in die Klinik. Zeitweise lebte er von der Frau getrennt unter armseligen Verhältnissen. Er bot keine sicheren psychotischen Symptome dar, war aber manchmal mißtrauisch und überwachte seine Frau.

8.1.2 Thioridazin (Melleril®)

Thioridazin ist ein Psychopharmakon mit chlorpromazin-ähnlicher Wirkung. Man hat lange gewußt, daß Thioridazin eine Ejakulationshemmung bei Patienten hervorrufen kann, wenn man sie länger damit behandelte. Diese Wirkung hat man bei Patienten mit Ejaculatio praecox therapeutisch genutzt. Sie soll etwa der Wirkung einer thorakalen Gangliektomie entsprechen und die Kontraktionen der efferenten Samenwege hemmen.

MELLGREN (1967) beschreibt die Ergebnisse der Behandlung von 40 Männern mit Ejaculatio praecox mit Thioridazin in Dosen von 25 bis 100 mg ein bis drei Stunden vor dem Koitus. 50 mg scheint in den meisten Fällen die günstigste Dosis zu sein. Die Männer waren zwischen 21 und 59 Jahre alt und lebten in festen Partnerschaften. Die meisten wirkten asthenisch, die übrigen eher angstneurotisch. Die Partnerinnen wirkten oft dominierend. Bei 15 Patienten (= knapp 40%) wirkte Thioridazin gut, sie konnten jetzt den Koitus im allgemeinen wenigstens zwei Minuten lang durchführen. Bei vierzehn Patienten wurde ein etwas geringerer Effekt beobachtet, bei den übrigen überhaupt kein Effekt. Nur ein Patient mußte die Behandlung auf Grund von Nebenwirkungen (Abgestumpftheit) aufgeben. Die Patienten wurden ein halbes Jahr lang oder länger beobachtet. Fünf von den fünfzehn mit guter Wirkung der Thioridazin-Behandlung versuchten die Behandlung abzusetzen, jedoch trat danach die Ejaculatio praecox sofort wieder auf. Nach erneuter Thioridazin-Behandlung trat die Besserung, wie oben beschrieben, wieder ein.

Da die Resultate der Sexualtherapie gerade bei der Ejaculatio praecox besonders gut sind, ist sie aus verschiedenen Gründen einer medikamentösen Behandlung vorzuziehen. Nur wenn die Ejaculatio praecox nicht durch anderweitige Behandlung geheilt werden kann, ist in Einzelfällen – mit größter Zurückhaltung – eine vorübergehende medikamentöse Behandlung in Betracht zu ziehen.

8.2 Die Wirkung einzelner Psychopharmaka und Neurotransmitter auf die Sexualfunktion

Dieses umfassende, aber schwer zugängliche und teilweise unbekannte Gebiet soll nur summarisch besprochen werden.

Es ist bekannt, daß eine Reihe vielbenutzter Psychopharmaka, hypotensiver Mittel und anticholinerger Medikamente auf die Sexualfunktion Einfluß haben können. Insbesondere der Einfluß auf die Sexualfunktion des Mannes wurde untersucht, diese ist sicher auch verletzlicher als die weibliche. Es handelt sich um die üblichen Dysfunktionen: Erektions- und Ejakulationshemmungen, bei Frauen verminderte Lubrikation und Hemmung der Orgasmusfunktion.

Unter den Psychopharmaka können vor allem Thioridazin, trizyklische Antidepressiva, MAO-Hemmer und vielleicht Lithium beim Manne zu Erektions- und/oder Ejakulationsstörungen, bei der Frau zu Orgasmusstörungen führen. Andere Psychopharmaka stehen unter dem Verdacht, beim Manne zu Gynäkomastie, bei der Frau zu Regelstörungen, bei beiden zu Galaktorrhöe führen zu können.

Bei antihypertensiven Medikamenten handelt es sich um antiadrenerge, zentral wirkende (Methyldopa, Clonidin) und sympathikusblockierende Medikamente

(Guanethidin). Sie können die Ejakulation und zum Teil die Erektion hemmen. Clonidin soll nur selten sexuelle Nebenwirkungen haben. Medikamente mit anticholinerger Wirkung können zu Erektionsstörungen führen. Für alle Medikamente gilt, daß eine Dosisreduktion die sexuellen Störungen vermindert oder aufhebt.

Man muß bedenken, daß die Hypertonie als solche zu Potenzstörungen führen kann. In einer Hypertoniestudie, bei der die Patienten ausschließlich mit Diuretika behandelt wurden, waren 33% der Männer impotent. Jedoch können auch Diuretika selbst zu sexuellen Nebenwirkungen führen (Medical Research Council, 1981).

In einem kritischen Übersichtsartikel schreibt SEGRAVES (19771): „Aus pharmakologischer Sicht ist wichtig zu beachten, daß psychogene ebenso wie reflektorische Erektionen über cholinerge Bahnen vermittelt werden.“ Weiter: „Medikamente können das Sexualverhalten entweder zentral über Dopamin und Serotonin oder peripher über cholinerge Wirkungsbahnen beeinflussen“, und schließlich: „Alpha-adrenerge Blockade als Nebenwirkung von Medikamenten kann die Emission wie den Verschluß des inneren Sphinkter blockieren. Anticholinerge Substanzen behindern u.U. nur den Ejakulationsvorgang.“ SEGRAVES unterstreicht, daß es beim heutigen Wissensstand schwierig ist, die Wirkung mancher Medikamente auf die Sexualfunktion zu erklären.

Beobachtungen an Versuchstieren und an Menschen deuten darauf hin, daß das Sexualverhalten von Pharmaka stimuliert wird, die die Serotoninkonzentration in Teilen des Gehirns herabsetzen oder die Dopaminkonzentration in verschiedenen Hirngebieten erhöhen. Umgekehrt wird das Sexualverhalten von Medikamenten, die die Dopaminrezeptoren blockieren, unterdrückt. Es ist auch wahrscheinlich, daß im Hypothalamus eine Wechselwirkung zwischen Androgenen und Serotonin stattfindet: Die Wirkung von Androgenen wird durch erhöhten Serotoningehalt gehemmt.

Eine Reihe von Neuroleptika scheinen die Libido und die Sexualfunktion durch erhöhte Serotoninkonzentration im Gehirn oder durch Blockierung der Dopaminrezeptoren zu hemmen. Z. B. hemmen MAO-Hemmer die Sexualfunktion und erhöhen den Serotoningehalt des Gehirns. Haloperidol wirkt dagegen durch eine Blockierung der zentralen Dopaminrezeptoren. Pimozid ist ein zentraler Dopaminantagonist.

Gewisse Stoffe, z. B. Parachlorphenylalanin und Apomorphin, wirken auf männliche Tiere sexuell stimulierend. Beim ersteren hängt die Wirkung wahrscheinlich mit herabgesetzter Serotoninsynthese im Gehirn zusammen, beim letzteren liegt mutmaßlich eine Stimulation zentraler Dopaminrezeptoren vor. Man müßte erwarten, daß die Einnahme von Levodopa die Libido erhöht. Man hat dies auch vor allem bei Anwendung von Levodopa in der Initialphase von Parkinson-Krankheit beobachten können. Im übrigen wird auf Spezialliteratur verwiesen, z. B. Übersichtsarbeiten bei SANDLER und GESSA (1975) sowie BAN und FREYHAN (1980).

Praktisch genügt es, sich dessen bewußt zu sein, daß sich diese viel verschriebenen Medikamente bei beiden Geschlechtern oft sehr unberechenbar auf die Sexualfunktion auswirken können. Wenn das bei Patienten, die mit solchen Präparaten behandelt werden, der Fall ist, darf man diesbezüglich Klagen nicht in den Wind schlagen, und man muß u.U. ein anderes Präparat wählen.

8.3 Die Wirkung einzelner Genußmittel, Rauschmittel und Narkotika

Bestimmte Genuß- und Rauschmittel werden benutzt in der Hoffnung, das Geschlechtsleben dadurch zu verbessern, und zwar vor allem durch:
- Abbau von Hemmungen,
- Steigerung der Libido,
- Steigerung der sexuellen Leistungsfähigkeit,
- Steigerung des sexuellen Lustgefühls.

Es ist klar, daß es schwierig ist, diese Wirkungen objektiv zu messen. Die Zusammensetzung und Wirkung der angewandten Mittel ist sehr verschieden, sie haben aber das gemeinsam, daß sie, in kleineren Dosen und sporadisch angewandt, manchmal das Geschlechtsleben stimulieren können, während sie, in größeren Dosen und konstant gebraucht, Libido, Potenz und sexuelle Erlebnisfähigkeit hemmen. Alkohol ist hierfür ein typisches Beispiel. Zwei andere alltägliche Stimulanzien, Koffein und Nikotin, scheinen keinen fördernden oder hemmenden Einfluß auf die Sexualfunktion zu haben. Sie können aber das Wohlbefinden erhöhen, das eine Voraussetzung geglückten sexuellen Beisammenseins ist. Ein großer Tabakverbrauch kann aber die Erektionsfähigkeit bei Männern beeinträchtigen (FORSBERG et al., 1979).

Die Wirkung einiger Substanzen soll kurz besprochen werden.

Barbiturate und Sedativa: Sie scheinen die Sexualfunktion zu hemmen, abgesehen von solchen Fällen, bei denen eine gewisse Sedation unzweckmäßigen Hemmungen und Nervosität entgegenwirkt.

Amphetamine: Die Wirkung hängt von der Art der Einnahme ab. Oral eingenommen wirken kleinere Dosen sexuell stimulierend, lösen Hemmungen und verstärken das sexuelle Erlebnis. Intravenöse Applikation löst Reaktionen aus, die beim Geschlechtsverkehr zu einem besonders starken Orgasmus führen können.

Kokain hat eine den Amphetaminen sehr ähnliche Wirkung, nämlich eine Sympathikusstimulation. Nimmt man Kokain vor dem sexuellen Beisammensein, kann dies die Lust steigern, u. a. weil die Ejakulation dann langsamer eintritt und der Koitus dadurch ausgedehnt werden kann. Vielleicht wird die Fähigkeit zu multiplen Orgasmen verstärkt. Regelmäßiger Gebrauch von Kokain schwächt die Libido.

Opiate: Bei geringeren Dosen werden die Hemmungen abgebaut und eine gewisse aphrodisiatische Wirkung ist möglich. Auf die Dauer werden Libido und Potenz herabgesetzt. Es heißt, daß Patienten in Metadondauerbehndlung oft ihre Libido und Potenz wiedergewinnen, wenn, wie zu erwarten, auch nur in abgeschwächter Form.

Cannabis, LSD: Sporadisch angewandt verstärken sie bei vielen das sexuelle Erleben, weil durch sie die Empfindlichkeit für sexuelle Stimuli gesteigert wird. LSD kann zu lebhaften sexuellen Phantasien führen, die manchmal lustvoll sind, manchmal auch abschreckend, je nach Persönlichkeit des Betreffenden, seinen Erwartungen und der Größe der Dosis. Regelmäßige Einnahme von Cannabis über mehrere Monate kann das Serumtestosteron-Niveau herabsetzen und zu Oligospermie und Impotenz führen.

Amyl-, Butyl-, Isobutylnitrat sind Substanzen, die zum Zwecke der Orgasmusverstärkung angewandt werden, als Einzelsubstanz oder in Mischungen („Poppers“). Sie werden wahrscheinlich hauptsächlich in gewissen homosexuellen Subkulturen angewandt, u. a. weil sie auf den M. sphincter ani entspannend wirken. Die Partner inhalieren die Substanzen kurz vor dem Orgasmus und erzielen dadurch einen intensiveren, prolongierten Orgasmus. Die Substanzen wirken wahrscheinlich zentral und peripher. Es können starke, meist nur kurze Zeit anhaltende Nebenwirkungen ausgelöst werden: Durch die kräftige Vasodilatation kommt es gegebenenfalls zu starken Kopfschmerzen, starker Tachykardie und zu Erektionsstörungen.

8.4 Literatur

ABEL, ERNEST I. (1985): Psychoactive Drugs and Sex. Plenum Press. New York & London.

BAN, TH. A. & FREYHAN, F. A. (ed.) (1980): : Drug Treatment of Sexual Dysfunction. S. Karger, Basel.

BANCROFT, JOHN H. J. (1976): Evaluation of the Effects of Drugs on Sexual Behaviour. Br. J. Pharmac., suppl., 83–90.

BENKERT, O. (1977): Sexuelle Impotenz. Springer Verlag, Berlin, Heidelberg, New York.

BREMER, JOHAN (1959): Asexualization. MacMillan Comp., N.Y.

BUFFUM, JOHN (1982): Pharmacosexology: The Effect of Drugs on Sexual Function. J. Psychoactive Drugs **14:** 5–44.

BUFFUM, JOHN C. (1986): Wirkungen pharmakologischer Substanzen auf Sexualität und Fortpflanzung. In. SWANSON, JANICE M.& FORREST, KATHERINE A. (Hrsg.): Die Sexualität des Mannes, 152–160, Deutscher Ärzte-Verlag, Köln.

CHRISTIANSEN, PETER, DEIGAARD, JAN & LUND, MOGENS (1975): Potens, Fertilitet og Kønshormonudskillelse hos yngre mandlige epilepsilidende. Ugeskr. Lag.137: 2404–2405. (dän.) Potenz, Fertilität und Ausscheidung von Geschlechtshormonen bei jüngeren männlichen Epileptikern.

DEBERT, R. (1971): Benperidol in the Treatment of Sexual Offenders. Acta psychiat. belg. **71:** 396–413.

DEIN, ERLING (1975): Cyproteronacetat (Androcur®). Ugeskr. Læg. **137:** 1547–1548.

FORSBERG, LILLEMOR, GUSTAVI, BIRGITTA, HÖJERBACK, TORVALD & OLSSON, ARME M. (1979): Impotence, Smoking and ß-Blocking Drugs. Fertil. Steril. **31:** 589–591.

GRÄF, KLAUS-JÜRGEN & NEUMANN, FRIEDMUND (1975): Antiandrogen im Test. Sexualmedizin **4:** 762–772.

JARVIK, MURRAY E. & BRECHER, EDWARD M. (1977): Drugs and Sex: Inhibition and Enhancement Effects. In: MONEY J. & MUSAPH, H. (eds.): Handbook of Sexology, 1095–1106. Experpta Medica, Amsterdam, London & New York.

KAPLAN, HELEN (1974): The New Sex therapy. Brunner/Mazel, N.Y.

KOCKOTT, G. (1983): Die Behandlung sexueller Delinquenz mit Antiandrogenen. Psychiat. Prax. **10:** 158–164.

KOLODNY, ROBERT C. (1978): Effects of Alpha-Methyldopa on Male Sexual Function. Sexuality and Disability **1:** 223–228.

MALATESTA, VIKTOR J., POLLACK, ROBERT H., WILBANKS, W. A. & ADAMS, HENRY E. (1979): Alcohol Effects on the Orgasmic-Ejaculatory Response in Human Males. J. Sex. Res. **15:** 101–107.

MASBERG, E. (ed.) (1973): Androcur – the oral antiandrogen. Medical News Schering, 2.

Medical Research Council (1981): Adverse Reactions to Bendrofluazide and Propranolol for the Treatment of Mild Hypertension. Lancet **11:** 539–542.

MELLGREN, ARNE (1967): Treatment of Ejaculatio Praecox with Thioridazine. Psychother. Psychosom. **15:** 454–460.

MORSE, H. C., LEACH, D. R., ROWLEY, M. J. & HELLER, C. G. (1973): Effect of Cyproterone Acetate on Sperm Concentration, Seminal Fluid Volume, Testicular Cytology and Levels of Plasma and Urinary ICSH, FSH and Testosterone in Normal Men. J. Reprod. Fertil, **32:** 365–378.

SANDLER, MERTON & GESSA, G. L. (1975): Sexual Behavior: Pharmacology and Biochemistry. Raven Press, N.Y.

SEGRAVES, R. TAYLOR (1977): Pharmacological Agents Causing Sexual Dysfunction. J. Sex Marit. Ther. **3:** 157–176.

SEGRAVES, R. TAYLOR, MADSEN, ROBERT, CARTER, C.. SUE & DAVIS, JOHN M. (1985): Erectile Dysfunction Associated with Pharmacological Agents. In: SEGRAVES, R. TAYLOR & SCHOENBERG, HARRY W. (eds.): Diagnosis and Treatment of Erectile Disturbances, 23–63. Plenum Press, New York and London.

SIGUSCH, VOLKMAR (1979): Die Behandlung mit Antiandrogenen. Sexualmedizin **8:** 13–19.

TABERNER, PETER V. (1985): Aphrodisiacs. The science and the myth. Croom Helm, London & Sydney.

TENNENT, GAVIN, BANCROFT, JOHN & CASS, JAMES (1974): The Control of Deviant Sexual Behavior by Drugs: A Double-Blind Controlled Study of Benperidol, Chlorpromazine and Placebo. Arch. Sex. Beh. **3:** 261–271.

WHEATHLEY, DAVID (ed.) (1983): Psychopharmacology and Sexual Disorders. Oxford University Press, Oxford, New York, Tokyo.

9
Klinische Sexologie

9.1
Einleitung

Sexologie als Wissenschaft läßt sich, wie viele andere Disziplinen auch, auf die zweite Hälfte des 19. Jahrhunderts zurückführen. Es genügt hier, die Namen von Krafft-Ebing, Ellis, Bloch, Hirschfeld und in gewisser Hinsicht auch Freud zu nennen (Freud war noch etwas anderes und noch etwas mehr als Sexologe). Die Sexologie glich anfangs einer Art Museum, einem Schreckenskabinett oder einem Herbarium mit ausgefallenen Phänomenen, und einige Sexologen vor Freud schienen Freude daran zu haben, über äußerst bizarre und grauenerregende Dinge zu berichten. Später wurden allgemeinpsychologische und gesellschaftliche Aspekte miteinbezogen (Freud, Reich u. a.).

Die faschistische Phase, deren Wellen bis nach Skandinavien schlugen, bremsten die Weiterentwicklung der Sexologie in Europa, und nach dem 2. Weltkrieg übernahmen die USA die Führung auf diesem Gebiet und haben sie seither innegehabt. Die aktuellen Themen sind: Verhaltensstudien (Kinsey-Gruppe), Sexualphysiologie und Sexualtherapie (Masters und Johnson u. v. m.), und die Entwicklung von Geschlecht und Geschlechtsidentität (Jost, Harlow, Money u. v. m.). Brecher (1969) hat ein etwas einseitiges Buch über diese Entwicklung geschrieben, und Gebhard hat mehrfach, zuletzt 1975, Übersichten über die Sexologie verfaßt, „nachdem Sexualforschung jetzt fast zu etwas Respektablem geworden ist.“ Daß die Sexologie allmählich akzeptiert wird, geht auch daraus hervor, daß die WHO 1974 eine sexologische Expertenkonferenz abhielt, die ein Jahr später ein Gutachten herausgab, das später besprochen werden wird.

9.2
Neo-Malthusianismus, Eugenik und das „dritte Geschlecht“

Zwei Probleme prägen im wesentlichen die Frühphase der Sexologie und wirken bis heute fort:

- das Bestreben, Reproduktion und Sexualität zu trennen;
- das Bestreben, zwischen sexuell Normalen und sexuell Devianten zu unterscheiden.

9.2.1
Reproduktion und Sexualität

1798 gab Thomas Malthus (englischer Theologe und Nationalökonom, 1766–1834) seine berühmte Schrift „Essay on the Principle of Population“ heraus. Hierin formulierte er sein sogenanntes Bevölkerungsprinzip: Die Vermehrung der Menschen wird größer sein als die mögliche Steigerung der Nahrungsmenge, welche die Erde hergeben kann, und größer als das Wachstum der Produktivkräfte. Das wird zu Übervölkerung, Armut, Not, Hunger, Epidemien und Kriegen führen. Die Mittel, dieser Entwicklung zu begegnen, sind, nach Malthus, Anhebung des Heiratsalters und sexuelle Enthaltsamkeit (auch in der Ehe).

Im 19. Jahrhundert entstand eine Reaktion gegen Malthus. Karl Marx meinte, daß Malthus zeitbedingte soziale und historische Verhältnisse für Naturgesetze gehalten hätte, in Wirklichkeit wären sie nur typisch für den Kapitalismus. Auch eine Reihe anderer Sozialisten gingen auf Distanz zu Malthus.

1854 publizierte der Arzt George Drysdale sein Buch „Elements of Social Science“, das – nach Hodann (1937) – „aus ökonomischer, philosophischer und medizinischer Sicht die erste vollständige Darstellung der Kontrazeption ist.“ Mit dieser Schrift wurde die sogenannte Neomalthusianische Bewegung in einigen westlichen Ländern begründet. Die Neomalthusianer waren der Auffassung, daß der drohenden Übervölkerung durch soziale Reformen, Aufklärung, vor allem der Armen, und Verbreitung empfängnisverhütender Maßnahmen begegnet werden sollte. Die von GOODYEAR und HANCOCK (1843) erfundene Vulkanisierung von Gummi hatte eine Massenfabrikation und Verarbeitung einfacher kontrazeptiver Mittel, wie Kondome und das von dem Flensburger Arzt MENSINGA konstruierte Scheidenpessar, ermöglicht (s. z. B. HIMES, 1963).

Schon 1882 hatte ALETTA JACOBS in Amsterdam begonnen, Sprechstunden für Arbeiterfrauen abzuhalten, und 1890 wurde in Amsterdam eine Klinik für Geburtenkontrolle eröffnet, die erste in einer Reihe privater und öffentlicher Beratungszentren in Europa und den USA.

Beim ersten neomalthusianischen Kongreß in Paris 1900 wurde die „International Malthusian League" gegründet, die bis in die Zwischenkriegszeit internationale Konferenzen abhielt.

1914 schuf die amerikanische Krankenschwester MARGARET SANGER den Begriff „Birth Control", aber es dauerte lange, bevor dieser Begriff allgemein anerkannt wurde. 1952 wurde sie die erste Präsidentin der „International Planned Parenthood Federation".

Der Gedanke der Geburtenbeschränkung wurde von den Eugenikern unterstützt – oder, wie sie auch genannt wurden – den Rassenhygienikern. Einer der führenden Eugeniker war Darwins Vetter FRANCIS GALTON. Eugenik ist „angewandte Vererbungslehre", das Bestreben, die Verbreitung erblicher Leiden durch freiwillige und – wenn nötig – erzwungene Maßnahmen zu begrenzen, z. B. durch Kontrazeption, Sterilisierung, Einschränkung des Rechtes gewisser Gruppen der Bevölkerung, eine Ehe einzugehen und Kinder zu haben. Dies galt insbesondere für gewisse Geisteskranke und Schwachsinnige. Die Eugeniker befürchteten die Degeneration der Menschheit, sie meinten, daß Menschen mit guten Erbanlagen weniger Kinder haben würden (sie seien „verantwortungsbewußter") als Menschen mit schlechteren Erbanlagen (sie seien „weniger verantwortungsbewußt"), und daß das auf die Dauer ein Risiko für die Menschheit, insbesondere für die weiße Rasse, darstelle.

Es war eine geradezu selbstverständliche Auffassung der damaligen Zeit und darum implizit im Bewußtsein vieler Eugeniker, daß die weiße Rasse in vieler Hinsicht der schwarzen überlegen sei, und einige Eugeniker waren ausgesprochene Imperialisten.Ein Beispiel stellt die Untersuchung von EUGEN FISCHER (1913) über die sogenannten Rehoboterbastarde dar, Kreuzungen zwischen Buren und Hottentottenfrauen in Südwestafrika. Über diese sagt der dänische Arzt LEUNBACH (1925) in seinem Buch „Rassenhygiene" u. a.: „Die Rehoboterbastarde sind sozial und kulturell den Hottentotten absolut überlegen, obgleich sie unter denselben Bedingungen wie diese leben. Dagegen sind sie rückständig im Verhältnis zur anderen Stammrasse, den Buren." An anderer Stelle schreibt er, es sei „rassehygienisch und ethisch berechtigt, Maßnahmen vorzunehmen, die verhindern, daß die schwarze Rasse durch Kreuzungen in die weiße Rasse eindringt und daß sie sich in solchen Gegenden der Welt verbreitet, in denen die weiße Rasse gute Lebensbedingungen hat".

Als LEUNBACH dies schrieb, hatten eugenische Gesichtspunkte in die Gesetzgebung der USA und anderer Länder Eingang gefunden, und in mehreren europäischen Städten entstanden Eheberatungsinstitutionen „auf eugenischer Grundlage". Einige Eugeniker waren sozial engagiert und setzten sich für soziale Reformen ein, und Eugenik und Neomalthusianismus deckten sich teilweise.

Es ist heute leicht, gewisse Tendenzen der Eugenik zu kritisieren (s. z. B. KLEVENOW, 1986), nachdem man erlebt hat, wie der Nationalsozialismus die Eugenik mißbrauchte, aber man muß die Eugenik nach den Voraussetzungen der damaligen Zeit beurteilen und nicht nach dem, was man erst später erfuhr. Die Eugenik ist eins von vielen Beispielen dafür, wie neue Entdeckungen, in diesem Fall die Vererbungsgesetze, ideologisch gebraucht und mißbraucht werden können.

9.2.2
Normale und Deviante

Bereits 1843 verfaßte der russische Arzt HEINRICH KAAN ein Buch mit dem Titel „Psychopathia sexualis", in dem er – wie HAEBERLE (1983) sich ausdrückt, „eine Klassifikation psychosexueller Erkrankungen vorlegte".

In den 60er Jahren des vorigen Jahrhunderts entwarf der homosexuelle Jurist H. C. ULRICHS die Theorie, daß Homosexuelle gewissermaßen ein „drittes Geschlecht" seien, eine Art Zwischenform darstellten, die Seele einer Frau im Körper eines Mannes. (Über Lesbierinnen äußerte er sich nicht, sie haben ihn kaum interessiert.)

1869 schuf der österreichisch-ungarische Autor KERTBENY (Pseudonym: BENKERT) das Wort Homosexualität. Hiermit hatte man begonnen, Menschen mit erotischer Präferenz für ihr eigenes Geschlecht als einen besonderen Persönlichkeitstyp auszusondern. In den darauffolgenden Jahren entstanden eine Reihe von Bezeichnungen für sexuelle Besonderheiten, deren wir uns immer noch mit mehr oder weniger großer Anfechtung bedienen: Exhibitionismus (LASÈGUE, 1877), Sadismus und Masochismus (KRAFFT-EBING, 1902), Transvestitismus (HIRSCHFELD, 1910) u. a. Andere Bezeichnungen aus der damaligen Zeit konnten sich nicht halten (Uranismus, Urning, Eonismus). FOUCAULT (1977) spricht sarkastisch davon, daß man nach und nach ein umfangreiches Archiv sexueller Lustgefühle konstituierte, er spricht über die Psychiatrisierung der perversen Lüste und über die fade Lyrik sexueller Unterschiede und schreibt weiter: „Die westliche Welt (Medizin, Psychiatrie und Pädagogik) begann, das unendliche Register ihrer Lustgefühle auszuarbeiten. Sie baute das Herbarium der Lustgefühle und schuf Klassifikationen, sie beschrieb alltägliche Mängel, Absonderheiten und Übertreibungen."

KRAFFT-EBINGS Buch „Psychopathia sexualis" (1886) ist so ein Herbarium und wurde viel berühmter als KAANS Buch mit dem gleichen Titel. Noch lange nach KRAFFT-EBINGS Tod 1902 wurde es in erweiterten Auflagen und in vielen Sprachen herausgegeben.

Dieser Klassifizierungsdrang ist ganz im Einklang mit der damaligen Zeit und war eine Folge des Wunsches, Ordnung in das Chaos zu bringen. Aber er wurde auch dazu gebraucht, Menschen in Gruppen einzuordnen, Trennwände zwischen ihnen aufzurichten, sie zu sortieren und einige auszugrenzen. Die „Devianten" werden als von den „Normalen" wesensverschieden begriffen, die sexuelle Präferenz konstitutierte die Persönlichkeit, nicht umgekehrt. Dieser Drang zur Aufteilung und Ausgrenzung führte zu großen Beeinträchtigungen, vorallem für die Homosexuellen, aber nicht nur für diese. Ironisch genug tragen Homosexuelle selbst dazu bei.* Sie hofften damit mehr Verständnis für ihre Eigenart zu erreichen und sie wollten damit gegen die verschärften Gesetzesbestimmungen über Homosexualität protestieren, die in Deutschland 1871, in England 1885 eingeführt wurden.

Einer der bekanntesten Homosexuellen, der Sexualforscher MAGNUS HIRSCHFELD (1868–1935) – 1919 Begründer des ersten sexologischen Instituts der Welt in Berlin –, hatte schon viele Jahre lang für die Anerkennung der Homosexuellen gekämpft. 1896 gab er unter einem Pseudonym eine kleine Schrift heraus, in der er dafür plädierte, daß moderne Menschen die gleichen Rechte haben sollten, ihren Gefühlen entsprechend zu leben, auch wenn diese auf das gleiche Geschlecht gerichtet seien. 1897 gründete er das „Wissenschaftlich-humanitäre Komittee", das den berüchtigten § 175 des deutschen Strafgesetzbuches bekämpfen sollte, und von 1899 bis 1923 gab er sein berühmtes „Jahrbuch für sexuelle Zwischenstufen" heraus. 1919 beteiligte er sich am ersten Aufklärungsfilm über Homosexualität: „Anders als die Andern". Er gehörte zu den Pionieren des Kampfes der Homosexuellen.

*FOUCAULT schreibt: „Die Homosexualität beginnt von sich selbst zu sprechen, Ansprüche auf Rechtspositionen und auf Anerkennung ihrer „Natürlichkeit" zu stellen, und dies oft mit denselben Vokabeln, mit denen die Medizin sie disqualifiziert."

HIRSCHFELD akzeptierte voll und ganz ULRICHs Theorie des „dritten Geschlechts". Der Gedankengang war so: War die Homosexualität etwas Angeborenes, trugen also Menschen mit dieser Einstellung keine Schuld daran, dann mußte man sie akzeptieren, wie sie waren. Aber HIRSCHFELDs Gesichtspunkte, in bester Absicht vorgebracht, um der Sache der Homosexuellen zu dienen, wurden gegen diese selbst gerichtet, hatten eine bedrohliche Wirkung und führten zu Übergriffen. Je umfassender die Ergebnisse der Hormonforschung wurden, desto mehr benutzte man HIRSCHFELDs Argumente, daß Homosexualität eine Art „Zwischenstufe" darstellte, um Eingriffe an Homosexuellen zu legitimieren (Kastration, Hormoninjektionen, Transplantationen, Hirneingriffe usw.). Die Homosexuellen wurden eben nicht so akzeptiert, wie sie waren, sondern man versuchte, sie zu „normalisieren". Eine nähere Beschreibung und Dokumentation führt hier zu weit, es wird auf WEEKS (1977, 1981), SCHMIDT (1985, 1986), HERZER (1985), BECH und LÜTZEN (1986) und HERTOFT (1986) verwiesen, aber es lassen sich noch sehr viel mehr Autoren anführen.

Wie im Falle der Eugenik sind die Übergriffe gegen die Homosexuellen ein Beispiel von etwas, das man „Biologismus" nennen könnte, die Anwendung biologischer Forschungsresultate im Dienst einer Ideologie – meistens nicht explizit formuliert oder als solche erkannt –, aber mit fatalen Konsequenzen für kleinere und größere Gruppen. So etwas geschieht auch heute noch.

9.2.3 Sexualreformbewegung

Die verschiedenen Gruppen, die Neomalthusianer, die Rassenhygieniker und die Vorkämpfer für die Rechte der sexuellen Minderheiten vereinigten sich allmählich (mehr oder weniger, es bestanden viele interne Streitigkeiten) zu der sogenannten Sexualreformbewegung, die in der Zwischenkriegszeit hervortrat, bis Hitlers Machtübernahme ihr ein Ende bereitete.

1921 arrangierte HIRSCHFELD den ersten Sexualreformkongreß in Berlin, und 1927 wurde die Weltliga für Sexualreform (WLSR) gegründet, 1928 hielt sie ihren Kongreß in Kopenhagen ab. Ehrenmitglieder der Weltliga waren HAVELOCK ELLIS und AUGUST FOREL. HIRSCHFELD und NORMAN HAIRE waren Mitglieder des Präsidiums, später trat auch der dänische Arzt J. H. LEUNBACH in das Präsidium ein. Die Weltliga definierte ihr Ziel so: Sie wollte dafür sorgen, daß die biologischen, psychologischen und soziologischen Forschungsergebnisse der Sexualwissenschaft zu praktischen Konsequenzen führen sollten und daß die Forschungsergebnisse die Grundlage für die Beurteilung des Liebes- und Geschlechtslebens der Menschen bilden sollten. Zehn Punkte wurden besonders herausgestellt (RIESE und LEUNBACH, 1929):

1. Politische, wirtschaftliche und sexuelle Gleichberechtigung der Frau.
2. Befreiung der Ehe (besonders auch der Ehescheidung) von kirchlicher und staatlicher Bevormundung.
3. Geburtenregelung im Sinne verantwortungsvoller Kinderzeugung.
4. Eugenische Beeinflussung der Nachkommenschaft.
5. Schutz der unehelichen Mütter und Kinder.
6. Richtige Beurteilung der intersexuellen Varianten, insbesondere auch der homosexuellen Männer und Frauen.
7. Verhütung der Prostitution und der Geschlechtskrankheiten.
8. Die Auffassung sexueller Triebstörungen, nicht wie bisher als Verbrechen, Sünde oder Laster, sondern als mehr oder weniger krankhafte Erscheinungen.
9. Ein Sexualstrafrecht, das nur wirkliche Eingriffe in die Geschlechtsfreiheit einer zweiten Person bestraft, nicht aber selbst in Geschlechtshandlungen eingreift, welche auf dem übereinstimmenden Geschlechtswillen erwachsener Menschen beruhen.
10. Planmäßige Sexualerziehung und Aufklärung.

Der Sitz der Weltliga für Sexualreform war HIRSCHFELDs Institut in Berlin. Außer dem kleineren Kongreß 1928 in Kopenhagen wurden große Kongresse in London (1929), Wien (1930) und ein kleinerer in Brünn (1932) abgehalten. Danach verbreitete sich der Faschismus über Europa und die Liga wurde 1935 ganz aufgelöst (HERTOFT, 1987 a). Teile der radikaleren Zielsetzungen wurden von REICHS sexualpolitischer Bewegung übernommen, bis auch diese sich auflöste.

Nach dem 2. Weltkrieg wurden zahlreiche internationale wissenschaftliche Kongresse und Konferenzen von unterschiedlicher Qualität abgehalten. Es wurden mehrere wissenschaftliche Gesellschaften gegründet und gute sexologische Zeitschriften herausgebracht. In mehreren europäischen Ländern (in Ost- und Westeuropa) und in den USA wurden sexologische Institute und Lehrstühle errichtet (s. GEBHARD, 1975).

9.3 Skandinavische und dänische Sexologie

In den skaninavischen Ländern gibt es eine gewisse Tradition für sexologische Forschung. 1834 gab der dänische Arzt R. HÜBERTZ eine topographische Schilderung der dänischen Insel Ærø heraus, in der er auch über nächtliche Freierbesuche und voreheliche Geschlechtsbeziehungen berichtete. Dies ist der älteste zeitgenössische Bericht von sexologischem Interesse in Dänemark. Sehr viel größere Bedeutung kam dem Norweger EILERT SUNDT zu, der in der Mitte des 19. Jahrhunderts eine umfassende Schilderung der Sitten und Gewohnheiten im Bereich des Geschlechtslebens und der Heiratsbräuche der breiten Bevölkerung in Norwegen verfaßte (SUNDT 1855, 1857). SUNDT ist der Begründer der Sexologie in Skandinavien, und seine Schriften lassen sich heute noch mit Gewinn lesen.

WELANDER (1908) in Schweden untersuchte Anfang des 20. Jahrhunderts Geschlechtskranke und beschrieb die besonderen sozialen Verhältnisse, unter denen diese Gruppen lebten.

Aus Finnland wäre eine umfassende Abhandlung über die Tradition nächtlicher Freierbesuche in Skandinavien zu nennen (WESTERMARCK, 1921).

Jedes nordische Land hat seine Pioniere auf dem Gebiet der Sexualaufklärung und der Geburtenbeschränkung. In Norwegen ist es u. a. KATTI ANKER MÖLLER und ihre Tochter TOVE MOHR (s. z. B. BLOM, 1980; AANESEN, 1981), in Schweden sind es HINKE BERGEGREN und ELISE OTTESEN-JENSEN, in Dänemark CHRISTIAN CHRISTENSEN, THIT JENSEN, J. H. LEUNBACH u. a. (s. HERTOFT, 1983). Am bekanntesten von allen ist wohl ELISE OTTESEN-JENSEN, Pastorentochter aus Norwegen, in Schweden aktiv seit den 20er Jahren bis fast in unsere Tage, Begründerin des „Riksförbundet för Sexuell Upplysning" (Reichsverband für sexuelle Aufklärung). ELISE OTTESEN-JENSENS Erinnerungen (1965, 1966) vermitteln einen guten Eindruck davon, welch große Änderungen im Laufe dieses Jahrhundert auf dem Gebiet der Schwangerschaftsvorbeugung und der Einstellung zur unehelichen Schwangerschaft eingetreten sind.

Das Folgende befaßt sich nur mit den Verhältnissen in Dänemark, und über ein eventuelles Interesse an einer historischen Übersicht hinaus mag deutlich werden, wie träge die Entwicklung hier war, in der Hoffnung, das Tempo ein wenig zu beschleunigen.

Zu Beginn dieses Jahrhunders reiste CHRISTIAN CHRISTENSEN umher – er war für seine syndikalistischen Anschauungen bekannt – und hielt Vorträge vor der Arbeiterbevölkerung über Schwangerschaftverhütung. Sein Buch „Die Arbeiter und die Kinderschar" kam zwischen 1910 und 1923 in sieben Auflagen heraus. 1923 begann die Schriftstellerin THIT JENSEN mit ihren Vorträgen und Büchern über „Freiwillige Mutterschaft", und 1924 wurde der „Verein für Sexualaufklärung" gegründet. 1928 begann FANNY MIRANDA, ursprünglich Artistin, im ganzen Land über die „neue Geschlechtsmoral mit besonderer Berücksichtigung der Geburtenbeschränkung" zu sprechen.

Keiner dieser Menschen war fachlich ausgebildet, aber ein starkes soziales Bewußtsein war ihnen gemeinsam. Damals waren die meisten Ärzte der Auffassung, daß es nicht ihre Aufgabe sei, sich solcher Dinge anzunehmen, man hielt sie für „unschicklich". Doch gab es Ausnahmen, die von ihren Kollegen dafür allerhand einstecken mußten. So richtete J. H. LEUNBACH 1924 eine Sprechstunde für unbemittelte Frauen ein, die erste von einer Reihe von „Sexualkliniken" von wechselnder Lebensdauer, denn die Behörden, viele Ärzte und Privatpersonen (z. B. die Vermieter) arbeiteten dagegen. Von 1932 an hielt LEUNBACH, unterstützt von der sozialistischen Medizinergruppe, zu Beginn jedes Semesters Vorlesungen für Medizinstudenten, denen er in seinen Praxisräumen auch praktische Anleitung für Sexualberatung und Empfängnisverhütungsmethoden anbot. Etwa 90% der Studenten machten Gebrauch von diesem Angebot, da sie nirgend sonst Sexualberatung und Antikonzeptionsberatung lernen konnten.

1936 erschien das Gutachten einer Schwangerschaftskommission, das die Errichtung von öffentlichen Sexualkliniken vorschlug, in denen „Personen beiderlei Geschlechts die Möglichkeit zu richtiger und verantwortungsvoller Beratung in sexualhygienischen Fragen“ haben sollten. Aber der Plan scheiterte am Widerstand des Justizministers. 1939 hielt der Arzt SVEND HOFFMEYER einen Vortrag über die zögernde Haltung der Regierung und sagte: „Ich möchte betonen, daß es für die Ärzte von großem Vorteil ist, über sexuelle Probleme informiert zu sein; die Patienten sind sehr dankbar für den kleinsten Rat auf diesem Gebiet, und Sexologie wird ein anerkannter Zweig der Medizin werden.“ 1939 wurde die „Mütterhilfe“ zur staatlichen Institution und übernahm einige Aufgaben, die in den Bereich einer sexologischen Klinik gehört hätten.

Die Entwicklung in den 30er Jahren kann man u. a. in den Zeitschriften „Populäre Zeitschrift für Gesundheitslehre und sexuelle Aufklärung“ (1934–1936) und „Sex und Gesellschaft“ (1937–1940) verfolgen. Letztere Zeitschrift erweckte oft Aufsehen und wurde mehrfach unberechtigterweise beschlagnahmt mit der Begründung, sie sei pornographisch.

In den Jahren 1944 bis 1947 – also bevor KINSEYS Untersuchungen bekannt geworden waren – interviewte die Psychiaterin KIRSTEN AUKEN im ganzen 315 zwanzig- bis fünfunddreißigjährige Frauen über ihr Geschlechtsleben. Ihre Doktorarbeit (AUKEN, 1953) erweckte viel Aufsehen. KIRSTEN AUKEN muß als die Begründerin der neueren dänischen Sexologie betrachtet werden.

In der Nachkriegszeit wurden mehrere öffentliche Kommissionen gebildet zur Beurteilung der Abortproblematik, der Schwangerschaftsverhütung und der Sexualaufklärung, und dies gab den Anlaß zu einer Reihe von sexologischen Untersuchungen (u. a. HERTOFT, 1968; EKSTRØM, 1972; FREUNDT, 1973; OLSEN, 1974). Diese Kommissionen sprachen sich alle für die Errichtung sexologischer Behandlungs-, Unterrichts- und Forschungskliniken in Dänemark aus. Aber bis die erste sexologische Klinik am Rigshospital, dem Klinikum der Universität Kopenhagen, errichtet wurde, vergingen noch viele Jahre, es geschah erst 1986.

Es gibt gewisse Ähnlichkeiten zwischen den 20er und 30er Jahren und der heutigen Zeit. Man hatte damals gute präventive Mittel an der Hand, aber es fehlten Sexualkliniken, um ihnen Verbreitung zu verschaffen. Heute hat man gute Behandlungsangebote bei sexuellen Dysfunktionen, die ohne Behandlung jahrelange Probleme verursachen können, aber es fehlt an Ausbildungs- und Behandlungskliniken. In den 30er Jahren standen Bigotterie und Kurzsichtigkeit hindernd im Wege, heute sind es wohl zumeist Gleichgültigkeit und Sparmaßnahmen. Die Sparsamkeit ist aber falsch: Die ungelösten sexuellen Probleme verursachen auf andere Weise Kosten: durch Familienkonflikte, überhöhten Verbrauch von Psychopharmaka und durch psychosomatische Syndrome mit Behandlungsbedarf. Die Errichtung von drei bis vier Sexualkliniken oder sexologischen Ambulatorien in Dänemark ist deswegen dringend erforderlich.

9.4 Einige Definitionen

Das Wort *Sexologie* bedeutet Lehre vom Geschlecht, es handelt sich also um ein sehr umfassendes Gebiet. Ein Teilgebiet kann man als *klinische Sexologie* bezeichnen, bei dem das Wort „klinisch“ soviel wie „praktisch“ oder „angewandt“ bedeutet. Klinische Sexologie umfaßt also den Teil des Geschlechtslebens, von dem die Menschen (nicht unbedingt „Patienten“, wenn man damit kranke Menschen meint) erwarten können, daß Ärzte und Therapeuten in angrenzenden Bereichen sich darin auskennen und dabei beraten können.

In einem WHO-Bericht (1975) heißt es, daß Ärzte mehr darin ausgebildet worden sind, Schmerzen und Krankheiten zu bekämpfen als Wohlbefinden und *sexuelle Gesundheit* zu fördern. Unter sexueller Gesundheit versteht der Bericht „die Integrierung körperlicher, gefühlsmäßiger, intellektueller und sozialer Aspekte der Sexualität auf eine Weise, die die Persönlichkeit bereichert und Kontaktfähigkeit und Liebe fördert“. Wie man sieht, ist die Definition weder eng heterosexuell orientiert, noch auf eine bestimmte Form des Zusammenlebens abgestellt. Man kann die Definition natürlich kritisieren. Ihre Hauptbedeutung liegt darin, daß der Begriff Gesundheit auch einen sexuellen Aspekt bekommt und den Arzt daran erinnert, daß seine Aufgabe ebensosehr in der Erhaltung der Gesundheit liegt wie in der Bekämpfung von Symptomen und Krankheiten (über das Konzept „Sexuelle Gesundheit" s. auch HERTOFT, 1987 b; SCHMIDT, 1987).

Früher arbeitete man viel mit dem Begriff *Sexualhygiene*. Man verstand darunter die Bestrebungen der Gesellschaft, die sexuelle Gesundheit des einzelnen abzusichern, der Entstehung manifester sexueller Probleme vorzubeugen und zu verhindern, daß manifeste sexuelle Probleme unnötig große Bedeutung für die allgemeine Gesundheit des Individuums erhalten.

Daneben gehört es zur Sexualhygiene, das Verständnis und den Respekt für die verschiedenen Manifestationen des Geschlechtslebens zu fördern, damit der Diskriminierung auf Grund sexueller Besonderheiten entgegengewirkt wird. Das Wort Sexualhygiene ist vielleicht überholt (s. u. a. MONEY, 1985; WEEKS, 1985). Auf jeden Fall ist es wichtig, daß Ärzte mit sexologischem Interesse nicht engstirnig problemorientiert sein dürfen, sondern die allgemeinen Verhältnisse im Blickwinkel haben müssen.

Ebenso schwierig wie es ist, sexuelle Gesundheit zu definieren, ist es, anzugeben, was sexuell „normal" ist. In Kapitel 7 wurden Charakteristika der sexuellen Abweichungen besprochen. Will man zu definieren versuchen, was man unter einer (ganz gewiß ideellen) *normalen Sexualbeziehung* versteht, könnte die Definition so aussehen: Eine Sexualität, die spielerisch, phantasievoll ist, die den ganzen Körper einbezieht und auf Gegenseitigkeit beruht, bei der die Partner die eigenen ebenso wie die Bedürfnisse des Partners berücksichtigen, bei der man geben und nehmen kann, bei der Aggressionen kein Übergewicht bekommen, aber auch nicht unnötig unterdrückt werden, bei der die Partner offen und entgegenkommend zueinander sind, ohne daß die jeweils eigene Integrität verletzt wird, und bei der die sexuelle Vereinigung zu einer Form von Transzendenz führt, einer Fusion des Physischen und des Geistigen, die ein tiefes Gefühl der Zufriedenheit hinterläßt.

Ein solches Ideal kann nichts Alltägliches sein und erfordert besonders begünstigte Voraussetzungen, um erfüllt zu werden.

9.5 Sexologische Kliniken

9.5.1 Muß Sexologie ein Fachgebiet sein?

In einigen wenigen Ländern gibt es das Fachgebiet Sexologie, z. B. in Polen und in der Teschechoslowakei. In einigen Ländern bemüht man sich darum, das Fachgebiet Sexologie einzuführen, vor allem um sicher zu sein, daß Ärzte, die sich Sexologen nennen, einen entsprechend guten professionellen Standard haben. KINSEY, GEBHARD, MASTERS, KAPLAN u. a. weisen darauf hin, daß alle diejenigen, die sich mit Sexologie beschäftigen, ein hohes berufliches Niveau haben müssen, damit dieses Gebiet nicht wohlmeinenden, aber unzureichend ausgebildeten Personen überlassen bleibt oder Spekulanten, die hier eine ökonomische Gewinnchance oder die Möglichkeit zur Befriedigung persönlicher, nicht sachbezogener Bedürfnisse entdecken. GEBHARD hat mehrfach zum Ausdruck gebracht, daß die Sexologie zu wichtig sei, um Scharlatanen überlassen zu werden.

In den skandinavischen Ländern sollte man nicht danach streben, ein Fachgebiet Sexologie ähnlich den Fachgebieten Gynäkologie, Psychiatrie usw. zu etablieren, und es wäre auch nicht wünschenswert, wenn jedes größere Zentralkrankenhaus eine sexologische Abteilung bekäme. Dies würde nur dazu führen, daß die sexuellen Funktionen und Probleme weiter isoliert blieben und von besonderen „Spezialisten" übernommen würden, statt daß sie im Gesamtzusammenhang verschiedener Fachgebiete, wo sie natürlicherweise hingehören, beurteilt und behandelt werden. Man muß – im Gegenteil – anstreben, daß eine Reihe von Laboratorien,

z. B. physiologische, neurophysiologische und reproduktionsbiologische und eine Reihe von klinischen Fachgebieten, z. B. Psychiatrie, Gynäkologie, Innere Medizin und Allgemeinmedizin usw., ihr Interessengebiet dahin erweitern, daß es das Geschlechtsleben des Menschen mitumfaßt. Insbesondere der Allgemein- beziehungsweise Praktische Arzt hat in diesem Zusammenhang eine wichtige Aufgabe, und er hat vielleicht auf diesem Gebiet bisher den größten Einsatz geleistet, hatte aber kaum Ausbildungs- und Überweisungsmöglichkeiten.

9.5.2 Sexologische Zentren

Wenn man auch in einer Reihe von westeuropäischen Ländern kein eigentliches Fachgebiet Sexologie anstrebt, so müssen doch einige wenige die Möglichkeit haben, ganztägig innerhalb der Sexologie zu arbeiten, insbesondere Psychiater, Psychologen, Sozialberater, Gynäkologen und Physiologen, wie z. B. in Hamburg und jetzt auch in Kopenhagen.

Nur dadurch wird gesichert, daß Sexologie am Leben bleibt. Ihr Fachgebiet muß rein praktisch durch Aufbau von sexologischen Abteilungen mit fachübergreifendem Personal organisiert werden. Außerdem gehören dazu einige ganztägige Stellen ausschließlich für Forschung. Da die klinische Sexologie ausgesprochen fachübergreifend ist, müssen Behandlungs-, Unterrichts- und Forschungszentren dort liegen, wo alle Fachgebiete vertreten sind (Psychiatrie, Psychologie, Chirurgie, Gynäkologie, Andrologie, Endokrinologie, Genetik), und alle Beteiligten müssen zur Zusammenarbeit fähig und bereit sein.

In einem Land von der Größe Dänemarks würden einige wenige Zentren in Verbindung mit den Universitätskliniken vorläufig den vorhandenen Bedarf decken, vorausgesetzt, daß sie flexibel aufgebaut sind und Behandlungs-, Forschungs- und Unterrichtsaufgaben in dem Umfang übernehmen könnten, wie der Bedarf vermutlich steigt. Ein solches Zentrum muß Kontakt mit einer genügenden Zahl von Patienten haben und in der Lage sein, einfachere wie kompliziertere Probleme zu behandeln, Probleme des Geschlechtslebens wie auch Probleme bei sexuellen Minderheiten und bei Behinderten u. v. a. Das Zentrum hat keinen Bedarf für aufwendige Apparaturen oder besondere Ausstattung der einzelnen Einrichtungen. Spezielle Forschungsaufgaben, besondere Untersuchungen und Behandlungen, die kostbare Apparaturen erfordern, können von anderen Abteilungen oder Laboratorien in Zusammenarbeit mit dem sexologischen Zentrum übernommen werden. Das Zentrum muß über die nötige Fachliteratur und audiovisuelle Hilfsmittel verfügen und kann für dieses Gebiet als Zentralinstitution wirken. Es ist wichtig, daß das Zentrum nach außen einen freundlichen, ungezwungenen Eindruck macht und daß es so einfach wie möglich ist, dort zur Behandlung zugelassen zu werden.

In einem solchen Zentrum ist klinisches Training unter Supervision möglich. Ohne dieses kommen wir nicht weiter. Außer dem festen Personal könnte man z. B. Ärzten anbieten, vier bis sechs Stunden pro Woche unter Supervision Patienten zu behandeln, und sie theoretisch zu schulen, und das Zentrum könnte Seminare für einen größeren Kreis von Fachgruppen arrangieren. Allmählich würde man auf diese Weise Allgemeinmediziner, Praktische Ärzte, Fachärzte und andere Interessenten dazu ausrüsten, eine Reihe sexologischer Aufgaben in Angriff zu nehmen, die heute liegenbleiben, und jeder könnte in seiner Fachgruppe dazu beitragen, daß sexologische Gesichtspunkte berücksichtigt werden, und auf Wege aufmerksam machen, wie man weitere Probleme in Angriff nehmen könnte.

Ohne zu große Umstände und im Laufe von nicht allzu langer Zeit würde es gelingen, daß sich Kenntnisse über sexologische Gedankengänge und Behandlungsmöglichkeiten weiter verbreiten, und die Mittel, die in solch einem Zentrum investiert wurden, würden sich lohnen. Denn die sexuellen Probleme existieren, ob wir sie vernachlässigen oder sie ernst nehmen, und lösen wir nicht die zugrunde liegenden Probleme, werden sie zu anderen Konsequenzen führen, die nicht ohne Unkosten sind.

9.5.3 WHO-Konferenz über sexologische Ausbildung und Behandlung

1974 wurde in Genf ein Kongreß der WHO unter dem Titel „Education and Treatment in Human Sexuality, the Training of Health Professionals" abgehalten.20 Fachärzte dieses Fachgebietes aus der ganzen Welt waren eingeladen, die meisten aus den USA und Europa. Chairman war eine indische Ärztin. Er dauerte eine Woche, war sehr intensiv und stütze sich auf eine große Zahl von Untersuchungen und Berichten, die speziell für diesen Kongreß erarbeitet worden waren. In dem nach dem Kongreß ausgearbeiteten Bericht wurden in der Zusammenfassung zwanzig Punkte aufgestellt, von denen sechs hier wiedergegeben werden:

6. Fast alle Personalkategorien in und außerhalb des Gesundheitswesens, die mit Sexualerziehung und -beratung befaßt sind, haben einen großen Bedarf an systematischer Schulung. Dies betrifft nicht nur medizinisches und Hilfspersonal, das am engsten mit Personen in Kontakt steht, die sexuelle Probleme haben, also Gynäkologen, Psychiater, Kinderärzte, Hausärzte, Krankenschwestern, Hebammen, Gesundheitspfleger und ländliche Gesundheitsförderer, sondern auch Sozialarbeiter, Eheberater, Lehrer, Jugendpfleger, Geistliche und Rehabilitationsberater.
8. Um das Feld der Sexualität ausreichend bearbeiten zu können, ist eine fachübergreifende Zusammenarbeit erforderlich – in erster Linie zwischen Psychologie, Psychiatrie, Gynäkologie, Urologie, Pädiatrie, Krankenpflege, Sozialhilfe und Gesundheitspflege.
10. Je nach örtlichen Gegebenheiten sollte Sexualwissenschaft gefördert und ermutigt werden, sich im Unterricht und in der Ausbildung der Heilberufe zu einer eigenständigen Disziplin zu entwickeln und zu einem anerkannten Zweig des allgemeinen Gesundheitswesens zu werden.
11. Unterricht, Beratung und Therapie müssen als unzertrennliche Teile einer Gesamtanstrengung betrachtet werden, um optimale sexuelle Gesundheit zu erreichen.
15. Sexualtherapie sollte als ein Teil der allgemeinen Gesundheitsvorsorge angesehen und in die allgemeine Finanzierung der Gesundheitsvorsorge einbezogen werden.
16. Auf nationaler und regionaler Ebene sollten Zentren eingerichtet werden, um Beratung und Unterstützung für Programme zur Verfügung zu stellen, die sich mit Ausbildung, Entwicklung pädagogischen Materialien, Forschung und Therapie auf sexuellem Gebiet befassen.

Die Wirkung des Berichts wird natürlich davon abhängen, wieviel jedes einzelne Land gewillt ist, auf diesem Gebiet zu investieren.

9.6 Sexologische Ausbildung

Im folgenden wird nur die Ausbildung von Medinstudenten und Ärzten besprochen, obgleich auch andere Fachgruppen an sexologischer Schulung interessiert sein können.

Um als Berater und Therapeut tätig werden zu können, bedarf es eines ausreichend großen Wissens und der Fähigkeit, sich dieses Wissens zu bedienen.

9.6.1 Fachspezifische Beschränktheit

Wir sind alle sexuelle Wesen und bewußt oder unbewußt reagieren wir alle emotional auf die eigene Sexualität und die anderer.

In dem zitierten WHO-Bericht heißt es: „Im Gesundheitswesen Beschäftigte teilen unabhängig davon, welcher Schicht sie angehören, dieselben Glaubensvorstellungen, denselben Aberglauben und die gleichen Mythen, wie sie der Gesellschaft, der sie angehören, eigen sind. Und möglicherweise haben sie selbst ungelöste sexuelle Probleme." Was nützen ein großes Wissen und vernünftige Stellungnahmen, wenn Tabus, Vorurteile, blinde Flecken und unverarbeitete gefühlsmäßige Reaktionen einen daran hindern, dieses Wissen in der rechten Weise anzuwenden? Bei sexologischem Unterricht und bei sexologischer Ausbildung ist es deshalb auf allen Ebenen nötig, viel Zeit auf die Analyse der Grundhaltungen und auf die Bearbeitung derselben zu verwenden. Bearbeitung von Haltungen hat nichts mit Indoktrinierung zu tun, genau das Gegenteil ist der Fall.

Viele Ärzte, aber auch viele Richter, Gesetzgeber und Politiker zeichnen sich durch fachliche und berufliche Engstirnigkeit aus. Von ihren beschränkten Voraussetzungen ausgehend, ziehen sie generelle Schlüsse. Man kann ihnen kaum vorwerfen, daß ihre Voraussetzungen beschränkt sind, wohl aber, daß dies für andere Menschen unangenehme Konsequenzen haben kann. Ganz allgemein ziehen z. B. Ärzte aus ihrer Kenntnis über Patienten Schlüsse auf die Allgemeinbevölkerung, gleichgültig, ob es sich bei diesen Schlußfolgerungen um Jugendliche, Frauen im Klimakterium oder Homosexuelle handelt, um nur einige Beispiele zu nennen. Außerdem fällt auf, wie oft Zeitungsberichte, Jugendamtsakten, Gesetzeskommentare u. a. scheinbar auf einer objektiven Grundlage beruhen, in Wirklichkeit aber irrational sind, geprägt von allgemeinen Vorurteilen und von den für die Zeit typischen Tabus. Wird das nicht sofort deutlich, so auf jeden Fall, wenn man später solche Akten liest, nachdem die Gesellschaft und die Einstellungen sich verändert haben. Will man also die Verantwortung übernehmen, andere auf sexuellem Gebiet zu beraten, will man Gesetze machen, Urteile fällen, also entscheidend in das Leben anderer Menschen eingreifen, ist die erste Voraussetzung, daß man seine eigenen emotionalen Reaktionen erkannt hat und beurteilen kann, inwieweit sie die eigene Stellungnahme beeinflussen. Dies ist keine leichte Aufgabe, und es reicht schwerlich aus, Lehrbücher zu lesen oder an Unterrichtsformen teilzunehmen, die vorwiegend Wissen vermitteln sollen. Ärzte, Psychologen u. a. haben in dieser Beziehung eine besondere Verantwortung, denn sie stellen das Material zur Verfügung, das die Grundlage der Entscheidungen von Politikern, Juristen und Behörden darstellt.

9.6.2 Bearbeitung der eigenen Einstellung

Es wird oft behauptet, daß ein ausreichendes Wissen Vorurteilen entgegenwirkt, und das stimmt bis zu einem gewissen Grade auch. Die Frage ist aber, was man unter Wissen versteht. Wissen wird nicht nur intellektuell erworben, sondern es hat auch emotionale Aspekte, die blokkierend oder fördernd wirken können.

Bei sexologischem Unterricht muß entscheidender Nachdruck auf solches Wissen gelegt werden, das der einzelne nur schwer selbst erwerben kann. Die Buchdruckerkunst ist ja längst erfunden, und man soll die kostbare Zeit für den Unterricht nicht auf Dinge verschwenden, die der Betreffende sich selbst erarbeiten oder nachschlagen kann. Studenten aller Stufen sollen natürlich erfahren, wo man die nötigen „facts“ erfährt.

Viel Zeit soll statt dessen darauf verwandt werden, die Selbstbeobachtung einzuüben, mit der eigenen Sexualität und der der Mitmenschen vertraut zu werden und zu merken, wenn man auf bestimmte sexuelle Phänomene z. B. mit Angst und Ambivalenz reagiert. Hierzu ist die klassische Unterrichtsform, die Vorlesung, ungeeignet. Dagegen können Gruppenunterricht, Diskussionen über konkrete Fälle, zu denen die Studenten selbst Stellung nehmen können, Rollenspiele, bei denen Beratungs- und Behandlungssituationen direkt durchgespielt werden, geeignete Videobänder und Filme u. a. dazu verhelfen, die eigene Einstellung zu bearbeiten.

Daher kann selbst ein schlechter pornographischer Film ein nützliches Element im sexologischen Unterricht sein, denn er weckt Reaktionen, die der Analyse bedürfen. Daher werden Studenten, die nur ein theoretisches Verhältnis zur Homosexualität haben, viele Dinge deutlich vor Augen geführt, die kaum aus einem Lehrbuch zu erfahren sind, wenn sie mit homosexuellen Zeitschriften, den darin enthaltenen Bildern, Annoncen und Artikeln Bekanntschaft machen. Daher ist ein persönlicher Bericht, wenn eine Frau oder ein Mann mit einer Dysfunktion – oder auch jemand ohne eine Dysfunktion – von sich selbst erzählt, wichtiger als ein theoretischer Durchgang, der vielleicht umfassender ist, der aber keine persönliche Resonanz auslöst. Daher ist es wichtiger, wenn ein Transvestit durch seine Anwesenheit die Gelegenheit gibt zu erleben, was es heißt, einem Mann in Frauenkleidern gegenüberzustehen und die persönliche Reaktion darauf zu erleben, als zu wissen, wie Transvestitismus entsteht und wie viele Transvestiten es gibt.

Zusammenfassend läßt sich sagen: Es ist wichtig, daß Studenten (aller Altersstufen und aller Ausbildungsstufen) mit der Wirklichkeit konfrontiert werden, die sie umgibt und über die viele erstaunlich unwissend sind.

Viele Therapeuten sind für Sexualberatung ungeeignet, weil sie zu wenig von sich selbst und ihrer Umwelt wissen und durch ihre Ausbildung nicht dazu gebracht wurden, Einblick in eigene Gefühle und Konflikte zu bekommen. Dies ist möglicherweise auch einer der Gründe, warum Sexologieunterricht so lange vernachlässigt wurde. Das Thema ist zu gefährlich, der Mensch wird unmittelbar nach seinem Innersten gefragt und muß die distanzierende Haltung aufgeben, die viele Ärzte und viele andere zumeist vorziehen und bei der sie sich wohl fühlen.

9.6.3 Unterrichtsmodelle

Der vorklinische Unterricht soll allgemein und orientierend sein. Der klinische Unterricht ist dagegen spezifischer und legt Wert darauf, bestimmte Fertigkeiten zu trainieren. Unterricht vom Medizinstudenten in Sexologie kann sich an folgendem Modell, das an der Kopenhagener Universität benutzt wird, orientieren.

1) Ein fachübergreifender fünftägiger Kurs über Grundlagen der Sexologie mit ganztägigem Unterricht. Der Kurs muß Wissen vermitteln und die Einstellungen der Teilnehmer bearbeiten. 150 Studenten können in einem Kursus aufgenommen werden, doch wird die meiste Zeit in kleineren Gruppen unterrichtet. 20 Lehrer halten kurze Einleitungsvorträge: im Krankenhaus tätige Ärzte, niedergelassene Ärzte, Psychologen u. a. Während die Vorlesungen etwa 20 bis 40 Minuten dauern, nehmen Gruppen- und Plenumsdiskussionen einen breiten Raum ein, oft auch ausgehend von einem Videoband oder einem Film. Näheres über diese Kursform bei BECKMANN et al. (1975), HERTOFT (1974).

LIEF (1969) beschreibt drei Stufen eines Unterrichtsprogrammes, bei dem die eigenen Haltungen bearbeitet werden sollen:

- Desensibilisierung: Der Student muß lernen, mit emotional provozierenden Situationen umzugeben, z. B. Blut zu sehen. Bei sexologischen Problemstellungen soll er sich daran gewöhnen, sexuelle Fragen zu stellen, bei sexuell betonten Situationen anwesend zu sein (sich z. B. Koitus- und Masturbationsfilme anzusehen), und er muß sich daran gewöhnen, andere Menschen in der richtigen Weise über sexuelle Verhältnisse zu befragen, d. h. weder zu direkt noch zu vage.
- Sensibilisierung: Der Student soll zunehmend Einfühlungsvermögen für sexuelle Haltungen und Empfindungen erwerben und für deren Beziehung zu anderen Aspekten ärztlichen Handelns. Dies gilt für seine eigenen Emotionen und Reaktionen wie für die des Patienten.
- Synthese: Der Student soll in die Lage versetzt werden, neue Informationen und Erkenntnisse in früher erworbenes Wissen und früher erworbene Erfahrung so zu integrieren, daß er ohne größere Schwierigkeiten als Sexualberater tätig werden kann, wenn Bedarf dafür besteht. Manchmal wird eine solche Integration seine Einstellung, seine Vorstellungen, seine Normen, was die eigene oder die Sexualität anderer betrifft, verändern.

Viele der Studenten, die an dem basalen Kurs teilnehmen, durchlaufen den so beschriebenen Prozeß ganz oder teilweise, und damit ist ein wesentlicher Zweck erfüllt.

2) Ein sechstägiger Kurs in klinischer Sexologie kurz vor dem Staatsexamen. Er soll genauso intensiv sein wie der Kurs in basaler Sexologie und von einem fachübergreifenden Stab von Lehrern geleitet werden. Der Kurs soll Wissen vermitteln und die Haltungen bearbeiten bzw. modifizieren. Er soll den Teilnehmern dabei helfen, zu unterscheiden zwischen sexuellen Problemen, bei denen der betreffende Arzt die fachliche Kompetenz hat, die Behandlung zu übernehmen, und Problemen anderer Art (u. a. existentieller), bei denen ihm die Kompetenz fehlt, bei denen er aber möglicherweise dazu beitragen kann,

die Problematik abzuklären und die Ressourcen des Patienten zu mobilisieren.

Der Kurs soll die Fähigkeit der Teilnehmer fördern,

- sexuelle Problemstellungen zu erkennen und zu diskutieren,
- eine Anamnese aufzunehmen und eine Liste der sexuellen Probleme aufzustellen, eventuell eine Diagnose zu stellen,
- Ursachenzusammenhänge, die für das sexuelle Problem von Bedeutung sind, zu beurteilen,
- gegebenenfalls sexologische Untersuchungen vorzunehmen oder durch Überweisung anderweitig vornehmen zu lassen,
- dazu Stellung zu nehmen, inwieweit für die vorliegenden Probleme Abhilfe geschaffen werden kann, und gemeinsam mit dem Patienten einen Behandlungsplan aufzustellen, ihn eventuell an einen Arzt größerer Kompetenz zu überweisen,
- sich an prophylaktischer und sexualinformativer Arbeit, die ärztliche Kompetenz erfordert, zu beteiligen.

3) Weiterbildung des Arztes kann auf vielerlei Weise geschehen. Am lehrreichsten ist wahrscheinlich eine längerdauernde Tätigkeit in einer qualifizierten sexologischen Abteilung, aber dafür sind die Möglichkeiten noch begrenzt. Ferner gibt es Weiterbildungskurse, die als wesentliches Element ein Training bestimmter Fertigkeiten unter Supervision enthalten sollen.

Drei in Dänemark angewandte Kursformen sollen kurz besprochen werden:

- Kürzere Kurse. Das Fertigkeitstraining wird hier oft in Form von Rollenspielen unter Supervision in kleineren Gruppen vor sich gehen. Solche Kurse gibt es seit 1970.
- Kurse, die Teil einer Facharztausbildung sind. Seit 1981 wird einmal jährlich ein sechstägiger Internatskurs für angehende Gynäkologen, Chirurgen, Psychiater und Kinderpsychiater abgehalten. Ein wesentlicher Teil der Zeit wird für Rollenspiel unter Supervision und für Körpertherapie angewandt, ergänzt durch Vorlesungen, Filme usw.
- Der dänische Verein für klinische Sexologie (gegründet 1981) hat für eine fachübergreifende Gruppe von Ärzten und paramedizinisch Ausgebildeten mehrere sexuelle „Workshops“ abgehalten. Der „Workshop“ erstreckt sich über drei bis vier Semester und besteht aus zehn bis zwölf Externats- oder Internatskursen, von denen jeder ein paar Tage dauert und bei denen die Teilnehmer in kleinen Gruppen arbeiten. Ihre sexologische Therapie wird supervisiert. Der Kurs schließt mit einer schriftlichen Prüfung.

Sexologische Seminare über Einzelthemen sind eine gute Ergänzung zu den Kursen (HERTOFT, 1985).

Unterricht in Sexologie muß – wie mehrfach betont – fachübergreifend vor sich gehen und Lehrkräfte auch außerhalb des medizinischen Bereiches miteinbeziehen, dazu auch am besten Vertreter sexueller Minderheiten, Behinderte u. a.

Psychiater und Psychologen spielen eine besonders wichtige Rolle in der Sexualtherapie und für den sexologischen Unterricht. Dies hat seinen Grund darin, daß die psychogenen sexuellen Dysfunktionen und die sexuellen Abweichungen Gebiete sind, die bisher sehr vernachlässigt waren und die einen engen Bezug zur Psychiatrie und Psychotherapie haben. Außerdem können eine Reihe von scheinbar sexuellen Beschwerden Symptome einer dahinter liegenden psychiatrischen Erkrankung sein oder Ausdruck besonderer Wesenszüge, die genauer analysiert werden müssen, bevor ein Behandlungsplan aufgestellt werden kann. Überhaupt enthält jede Sexualtherapie ein entscheidendes psychotherapeutisches Element. Psychiater und Psychologen haben besondere Voraussetzungen und eine besondere Verpflichtung, sich in klinischer Sexologie weiterzubilden, um danach andere auf diesem Gebiet weiterzubilden.

Sexologie soll kein Hauptfach des medizinischen Studiums sein, sie soll aber im Unterricht ausreichend berücksichtigt werden. Die Bevölkerung glaubt heute, daß der Arzt Fachmann ist, wenn es sich um das Geschlechtsleben dreht, wir wissen aber nur allzu gut, daß dies nicht der Fall ist. Unterricht in Sexologie muß also dazu führen, daß die Ärzte sexologisch so ausgebildet werden, daß sie soweit wie möglich die in sie gesetzten Erwartungen erfüllen können.

9.6.4
Fortbildung in Ärztegruppen

Es hat wenig Zweck über mangelhafte sexologische Ausbildung zu klagen – und es dabei zu belassen. Viele Allgemein- und Praktische Ärzte haben mit der Zeit eine große Erfahrung bei der Behandlung sexueller Probleme erworben, einfach auf Druck der Patienten. Bei sexologischen Kursen mit niedergelassenen Ärzten wurde deutlich, daß schon viele Ärzte große Fertigkeiten erworben hatten, sich gegenseitig angeregt hatten und gern noch weitere sexologische Aufgaben übernehmen würden, wenn sie nur Anleitung bekämen und die richtige praktische Übung erwerben könnten. Aber wie läßt sich dies so organisieren, daß es zeitlich und ökonomisch durchführbar wird?

Eine kleinere Gruppe von Ärzten könnte sich z. B. zusammenschließen und sich einige Male im Monat zur Fortbildung versammeln. Man kann damit beginnen, ein Lehrbuch der klinischen Sexologie zu lesen und durchzusprechen, gegebenenfalls eine noch ausführlichere Beschreibung der Sexualtherapie. Vor diesem Hintergrund können sie einander über Patienten mit sexuellen Problemen aus ihrer Praxis berichten, welche Behandlung sie versucht haben und wo sie nicht zum Ziel kamen. Sind die Teilnehmer der Gruppe miteinander vertrauter geworden, sollten sie sich entschließen, Rollenspiele durchzuführen, bei dem einer als „Patient" ein Problem vorlegt und einer oder zwei andere als „Therapeuten" auftreten. Durch ein solches Rollenspiel von 10 bis 15 Minuten Dauer erhält man oft Informationen, die durch ein Referat nicht zu erhalten sind, und jeder erlebt es an sich selbst, was es bedeutet, „Therapeut" oder „Patient" zu sein. Das Rollenspiel gibt dem Arzt die seltene Möglichkeit eines Feedback in Situationen, in denen sonst nie eine direkte Reaktion erfolgt. Um die Situation zu vermeiden, daß einer sich in unbehaglicher Weise zur Schau gestellt fühlt, während die anderen nur zuschauen, sollten alle in der Gruppe Gelegenheit bekommen, die Rolle als Therapeut oder als Patient zu spielen. Die Rolle als Therapeut ist die undankbare, denn er darf „keine Fehler machen", er gibt sein Fachkönnen preis. Die Rolle des Patienten ist die dankbarere, er kann fast tun und sagen, was er will, ohne daß jemand ihm das zum Vorwurf macht.

Rollenspiele können zu mehr oder weniger oberflächlichen Gesellschaftsspielen entarten oder zu traumatisierenden Situationen führen. Beides ist unerwünscht. In der rechten Weise angewandt, ist das Rollenspiel eine gute Methode, etwas über sich selbst zu lernen und kennenzulernen, wie andere es machen. Es wäre für solch eine Gruppe ein Vorteil, wenn je ein Gynäkologe und ein Psychiater/Psychologe an der Gruppenarbeit teilnehmen könnten.

9.7
Der Arzt als Sexualtherapeut

9.7.1
Einleitung

Das Geschlechtsleben als solches hat nichts mit Krankenhaus und klinischer Tätigkeit usw. zu tun, und es ist wichtig, dies zu bedenken. Es ist aber eine Tatsache, daß der Arzt oft als Ratgeber oder auch als Therapeut auf sexuellem Gebiet in Anspruch genommen wird. Der Arzt muß hierzu zwei Voraussetzungen erfüllen:

- Er muß ein ausreichendes verfügbares Wissen auf diesem Gebiet besitzen.
- Er muß dieses Wissen so anwenden, daß dem Patienten damit gedient wird, ohne daß der Arzt sich selbst preisgegeben fühlt.

Wir müssen erkennen, daß das medizinische Studium uns bisher zur Erfüllung dieser Voraussetzungen nicht besonders gut ausgerüstet hat. Das Problem des Wissensumfanges soll nicht näher erörtert werden, doch könnte der Umfang dieses Buches einen Eindruck davon vermitteln, was gemeint ist, worauf es meines Erachtens ankäme.

Dagegen möchte ich einige Überlegungen über den zweiten Punkt anstellen, über die Möglichkeiten des Arztes, sein Wissen anzuwenden. Wenn ein Arzt eine bestimmte Diät vorschreibt oder Anweisungen für eine physische Rehabilitation gibt, so besteht meistens kein großes emotionales Engagement. Bei der Sexualberatung und der Sexualtherapie verhält es sich ganz anders. Gewiß löst längst nicht jede Sexualberatung oder -therapie emotionale Reaktionen aus, aber die Wahrscheinlichkeit für solche emotionalen Reaktionen ist bei sexuellen Phänomenen weitaus größer als bei sonstigen Arzt-Patient-Beziehungen. Hierin gleicht die Situation des Sexualberaters der des Psychiaters. Auch für die Psychiatrie gilt, daß eigene Gefühle und Reaktionen weitgehend als unentbehrliche Sensoren dienen, aber auch eine Begrenzung darstellen können. Es ist daher nötig, sich der eigenen Emotionen und Reaktionen bewußt zu sein und sie adäquat anwenden zu können.

9.7.2 Professionelle Einstellung

Begriffe wie Professionalismus, professionelle Fähigkeiten werden oft mißverstanden, insbesondere von Heißspornen, die meinen, solche Begriffe seien Ausdruck kühler Beobachtung und eines Mangels an „wirklichem" Engagement. Dies ist jedoch ein absolutes Mißverständnis. Eine professionelle Haltung dient dazu, die Integrität des Patienten wie die des Therapeuten zu wahren, und setzt voraus, daß der Arzt sein therapeutisches Instrumentarium beherrscht, und hierzu gehört, daß er auch mit seinen emotionalen Reaktionen umgehen kann, sie unter Kontrolle hat und sich durch sie nicht überwältigen läßt (sei es in positiver oder in negativer Richtung) noch vor ihnen flieht. Professionalismus schließt Wärme nicht aus, er ist – ganz im Gegenteil – die Voraussetzung für echte Einfühlung und echten Kontakt, wo der Patient Erwartungen äußern kann und nicht im Stich gelassen wird. Zum Professionalismus gehören Eigenschaften wie Freundlichkeit, Schlichtheit, Sachlichkeit, Nüchternheit. Der Professionelle erweist dem Patienten seinen Respekt, indem er ihm ganz selbstverständlich zubilligt, daß auch Patienten denkende, fühlende Menschen sind, von denen man etwas erwarten kann, und die große potentielle Möglichkeiten haben, ihre Daseinsprobleme zu meistern, wenn man ihnen nur in schwierigen Situationen auf den Weg verhilft.

Der Gegensatz von Professionalismus ist u. a. Bevormundung, Sentimentalität, Geringschätzung, Verführung und die Forderung nach bestimmten Reaktionen seitens des Patienten wie z. B. Dankbarkeit, Bewunderung, Unterwerfung u. a.

9.7.3 Objektive und subjektive Indikation

Der Psychoanalytiker Horst-Eberhard Richter geht in seinem Buch „Patient Familie" (1970) auf eine Reihe typischer Probleme zwischen Arzt und Patient ein, die nicht nur bei der Familientherapie von Bedeutung sind, sondern auch sonst, z. B. in vielen Sexualberatungssituationen. Er spricht von einem Ehepaar, das um Hilfe bittet. Der Mann ist offen und mitteilsam, die Ehefrau verschlossen und fast feindlich eingestellt. Nach landläufiger ärztlicher Tradition würde man sich schnell selbst fragen: Eignen sich diese Menschen für die vorgesehene Behandlung oder Beratung? Sind sie ausreichend differenziert, intelligent und kooperativ? Man sucht also nach *objektiven* Gesichtspunkten dafür, ob es sich lohnen kann, sich mit ihnen zu beschäftigen. Aber – so Richter und viele andere – ist es nicht ebenso wichtig, die *subjektive* Indikation zu stellen, d. h. sich zu fragen: Ist der *Therapeut* geeignet, diese Patienten zu behandeln? So selbstverständlich eine solche Fragestellung sein müßte, so oft wird das Stellen der subjektiven Indikation vergessen. Viele Ärzte meinen, daß es ausreichend sei, wenn der Therapeut gut ausgebildet und allgemein respektiert ist. Aber – so Richter – dies ist eine für Ärzte typische, traditionelle Selbstüberschätzung, und man muß sich immer selbst fragen: Diese Menschen suchen Hilfe, bin ich der richtige Therapeut für sie? Welche Reaktionen rufen diese zwei Menschen in mir hervor? Kann ich mit dem Mann, der mir mit offenen Armen entgegenkommt, umgehen, ohne mit ihm zu fraternisieren oder eine zu ängstliche, defensive Haltung einzunehmen? Kann ich andererseits der verhärmten, abweisenden Frau ohne Illusionen mit Freundlichkeit und Optimismus entgegentreten? Er schreibt weiter: „Solche Gefühle, die man in sich selbst registriert, sind ein mindestens so beachtliches Indikationskriterium wie noch so differenzierte Persönlichkeitstests bei den Klienten. – Wenn man sich als Therapeut darin übt, die in den ersten Interviews in einem selbst erweckten Gefühle zu prüfen und für die Indikation in Rechnung zu stellen, dann wird man daraus erheblichen Gewinn ziehen können. Es ist im übrigen nicht zu bestreiten, daß derartige Gefühle in uneingestandener Weise ohnehin bei Indikationsentscheidungen oft eine Rolle spielen... Wenn man sich also bewußt mit seinen Gefühlen bei der Abwägung der Indikationsentscheidung auseinandersetzt, so macht man nur insofern etwas Neues, als man auf eine seit je in dieser Situation mitspielende Determinante hinschaut, anstatt sie zu verleugnen."

RICHTER schreibt weiter: „Die Einbeziehung der eigenen seelischen Situation in den Beratungs- und Behandlungsprozeß ist nur für den auffallend und beunruhigend, der es noch nicht gewohnt ist. Ganz im Gegenteil, auf diese Weise kann man seine eigene Angst abbauen."

Man muß ebenfalls sehen, daß man nicht allen Menschen helfen kann, d. h. daß andere Therapeuten vielleicht eine glücklichere Hand haben, weil sie andere Voraussetzungen und Eigenschaften haben als man selbst.

Insbesondere junge Therapeuten kommen oft in eine Situation, die sie stark belasten kann, nämlich wenn der Patient ein sexuelles Problem hat, für das es keine Hilfe gibt. Viele jüngere Therapeuten fühlen sich verpflichtet, allen Hilfesuchenden zu helfen, auch wenn es beim heutigen Stand des Könnens unmöglich ist, und ohne Rücksicht darauf, ob der Wunsch des Patienten berechtigt ist oder nicht. Viele jüngere Therapeuten haben Gewissensbisse, nicht tüchtig genug zu sein, obgleich auch kein anderer dem Patienten helfen könnte. Oft wagen sie nicht, es dem Patienten direkt zu sagen, und versuchen, es auch vor sich selbst zu verbergen. Hier hat der Supervisor eine wichtige Aufgabe. Jüngere Therapeuten können auch sehr unglücklich sein, wenn sie therapeutische Fehler machen. Aber alle Therapeuten machen Fehler. Auch wenn sie sich bemühen, aus ihren Fehlern zu lernen, dürfen sie nicht glauben, daß sie in Zukunft keine Fehler mehr machen werden. Dagegen sind Therapeuten suspekt, die sich einbilden, vollkommen zu sein, die nie Skrupel haben und nie mit sich selbst unzufrieden sind.

Kennt man nicht seine eigene Begrenzung, ist man in Gefahr, Kritik gegenüber dogmatisch und starrköpfig zu reagieren, sowohl gegenüber angemessener Selbstkritik wie bei berechtigter oder unberechtigter Kritik anderer. RICHTER spricht hier über die emotionale Belastungsfähigkeit des Therapeuten. Er warnt schließlich davor, die eigenen Probleme auf den Patienten zu projizieren.

RICHTERS Gedankengänge werden so ausführlich dargestellt, nicht weil sie besonders originell sind (es handelt sich um allgemeine Betrachtungen, die für alle Psychotherapeuten wichtig sind), sondern weil er sich so kurz und leicht verständlich ausdrückt. Er formuliert Forderungen, die an alle Ärzte und an andere gestellt werden müssen, die Sexualberatung betreiben (abgesehen von den einfachsten, unkompliziertesten Problemen), nicht um jemand abzuschrecken, sondern damit der Therapeut diese Aufgaben lösen kann, ohne daß seine emotionale Belastungsfähigkeit zu sehr strapaziert wird. Man muß sich nämlich darüber im klaren sein, daß man in diesem Bereich mehr als in anderen Bereichen auf die Mitteilungen und Handlungen des Patienten mit Furcht, Interesse, Anziehung oder Abstoßung reagieren kann und daß eine Stellungnahme zu diesen Emotionen notwendig ist. Schiebt man sie ab, wird man zu einem schlechten Therapeuten und kommt leicht in einen Konflikt mit sich selbst. Damit ist nicht gemeint, daß man solche eigenen emotionalen Reaktionen unbedingt mit dem Patienten erörtern soll, meistens wahrscheilich ganz im Gegenteil. Man soll den Patienten damit auf keinen Fall belasten, man soll die Emotionen nur registrieren und an ihnen den weiteren Verlauf der Therapie ausrichten.

9.7.4 Positive und negative Einstellung der Patienten gegenüber dem Therapeuten

Einige Patienten haben die Tendenz, die Beziehung zum Therapeuten mehr oder weniger zu erotisieren. Es kann dann nötig sein, den Patienten direkt oder indirekt darauf aufmerksam zu machen, aber so, daß man ihn nicht kränkt. Andere Patienten projizieren ihre negativen Emotionen gegenüber der Umwelt auf den Therapeuten. Dieser muß sich aber vor Augen halten, daß sie nicht dem Therapeuten gelten, sondern daß er in der aktuellen Situation die Zielscheibe des Unmuts des Patienten ist. Darum darf der Therapeut nicht gekränkt oder feindselig reagieren, denn sonst geht der Kontakt verloren, wie es der Patient schon so oft erlebt hat. Man muß dagegen dem Patienten zu der Erkenntnis verhelfen, daß es solche Reaktionsweisen gibt und wie unzweckmäßig sie sind, weil sie für einen adäquaten Kontakt hinderlich sind. Die Reaktionsweise des Patienten im Sprechimmer ist ja nur ein Spiegelbild seiner generellen Problematik. Viele Ärzte werden aber unsicher, wenn sie bemerken, daß der Patient dem Arzt gegenüber persönliche Gefühle hat, und diese Unsicherheit bemerkt der Patient oft schnell, und sie bedeutet für ihn, daß er vielleicht wieder einmal keine Hilfe zur Lösung seiner persönlichen Probleme bekommen wird. Der Therapeut soll sich nicht einbilden oder so tun, als wäre er unverletzlich. Seine Verletzlichkeit wird aber geringer, wenn er diese allgemeinen Reaktionen zwischen Arzt und Patient kennt und berücksichtigt.

Einige Patienten fragen den Therapeuten direkt nach seinem Geschlechtsleben. Darin liegt nichts Merkwürdiges, und dazu muß der Patient auch berechtigt sein. Keine Frage ist unannehmbar. Der Therapeut ist aber nicht verpflichtet, alle Fragen zu beantworten, in manchen Zusammenhängen wäre es sogar ein Fehler.

Zur Begründung dafür, warum der Therapeut die Beantwortung solcher Fragen ablehnen soll, wird manchmal angeführt, daß der Patient ja keine Schweigepflicht hätte. Das muß man natürlich mitbedenken, zumindest aus Rücksicht auf die eigene Familie, die kein Interesse daran haben kann, daß persönliche Angelegenheiten des Therapeuten in der Öffentlichkeit besprochen werden.

Meint jemand, daß der Therapeut in solchen Fällen so „ehrlich" wie möglich antworten müßte, muß man ihm zu bedenken geben, daß es nicht schwierig ist, ehrlich zu sein, wenn man selbst ein perfektes, „mustergültiges" Geschlechtsleben führt. Schwieriger wird die Antwort auf Fragen des Patienten, wenn der Therapeut abweichende Einstellungen hat, die nicht in die Öffentlichkeit gelangen sollten. Außerdem ist es leichter, „ehrlich" zu antworten, wenn der Therapeut in einer Großstadt lebt, in der er weniger von den Reaktionen der Umwelt abhängig ist, als wenn er in einem kleineren, eng begrenzten Gemeinwesen lebt, das von engstirnigen Normen geprägt ist.

Doch diese Begründungen haben einen rein pragmatischen Charakter. Die eigentliche Begründung, solche Fragen nicht zu beantworten, liegt woanders. Der Patient ist ja nicht zum Therapeuten gekommen, um solche Fragen beantwortet zu bekommen, und ihm ist absolut nicht damit gedient, die Zeit mit solchen Erörterungen zu verschwenden. Solche Erörterungen können sogar dazu führen, daß sich der eigentliche Anlaß seiner Hinwendung an den Therapeuten dabei verflüchtigt. Der Therapeut soll dem Patienten in seiner Eigenschaft als Therapeut helfen. Er ist aber nicht sein potentieller Sexualpartner, es handelt sich auch nicht um ein Freundschaftsverhältnis auf Gegenseitigkeit, bei dem man sich einander anvertraut, aber auch Erwartungen aneinander stellt. Die Beziehung zwischen Therapeut und Patient ist von besonderer Art. So muß es das Ziel sein – wenn das Problem des Patienten gelöst ist –, daß der Patient dann vom Arzt unabhängig ist und umgekehrt.

Zu dieser Unabhängigkeit, dieser Verselbständigung soll man dem Patienten ja gerade verhelfen. Durch direkte sexuelle Fragen und durch Fragen, die den Therapeuten als Privatperson betreffen, entstehen leicht Beziehungen, mit denen keinem der beiden gedient ist und die auf Dauer unerfüllbare Erwartungen wecken könnten. Damit ist nicht gemeint, daß der Therapeut unnahbar sein oder geheimnisvoll tun soll. Dem Patienten ist auch nicht geholfen, wenn man ihm mit nichtssagenden Bemerkungen oder mit der bekannten Technik begegnet, eine Frage mit einer Gegenfrage zu beantworten. Der Therapeut muß immer das *Ziel der Behandlung* vor Augen haben. Versucht der Patient auszuweichen, vielleicht weil er mit seinen eigenen Problemen und deren Lösungsmöglichkeiten nicht konfrontiert werden möchte, so muß der Therapeut auf irgendeine Weise freundlich, aber bestimmt dem Patienten zu verstehen geben: „So mein Freund, nun sind wir auf einer falschen Fährte. Wollen wir nicht versuchen, zum Eigentlichen zurückzukehren, dort wo Sie wirkliche Hilfe brauchen?"

Insofern muß der Therapeut „sich selbst aufs Spiel setzen". Wenn er es ablehnt, gewisse Fragen zu beantworten, oder auf nicht therapeutische Beziehungen einzugehen, ist die primäre Begründung nicht, sich selbst zu schützen, sondern die *wirklichen* Interessen des Patienten wahrzunehmen. Hier erfolgt seine eigentliche Arbeit, und in solchen Punkten unterscheidet sich die therapeutische Situation von anderen engen menschlichen Beziehungen.

BIEBER (1974) schreibt, daß man natürlich die sexuellen Gefühle des Patienten dem Therapeuten gegenüber akzeptieren muß. Aber, fügt er hinzu, die wirklichen Probleme des Patienten seien Angst, Schuld, Scham und andere neurotische Komponenten. In den therapeutischen Situationen muß man sich deshalb darum bemühen, diese Emotionen durchzusprechen, damit der Patient dazu befähigt wird, sich mit seinen erotischen Gefühlen einem Menschen zuzuwenden, von dem er erhoffen kann, daß er sie erwidert. Es ist dagegen völlig unakzeptabel, wenn der Therapeut sich direkt oder indirekt mit dem Patienten sexuell einläßt oder wenn er in irgendeiner Weise verführerisch auftritt. Unter Veführung versteht BIEBER in diesem Zusammenhang jedes Verhalten seitens des Therapeuten, das darauf abzielt, das sexuelle Interesse des Patienten anzuregen.

Positive und negative emotionale Reaktionen entstehen natürlich leicht bei langdauernden, analytisch geprägten Therapeut-Patient-Kontakten. Im Rahmen dieses Buches kann nicht im einzelnen erörtert werden, wie man sich in solchen Situationen verhalten soll, es wird auf Spezialwerke zu diesem Thema verwiesen. Auch bei kurzdauernden Therapien können Ansätze für solche Situationen entstehen, und es ist gut für den Arzt, sie nicht dem Patienten oder sich selbst zum Vorwurf zu machen, sondern darauf vorbereitet zu sein und in etwa zu wissen, wie er darauf zu reagieren gedenkt. Wie besprochen, können Übungen im Rollenspiel, in dem solche Situationen durchgespielt werden, und Behandlungstraining unter Supervision eine Einsicht und ein Können vermitteln, die auf andere Weise schwer zu erwerben sind. Besonders wertvoll ist es, wenn das Rollenspiel und die Behandlungssituationen auf Videoband aufgenommen werden und dadurch Selbstkonfrontation und Nachdenken ermöglichen. Die meisten Ärzte sind anfangs nicht geneigt, sich in dieser Weise „einer Kritik auszusetzen", haben aber keine Bedenken, ihre Patienten den Folgen ihres unvollkommenen fachlichen Könnens auszusetzen.

Man könnte – nach alledem – den Eindruck bekommen, daß nur Ärzte mit langer psychotherapeutischer Ausbildung in der Lage wären, Sexualtherapie zu übernehmen. Es ist auch nicht zu leugnen, daß psychotherapeutische Fähigkeiten nötig sind. Die praktische Erfahrung zeigt aber, daß Therapeuten mit ganz unterschiedlichem Hintergrund, u. a. Gynäkologen, Allgemeinärzte und Sozialberater, auch ohne daß sie ein umfassendes Training erhalten haben, eine ausgezeichnete sexologische Arbeit leisten. Aber genau wie der Psychiater ein nicht unerhebliches biologisches Fundament braucht, um sein Fach bestreiten zu können, so müssen auch die Therapeuten aus somatischen und sozialen Disziplinen sich so viel Einsicht in psychodynamische Mechanismen aneignen, daß sie nicht bei der ersten besten Schwierigkeit versagen. Manchmal kann es deshalb hilfreich sein, wenn zwei Therapeuten eine Behandlung leiten, weil sie sich gegenseitig ergänzen und beraten können. Die gegenseitige Beratung muß taktvoll sein und darf nicht in Gegenwart des Patienten erfolgen, damit keine Konkurrenzsituation zwischen den Therapeuten entsteht, zum Nachteil aller Beteiligten. Deshalb ist es eine verantwortungsvolle Aufgabe, einen Mittherapeuten auszusuchen, und es ist eine Grundvoraussetzung, daß beide Therapeuten sich mögen und allgemein menschlich und fachlich voreinander Respekt haben.

9.7.5 Normen und Wertmaßstäbe

Zuletzt etwas über Normen. Für den, der sich mit Sexologie befaßt, ist die Gefahr einer restriktiven verurteilenden Haltung nicht groß, dazu weiß er zuviel davon, wie Menschen leben. Dagegen besteht ein gewisses Risiko dafür, daß er in einen pseudoliberalen Graben fällt und alles für gleich gut und akzeptabel hält. Manchmal wird er dazu verführt aus Mangel an Stringenz, ein anderes Mal aus einer gewissen Feigheit, da er fürchtet, sonst als bigott und reaktionär angesehen zu werden. Wenn der Therapeut auch niemals verurteilen soll, so ist es doch wichtig, daß er von einer Reihe von Normen ausgeht, nicht um sie seinen Patienten aufzuzwingen, sondern als Referenzrahmen.

Für Außenstehende ist es leicht, alles als „gleich gut", „gleich natürlich" anzusehen, oder welche unpräzisen, unverbindlichen Formulierungen man auch verwenden mag. Der Patient braucht aber kein herablassendes Auf-die-Schulter-Klopfen, und der Therapeut kann nie die Verantwortung für die Handlungen eines anderen Menschen übernehmen, das ist auch nicht seine Aufgabe. Dagegen hat er die Verpflichtung, mit dem Wissen und der Erfahrung, die er besitzen müßte, den Patienten zu warnen, sofern dieser sich in etwas einläßt, was ihn selbst oder andere bedrohen könnte. Niemandem, am wenigsten denen, die unter unvereinbaren Widersprüchen in ihrer Seele leiden, welche sie zu zersprengen drohen oder ihnen sozialen Schaden zufügen können, kann geholfen werden durch unverbindliche, idyllisierende, sentimentale Pseudoliberalität. Die Wertnormen des Therapeuten müssen sich natürlich auf umfassendes Wissen gründen und geprägt sein von Flexibilität, Nüchternheit und auch von freundlichem Humor. Es kann nötig sein, daß er immer wieder seine Auffassungen revidiert, weil sie sich als zu eng erweisen und nicht den neuen Erfahrungen gerecht werden, die er hoffentlich immer wieder macht. Er darf nicht als sturer Dogmatiker enden, aber ohne einen Referenzrahmen, einen Standpunkt, hat er keine Möglichkeit, denen zu helfen, die in Not sind, sondern er wird dann nur ihre Unsicherheit und Verwirrung vergrößern.

9.8 Literatur

AANESEN, ELLEN (1981): Ikke send meg til en „kone" doktor. Forlaget Oktober, Oslo. (norw.) Bitte schicken Sie mich nicht zu einer „klugen" Frau, Herr Doktor.

AUKEN, KIRSTEN (1953): Undersøgelser over Unge Kvinders Seksuelle Adfærd. Rosenkilde & Bagger, Kbh. (dän.) Untersuchung über das Sexualverhalten junger Frauen.

BECKMANN, JØRN, HERTOFT, PREBEN, LARSEN, JØRGEN FALCK, ARNE MOSFELDT & WAGNER, GORM (1975): Course in Basic Sexology for Medical Students. Brit. J. Med. Educ. **9:** 114–124.

BECH, HENNING & LÜTZEN, KARIN (1986): Lyst eller Nød? Redegørelse fra kommissionen til belysning af homoseksuelles situation i samfundet. (dän.) Bericht der Arbeitsgruppe zur Beleuchtung der Situation der Homosexuellen in der Gesellschaft.

BIEBER, IRVING (1974): The Psychoanalytic Treatment of Sexual Disorders. J. Sex & Marit. Ther. **1:** 5–15.

BLOM, IDA (1980): Barnebegrensning – synd eller sunn fornuft. Universitetsforlaget, Bergen-Oslo-Tromsø. (norw.) Begrenzung der Kinderzahl, Unrecht oder gesunde Vernunft.

BRECHER, EDWARD M. (1969): The Sex Researchers, Little, Brown and Comp., Boston, Toronto. Vom Tabu zum Sex-Labor, Rowohlt, Reinbek 1971.

CHRISTENSEN, CHRISTIAN (1923): Arbejderne og børneflokken. Eget forlag, 7. oplag, Kbh. (dän.) Die Arbeiter und ihre Kinderschar.

CHRISTOPHERSEN, H. O. (1962): Eilert Sundt. En Dikter i Kjensgerninger. Gyldendal Norsk Forlag, Oslo. (norw.) Dichter und die Tatsachen.

EKSTRØM, KNUD (1972): Gonorrhoe hos Unge. Munksgaard, Kbh. (dän.) Gonorrhoe bei jungen Menschen.

FISCHER, EUGEN (1913): Die Rehobother Bastarde. Verlag Gustav Fischer, Jena.

FOUCAULT, MICHAEL (1977): Sexualität und Wahrheit, Erster Band: Der Wille zum Wissen. Suhrkamp, Frankfurt.

FREUNDT, LISE (1973): Investigation of Women Admitted to Hospital with Abortion. Munksgaard (suppl. 242, Acta Psych. Scand.), Kbh.

GEBHARD, PAUL H. (1975): Comprehensive Sex Research Centers: Design and Operation for Effective Functioning. Arch. Sex. Beh. **4:** 447–457.

HAEBERLE, ERWIN (1983): Anfänge der Sexualwissenschaft. de Gruyter, Berlin New York.

HERTOFT, PREBEN (1968): Undersøgelser over Unge Mænds Seksuelle Adfærd. Viden og Holdning. Akademisk Forlag, Kbh. (dän.) Untersuchung über das Sexualverhalten, das Wissen und die Einstellung junger Männer.

HERTOFT, PREBEN (1974a): Sexological Teaching and Treatment Possibilities in the Scandinavian Region. Dupl. Copy, WHO, Geneve.

HERTOFT, PREBEN (1974b): Teaching Sexology at the University of Copenhagen. Dupl. Copy, WHO, Geneve.

HERTOFT, PREBEN (1983): Det er måske en galskab. Om sexualreformbevægelsen i Danmark. Gyldendal, Kbh. (dän.) Vielleicht ist es eine Tollheit. Über die Sexualreformbewegung in Dänemark.

HERTOFT, PREBEN (1985): De første hundrede sexologiske seminarer. Nord. Sex. **3:** 99–112. (dän.). Die ersten einhundert sexologischen Seminare.

HERTOFT, PREBEN (1986): Om falske homoseksualitetsteoriers fatale konsekvenser 1869–1985, Nord. Sex. **4:** 50–62 (dän.) Über die fatalen Konsequenzen falscher Homosexualitätstheorien.

HERTOFT, PREBEN (1987 a): Das Ende der Weltliga für Sexualreform. Vortrag beim Dritten Kolloquium der Deutschen Gesellschaft für Sexualforschung, Nörten-Hardenberg, 15.–17. 5. 1987, Zeitschrift für Sexualforschung 1/1988 (im Druck).

HERTOFT, PREBEN (1987 b): Some Remarks on the Concept „Sexual Health“. Paper for the WHO-working-Group on Concepts of Sexual Health, Copenhagen may 5–7. 1987 (Nordisk Sexologi – im Druck).

HERZER, MANFRED (1985): Kertbeny and the Nameless Love. J. Homosex. **12:** 1–26.

HIMES, NORMAN E. (1963): Medical History of Contraception. Gamut Press, New York.

HODANN, MAX (1937): History of Modern Morals. William Heinemann, London.

HOFFMEYER, SVEND (1939): Sexualklinikerne droppes. (Referat eines Vortrages), In: Sex og Samfund 3: nr. 3, 3–8. (dän.) Die Sexualkliniken werden fallen gelassen.

JENSEN, THIT (ohne Jahresangabe, 1923 oder 1924): Mit Foredrag: Frivilligt Moderskab. E. Jespersens Forlag, Kbh. (dän.) Mein Vortragstitel: Freiwillige Mutterschaft.

KLEVENOW, ANNEGRET (1986): Geburtenregelung und „Menschenökonomie“: Die Kongresse für Sexualreform 1921 bis 1930. In : KAUPEN-HAAS, HEIDRUN (Hrsg.): Der Griff nach der Bevölkerung, 64–72, Franz Greno Verlag, Nördlingen.

KRAFFT-EBING, RICHARD VON (1886): Psychopathia Sexualis. Ferdinand Enke, Stuttgart.

LEUNBACH, J. H. (1925): Racehygiejne. Martins forlag, Kbh. & Oslo. (dän.) Rassenhygiene.

LIEF, HAROLD I. (1969). Preparing the Physician to become a Sex Counselor and Educator. Pediat. Clin. N. Amer. **16:** 447–458.

LIEF, HEROLD I. & EBERT, KURT (1974): A Survey of Sex Education in United States Medical Schools. Dupl. Copy, Internat. Congress of Medical Sexology, Paris.

MONEY, JOHN (1985): The Destroying Angel. Prometheus Books, Buffalo, New York.

OLSEN, GUNNAR AAGAARD (ohne Jahresangabe, 1974): Seksuel Adfærd blandt Ungdom i Grønland. Publ. 4, Institut for social medicin m. fl., Kbh. (dän.) Sexualverhalten junger Grönländer.

OTTESEN-JENSEN, ELISE (1965, 1966): Och livet skrev, Och livet skrev vidare. Bonniers, Stockholm. (schwed.) Und das Leben schrieb – und schrieb weiter.

POMEROY, WARDELL B. (1972): Dr. Kinsey and the Institute for Sex Research. Harper & Row, N. Y.

RIESE, HERTHA & LEUNBACH, J. H. (1929): W.L.S.R. Sexual Reform Congress, Copenhagen 1.–6. VII. 1928. Levin & Munksgaard, Cph. und Thieme Verlag, Leipzig.

RICHTER, HORST-EBERHARD, (1970): Patient Familie. Rowohlt Verlag, Reinbek.

ROSENZWEIG, NORMAN & PEARSHALL, F. PAUL (ed.) (1978): Sex Education for the Health Professional. Grune & Stratton, New York, San Francisco & London.

SCHMIDT, GUNTER (1985): Allies and Persecutors: Science and Medicine in the Homosexuality Issue. J. Homosex. **10:** 127–140.

SCHMIDT, GUNTER (1986): Das große Der Die Das. Über das Sexuelle. März Verlag, Herbstein.

SCHMIDT, GUNTER (1987): Sexual Health within a Societal Context. Paper for the WHO-Working-Group on Concepts of Sexual Health, Copenhagen may 5–7, 1987 (Nordisk Sexologi, im Druck).

SHAINESS, NATALIE (1974): Sexual Problems of Women. J. Sex. & Marit. Ther. I: 110–123.

STONE, ALAN A. (1976): The Legal Implications of Sexual Activity Between Psychiatrist and Patient. Am. J. Psychiat. **133:** 1138–1141.

SUNDT, EILERT (1967): Om Giftermaal i Norge (1855). Universitetsforlaget, Askim. (norw.) Über das Heiraten in Norwegen.

SUNDT, EILERT (1968): Om Sædelighedstilstanden i Norge (1857). Pax Forlag, Oslo. (norw.) Über die Sittenzustände in Norwegen.

WEEKS, JEFFREY (1977): Coming out. Quartet Books, London.
WEEKS, JEFFREY (1981): Sex, Politics and Society. The regulation of sexuality since 1800. Longman, London & New York.
WEEKS, JEFFREY (1985): Sexuality and its Discontents. Routledge & Kegan Paul, London, Boston & Henley.
WELANDER, E.: (1908): Några Ord om de Veneriska Sjukdomarnas Bekämpande. Hygieia 12:1. (schwed.) Einige Bemerkungen zur Bekämpfung der venerischen Krankheiten.
WESTERMARCK, EDUARD (1902): Geschichte der menschlichen Ehe, Verlag H. Barsdorf, Berlin.
World Health Organization (1975): Education and Treatment in Human Sexuality: the Training of Health Professionals. Technical Report Series 572, Geneve.

Glossar

A

A.: Abk. für Arterie

Abdomen: Bauch

Abduktion: Wegführen eines Körperteils von der Körperachse

Acne: Hautfinnenausschlag (Entzündung der Talgdrüsen)

Adduktion: Heranführen eines Körperteils an die Körperachse

Adduktorspasmus: Vermehrte Spannung der Adduktorenmuskeln der Oberschenkel (die die Oberschenkel gegeneinander pressen)

Adnexe: Eierstöcke, Eileiter und Parametrien

Adrenalin: Hormon des Nebennierenmarks

Adrenerg: Im Sinne von Adrenalin wirksam

Afferente Nerven: Nerven, die Signale von der Peripherie ins Zentralnervensystem leiten

Akne: ↗ Acne

Alexithymie: Unfähigkeit, emotionale Zusammenhänge wahrzunehmen

Allergie: Überempfindlichkeit

Amenorrhoe: Ausbleiben der Menstruation

Amphetamin: Weckamin, fällt unter das Betäubungsmittelgesetz

Anämie: Blutmangel

Anästhesie: Gefühllosigkeit, Narkose

Anastomose: Angeborene oder erworbene Verbindung zweier Hohlorgane oder Blutgefäße

Androgene: Männliche Geschlechtsorgane

Anorgasmie: Fehlender Orgasmus

Anovulatorisch: Ohne Eisprung

Anteflexion: Abknickung (des Uterus) nach vorn

Antiandrogene: Medikamente mit den natürlichen Androgenen entgegengerichteter Wirkung

Antigen: Artfremdes Eiweiß.

Antihypertensiva: Mittel gegen zu hohen Blutdruck

Antikonzeption: Verschiedene Verfahren zur Verhütung einer Schwangerschaft

Anus: Enddarmausgang (Adj.: anal)

Anus praeter: Künstlich geschaffener Darmausgang

Aorta: Hauptschlagader

Aphrodisiaka: Sexuell stimulierende Substanzen

Aplasie: Ausbleibende Entwicklung eines Organs

Apnoe: Atemstillstand

Apokrine Drüsen: Schweißdrüsen

Appendix: Anhang, Wurmfortsatz des Blinddarms

Areola Mammae: Brustwarzenhof

Arteriole: Kleine Arterie

Arteriosklerose: Arterienverkalkung

Aspermie: Fehlen von Samenfäden im Ejakulat

Asthenie: Kraftlosigkeit

Ataraxikum: Beruhigendes Medikament

Atrophie: Gewebeschwund (Adj.: atrophisch)

Aversion: Ablehnung, Abscheu

Azoospermie: ↗ Aspermie

B

Barbiturate: Schlaf- und Beruhigungsmittel

Bartholin-Drüsen: Beiderseits an den großen Schamlippen liegende Drüsen

Bilateral: Beidseitig

Bougie: Starres oder elastisches Instrument zur Erweiterung von Verengungen in Hohlorganen

Bradykardie: Langsame Herztätigkeit (Gegensatz: ↗ Tachykardie)

Bulbus: Zwiebelförmige Erweiterung

C

Carcinoma: Bösartige Geschwulst, Krebs

Cerebral: ↗ Zerebral

Cervikal: ↗ Zervikal

Cervix uteri: ↗ Zervix uteri

Cholesterin: Fettfraktion im Blut

Chromosom: Fadenförmiger Bestandteil des Zellkerns, Träger der Erbanlagen

Collum uteri: ↗ Zervix uteri

Commissura posterior: Hintere Vereinigung der Schamlippen

Corona glandis: Wulstartiger Rand der Peniseichel

Corpus: Körper

Corpus cavernosum penis: Schwellkörper des Penis

Corpus spongiosum penis: Schwellkörper der Harnröhre beim Mann

Corpus uteri: Hauptteil der Gebärmutter

Cortex cerebri: Hirnrinde

Cyanosis: ↗ Zyanose

Cystitis: ↗ Zystitis

D

Defäkation: Stuhlgang

Defloration: Einriß des ↗ Hymens

Dekubitus: Wunde, die durch örtliche Druckwirkung entsteht

Denervierung: Trennung eines Organs von seiner Nervenversorgung

Descensus uteri: Gebärmuttervorfall

Desensibilisierung: Die Empfindlichkeit herabsetzen, sich an etwas gewöhnen

Deszendieren: herabsteigen

Deszensus der Hoden: Abstieg der Hoden in den Hodensack

Diabetes mellitus: Zuckerkrankheit

Diastase: Auseinanderklaffen (von Organteilen)

Diastole: Entspannungsphase des Herzens (Gegensatz: ↗ Systole)

Dilatieren: Erweitern

Dimorphie: Zweigestaltigkeit

Disulfiram: Medikament, das Alkoholintoleranz erzeugt (Antabus®)

Dysästhesie: Schmerzhafte Mißempfindung

Dysfunktion: Gestörte Funktion

Dyspareunie: Schmerzen beim Koitus

E

EEG: Elektroenzephalographie, Registrierung der elektrischen Potentiale des Gehirns

Efferente Nerven: Nerven, die Signale vom Zentralnervensystem zur Peripherie leiten

Ejaculatio deficiens: ausbleibender Samenerguß

Ejaculatio praecox: Vorzeitiger Samenerguß

Ejaculatio retarda: Verspäteter Samenerguß

Ejakulat: Die abgegebene Menge Samenflüssigkeit

EKG: Elektrokardiogramm. Registrierung der elektrischen Potentiale des Herzens

Embryonalzeit: Zeitabschnitt von der vierten Schwangerschaftswoche bis zum Ende des vierten Schwangerschaftsmonats

Encephalomyelitis disseminata: Erkrankung des zentralen Nervensystems. Heutige Bezeichnung für ↗ Multiple Sklerose

Endogen: Von innen kommend (Gegensatz: Exogen)

Endokrinologie: Lehre von den Hormonen

Endometriosis: Inseln von Gebärmutterschleimhaut in der Gebärmuttermuskulatur oder außerhalb der Gebärmutter

Endometrium: Schleimhaut der Gebärmutter

Enzym: Beschleuniger oder Hemmer biologischer Reaktionen

Epididymis: Nebenhoden

Episiotomie: Dammschnitt, zur Erleichterung der Geburt

Erektion: Versteifung (Penis, Klitoris, Brustwarzen)

Exkret: Nach außen abgegebenes Stoffwechselprodukt

Exstirpation: Entfernung eines umschriebenen Gewebeteils

Exzitabilität: Erregbarkeit

F

Fellatio: Stimulation des Penis mit Mund und Zunge

Femur: Oberschenkel (Mz.: femora)

Femuradduktoren: Die Muskeln, die die Oberschenkel aneinander pressen

Fibrös: bindegewebig

Fötus: Der werdende Mensch vom Abschluß der ↗ Embryonalzeit bis zur Geburt (Adj.: fötal)

Fokus: Örtlich begrenzt (Adj.: fokal)

Forensisch: Gerichtlich

Fornix vaginae: Der obere Teil der Scheide neben dem Gebärmutterhals

Fossa Douglasi: Teil des Bauchraums hinter der Gebärmutter

Frenulum praeputii: Bändchen unter der Vorhaut des Penis

FSH: Follikelstimulierendes Hormon der ↗ Hypophyse

G

Gender Dysphoria Syndrome: Transsexualität

Gestagen: Schwangerschaftshormon

Glandula: Drüse

Glans clitoridis: Spitze der Klitoris

Glans penis: Eichel, Spitze des Penis

Glutaealmuskeln: Gesäßmuskeln

Gonaden: Keimdrüsen (Eierstock, Hoden)

Gynäkomastie: Abnorme Größenzunahme der männlichen Brustdrüse

H

Hermaphrodit: Zwittriges Wesen

Histologie: Lehre von der Feingewebsstruktur

Hormon: Wirkstoff einer Drüse, direkt in die Blutbahn abgegeben

Hymen: Jungfernhäutchen

Hypästhesie: Herabgesetzte Empfindlichkeit für Berührungsreize

Hypertonie: = Hypertension, erhöhter Blutdruck

Hypogonadal: Hormonelle Unterfunktion der Geschlechtsdrüsen

Hypophyse: Hirnanhangsdrüse

Hypoplasie: Unterentwicklung eines Organs

Hypospadie: Angeborene Fehlmündung der Harnröhre an der Unterseite des Penis

Hypospermie: Herabgesetztes Spermavolumen

Hypotension: Zu niedriger Blutdruck

Hypothalamus: Teil des Zwischenhirns an der Hirnbasis

Hypothyreoidismus: Unterfunktion der Schilddrüse

Hysterektomie: Entfernung der Gebärmutter

Hysterosalpingographie: Röntgenkontrastdarstellung von Gebärmutter und Eileitern

I

Ileostomie: Künstlicher Dünndarmausgang an der vorderen Bauchwand

Ileum: Dünndarm

Implantat: Bezeichnung für alle zum Ersatz oder zur Verstärkung von Geweben oder Organen in den Körper eingebrachten Materialien

Impotenz:
(1) = Impotentia coeundi, Unfähigkeit des Mannes, den Koitus durchzuführen
(2) = Impotentia generandi, Zeugungsunfähigkeit

Infertilität: Unfruchtbarkeit

Inkontinenz: Unfähigkeit, Stuhl und Urin kontrolliert zurückzuhalten

Innervation: Nervenversorgung eines Organs

Insemination: Samenübertragung

Insensibilität: Unfähigkeit, Reize wahrzunehmen

In situ: In natürlicher Lage

Insuffizienz: Ungenügende Funktion

Intersexualität: Gleichzeitiges Vorhandensein männlicher und weiblicher Körpermerkmale bei einem Individuum

Intraspinal: Innerhalb des Wirbelkanals

Intrathekal: = intradural, innerhalb der harten Hirnhaut

Introitus: Eingang

Intromission: Einführung (z.B. des Penis)

In vitro: Im Reagenzglas (vom wissenschaftlichen Versuch gesagt)

In vivo: Am lebenden Organismus (vom wissenschaftlichen Versuch gesagt)

Inzest: Sexuelle Beziehungen zwischen nahen Verwandten

Inzision: Operativer Einschnitt

Ischämie: Unzureichende Blutversorgung

K

Karyotyp: ↗ Chromosomensatz eines Individuums

Kastration: Entfernung beider Keimdrüsen

Kaudasyndrom: Schlaffe Lähmung mit Sensibilitätsstörungen an den unteren Extremitäten, oft mit Blasen- und Mastdarmstörungen

Kavernosographie: Röntgenkontrastdarstellung der Schwellkörper des Penis

Kavität: = Kaverne, Hohlraum

Kinästhesie: Bewegungs- und Muskelsinn

Klimakterium: Wechseljahre

Klitoris: Kitzler

Kolitis: Dickdarmentzündung

Kollumkarzinom: Gebärmutterhalskrebs

Kolon: Dickdarm

Kolostomie: Künstlicher Dickdarmausgang an der vorderen Bauchwand

Kolpitis: Scheidenentzündung

Konkordanz: Übereinstimmung von Eigenschaften

Kontraktion: (Verb: kontrahieren) Zusammenziehung

Konzeption: Empfängnis

Koprophagie: Verzehr von Kot

Kopulation: Paarung

Kornea: Hornhaut des Auges

Koronarsklerose: Herzkranzaderverkalkung

Korpuskarzinom: Krebs der Gebärmutterschleimhaut

Kranial: In der Richtung des Kopfes

Kryptorchismus: Abnorme Lagerung des Hodens

L

Labium majus: Große Schamlippe

Labium minus: Kleine Schamlippe

Laparoskopie: Bauchspiegelung, Besichtigung der Bauchhöhle mit einem Endoskop

Levatormuskeln: Hebermuskeln des Beckenbodens

LH: Luteinisierendes Hormon der ↗ Hypophyse

LHRF: LH (↗) releasing factor des ↗ Hypothalamus, stimuliert die LH-Bildung

Lidokain: Lokales Betäubungsmittel

Ligament: (Abk.: Lig.) Bindegewebiges Band

Limbisches System: Teil des Gehirns, regelt Affekt- und Triebverhalten

Lochien: Vaginaler Ausfluß nach der Geburt, Wochenfluß

Lubrikation: Feuchtigkeit der Scheide bei sexueller Erregung

Lumbal-: (Vorsilbe) betrifft den Lendenteil der Wirbelsäule bzw. des Rückenmarks

Lumen: Hohlraum

M

Mamma: Weibliche Brust

Mastektomie: Operative Entfernung der Brust

Mastitis: Brustentzündung

Meatus: Äußere Öffnung

Mechanorezeptoren: Nervenendungen, empfänglich für mechanische Reize (Druck usw.)

Medulla spinalis: Rückenmark

Menarche: Erste Menstruation

Menopause: Letzte Menstruation, ↗ Klimakterium

Mesonephros: Mittlere Niere, Gebilde der ↗ Embryonalzeit wird zum Samenleiter

Molimina: Beschwerden (z.B. bei der Menstruation)

Mons pubis: Schamgegend (Venusberg)

Morbus: Krankheit

Mortalität: Relative Sterblichkeit, bezogen auf eine bestimmte Bevölkerungszahl

Mukös: Schleimig

Müller-Gang: Gebilde der ↗ Embryonalzeit Vorläufer von Eileitern, Uterus und Vagina

Multiple Sklerose: Erkrankung des zentralen Nervensystems (= alter Name für ↗ Encephalomyelitis disseminata)

Mutilieren: Verstümmeln

Mutuell: Gegenseitig

Myelozele: Krankhafte Rückenmarkausstülpung durch einen Defekt des knöchernen Wirbelkanals

Mykose: Pilzinfektion

Myokardinfarkt: Herzmuskelinfarkt

N

N. bzw. **Nn.:** Abk. für Nerv (bzw. Nerven)

Nekrose: Lokaler Gewebstod

Neonatal: Die Zeit nach der Geburt betreffend

Neuron: Funktionseinheit des Nervensystems

Neuropathie: Krankheit des Nervensystems

Neurotransmitter: Substanzen zur Überleitung von Nervenimpulsen

O

Ödem: Flüssigkeitsansammlung in einem Gewebe

Oligo-: (Vorsilbe) wenig

Oligophrenie: Geistige Behinderung

Oligospermie: Zu wenig Spermien im Ejakulat

Oophorektomie: Operative Entfernung der Eierstöcke = Ovarektomie

Orchidometer: Instrument zur Größenbestimmung des Hodens

Orificium: Öffnung

Os:
(1) Mund (Adj.: oral)
(2) Knochen (Adj.: ossär)

Os ischii: Sitzbein (Teil des Beckens)

Östradiol: Natürliches Östrogen

Östrogen: Weibliches Geschlechtshormon

Ovarialkarzinom: Eierstockskrebs

Ovarium, Ovar: Eierstock (= oophoron)

Ovulation: Eisprung

Oxytocin: Hormon des ↗ Hypothalamus, das zur Zeit der Geburt auf den Uterus einwirkt.

P

Papilla mammae: Brustwarze

Parametrien: Bindegewebe seitlich der Gebärmutter

Paranoia: Systematisierter Wahn

Paraplegie: Lähmung entweder beider Arme oder beider Beine

Parästhesie: Fehlempfindung

Parasympathikus: Teil des dem Willen nicht unterworfenen (autonomen) Nervensystems, ↗ Sympathikus

Partus: Geburt

Pathophysiologie: Lehre von krankhaft gestörten Lebensvorgängen

Pelvis: Becken (Adj.: pelvin)

Perineum: Damm, Weichteilbrücke zwischen ↗ Skrotum bzw. ↗ Vulva und ↗ Anus
Peripher: Zur Körperoberfläche hin (Gegensatz: zentral)

Peritoneum: Bauchfell (Adj.: peritoneal)

Peroral: Durch die Mundöffnung

pH: Kurzbezeichnung für den Säuregrad einer Flüssigkeit

Phallograph: Apparat zur Messung der Stärke der Erektion

Phänotyp: Das Erscheinungsbild eines Individuums

Pharmakon: (Mz.: Pharmaka) Arzneimittel

Phobie: Krankhafte Angst

Physiologie: Lehre von den normalen Körperfunktionen

Placenta praevia: ↗ Plazenta am ↗ Uterusausgang, die den Geburtskanal versperrt; Verblutungsgefahr bei der Geburt

Plazebo: Wirkstofffreies Medikament

Plazenta: Mutterkuchen, Nachgeburt

Plexus: Geflecht (Nerven oder Blutgefäße)

Pollution: Spontaner Samenerguß

Polyneuropathie: Erkrankung des peripheren ↗ Nervensystems

Portio (vaginalis uteri): Der in die Scheide hereinragende Teil der Gebärmutter

Postnatal: Nach der Geburt

Potentia coeundi: Fähigkeit, den Geschlechtsverkehr auszuüben

Potentia generandi: Zeugungsfähigkeit

Praecox: Vorzeitig

Praematur: Unreif, vorzeitig

Praenatal: Vor der Geburt

Praeputium: Vorhaut (Penis, Klitoris)

Praevalenz: Häufigkeit (z.B. eines Symptoms) zu einem bestimmten Zeitpunkt

Priapismus: schmerzhafte Dauererektion

Progesteron: Ein gestagenes ↗ Hormon aus dem ↗ Ovar

Prolaktin: ↗ Hypophysenhormon, das auf die weibliche Brustdrüse wirkt

Prophylaxe: Vorbeugung

Prostaglandine: Vielseitige Wirkstoffe, zunächst im ↗ Sperma nachgewiesen

Prostata: Vorsteherdrüse, umgibt den Beginn der Harnröhre, liefert einen Teil des ↗ Ejakulats

Prostatahypertrophie: Vergrößerung der Prostata

Protein: Eiweiß

Pubertas praecox: Vorzeitig eintretende Geschlechtsreife

Pubertät: Geschlechtsreife

Pubes: Schamhaare, Schamgegend

Pudendus: Zur Schamregion gehörig

Putamen: Gehirnteil

Q

Querschnittssyndrom: Querschnittslähmung: Funktionsausfälle des Nervensystems unterhalb des Sitzes der Läsion

R

Reflex: Regelmäßige unwillkürliche Reaktion auf einen Reiz

Refraktär: Unempfindlich, nicht beeinflußbar

Rektozele: Mastdarmvorfall, Vorwölbung der Mastdarmschleimhaut durch den After nach außen

Rektum: Enddarm

Releasing hormone: Übergeordnetes Hormon, das die Bildung anderer Hormone anregt

Reproduktion: Fortpflanzung

Respiration: Atmung

Retardatus: Verspätet, verzögert

Retentio testis: Nicht erfolgter Abstieg der Hoden in das ↗ Skrotum

Retroflexio uteri: Abknickung der Gebärmutter nach hinten

Retrograd: Nach rückwärts verlaufend

Retroperitoneal: Hinter dem rückseitigen Bauchfell befindlich

Rezeptor: Für Reize empfindlicher Punkt an der Zelloberfläche

S

Salpinx: Eileiter

Segregieren: Aussondern

Sekret: Absonderungsprodukt aus Drüsen

Semirigid: Halbsteif

Senium: Greisenalter (Adj.: senil)

Sensorische Nerven: Sinnesnerven

Septum: Scheidewand

Serum: Teil des ↗ Plasmas

Shunt: Nebenschluß (Hohlraum, Blutgefäße)

Skrotum: Hodensack

Soma: Körper

Spasmolyse: Krampflösung

Spasmus: (Muskel)krampf

Sperma: Samenflüssigkeit

Spermatozoon: = ↗ Spermium

Spermiogenese: (= Spermatogenese) Samenbildung

Spermium: Samenfädchen, männliche Keimzelle

Spermizid: Samentötend

Sphincter: Schließmuskel

Spina bifida: Wirbelsäulenspaltbildung

Spinal: Das Rückenmark betreffend

Stenose: Verengung eines Kanals (Ausführungsgang, Blutgefäß)

Stereotaktische Gehirnoperation: Gezielte operative Ausschaltung von Hirnstrukturen

Sterilisation: Aufhebung der Zeugungsfähigkeit

Sterilität: Unfruchtbarkeit

Stoma: Künstlich geschaffene Hohlorganmündung

Streßinkontinenz: Unwillkürliche Blasenentleerung bei Belastung

Subarachnoidalblutung: Blutung in die weichen Hirnhäute

Suprapubisch: Oberhalb des Schambeins

Sutur: Naht

Sympathikus: Teil des autonomen, dem Willen nicht unterworfenen Nervensystems (↗ Parasympathikus)

Symphyse: Nahtstelle der beiden Schambeine

Syndrom: Zusammenfassung mehrerer für eine Krankheit typischer Symptome

Synton: In Übereinstimmung mit

Systole: Herzzusammenziehung (Gegensatz: ↗ Diastole)

T

Tachykardie: Schnelle Herztätigkeit (Gegensatz: ↗ Bradykardie)

Taktil: Durch Berührung bedingt

Tardus: = ↗ Retardatus

Testis: Hoden

Testistorsion: Drehung des ↗ Testis um seine Achse mit Unterbrechung der zu- und abführenden Blutgefäße

Testosteron: Männliches Geschlechtshormon

Tetraplegie: Lähmung aller vier Extremitäten

Thalamus: Teil der Gehirnbasis

Tonus: Andauernder Spannungszustand

Torsion: Drehung (↗ Testistorsion)

Trabekel: Kleiner (muskulärer oder bindegewebiger) Balken

Transmittersubstanz: Stoffe, die bestimmte Körperreaktionen auslösen

Transsudation: Ausschwitzen von Flüssigkeit (z.B. Lubrikation der Scheide)

Triggerfunktion: Auslösefunktion

Trophik: Ernährungszustand eines Organs

Tuba uterina: (= ↗ Salpinx) Eileiter

Tuberculum: Kleiner Höcker

Tubuli seminiferi: Abführende Samenwege des Hodens

Tubulus: Kleines Rohr

Tumor: Geschwulst

Tunica albuginea: Bindegewebige Umhüllung der Schwellkörper des Penis

U

Urämie: „Harnvergiftung" bei Nierenversagen

Ureter: Harnleiter von der Niere bis zur Blase

Urethra: Harnröhre von der Blase bis zum Ausgang

Urethritis: Harnröhrenentzündung

Urogenital: Harn- und Geschlechtsorgane betreffend

Uterus: Gebärmutter

V

Vaginismus: Scheidenkrampf

Varikozele: Erweiterte (variköse) Vene im ↗ Skrotum

Vas: Röhrenförmiges, Körpersäfte führendes Gefäß (Adj.: vaskulär)

Vas deferens: Samenleiter

Vasodilatation: Blutgefäßerweiterung

Vasokonstriktion: Verengung von Blutgefäßen

Vasomotorik: ↗ Vasokonstriktion und ↗ Vasodilatation

Vesica: Harnblase

Vesicula seminalis: Samenblase

Vestibulum vaginae: Vorhof der Scheide

Vir: Mann (Adj.: viril)

Virilisierung: Vermännlichung

Visus: Das Sehen (Adj.: visuell)

Vulva: Äußere weibliche Geschlechtsorgane

W

WHO: World Health Organization, Weltgesundheitsorganisation

Wolff-Gang: Gebilde der ↗ Embryonalzeit, Vorstufe des ↗ Vas deferens

Z

Zerebrum: Gehirn (Adj.: zerebral)

Zervikal: Den Gebärmutterhals betreffend

Zervix uteri: Gebärmutterhals

Zervizitis: Gebärmutterhalsentzündung

Zyanose: Blaufärbung eines Körperteils bei Sauerstoffmangel

Zyste: Flüssigkeitsgefüllter Hohlraum

Zystitis: Blasenentzündung

Zystozele: Blasenvorfall

Sachverzeichnis

A

B

C

D

E

F

G

H

M

N

O

P

Q

R

S

T

U

V

W

X

Z